Albert Eulenburg

Lehrbuch der funktionellen Nervenkrankheiten

auf physiologischer Basis

Albert Eulenburg

Lehrbuch der funktionellen Nervenkrankheiten
auf physiologischer Basis

ISBN/EAN: 9783742813237

Hergestellt in Europa, USA, Kanada, Australien, Japan

Cover: Foto ©Lupo / pixelio.de

Manufactured and distributed by brebook publishing software
(www.brebook.com)

Albert Eulenburg

Lehrbuch der funktionellen Nervenkrankheiten

LEHRBUCH

DER

FUNCTIONELLEN

NERVENKRANKHEITEN

AUF

PHYSIOLOGISCHER BASIS

BEARBEITET

VON

Dr. ALBERT EULENBURG,

Privatdoc. an der Univers. Berlin und Assistenzarzt der medicin. Univers.-Policlinik,
z. Z. Stabsarzt im 5. Feldlazareth des 9. Armee-Corps.

BERLIN, 1871.

VERLAG VON AUGUST HIRSCHWALD.

Unter den Linden No. 68.

Vorrede.

An Stelle eines Vorworts muss ich zunächst mein Bedauern aussprechen, dass mir nicht vergönnt war, allen Theilen dieses Werkes nach Inhalt und Form die letzte Feile zu geben, da die unerwarteten Ereignisse dieses Jahres plötzlich meine Thätigkeit auf dem Kriegsschauplatze ausschliesslich in Anspruch nahmen. Aus demselben Grunde war es mir auch unmöglich, den grösseren Theil der Correctur selbst zu lesen, und war ich daher in dieser Beziehung auf fremde Sorgfalt angewiesen, deren hingebendo und ausdauernde Bemühungen ich mit lebhaftem Dank anerkenne. Nach Wunsch des Herrn Verlegers liess sich das Erscheinen des Werkes, dessen Druck ohnehin schon mehrfache Störungen erfahren hatte, nicht länger hinausschieben.

Die Grundgedanken, welche mir bei Entwurf und Abfassung des vorliegenden Buches vorschwebten, lassen sich wohl einerseits als wesentlich kritische, andererseits als mehr positive und constitutive bezeichnen. Es galt zunächst, unbeirrt durch Phrasen und Periphrasen, welche gerade auf diesem Gebiete noch in üppigster Fülle wuchern, unbefangen zu constatiren, was denn eigentlich in der Pathologie und Therapie der hier abgehandelten Krankheitszustände als wirklich gesicherter Besitz anzusehen ist; wie Vieles dagegen in unsicherem

Schwanken verharrt, oder als traditionell fortgeerbter Irrthum ein schädliches Scheinleben fristet. Andererseits jedoch stellte ich mir hier, wie schon in einer Reihe früher
veröffentlichter Vorarbeiten, allenthalben die Aufgabe, den
vielfach noch so luftigen Bau der Nervenpathologie
auf der Basis der heutigen physiologischen Forschung und einer mit allen Hülfsmitteln der Gegenwart bereicherten clinischen Beobachtung fester zu begründen.

Ich habe davon abstrahirt, eine von neuen Principien
ausgehende Anordnung des gesammten Stoffes zu unter-
nehmen, so verführerisch der Gedanke auch war, und mich
vielmehr im Allgemeinen an die classische Romberg'sche
Eintheilung angelehnt, wobei ich mir jedoch nicht nur gewisse Namensveränderungen, sondern auch im Einzelnen
vielfache anderweitige Abweichungen erlaubte. Die dafür
sprechenden Gründe wird man an den betreffenden Stellen
erörtert finden; hinsichtlich einiger massgebenden Gesichtspunkte verweise ich namentlich auf das in der Einleitung des ersten Abschnittes (§. 1. u. ff.) Bemerkte. —
Wer nur einigermassen auf neuropathologischem Gebiete
orientirt ist, wird die immensen und geradezu unüberwind-
lichen Schwierigkeiten kennen, welche sich einer streng
systematischen Classification und Gruppirung des Stoffes
noch zur Zeit widersetzen. Das einzige unanfechtbare und
in sich ebensowohl consequente als erschöpfende Einthei-
lungsprincip, das rein anatomische, ist für die meisten hierhergehörigen Krankheitszustände gar nicht oder nur in sehr
beschränkter Weise verwerthbar, wofür ich Belege wohl
nicht anzuführen brauche. So muss es denn gerathen erscheinen, das functionelle, physiologische Eintheilungsmoment
mit dem anatomischen so harmonisch wie möglich zu ver-

schmelzen, wie es bei der Sonderung von Neurosen des
Empfindungs- und Bewegungsapparates und ihren weiteren
Untertheilungen versucht ist, ohne eben darin mehr als ein
von Opportunitätsrücksichten gebotenes Auskunftsmittel erblicken zu wollen. Uebrigens entspricht diese Anordnung
wohl zugleich am besten dem Bedürfnisse des Arztes, der
im concreten Falle bei den Erkrankungen des Nervenapparates meist wesentlich von der vorliegenden Functionsstörung ausgehen muss, und erst auf Umwegen, zum Theil
sehr weitläufiger Art, zur Ermittelung des anatomischen
Krankheitsprocesses fortschreitet. Allerdings kann bei dieser
Eintheilung die Subsumption unter die eine oder die andere Gruppe häufig nur a potiori geschehen, da die meisten hierhergehörigen Krankheitszustände keineswegs reine
Neurosen des Empfindungs- oder Bewegungsapparates, sondern in Wahrheit gemischter Natur sind. Bezüglich dieser,
noch bei Weitem nicht genügend anerkannten und gewürdigten Thatsache, verweise ich besonders auf die in der
Lehre von den Neuralgien enthaltenen Erörterungen. —
Man wird ferner unter der Zahl der in jenen Rahmen ein-
gefügten Krankheitszustände manche Lücken entdecken.
Bei dem massenhaften Anwachsen des Materials und bei
einem von vornherein gegebenen, beschränkten Umfange
des Buches war ich Vieles — namentlich in den letzten
Abschnitten — fortzulassen oder zusammenzudrängen genöthigt. Einen Theil des hier Fehlenden wird man überdies bereits in zwei früheren monographischen Arbeiten
(Eulenburg und Landois, die vasomotorischen Neurosen,
Wiener medicinische Wochenschrift 1867 u. 1868; Eulenburg u Guttmann, die Pathologie des Sympathicus, Griesinger's Archiv 1868—70) ausführlich dargestellt finden.
Ich sehe in dem vorliegenden Werke, dem einstwei-

ligen Abschlusse vieljähriger Bestrebungen, nur einen An-
fang, den ersten Schritt zu dem oben angedeuteten Ziele.
Möge denn in minder stürmischer Zeit auch eine ruhige
Würdigung diesem Versuche zu Theil werden, und möge
ihm vor Allem die hülfreiche Förderung wie die nachsich-
tige Beurtheilung derer nicht fehlen, welche auf diesem
Gebiete der Pathologie durch gefeierte, in den Annalen der
Wissenschaft unauslöschbare Leistungen glänzen!

Orléans, den 28. December 1870.

A. Eulenburg.

Inhalt.

Neurosen des Bewegungsapparates.

Specielle Pathologie und Therapie der Lähmungen.

Neurosen des Empfindungsapparates.

Neurosen der Tast- und Gefühlsnerven.

Allgemeine Formen der Sensibilitätsstörung. Hyperästhesien und Anästhesien.

§. 1. Die herkömmliche Aufstellung der „Sensibilitätsneurosen" als Krankheitsgruppe und ihre Eintheilung in Hyperästhesien und Anästhesien fusst auf einer rein symptomatischen Betrachtung. Hyperästhesie und Anästhesie sind nichts als generelle Bezeichnungen gewisser Symptome oder Symptomreihen, die nur künstlich (wie bei den Neuralgien) zu einheitlichen clinischen Krankheitsbegriffen aufgeschraubt werden konnten, indem man concomitirende motorische oder trophische Störungen theils ignorirte, theils als abhängig von primären Störungen der Sensibilität hinstellte. Fragen wir uns, an welches anatomische Substrat jene specifisch sensibeln Symptome und Symptomreihen ursprünglich geknüpft sind? welche Theile des Nervenapparates dabei in abnormer Weise fungiren? so lautet die Antwort in ihrer allgemeinsten Fassung: der Empfindungsapparat, d. h. der gesammte Complex nervöser Elementartheile, welche ihre (durch äussere oder innere Reize geweckten) Erregungen dem Bewustsein zuführen — mögen diese Erregungen sich im Bewusstsein zu bloss subjectiven Empfindungen (Gefühlen), oder zu objectivirten Sinnesempfindungen, zu Anschauungen und Vorstellungen entwickeln. Aber beim Versuche einer schärferen Präcisirung und Umgränzung der den Empfindungsapparat constituirenden Abschnitte des Nervensystems stossen wir vielfach noch auf Lücken und Schwierigkeiten, die bereits an der Peripherie der erregungsleitenden Apparate beginnen und bei ihrer weiteren Verfolgung gegen die Centren hier in fast stetig anwachsender Progression zunehmen. Mit der Ausfüllung dieser Lücken sehen wir sowohl die Histologie als die experimentelle

1*

Physiologie eifrig beschäftigt. Beide, auf verschiedenen Wegen demselben Ziele zustrebend, haben in neuester Zeit werthvolle und wichtige, wenn auch zum Theil noch nicht definitive Errungenschaften auf diesem Gebiete zu Tage gefördert.

§. 2. Um zu einem klaren Begriffe von Hyperästhesie und Anästhesie und zugleich zu einem critischen Urtheil über diese dualistische Scheidung der Sensibilitätsstörungen überhaupt zu gelangen, müssen wir das Verhältniss dieser Anomalien zum normalen Empfindungsvorgange kurz analysiren.

Der Process der Empfindung besteht in seinen wesentlichen Zügen darin, dass ein Reiz (sei es ein dem Organismus selbst oder der Aussenwelt angehöriger) auf erregbare Elementartheile des Empfindungsapparates einwirkt, und in denselben Molecularvorgänge hervorruft, die wir uns (nach einem hypothetischen Bilde oder einer bildlichen Hypothese) einstweilen als Sckwankungen der Nerventheilchen aus ihrer mittleren Gleichgewichtslage heraus, als wellenförmig fortgepflanzte Oscillationen vorstellen mögen. Die primäre Erregungswelle, in den isolirten Leitungsbahnen der peripherischen Nervenröhren zunächst bis zu den centralen Insertionen in Nervenkörpern fortgepflanzt, hat in diesen und den damit zusammenhängenden Systemen von Nervenkörpern ebenfalls Molecularbewegungen, Oscillationen der ruhenden Nerventheilchen zur Folge; und zwar um so grössere und ausgebreitetere, je stärker die primäre Welle selbst ist. Der correlate psychische Ausdruck dieser Vorgänge ist eine Veränderung im Indifferenzzustande des Bewusstseins, die Perception einer Empfindung (resp. die Verknüpfung mehrerer Empfindungen unter einander nebst den daraus hervorgehenden Objectivationen). — Die Stärke einer im Bewusstsein percipirten Empfindung muss demnach offenbar durch zwei Factoren wesentlich bestimmt werden: durch die Intensität des einwirkenden Reizes, und durch die Erregbarkeit der seiner Einwirkung unterliegenden Elemente des Empfindungsapparates. Bei gleichbleibender mittlerer Erregbarkeit dieser letzteren muss jeder Reiz einen seiner Intensität adäquaten Erregungsgrad, einen äquivalenten Ausschlag aus der Gleichgewichtslage der Nerventheilchen hervorrufen. Der Intensität dieser primären Erregungswelle muss die Stärke und Diffusion der secundären Welle in den sensibeln Centren und der correlate psychische Ausdruck derselben — die Reaction im Bewusstsein — nothwendig entsprechen. Ein wichtiger Ausdruck dieses normalen Verhaltens ist u. A. das für verschiedene Classen von Sinnesempfindungen nachgewiesene psychophysische Ge-

setz, wonach der Empfindungszuwachs dem Verhältnisse des Reiz-
zuwachses zur ursprünglichen Reizgrösse proportional ist.
Reizstärke und Reaction im Bewusstsein, d. h. die Stärke der
percipirten Empfindung, stehen beim gesunden Individuum fortdauernd
in einem Verhältnisse von annähernd constanter Proportionalität: eine
Thatsache, welche unbewusst oder doch nur dunkel bewusst eigentlich
den Hintergrund unseres gesammten physiologischen Empfindungslebens ausmacht. Die Beobachtung des letzteren lehrt, dass, während die inneren und äusseren Reizquellen fort und fort wechseln,
der andere Factor unseres Empfindungslebens, die mittlere Erregbarkeit des Empfindungsapparates, nahezu constant bleibt oder wenigstens nur leichte und temporäre, der Mehrzahl der Menschen kaum
auffällige Schwankungen erleidet. Andererseits beruhen dagegen
zahlreiche pathologische Anomalien der Empfindung eben auf Veränderungen dieses Factors, der mittleren normalen Erregbarkeit des
Empfindungsapparates, resp. einzelner Abschnitte und Partikeln dieses
vielgliedrigen Complexes. Indem in Folge materieller Krankheitsprocesse die mittlere Erregbarkeit in mehr oder minder ausgedehnten
Zonen des Empfindungsapparates erheblich und andauernd alterirt
wird, muss ein dauerndes Missverhältniss zwischen der Reizstärke
einerseits und der Reaction im Bewusstsein, d. h. der Stärke der
percipirten Empfindung andererseits resultiren.

Es handelt sich dabei entweder um ein Plus der Reaction gegenüber dem einwirkenden Reize — dann ist Hyperästhesie, Ueber-
empfindung — oder um ein Minus — dann ist Anästhesie, Em-
pfindungsschwäche, resp. Empfindungslähmung vorhanden.

Hyperästhesien sind demnach Symptome von Neurosen des Empfindungsapparates mit dem Charakter der Irritation, d. h. wobei
durch den einwirkenden Reiz excessive, die normale Proportion übersteigende Reactionen im Bewusstsein ausgelöst werden.

Anästhesien sind Symptome von Neurosen des Empfindungsapparates mit dem Charakter der Depression, wobei die im Bewusstsein erfolgende Reaction in irgend einer Weise defect (vermindert,
verlangsamt, oder vollständig null) ist.

Hyperästhesien und Anästhesien können ihrem Begriffe nach
sowohl bei Erregungen aller peripherischen Sinneswerkzeuge, wie bei
Erregungen der das Gemeingefühl vermittelnden Elemente des Empfindungsapparates, der eigentlichen Gefühlsnerven entstehen. Die
ausschliesslich dieser letztern Quelle entstammenden Empfindungsanomalien können wir, dem umfassenden Begriffe der Hyperästhesien

und Anästhesien gegenüber, als Hyperalgien und Hyperalgesien, Analgien und Analgesien bezeichnen. Ich subsumire im Folgenden unter Hyperalgien und Analgien alle anomalen Bewusstseinsreactionen in der Sphäre der Gefühlsnerven überhaupt — unter Hyperalgesien und Analgesien dagegen nur diejenigen, wobei die gewaltsameren, als Schmerz bezeichneten Reactionen in vermehrter oder verminderter Proportion auftreten.

§. 3. Man hat, ausser den Hyperästhesien und Anästhesien, vielfach noch eine dritte Gruppe von Sensibilitätsstörungen angenommen, welche gleichsam in der Mitte zwischen jenen beiden stehend weder der einen noch der anderen bestimmt anzugehören scheint, und hat die Symptome dieser Gruppe als Parästhesien bezeichnet. Eine critische Betrachtung ergiebt jedoch, dass man es bei den gewöhnlich so genannten Parästhesien bald mit wirklichen Hyperästhesien, bald mit Anästhesien im obigen Sinne zu thun hat, so dass der Begriff der Parästhesie wenigstens in dieser Form für die Pathologie überflüssig und selbst verwirrend erscheint. Dagegen giebt es noch eine grosse Gruppe von Neurosen des Empfindungsapparates, welche allgemein den Hyperästhesien zugezählt werden — in Wahrheit jedoch nicht unter den obigen Begriff der Hyperästhesien subsumirt, sondern zu denselben höchstens in eine weitläuftige und lockere Verbindung gebracht werden können.

Es gehören dahin namentlich die sogenannten Neuralgien, bei denen es sich in der Mehrzahl der Fälle überhaupt nicht um reine Sensibilitätsneurosen, sondern um einen combinirten, aus sensibeln, motorischen und vasomotorisch - trophischen Störungen gemischten Symptomencomplex handelt. Ferner reihen sich gewisse abnorme Sensationen hier an, welche z. B. im Bereiche der sensibeln Hautnerven als Pruritus, Formication, Ardor, Algor — im Bereiche der visceralen Gefühlsnerven als krankhaftes Hunger- und Durstgefühl, Pyrosis, Globus u. s. w. aufgeführt werden.

Alle diese Krankheitszustände charakterisiren sich als anomale Bewusstseinsreactionen, welche durch Einwirkung abnormer (pathologischer) Reize auf mehr oder minder ausgedehnte Bezirke des Gefühlsapparates ausgelöst werden. Der wesentliche Unterschied zwischen ihnen und den Hyperästhesien (oder speciell den Hyperalgien und Hyperalgesien) liegt in Folgendem: Wir haben die Reaction im Bewusstsein, d. h. die Stärke der percipirten Empfindung als Componente zweier Factoren gefasst: des einwirkenden Reizes, und der (beim gesunden Individuum nahezu constanten) mittleren Erreg-

barkeit des Empfindungsapparates. Ist letztere in Folge krankhafter
Vorgänge erheblich über die Norm gesteigert, so entsteht eine (im
Verhältniss zur primären Reizgrösse) excessive Reaction im Bewusstsein, die wir als Hyperästhesie (und im Bereiche der Gefühlsnerven
als Hyperalgie) bezeichnen. Anders bei den Neuralgien und den
übrigen aufgeführten Krankheitszuständen. Hier kann die mittlere
Erregbarkeit des Empfindungsapparates intact geblieben sein; es
wirken aber, (selbstverständlich gleichfalls in Folge materieller Krankheitsvorgänge) andauernd oder intermittirend innere, organische
Reize von abnormer Qualität und Quantität auf mehr oder
minder umfangreiche Bezirke des Gefühlsapparates ein und veranlassen
Reactionen, wie sie zum Theil auch bei gesunden Individuen durch
Einwirkung abnormer äusserer Reize vorübergehend ausgelöst
werden. Wenn bei Gesunden ein Stoss gegen den Ellbogen
Schmerz im Verlaufe des Nervus ulnaris, oder Druck auf den Nervus
ischiadicus beim Sitzen das Gefühl des Ameisenkriechens im Fusse
veranlasst, so steht hier die Reaction zum Reize in dem adäquaten
Verhältnisse; es ist nur eine vorübergehende Abnormität der einwirkenden Reizquellen vorhanden: der gegen den Ellbogen gerichtete
Stoss oder die Compression des Nervus ischiadicus zwischen Tuber
ischii un Stuhlkante. Das Gleiche findet, nur in höherem Grade
und in anhaltender oder häufig wiederkehrender Weise auf Grund
innerer, organischer Reize bei den oben genannten Krankheitszuständen statt. Wir bezeichnen die dabei auftretenden Schmerzen
und anderweitigen Sensationen als spontane, weil die sie erzeugenden Reize nicht den Gegenständen der Aussenwelt, sondern dem
eigenen Körper angehören und daher in der Regel nicht zum Bewusstsein kommen — gerade so, wie wir unsere Willens- (d. h.
Bewegungs-) Antriebe als spontane bezeichnen, weil wir uns nur ihrer
selbst, nicht aber der veranlassenden Motive unmittelbar bewusst
werden. Wir können daher auch nicht sicher entscheiden, ob sich
Reiz und Reaction dabei in dem adäquaten Verhältnisse bewegen,
oder ob mit dem abnormen Reiz eine excessive Erregbarkeit des
Empfindungsapparates im einzelnen Falle coincidire. Oft hat es
wenigstens den Anschein, als ob die Intensität der Reaction mit der
Winzigkeit des veranlassenden Reizes nicht im Einklange stehe; oft
ist der veranlassende organische Reiz selbst schwer oder gar nicht
zu eruiren. Dies gilt sowohl für die Neuralgien, wie für die übrigen
hierhergehörigen Krankheitszustände und daraus erwächst die grosse
Schwierigkeit, dieselben trotz des hervorgehobenen begrifflichen Un-

terschiedes von den Hyperästhesien im concreten Falle vollständig zu
sondern. Sehr oft sind offenbar Zustände abnormer Reizung mit
Zuständen erhöhter Erregbarkeit (Hyperästhesien, resp. Hyperalgien)
complicirt, wie dies z. B. aus dem häufigen Befund hyperalgischer
Hautstellen (nicht zu verwechseln mit den bekannteren, subcutanen
Druckschmerzpunkten) bei Neuralgien hervorgeht. Um die verschiedenen, oben aufgeführten Zustände unter einen Collectivbegriff zusammenzufassen, könnte man dieselben als Paralgien, und, soweit
die spontane Empfindung sich als Schmerz im engern Sinne darstellt, als Paralgesien bezeichnen.

§. 4. Hyperästhesien (in der obigen Bedeutung des Wortes)
können unter dreierlei wesentlich verschiedenen Bedingungen entstehen:

1. Die peripherischen Endigungen der Empfindungsnerven (resp.
die mit ihnen zusammenhängenden, specifischen Aufnahmsapparate)
können in Folge krankhafter Veränderungen erregbarer sein, als im
normalen Zustande. Jeder auf sie einwirkende Reiz wird in Folge
dessen eine abnorm starke Erregungswelle (abnorm grosse Excursionen der Nerventheilchen aus ihrer Gleichgewichtslage) veranlassen;
somit werden auch die secundären Molecularbewegungen in den sensibeln Centren und der psychische Ausdruck derselben, die percipirte
Empfindung, im Verhältniss zur ursprünglichen Reizgrösse excessiv
ausfallen. Dies geschieht beispielsweise an einer durch ein Vesicans
entblössten oder in anderer Art excoriirten Hautstelle, wo die Endigungen der Tast- und Gefühlsnerven freier zu Tage liegen, und schon
auf Tastgrössen (Druck- oder Temperaturdifferenzen) von sonst un-
wirksamer Reizstärke mit deutlicher Tastempfindung, oder auf leichte
Gefühlsreize mit den heftigeren Aeusserungen des Gemeingefühls
(Schmerz) reagiren. Wir können die hierher gehörigen Formen als
(im engeren Sinne) peripherische Hyperästhesien bezeichnen.

2. Die peripherischen Endigungen der Empfindungsnerven und
ihre Endapparate können den normalen, d. h. der Reizstärke proportionalen, Erregungsgrad annehmen; aber der Erregungsvorgang
wird in Folge krankhafter Veränderungen innerhalb der leitenden Empfindungsbahnen so verstärkt, dass nichts desto weniger
eine abnorm grosse Erregungswelle zu den sensibeln Centren gelangt
und in Folge dessen ebenfalls excedirende Reactionen ausgelöst werden. Dies ist wahrscheinlich sehr häufig bei neuralgisch afficirten
Nerven der Fall, und bietet uns eine, bisher nicht genügend gewürdigte
Erklärung für das Vorhandensein subcutaner Druckschmerzpunkte bei

Neuralgien, auch an Stellen, wo alle Zeichen einer örtlichen Nervenerkrankung, überhaupt eines örtlichen Erkrankungsheerdes, vollständig fehlen. Nehmen wir z. B. an, dass eine krankhafte Steigerung der Erregbarkeit in allen oder einzelnen Bündeln des Trigeminus innerhalb der Schädelhöhle bestehe, so können dabei sehr wohl einzelne oder multiple Druckschmerzpunkte im Gesichte vorhanden sein, d. h. der an der Peripherie jener Bündel einwirkende Druckreiz kann eine excessive Reaction (Schmerz) hervorrufen, weil die an der Peripherie erzeugte normale Erregungswelle an der kranken Stelle des Nerven eine mehr oder minder bedeutende Verstärkung erfährt, und in dieser Gestalt nach den sensiblen Centren fortgepflanzt wird. Ein sehr interessantes, obwohl noch nicht ganz aufgeklärtes experimentelles Beispiel liefern die Hyperästhesien, welche bei Thieren nach einseitiger Durchschneidung der Hinterstränge auf derselben Körperhälfte beobachtet werden (Brown-Sequard, Schiff) und für welche auch am Menschen pathologische Analoga unzweifelhaft vorliegen. Wir können die zu dieser zweiten Gruppe gehörigen Formen, im Gegensatze zu den im engeren Sinne peripherischen, als Leitungs-Hyperästhesien bezeichnen. Es versteht sich, dass ihr Sitz sowohl in den sensibeln Nervenstämmen und Wurzeln, als in den spinalen und cerebralen Empfindungsbahnen — somit, nach der gewöhnlichen Redeweise, sowohl peripherisch als central gelegen sein kann.

3. Die einwirkenden Reize können normale Erregungen produciren und diese durch die sensibeln Bahnen in normaler Weise nach den sensibeln Centren fortgepflanzt werden; letztere aber können in Folge krankhafter Veränderungen auf die ankommende Welle mit ungewöhnlich starken oder diffusen Molecularbewegungen antworten, und somit eine dem ursprünglichen Reize disproportionale, excessive Reaction im Bewusstsein veranlassen. Wir können diese Formen als (im engern Sinne) centrale Hyperästhesien bezeichnen. Sie können, nach unseren jetzigen Kenntnissen über den Bildungsort bewusster Empfindung, nur bei krankhaften Veränderungen der grauen Hirntheile, namentlich der Grosshirnrinde, entstehen. Da wir die Bildungsheerde der bewussten Empfindungen als identisch oder jedenfalls auf's Innigste zusammenhängend mit den Organen des ichbildenden Bewusstseins ansehen müssen, so setzt diese Form der Hyperästhesien erhebliche Niveauveränderungen im Indifferenzzustande des Bewusstseins oder eine sehr labile Gleichgewichtslage desselben nothwendig voraus; sie steht hart an der Gränze der psychischen Hyper-

Ästhesien, wohin die Hyperästhesien der Geisteskranken, Hypochondrischen, wohl zum Theil auch der Hysterischen, Epileptischen, Choreatischen u. s. w. gehören.

§. 5. Auch Anästhesien können, den Hyperästhesien parallel, in dreifacher Weise enstehen:

1. Die Erregbarkeit der peripherischen Nervenendigungen, resp. der mit ihnen zusammenhängenden Aufnahmsapparate, ist in Folge krankhafter Vorgänge vermindert, oder gänzlich vernichtet. Alsdann ruft der einwirkende Reiz entweder abnorm schwache oder gar keine Erregungswellen hervor; die Reaction ist daher, auch bei Integrität der sensibeln Leitung und der centralen Perceptionsorgane, defect oder null. Dies sind (im engeren Sinne) peripherische Anästhesien. Dahin gehören z. B. viele Formen von Tastsinnslähmung und cutaner Analgesie, die durch örtlich auf den Papillarkörper der Haut einwirkende Agentien (locale Anästhetica, Kälte, Circulationsstörungen u. s. w.) hervorgebracht werden.

2. Die Erregbarkeit der peripherischen Endigungen und Aufnahmsapparate kann intact, die Leitung der Erregungen aber an irgend einer Stelle des langgestreckten sensibeln Bahntractus erschwert oder unterbrochen sein. Im ersteren Falle wird die primäre Erregungswelle nur in abgeschwächter Gestalt, im letzteren gar nicht nach dem Centrum gelangen. Diese Formen, welche die weitaus überwiegende Majorität der pathologischen Anästhesien darstellen, lassen sich als Leitungs-Anästhesien bezeichnen. Ihr Sitz kann sowohl in den sensibeln Nervenstämmen und Wurzeln, als im Rückenmark und Gehirn — also nach der gewöhnlichen Ausdrucksweise peripherisch oder central sein. Massenhafte Beispiele liefern die Anästhesien, welche nach traumatischer und experimenteller Verletzung der Nervenstämme, nach Durchschneidung der hinteren Wurzeln, der grauen Substanz und der Hinterstränge in toto, oder des gesammten Rückenmarks, sowie bei Compression, Degeneration und Atrophie dieser Theile beobachtet werden.

3. Die peripherische Erregbarkeit und die Leitung in allen Theilen des sensibeln Bahntractus können intact sein: die ankommende Erregungswelle ruft aber in Folge krankhafter Veränderungen in den sensibeln Nervencentren abnorm schwache Molecularbewegungen hervor, so dass die resultirende Empfindung defect oder null ist. Dies sind (im engeren Sinne) centrale Anästhesien. Es gehören dahin zum Theil die Anästhesien, welche man experimentell bei Thieren durch Abtragung der Grosshirnhemisphären, hervorrufen kann;

wahrscheinlich auch ein grosser Theil der Anästhesien, welche man bei Geisteskranken, Hysterischen, Epileptischen, Choreatischen u. s. w., nachweisbar oft auf Grund von Destructionen in den Grosshirnhemisphären, namentlich in der Rinde, beobachtet. Die psychischen Anästhesien stehen zu dieser Form in demselben Verhältnisse, wie die psychischen zu den centralen Hyperästhesien.

§. 6. Ein fundamentaler Unterschied wird für diese Grundformen der Anästhesien, vermöge ihres differenten anatomischen Ursprungs, durch das differente Verhalten der Reflexerregbarkeit geliefert.

Bei den — im engeren Sinne — peripherischen Anästhesien muss, falls keine Complicationen vorliegen, die Reflexerregbarkeit in den unempfindlichen Theilen gleichzeitig vermindert — bei den centralen intact sein. Bei den Leitungs-Anästhesien kann entweder Verminderung oder Integrität oder sogar Erhöhung der Reflexerregbarkeit gleichzeitig bestehen — je nachdem der Sitz der Leitungsstörung oberhalb oder unterhalb des Reflexbogens, und ferner oberhalb oder unterhalb der reflexhemmenden Mechanismen (also im Allgemeinen cerebral oder spinal) ist.

Eine Anästhesie der linken Gesichtshälfte kann z. B. eine peripherische sein, indem in Folge von atmosphärischen Schädlichkeiten, Kälte etc. die Erregbarkeit der sensibeln Trigeminus-Enden aufgehoben ist. Alsdann können auch die Reflexe des Blinzens von der Conjunctivalschleimhaut, des Niesens von der Nasalschleimhaut etc. nicht mehr erregt werden. Handelt es sich um eine Leitungsanästhesie, bedingt durch eine Exostose am clivus Blumenbachii, welche auf den Stamm des linken Trigeminus drückt, so kommen die obigen Reflexe ebenfalls nicht zu Stande, weil die vermittelnden Reflexbogen zwischen Trigeminus und Facialis oder Trigeminus und den Motoren der Exspirationsmuskeln noch weiter aufwärts in der Medulla oblongata gelegen sind. Eine Leitungsanästhesie der linken Gesichtshälfte kann aber auch durch einen Tumor in der Seitenhälfte des Pons oder im Corpus restiforme gegeben sein, wobei die aufsteigenden virtuellen Fortsätze der linksseitigen Trigeminusfasern leitungsunfähig werden; alsdann können [die Reflexe in ungestörter Weise erfolgen. Ebenso natürlich bei Anästhesien, welche durch Veränderungen in den Hirnganglien, den Grosshirnhemisphären u. s. w. bedingt sind. Eine bilaterale Anästhesie der unteren Extremitäten kann verursacht werden durch Compression der plexus sacrales in der Beckenhöhle oder der hinteren Wurzeln der untern Lumbal- und oberen Sacralnerven:

in beiden Fällen muss mit der Sensibilität auch die Reflexerregbarkeit gleichmässig alterirt sein.   Eine Anästhesie derselben Körpertheile kann aber auch von einer Compression des Rückenmarks in der Lumbalgegend abhängen: alsdann kann neben gänzlich aufgehobener Sensibilität intacte oder selbst gesteigerte Reflexerregbarkeit bestehen, weil die Reflexbogen schon unterhalb der Compressionsstelle (im Niveau der eintretenden Wurzeln) liegen und weil der hemmende Einfluss des Willens, resp. der cerebralen Hemmungsmechanismen auf die Reflexaction durch die spinale Leitungsstörung paralysirt wird.

Dem Grade nach können Anästhesien entweder complet sein, d. h. die Reaction auf Reize jeder Art ist in den anästhetischen Theilen gleich null; oder incomplet, entsprechend der Parese der Bewegungsnerven. Im letzteren Falle kann es vorkommen, dass die Reaction nicht für Reize jeder Art oder nicht gleichmässig für alle Reizgattungen, sondern vorzugsweise für einzelne derselben herabgesetzt, für andere dagegen ungeschwächt oder sogar excessiv ist: ein Zustand, dessen ausgebildetere Formen man als partielle Empfindungslähmung bezeichnet.

§. 7.   Die Ausdrücke „Hyperästhesie" und „Anästhesie" werden zwar auf sämmtliche Sinnesnerven übertragen, so dass von einer Hyperästhesia und Anästhesia optica, acustica, olfactoria, gustatoria gesprochen wird, im engern Sinne jedoch gelten sie vorzugsweise für die Neurosen' der Tast- und Gefühlsnerven mit denen wir es im Folgenden zunächst ausschliesslich zu thun haben.

Anatomie und Physiologie lehren, dass die Ursprünge derjenigen Erregungen, welche als specifische Reactionen im Bewusstsein Tast- und Gefühlsempfindungen auslösen, wesentlich an drei Organsysteme des Körpers — obwohl in sehr ungleicher Weise — vertheilt sind: an die Haut mit Inbegriff der angränzenden, sogenannten äusseren Schleimhäute; an die Muskeln, resp. auch die passiven Theile des Locomotionsapparates (Knochen und Gelenke): endlich an die inneren parenchymatösen Organe, die Eingeweide des Körpers. Es lassen sich daher Hyperästhesien und Anästhesien der sensibeln Hautnerven, der sensibeln Muskelnerven und der visceralen Gefühlsnerven — cutane, musculäre, viscerale Hyperästhesien und Anästhesien — unterscheiden.

Wir werden im Folgenden eine im Ganzen ähnliche Reihenfolge beobachten, indem wir mit einzelnen Formen der cutanen Hyperästhesien beginnen, alsdann die oberflächlichen (cutanen) und tieferen

(visceralen) Neuralgien, die cutanen Anästhesien, die visceralen und
endlich die musculären Hyperästhesien und Anästhesien erörtern.

Physiologische Leistungen der sensibeln Hautnerven. — Prüfungs-Methoden für Drucksinn, Temperatursinn, Ortsinn, cutane Gemeingefühle.

§. 8. Wie die physiologische Analyse der cutanen Empfindungs-
erscheinungen ergiebt, müssen wir bei den Leistungen der sensibeln
Hautnerven Zweierlei unterscheiden: die Qualität der durch die
einwirkenden Reize geweckten Empfindungen, und das
Vermögen localisirter Wahrnehmung der einwirkenden
Reize. Letzteres Vermögen (Ort- oder Raumsinn) ist, wie wir
wissen, nicht der Haut eigenthümlich, sondern kommt u. A. in weit
höherem Grade auch der Retina zu, während die specifische Energie
der sensibeln Hautnerven in der Qualität der durch sie vermittelten
Empfindungen zum Ausdruck gebracht wird.

Von diesen Empfindungen ist wiederum ein Theil (die sogenannten
Tastempfindungen) der Haut (mit Inbegriff der angränzenden
Schleimhautpartieen) eigenthümlich, wogegen sich für die übrigen,
unter dem Namen der cutanen Gemeingefühle zusammengefassten
Empfindungen auch Analogien in den Erregungen anderer, namentlich
der visceralen Gefühlsnerven darbieten. Nur die Tastempfindungen
sind Sinnesempfindungen, Manifestationen eines Tastsinns,
indem sich aus ihnen, wie aus allen übrigen Sinnesempfindungen,
nach aussen bezogene, objectivirte Anschauungen (Wahrnehmungen)
und Vorstellungen entwickeln: complicirtere Bewusstseinsverände-
rungen, wovon wir die Ursachen in der Association zweier oder mehrerer Empfindungen zu suchen haben. Anschauung und Vorstellung
entstehen als höhere Formen des Bewusstwerdens, d. h. als höhere
Beziehungsformen des Ich zu den Dingen, aus der niedrigeren, der
Empfindung durch eine innerhalb des Bewusstseins sich vollziehende
Synthese.*)

---

*) „Die Empfindung der Muskelbewegung unserer Tastorgane berührt sich mit
der Tastempfindung selbst: daraus entsteht die Anschauung eines die Tastnerven
berührenden Gegenstandes. Die Empfindung unserer Bewegung zu den Wärmequellen
hin verbindet sich mit der Empfindung der Wärme selbst: so entsteht die Anschauung
des wärmenden Gegenstandes, und bei wiederholter Erfahrung die in ihre Bestandtheile, d. h. in einzelne Anschauungen zerlegte Anschauung. Je mehr sich nun die

Bekanntlich hat man unter den Tastempfindungen einzelne besonders auffällige Nüancen oder Typen als Empfindungsqualitäten (Categorien), als Manifestationen besonderer Sinne oder Sinnesvermögen unterschieden: Ausdrücke, die eigentlich nur so lange eine Berechtigung haben, als man dabei mit verschiedenen specifischen Energien begabte (resp. mit verschiedenartigen Endapparaten zusammenhängende) Nervenfasern als Träger dieser Vermögen und als Vermittler der entsprechenden Empfindungsqualitäten voraussetzt. Gewöhnlich pflegt man, nach dem Vorgange des um die Lehre vom Tastsinn so verdienten E. H. Weber diejenigen Empfindungen, welche zu Druck- und Temperaturwahrnehmungen führen, besonders zu classificiren und „Drucksinn" und „Temperatursinn" als verschiedene Vermögen des Tastsinns anzuerkennen. So nothwendig und nützlich diese Unterscheidung in practischer Hinsicht, auch für die Pathologie, einstweilen noch ist, so dürfen wir doch den nur relativen Werth derselben nicht aus dem Auge verlieren. Es ist sehr wahrscheinlich, dass Druck- und Temperaturgefühle durch dieselben Organe vermittelt werden, und nicht unmöglich, dass beide, wie schon Weber vermuthet und Fick und Wunderli*) zu erweisen versucht haben, nur Modificationen einer und derselben Empfindung darstellen. In letzterem Falle wäre es streng genommen ebenso absurd, von einem besondern Drucksinn und Temperatursinn, wie von einem Sinn für rothes oder violettes Licht, für bittern oder süssen Geschmack u. s. w. zu reden.

§. 9. Alle übrigen durch die Hautnerven vermittelten Empfindungen, welche nicht mit objectivirten Druck- und Temperaturwahrnehmungen einhergehen, fallen unter die Rubrik der cutanen Gemeingefühle, wohin vorzugsweise die Schmerzempfindungen der Haut, ausserdem die Gefühle von Formicationen, Kitzel, Schauder, Wollust u. s. w. gehören. Das Gemeinsame dieser Empfindungen und ihr Unterscheidendes von den eigentlichen Tastempfindungen liegt darin, dass sie nicht, gleich letzteren, unmittelbar auf äussere Reizquellen bezogen, objectivirt werden, sondern sich nur als innere Zustands-

---

einzelnen Merkmale von einander absondern und beliebig in verschiedenen Verbindungen sich reproduciren, desto eher wird die Abstraction des Gegenstandes als eines warmen möglich — und, indem sich dieser Process bei anderen, mit noch anderen Merkmalen versehenen wärmenden Gegenständen wiederholt, bildet sich im weiteren Verlaufe die Vorstellung der Wärme." (Cohen, Die dichterische Phantasie und der Mechanismus des Bewusstseins. Berlin 1869.)

*) Wunderli, Beitrag zur Kenntniss des Tastsinns, Dissert. Zürich 1860.

empfindungen im Bewusstsein erhalten. Eine genetische Differenz besteht ferner darin, dass die cutanen Gemeingefühle (namentlich Schmerz) durch Reizung der sensibeln Nervenfasern an beliebigen Stellen ihres Verlaufes — nicht bloss an ihren peripherischen Enden — producirt werden können, während die Entstehung von Druck- und Temperaturempfindungen an die terminalen Erregungen der sensibeln Hautnerven (innerhalb des Papillarkörpers) geknüpft ist. Jeder auf den Stamm dos N. ulnaris einwirkende Reiz (ein Stoss oder die Kälte) erzeugt, unabhängig von seiner mechanischen oder thermischen Natur, lediglich Gemeingefühle (Schmerz, Formicationen) — während die homologen Reize von den peripherischen Ulnarisenden aus, je nach ihrer Natur, gleichzeitige Druck- oder Temperaturempfindung veranlassen. Hieraus ist keineswegs nothwendig zu schliessen, dass die letzteren Empfindungen zum Unterschiede von den Gemeingefühlen durch besondere peripherische Endvorrichtungen (specifische Sinnesapparate) bedingt oder an besondere, damit zusammenhängende Nervenfasern geknüpft seien. Die Irrationalität einer solchen Unterscheidung beweisen z. B. die sogenannten Wollustempfindungen, die man übereinstimmend den Gemeingefühlen zuzählt, obgleich die vermittelnden Nervenröhren mit besonderen peripherischen Endapparaten (Krause's „Genitalnervenkörperchen", Finger's „Wollustkörperchen") an der clitoris und glans penis im Zusammenhang stehen. Ueberhaupt sind die Tastempfindungen und cutanen Gemeingefühle in letzter Instanz wahrscheinlich nur auf graduell differirende Erregungszustände der sensibeln Hautnerven zurückzuführen, die erst durch die verschiedene In- und Extensität des secundären centralen (im Bewusstsein vollzogenen) Processes den Anschein ursprünglicher, essentieller Verschiedenheit annehmen. Eine beachtenswerthe Stütze findet diese Auffassung in dem Umstande, dass Reize, welche im Normalzustande Druck- oder Temperaturempfindung hervorrufen, bei excessiver Erregbarkeit der sensibeln Hautnerven keineswegs entsprechend potenzirte Druck- oder Temperaturempfindungen, sondern unmittelbar Schmerz zur Folge haben, wovon die cutanen Hyperalgesien zahlreiche Beispiele darbieten.

§. 10. Ehe wir·zu den pathologischen Zuständen der Hautsensibilität übergehen, haben wir die speciellen Prüfungsmethoden für die aufgestellten Functionen derselben (Drucksinn, Temperatursinn, Ortsinn, cutanes Gemeingefühl) und den Grad ihrer normalen Leistungsfähigkeit kurz zu erörtern.

Zur Bestimmung des Drucksinns dienen variable Druckgrade

von bekannter Grösse (Gewichte). Wir können dieselben, nach dem
Vorgange von E. H. Weber, in doppelter Weise als Reagens des
Drucksinns benutzen. Entweder werden verschiedene Hautstellen
gleichzeitig mit identischen Gewichten belastet, und die Versuchsperson
hat anzugeben, ob die Druckempfindung an den geprüften Stellen gleich
oder ungleich, resp. an welchen Stellen sie stärker oder schwächer
ist als an anderen. Oder es werden verschiedene Gewichte successive
auf eine und dieselbe Stelle des Tastorgans applicirt und die Versuchsperson muss die eben merklichen Minima und die eben merklichen
Differenzen der Druckempfindung bezeichnen. Durch letztere
Methode, welche die wichtigere ist, erfährt man einmal das Minimum
der Druckdifferenz, welche an der geprüften Taststelle noch als solche
erkannt wird; ferner das absolute Druckminimum, d. h. diejenige
minimale Druckgrösse, welche an der Prüfungsstelle noch das Gefühl
der Belastung hervorruft. E. H. Weber hat sich bei seinen Versuchen
wesentlich mit der Bestimmung der Empfindlichkeit für Druckunterschiede beschäftigt, und dieselbe im Allgemeinen an der ganzen
Oberfläche des Tastorgans ziemlich übereinstimmend, an den nerven-
reicheren Partieen (Fingerspitzen, Lippen, Zunge u. s. w.) nur wenig
grösser als an den nervenärmeren (Brust, Rücken, Arme u. s. w.)
gefunden. So empfinden die Fingerspitzen nach ihm eine Druckdifferenz von 29 : 30, die Vorderarme dagegen nur von 18,2 : 20
(vgl. unten). Das Minimum der Druckempfindung haben
Aubert und Kammler*) gemessen und dasselbe nicht nur sehr erheblichen individuellen Schwankungen unterworfen, sondern auch bei
einer und derselben Person an verschiedenen Stellen des Tastorgans
ziemlich abweichend gefunden. So entspricht dasselbe einer Belastung
von 0,002 Gramm an Stirn, Schläfe, Vorderarm, Handrücken;
0,005—0,015 an den Fingern; 0,04—0,05 an Kinn, Bauch, Nase;
bis zu 1 Gramm an den Nägeln der Finger.
    Bei den Drucksinnsprüfungen mittelst Gewichten, wie sie Weber
eingeführt hat, sind verschiedene Cautelen zu berücksichtigen, um
nicht zu sehr fehlerhaften Resultaten zu gelangen. Zunächst muss
die Interferenz des Muskelgefühls ausgeschlossen werden, welches die
Entstehung von Druckempfindungen wesentlich unterstützt und den
Drucksinn der Haut an Schärfe sogar übertrifft. Der zu untersuchende
Theil muss daher vor Lageveränderungen und activen Muskelcontractionen vollständig geschützt sein. Ferner influirt, bei Messungen der

---

*) Kammler, Diss. Breslau 1858; Moleschott's Unters. V. p. 145.

Empfindlichkeit für Druckunterschiede, noch die Länge der zwischen dem successiven Auflegen zweier Gewichte verstrichenen Zeit, die Grösse der Berührungsflächen, und endlich die Temperatur der Gewichte, indem ein kaltes Gewichtstück ceteris paribus schwerer erscheint, als ein warmes. Die Zeit zwischen dem Auflegen verschiedener Gewichte muss daher gleich gross sein, und die Application der Gewichtstücke nicht unmittelbar auf die Haut, sondern auf eine interponirte Fläche von constantem Umfange, die zugleich ein schlechter Wärmeleiter ist (ein hölzernes Brettchen oder ein Stück Pappe u. s. w.) geschehen. Dohrn*) setzte auf die zu prüfende Hautstelle ein unten flaches Stäbchen, welches mit der unteren Fläche einer Wagschale in Verbindung stand, und änderte den Druck durch Auflegen von Gewichten auf die eine oder andere Schale. Um den vielen, mit Anwendung von Gewichtstücken verbundenen Inconvenienzen ganz zu entgehen, bediene ich mich seit einiger Zeit eines von mir als Drucksinnsmesser (Barästhesiometer) beschriebenen**) Apparates, welcher zur Messung der Empfindlichkeit für Druckunterschiede im physiologischen wie im pathologischen Zustande sehr geeignet erscheint.

Die prüfende Vorrichtung besteht aus einer Spiralfeder, durch deren schwächere oder stärkere Anspannung auf eine angeschraubte Hartkautschoukplatte ein variabler Druck ausgeübt wird, ohne dass es nöthig ist, diese Platte von der untersuchten Taststelle zu entfernen. Es ist daher Temperatur und Contactfläche etc. bei verschiedener Druckstärke ganz unveränderlich; auch kann der Druck auf jeden Körpertheil in beliebiger Lage und in den verschiedensten Richtungen (horizontal, vertical, schräg, oder von unten nach oben) ausgeübt werden, während bei Belastung mit Gewichten nur ein verticaler Druck herzustellen ist.

Die Spiralfeder liegt in einer neusilbernen Hülse und wird durch eine Leitstange nach Belieben bei dem Aufsetzen des Instruments mehr oder weniger stark zusammengedrückt. Durch ein mit der Leitstange zusammenhängendes Zahnrad wird ein Zeiger in Bewegung gesetzt, welcher auf einem graduirten Zifferblatte den Spannungsgrad der Feder, resp. die Stärke des auf die Taststelle geübten Druckes angiebt. Die Eintheilung des Zifferblattes ist empirisch auf einer Waagschale so ausgewogen, dass der Ausschlag des Zeigers die jedesmalige Belastung in Grammen anzeigt. Comprimirt man also z. B. so weit, dass der Zeiger auf 105 einsteht, so ist die Feder derartig gespannt, dass der Druck, welchen die Hartkautschoukplatte auf die Taststelle ausübt, = 100 Gramm ist. Man sieht nun zu, wie weit man die Feder an- oder abspannen muss, um einen merklichen, im ersteren Falle positiven, im letzteren negativen Empfindungszuwachs zu erhalten. Fühlt die Versuchsperson eine Zunahme des Druckes, wenn der Zeiger auf 105, oder eine Abnahme, wenn er auf

---

*) Diss. Kiel 1859; Zeitschr. f. rat. Med. X, p. 337.
**) Ein vereinfachtes Verfahren zur Drucksinnsmessung. Berliner klinische Wochenschrift 1869 Nr. 44.

95 steht, so kann sie an dieser Stelle eine Druckdifferenz von ¼ noch unterscheiden. Fühlt sie eine Zunahme erst bei 150, oder eine Abnahme erst bei 50, so kann sie nur noch Druckdifferenzen von mindestens ⅓ wahrnehmen. Werden erst 100 und 300 unterschieden, so wächst der Bruch auf ²⁰⁰⁄₁₀₀ = ⅔; die Empfindlichkeit für Druckunterschiede ist also dann 40mal geringer als im ersten Falle, wo noch ¼ erkannt wurde, u s. w.

Die mit diesem Instrumente angestellten Versuche an Gesunden ergaben übereinstimmend, dass die Empfindlichkeit für Druckunterschiede im Gesichte am grössten ist, und zwar besonders an der Stirn, demnächst an den Lippen, am Zungenrücken, an Wange und Schläfe. Hier wird meist eine Druckdifferenz von ¹⁄₃₀ (z. B. 300 und 310 Gramm) — oft selbst von ¹⁄₁₀ (z. B. 200 und 205 Gramm) noch deutlich gefühlt. Für die oberen Extremitäten lässt sich etwa folgende Scala entwerfen: Dorsalseite der letzten Fingerphalanx; Dorsalseite des Vorderarms, Handrücken und Dorsalseite der 1. und 2. Phalanx; Volarseite der Finger, Volarseite der Hand und des Vorderarms, Oberarm. Die Unterschiede sind jedoch an allen diesen Stellen nicht sehr erheblich: der noch merkliche Empfindungszuwachs schwankt nur zwischen ¹⁄₂₀ (200 und 210) und ¹⁄₁₀ (200 und 220). An den unteren Extremitäten scheinen die vordere Seite des Unter- und Oberschenkels die feinste Empfindlichkeit für Druckunterschiede zu besitzen, die fast der des Vorderarms gleichkommt; dann folgen Fussrücken und Dorsalseite der Zehen; weit schwächer ist die Empfindlichkeit an der Plantarfläche der Zehen, an der Fusssohle und an der hinteren Seite des Ober- und Unterschenkels. Natürlich müssen auch hier, namentlich bei Prüfungen an den Extremitäten, die zu prüfenden Körpertheile gleichmässig fixirt sein, und auf einer festen Unterlage vollkommen gestützt aufruhen, um eine störende Interferenz des Muskelgefühls zu vermeiden.

§. 11. In einer von der Weber'schen Methode ganz abweichenden, geistreich ersonnenen Weise hat Goltz[*]) den Drucksinn der Haut zu messen gesucht. Von der Thatsache ausgehend, dass wir den Puls unserer Art. radialis (und ebenso anderer Körperarterien) nicht mit der darüberliegen Haut, wohl aber beim Pulsfühlen mit der angelegten Haut der Fingerspitzen empfinden, construirte er einen Apparat, an welchem sich künstlich Pulswellen von variabler Stärke hervorbringen liessen, und bestimmte damit das Druckminimum in Gestalt der schwächsten Welle, die an der zu prüfenden Hautstelle

---

[*]) Ein neues Verfahren, die Schärfe des Drucksinns der Haut zu prüfen. Centralblatt f. d. med. Wissensch. 1868. Nr. 18.

noch eben gefühlt wurde. — Der Apparat besteht in einem prall mit Wasser gefüllten, an beiden Enden geschlossenen Kautschoukschlauch. An dem einen Ende erzeugt der Beobachter durch rhythmisches Aufdrücken von bestimmter messbarer Stärke Wellen, während die Versuchsperson am anderen Ende des Schlauchs die zu prüfende Hautstelle anlegt, und die Wellen, sofern sie ihren Puls fühlt, zu zählen hat. Um immer dieselbe (und zwar eine möglichst kleine) Fläche des Schlauchs mit der Haut in Berührung zu bringen, wird das eine Schlauchende in Form einer Schlinge über einem runden Kork befestigt, und die Kuppe der Schlauchschlinge zur Anlegung an die Tastfläche verwerthet.

Goltz fand, nach dieser Methode, den Drucksinn an verschiedenen Stellen sehr ungleich entwickelt, und zwar in einer ganz ähnlichen Scala wie den Raumsinn (vergl. unten): mit der einzigen Ausnahme, dass der Raumsinn an der Zungenspitze am feinsten ist, wogegen der Drucksinn an letzterem Orte schwächer ist, als an den Fingerspitzen. Es stimmen demnach diese Ergebnisse überein mit denen von Aubert und Kammler, welche ebenfalls örtliche Verschiedenheiten des Druckminimums nachwiesen. Wenn Goltz seine Resultate im Widerspruch findet mit den Angaben von Weber, denen zufolge der Drucksinn überall ziemlich gleich fein ist, und die abweichenden Angaben Weber's der Mangelhaftigkeit der von Letzterem eingeschlagenen Methoden zuschreibt, so scheint mir dieses Urtheil doch nicht ganz gerechtfertigt. Ein wirklicher Widerspruch zwischen den Beobachtungen von Weber und Goltz existirt gar nicht, da, wie schon erwähnt wurde, Weber die Empfindlichkeit für Druckunterschiede, Goltz nur das Druckminimum durch Messung bestimmte. Es ist aber sehr wohl möglich, dass zwei Hautstellen annähernd gleiche Druckunterschiede als solche empfinden, während die für beide Stellen wirksamen minimalen Druckreize weit von einander entfernt liegen. Die mit Goltz übereinstimmenden Resultate von Aubert und Kammler, die sich des Weber'schen Verfahrens bedienten, lehren am besten, dass jener scheinbare Widerspruch nicht aus der Verschiedenheit der zur Drucksinnsprüfung angewandten Methoden, sondern vielmehr aus der zu wenig gewürdigten substantiellen Verschiedenheit des Prüfungsobjectes hervorgeht.

§. 12. Bei den Messungen des Temperatursinns kann es sich nur darum handeln, die Empfindlichkeit für Temperaturunterschiede zu ermitteln, d. h. diejenige minimale Temperaturdifferenz, die an einer Hautstelle noch als solche gefühlt wird. Nach

Weber, welchem wir die ersten Untersuchungen auch auf diesem
Gebiete verdanken, sind die physiologischen Differenzen der Temperatursinns an verschiedenen Hautstellen nicht sehr beträchtlich. Am
empfindlichsten für Temperaturdistanzen ist die Gesichtshaut (namentlich Augenlider und Backen), ferner die Zunge; der Handrücken
ist empfindlicher als die Volarseite; die Medianlinie des Gesichts und
Rumpfes empfindlicher als die seitlich gelegenen Partien. Die minimale Temperaturdistanz, die noch als solche empfunden wird, be-
trägt an den Fingerspitzen $\frac{1}{5}$ (unter Umständen selbst $\frac{1}{3} - \frac{1}{4}$)° R.
Die absolute Höhe der zu vergleichenden Temperaturen ist nach
Weber nicht von erheblichem Einflusse. Fechner fand dagegen,
dass die Feinheit des Temperatursinns oberhalb + 20 und unterhalb
+ 10° R. allmälig abnimmt. Nach Nothnagel*) beginnt die Abnahme bereits bei + 33 und 27° C., die Empfindlichkeit für Temperaturunterschiede ist also zwischen 33 und 27° C. am grössten.
Innerhalb dieser Gränzen fand Nothnagel an sich selbst das noch
wahrnehmbare Minimum der Temperaturdifferenz: auf der Brust 0,4°;
am Rücken 0,9°; am Handrücken 0,3°; an der Hohlhand 0,4°; am
Vorder- und Oberarm 0,2°; am Fussrücken 0,4°; am Unterschenkel
0,6°; am Oberschenkel 05°; an der Wange 0,4—0,2°; an der Schläfe
0,4—03°. Diese Resultate sind also auch mit den Ergebnissen Weber's im Ganzen übereinstimmend.

Was die Prüfungsmethoden betrifft, so liessen die älteren Unter-
sucher den zu prüfenden Theil (z. B. den Finger) schnell hinterein-
ander in Wasser von verschiedener Temperatur eintauchen. Weber
benutzte auch mit Oel gefüllte Glasphiolen, die in verschiedenem Grade
erwärmt waren und auf die zu prüfende Hautstelle aufgesetzt wurden,
sowie Metallstäbe von verschiedener Temperatur. Ich habe schon vor
längerer Zeit eine Vorrichtung (Thermästhesiometer) beschrieben,*
welche in bequemer Weise und ohne Zeitverlust die Maassbestimmung
namentlich gröberer pathologischer Abweichungen des Temperatursinns
an jeder Stelle der Hautoberfläche gestattet.**)

An ein Stativ (als welches der horizontale Arm eines Sieveking'schen Aesthesiometers dient) werden zwei Thermometer mit
grossen Gefässen angeschraubt, deren möglichst breite und ebene End-

---

*) Beiträge zur Physiologie und Pathologie des Temperatursinns, Archiv f. klin.
Med. Heft 3. p. 283—290.
**) Ein Thermästhesiometer, Berliner klinische Wochenschrift, 1866 Nr. 46.
— Das Instrument dürfte (mit geringen Abänderungen) auch zur Messung des
Wärmeortsinns benutzt werden können.

flächen in variablem Abstande von einander gegen die Haut angedrückt werden können. Man bringt beide Thermometer auf weit von einander entfernte Temperaturgrade, setzt sie auf, und beobachtet, wann die Versuchsperson aufhört, die Differenz der beiden Temperaturen, welche sich allmälig ausgleichen, noch zu empfinden. Die Grösse dieser Differenz kann man an den Thermometern ablesen, und so die Empfindlichkeit für Temperaturunterschiede an der geprüften Hautstelle bestimmen. — Nothnagel prüfte den Temperatursinn durch Aufsetzen mit Wasser gefüllter Kupfercylinder, welche an den Seiten mit einer schlecht leitenden Schicht umgeben waren, und durch eine Oeffnung im Deckel eingeführte Thermometer enthielten.

§. 13. Der Ort- oder Raumsinn kann, ebenso wie das cutane Gemeingefühl, durch Hautreize verschiedener Art geprüft werden, da es sich hier nicht um die Wahrnehmung bestimmter Empfindungsqualitäten, sondern um die richtige Localisirung des empfangenen Eindrucks handelt. Natürlich gewinnt die Probe an Genauigkeit, je weniger umfangreich die vom Reize getroffene Hautstelle, je kleiner also die Zahl der gleichzeitig gereizten Nervenenden ist; daher werden am besten sehr dünne und spitze Körper (z. B. eine Nadel) zu der Untersuchung verwerthet. Der Ortsinn einer Hautstelle gilt für um so feiner, je geringer der bei der Localisation begangene Irrthum ausfällt. — Diese am Krankenbette häufig geübte Methode liefert selbstverständlich nur ungefähre Anhaltspunkte, die eines numerischen Ausdrucks und einer darauf basirten vergleichenden Controle nicht fähig sind. Zu letzterer eignet sich dagegen das von Weber für Ortsinnsprüfungen eingeführte Verfahren: Die Grössenbestimmung der sogenannten Tastkreise oder Empfindungskreise, d. h. der Minimaldistanzen, innerhalb deren zwei, gleichzeitig in variablen Abständen auf die Haut einwirkende Reize noch als räumlich gesondert aufgefasst werden. Diese Minimaldistanz wird als Durchmesser eines (fingirten) Empfindungskreises bezeichnet. Werden die beiden Erreger einander noch über diese Minimaldistanz hinaus genähert, und liegen sie also innerhalb des Empfindungskreises selbst, so muss eine Verschmelzung der beiden Localeindrücke zu einem einzigen stattfinden. Nach Weber ist eine solche Verschmelzung dann ausgeschlossen, wenn zwischen den erregten Nervenenden eine gewisse Anzahl nicht erregter Nervenröhren mit ihren Ausbreitungen gelegen ist; die örtliche Grössenverschiedenheit der Empfindungskreise entspricht also der Summe nicht erregter Nervenröhren, welche zwischen den erregten gelegen sein müssen. Nach der von Wundt modificirten Lotze'schen Theorie der Localzeichen[*]) dagegen nennen wir Empfindungskreis einen Hautbezirk, innerhalb dessen die locale Empfindungsbeschaffenheit sich so wenig verändert, dass die Eindrücke verschmelzen.

Die Messung der Empfindungskreise geschieht durch einen mit graduirter Scala versehenen Tastercirkel oder ähnliche Apparate. Sehr brauchbar ist der von Mosler empfohlene Sieveking'sche Aesthesiometer, mit zwei parallelen, senkrecht stehenden Zähnen, wovon der eine befestigt, der andere auf einem graduirten Messingbalken verschiebbar ist[**]). Weber fand bekanntlich, dass die Minimaldistanzen der Doppelwahrnehmung (Durchmesser der Empfindungskreise) im Normalzustande an verschiedenen Hautstellen sehr beträchtliche Differenzen darbieten. Die von ihm vorgenommenen Messungen ergaben bei Erwachsenen für die verschiedenen Regionen des Tastorgans folgende Scala:

Zungenspitze	$\frac{1}{4}'''$ (Par.) ==	1,18 Mm.
Volarseite der letzten Fingerphalanx .	1'''	=	2,25 -
Rother Lippensaum, Volarseite der 2.			
Phalanx	2'''		4,50 -
Nasenspitze; 3. Phalanx	3'''	—	6,75 -
Zungenrücken, Lippen, Metacarpus pollicis . . . . , . .	4'''	=	9,0 -
Plantarseite der letzten Phalanx der grossen Zehe, Dorsalseite der 2. Fingerphalanx, Backen, Augenlider . .	5'''	—	11,25 -
Harter Gaumen	6'''	-=	13,5 -
Haut auf dem vorderen Theile des Jochbeins, Plantarseite des Metatarsus hallucis, Dorsalseite der 1. Fingerphalanx	7'''	==	15,75 -
Dorsalseite der cap. oss. Metacarpi .	8'''	=-	18,0 -
Innere Oberfläche der Lippen . . .	9'''	==	20,25 -
Haut auf dem hinteren Theile des Jochbeins, unterer Theil der Stirn, Ferse	10'''	—	22,5 -
Behaarter unterer Theil des Hinterhaupts	12'''	==	27,0 -

---

[*]) Lotze, Med. Psychologie; Wundt, Beiträge zur Theorie der Sinneswahrnehmung, 1. Abhdlg. Leipzig und Heidelberg 1862.

[**]) British and for. med. chir. rev. 1858. — Vgl. Mosler, Archiv der Heilkunde 1863. p. 88; Eulenburg, Berl. klin. Wochenschr. 1865. Nr. 52.

Handrücken	14'''	$=$	31,5	Mm.
Hals unter dem Kinn, Scheitel . . .	15'''	$=$	33,75	-
Kniescheibe	16'''	$=$	36,0	-
Kreuzbein, Gesäss, Vorderarm, Unter-				
schenkel, Fussrücken	18'''	$=$	40,5	-
Brustbein	20'''	$=$	45,0	-
Mittellinie des Rückens	24—30'''	$=$ 44—77,5	-
Mitte des Oberarms und Oberschenkels	30'''	$=$	77,5	-

Bei dieser Tabelle ist zunächst im Auge zu behalten, dass die „Empfindungskreise" ihren Namen insofern mit Unrecht führen, als sie nicht wirkliche Kreise, sondern in Wahrheit mehr oder minder unregelmässig gestaltete Hautbezirke darstellen, deren Durchmesser daher nach verschiedenen Richtungen hin öfters sehr ungleiche Grösse besitzen. Die obigen Zahlen entsprechn nur den grössten Durchmessern dieser Bezirke. An den Extremitäten z. B., wo die Tastkreise sich einem nach der Längsrichtung der Glieder gestreckten Ellipsoid nähern, können die Angaben der Tabelle nur bei longitudinalem, nicht aber bei transversalem Aufsetzen der Cirkelspitzen eine ungefähre Geltung beanspruchen. Bei Kindern sind natürlich die Durchmesser der Tastkreise viel kleiner, als bei Erwachsenen, wie Goltz und Czermak durch Messungen bestätigten[*]). Abgesehen von den individuellen Unterschieden, die ziemlich bedeutend sind, zeigen sich überdies, wie besonders Volkmann[**]) hervorgehoben hat, auch bei einer und derselben Versuchsperson, je nach dem Grade der Aufmerksamkeit und Uebung, sehr beträchtliche temporäre Schwankungen. Der Ortsinn einer beliebigen Hautstelle ist durch Uebung einer erheblichen Verfeinerung fähig, und zwar macht sich der Einfluss dieses Momentes verhältnissmässig sehr rasch geltend; die Minimaldistanz der Doppelwahrnehmung wächst, bei gehöriger Aufmerksamkeit, mit jeder neuen Versuchsreihe. Werden diese Uebungen nur an einer Körperhälfte ausgeführt, so wächst der Ortsinn merkwürdigerweise auch an den symmetrischen Stellen der anderen Körperhälfte! Diese und andere Verhältnisse, deren detaillirte Erörterung hier zu weit führen würde, erfordern bei pathologischen Untersuchungen die eingehendste Kenntniss und Berücksichtigung; sie beeinträchtigen übrigens den Werth der Methode an sich keines-

---

*) Goltz, Diss. Königsberg 1858; Czermak, Sitzungsbericht der Wiener Academie, Band 15. und 17.

**) Bericht der sächsischen Gesellschaft der Wissenschaften zu Leipzig 1858. Bd. I. p. 38.

wegs, sondern können, geschickt angewandt, die Brauchbarkeit derselben sogar noch erhöhen, indem z. B. nicht nur die primären Grössenverhältnisse der Tastkreisdurchmesser, sondern auch die durch Uebung herbeigeführten secundären Modificationen derselben werthvolle Anhaltspunkte darbieten. Ueberhaupt giebt es wohl kaum eine zweite Methode der Sensibilitätsprüfung, wobei der Erfolg so wesentlich von dem Wie? der Untersuchung und von der beständigen Kritik des Beobachters abhängt. Flüchtige und oberflächliche Ortsinnsprüfungen, wie man sie nur zu häufig sieht, sollten lieber ganz unterbleiben, da sie nur willkürliche und gefälschte Resultate liefern können, und dadurch zu den grössten Verwirrungen und Selbsttäuschungen Veranlassung geben. „Il vaut mieux n'observer pas du tout, que faire de mauvaises observations“ (Arago).

Mit Recht hat Rauber[*]) neuerdings darauf aufmerksam gemacht, dass durch die Weber'sche Cirkelmethode eigentlich nur der Berührungs- oder Druckortsinn, nicht aber der Wärmeortsinn der Haut bestimmt wird, welcher dem ersteren keineswegs nothwendig proportional zu sein brauchte. Diese Lücke hat Rauber auszufüllen gesucht, indem er für die verschiedenen Hautstellen auch die Durchmesser der „Wärmeempfindungskreise“ in ähnlicher Weise bestimmte, wobei sich dieselben im Allgemeinen mit den Durchmessern der Tastkreise übereinstimmend fanden.

Ein von dem Weber'schen abweichendes Verfahren der Raumsinnsprüfung ist von Fechner[**]) vorgeschlagen, welcher es als „Methode der Aequivalente“ bezeichnet. Zwei Cirkel werden auf verschiedene Hautstellen aufgesetzt; die eine Cirkelweite dient als Muster; die andere soll ihr dem Urtheile, der Schätzung nach gleichgemacht werden. So werden Aequivalente gleich gross geschätzter Distanzen für beide Hautstellen erhalten, die „extensive Empfindlichkeit“ derselben gemessen. Dieses Verfahren soll nach Fechner in hohem Grade genau sein.

§. 14. Die cutanen Gemeingefühle können, der Mannichfaltigkeit der unter diese Bezeichnung subsumirten Empfindungen entsprechend, nach verschiedenen Richtungen hin (für einfache Berührung, Kitzel, Schmerz u. s. w.) geprüft werden. Zur ungefähren Orientirung genügt es, den Zustand des Berührungs- und Schmerzgefühls durch Berührung mit einem Haare oder Pinsel, durch Kitzeln, Kneipen, Stechen etc. zu untersuchen. Bei derartigen Proceduren ist jedoch von einer vergleichbaren und controlirbaren Messung nicht die Rede. Das vorzüglichste Reagens für die cutanen Gemeingefühle

---

[*]) Ueber den Wärme-Ortssinn, Centralblatt 1869. Nr. 24.

[**]) Elemente der Psychophysik, Leipzig 1860.

ist der electrische Strom, namentlich in Form intermittirender, inducirter Ströme, welche bekanntlich zuerst Duchenne zu diagnostischen Zwecken methodisch auf die Haut (wie auf andere Körpertheile) localisirt hat. Die electrischen Hautsensationen sind unzweifelhaft Gemeingefühle, da sie mit keiner Druck- oder Temperaturwahrnehmung einhergehen und nicht objectivirt, sondern als innere Zustände der Empfindungsnerven selbst aufgefasst werden: sie stellen gleichsam eine Scala der Gemeingefühle von den leichtesten, unbestimmtesten Empfindungen, Formicationen u. s. w. bis zum heftigsten Schmerz dar. Der Hauptwerth des electrischen Stromes als Reagens für die cutanen Gemeingefühle besteht darin, dass derselbe eine sehr feine Abstufung des messenden Reizes und daher eine genaue, auf numerische Werthe zurückführbare Schätzung der Reactionsstärke gestattet. Man pflegt die Erregbarkeit der sensibeln Hautnerven für den electrischen (inducirten) Strom als electrocutane Sensibilität zu bezeichnen. Obwohl bereits Duchenne und seine Nachfolger dem Verhalten der electrocutanen Sensibilität in Krankheiten grosse Aufmerksamkeit schenkten, so hat doch eigentlich erst Leyden[*]) den Punkt, auf welchen es (nach Analogie mit anderen Empfindungsprüfungen auch hier wesentlich ankommt, richtig formulirt: nämlich die Bestimmung des Empfindungsminimums, der kleinsten, an einer Hautstelle noch wahrnehmbaren Reizgrösse. Nur so kann von einer wirklichen Messung die Rede sein, während man sich früher bei Angaben über die electrocutane Sensibilität lediglich mit vagen und willkürlichen Abschätzungen begnügte.

Zur Bestimmung des Empfindungsminimums dienen Inductionsströme eines mit Millimeterscala versehenen, du Bois-Reymond'schen Schlitten-Magnetelectromotors; und zwar entweder Oeffnungsschläge oder noch bequemer (wiewohl in den Resultaten etwas weniger constant) tetanisirende Ströme der secundären Spirale. Zur Application auf die Haut dienen stumpfe, stricknadeldünne Electroden, welche in gleichbleibendem (1 Ctm.) Abstand von einander an einem Cirkel befestigt sind. — Leyden und Munck fanden bei ihren (an sich selbst vorgenommenen) Untersuchungen die Differenzen des Empfindungsminimums an verschiedenen Hautstellen relativ gering: weit geringer als die denselben Hautstellen zukommenden Differenzen des Raumsinns. Mit Ausschluss der Zunge, wo das

---

*) Untersuchungen über die Sensibilität im gesunden und kranken Zustande, Virchow's Archiv XXXI. p. 1—34.

Empfindungsminimum einem Rollenabstande von 145 resp. 180 Mm.
entsprach, schwankten die örtlichen Abweichungen an der ganzen
Körperoberfläche nur zwischen 70 und 20, resp. 120 und 65 Mm. —
Constant zeigte sich folgende Scala: Zunge (Spitze, Rücken) und
Lippen; Gesicht; Rumpf und obere, dann untere Extremitäten. An
den Gliedmassen zeigte sich Abnahme der Empfindlichkeit von Ellbogen und Knie nach den Finger- und Zehenspitzen; an der Dorsalseite der Finger, Unterfläche und Zwischenfläche der Zehen war die
Empfindlichkeit grösser. Nach Lombroso*) (der aber nicht sowohl
das Empfindungsminimum, als die electrische Schmerzempfindung
überhaupt prüfte) zeigen Zahnfleisch, glans penis, Brustwarze, Zunge,
Lippen und Gesicht die stärksten electrischen Schmerzempfindungen.
Die Vorderseite des Rumpfes ist empfindlicher als die Hinterseite;
am wenigsten empfindlich die Planta pedis. Diese regionären Unterschiede erklären sich theils aus der relativen Dicke der Epidermis,
theils aus der Quantität und Qualität der Nerven. Punkte, wo Nerven oberflächlich endigen, sind am schmerzhaftesten; so namentlich
die Ausbreitungen der sensibeln Fäden des Trigeminus. Frauen und
intelligente Personen zeigen eine grössere Empfindlichkeit. Die individuellen Schwankungen sind überhaupt bei dieser Methode ziemlich bedeutend. Wahrscheinlich sind auch sie zum grossen Theile
bedingt durch die verschiedene Dicke der Epidermis. Auch bei einer
und derselben Versuchsperson ist nach Entfernung der Epidermis oder
nach einem warmen Bade das Empfindungsminimum kleiner. — Eine
Schwierigkeit in der Verwerthung dieser Methode erwächst ferner
daraus, dass die von verschiedenen Beobachtern angewandten Strom-
quellen und somit die als prüfender Reiz benutzten Electricitäts-
mengen sehr ungleicher Art sind. Es können daher streng genommen immer nur die Resultate desselben Beobachters bei verschiedenen Versuchspersonen (und auch diese nur approximativ), niemals
über die Resultate verschiedener Beobachter mit einander in Parallele gestellt werden.

---

*) Algometria elettrica noll' uomo sano ed alienato, annali univ. vol. 200.
p. 102—121.

Tastsinnsverschärfung (Hyperpselaphesie); cutane Hyperalgien und Paralgien.

§. 15. Eine die physiologischen Gränzen überschreitende, krankhafte Verschärfung des Tastsinns, die wir als Hyperpselaphesie (von ψηλαφάω, tasten) bezeichnen können, ist zwar öfters angenommen, aber nur in den seltensten Fällen durch die objective Untersuchung erwiesen worden.

Es müssen in solchem Falle die im Vorigen beschriebenen Prüfungsmethoden eine ungewöhnliche Verfeinerung der Tastfunctionen ergeben; und zwar können die Symptome einer Verfeinerung des Drucksinns, des Temperatursinns, oder des Raumsinns entsprechen.

Es kann also die Empfindlichkeit für Druckdifferenzen excessiv sein, so dass ein abnorm geringer Empfindungszuwachs (z. B. geringer als ¹/₄₀) noch erkannt wird; oder es kann das eben merkbare Druckminimum stellenweise kleiner als normal sein.

Es kann ferner die Empfindlichkeit für Temperaturdifferenzen innerhalb der Zone der genauen Wahrnehmung excessiv sein, so dass Unterschiede von weniger als ¹⁄₄° R. noch als solche gefühlt werden. Dies wird z. B. bei Verdünnung der Epidermis mittelst Vesication beobachtet. In einzelnen Fällen von Zoster, und bei Degeration der Hinterstränge (Tabes dorsualis) scheinen mitunter wirkliche Verfeinerungen des Temperatursinns vorzukommen. Geringe Normüberschreitungen dürfen übrigens weder bei den Temperaturnoch bei den Druckempfindungen als pathologische gelten, da die physiologischen Bestimmungen noch sehr schwanken.

Endlich können die Durchmesser der Tastkreise erheblich kleiner ausfallen, als sie im Normalzustande bei gleichaltrigen Personen und an den entsprechenden Hautstellen zu sein pflegen. Dies wird z. B. bei Blinden (Czermak) beobachtet, von denen man mit Recht zu sagen pflegt, dass sie den Mangel des Gesichtsinns durch eine vicariirende Ausbildung des Tastsinns ersetzen. Als eine wirkliche Raumsinnshyperästhesie ist das seltene Phänomen zu betrachten, dass bei Aesthesiometerprüfungen innerhalb gewisser Distanzen 3 Spitzen gefühlt werden, wenn nur 2, — oder 2 Spitzen, wenn nur eine aufgesetzt wurden. Dieses Phänomen wurde bisher nur in Verbindung mit Symptomen beobachtet, welche auf eine basale Hirnerkrankung

(Congestion, Entzündung oder Tumor) hinwiesen; nach Brown-Séquard[*]) besonders bei Heerderkrankungen in einem der Crura cerebri oder einer Seitenhälfte des Pons, wofür jedoch noch keine bestätigenden Sectionsbefunde vorliegen. Die Anomalie zeigte sich in der Mehrzahl der Fälle ausschliesslich im Gesichte, seltener auch am Halse und den Extremitäten. Bei geringen Circelabständen fühlten die Kranken zwei Spitzen oder selbst nur eine; bei grösseren Distanzen aber deutlich 3 Spitzen. — Brown-Séquard vermuthet, dass es sich in den hierhergehörigen Fällen um eine Neubildung von Zellen in den Nervencentren handelt, und die neugebildeten Zellen mit präexistirenden Nervenröhren in Verbindung treten.

Oertliche Hyperästhesien der Tastnerven können durch gewisse Applicationsweisen des constanten Stroms herbeigeführt werden, wie Nadedja-Suslowa[**]) gezeigt hat. Dieselbe fand an der Kathode nicht nur die Empfindlichkeit für Reizung mit einem Pinsel erhöht, sondern auch das Kältegefühl bei Berührung der Haut mittelst eines mit Eis gefüllten Reagensgläschens. Würde der Strom in Längsrichtung durch den Arm geleitet, so war auch die Möglichkeit, zwei Spitzen getrennt zu empfinden, an der Kathode erhöht. Nach derselben Autorin wird auch die Feinheit des Unterscheidungsvermögens für distincte Tasteindrücke sehr gesteigert, wenn man die Hand in indifferente Flüssigkeiten (Wasser oder Oel) von der Temperatur der Hand eintaucht.

Sehr interessant ist die von Alsberg[***]) gefundene Thatsache, dass bei künstlich hervorgerufener örtlicher Anämie durch Hochlegen der Extremität eine Verfeinerung des Temperatursinns um $0,1—0,3^{0}$R. eintritt, während dagegen der Raumsinn an der entsprechenden Hautstelle eine Verminderung erleidet. Alsberg glaubt die letztere einer durch die Anämie herbeigeführten Spannungsabnahme der Haut zuschreiben zu müssen.

Es geht aus diesen Versuchen hervor, dass Drucksinn, Temperatursinn und Raumsinn der Haut nicht gleichzeitig und proportional verschärft zu sein brauchen; dass im Gegentheil neben Verschärfung des einen sogar Abstumpfung des anderen vorhanden sein kann, wie die pathologische Beobachtung bei den sogenannten partiellen Empfindungslähmungen vielfach bestätigt.

---

[*]) Arch. de phys. I. 3. p. 461, 1868.
[**]) Henle und Pfeuffer's Zeitschr. (3) XVII. p. 155 160.
[***]) Dissert. Marburg 1863.

Der Nachweis einer krankhaften Hyperästhesie im Gebiete der Tastnerven kann, wie gesagt, nur mittelst genauer objectiver Erhebungen, niemals auf Grund subjectiver Angaben der Kranken geführt werden. In der überwiegenden Mehrzahl der Fälle wird man sich im Gegentheil da, wo man nach den subjectiven Symptomen eine pathologische Tastsinnsverschärfung erwartet (z. B. bei Hysterischen) oft bei der objectiven Untersuchung enttäuscht finden. — Als ein subjectives Gefühl, welches häufig auf einer wirklichen Drucksinnshyperästhesie beruht, glaube ich die als „nervöses Herzklopfen" und „Gefässklopfen" bezeichnete Sensation ansprechen zu müssen. Ich erinnere hier an die bereits früher erwähnte Argumentation von Goltz, wonach die Thatsache, dass wir z. B. mit der Volarhaut der Finger den Radialpuls fühlen, mit der über der Arterie verlaufenden Vorderarmhaut dagegen nicht, in einer verschiedenen physiologischen Schärfe des Drucksinns an den genannten Stellen ihren Grund hat. Wir können nun den Herzstoss, das Klopfen unserer Radialarterie, unserer Temporalis u. s. w. unter doppelten abnormen Bedingungen wahrnehmen: einmal, wenn die sensibeln Hautnerven, welche die Druckempfindung vermitteln, durch stärkeren Herzstoss, stärkere hindurchgehende Blutwellen in den Gefässen in abnorme Erregung versetzt werden; sodann aber auch, wenn ihre Erregbarkeit pathologisch erhöht ist, so dass Reize, welche unter dem normalen Druckminimum liegen, bereits deutliche Druckempfindung hervorrufen. Es handelt sich in den letzteren Fällen um eine Drucksinnshyperästhesie, wobei das absolute Druckminimum verkleinert ist. Die Empfindlichkeit für Druckunterschiede kann dabei möglicherweise normal sein; die auf Prüfung der letzteren gerichteten Untersuchungsmethoden können daher negative Resultate liefern. Dass eine solche cutane Hyperästhesie in manchen Fällen von nervösem Herz- oder Arterienklopfen in der That vorliegt, scheint auch aus den therapeutischen Adjuvantien (namentlich aus der günstigen Einwirkung localer sensibilitätsvermindernder Mittel, z. B. der Kälte) hervorzugehen.

.

———————

§. 16. Weit häufiger sind diejenigen Formen cutaner Hyperästhesie, wobei es sich um excessive Reactionen in der Sphäre des Gemeingefühls, um cutane Hyperalgie, handelt.

Da Schmerz im Allgemeinen die heftigere Reactionsform der Gefühlsnerven überhaupt, wenn auch mit sehr erheblichen graduellen

Unterschieden, darstellt, und da sich die Hyperalgien eben durch eine
dem einwirkenden Reize inadäquate, excessive Reaction der Gefühlsnerven charakterisiren: so werden sich dieselben vorzugsweise als
örtlich erhöhte Schmerzempfindlichkeit, also in Form der Hyperalgesie, kundgeben.

Bei excessiver Erregbarkeit der cutanen Gefühlsnerven, welche
die Grundbedingung der Hyperalgesie ist, werden zunächst Reize, die
sonst nur die leichteren Reactionsformen (z. B. Gefühl von Berührung
überhaupt oder Kitzel) hervorrufen, bereits merkliche, mehr oder minder intensive Schmerzempfindung veranlassen. Man kann sagen, das
absolute Schmerzminimum sei bei diesen Zuständen kleiner als normal — wie bei Hyperpselaphesie das absolute Druckminimum oder die
Tastkreisdurchmesser kleiner als normal sind.

Es werden jedoch bei Hyperalgesien nicht bloss Reize mit Schmerz
beantwortet, welche sonst die leichteren Formen des cutanen Gemeingefühls hervorrufen — sondern auch Reize, welche ihre Einwirkung
im Normalzustande anscheinend nicht durch Gefühls-, sondern nur
durch Tastempfindungen im Bewusstsein kundgeben.

Die Berührung der Haut mit einem Tropfen kalten Wassers z. B.
erweckt unter normalen Verhältnissen deutliche Temperaturempfindung,
aber keinen Schmerz; bei excessiver Erregbarkeit der cutanen Gefühlsnerven entsteht dagegen eine mehr oder minder intensive Schmerzempfindung, neben welcher die Temperaturempfindung noch unterscheidbar einhergehen kann, oder auch bei grösserer Heftigkeit des
Schmerzes für das Bewusstsein nicht selten völlig verschwindet.
Leise Berührung, ja selbst schon entferntes Anblasen einer Hautstelle,
welche sonst nur die leichtesten Nuancen von Druckempfindung
hervorrufen, können im hyperalgetischen Zustande die heftigsten
Schmerzempfindungen auslösen. Eine solche Substitution und Vermischung scheinbar heterogener Reactionsformen hat nur so lange
etwas Ueberraschendes, als man an dem Dogma eines essentiellen
Unterschiedes zwischen Tastempfindungen und cutanen Gemeingefühlen, zwischen Empfindungen und Gefühlen überhaupt festhält.
Ich habe auf das Bedenkliche dieser Unterscheidung bereits oben (§. 9.)
hingewiesen, und glaube hier nochmals mit einigen Worten auf eine,
semiotisch zu wenig beachtete Seite dieses Thema's zurückkommen
zu dürfen.

§. 17. Jede Empfindung, auch in der Sphäre der Tastempfindungen,
ist, abgesehen von der sich durch Association vollziehenden Objectivirung,
welche sie erst zur Tastempfindung stempelt, auch von einem sub-

jectiven Gefühlselemente begleitet, oder vielmehr dieses Gefühl ist
eben der im Nerven verlaufende Empfindungsprocess selbst. Wir empfinden niemals ohne ein Gefühl, und andererseits ist auch kein Gefühl
ganz ohne eine gewisse objectivirende, sinnliche, zu Anschauung
und Vorstellung tendirende Empfindung. Dies ist selbst beim heftigsten Schmerze so sehr der Fall, dass wir gerade auf Grund dessen
den Schmerz als einen bohrenden, reissenden, nagenden, stechenden
u. s. w. empfinden. Es ist also bei dem Schmerze auch ein bestimmter
sinnlicher Empfindungsinhalt: und obwohl wir uns die Qualität desselben meist nur bildlich veranschaulichen, so benennen wir sie doch,
und „leiden mit Erkenntniss". — In weit höherem Grade sehen wir
das Gefühlselement, als ein allen Sinnesempfindungen beigemischtes,
untrennbares, bei den Geruchs- und Geschmacksempfindungen hervortreten, die neben der Bestimmtheit des Empfindungsinhaltes, der specifischen Eigenthümlichkeit des Wahrgenommenen, durchgehends von
Lust- oder Unlustgefühlen begleitet sind. Eine analoge Gefühlsbei-
mischung wird bei den Gehörs- und Gesichtsempfindungen ebenfalls,
wenn auch bei gewöhnlichen Reizen nur in geringerem Grade, beobachtet, und als Wohlklang, Missklang; mildes, grelles, wohlthuendes,
blendendes Licht u. s. w. bezeichnet.

Schmerz ist demnach nur die graduelle Steigerung des Gefühls,
welches jeden Empfindungsvorgang begleitet oder welches vielmehr die
Empfindung selbst ist, entkleidet von der Bestimmtheit ihres Inhaltes
und von den (durch Association der Empfindungen vermittelten) Objectivationen.

In der Regel ist bei mässigen Reizen, welche auf die Tastnerven-
enden einwirken, das Gefühlselement so schwach, dass es nicht als
gesondert neben dem inhaltlichen Elemente der Empfindung auftaucht,
sondern in demselben vollständig aufgeht. Der Reiz ruft anscheinend
nur Tastempfindung hervor: in Wahrheit ist jedoch stets mit derselben ein Gefühl, wenn auch beinahe unmerklich, verbunden. Dieses
Gefühl ist die Form, unter welcher sich die einzelne Empfindung als
solche überhaupt nur im Bewusstsein unmittelbar darstellen kann.
Es ist daher auch je nach der psychischen Individualität bei verschiedenen Personen stärker oder schwächer ausgeprägt, und wir nennen
mit Recht solche Personen feinfühlig, welche alle Sinneseindrücke mit
diesem Elemente des Gefühls in inniger Weise amalgamiren.

Bei Hyperalgesien sind einzelne Theile des Empfindungsapparates
in Folge krankhafter Veränderungen erregbarer geworden; und allen

Sinneseindrücken, welche die Nerven dieser Theile in Erregung versetzen, ist nun dieses Element des Gefühls in stärkerem Grade beigemischt, so dass zuletzt vor dem Ueberwiegen desselben alle Bestimmtheit des Empfindungsinhalts scheinbar völlig vertilgt wird. Hier ist demnach das Gegentheil dessen erreicht, was bei der abstracten Vorstellung stattfindet, wo gegenüber dem inhaltlichen Empfindungselemente das formale Gefühlselement scheinbar gänzlich verschwindet.

§. 18. Die allgemeinen Bedingungen für die Entstehung cutaner Hyperalgesien fallen mit denen zusammen, welche wir (in §. 4) als massgebend für die Entstehung von Hyperästhesien überhaupt hingestellt haben Wir können demnach auch peripherische, Leitungs- und centrale Hyperalgesien der Haut unterscheiden. Eine semiotische Differenz dieser Formen muss, in analoger Weise wie bei den Anästhesien, durch das Verhalten der Reflexerregbarkeit in den hyperalgetischen Hautbezirken bedingt werden. Die Reflexerregbarkeit muss bei den (im engeren Sinne) peripherischen Hyperalgesien erhöht, bei centralen Hyperalgesien intact sein; bei Leitungs-Hyperalgesien kann sowohl Erhöhung als Integrität und sogar Verminderung der Reflexerregbarkeit bestehen, je nachdem der primäre Krankheitsheerd unterhalb oder oberhalb der Abgangsstelle der Reflexbogen, im Rückenmark oder Gehirn liegt. — Von einer detaillirten Erörterung der cutanen Hyperalgien in pathogenetischer, ätiologischer und therapeutischer Hinsicht stehen wir hier ab, da es sich nur um ein einzelnes Symptom handelt, auf welches wir bei Betrachtung der Neuralgien und anderweitiger Neurosen häufig zurückkommen müssen.

Als eine dritte, sich den cutanen Hyperästhesien mehr anreihende als wirklich unterordnende Gruppe von Sensibilitätsstörungen haben wir, von dem in §. 3 erörterten Gesichtspunkte ausgehend, die cutanen Paralgien zu betrachten, wohin einige mit besonderm Namen belegte Empfindungsanomalien (Pruritus, Formication, Ardor, Algor) gehören.

§. 19. Pruritus, Hautjucken, bezeichnet eine Empfindung, welche vorzugsweise in den Nervenenden des Papillarkörpers selbst durch Einwirkung abnormer Irritamente hervorgebracht wird. Diese Empfindung hat etwas ganz Specifisches, wodurch sie sich, obwohl einigermassen den Empfindungen von Kitzel oder brennendem und stechendem Schmerz verwandt, doch davon unterscheidet; sie charakterisirt sich ausserdem durch den unwiderstehlichen Drang zum Kratzen der ergriffenen Hautstellen. Die causalen Momente für die dem Pruritus zu Grunde liegenden Irritationen der sensibeln Nervenenden sind, wie es scheint, bei einer grossen Reihe von acuten und chronischen Hautaffectionen gegeben. Wir finden Hautjucken als Symptom bei den Eruptionen der exanthematischen Fieber, ferner bei den verschiedenen Formen von Eczem, Herpes, Impetigo, Urticaria, Acne, Ecthyma, Psoriasis, endlich bei manchen parasitischen Hautaffectionen (Scabies, Pediculosis, Herpes tonsurans, Pityriasis), welche alle mit mehr oder minder ausgedehnter Betheiligung des Papillarkörpers einhergehen. Auch das Jucken, welches die Heilung von Wunden und Geschwürflächen begleitet, fällt mit dem Auftreten der Granulationen, d. h. mit Bildung eines neuen Papillarkörpers zusammen.

Die Empfindung des Hautjuckens kann jedoch entstehen, ohne dass Exantheme vorhanden zu sein brauchen, welche mit Veränderungen im Papillarkörper einhergehen. Die Nervenenden des Papillarkörpers können auch durch anderweitige, namentlich durch gewisse, mit dem Blutstrom zugeführte chemische Reize in denselben Erregungszustand versetzt werden. Hierher gehören die Formen von Pruritus, welche bei Icterus und Diabetes mellitus, ferner bei Intoxicationen mit gewissen narcotischen Alcaloiden (Morphium, Aconit u. s. w.) beobachtet werden.

Endlich gehört hierher die bald als Pruritus, bald als Prurigo (Willan) bezeichnete Affection, welche sich durch anfallsweise auftretendes Jucken in mehr oder minder umfangreichen Hautbezirken charakterisirt, und mit nutritiven Veränderungen des Integuments, gewöhnlich in Form papulöser Eruptionen, verbunden zu sein pflegt. Die peinliche Hautempfindung, das Jucken, ist dabei das Primäre, dem in der Regel erst nach einiger Zeit örtliche nutritive Veränderungen (Röthung, Temperaturerhöhung, Knötchenbildung etc.) folgen.

Man hat sich vielfach mit der Frage beschäftigt, ob die Prurigo eine Nervenkrankheit oder eine Hautkrankheit sei: eine Frage, die wenigstens in dieser Form ebenso müssig ist, als wenn man darüber streiten wollte, ob die Pleuritis zu den Krankheiten des Respirationsapparates oder der serösen Häute gehöre. Wichtiger als diese Discussion ist die Frage nach dem Ursprunge der nutritiven Störungen bei der Prurigo mit Rücksicht auf die naheliegende Vermuthung ihrer neurotischen Entstehung, die man freilich schon längst in's Auge gefasst, aber in nicht ganz entsprechender Weise formulirt hat, indem man die pruriginösen Nutritionsstörungen — gleich den neuralgischen — in ein Abhängigkeitsverhältniss von der primären Sensibilitätsstörung versetzte. Es ist nicht wohl einzusehen, wie eine Empfindung, ein Jucken, eine Hyperästhesie, als solche, Nutritionsstörungen, Röthung, Exanthembildung etc. zur Folge haben könne. Diese sind vielmehr gerade so der adäquate Ausdruck der Reizung trophischer, resp. vasomotorischer Hautnerven, wie das Jucken den adäquaten Ausdruck der Reizung sensibler Hautnerven darstellt. Dieselben Reize wirken, intermittirend oder remittirend, auf die sensibeln wie auf die vasomotorisch-trophischen Nerven des Papillarkörpers ein; der Reiz äussert sich im Gebiete jener durch Hautjucken, im Gebiete der letzteren durch die Nutritionsstörungen, das Exanthem — welche Phänomene zusammen eben den Symptomencomplex der Prurigo ausmachen. Letztere ist also, neurologisch betrachtet, keine rein sensible, sondern eine gemischte, sensible und trophische Neurose und zeigt auch in dieser Hinsicht wie in der Periodicität des Auftretens u. s. w. mit den Neuralgien eine nahe Verwandtschaft.

Der Pruritus kann an den verschiedensten Hautstellen vorkommen. Die häufigste und therapeutisch wichtigste Form ist jedoch diejenige, welche die äusseren weiblichen Genitalien befällt, und welche man als Pruritus oder Prurigo vulvae bezeichnet, die sich übrigens häufig auch auf die Vagina und selbst auf das Collum uteri, sowie auf die Haut der Oberschenkel etc. ausdehnt.

Nächstdem pflegt Prurigo am Anus, am Scrotum, an den Brustdrüsen, an den Achselhöhlen und Fusssohlen vorzugsweise aufzutreten. Man hat danach eine Prurigo analis, scrotalis, mammalis, axillaris, plantaris u. s. w. unterschieden.

Das Hautjucken beim Pruritus kann sehr verschiedene Grade, von der leichtesten bis zur unerträglichen Empfindung durchmachen. Die Paroxysmen kommen bald selten, bald häufig, zuweilen typisch, in der Mehrzahl der Fälle ganz unregelmässig und in Folge unbedeutender Gelegenheitsursachen. Der Pruritus vulvae befällt zuweilen nur zur Zeit der Menstruation; oder auch nur während der Gravidität, wie in einem Falle von Maslieurat-Lagémar, wo das Leiden jedesmal zu derselben Zeit, im 3. Monate der Schwangerschaft auftrat. Bei dieser besonders quälenden Form des Pruritus kommt es sehr häufig, in Folge des ungestümen Dranges zum Kratzen der juckenden Theile, zu erheblichen localen Veränderungen: Anschwellung, Röthung und Oedem der Nymphen; in älteren Fällen Hypertrophie, Verlängerung und andere Deformitäten derselben nebst bräunlicher Pigmentirung, häufig auch mehr oder minder beträchtliche Varicositäten. Zuweilen findet sich ausgedehnte Vulvitis und Vaginitis. Alle diese secundären Complicationen steigern wiederum den Pruritus, der sich daher in diesen Fällen oft zu einem der qualvollsten und hartnäckigsten Leiden entwickelt.

Die eigentliche Ursache der Prurigo ist uns so unbekannt wie die des Hautjuckens überhaupt; und die Aufzählung der zahllosen entfernteren oder occasionellen Ursachen, welche man angerufen hat, wäre eine Raumverschwendung: wir verweisen in dieser Hinsicht auf die gynäcologischen und dermatologischen Specialwerke. Die Prurigo vulvae kann von vielen der früher genannten Ursachen, ferner von Oxyuren, von reizenden Secreten bei Vaginal- und Uterincatarrhen, Blennorrhoe, Condylomen etc. abhängen; sie findet sich ferner häufig als Theilerscheinung von Hysterie, am häufigsten endlich mit mannichfaltigen Veränderungen der Integumente (vom einfachen Erythem — Intertrigo — bis zum Lichen, Eczem, Herpes, Impetigo u. s. w.) verbunden, die man auch wohl als Resultat einer „arthritischen Dyskrasie", eines „Arthritismus" (Bazin, Guéneau de Mussy) aufgefasst hat.

Die Therapie der Prurigo muss vorzugsweise örtlicher Natur sein. Freilich hat man dies Princip, wie bei den Hautkrankheiten überhaupt, so auch bei Prurigo, lange verkannt und auf innere Medicamente einen weder theoretisch noch empirisch gerechtfertigten Werth gelegt. Das unstreitig wirksamste unter der grossen Schaar der empfohlenen inneren Mittel ist die von Romberg, Hardy und Anderen gerühmte Solutio Fowleri. Dagegen können die anderweitig angepriesenen Diuretica, Purgantia, der Gebrauch der Mineralsäuren, des Strychnins und Phosphors (Burgoss), der bitteren Pflanzensäfte — namentlich der an Schwefel und Jod reichen Kresse — u. s. w. wohl allenfalls die äussere Behandlung unterstützen, niemals aber derselben allein mit Erfolg substituirt werden.

Die localen Heilmittel gelangen vorzugsweise in Form von Bädern und Waschungen, auch von Cataplasmen, zur Anwendung. Es ist im Allgemeinen zu beachten, dass warme oder lauwarme Bäder und Waschungen bei Prurigo besser vertragen werden als kalte; die Wirkung der Kälte ist höchstens eine flüchtige und hat nach momentaner Erleichterung oft eine Zunahme des quälenden Hautjuckens zur Folge. Unter den Bädern leisten entschieden am meisten die Schwefelbäder; die schwefelhaltigen Thermalquellen (Aachen, Schinznach,

St. Sauveur in den Pyrenäen u. s. w.) erfreuen sich daher eines wohl
gerechtfertigten Rufes. Am glänzendsten wirken die Schwefelbäder
bei den inveterirten, chronischen Formen von Pruritus vulvae. — In
frischeren Fällen empfiehlt sich vor Allem der äussere Gebrauch des
Sublimats, entweder in Bädern (nach v. Baerensprung) oder —
wohl zweckmässiger — in Form von Waschungen, resp. Injectionen
in die Vagina (nach Trousseau, Pidoux, Moysant, Guéneau
de Mussy und Anderen). Man kann dabei schwache, warme oder
lauwarme Sublimatlösungen, entweder in sehr verdünntem Alcohol
oder bloss in Wasser (0,5 Sublimat auf 500 Wasser) benutzen.

Von viel zweifelhafterem Werthe ist die Unzahl sonst empfohle-
ner äusserlicher Proceduren, namentlich von narcotischen Waschungen
und Fomenten (mit Aq. laurocerasi, Inf. Bellad. oder Aconit.), Cataplasmen und Salben, wie der von Michéa gerühmten Chloroform-
salbe; das Einreiben von Glycerin, von Brom-, Tannin- und Höllen-
steinsalben, die Cauterisation mit Höllenstein, das Betupfen mit Aci-
dum hydrocyanicum (Danzel), die Anwendung narkotischer Mittel
zu Sitzbädern (Hebra) oder zu Vaginal-Injectionen. Dagegen ist das
von Hebra beschriebene Verfahren (Einhüllen des Kranken in wol-
lene Decken, achttägiges Einreiben mit grüner Seife, darauf lauwarmes
Baden) in Bezug auf dauernde Heilung häufig erfolgreich. Amann
will in 3 Fällen durch wiederholte Application von 3—5 Blutegeln
an die Vulva, nach dem Scheitern aller anderen Mittel, Heilung erzielt haben.

§. 20. Ameisenkriechen, Formicatio, ist eine cutane Paralgie, welche nicht bloss, wie das Hautjucken, durch örtlich auf die
Nervenenden des Papillarkörpers einwirkende Irritamente, sondern
auch durch Einwirkung abnormer Reize auf die Nervenstämme und
die sensibeln Centraltheile des Nervensystems entsteht. Immer
handelt es sich auch hier nur um einen leichteren Grad der Reizung,
so dass nicht Schmerz, sondern eben nur jene als Kribbeln, Prickeln
u. s. w. bezeichnete Empfindung hervorgebracht und nach der Peripherie der erregten Hautnervenfasern projicirt wird.

Wir sehen daher Ameisenkriechen u. A. bei leichteren mechanischen, namentlich traumatischen Insultationen der Nervenstämme
als ein rasch vorübergehendes Symptom auftreten. Allgemein
bekannt ist die Sensation in den Fingerausbreitungen des N.
ulnaris nach Contusionen des Ellbogens, sowie im Fusse bei
längerer Compression des Ischiadicus (das sogenannte Eingeschlafensein des Fusses beim Sitzen). Aehnliche Sensationen wer-

den auch im Arme bei Compression des Plexus brachialis (z. B. durch Ueberhangen des Arms über einer Stuhllehne) und im Gesichte nach längerem Liegen auf einer Gesichtshälfte beobachtet.

Beispiele central bedingter Formicationen liefert die Tabes dorsualis, wo uns dieses Symptom häufig begegnet, zumal in der Haut der Unterextremitäten und des Rückens, seltener in den oberen Extremitäten, zuweilen auch im Gesichte. Während hier der Sitz der Erregung meist innerhalb des Wirbelcanals liegt, ist er bei den ebenfalls häufigen Formicationen der Hysterischen und Hypochondrischen theilweise vielleicht innerhalb der Schädelhöhle zu suchen. Centralen Ursprungs sind wahrscheinlich auch die Formicationen bei Pellagra und die, welche man nach Einführung gewisser toxischer Substanzen in den Organismus beobachtet. Bekanntlich ist Ameisenkriechen u. A. ein charakteristisches Symptom der Ergotinwirkung, und hat den chronischen Vergiftungen mit Mutterkorn den Namen der Kriebelkrankheit verliehen. Seltener wird Ameisenkriechen beim Gebrauche intensiver Dosen von Veratrin und von Morphium beobachtet.

§. 21. Als Ardor und Algor werden die krankhaften subjectiven Empfindungen von Wärme und Kälte in den Hautdecken bezeichnet.

Das subjective Gefühl von Wärme und Kälte in der Haut wird bekanntlich, abgesehen von denjenigen Agentien, welche von aussen her direct Wärme zuführen oder entziehen, wesentlich durch Schwankungen im Blutgehalt der Theile veranlasst; und zwar haben vermehrte arterielle Blutzufuhr und gesteigerte Füllung der Hautcapillaren ein erhöhtes Wärmegefühl — verminderte arterielle Blutzufuhr und capilläre Anämie ein Gefühl von örtlichem Frost oder Kälte zur Folge. Das Frost- und Hitzestadium des Wechselfiebers, überhaupt die subjectiven Frost- und Hitzeempfindungen bei acuten Krankheiten, liefern hiervon die überzeugendsten Beweise, da sie nicht durch die Temperatur des Blutes (die beim Fieberfrost ebenso hoch sein kann wie im Hitzestadium), sondern lediglich durch den wechselnden Blutgehalt der kleinsten Hautarterien und der Hautcapillaren bedingt werden. Dem krankhaften Hitze- und Frostgefühl liegt wahrscheinlich auch in den meisten Fällen, wo man dasselbe als rein „nervöses" bezeichnet, eine relativ bedeutende und plötzliche Schwankung im Blutgehalt der betreffenden Hautabschnitte zu Grunde. Ich erinnere nur an die Zustände, welche man als Erythema fugax bezeichnet, wobei eine rasch kommende und wieder verschwindende Röthung, verbunden mit Hitzegefühl, bald periodisch an denselben, bald abwechselnd an verschiedenen Hautstellen auftritt; an den Ardor und

Algor bei Hysterischen, welche ebenfalls in der Regel mit plötzlichem
Rothwerden oder Erblassen der betreffenden Hautregionen einhergehen. Es sind demnach Ardor und Algor als cutane Paralgien zu
betrachten, von denen jener durch eine positive, dieser durch eine
negative Schwankung im Blutgehalte der Haut hervorgebracht wird.
Dies schliesst freilich die Möglichkeit nicht aus, dass gleichzeitig
eine Hyperalgie vorhanden ist: d. h. dass positive oder negative
Schwankungen im Blutgehalte der Haut, welche bei Gesunden gar
nicht empfunden werden, unter den obwaltenden pathologischen Bedingungen als merkbarer Reiz wirken und die subjective Hitze- oder
Frostempfindung veranlassen.

Die örtlich vermehrte oder verminderte Blutfüllung der Haut,
als Ursache von Ardor und Algor, kann natürlich auf rein mechanischen, hämostatischen Bedingungen beruhen, eine Theilerscheinung
allgemeiner Circulationsstörungen darstellen, wie bei manchen Herz-
und Lungenaffectionen und bei Chlorotischen; sie kann aber auch
von functionellen Störungen im vasomotorischen Nerven-
apparat abhängen. Die den Ardor bewirkende Hyperämie kann
durch Verminderung des arteriellen Tonus und consecutive Erschlaffung der Gefässe — die den Algor bewirkende Anämie
durch einen tetanischen Zustand der kleinsten Hautarterien
herbeigeführt werden. Wahrscheinlich liegen solche, örtlich begränzte, Functionsstörungen im vasomotorischen Nervenapparate
den meisten Fällen von Ardor volaticus, dem Ardor und Algor der
Hysterischen und anderer, als „reizbar" oder „nervös" bezeichneter
Individuen zu Grunde; die Ursache des subjectiven Hitze- und Frost-
gefühls ist demnach in solchen Fällen eine primäre Angioneurose.
Das rapide Auftreten und Verschwinden, der rasche Wechsel von
Ardor und Algor, wird durch diesen Umstand erklärlich.

Neuralgien. Allgemeine Pathologie und Therapie.

§. 22. Unter dem Gesammtnamen „Neuralgien" wird eine
Gruppe von Affectionen des Nervenapparates befasst, welche durch
die Uebereinstimmung ihrer cardinalen Symptome eine nahe Verwandtschaft mit einander bekunden, deren substantielle anatomische
Grundlagen aber noch wenig erforscht sind.

Das pathognomonische Symptom der Neuralgien ist Schmerz; diesem verdanken sie auch ihren Namen, der etymologisch nicht gerade glücklich gebildet ist, da es selbstverständlich keinen andern als vom Nerven, νεῦρον, abhängigen Schmerz giebt. Die Abgränzung des neuralgischen Schmerzes vom nicht-neuralgischen ist denn auch eine mehr willkürliche, conventionelle. Der Schmerz gilt im Allgemeinen als neuralgisch, wenn er 1) spontan ist, d. h. durch krankhafte Vorgänge innerhalb des Organismus selbst provocirt wird; wenn er 2) mit ungewöhnlicher Intensität und Extensität auftritt, sehr vehement ist und sich über eine grosse Summe sensibler Primitivröhren oder längs des Verlaufes grösserer Nervenäste verbreitet; wenn er endlich 3) nicht continuirlich und gleichmässig auftritt, sondern ein periodisches An- und Abschwellen erkennen lässt, so dass Exacerbationen (neuralgische Anfälle, Paroxysmen) mit absolut oder relativ schmerzfreien Intervallen (Intermissionen, Remissionen) abwechseln. Von diesen empirisch gegebenen Bestimmungen ist mindestens die erste keinem Bedenken unterworfen: denn wir reden nur dann von Neuralgie, wenn eine Quelle abnormer Erregung der Gefühlsnerven im Organismus vorhanden ist — nicht aber, wenn die Erregung durch äussere Insulte (z. B. durch Tetanisation eines Nervenstammes) gesetzt wird. Ein scheinbarer Widerspruch ergiebt sich aus der Aufstellung traumatischer Neuralgien; allein bei diesen haben wir nicht den unmittelbaren traumatischen Schmerz im Auge, sondern spätere Erscheinungen, welche zum Trauma nur in einem secundären Folgeverhältnisse stehen. — In der Spontaneität des neuralgischen Schmerzes, in seinem Bedingtsein durch innere organische Reize liegt auch das charakteristische Unterscheidungsmerkmal der Neuralgie und Hyperästhesie, oder genauer des neuralgischen Schmerzes vom hyperalgetischen. Die Hyperästhesie fanden wir charakterisirt durch ein Missverhältniss zwischen Reizstärke und Stärke der percipirten Empfindung zu Gunsten der letzteren — ein Zustand, welcher zwar das Vorhandensein abnormer innerer Reizquellen nicht ausschloss, dasselbe aber ebensowenig nothwendig voraussetzte. Vielmehr konnte ein entscheidendes Criterium dieser Zustände gerade nur durch die (explorative) Anwendung äusserer Reize gewonnen werden: indem bei derselben jenes latente Missverhältniss hervortrat. — Umgekehrt bei den Neuralgien: hier müssen nothwendig abnorme innere Reizquellen vorhanden sein und der Schmerz erscheint durch dieselben bedingt oder „spontan", womit eben nur die Abwesenheit äusserer Erregungs-

ursachen bezeichnet wird; jedoch ist eine gleichzeitige Incongruenz
zwischen Reizstärke und Stärke der percipirten Empfindung dabei
keineswegs ausgeschlossen, vielmehr kann auch eine dem Grade nach
excessive Reaction auf den an sich pathologischen Reiz folgen. Hieraus
geht denn hervor, dass Hyperalgien und Neuralgien sich gegenseitig
nicht ausschliessen, sondern vielmehr häufig berühren und durch-
kreuzen, so dass eine strenge Abgränzung ihrer Gebiete weder ausführbar, noch in practischer Beziehung opportun ist. Neuralgie und
Hyperalgie fallen vielmehr in zahlreichen Fällen mit einander zusammen; und das Auftreten excessiver Reaction bei explorativer
Anwendung äusserer Reize ist in neuralgischen Anfällen eine so
häufige Erscheinung, dass Manche darin — wiewo'l mit Uebertreibung — sogar ein nothwendiges pathognomonisches Symptom der
Neuralgien erblickt haben. Wir werden bei Erörterung der neuralgischen Druckschmerzpunkte alsbald auf diesen Umstand zurückkommen.

§. 23. Ueber die zweite empirische Bestimmung des neuralgischen Schmerzes, welche aus seiner In- und Extensität herrührt, ist
Folgendes zu bemerken: Als anatomisches Substrat der Neuralgien
muss natürlich eine materielle (nicht etwa „dynamische") Veränderung, ein Reizungsheerd innerhalb des sensibeln Nervenapparates,
gegeben sein; dies ist ein Postulat, welches wir überall aufstellen
müssen, wo uns überhaupt „spontane", d. h. durch innere Reizquellen hervorgerufene Schmerzempfindung begegnet. Die neuralgischen
Erscheinungen, namentlich die ungewöhnliche In- und Extensität des
Schmerzes und seine Ausstrahlung längs des Verlaufes grösserer
Nervenäste, nöthigen uns zu der Annahme, dass der primäre Reizungsheerd dabei nicht in den parenchymatösen Organen liegt, an
welchen sich die Endigungen der Gefühlsnerven verbreiten, nicht an
den peripherischen Empfindungsoberflächen, wohin der Schmerz durch
einen psychischen Act projicirt wird: sondern in Organen, welche vorzugsweise oder ausschliesslich aus nervöser Masse bestehen, welche
also Theile des Empfindungsapparates im engeren Sinne darstellen:
in den sensibeln Nervenzweigen, Stämmen und Wurzeln, und den
sensibeln Provinzen des Rückenmarks und Gehirns. Die ungewöhnliche In- und Extensität der neuralgischen Schmerzen hat nämlich
ihren Grund in der bedeutenden Summe sensibler Primitivfasern,
welche zu Bündeln und Stämmen vereinigt oder in sensibeln Centraltheilen zusammengelagert einer gleichzeitigen Erregung ausgesetzt
werden.

Bei Krankheitsheerden in parenchymatösen Organen, wo die nicht-nervösen Gewebstheile an Masse erheblich gegen die nervösen Elemente überwiegen und der Reiz nur einzelne zerstreute, in nach-giebiges Parenchym eingebettete Primitivröhren trifft, hängt die Intensität und Ausbreitung der Schmerzen ceteris paribus rein von dem Umfange des Krankheitsheerdes ab; es bedarf eines sehr ausgedehnten Krankheitsheerdes, um durch Erregung zahlreicher, diffus gelagerter Primitivröhren eine nach In- und Extensität beträchtliche Gesammtreaction zu provociren. Ganz anders verhält es sich, wenn die centralen Ursprünge der sensibeln Nerven, die hinteren Wurzeln, oder die sensibeln Faserbündel und Stämme einer unmittelbaren Reizung unterliegen. Hier können die heftigsten Schmerzen mit ausgedehnter excentrischer Projection auftreten, auch wenn der Krankheitsheerd so klein ist, dass er am Lebenden selbst bei oberflächlicher Lage der Forschung ganz und gar entgeht, ja sogar an der Leiche für unsere bisherigen Untersuchungsmethoden kaum nachweisbar ist, oder seiner Geringfügigkeit halber bald übersehen, bald in seiner pathogenetischen Bedeutung unterschätzt wird.

Die Festhaltung dieses Umstandes erscheint um so wichtiger, als ein wesentlicher Theil der ärztlichen Aufgabe bei Neuralgien gerade darin besteht, den Krankheitsheerd zu entdecken, von welchem der neuralgische Schmerz selbst nur ein Symptom ist. Indem wir sagen, ein Kranker leide an einer Neuralgie, constatiren wir damit nur, dass ein Krankheitsheerd vorhanden sein müsse, welcher für diesen oder jenen Theil der sensibeln Nervenmasse einen Reizungsheerd bildet. Diese Krankheitsheerde, ihren Sitz, ihre Natur, und die Art ihrer Einwirkung auf die davon getroffene sensible Nervenmasse zu bestimmen — ist bei den Neuralgien unsere diagnostische Hauptaufgabe, aus welcher oft die Prognose und die Formulirung der therapeutischen Causal-Indicationen ungezwungen hervorwächst.

§. 24. Das dritte Criterium, die Periodicität, das anfallsweise Auftreten der Schmerzen, gilt zwar bis zu einem gewissen Grade für alle Neuralgien, jedoch nicht für alle mit gleicher Präcision und Bestimmtheit. Die Anfälle können bald regelmässig in gleichen Zwischenräumen (typisch), bald mehr oder minder atypisch auftreten; die Intervalle können nur Stunden, Tage, oder (wie in manchen visceralen Neuralgien) Jahre lang dauern; sie können absolut schmerzfrei sein, oder nur relativ, wobei der Schmerz eigentlich niemals ganz erlischt, obwohl er sich noch paroxysmenweise zu erhöhter Heftigkeit steigert. Dieser mehr remittirende als intermittirende Charakter ist

namentlich sehr veralteten Neuralgien eigenthümlich, und in solchen
Fällen bestehen dann häufig auch während der Remissionen neben
dem spontanen Schmerze noch anderweitige Krankheitserscheinungen
(wie subcutane und cutane Hyperalgesien), die sonst nur zur Zeit
der Paroxysmen vorhanden zu sein pflegen.

Worauf die Periodicität des Schmerzes bei den Neuralgien
beruht, ist durchaus unermittelt. Wir können nur daran erinnern, dass einerseits in einem periodischen An- und Abschwellen
überhaupt ein Grundzug jeder sowohl physiologischen als pathologischen Nerventhätigkeit zu liegen scheint, der offenbar durch die Erschöpfbarkeit des Nervensystems gegen alle stetig einwirkenden Reize
bedingt ist: sei es, dass dabei zunächst die Anspruchsfähigkeit der
gereizten Nervenstelle, oder die Leitungsfähigkeit der Nervenfasern,
oder endlich die centrale Perceptionsfähigkeit für kürzere oder längere
Zeit abgestumpft wird. — Andererseits ist bei den Neuralgien die
Stetigkeit des primären Nervenreizes selbst noch in Frage: dieser
könnte vielmehr auch ein discontinuirlicher, flüchtiger und sich in Intervallen reproducirender sein, oder sich wenigstens nur zeitweise und
vorübergehend zu der den Anfall erzeugenden Intensität steigern.
Freilich haben wir hierfür keine Beweise, sondern nur Vermuthungen,
die wesentlich aus der Analogie mit anderen, flüchtig auftretenden
und verschwindenden und periodisch oder typisch recurrirenden Krankheitsprocessen geschöpft sind.

§. 25. Druckschmerzpunkte, points douloureux. —
Valleix hat zuerst darauf aufmerksam gemacht, dass bei oberflächlichen
(cutanen) Neuralgien einzelne, bestimmte Körperstellen während der
Anfälle eine excessive Schmerzhaftigkeit auf Druck darbieten, und da-
durch ein charakteristisches Symptom dieser Neuralgien ausmachen.
Die Lage dieser Stellen ist, nach Valleix, stets im Verlaufe eines
Nervenstammes oder seiner Hauptäste, und zwar in der Regel da,
wo grössere Nervenstämme aus der Tiefe in eine mehr oberflächliche
Schicht übergehen, namentlich wo sie aus Knochencanälen, aus Lücken
fibröser Fascien u. s. w. hervortauchen. Diese empfindlichen Stellen
(Schmerzpunkte, points douloureux) haben meist einen sehr
geringen Umfang und heben sich von ihrer Umgebung ziemlich
scharf ab, so dass sie in der That oft den Namen von Schmerzpunkten (points douloureux) rechtfertigen: während sie in anderen Fällen jedoch keineswegs so umgränzt sind und weit eher die
Bezeichnung einer Schmerzlinie verdienen würden. Ihre Empfindlichkeit entspricht im Allgemeinen der Intensität des spontanen Schmerzes,

und kann daher während der Intervalle entweder ganz fehlen, oder
auf ein relativ geringes Maass reducirt bleiben.

Die übereinstimmenden Resultate der ausgezeichnetsten Beobachter,
welche der Valleix'schen Lehre ihre Aufmerksamkeit zuwandten,
machen es unzweifelhaft, dass keineswegs bei allen Neuralgien oberflächlicher und der Palpation zugänglicher Nervenstämme Druckschmerzstellen im Verlaufe der afficirten Nervenbahnen nachweisbar sind.
Das Verhältniss stellt sich auch nicht entfernt so günstig, wie Valleix
selbst angiebt, der nur in einem einzigen unter 112 Fällen von Neuralgien diese Druckpunkte vermisste! Den Vorwurf der Ungenauigkeit,
welchen Valleix den zu anderen Resultaten gelangten Beobachtern
macht, wird man gegen Männer, wie Schuh, Hasse, Romberg,
schwerlich erheben, welche übereinstimmend das Fehlen der Druckpunkte bei Neuralgien als eine keineswegs seltene Erscheinung bekunden.

Bei dem ungewöhnlich reichhaltigen Material an Neuralgien, welches sich mir in der Greifswalder chirurgischen Klinik und Poliklinik,
sowie in der hiesigen Universitäts-Poliklinik darbot, habe ich stets
der Ermittelung vorhandener Druckpunkte in jedem einzelnen Falle
besondere Sorgfalt gewidmet. Ich glaube kurz sagen zu können, dass
Druckpunkte im Valleix'schen Sinne (schmerzhafte Punkte im
Verlaufe der afficirten Nervenbahnen) bei etwas mehr als der
Hälfte aller oberflächlichen Neuralgien nachweisbar sind, in den übrigen Fällen dagegen auch bei rigorösester Prüfung entschieden vermisst
werden. Es gilt dies jedoch, wie ich ausdrücklich hervorhebe, nur
eben für die Valleix'schen Schmerzpunkte; es können aber ausser
diesen noch andere Druckschmerzstellen bei Neuralgien vorkommen,
die nicht im Verlaufe der afficirten Nervenstämme liegen, die vielmehr
einzelnen Stellen der Haut oder tieferer Gewebe (Muskeln, Knochen,
Gelenkflächen u. s. w.) entsprechen, und deren Verhältniss zu den
neuralgischen Symptomen noch wenig geklärt ist.

§. 26. Den von Valleix übersehenen Umstand, dass die Schmerzpunkte häufig nicht sowohl bei starkem als bei leichtem Drucke sich
schmerzhaft erweisen, hat neuerdings Romberg[*] hervorgehoben. Er
erinnert daran, dass bei Neuralgien öfters schon die oberflächlichste,
leichteste Berührung sowohl während der Intervalle Schmerzen erregen

[*] Zur Kritik der Valleix'schen Schmerzpunkte in Neuralgien, Archiv für
Psychiatrie und Nervenkrankheiten, Band I. Heft 1.

kann, als auch besonders während der Paroxysmen dieselben steigert.
In einem Falle von Schuh reichte bei Prosopalgie schon die durch An-
hauchen hervorgerufene Bewegung der langen Barthaare hin. Lentin
erwähnt einen Fall von Neuralgie am Ballen des rechten Fusses, wo ein
Papierstreifen, der auf den mit dem Strumpf bedeckten Ballen fiel, den
Schmerz auf mehrere Stunden erweckte. Dies sind jedoch offenbar
Fälle, in welchen neben der Neuralgie oder als Theilerscheinung derselben noch diffuse cutane Hyperalgesien bestanden. Dagegen wird
durch einen starken und anhaltenden Druck auf den afficirten Nervenstamm während des Anfalles häufig der Schmerz coupirt oder verringert: eine Erscheinung, die wenigstens bei peripherischen Neuralgien
nichts Ueberraschendes hat, insofern durch eine hinreichend starke
Compression die Leitung in dem afficirten Nerven zwischen Krankheitsheerd und Gehirn zeitweilig gestört oder unterbrochen werden
kann. Diese Thatsache ist so evident, dass sie selbst den Laien
bekannt ist, und Neuralgische sich häufig durch Druck auf den afficirten Nervenstamm Linderung ihrer Schmerzen verschaffen. Wahrscheinlich kommt nicht allein die Intensität, sondern auch die Dauer
des Druckes wesentlich in Betracht. Hierfür sprechen u. A. die interessanten Versuche von Bastien und Vulpian, wonach Einwirkung des Fingerdrucks auf einen gesunden Nervenstamm zuerst
Schmerz und paralgische Erscheinungen, alsdann verminderte Empfindung im Bezirke des Nerven hervorruft. Valleix selbst macht
auf eine Beobachtung von Bassereau bei Intercostal-Neuralgie aufmerksam: dass, nachdem man an einem beschränkten Punkte einen
sehr heftigen Druckschmerz hervorgerufen hat, kurze Zeit darauf die
Compression dieser Stelle nicht mehr dasselbe Resultat liefert, allein
nach einiger Ruhe wieder Schmerz wie zuvor dadurch producirt wird.

Nicht immer sind die Valleix'schen points douloureux auch
der Sitz spontaner Schmerzen im Anfall; vielmehr sind sie häufig
von spontanen Schmerzen absolut frei. Dieser scheinbare Widerspruch erklärt sich einfach dadurch, dass die Haut, welche den afficirten Nervenstamm bedeckt, ihre Sensibilität häufig von anderen, bei
der Neuralgie unbetheiligten Nervenästen bezieht. So wird z. B. die
Haut über dem Condylus internus humeri nicht vom Ulnaris, sondern
vom Nervus cutaneus internus minor; die Haut über der Austrittsstelle des Ischiadicus nicht von Letzterem selbst, sondern von dem
höher abgehenden Nervus cutaneus femoris posterior versorgt. Es
handelt sich bei den Valleix'schen Druckschmerzpunkten stets

um circumscripte subcutane Hyperalgesien gegenüber den früher besprochenen cutanen; man muss den Druck auf die unter der Haut liegenden Gewebe dirigiren, um sie zu entdecken; die darüber liegende, in eine Falte erhobene Haut ist für sich allein in keiner Weise empfindlich. Das Pathologische dieser Druckschmerzstellen geht aus einem Vergleiche mit symmetrischen Stellen der anderen Körperhälfte oder gesunder Individuen hervor, wo bei gleichem Druck dieselben Stellen nicht schmerzen. Die Empfindlichkeit auf Palpation oder Druck bildet für diese Stellen in der Regel das einzige krankhafte Symptom; namentlich findet man fast niemals dort irgend welche deutlich ausgesprochenen Entzündungssymptome (Anschwellung, Röthe, oder Temperaturerhöhung), sei es, dass diese Symptome überhaupt nicht vorhanden oder dass sie, wie man wohl angenommen hat, zu geringfügig sind, um sich durch die bedeckende Haut hindurch zu markiren. Da auch spontane Schmerzen an den Druckpunkten oft fehlen oder wenigstens in keiner Weise das Mass der in der Umgebung empfundenen übersteigen, so erklärt es sich leicht, dass die Kranken von der Existenz jener Druckpunkte keine subjective Vorstellung haben, und ihr Vorhandensein immer erst durch eine genaue ärztliche Exploration sichergestellt wird.

§. 27. Wir haben uns nun mit der Pathogenese dieser Druckpunkte zu beschäftigen, womit zugleich die Frage nach ihrer semiotischen und nosologischen Bedeutung innig zusammenhängt. Man hat sich vielfach mit der Erklärung begnügt, dass die Druckschmerzpunkte bei Neuralgien durch eine Art von Irradiation oder excentrischer Empfindung zu Stande kämen — eine ebenso unklare, als physiologisch unberechtigte Vorstellung. Wir können uns allerdings denken, dass beim Vorhandensein von Reizungsheerden an einzelnen Nervenbahnen auch die unterhalb des Reizungsheerdes (peripherisch) gelegenen Bahnstrecken auf Druck schmerzen. Diese Möglichkeit ist aber nicht erklärbar durch eine Irradiation oder excentrische Projection der Empfindungen, sondern nur durch die Annahme von Leitungshyperästhesien (vgl. §. 4). Mag man jedoch die Druckschmerzpunkte auf Irradiation und excentrische Empfindung, oder, wie es meiner Ansicht nach zutreffender ist, auf Leitungshyperästhesien zurückführen — immer werden dieselben hier als Symptome aufgefasst, welche nicht localen (am Orte der Druckstelle belegenen), sondern entfernten Reizungsheerden ihren Ursprung verdanken. Dieser Auffassung steht demgemäss diejenige entgegen, welche in den Druckpunkten überall oder mit wenigen Ausnahmen örtliche Reizungsheerde resp.

Entzündungsheerde erblickt, die in den auf Druck empfindlichen Stellen des subcutanen Gewebes — sei es im Nerven selbst oder in Nachbartheilen desselben — ihren Ausgangspunkt haben. Letztere Auffassung, der schon frühere Autoren eine beschränkte Gültigkeit einräumten, hat neuerdings Lender*) mit so weitgehenden Folgerungen verfochten, dass die ganze Lehre von den Neuralgien dadurch in der empfindlichsten Weise betroffen wird.

Nach Lender kann und muss aus dem Vorhandensein von Druckschmerz überall geschlossen werden, dass ein Reizungsheerd in der Richtung des Druckes liege, durch welchen er entdeckt worden ist. Umgekehrt können nur diejenigen entzündeten Körpertheile Druckschmerz zeigen, welche innerhalb ihres Bereiches oder in ihrer Nachbarschaft sensible Nerven beherbergen. Der weiteren Argumentation Lender's liegt die Voraussetzung zu Grunde, dass ein Krankheitsheerd, welcher durch seine sensibeln Nerven spontane Schmerzen (sei es örtliche, oder irradiirte und excentrische) hervorruft, auch auf Druck schmerzen müsse, wenn er der Palpation zugänglich ist. Hieraus wird gefolgert, dass, wenn irgend ein Körpertheil, z. B. der Arm, von einer Krankheitsursache direct getroffen wird, so dass spontane Schmerzen darin auftreten, auch nothwendig Stellen innerhalb desselben vorhanden sein müssen, welche auf Druck schmerzen. Ob dieselben in jedem einzelnen Falle nachgewiesen werden können, richtet sich lediglich darnach, ob der Fingerdruck bis zu allen Theilen des spontan schmerzenden Gliedes sich fortzupflanzen im Stande ist. Ebenso verschwindet nach L. der spontane Schmerz mit Sicherheit nur dann, wenn diese auf Druck schmerzhaften Stellen sich verlieren, oder durch Kunsthülfe beseitigt werden. Es ergiebt sich demnach, dass diese Druckschmerzstellen das Dauernde und Wesentliche sind, von welchem die flüchtigen neuralgischen Erscheinungen ausgehen; dass sie nicht bloss begleitende, complicirende Phänomene, sondern das zeitliche und causale Prius derselben darstellen. Die points douloureux sind nicht Symptome der Neuralgie, sondern die Neuralgie ist vielmehr ein Symptom der vorhandenen points douloureux. Dies gilt wahrscheinlich für alle, sowohl oberflächlichen als tieferen Neuralgien — nur dass für die letzteren auf den Nachweis der points douloureux verzichtet werden muss.

Es ist nur eine stricte Consequenz dieser Anschauung, wenn nach Lender in denjenigen Fällen, wo points douloureux nachweisbar sind, die Neuralgie nicht mehr das Recht hat, dem gesammten Krankheitszustande den Namen zu geben — sondern diese Berechtigung auf den Krankheitsheerd selbst übergeht, der das Substantielle, Dauernde gegenüber den accidentellen, zeitweiligen Schmerzanfällen ist. Wenn also z. B. bei Ischias ein Schmerzpunkt sich hinter dem grossen Rollhügel befindet, so müsste man den Krankheitszustand als circumscripte (rheumatische, septische, traumatische u. s. w.) Entzündung des Nervus ischiadicus oberhalb des Trochanter major bezeichnen. Den nahe liegenden Einwand, dass die points douloureux sehr häufig nur während der neuralgischen Anfälle, nicht aber ausserhalb derselben nachweisbar sind und daher zu flüchtig, zu wenig stabil erscheinen, um als selbstständige locale Entzündungsheerde aufgefasst werden zu dürfen — diesen Einwand sucht Lender dadurch zu entkräften, dass er auf das Vorkommen flüchtiger recidivirender

---

*) Die points douloureux Valleix's und ihre Ursachen, Berlin 1869.

Entzündungen in den verschiedensten Organen des Körpers hinweist. Relativ am häufigsten kommen derartige Zustände an den Muskeln, Gelenkkapseln, dem Periost und den Nervenstämmen selbst vor: eine Myitis, Arthritis, Neuritis fugax, die zur Entstehung subcutaner Druckschmerzpunkte Veranlassung geben. Einen Hauptantheil an der Genese solcher, intervallenweise recurrirender Entzündungen glaubt Lender theils traumatischen, theils septischen (namentlich atmosphärischen) Einflüssen vindiciren zu müssen.

§. 27. Obwohl die hier angedeuteten Ausführungen Lender's manches Bestechende haben und im Einzelnen vielleicht eine fruchtbare Umgestaltung und Entwickelung der Valleix'schen Lehre von den Schmerzpunkten enthalten, so ruhen ihre scharf zugespitzten Consequenzen doch unverkennbar auf schwachen hypothetischen Grundlagen. Dass überall, wo bei Neuralgien ein point douloureux unter der Haut gefunden wird, ihm ein örtlicher Entzündungsheerd am Nerven oder in dessen Umgebung entspreche, ist an sich schon eine gewagte, weder durch die Beobachtung am Lebenden noch durch Autopsien ausreichend gerechtfertigte Behauptung. Indessen spricht immerhin Einzelnes indirect zu Gunsten dieser Auffassung. Allein Lender geht entschieden viel zu weit, wenn er bei allen Neuralgien (sowohl oberflächlichen als tiefen) das Vorhandensein von Schmerzpunkten — obwohl oft dem Nachweise durch Palpation entzogenen — annimmt; wenn er ferner diese Schmerzpunkte, resp. die ihnen entsprechenden localen subcutanen Krankheitsheerde überall als das Wesentliche und Primitive, die neuralgischen Erscheinungen nur als accidentelle Symptome derselben betrachtet.

Es ist kaum zweifelhaft, dass jedenfalls bei Weitem nicht alle Schmerzpunkte, selbst bei oberflächlichen Neuralgien, eine solche Auffassung zulassen, wie denn die Schmerzpunkte überhaupt bei verschiedenen Neuralgien zum Theil ganz verschiedene Bedeutung haben, und weder in pathogenetischer noch in semiotischer Hinsicht schlechterdings untereinander gleichgestellt werden dürfen. Während z. B. viele Schmerzpunkte bei Ischias und bei Neuralgia brachialis in der That örtlichen Reizungsheerden ihren Ursprung verdanken mögen, ist dies bei anderen Neuralgien keineswegs in demselben Masse der Fall; bei Weitem die meisten Schmerzpunkte bei Prosopalgien, Occipital-Neuralgien etc. beruhen vielmehr wahrscheinlich auf Leitungs-Hyperästhesien — eine Möglichkeit, welche von Lender und anderen Autoren gar nicht einmal in's Auge gefasst wird. Die points douloureux setzen demnach nicht nothwendig einen an der Druckstelle selbst vorhandenen Reizungs- oder Entzündungsheerd voraus, sondern nur, dass ein solcher entweder an der Druckstelle

oder centralwärts von derselben im Verlaufe des afficirten Nerven vorhanden sein muss. Letzteres Verhalten ist namentlich viel wahrscheinlicher in der grossen Mehrzahl der Fälle, wo sich
multiple Druckpunkte finden und wo mit den subcutanen auch cutane
Hyperalgesien in grösserer oder geringerer Ausdehnung einhergehen.

§. 28. Die neuralgischen Anfälle werden häufig durch
Sensationen eingeleitet, die sich als Producte einer leichteren Erregung sensibler Nerven, als nur graduell von dem Schmerz verschiedene Reactionsformen kundgeben: Sensationen, welche die Kranken
als Ziehen und Spannen, als Druck, Kribbeln, Laufen in den hernach
schmerzenden Theilen bezeichnen. Man kann diese Prodromalempfin-
dungen auf ein allmäliges, stufenweises Anschwellen der Erregung,
von dem ursprünglichen interparoxysmellen Niveau (das aber auch
schon bedeutend über dem Indifferenzpunkte der Empfindung liegen
kann) bis zur Acme des neuralgischen Insultes, beziehen. In anderen
Fällen fehlen diese Vorboten; aber auch wo sie vorhanden sind,
werden die höheren Stufen der Empfindungsscale mit unvermittelter
Rapidität gleichsam überflogen. Die Empfindungscurve steigt nicht
allmälig zu ihrem Maximum an, sondern erreicht dasselbe mittelst
einer plötzlichen und steilen Erhebung, um dann längere Zeit mit
geringen Schwankungen darauf zu verweilen. Mit einem Male ist der
Schmerz da und durchschiesst radienförmig, von einem oder mehreren
Centren ausgehend, die befallenen Theile nach verschiedenen Richtungen hin, ebenso plötzlich an diesem oder jenem entfernteren Punkte
auftauchend und in den scheinbar durchlaufenen Bahnen wieder zu
seinen Ausgangspunkten zurückkehrend. Dieses plötzliche unregelmässige, der zickzackförmigen Bahn des Blitzes verglichene Hin- und
Herfahren des Schmerzes ist so charakteristisch, dass es selbst von
minder intelligenten Kranken oft richtig aufgefasst und in ihren Schilderungen ausdrücklich betont wird. Auf die sonstigen, sehr mannigfaltigen Ausmalungen des Schmerzes, auf die ihm gegebenen Prädicate
des Stechens, Reissens, Durchbohrens u. s. w. ist dagegen wenig Gewicht zu legen, da diese Ausdrücke nur etwas seinem Wesen nach
Unbeschreibliches mittelst willkürlicher, dem individuellen Bildungs-
zustande des Kranken entsprechender Vergleiche zu veranschaulichen
suchen. Hat der Schmerz einige Minuten oder länger in gleicher Heftigkeit getobt, so treten oft Remissionen, seltener vollständige Intermissionen ein, die nur eine Unterbrechung, nicht das Ende des Anfalls
bedeuten. Nach kurzer, oft nur secundenlanger Dauer dieser Pausen
explodirt der Schmerz von Neuem, und man kann sich häufig über-

zeugen, dass das Gesammtbild eines neuralgischen Anfalls aus einer
Reihe von Theilanfällen — wie eine Bergkette aus einer Reihe
aufeinander folgender Gipfel und Einschnitte — zusammengesetzt
ist. So erscheint nicht bloss im Gesammtverlaufe der Neuralgien,
sondern auch im Bilde des einzelnen Anfalls jenes wellenförmige Ebben
und Fluthen der Erregung, jene Periodicität, die wir als charakteristisch für so viele pathologischen Reizzustände (und nicht minder für so viele physiologischen Thätigkeitsäusserungen des Nervensystems) ansprechen müssen. Bei manchen, namentlich den visceralen
Neuralgien erscheint oft eine Reihe von Anfällen, durch relativ kurze
Intermissionen oder Remissionen wiederum zu einer Gruppe, einem
Cyclus vereinigt, und es setzt sich das Gesammtbild der Krankheit
aus solchen Cyclen zusammen, wovon die einzelnen zuweilen durch
langjährige Zwischenräume von einander getrennt sind.

§, 29. Sehr bemerkenswerth sind gewisse, allerdings seltenere
Erscheinungen, die sich auf die Verbreitung der Schmerzen
im neuralgischen Anfalle beziehen: namentlich das Ausstrahlen
der Schmerzen über die ursprünglich ergriffenen Nervenbahnen
hinaus auf andere benachbarte oder zum Theil selbst entlegene Nervengebiete. Es kommt vor, dass ein anfangs auf einzelne Trigeminusäste beschränkter Schmerz allmälig auf andere Aeste des Quintus,
auf das Gebiet der Cervicalnerven, der Occipitalnerven, des Plexus
brachialis übergreift, oder dass eine ursprünglich einseitige Trigeminus-
Neuralgie sich auch auf symmetrische oder unsymmetrische Stellen
der anderen Gesichtshälfte verbreitet. In ähnlicher Weise können
Neuralgien der Intercostalnerven secundär auf das Gebiet des Arm-
plexus übergreifen und umgekehrt; es können Abdominal-Neuralgien
sich mit Schmerzen im Oberschenkel, Ischias mit Schmerz im Gebiete
anderer Hautnerven der unteren Extremitäten verbinden. Endlich
können auch Neuralgien innerer Theile (viscerale Neuralgien) sich
vielfach mit Schmerz in den äusseren Hautdecken, sei es in benachbarten oder selbst in entfernteren Körperregionen, associiren. Alles
dies sind Erscheinungen, die auf einer Irradiation der ursprünglichen Empfindung beruhen: Vorgänge, die bei dem isolirten Leitungsvermögen der peripherischen Bahnen nur in Centraltheilen
stattfinden können, wo die Fortsätze sensibler Fasern, die weit
ausgebreitete oder getrennte Zonen der peripherischen Empfindungs-
oberfläche repräsentiren, in nächster Nähe beisammenliegen, und
durch Anastomosen ihrer Insertionszellen unmittelbar mit einander
verknüpft sind. Die hinteren Wurzelfasern endigen bekanntlich grossen-

theils in den Hinterhörnern der grauen Substanz in den kleinen, körner-
artigen Ganglienzellen, die durch Ausläufer sowohl mit den Nervenkörpern der Vorderhörner (zum Zwecke reflectorischer Verbindungen)
wie auch unter einander mit Zellen derselben und der gegenüberliegenden Rückenmarkshälfte anastomosiren. Dasselbe gilt auch für
die Zellen, welche den sensibeln Trigeminuskernen in der substantia
gelatinosa des verlängerten Marks angehören. Diese Anastomosen
machen es erklärlich, dass intensive Erregungen, wie sie während der
neuralgischen Anfälle stattfinden, nicht auf die ursprünglich getroffenen
Fasern beschränkt bleiben, sondern innerhalb der Cerebrospinalaxe zu
Miterregungen anderer sensibler Fasern Veranlassung geben. Die
Irradiation geschieht hierbei häufig in Zonen, welche dem peripherischen Verbreitungsbezirke grösserer Nervenäste und Stämme entsprechen: wahrscheinlich weil die Anordnung der peripherischen Empfindungsoberflächen durch eine analoge, nur compendiösere Anordnung innerhalb der grauen Substanz repräsentirt wird, wofür auch das Fortkriechen
der spinalen Anästhesien auffällige Beispiele darbietet. — Wie die Irradiation, so sind auch das gleichzeitige Auftreten multipler Neuralgien, das Alterniren und Wandern derselben, aus diesen centralen
Anordnungen und Verknüpfungen der Gefühlsnerven erklärlich. Es
kommt vor, dass eine Trigeminus-Neuralgie, welche lange Zeit in der
einen Gesichtshälfte geherrscht hat, plötzlich vorübergehend oder
dauernd in der gegenüberliegenden Seite auftritt; oder dass eine Ischias
verschwindet und durch eine Neuralgia brachialis gleichsam abgelöst
wird. Ein derartiges Alterniren und Wandern der Neuralgien, oder
ein gleichzeitiges multiples Auftreten derselben in weit auseinander-
gelegenen Nervenbahnen wird namentlich bei begünstigenden constitutionellen Einflüssen, bei congenitaler, oft hereditärer Prädisposition
von Seiten der centralen Nervenapparate und bei toxischen Einflüssen
beobachtet.

Ein interessantes Beispiel multipler und zugleich alternirender Neuralgien liefern
zwei von Scholter*) mitgetheilte Fälle von chronischer Nicotinvergiftung. Es bestanden (neben anderweitigen Innervationsstörungen, motorischer Schwäche, Hyperästhesie des Olfactorius und Acusticus u. s. w.) Neuralgien im Gebiete des N. pudendus externus, der linksseitigen Intercostalnerven, des rechten Plexus brachialis
und des Plexus coeliacus. An jedem Morgen gegen 4 Uhr erschien zuerst die
Neuralgie des N. pudendus, und dauerte bis gegen Mittag; im Laufe des Vormittags
gesellte sich dazu regelmässig eine von den drei anderen Neuralgien, niemals aber
waren alle Neuralgien gleichzeitig vorhanden. Am Nachmittage waren die Kranken

*) Virchow's Archiv XLIV. H. 2. und 3. 1868. p. 172.

schmerzfrei. Beim Aussetzen des Rauchens cessirten die Schmerzanfälle, und kehrten wieder, sobald die Patienten von Neuem zu rauchen begannen.

§. 30. **Allgemeine Pathogenese und Aetiologie der Neuralgien.** Bei dem übereinstimmenden Verhalten der Neuralgien in ihren cardinalen Symptomen, welches ihre Aufstellung als eine besondere Krankheitsgruppe überhaupt nur ermöglicht, liegt die Vermuthung nahe, dass wesentlich identische, nur nach Sitz, Intensität und Extensität differirende Veränderungen im Molecular-Mechanismus der sensibeln Nervenmasse den neuralgischen Schmerz unmittelbar bedingen, und dass alle entfernteren Ursachen und Veranlassungen in letzter Instanz auf diesen, für alle Neuralgien gemeinsamen Factor hinauslaufen. Worin diese Veränderung im Molecular-Mechanismus der sensibeln Nervenmasse besteht, ist uns freilich noch vollständig dunkel, und alles darüber Geäusserte gehört lediglich in's Bereich willkürlicher Vermuthungen und Speculationen.

Immer entschiedener und berechtigter tritt dagegen in neuerer Zeit die Anschauung hervor, dass einer grossen Anzahl von Neuralgien ein mittelbares, prädisponirendes Moment zu Grunde liegt: eine Constitutionsanomalie, die in einer ungewöhnlichen abnormen Functionirung des Nervensystems überhaupt, oder speciell einzelner Theile des sensibeln Nervenapparates zum Ausdruck gebracht wird.

Man kann demnach viele Neuralgien der von Griesinger aufgestellten Klasse der constitutionellen Neuropathien zurechnen, wohin auch die epileptischen Zustände, Hysterie, zahlreiche Krampf- und Lähmungsformen, Geisteskrankheiten u. s. w. gehören.

Eine wesentliche Stütze findet diese Anschauung in dem unverkennbar bedeutenden Einfluss der Heredität: in dem häufigen Vorkommen von Neuralgien bei bestimmten Familien, sowohl in aufeinanderfolgenden Generationen wie bei verschiedenen gleichzeitig lebenden Mitgliedern; und zwar, was noch wichtiger ist, bei Familien, die oft gleichzeitig zu anderen constitutionellen Neurosen — zu Epilepsie, Lähmungen, Hysterie, Geistesstörungen u. s. w. — praedisponirt sind. Oft lässt sich constatiren, dass einzelne Mitglieder solcher Familien an Neuralgien leiden, während Andere an schweren motorischen und psychischen Neuropathien oder an Neurosen aus verschiedenen Nervengebieten gleichzeitig erkranken. — Dieses hereditäre Vorkommen, diese Coincidenz und Alternation mit anderweitigen constitutionellen Neuropathien muss wahrscheinlich auf congenitale, in der primären Anlage des centralen Nervenapparates begründete Anomalien zurückgeführt werden.

4

Die Definitionen jedoch, durch welche man die Natur dieser congenitalen Anomalien überhaupt, und speciell in Rücksicht auf die
Genese der Neuralgien auszudrücken gesucht hat, entbehren für jetzt
noch beinahe jedes factischenAnhalts. Dies gilt u. A. auch für die
neuerdings von Anstie*) verfochtene Theorie, welche das Wesen
aller Neuralgien in einer Atrophie oder einem zu Atrophie
führenden Processe der hinteren (resp. sensibeln) Wurzeln
oder der˙mit ihnen innigst zusammenhängenden grauen
Centralsubstanz findet.

Anstie stellt sich vor, dass bei der ursprünglichen Anlage des
nervösen Centralapparates einzelne Zellen und Faserabschnitte so angelegt sind, dass sie nur relativ kurze Zeit hindurch eine vollkommene
Existenz führen können. Alle im Laufe der Zeit einwirkenden schädlichen Einflüsse werden auf diesen congenitalen Locus minoris resisten-
tiae schwerer als auf den Rest des Organs drücken; so z. B. peripherische Erkältungen, Nervenverletzungen, psychische Erschütterungen und fortgesetzte alcoholische Excesse, welche zu den
häufigsten unmittelbaren Veranlassungen von Neuralgien gehören;
ferner die grossen critischen Vorgänge der Pubertät, der Gravidität
und der Involution, und die senilen Ernährungsstörungen, namentlich
atheromatöse Degeneration der Gefässe. Der Einfluss aller dieser
Momente auf das Zustandekommen von Neuralgie besteht nach Anstie
darin, dass die urspünglich nur unvollkommen angelegten Zellen und
Fasern in einen Zustand positiven Krankseins übergeführt werden,
der mit ausgesprochener Atrophie endigt. — Anstie bleibt jedoch
die Beweise für letztere Behauptung ganz und gar schuldig, da die
von ihm angeführten Thatsachen nur die Wahrscheinlichkeit einer
congenitalen Prädispositon überhaupt, nicht aber eines zur Atrophie
führenden Processes in den sensibeln Wurzeln und ihren centralen
Endstätten bei den Neuralgien bekunden.

Nächst der Heredität spielen die Einflüsse von Lebensalter und
Geschlecht unter den prädisponirenden Momenten eine hervorragende
Rolle. Inwiefern sich diese Einflüsse statistisch in der relativen Frequenz der Neuralgien bei verschiedenen Altersstufen und Geschlechtern bemerkbar machen, vergl. §. 32. Hier sei nur Folgendes
bemerkt: Das kindliche Alter hat so gut wie keine Prädisposition zu Neuralgien. Mit dem Eintritte der Pubertät dagegen
ändert sich die Sache, und die Prädisposition zu Neuralgien ist

---

*) Reynolds, System of medicine, Vol. II. (London 1868.) pag. 743.

gerade in der Zeit der Pubertätsentwickelung und bald darauf
ziemlich bedeutend. Das ganze mittlere Lebensalter ist zu Neuralgien in hohem Grade prädisponirt, wozu bei beiden Geschlechtern
die complicirteren, eingreifenderen, mit physischen und psychischen
Erschütterungen verbundenen Verhältnisse zur Aussenwelt — bei
Frauen insbesondere die Catastrophen der Gravidität, des Wochen-
betts u. s. w. — mannichfach beitragen. Mit dem höheren Alter
versiegen diese prädisponirenden Momente mehr und mehr, während
dagegen senile Ernährungsstörungen, namentlich Arteriosklerose, vicariirend eintreten, so dass die Prädisposition zu Neuralgien im Grei-
senalter zwar abnimmt, ohne jedoch gänzlich zu schwinden.

Anämie und ein im Allgemeinen mangelhafter Ernährungszustand, oder höhere Grade von Kachexie können in jedem Alter
als prädisponirende Momente für das Entstehen von Neuralgien betrachtet werden. Ihr Einfluss ist mehr ein indirecter, d. h. dieselben
einwirkenden Schädlichkeiten führen bei anämischen und kachectischen Individuen leichter Neuralgien herbei, als bei Personen von normaler Ernährung. In demselben Verhältnisse stehen die anämischen
und kachektischen Zustände auch zur Pathogenese motorischer
Reizerscheinungen (Spasmen und Convulsionen). Wir sprechen
hier von Anämie natürlich nur als von einer allgemeinen, so zu sagen dyskrasischen. Oertliche circumscripte Anämien gehören auch
zu den unmittelbaren Veranlassungen von Neuralgien, und haben als
solche bei einzelnen Neuralgien (z. B. Hemikranie) evidente Bedeutung.

§. 31. Unter den directen Veranlassungen von Neuralgien sind
zunächst traumatische Verletzungen der Nervenstämme
hervorzuheben. Man hat Neuralgien häufig nach vollständigen und
unvollständigen Continuitätstrennungen der Nervenstämme, nach Un-
terbindungen derselben, nach Stichwunden, Schussverletzungen, eingedrungenen fremden Körpern u. s. w. beobachtet. Diese Neuralgien werden durch die nachgewiesenen anatomischen Veränderungen,
welche consecutiv an traumatisch verletzten Nerven auftreten, einigermaassen erklärlich. Wir können hier eine doppelte Reihe von Veränderungen unterscheiden. Die einen bestehen in einer interstitiellen Neuritis, wobei die Nervenfasern gar nicht oder nur indirect (durch Compression von Seiten des hyperplastischen Bindegewebes) afficirt werden; die anderen dagegen in hyperplastischen Veränderungen an den Nervenfasern selbst, in der Bildung wahrer

traumatischer Neurome. Letztere müssen unzweifelhaft als die
Hauptursache der ebenso häufigen als schweren und hartnäckigen
Neuralgien aufgefasst werden, welche man nach Continuitätstrennungen
gen grösserer Nervenstämme (namentlich in Amputationsstümpfen), nach
Unterbindung von Nervenstämmen, Eindringen fremder Körper u. s. w.
beobachtet. Am häufigsten und entwickeltsten hat man diese traumatischen Neurome nach vollständiger Continuitätstrennung grösserer
Nervenstämme, besonders bei Amputationen, angetroffen, und daher
auch als cicatricielle oder Amputationsneurome beschrieben.
Es handelt sich hier, nach der Darstellung von Virchow*), um
knotige Anschwellungen der durchschnittenen Nerven, welche mit der
allgemeinen Narbe der Weichtheile verwachsen sind und zuweilen
(sofern es sich um benachbarte Stämme handelt) untereinander zu
einem Knoten verschmelzen. Diese Knoten sitzen meist unmittelbar
am Ende des durchschnittenen Nerven, zuweilen jedoch auch etwas
darüber, in der Continuität, auf. Sie können eine sehr verschiedene
Grösse erreichen, zum Theil entsprechend der Grösse des Nerven,
an welchem sie sich entwickeln, so dass man die grössten am Stamme
des Ischiadicus und der grösseren Armnerven findet. Oft sind sie
in hohem Grade empfindlich, oft dagegen indolent: eine Differenz,
welche durch die Beschaffenheit der Geschwulst selbst (namentlich
durch ihren grösseren oder geringeren Gefässreichthum) bedingt zu
sein scheint. Immer jedoch besteht ihre Hauptmasse nicht, wie man
früher fälschlich annahm, aus fibrösem Gewebe, sondern aus einem
dichten Geflecht markhaltiger oder zum Theil auch blasser, markloser
Nervenfasern, mit verhältnissmässig wenig Bindegewebe, wobei die
Faserzüge des Nervenstammes sich unmittelbar in den Nervenknoten
hinein deutlich verfolgen lassen.

Obwohl diese wahren Neurome vorzugsweise an Amputations-
stümpfen gefunden worden sind, so existiren doch in der Literatur
Beispiele genug, in welchen dieselben nach anderweitigen Verletzun-
gen der Nervenstämme, zum Theil unter heftigen neuralgischen Er-
scheinungen, angetroffen wurden. Portal und Béclard haben solche
Fälle berichtet, in denen der Ischiadicus oder ein Ast desselben nach
Oberschenkelamputationen in die Ligatur gefasst wurden (vergl.
Ischias). Molinelli hat nach Ligatur der Brachialis kugelige
Anschwellungen der Nerven an der Ligaturstelle beobachtet. Auch

---

*) Die krankhaften Geschwülste, Dritter Band, erste Hälfte (Berlin 1867)
pag. 249 ff.

in einem Falle, wo der Rückenzweig des Radialis verletzt war, wurde
von Béclard eine olivengrosse Anschwellung am centralen Ende des
Nerven in der Narbe gefunden. Weismann beobachtete an sich
selbst nach einer Glasverletzung nahe an der Volarseite des Daumens,
wobei ein Ast des Medianus getroffen wurde, in der schmerzhaften
Narbe die Bildung einer kleinen Geschwulst, die sehr empfindlich war
und endlich exstirpirt wurde. Sie bestand wesentlich aus markhal-
tigen Primitivröhren. Sehr interessant ist ein von Dehler beschriebener Fall, in welchem sich auf traumatischen Anlass am Halse eine
Geschwulst entwickelte, die, wie die post mortem vorgenommene Untersuchung ergab, am zweiten Cervicalnerven sass und zwischen atlas
und epistropheus in den Wirbelcanal eindrang. Sie stellte, nach der
microscopischen Untersuchung von Förster, ein wahres Neurom dar.

Solche Erfahrungen berechtigen uns hinlänglich, die Ursache von
Neuralgien nach traumatischen Nervenverletzungen häufig in der Bildung von Neuromen zu suchen, auch da, wo zwar eine Geschwulst
am Nerven vorhanden, der directe Beweis für die neuromatöse Natur
derselben jedoch nicht geführt ist. Namentlich gehören dahin die
Fälle, wo sich langsam nach Nervenverletzungen eine schmerzhafte
Geschwulst an der Verletzungsstelle entwickelte und oft jahrelang
neuralgische Schmerzen hervorrief, die nach Exstirpation der Geschwulst vorübergehend oder dauernd aufhörten. Solche Fälle sind
von Dupuytren, Grainger, Adams, Denmark, Reich, Wutzer
und Anderen berichtet. In einzelnen Fällen haben nachweisbare Verwundungen von Nervenästen, eingedrungene fremde Körper (z. B.
eine im Nerven stecken gebliebene Kugel), in anderen Stichverletzungen, ein Fall auf einen spitzen Körper, selbst ein heftiger Griff an
den Arm die Neurombildung veranlasst (vergl. Neuralgia brachialis).
— Die interstitielle Neuritis kann ebenfalls Geschwülste am Nerven
hervorrufen, die sich ganz ähnlich wie Neurome verhalten, jedoch ·
häufig in Zertheilung übergehen, wenn der primäre Reiz (z. B. ein
eingedrungener fremder Körper) beseitigt ist. Hierher dürften wahrscheinlich Fälle zu rechnen sein, wie die von Joffreys, Dieffenbach und Anderen beobachteten, wo eine seit Jahren bestehende Neuralgie nach Extraction oder spontaner Ausstossung eines unter der
Haut sitzenden fremden Körpers vollständig cessirte. In dem Jeffreys'schen Falle handelte es sich um ein Stück abgebrochenes Por-
cellan, welches 14 Jahre lang in der rechten Backe eines Mädchens
sass und täglich die heftigsten Anfälle von Trigeminus - Neuralgie
hervorrief. Dieffenbach sah eine äusserst intensive, mit hoch-

gradigen örtlichen Ernährungsstörungen verbundene Armneuralgie
nach Incision einer Narbe in der Vola manus und Elimination
eines kleinen Glassplitters vollständig heilen.   Smith sah - eine
Geschwulst des Ulnaris, die sich ganz wie ein Neurom verhielt,
schwinden, nachdem etwa 3 Monate nach dem ersten Auftreten der
Symptome eine verrostete Stecknadel in der Nähe der Geschwulst
eliminirt war.

Diesen offenbar localen Entstehungen von Neuralgien durch traumatische Neurome und interstitielle Neuritis gegenüber ist andererseits die Thatsache beachtenswerth, dass zuweilen nach Nervenverletzungen Neuralgien nicht im Gebiete des verletzten,
sondern eines andern, unverletzt gebliebenen Nervenstammes auftreten   Anstie erwähnt zwei Fälle, in welchen
durch ein Trauma der N. ulnaris, und einen dritten, in welchem der N. occipitalis vollständig durchtrennt war; in allen dreien
wurde eine consecutive Neuralgie im Gebiete des Trigeminus beobachtet. Der Zusammenhang kann hier offenbar nur durch
die Centra vermittelt werden, indem die an der Verletzungsstelle erzeugte Erregung centrifugal fortgeleitet und in der Medulla oblongata auf die sensibeln Trigeminus-Ursprünge übertragen wird. Der
viel gemissbrauchte Name „Reflexneuralgien“ würde einigermassen
hierher passen, insofern die Neuralgie, analog dem Reflexvorgange,
central entsteht, auf Grund einer zum Entstehungsorte fortgepflanzten peripherischen Erregung. Solche Fälle begünstigen in hohem
Grade die Annahme prädisponirender Momente, die in der ursprünglich schwächeren Organisation einzelner Abschnitte des centralen
Nervenapparates beruhen.

Den traumatischen Neuralgien reihen sich zunächst diejenigen
an, welche durch anderweitige mechanische Insultationen der Nervenstämme, aus organischer Veranlassung, bedingt werden. Zweierlei
ist hierbei namentlich hervorzuheben. Einmal sind ausserordentlich
häufig Knochenleiden die Ursache von Neuralgien, in Folge der
Compression oder secundären Erkrankung, welcher die in Knochencanälen, durch Löcher, Incisuren, oder über Knochenvorsprünge verlaufenden Nervenäste bei Localaffectionen dieser Theile ausgesetzt
werden. Die Befunde, welche bei Gelegenheit von Trigeminus-Re-
sectionen (wegen Prosopalgie) gemacht wurden, haben nach
dieser Richtung hin werthvolle Ergebnisse geliefert. Häufig
hat man Abplattung und Atrophie der Nerven in den durch Periostitis oder concentrische Hypertrophie verengten Gesichtscanälen

gefunden. Oft erschien an den verengten Stellen das Neurilem
geröthet, ecchymosirt, serös infiltrirt, oder von fibrinösem Exsudat
umgeben; zuweilen bestanden auch in Folge abgelaufener Entzündungen partielle Verdickungen des Neurilems (fibröse Knoten), und
Trübungen des Nervenmarks an den entsprechenden Stellen.
Aehnliches ist auch bei anderen Neuralgien beobachtet (Neuralgia brachialis, Ischias). — Ein zweites beachtenswerthes Moment ist der Umstand, dass Neuralgien auffallend häufig durch
Geschwülste veranlasst werden, welche nicht einen permanenten,
gleichmässigen, sondern einen discontinuirlichen, ungleichmässi-
gen oder intermittirenden Druck auf den darunterliegenden Nervenstamm ausüben. So scheinen z. B. die Pulsationen von erweiterten Arterien und Aneurysmen vermöge der periodisch erfolgenden,
stossweisen Erschütterung ganz besonders heftige, neuralgische Erregungen benachbarter Nerven hervorzurufen. Wir sehen Neuralgien
des Trigeminus als Symptom von Aneurysmen der basalen Hirnarterien,
namentlich der Carotis interna, — Ischias als Symptom von Aneurysma popliteum auftreten. Ebenso wirken Erweiterungen der Venen, Varicen und cavernöse Geschwülste, namentlich in solchen Theilen, wo besondere locale Momente, Klappenlosigkeit der Venen u. dgl.
den häufigen Eintritt venöser Stauungen und damit verbundener inter-
currenter Steigerungen des auf den Nerven geübten Druckes begünstigen. Erweiterungen und Varicositäten des den Ischiadicus umspinnenden Venenplexus — der klappenlosen Wurzelvenen der Hypogastrica — sind wahrscheinlich eine häufige Ursache von Ischias.
Auch Hernien gehören hierher, insofern dieselben Stücke des Darmrohrs enthalten, deren Füllung und Ausdehnung durch feste, flüssige,
gasförmige Contenta in hohem Grade variirt. So kann Hernia obturatoria Neuralgien des gleichnamigen Nerven, — Hernia ischiadica
Ischias hervorrufen. Endlich sind es überhaupt vorzugsweise mit
Flüssigkeiten gefüllte oder aus weicher, saftreicher Masse bestehende
Geschwülste — weit häufiger als Tumoren von gleichmässig fester,
derber Consistenz —, welche Neuralgien bewirken: Cysten oder cystische
Geschwülste, medulläre Carcinome, Myxome. Sehr auffallend scheint
mir in dieser Beziehung, dass unter den vom Neurilem ausgehenden
Geschwülsten (Pseudoneuromen), welche als Ursache von Neur-
algien eine operative Entfernung erheischten, sich offenbar häufiger
Myxome und Cystomyxome erwähnt finden, als Fibrome und Gliome,
obwohl doch die letzteren Geschwulstformen der Frequenz nach an den
Nervenstämmen weitaus überwiegen.

Gleich den Gliomen und Fibromen der Nervenstämme scheinen auch die spontanen (d. h. nicht traumatischen) wahren Neurome relativ seltener zu Neuralgien Veranlassung zu geben. Exacte Beobachtungen liegen allerdings nicht in grosser Zahl vor, da man früher vielfach Pseudoneurome (namentlich Fibrome und Gliome) mit wahren Neuromen identificirte, oder auch umgekehrt harte Neurome für heterologe Neubildungen (Skirrhen, Steatome u. s. w.) erklärte. Namentlich wurden die amyelinischen Neurome meist zu den sogegenannten fibrösen oder auch fibronucleären Geschwülsten gerechnet. Bei den meisten in der Literatur enthaltenen Fällen sogenannter multipler Neurome ist es nicht zu entscheiden, ob es sich dabei um wahre Neurome oder um anderweitige, besonders fibromatöse Neubildungen handelte. In einem Theile dieser Fälle werden heftige, spontane, namentlich bei Witterungswechsel gesteigerte Schmerzanfälle ausdrücklich beschrieben (so z. B. in einem Falle von Nélaton). Wahrscheinlich ist es dabei von Bedeutung, ob das Neurom an einem Nerven total oder partiell ist, d. h. ob der Nerv mit sämmtlichen oder nur mit einem Theile seiner Fasern in die Neurombildung eintritt. Im letzteren Falle (wobei das Neurom central, peripherisch oder lateral gelegen sein kann) geht ein Theil der Fasern neben dem Neurom vorüber, und wird durch dasselbe gedrückt und gespannt, wodurch bald neuralgische Schmerzen, bald (bei stärkerem Drucke) Anästhesien und Lähmungen bedingt werden können. — Die Grösse des Neuroms kommt an sich weniger in Betracht; sehr grosse Neurome (wie sie z. B. Dubois, Stromeyer, Smith und Andere exstirpirten) können relativ schmerzlos verlaufen, während viel kleinere Geschwülste derselben Art oft die heftigsten neuralgischen Erscheinungen hervorrufen.*)

Sehr dunkler Natur ist die Beziehung, in welcher Neuralgien zu den sogenannten Tuberculosa dolorosa (painful tubercles, nach William Wood, 1812) stehen. Es sind dies bekanntlich subcutane, bewegliche Geschwülste von meist unnetträchtlicher Grösse, die auf Druck in der Regel ungemein empfindlich sind und häufig den Ausgangspunkt neuralgischer, zuweilen auch epileptiformer Symptome darstellen. Diese kleinen Knoten treten meist vereinzelt, nur ausnahmsweise in multipler Form auf; sie sind zuweilen anfangs schmerzlos und werden erst im weiteren Verlaufe spontan und auf Druck schmerzhaft oder bleiben sogar öfters ganz unempfindlich. In anderen

---

*) Vgl. Virchow. l. c. pag. 280—305.

Fällen erzeugen sie äusserst heftige Schmerzparoxysmen von verschiedener Dauer, die sich über die Nachbartheile in grösserer oder geringerer Ausdehnung verbreiten. Zuweilen ist während des Paroxysmus eine Anschwellung des Knotens mit Röthung und teigiger Beschaffenheit der bedeckenden Haut nachweisbar. Die Schmerzanfälle scheinen besonders durch Witterungswechsel provocirt zu werden; häufig fallen sie auch bei Frauen mit der Menstruation zusammen; in einem Falle (von Bisset) traten sie jedesmal in der Gravidität besonders verstärkt auf. Nach Exstirpation der Knoten sah man die Erscheinungen häufig verschwinden, so dass ein ätiologischer Connex unzweifelhaft vorliegt. — Was nun die Natur dieser Tubercula und speciell ihren Zusammenhang mit dem Nervensystem betrifft, so bestehen nach dieser Richtung hin noch zahlreiche Probleme. Einzelne (Meckel, Dupuytren) haben sie zu den fibrösen Geschwülsten — Andere schlechtweg zu den Neuromen gerechnet: Craigie bezeichnet sie als kleines Neurom (Neuromation). Schuh und v. Baerensprung haben auf den Reichthum an Gefässschlingen aufmerksam gemacht; Ersterer erklärt die meisten als Tuberculosa dolorosa bezeichneten Geschwülste für Blutschwämme. In einzelnen Fällen zeigte sich die Geschwulst wesentlich aus Muskelzellen (Billroth), in anderen nur aus dichterem oder weicherem Bindegewebe oder faserknorpligem Gewebe bestehend. Auch das Verhältniss zu den Nerven scheint ein sehr inconstantes zu sein. Virchow sah in solche schmerzhaften subcutanen und cutanen Geschwülste Nerven unzweifelhaft eintreten, ohne jedoch an der Zusammensetzung der Geschwulst einen prävalirenden Antheil zu nehmen. Dagegen konnte er einmal, bei einem Tuberculum dolorosum am Knöchel, sich überzeugen, dass nicht nur ein Nerv ein- und austrat, sondern dass auch der etwa bohnengrosse Knoten fast ganz aus marklosen Nervenfasern bestand. Andere sorgfältige Untersuchungen konnten weder einen Zusammenhang mit Nerven, noch ein Vorkommen von Nerven im Innern der Geschwulst nachweisen. Dieser negative Befund ist jedoch, nach Virchow, nicht entscheidend, da es sich in Bezug auf die Verbindung mit Nerven um äusserst feine Fädchen handelt, und die Nerven im Innern von bindegewebigen Theilen schwer unterscheidbar sind. Indessen werden doch auch da, wo die Nerven deutlich sind, zuweilen nur sehr wenige gefunden (wie in einem Falle von Vallender), so dass die Geschwulst jedenfalls nicht wesentlich nervöser Art ist. — Axmann hat auf Grund der zuweilen beobachteten concentrischen Schichtung die Geschwulst für ein krankhaft ver-

grössertes Pacinisches Körperchen erklärt: eine Hypothese, die bis
jetzt noch einer anderweitigen Bestätigung ermangelt. Wahrscheinlich sind wenigstens viele (wenn auch nicht alle) Tubercula bedingt
durch Pseudoneurome, in einzelnen Fällen auch durch wahre Neurome,
welche an kleinen, vorzugsweise sensibeln Nervenästchen der Haut
aufsitzen.

Nächst den traumatischen und mechanischen Momenten spielen
als Gelegenheitsursachen von Neuralgien diejenigen Einflüsse, welche
wir im Allgemeinen unter der Bezeichnung der rheumatischen
zusammenfassen, eine unläugbare Rolle. Es handelt sich hier vorzugsweise um atmosphärische Schädlichkeiten, mögen dieselben
in rein physikalischen, von aussen her auf den Organismus einwirkenden Vorgängen bestehen, wie die eigentlichen Erkältungsan-
lässe (niedere Temperatur, Wind, Zugluft) — oder in wesentlich
chemischen Processen, in Ent- und Beimischungen, die von innen her
in Form der Infection auf den Organismus einwirken. Die specielle Natur der Veränderungen, welche durch die rheumatischen
Noxen im Nerven eingeleitet werden, ist uns in beiden Fällen noch
vollständig dunkel. Es lässt sich nicht in Abrede stellen, dass
manche Neuralgien, welche in Folge von Erkältungsanlässen entstehen,
auf einer Neuritis oder Perineuritis zu beruhen scheinen; dies gilt
aber keineswegs für alle oder auch nur für die meisten derartigen
Fälle, und es liegt somit kein Grund vor, um alle rheumatischen
Neuralgien auf eine Neuritis zurückzuführen, wie es von verschiedenen
Seiten geschehen ist. — Der Einfluss der eigentlichen Erkäl-
tungsanlässe macht sich an einzelnen Nervenstämmen (z. B. am
Ischiadicus) in viel höherem Grade bemerkbar, als in andern Nervengebieten. Ebenso verhält es sich auch mit den Schädlichkeiten,
welche durch Infection wirken. Das evidenteste Beispiel davon liefert
die Malaria, welche sehr zahlreiche, aber fast ausschliesslich auf einzelne Nervenäste (namentlich den Frontalis) localisirte Neuralgien
veranlasst.

Von den eigentlichen Dyskrasien kann Syphilis zur directen
Ursache von Neuralgien werden: theils durch Entwickelung specifischer
Geschwülste (syphilitischer Gummata) in den Nervenstämmen und
Centren; theils durch Hervorrufung chronischer irritativer Processe,
sei es an den Nervenscheiden, den häutigen Umhüllungen des Ge-
hirns und Rückenmarks, oder vor Allem an den Knochen und Knochen-
häuten (syphilitische Osteitis und Periostitis). Weit zweifelhafter ist der
Einfluss der Gicht, welche in seltenen Fällen vielleicht durch Neuritis

oder Ablagerung tophascischer, kalkartiger Massen in den Nervenstämmen auf directem Wege Neuralgien hervorruft. Man hat der Gicht sowohl auf das Zustandekommen oberflächlicher Neuralgien (Ischias) wie auch visceraler Neuralgien (Angina pectoris u. s. w.) einen sehr grossen Einfluss zugeschrieben; wahrscheinlich ist dieser Einfluss jedoch mehr ein indirecter und beruht hauptsächlich auf den Circulationsstörungen, welche in manchen Fällen durch chronische Leberleiden, in anderen durch Erkrankungen des Herzens und der Blutgefässe (z. B. Klappenleiden und Verengerungen der Kranzarterien bei Angina pectoris) herbeigeführt werden.

Unter den toxischen Ursachen ist besonders die Bleivergiftung hervorzuheben, welche die eigenthümlichen, unter dem Namen der Bleikolik (Colica saturnina) bekannten visceralen Neuralgien veranlasst. Der Sitz und die pathologische Anatomie der letzteren ist noch ziemlich dunkel; es steht dahin, ob sie, wie einzelne ältere Beobachter annehmen, spinalen Ursprungs sind, oder peripherischen Veränderungen im Darmrohr selbst, in den sympathischen Nervenstämmen, Plexus und Ganglien ihren Ursprung verdanken. Für eine Betheiligung des Sympathicus scheinen einzelne Obductionsbefunde, sowie vorwaltend clinische Gründe zu sprechen (vgl. Neuralgia mesenterica). — Auch cutane Neuralgien können unter dem a potiori gewählten Ausdruck der Arthralgia saturnina bei chronischer Bleiintoxication vorkommen. Seltener werden durch andere Metallvergiftungen (mit Quecksilber, Kupfer u. s. w.) den saturninen sehr ähnliche Neuralgien veranlasst. — Auch verschiedene nicht-metallische Gifte können Neuralgien zur Folge haben; so z. B. Alcohol, Nicotin. — Das Weitere vgl. bei den einzelnen Neuralgien.

§. 32. Für die Häufigkeit der Neuralgien und ihre Vertheilung nach Altersstufen und Geschlecht mögen die folgenden Ziffern einen Anhaltspunkt geben. Dieselben sind ausschliesslich dem Krankenstande der medicinischen Universitäts-Policlinik in den letzten 15 Monaten entnommen. Alle zweifelhaften Fälle, sowie auch sämmtliche viscerale Neuralgien sind dabei weggelassen, und nur die oberflächlichen (cutanen) Neuralgien — mit Einschluss der Hemikranie — berücksichtigt.

Während des obigen Zeitraums wurden im Ganzen 6844 Fälle policlinisch behandelt, unter denen sich 106 (oberflächliche) Neuralgien befanden — ca. $\frac{1}{64}$ aller vorgekommenen Erkrankungen überhaupt. Unter diesen 106 Fällen gehörten 30 dem männlichen und 76 dem weiblichen Geschlechte an; also ein Verhältniss von ca.

1 : 2,5.   Dieses Verhältniss gilt jedoch nur für die Frequenz der
Neuralgien im Allgemeinen; dagegen nicht im Geringsten für die Frequenz der einzelnen Neuralgien.   Es giebt Neuralgien, welche bei
Frauen unendlich viel häufiger sind, als bei Männern (z. B. Neuralgia
trigemini, Hemikranie, Intercostal - Neuralgie) — während andere
(Brachial-Neuralgie, Ischias) umgekehrt bei Männern beträchtlich häufiger sind, als bei Frauen. Der Grund liegt wohl in dem differenten
Verhalten beider Geschlechter gegenüber den speciell in Betracht
kommenden Gelegenheitsursachen; so z. B. bezüglich der Ischias in
der stärkeren Exposition der Männer gegen körperliche Anstrengungen und schädliche atmosphärische Einflüsse.   Die folgenden Tabel-
len mögen die Frequenz der einzelnen Neuralgien und die ungleiche
Betheiligung beider Geschlechter an denselben erläutern.   Es befanden sich unter jenen 106 Neuralgien Fälle von

Neuralgia N. trigemini	29
Hemikranie	15
Neuralgia occipitalis	12
Neuralgia brachialis	6
Neuralgia intercostalis	27
Neuralgia lumbalis	3
Ischias	14
	106

Diese vertheilen sich nach dem Geschlecht folgendermaassen:

	Männer.	Weiber.
Neuralgia N. trigemini	5	24
Hemikranie	2	13
Neuralgia occipitalis	2	10
Neuralgia brachialis	4	2
Neuralgia intercostalis	5	22
Neuralgia lumbalis	3	—
Ischias	11	3
	30	76

Was die Vertheilung auf die verschiedenen Lebensalter betrifft,
so fielen unter 101 Fällen, bei denen die Altersangaben vorliegen,
in die Zeit von

7—19 Jahren	6
20—29 „	19
30—39 „	33
40—49 „	23
50—59 „	14
60—69 „	6
	101

Das Maximum fällt demnach sehr entschieden in die Jahre von 30—39, also in das mittlere, völlig entwickelte, männliche und weibliche Lebensalter. Dieses Ergebniss stimmt mit dem, was oben über die Prädisposition der verschiedenen Lebensalter zu Neuralgien bemerkt wurde, überein. Vor und nach dem vierten Lebensdecennium fällt die Curve der Frequenz nach beiden Seiten allmälig, und ziemlich gleichmässig, ab. Unter dem 7. und nach dem 70. Lebensjahre wurden keine genuinen Neuralgien beobachtet. — Wie sich übrigens das Altersverhältniss bei den einzelnen Neuralgien modificirt, werde ich später erwähnen; hier sei nur noch bemerkt, dass die wenigen (2) unter dem 10. Lebensjahre notirten Fälle Hemikranien — und zwar auf entschieden hereditärer Basis — betrafen.

§. 33. Diagnose. — Wie am Eingange dieses Capitels erörtert wurde, ist die Neuralgie nur als ein Symptom oder als ein Symptomencomplex zu betrachten, bedingt durch einen innerhalb des Nervenapparates befindlichen Krankheitsheerd, über dessen Natur aus der Existenz der Neuralgie allein noch nichts präjudicirt wird.

Da somit der Begriff der Neuralgie nur ein symptomatischer ist und da ihre cardinalen Symptome ebenso einfacher als charakteristischer Natur sind, so scheint es kaum möglich, im gegebenen Falle über das Vorhandensein oder Nichtvorhandensein einer Neuralgie Zweifel zu hegen, oder bei Diagnose der letzteren in Irrthum zu verfallen. Dennoch lehrt die tägliche Erfahrung das Gegentheil, und namentlich werden eine grosse Anzahl schmerzhafter Krankheitszustände für Neuralgien erklärt, welche auch nicht den entferntesten Anspruch auf diesen Titel besitzen. Wendete man die in der Einleitung besprochenen Criterien auf alle angeblichen Neuralgien an, so müsste man unzählige derselben ihres angemaassten Namens und Ranges verlustig erklären.

Das Punctum saliens für die Entscheidung der Frage: ob Neuralgie oder nicht? — ist für die clinische Betrachtung nicht, wie Viele irrthümlich meinen, in dem Vorhandensein oder Mangel palpabler Läsionen zu suchen, sondern einzig und allein in den Symptomen. Dieselbe Läsion kann bald Neuralgien, bald schmerzhafte Affectionen nichtneuralgischer Art hervorrufen. Die traumatische Verletzung eines sensibeln Nerven z. B. kann Neuralgien des verletzten — und sogar, wie wir sahen, eines nicht verletzten — Nerven veranlassen; sie kann aber auch bloss excentrische Schmerzen herbeiführen, welche weder die Intensität, noch die Ausstrahlungsweise, noch die Periodicität der neuralgischen darbieten; welche mit einem Worte in Nichts an den pathognomonischen Habitus der Neuralgien erinnern. Er würde eine heillose Verwirrung in die Nervenpathologie und in die Therapie bringen, wollte man auch Fälle dieser Art unterschiedslos als Neuralgien bezeichnen.

Eine nicht traumatische Neuritis kann (wiewohl selten) unter neuralgischen Erscheinungen verlaufen; sie kann aber auch ein ganz abweichendes Krankheitsbild darbieten, und es ist daher unmöglich, wie Manche gewollt haben, Neuralgie und Neuritis kurzweg zu identificiren, oder wenigstens die idiopathischen Neuritiden als eine bestimmte Gruppe von Neuralgien zu charakterisiren. Neuralgie und Neuritis sind Begriffe, welche sich nur theilweise decken, theilweise aber ihr für sich bestehendes Terrain beanspruchen. Das Gleiche gilt für die wahren und falschen Neurome, die Tubercula dolorosa und überhaupt für alle anatomisch charakterisirten Affectionen, welche mehr oder minder häufig unter neuralgischen Symptomen einhergehen.

Nur allzuleicht werden ferner die verschiedensten schmerzhaften Affectionen der Haut, der Muskeln, der Knochen und Gelenke als „neuralgische" bezeichnet, obwohl auch hier mehr oder weniger alle Criterien fehlen, welche den symptomatischen Begriff der Neuralgie ausmachen. Es gehören hierher zahllose Fälle, welche man sonst wohl auch mit dem hergebrachten Ausdrucke Rheumatismen, Muskel- und Gelenkrheumatismen u. s. w., abfertigt. Ganz nach Willkür werden z. B. viele schmerzhafte Affectionen in der Schultergegend bald unter die Rubrik der Schultergelenkrheumatismen, bald der Neuralgia cervicobrachialis subsumirt, und letztere recrutirt sich — wie die Neuralgia brachialis überhaupt — vorzugsweise aus schmerzhaften Affectionen, die genau genommen nichts weniger als neuralgischer Art sind. So wenig es zu billigen ist, dass man sich in vielen Fällen, die eine exactere Diagnose ermöglichen, mit dem vagen und nichtssagenden Ausdrucke „Rheumatismus" begnügt, so wenig wird diesem Uebelstande doch abgeholfen, indem man den Fall unter eine Categorie versetzt, in welche er seinem clinischen Bilde und Verlaufe nach gar nicht hineinpasst. Die Licenz im Gebrauche des Ausdrucks „Neuralgie" für schmerzhafte Affectionen, bei welchen die Ursache des Schmerzes entweder gar nicht oder nur mangelhaft bekannt ist, scheint dem, mehr auf ein Nomen morbi als auf eine wirkliche Diagnose gerichteten Streben mancher Aerzte eine gewisse Beruhigung zu gewähren. Man könnte gegen solche Schwächen toleranter sein, würde nicht die

Therapie noch so wesentlich und beinahe unwillkürlich durch den Krankheitsnamen mit bestimmt und beeinflusst.

§. 34. Müssen wir einen Krankheitsfall vom symptomatischen Standpunkte aus als Neuralgie bezeichnen, so ist die Diagnose damit nicht abgeschlossen, sondern hat nunmehr eigentlich erst zu beginnen. Denn die wahre Diagnose ist die des Krankheitsheerdes, welcher der Neuralgie zu Grunde liegt, von welchem diese selbst eben nur das Symptom ist.

Wir haben demnach bei jeder Neuralgie zunächst zu entscheiden, ob die Affection — nach der gewöhnlichen Eintheilung — eine periphere oder eine centrale? und ferner in welcher Höhe der peripheren oder centralen Faserung der eigentliche Krankheitsheerd, das anatomische Substrat der Neuralgie sich befindet?

Diese Fragen sind in vielen Fällen, z. B. wo es sich um Traumen, um comprimirende Geschwülste, Knochenleiden, um Neurome, Tubercula dolorosa u. s. w. handelt, leicht und mit Sicherheit — in anderen dagegen nur unvollkommen oder gar gar nicht zu beantworten. — In den zweifelhaften Fällen, wo bestimmt localisirte periphere oder centrale Läsionen nicht nachweisbar sind, muss man den Sitz des Krankheitsheerdes wesentlich aus der excentrischen Verbreitung und Ausstrahlung des Schmerzes und aus den concomitirenden, namentlich motorischen und vasomotorisch-trophischen Functionsstörungen erschliessen. Einer exacten Differentialdiagnostik stellen sich jedoch hier oft grosse Schwierigkeiten entgegen.

Man hat auch aus der Qualität des Schmerzes einen diagnostischen Anhaltspunkt zu gewinnen gehofft, und es ist dies neuerdings von Benedikt mit gewohntem Geist und Scharfsinn motivirt worden. Benedikt hebt hervor, dass die Höhe der Faserung in welcher der Reiz angreift, auf die Intensitätscurve des Schmerzes einen Einfluss ausübe, so dass dieselbe bei gleichartigem Reize verschieden ausfalle. Er sucht wahrscheinlich zu machen, dass z. B. ein entzündlicher Reiz, wenn er die Endigungen sensibler Nerven bei einer Gelenkentzündung angreift, einen perpetuirlichen Schmerz hervorbringe — wenn er einen Nervenstamm angreift (wie bei Periostitis in den Canälen der Gesichtsknochen) einen paroxysmenweisen — wenn er die Wurzeln angreift (wie bei Spondylitis) oder auf die Faserung innerhalb des Centralnervensystems einwirkt, einen lancinirenden, momentanen. Man könnte demnach den mehr paroxysmenweisen Schmerz als charakteristisch für die peripheren, den lancinirenden für die centralen Neuralgien betrachten. Ab-

gesehen von einzelnen Ausnahmen, die Benedikt selbst zulässt (so
z. B. kann bei peripheren, durch Pulsationen eines Aneurysma's bedingten Neuralgien der Schmerz einen momentanen, lancinirenden
Charakter haben), möchte ich principiell folgendes einwenden: Der
von Benedikt statuirte Unterschied würde nur dann für die Localisation der Neuralgien ein diagnostisches Criterium begründen, wenn:
a) Reizbarkeit und Erschöpfbarkeit der Nerven sich bei der Neuralgie
normal, nicht aber in abnormer Weise verhielten; b) der Reiz, welcher
einen neuralgischen Anfall hervorruft, mit dem primären Krankheitsreize identisch wäre oder wenigstens immer am Sitze des letzteren
selbst angriffe. Beide Bedingungen treffen jedoch nicht zu. Die Reizbarkeit und Erschöpfbarkeit können bei Neuralgien bald excessiv,
bald normal und vielleicht in einzelnen Fällen selbst unter der Norm
sein; wodurch die Gestalt der Intensitätscurve des Schmerzes wesentlich modificirt werden muss. Ferner kann der den einzelnen Schmerzanfall auslösende Reiz peripherisch von dem eigentlichen Krankheitsheerde angreifen, wie dies namentlich bei centralen Neuralgien wohl
sehr häufig der Fall ist, wenn dieselben mit Leitungshyperalgien complicirt sind. Uebrigens scheint mir der Unterschied zwischen paroxysmenweisen und lancinirenden Schmerzen überhaupt nicht so durch-
greifend, um einen diagnostischen Schluss darauf zu begründen, namentlich wenn man · die sehr zahlreichen graduellen Uebergänge
zwischen beiden Erscheinungsformen des Schmerzes mit in Betracht
zieht.

§. 35. Die excentrische Verbreitung des Schmerzes ist zwar ein
werthvolles diagnostisches Criterium für die Localisirung der Krankheitsursache; jedoch gestattet sie eigentlich immer nur negative, niemals positive Schlüsse zu ziehen. Wenn z. B. der Schmerz das Gebiet des Ramus mentalis, nicht aber das des auriculo-temporalis umfasst, so ist es sehr unwahrscheinlich, dass der Krankheitsheerd dem
gemeinschaftlichen Stamme des Ramus tertius N. trigemini angehört,
dagegen kann eine solche Isolirung auf das Gebiet einzelner Faserbündel sowohl bei einem oberhalb als unterhalb des gemeinschaftlichen
Stammes befindlichen Krankheitsheerde vorkommen. Wenn der Schmerz
ausschliesslich das Gebiet des N. peronaeus afficirt, während der Tibialis verschont bleibt, so liegt die Ursache wahrscheinlich nicht in
dem gemeinschaftlichen Stamme des Ichiadicus: ob aber unterhalb
der Abgangsstelle des N. peronaeus vom Letzteren, oder in den Wurzeln, oder gar im Rückenmark, bleibt unentschieden. Ja, der
Sitz könnte trotzdem im Stamme des Ischiadicus sein, wenn

es sich z. B. um eine partielle, interstitielle Neuritis, oder um ein
Neurom handelt, welches die dem Peronaeus angehörigen Bündel verdrängt und zerrt, die übrigen dagegen intact lässt! — Wenn mehrere
zu einem Plexus gehörige Stämme (z. B. Ulnaris und Radialis)
gleichzeitig befallen werden, so ist — falls man nicht Ursache hat,
multiple Heerde anzunehmen — hierdurch der Sitz der Krankheitsursache unterhalb des Plexus mit grosser Wahrscheinlichkeit ausgeschlossen; ob der Krankheitsheerd aber den Plexus, die Wurzeln oder
die Fortsetzungen derselben in der Faserung des Rückenmarks angreift, bleibt auch hier zunächst fraglich.

Die Ausstrahlung des Schmerzes längs dem Verlaufe einzelner
Nervenstämme gewährt, selbst in den Fällen, wo dieses Phänomen
deutlich entwickelt ist, für die Localisation des Leidens keinen genaueren diagnostischen Anhalt. Bei einer Neuralgia radialis kann
der Schmerz im ganzen Verlaufe des Radialisstammes, von der Schulter bis zum Handgelenk, centripetal oder centrifugal ausstrahlen, mag
der Ausgangspunkt in den Radialiswurzeln oder im Stamme oder selbst
in einem der peripherischen Endzweige dieses Nervenstammes, in
einem kleinen Tuberculum dolorosum der Hand liegen.

Zu den diagnostisch wichtigen Complicationen gehören vor Allem
die motorischen und die vasomotorisch-trophischen Symptome.

Haben wir z. B. eine sonst uncomplicirte Ischias, bei welcher zugleich
motorische und vasomotorische Störungen im Gebiete des N. ischiadicus
während des Anfalls oder sogar in den Intervallen auftreten, so gewinnt
die Annahme, dass der Krankheitsheerd auf den Stamm des N. ischiadicus einwirke, bedeutend an Wahrscheinlichkeit; umgekehrt nimmt
diese Wahrscheinlichkeit ab, wenn motorische und vasomotorische
Störungen vollständig fehlen. Eine absolute Gewissheit wird übrigens
weder im einen noch im anderen Falle erreicht, ganz abgesehen davon, dass leichtere motorische und vasomotorische Störungen über
der fulminanten Erscheinung des Schmerzes oft übersehen oder nach
unklaren Theorien als Folgezustände der Sensibilitätsstörung aufgefasst werden. Im einzelnen Falle kann überdies die Deutung der
vorhandenen motorischen und namentlich der vasomotorisch-trophischen Störungen recht beträchtliche Schwierigkeiten darbieten, welche
wesentlich aus der Unsicherheit und Lückenhaftigkeit der physiologischen Unterlagen entspringen, auf welche einzugehen jedoch hier
noch nicht der Ort ist (vgl. besonders Neuralgia trigemini, Hemikranie, und die visceralen Neuralgien).

Bei Neuralgien mit centralem Sitze, innerhalb des Rückenmarks

und Gehirns, können natürlich die complicirenden Symptome sehr
zahlreich und mannichfaltig sein; wir müssten die ganze Semiotik
der Gehirn- und Rückenmarkskrankheiten durchgehen, um alle hier
vorliegenden Möglichkeiten zur Sprache zu bringen. Berücksichtigung
erheischt u. A. das Verhalten der Reflexerregbarkeit, die jedoch nur
dann krankhaft verändert zu sein braucht, wenn neben den neuralgischen Erscheinungen auch Hyperalgien bestehen. Alsdann finden
natürlich die früheren Bemerkungen über das Verhalten der Reflexerregbarkeit bei peripherischen, centralen und Leitungshyperästhesien
auch hier Anwendung.

Mit welchen Vorbehalten die vorhandenen points douloureux diagnostisch zur Localisation des Leidens benutzt werden können, ist
aus der obigen ausführlichen Darstellung dieses Gegenstandes ersichtlich. Ich wiederhole nur, dass subcutane Schmerzpunkte im peripherischen Verlaufe eines Nervenstammes, an oberflächlichen, der
Palpation zugänglichen Stellen, auch bei entschieden centralem Krankheitssitze vorkommen können, und sich wahrscheinlich auf Leitungs-
hyperästhesien zurückführen lassen. — Inwieweit das Verhalten eines
neuralgisch afficirten Nerven gegen den electrischen (namentlich constanten) Strom als diagnostisches Reagens für die Localisation des
Krankheitsheerdes verwerthet werden kann, ist noch nicht vollständig
ermittelt. Ich habe u. A. auffallende Anomalien des electrischen Verhaltens bei peripherischer Ischias beobachtet (vgl. diese). Centrale
Neuralgien, namentlich am Kopfe, können zuweilen die Erscheinungen
excessiver Empfindlichkeit für den galvanischen Strom darbieten.

Benedikt[*]) giebt an: bei peripheren idiopathischen Neuralgien
seien die Nerven gegen Electricität nicht empfindlich; bei den Neuralgien, welche auf Neuritis oder Hyperämie der Nervenscheide beruhen, seien sie gegen Electricität empfindlich; bei einer dritten Gruppe
peripherer Neuralgien, welche durch einen krankhaften Process in der
Umgebung des Nerven bedingt werden, sei gewöhnlich Empfindlichkeit
gegen Electricität bloss in der Umgebung des krankhaften Heerdes
vorhanden. Diese Angaben sind unzweifelhaft höchst beachtenswerth,
scheinen mir aber noch einer umfassenderen Bestätigung zu bedürfen.
— Eine vierte Gruppe von Neuralgien soll sich im Uebrigen den
peripheren ganz ähnlich verhalten, aber durch gleichzeitige Localisation des Schmerzes in den Knochen davon unterscheiden; und es
sollen diese Neuralgien stets excentrisch, d. h. durch Krankheits-

---

[*]) Electrotherapie, p. 92 ff.

processo innerhalb des Schädels oder der Wirbelsäule bedingt sein.
Auch über den Werth dieses — nicht immer leicht zu constatirenden
— Unterscheidungsmerkmals müssen noch weiter Beobachtungen Auf-
schluss ertheilen.

§. 36. Die Prognose der Neuralgien variirt in hohem Grade
nach den neuralgisch ergriffenen Nervengebieten: ein Unterschied, der
wesentlich durch die Differenz der vorzugsweise wirksamen ätiologischen Momente bedingt wird. So ist z. B. die Prognose der Ischias
im Allgemeinen besser als die der Prosopalgie, weil Ischias bei Weitem
seltener durch centrale und constitutionelle Anomalien, weit häufier
dagegen durch periphere, mechanische oder rheumatische Insulte u, s. w.
bedingt wird. Ferner haben nicht alle Nerven für den Gesammt-
organismus so zu sagen dieselbe physiologische und pathologische
Dignität; eine Neuralgie des Trigeminus kann z. B. ganz andere
physische und psychische Reactionen hervorrufen, wie eine Intercostalneuralgie oder Ischias. Endlich sind auch nicht alle
Neuralgien einer localen Behandlung in gleicher Weise zugänglich.
Dies bedingt namentlich für die chirurgische, operative Therapie einen
durchgreifenden Unterschied. Die Neuralgien oberflächlicher und rein
sensibler Nerven (wie der sensibeln Trigeminusäste) gestatten chirurgische Encheiresen, welche an den visceralen Gefühlsnerven niemals,
an den gemischten Stämmen des Rumpfes und der Extremitäten nur
in den seltensten Ausnahmefällen gewagt werden dürfen.

Im Allgemeinen sind natürlich Sitz und Natur der Krankheitsursache von dominirendem Einflusse; doch nur unter Berücksichtigung aller individuellen Verhältnisse, wie sie gerade der con-
crete Fall darbietet: prädisponirende Momente, Ernährungszustand,
Dauer der Affection u. s. w. — Aus allen diesen einzelnen Factoren muss sich das prognostische Gesammtergebniss zusammensetzen,
das demnach bei derselben Neuralgie und sogar bei gleichem Sitze
und gleicher Natur der Krankheitsursache sehr verschieden ausfallen
kann. — Die peripheren Neuralgien geben in der Majorität eine
bessere Prognose als die centralen. Dies ist wesentlich darauf zu beziehen, dass die peripheren Neuralgien grösstentheils
durch mehr accidentelle (traumatische, mechanische, rheumatische)
Schädlichkeiten — die centralen dagegen sehr häufig durch congenitale und hereditäre Momente, allgemeine Ernährungsstörungen u. s. w.
bedingt werden. Man kann also den obigen Satz auch so
hinstellen: dass die mehr accidentellen Neuralgien ceteris paribus eine
günstigere Prognose gestatten, als diejenigen, welche auf einer con-

genitalen oder constitutionellen Grundlage beruhen. Die Prognose ist aber bei den peripherischen Neuralgien unzweifelhaft auch deswegen besser, weil dieselben einer directen örtlichen Behandlung zugänglicher sind, als die centralen.

Ferner ist zu bemerken, dess die typischen, in regelmässigen Intervallen wiederkehrenden, meist unter Malaria-Einfluss entstandenen Neuralgien die beste Prognose gewähren, indem sie unter geeigneter Behandlung fast constant heilen. Bei den atypischen, unregelmässigen Neuralgien ist dagegen die Prognose von vornherein relativ weniger günstig; es gilt dies sowohl von den accidentellen, als von den constitutionellen Neuralgien mit atypischem Verlaufe.

Das Ungünstige der Prognose bezieht sich nur auf die definitive Heilung der Neuralgien, nicht auf die palliative Linderung ihrer quälendsten Symptome, welche mit den jetzen Kunstmitteln fast immer gewährleistet werden kann; noch weniger quoad vitam. Das Leben wird durch die Neuralgie direct kaum jemals gefährdet. Dagegen ist nicht zu verkennen, dass indirect durch schwere und hartnäckige Neuralgien, auch ohne weitere Complicationen, die Lebensdauer verkürzt werden kann, in Folge der Schlaflosigkeit, der psychischen Erschöpfung, der oft unzweckmässigen Lebensweise solcher Kranken und ihrer vielleicht ebenso unzweckmässigen Behandlung.

§. 37. Die Therapie der Neuralgien kann in mancher Beziehung auf ihre Leistungen stolz sein; andererseits ist jedoch nicht zu verkennen, dass auch sie mit denselben Schwierigkeiten zu kämpfen hat, wie die Diagnose und Prognose. Wir haben einen Symptomencomplex vor uns, kennen aber in vielen Fällen die Natur und den Sitz der eigentlichen (anatomischen) Ursache entweder gar nicht oder nur unsicher; ferner können wir die Ursache selbst in Fällen, wo sie uns genauer bekannt ist, oft nicht beseitigen; endlich kann das Leiden selbst nach Beseitigung der primären Ursache als selbstständiger Process fortdauern, und wir sind somit auf eine rein symptomatische Behandlung angewiesen, welche in den meisten Fällen zwar einen günstigen palliativen Erfolg hat, aber relativ selten eine dauernde Heilung herbeiführt.

Am sichersten ist die Behandlung der typischen, durch Malaria oder anderweitige atmosphärische Einflüsse bedingten Neuralgien; die sogenannten Antitypica (Chinin, Arsenik) heilen diese Neuralgien meist allein, und andere Mittel sind dabei in der Regel vollständig entbehrlich. Wir werden darauf ausführlicher bei Besprechung der typischen Neuralgia supra-orbitalis zurückkommen.

Unter denjenigen Neuralgien, welche eine ausgiebigere Berücksichtigung der ätiologischen Verhältnisse gestatten, stehen die traumatischen obenan, wobei die Behandlung den Indicationen des einzelnen Falles gemäss einzuleiten ist. In der Regel handelt es sich
dabei um chirurgische Encheiresen: Entfernung fremder Körper, Spaltung oder Excision von Narben, Exstirpation cicatricieller Neurome.
In welcher Weise derartige Eingriffe selbst bei langjährigen Neuralgien nutzbringend wirken können, lehren z. B. die früher citirten
Fälle von Jeffreys und Dieffenbach, denen sich analoge von Dupuytren, Adams u. s. w. anschliessen.

Eine ebenfalls wesentlich chirurgische Causalbehandlung vermag
auch anderweitige mechanische Ursachen von Neuralgien oft hin-
wegzuräumen: so vor Allem bei Neuralgien durch Knochenleiden
(Periostitis, Exostosen, Caries), durch Druck von Geschwülsten, durch
oberflächliche Neurome, Pseudoneurome und Tubercula dolorosa. Bei
Besprechung der einzelnen Neuralgien werden sich hierfür schlagende
Beispiele finden.

In viel geringerem Grade sind diejenigen Neuralgien, welche auf
dyskrasischem Boden wurzeln, einer causalen Behandlung zugänglich;
diese führt, wenn überhaupt, selten vollständig zum Ziele, und muss
in der Regel durch eine örtliche, symptomatische Behandlung unterstützt werden.

Die arthritischen und saturninen Neuralgien gehören hierher.
In Betreff der ersteren haben wir bereits früher unsere Bedenken
ausgesprochen: weit seltener, als manche Autoren annehmen, kommt
es auf Grund von Arthritis zu Neuralgien, welche dann allerdings
eine gegen das Grundleiden gerichtete, namentlich diätetische Behandlung erfordern. Dies ist auch bei den saturninen Neuralgien der Fall,
doch richtet die Causaltherapie derselben im Ganzen nur wenig aus,
zumal da eine vollständige und dauernde Entfernung der Intoxications-
ursachen oft nicht durchführbar ist. Glücklicherweise ist die palliative Behandlung der Bleineuralgien desto erfolgreicher.

Bei den Neuralgien anämischer und chlorotischer Individuen (wie
sie in und nach der Pubertätszeit besonders häufig vorkommen) nützen
ausser einer tonisirenden Diät auch die Eisenpräparate, und rechtfertigen dadurch den Ruf, welchen sie — ganz mit Unrecht — auch
gegen andere Neuralgien besitzen. Hier können auch die eisenhaltigen Quellen von Pyrmont, Driburg, Cudowa, Franzensbad u. s. w.
zur Heilung beitragen.

Die Neuralgien, welche auf syphilitischer Basis beruhen und

durch specifische, gummöse Neubildungen in den Nervenstämmen und
Centren oder durch chronische irritative Vorgänge, durch syphilitische Osteitis und Periostitis bedingt sind, welchen häufig einer
rein causalen Behandlung. Hier gebührt den Mercurialien und dem
Jodkalium ihre Stelle, welche man ihnen unverdienterweise als Spe-
cificis gegen Neuralgien überhaupt anzuweisen gesucht hat. Auch
bei manchen rheumatischen Neuralgien erweisen diese Mittel, zumal
das Jodkalium, sich nützlich: vielleicht in solchen Fällen, wo die
Neuralgie durch eine frischere rheumatische Osteitis und Periostitis,
durch Exsudationen und Transsudationen im Neurilem u. s. w. bedingt
ist. Aehnlichen Ursprungs scheinen vorzugsweise auch diejenigen Neuralgien zusein, bei denen die Kaltwasserkuren, die See- und Soolbäder, die
Dampfbäder, die Thermalquellen von Wiesbaden, Aachen, Teplitz,
Gastein u. s. w. Nutzen gewähren. Noch wirksamer ist in solchen
Fällen häufig der längere Aufenthalt in einem südlichen Clima, wie
die vorzüglichen Erfolge gut gelegener klimatischer Curorte (z. B.
Nizza) beweisen.

    Bei Neuralgien, welche mit allgemeinen oder örtlichen Circula-
tionsstörungen in einem (nachgewiesenen oder vermutheten) Zusammenhange stehen, wird die Therapie eine Normalisirung der örtlichen
oder allgemeinen Circulation anzustreben haben. Dies kann auf sehr
verschiedene Weise geschehen; in einem Falle können örtliche Blutentziehungen, Purganzen u. dergl."— in einem anderen Anregung der
Herzaction oder reflectorische Einwirkung auf die Blutgefässe durch
Excitantien, Hautreize u. s. w. erforderlich werden. Das Nähere
hierüber kann erst bei den einzelnen Neuralgien Berücksichtigung
finden, wie überhaupt alle durch die specielle Oertlichkeit des Leidens
gebotenen Modificationen.

    §. 38. In zahlreichen Fällen sind wir wegen Unbekanntheit der
ätiologischen Momente, oder wegen Insufficienz der causalen Therapie
auf eine mehr symptomatische Behandlung angewiesen, mag dieselbe
durch allerhand innerlich und äusserlich angewandte „Specifica", oder,
wie es in neuerer Zeit möglich geworden, durch eine methodisch ge-
regelte Localbehandlung angestrebt werden.

    Die mehr glaubens- als wissensstarke Epoche, welche nur wenige
Decennien hinter uns liegt, hatte, wie gegen andere Krankheiten, so
auch gegen Neuralgien einen fast unerschöpflichen Vorrath — ich
will nicht sagen von Heilmitteln, aber von Receptformeln in petto.
Jeder Arzt, der mit irgend einem Remedium in irgend einem Falle
reussirt hatte, hielt sich — wie es freilich auch noch heutzutage

passirt — zur Empfehlung der neuentdeckten, vermeintlichen Panacee nicht bloss berechtigt, sondern wo möglich verpflichtet. Wie in der gesammten Therapie, fehlte es auch hier allem Neuen nicht an Credit und Nachahmern. Wer je versucht hat, sich mit der Therapie der Neuralgien historisch zu beschäftigen, der verzichtet gewiss auf ein vollständiges Inventar der vorgeschlagenen Medicationen und auf die Sortirung derselben nach irgend einem in der Materia medica gebräuchlichen Schema. Als Beispiele uncritischer und meist antiquirter Empfehlungen mögen die der Zinkpräparate, des Calomel, des Sublimat, des Argentum nitricum, des Auro-Natrium chloratum, der Baryta muriatica, des Ol. Terebinthinae, des Ol. Dippelii, des Creosot, der drastischen Purganzen, und der sogenannten Nervina (Valeriana, Castoreum, Asa foetida u. s. w.) in Erinnerung gebracht werden. An empirischer Wirksamkeit werden alle diese und noch viele andere „Specifica" unstreitig durch den Arsenik weit überflügelt, dessen Leistungen freilich, wie schon erwähnt, bei den typisch verlaufenden Neuralgien am unzweideutigsten hervortreten. Neuerdings hat man die günstigen antineuralgischen Wirkungen des Arsenik, wie auch verschiedener anderer Substanzen (Chinin, Ergotin, Coffein, Belladonna u. s. w.), hauptsächlich durch ihren erregenden Einfluss auf die Gefässnerven und die Steigerung des arteriellen Tonus zu erklären gesucht, welche Wirkungsweise jedoch keineswegs durch befriedigende Versuche sicher gestellt ist.

Eine besonders ausgedehnte Verwendung fanden diejenigen Mittel, welche man der Gruppe der Narcotica zuzurechnen pflegt: nicht bloss innerlich (die verschiedensten Opiumpräparate, Belladonna, Stramonium, Lobelia, Colchicum, Aconit, Conium, Nux vomica, Coffein, Secale cornutum u. s. w.), sondern fast in demselben Maasse auch äusserlich in den so nutzlosen, fast spielerischen Formen epidermatischer Applicationen: Einreibungen von Belladonna-, Aconit- und Veratrinsalbe, von Nicotianin, Ol. Hyoscyami coctum, Chloroform, Elaylchlorür, Fomente mit Aq. laurocerasi u. dgl. — Einzelnes davon ist längst vergessen, Anderes, aber nicht Besseres, geblieben oder an die Stelle getreten, und zum Theil noch jetzt in allgemeinem Gebrauche, wie z. B. die Veratrinsalbe, die das gespendete Vertrauen auch nicht im Geringsten rechtfertigt. — Unter den anderweitigen äusseren Proceduren spielen seit langer Zeit die sogenannten Hautreize eine hervorragende Rolle; vor Allem die Blasenpflaster, theils in Form langdauernder Vesicatore, theils in der beliebteren Form der Vesicantia volantia. Die früher ganz unverständlichen Wirkungen dieser Mittel sind seit dem Nachweise des reflectorischen Einflusses von Hautreizen auf die Herzaction und den Gefässtonus (vgl. §. 41.) unserem Verständnisse wenigstens beträchtlich näher gerückt, wenn auch im speciellen Falle häufig noch durchaus unklar. Uebrigens unterliegt es wohl keinem Zweifel, dass auch die antineuralgische Wirkung der Vesicantien zeitweise stark überschätzt worden ist, und von vielen Seiten noch überschätzt wird. Allgemeines lässt sich darüber freilich kaum sagen, weil die einzelnen Neuralgien sich in dieser Hinsicht sehr verschieden verhalten; so z. B. leisten die Vesicantien bei Intercostal-Neuralgie oder Ischias unstreitig mehr, als bei Prosopalgie oder Hemikranie; aber selbst bei den Neuralgien der Extremitäten und des Rumpfes besteht der empirische Nutzen der Vesicantien doch vorzugsweise in einer palliativen Linderung der Schmerzen, welche durch andere Verfahren sowohl rationeller, als auch sicherer und ausgiebiger herbeigeführt wird. — Ausser den Vesicantien haben auch andere Epispastica (z. B. Tinct. bacc. Mezerei), die chemischen Caustica, Moxen, und das Glüheisen — besonders in Form der Cautérisation transcurrente — Empfehlung gefunden. Es ist nicht zu läugnen, dass namentlich das Ferrum candens in einzelnen schweren Fällen vorübergehende oder dauernde Erfolge aufzuweisen hat (vgl. Ischias); diese Erfolge sind freilich für uns um nichts klarer, als die der Hautreize überhaupt, so dass von einer Fixirung der speciellen Indicationen dieses wichtigen Mittels nicht die Rede sein kann. — Allgemeine Blutentziehungen, früher bei den meisten Neuralgien unentbehrlich, sind jetzt fast ganz ausgeschlossen, und selbst locale Blutentziehungen durch Schröpfköpfe oder Blutegel nur noch in viel bescheidenerem Maasse in Anwendung. Noch so manches Andere, wie Acupunctur, Electropunctur, Magnetismus, Douchen, Aether-Irrigationen — abgesehen von dem Vielen, welches nicht dem Kreise der officiellen Medicin angehört! — gelangte in der Therapie der Neuralgien sporadisch zur Geltung.

§. 39. Die neueste Zeit, mehr und mehr einer nicht skeptischen, aber rationell critischen Auffassung in therapeutischen Dingen zuneigend, hat diesen gewaltigen Apparat pharmaceutischer und dynamischer Mittel grossentheils über Bord geworfen, und beschränkt sich auf wenige, aber in eminenter Weise bewährte, locale Methoden. Dieser glückliche Umschwung knüpft sich zum Theil an die Einführung der hypodermatischen Injectionen, welche die symptomatische Behandlung der Neuralgien ausserordentlich vereinfacht und

vervollkommnet, die meisten älteren Verfahren ersetzt und überflüssig
gemacht haben.

Die Anwendung der hypodermatischen Injectionen bei Neuralgien datirt seit 1855, in welchem Jahre Alexander Wood in Edin-
burg seine erste Mittheilung über diese Methode veröffentlichte. Zwar
hatte man, abgesehen von den epidermatischen Verfahren, vorher
schon Narcotica endermatisch (nach der Methode von Lembert
und Lesieur, 1823), oder mittelst der Inoculation (nach Lafargue, 1836) subcutan applicirt; doch können diese Verfahren nur
als sehr unvollkommene Vorläufer der hypodermatischen Methode betrachtet werden und sind mit Recht seit Einführung der letzteren fast
gänzlich verlassen.[*]

Die hypodermatische Injection besteht bekanntlich darin, dass
gelöste Arzneistoffe mittelst einer kleinen Spritze und Stiletcanüle in
die Räume des subcutanen Gewebes eingeführt werden. Die Mittel,
welche bei Neuralgien in dieser Form zur Anwendung kommen, sind
vorzugsweise narcotische Alkaloide, vor Allem das Morphium. Am
empfehlenswerthesten ist eine Lösung von Morphium aceticum oder
hydrochloratum in Glycerin und Wasser, nach folgender Formel:

R
Morphii hydrochlorati 0,4
culefiat cum
Glycerini puri 4,0
Sol. perfecte adde
Aq. dest. 4,0
D. S.

Von der so bereiteten Lösung (1 : 20) werden, abgesehen von
individuellen Ausnahmen, durchschnittlich 10—15 Theilstriche
einer bis zu 50 graduirten Luer'schen Spritze pro dosi injicirt: was nach genauen Bestimmungen des Cubikinhalts dieser Spritzen
einer Quantität von 0,01—0,015 (= ¼ — ¼ Gran) Morphium entspricht.
Bei sehr empfindlichen Personen, Frauen, Kindern u. s. w., muss man
mit einer noch kleineren Dosis beginnen. Andererseits kann und
muss man oft allmälig bis zu viel grösseren Dosen (0,03 Morphium
und mehr) fortschreiten, wenn die Wirkung jeder Einzelinjection sich
nach und nach abschwächt.

---

[*] Vgl. mein Buch: „Die hypodermatische Injection der Arzneimittel" (2. Auflage, Berlin 1867), woselbst auch die ganze Literatur bis 1867 vollständig ver-
zeichnet ist.

Die Glycerinlösung gewährt beim Morphium vor der rein wässerigen oder mit Säurezusatz constituirten Lösung den Vortheil einer grösseren Beständigkeit, falls sie genau nach obiger Vorschrift ausgeführt und das dazu benutzte Glycerin chemisch rein ist. — Andere Opiumpräparate (Tinct. Opii simpl., Extr. Opii, Narcein u. s. w.) können dem Morphium in hypodermatischer Form substituirt werden, ohne jedoch Vortheile darzubieten. Tinct. Opii simplex kann rein angewandt werden; Extr. Opii, mit Aq. dest. ana, zu 0,06—0,12 pro dosi; Narcein in wässeriger Lösung — Narceini muriat. 0,5; Acidi muriat. q. s.; Aq. dest. 50,0 — in mindestens doppelter Quantität wie das Morphium. Andere Opiumalcaloide (Thebain, Narcotin) habe ich bei Neuralgien gänzlich unwirksam gefunden, während über das von mir nicht geprüfte Codein erst wenige zweifelhafte Beobachtungen vorliegen.

Grosses Gewicht ist natürlich auf die sorgfältige Ausführung der Injectionen zu legen, worin von den Aerzten im Allgemeinen noch sehr viele Fehler begangen werden; doch kann ich mich hier auf die Details der Technik nicht weiter einlassen, sondern muss in dieser Beziehung auf meine Monographie*) verweisen. Nur eins will ich hervorheben: dass sowohl wegen der directen örtlichen Wirkung, als wegen der localen Verschiedenheiten des Resorptionsvorganges die Wahl der Stichstelle von grossem Einflusse ist. Die Injectionen sind daher bei Neuralgien möglichst auf den afficirten Nervenstamm selbst zu dirigiren, und zwar an Stellen, wo derselbe am oberflächlichsten und einer localen Einwirkung überhaupt am zugänglichsten liegt, und in grösster Nähe des ursprünglichen Krankheitsheerdes. Ist dies nicht ausführbar, so sind die Injectionen an Stellen vorzunehmen, welche für eine prompte Resorption und Allgemeinwirkung die relativ günstigsten Chancen darbieten, wohin z. B. die Schläfengegend, die Regio epigastrica, die innere Seite des Oberarms und Oberschenkels u. s. w. gehören.

§. 40. Ueber die Wirkungsweise der Morphium-Injectionen (wie der narcotischen Injectionen überhaupt) bei Neuralgien habe ich mich in der citirten Monographie weitläufig ausgesprochen, und kann hier nur die wesentlichsten Punkte kurz recapituliren.

Die Morphium-Injectionen wirken als das sicherste, fast nie versagende Palliativmittel. Unsere Aufgabe bei Neuralgien muss, bei

---

*) L. c. pag. 27—48.

der so häufigen Ohnmacht den causalen Momenten gegenüber, vor
Allem darin bestehen, die Indicatio symptomatica zu erfüllen, d. h. die
quälende Schmerzempfindung zu mildern und zu beseitigen. In dieser
Beziehung leisten die narcotischen Injectionen nicht bloss mehr als
sämmtliche sonstigen Palliativmittel, sondern auch namentlich viel
mehr als der innere Gebrauch der Narcotica, da die Allgemeinwirkung auf das Nervensystem und die davon abhängige Schmerzlinde-
rung durch sie viel rascher, zuverlässiger und vollkommener erreicht
wird; bei Neuralgien mit peripherischer Basis verringern sie überdies die zum Gehirn hingelangende Erregung, indem sie durch ihre
locale Wirkung die Erregbarkeit der peripherischen Nerven direct
herabsetzen. — Abgesehen von dieser fast unfehlbaren Palliativwirkung,
können die hypodermatischen Injectionen auch erfahrungsgemäss in
manchen Fällen, namentlich bei frisch entstandenen Neuralgien peripherischen Ursprungs, eine dauernde Heilung herbeiführen. Zum Verständniss dieser Wirkung liefert uns der örtliche Einfluss der Narcotica auf sensible Nerven den Schlüssel, indem durch jede auf einen
sensibeln oder gemischten Nervenstamm gerichtete Einspritzung eine
Abnahme der Empfindung in dem ganzen zugehörigen Hautbezirke,
somit eine Herabsetzung der Erregbarkeit aller sensibeln Fasern des
betreffenden Nerven erzielt wird. Die Injectionen erfüllen daher,
ausser der Indicatio symptomatica, auch die Indicatio morbi, indem
sie, in entsprechenden Intervallen wiederholt, die Erregbarkeit
in den sensibeln Fasern auf die Dauer so weit herabsetzen, dass
auch bei fortwirkender peripherischer Ursache der zum Schmerzparoxysmus nöthige Erregungsgrad nicht mehr zu den Nervencentren
fortgepflanzt wird. Hieraus ergiebt sich die Möglichkeit einer Heilung
bei peripherischen Neuralgien selbst ohne Berücksichtigung der Indicatio causalis; doch ist eine solche curative Wirkung der Injectionen
immerhin weit ungewisser und seltener als die palliative. Bei Neuralgien mit centraler Grundlage kann überdies selbstverständlich nur die
Allgemeinwirkung der Narcotica, ihre calmirende Wirkung auf das
Centralorgan, in Betracht kommen. Freilich ist auch hier eine
Heilung nicht undenkbar, indem bei dauernd herabgesetzter Erregbarkeit der sensibeln Centren ein ursprünglich schmerzerregender
Reiz nicht mehr in derselben Stärke percipirt und als Schmerz
empfunden zu werden braucht: erfahrungsgemäss kommt jedoch meist
nur eine längere oder kürzere Pause des Schmerzes durch die Morphium-Injectionen zu Stande. Meiner Erfahrung nach dürften unter

je 100 Neuralgien durchschnittlich etwa 25 durch entsprechend langen Fortgebrauch der Injectionen dauernd geheilt werden.

Man hat gegen die protrahirte Anwendung der Morphium-Injectionen, wie der Narcotica überhaupt, verschiedene Einwände erhoben: es sollte der Kräfteconsum dadurch begünstigt, die Gehirnthätigkeit alterirt werden u. dgl. — Ich stehe nicht an, diese von Laien nur allzu begierig aufgegriffenen Einwände für ganz hinfällig und die systematische Anwendung der Narcotica für eine Wohlthat gegen die Kranken, für ein durch die Humanität dringend gebotenes Postulat zu erklären. Die hypodermatische Form der Application hat übrigens auch den Vorzug, dass dabei eine raschere Elimination der Mittel stattfindet und das Eintreten cumulativer Wirkungen daher weniger zu besorgen ist als bei innerem Gebrauche.

Nächst den Opiumpräparaten ist am häufigsten das Atropin gegen Neuralgien hypodermatisch applicirt worden, namentlich von französischen Autoren mit einer gewissen Vorliebe, indem man diesem Alcaloid eine stärkere örtliche Wirkung bei schmerzhaften Affectionen zuschrieb als dem Morphium. Ich habe dasselbe, wiewohl in seltenen Fällen, bei Neuralgien mit ziemlich ähnlichem palliativem Erfolge injicirt wie die Opiumpräparate. Im Allgemeinen scheint mir die Anwendung dieses nicht unbedenklichen (schon bei minimalen Dosen öfters von fulminanten Vergiftungserscheinungen begleiteten) Mittels nur in den seltenen Ausnahmefällen gerechtfertigt, wo die Morphium-Injectionen entweder einer besonderen Idiosynkrasie wegen nicht vertragen werden, oder bei eingetretener Gewöhnung auf die Dauer im Stich lassen. Die Dosis beträgt vom Atrop. sulf. 0,001—0,003 (= $\frac{1}{60}$ — $\frac{1}{20}$ Gran) in einzelnen Fällen bei vorsichtiger Steigerung auch bis zu 0,005 (Atrop. sulf. 0,01 in Aq. dest. 10,0; 5—15—25 Theilstriche). — Das von Einzelnen substituirte Atrop. valerianicum ist in derselben Dosis anwendbar, gewährt jedoch keine Vorzüge.

§. 41. Nächst den hypodermatischen Injectionen hat in neuerer Zeit die Electricität, und zwar sowohl in Form des inducirten, wie des constanten Stromes bei der localen Behandlung der Neuralgien eine hervorragende Bedeutung erlangt.

Die Inductions-Electricität fand seit der Ausbildung ihrer localen Methodik durch Duchenne auch Eingang in die Behandlung der Neuralgien, und zwar vorzugsweise als cutane Faradisation (in Form der faradischen Pinselung), viel weniger in Form directer Faradisation der ergriffenen Stämme. Die cutane Faradisation, welche ebenfalls

Duchenne ihre methodische Ausbildung verdankt*), besteht theils
im Schlagen der Haut mit dem metallischen Pinsel (electrische
Geisselung, „fustigation électrique" nach Duchenne), theils in längerer, continuirlicher Application des Pinsels auf eine und dieselbe
Hautstelle („moxa électrique"). Auch kann man mit dem Pinsel
über die Hautoberfläche hinstreichen, oder das als „electrische Hand"
bezeichnete Verfahren in Anwendung bringen (vgl. Hemicranie). —
Die verschiedenen Methoden der cutanen Faradisation bedingen eine
mehr oder minder intensive Hautreizung, welche sich durch Schmerz,
Röthung, Contraction der glatten Muskelfasern der Haarbälge und
Drüsenmündungen u. s. w. bekundet. Ausser diesen örtlichen
kommt aber die allgemeine Wirkung der Faradisation, wie der
Hautreize überhaupt, wesentlich in Betracht. Die faradische Pinselung übt nach den an Fröschen angestellten Versuchen von
O. Naumann**) einen reflectorischen Einfluss auf die Herznerven und das vasomotorische Nervensystem, dergestalt, dass
schwache Pinselung eine Beschleunigung des Blutlaufs mit Verengerung der Gefässe und verstärkter Herzaction — starke Pinselung
den entgegengesetzten Effect, Verlangsamung des Blutlaufs mit Erweiterung der Gefässe und verminderter Herzaction, hervorbringt.
Dieser reflectorische Einfluss auf Herz und Gefässsystem ist, wie ich
mich durch sphygmographische Beobachtungen überzeugt habe, auch am
Menschen in gewissem Grade nachweisbar; es lässt sich nämlich zeigen,
dass bei faradischer Pinselung anfangs ein Stadium entsteht, welches
der schwachen Hautreizung entspricht, indem an der Radialcurve die
Erscheinungen von vermehrter Pulsfrequenz und verstärktem Tonus
auftreten, welche aber bald von den entgegengesetzten Erscheinungen
abgelöst werden. Dass diese Reflexwirkungen bei den antineuralgischen
Leistungen der cutanen Faradisation nicht unwesentlich sind, folgt
aus einer schon von Duchenne gemachten, aber missverstandenen
Beobachtung. Die Faradisation hat auch dann Erfolg, wenn
sie nicht in loco dolenti, sondern in geringerem oder grösserem
Abstande davon ausgeführt wird. Duchenne, welcher diesen
Erfolg dem durch die Faradisation hervorgerufenen plötzlichen Schmerz
zuschreibt, stellt daher sogar den Satz an die Spitze, dass ein künstlich an irgend einer beliebigen Hautstelle etablirter, lebhafter und
augenblicklicher Schmerz Neuralgien in eingreifender Weise zu modi-

---

*) Electrisation localisée, (2. Aufl., Paris 1861) p. 82 ff.
**) Untersuchungen über die physiologischen Wirkungen der Hautreizmittel,
Prager Vierteljahrsschrift 1863 pag. 1—16.

ficiren und zu heilen vermöge*). Allerdings ist in den meisten Fällen
die Behandlung in loco dolenti von eclatanterer Wirkung. Dieses
Factum ist jedoch leicht aus den intimeren reflectorischen Beziehungen
zwischen sensibeln und vasomotorischen Nerven einer und derselben
Hautregion zu erklären, die ja auch in den die Neuralgien begleitenden örtlichen Cirkulationsstörungen vielfach hervortreten. Ob übrigens der antineuralgische Effect der cutanen Faradisation (wie der
Hautreize überhaupt) bei Neuralgien wesentlich auf diese reflectorische
Action zurückzuführen ist, oder ob noch andere, unbekannte Factoren
dabei concurriren, muss einstweilen dahingestellt bleiben. Jedenfalls
verdient die faradische Pinselung vor allen anderen Hautreizen bei
Weitem den Vorzug, weil sie den intendirten Effect in promptester
Weise, beinahe momentan, und ohne Verletzung der Gewebe, ohne
nachdauernde Belästigung, überdies in jeder beliebigen Intensitätsab-
stufung hervorruft. Was die Wahl zwischen den beiden Methoden der elektrischen
Geissel und der elektrischen Moxe betrifft, so verdient im Allgemeinen letztere bei Neuralgien den Vorzug, und zwar ist dabei der
Pinsel auf solche Stellen zu appliciren, die entweder dem Nerven bei
seinem Austritt aus dem Centralorgan möglichst nahe liegen, oder in
denen der Nerv oberflächlich unter der Haut verläuft, namentlich auf
etwa vorhandene points douloureux. Nach zahlreichen Beobachtungen
ist die Wirkung der Moxe am kräftigsten, wenn man den Pinsel in
kleinem Abstande (etwa ¼ Ctm.) von der Haut hält, so dass bei
hinreichend starkem Strome Spannungsfunken von den Metallfäden
des Pinsels auf die Haut überspringen. Am sichersten ist die antineuralgische Wirkung der Moxe bei vielen peripherischen Neuralgien,
die nicht durch mechanische Ursachen (comprimirende Geschwulst,
Knochenleiden u. s. w.) oder durch Neuritis bedingt sind. Der
Schmerz soll sich in einzelnen Fällen schon nach einmaliger
Application dauernd verloren haben; wobei aber gewiss oft schmerzhafte Affectionen pseudoneuralgischer Natur mit Neuralgien verwechselt worden sind. Gewöhnlich bedarf es jedenfalls einer grösseren
Anzahl von Sitzungen; häufig genug lässt aber die cutane Faradisation vollständig im Stich oder erzielt nur eine äusserst flüchtige,
palliative Wirkung. Schon Duchenne hebt diese grosse Unsicherheit und Verschiedenheit der Wirkung ausdrücklich hervor und bemerkt mit Recht, dass diejenigen Fälle, in welchen die cutane Fara-

---

*) L. c. pag. 952.

disation einen unmittelbar günstigen Erfolg nicht hat, auch fast
niemals durch diese Behandlungsweise geheilt werden, und in der
Regel von schwereren organischen Veränderungen herrühren*).

Noch unsicherer ist im Allgemeinen das zweite, besonders von
Becquerel empfohlene Verfahren, welches darin besteht, den Inductionsstrom mittelst angefeuchteter Rheophoren durch den afficirten Nerven selbst hindurchzuleiten (und zwar, nach Becquerel, in centripetaler Richtung; eine ebenso irrationelle, als chimärische Angabe,
da es sich bei den von Becquerel angewandten Apparaten um alternirend gerichtete Inductionsströme handelt). Bei einzelnen meist
peripherischen, rheumatischen oder traumatischen Neuralgien soll
dieses Verfahren Besserung und sogar Heilung hervorgebracht haben.
Man hat diese Erfolge auf die erregbarkeitsvermindernde Wirkung
starker Inductionsströme (in Folge der Ueberreizung und Ermüdung)
bezogen; es ist jedoch möglich, dass es sich theils auch um Re-
flexwirkung durch Erregung sensibler Stammfasern, theils (wie beim
constanten Strome) um trophische — katalytische — Einwirkungen
handelt.

§. 42. Der constante Strom hat, abgesehen von einigen obso-
leten und unpractischen älteren Applicationsweisen — Elektropunktur,
Anlegung einer Pulvermacher'schen Kette u. dgl. — erst durch
Remak**) das Bürgerrecht in der Behandlung der Neuralgien erworben. Remak ging bei Anwendung des constanten Stroms gegen
Neuralgien von dem doppelten Gesichtspunkte aus, dass der constante
Strom einmal vermöge seiner katalytischen Wirkungen manche die
Nerven belastenden Reize zu entfernen, andererseits die Erregbarkeit
der Nervenfaser herabzusetzen vermöge. Er empfahl daher den constanten Strom zunächst vorzugsweise bei rheumatischen Neuralgien,
als deren Ursache er entzündliche exsudative Veränderungen im Neurilem vermuthete, und zwar in Form stabiler, absteigend gerichteter
Ströme. Später glaubte Remak, bei den Neuralgien des Kopfes
vorzugsweise den Halssympathicus, bei den am Halse und Rumpfe
vorkommenden Neuralgien die Spinal- und Sympathicus-Ganglien in
den meisten Fällen als Ausgangspunkt betrachten zu müssen, und
suchte daher den constanten Strom auf diese, seiner Meinung nach
aetiologisch betheiligten Gebilde zu localisiren (vgl. Prosopalgie,
Neuralgia intercostalis u. s. w.). So viel Irriges und Uebereiltes

---

*) L. c pag. 958.
**) Galvauotherapie, Berlin 1858, pag. 420 – 440.

auch die damaligen Angaben Remak's zu Tage gefördert haben,
so war sein Streben nach einer galvanischen Localbehandlung, d. h.
einer Galvanisation nicht iu loco dolenti, sondern in loco morbi, am
Sitze des eigentlichen Krankheitsheerdes, doch entschieden verdienst-
voll, und darf als Richtschnur den jetzigen und zukünftigen Leistungen
der Galvanotherapie auf diesem Gebiete vorangestellt werden. Dieses
Princip der galvanischen Localbehandlung setzt freilich als nothwendiges Postulat eine exacte Localdiagnostik des primären Krankheitsheerdes voraus, über deren Schwierigkeiten wir uns früher geäussert
haben. Auf Grund der im einzelnen Falle mit mehr oder weniger
Bestimmtheit gestellten Localdiagnose wird man bald eine peripherische,
bald eine centrale Galvanisation einzuleiten haben, und im ersteren
Falle den Strom auf die Nervenstämme, Plexus, Wurzeln, in letzteren auf Rückenmark, Sympathicus-Ganglien und Gehirn localisiren.
Die positive Electrode ist dabei im Allgemeinen an der differenten
Stelle (am Sitze des Krankheitsheerdes, auf dem Nerven oder im
mehr centralen Abschnitte desselben) — die negative an einer indifferenten Stelle oder in der peripherischen Nervenausbreitung zu
appliciren.

Ueber Intensität des Stromes, Dauer und Zahl der Sitzungen
u. s. w. lassen sich allgemeine Vorschriften kaum ertheilen, indem
hier die Verschiedenheit der einzelnen Nervengebiete oder des Appli-
tionsorgans, und endlich die individuelle Empfindlichkeit zahlreiche
Unterschiede bedingen. Im Allgemeinen dürfen die Sitzungen nicht
zu kurz sein (5 — 10 Minuten) und müssen täglich — selten in
grösseren Pausen — wiederholt werden. Die speciellen Modalitäten
des Verfahrens werden wir bei den einzelnen Neuralgien erörtern.

Die Wirkung des constanten Stromes ist in palliativer Hinsicht
oft eine äusserst glänzende und wird in dieser Hinsicht nur durch
die Erfolge der subcutanen Morphium-Injectionen übertroffen. Weit
zweifelhafter steht es jedoch auch hier mit der curativen Wirkung,
wie ich, wohl auf eine hinreichend grosse Anzahl von Erfahrungen
gestützt, den allzu sanguinischen Angaben enragirter Galvanotherapeuten gegenüber behaupten darf. Am günstigsten gegen die galvanische Behandlung verhalten sich die peripherischen, durch leichtere traumatische und rheumatische Momente veranlassten Neuralgien, sowie auch diejenigen, welche von einer idiopathischen
Neuritis herrühren. Die Neuralgien, welche durch pathologische
Processe in der Umgebung des Nerven, namentlich durch Knochenleiden, Neubildungen u. s. w. entstehen, können durch die gal-

vanische Behandlung allein entweder gar nicht, oder nur in den seltensten Fällen gehoben werden. Die meisten „Heilungen" werden jedenfalls bei Neuralgien errungen, welche gar keine sind, sondern weit richtiger als Myalgien, Arthralgien etc. aus rheumatischer oder traumatischer Veranlassung registrirt werden sollten. — Auch bei central bedingten Neuralgien sind wirkliche Heilungen zweifelhaft, jedenfalls selten; palliative Erfolge dagegen ebenso glänzend als zahlreich. Die antineuralgischen Leistungen des constanten Stroms — sowohl die palliativen als die curativen — beruhen wohl nur zum geringsten Theile auf den durch den Strom herbeigeführten Veränderungen der Erregbarkeit; wenigstens ist das physiologische Verständniss einer solchen Wirkung bei näherer Betrachtung keineswegs so einfach und einleuchtend, wie es vielleicht auf den ersten Anblick erscheint. Es liegt nahe, an den im Momente der Stromschliessung entstehenden, mit der Stromstärke und Stromdauer wachsenden, Anelectrotonus zu denken, und die am ausgeschnittenen Froschnerven eintretenden Wirkungen auf die Galvanisation beim Menschen zu übertragen. Dass in der That auch bei percutaner Galvanisation am Menschen der Anelectrotonus in einem Theile des polarisirten Nerven entsteht und durch Messungen sichtbar gemacht werden kann, ist nach Versuchen, welche an Bewegungsnerven von mir und von Erb angestellt wurden, allerdings nicht zu bezweifeln. Indessen abgesehen davon, dass der negative anelectrotonische Erregbarkeitszuwachs beim Menschen nur an einzelnen oberflächlich gelegenen Nervenstämmen (Accessorius, Ulnaris etc.) überhaupt nachweisbar ist, kann die anelectrotonische Phase verminderter Erregbarkeit doch auch nur für die Zeit der Stromdauer Gültigkeit haben. Nach physiologischen Analogien, wie nach den direct am Menschen gewonnenen Versuchsergebnissen, schlägt dieselbe sogar im Momente der Stromöffnung in die entgegengesetzte Phase um, d. h. die Erregbarkeit erfährt einen mehr oder minderbedeutenden positiven Zuwachs, um alsdann allmälig in den ursprünglichen Zustand zurückzukehren. Es werden also die nach der Oeffnung fortdauernden beruhigenden Wirkungen des Stromes durch den Anelectrotonus allein keineswegs erklärt. Sehr wahrscheinlich beruht der antineuralgische Werth des constanten Stromes zum integrirenden Theile auf den schon von Remak urgirten, in ihren Details aber erst wenig erforschten katalytischen Wirkungen, welche bei örtlicher Anwendung die Beseitigung vorhandener Krankheitsreize (materieller

Veränderungen am Nerven, in der Umgebung desselben, oder in
den Centralorganen) befördern.   Die antineuralgische Wirkung
des constanten Stromes beruht also in letzter Instanz auf Erfüllung
einer Indicatio causalis: und je mehr wir dies erkennen und zugleich
in der localen Diagnostik der Neuralgien fortschreiten, desto grössere
und dauerndere Erfolge werden wir auch von der localen Galvanisation auf diesem Gebiete noch unzweifelhaft erndten.   Zum Verständniss dieser katalytischen Wirkungen können wir einstweilen nur
sagen, dass dieselben wahrscheinlich zum Theil in chemischen Einflüssen
auf die Gewebe beruhen — zum Theil aber auch, nach Analogie der
Hautreize, in reflectorischen Einwirkungen auf die Blutcirculation
(Herzaction und Gefässtonus).   Letztere Einwirkungen können bald
mehr örtlicher, provincieller Natur sein (reflectorische Verengerung
oder Erschlaffung in einem circumscripten Gefässgebiete) — bald
diffus, von reflectorisch veränderten Thätigkeiten der regulatorischen
Herznerven und des vasomotorischen Nervencentrums abhängig.   Die
Existenz solcher Reflexwirkungen und ihre Modificationen nach Appli-
cationsort, Dauer, Stromintensität u. s. w. sind durch die von mir
und Schmidt am Menschen angestellten sphygmographischen Untersuchungen in einigen Hauptzügen dargelegt worden*).

§. 43.   Als nicht unwichtige Palliativmittel bei Behandlung der
Neuralgien sind die Anwendung der Kälte (d. h. der örtlichen
Wärmeentziehung) und der Compression zu erwähnen.

Was die Kälte betrifft, so werden wir auf die sensibilitätsvermindernde, anästhesirende Wirkung derselben bei der Pathogenese
der cutanen Anästhesien ausführlich zurückkommen, Der therapeutische Effect der Kälte ist bei den eigentlichen Neuralgien begreiflicherweise geringer, als bei schmerzhaften Affectionen nicht-neural-
gischer Natur, welche in der Haut oder in oberflächlich gelegenen
Parenchymen ihren Sitz haben.   Doch kann die Anwendung der
Kälte (in Form von Eis oder künstlichen Kältemischungen) auch die
Erregbarkeit in den unter der Haut gelegenen Nervenstämmen
beträchtlich verringern, wie Versuche von Weber, M. Rosenthal und mir am N. ulnaris beweisen.   Die günstige palliative
Wirkung der Kälte nicht nur bei peripherischen Hyperalgien, sondern
auch bei Neuralgien peripherischen Ursprungs wird durch diesen Um-

---

*) Eulenburg und Schmidt, Untersuchungen über den Einfluss bestimmter
Galvanisationsweisen auf die Pupille, die Herzaction und den Gefässtonus beim
Menschen, Centralblatt f. d. med. Wissensch. 1868, 21. u. 22.

stand hinreichend begründet. Natürlich ist auch hier die locale Application, in möglichster Nähe des Krankheitssitzes, von grosser Bedeutung. Auch bei centralen Neuralgien ist die energische Anwendung von Eis auf den Kopf und auf die Wirbelsäule (an letzterer mit Hülfe der Chapman'schen ice-bags) nicht selten von Nutzen.

Von dem culminirenden Einflusse der örtlichen Compression bei Neuralgien oberflächlicher Nervenstämme ist schon früher bei Besprechung der Druckpunkte die Rede gewesen. Die Compression muss methodisch auf den betroffenen Nervenstamm, möglichst central, anhaltend und bis zur Unterbrechung der Leitung ausgeübt werden. In dieser Art angewandt, ist sie ein sehr schäzbares, in einzelnen Fällen vortreffliches Palliativmittel. Leider stehen ihrer allgemeinen Verwerthung die Schranken entgegen, dass 1) viele von Neuralgien befallene Nerven einer genügenden Compression überhaupt nicht zugänglich sind; 2) die Neuralgie häufig oberhalb der comprimirbaren Nervenstrecke ihren Sitz hat, die Unterbrechung der Leitung also keinen Einfluss auf den excentrisch empfundenen Schmerz ausübt; 3) die Compression nur selten von den Kranken selbst mit der erforderlichen Genauigkeit geübt wird. Dass Letzteres freilich nicht ausser der Möglichkeit liegt, beweist schon die von Bell erzählte Geschichte eines Prosopalgischen, der beim Eintritt des Schmerzes die Finger fest auf das Foramen infraorbitale, auf den inneren Augenwinkel, auf die Stirnnerven, auf den Temporalis vor dem Ohre u. s. w. drückte, und durch diese Versuche fast eine anatomische Uebersicht vom Verlaufe des Quintus erlangte! — Unter Umständen erweist sich übrigens auch schon eine diffuse, nicht auf den leidenden Nervenstamm localisirte Compression wirksam, falls sie nur ebenfalls kräftig und anhaltend genug bis zur Unterbrechung der Leitung in den comprimirten Nervenröhren geübt wird. Kranke, die an Trigeminus-Neuralgien leiden, pressen zuweilen den Kiefer zwischen beiden Händen zusammen, drücken das Gesicht fest gegen ein hartes Kissen oder gegen die Bettwand, um sich Linderung zu verschaffen, und Kranke mit visceralen Neuralgien (Cardialgien, Coliken) stemmen die Hand, die Faust, oder irgend einen schweren Körper zur Ausübung einer kräftigen Compression gegen den schmerzhaften Theil an. — Oefters finden sich auch bei oberflächlichen Neuralgien Punkte, die nicht im Verlaufe grösserer Nervenäste liegen, von denen aus der Schmerz durch Druck coupirt, oder wenigstens gemildert werden kann. Man kann diese Punkte, auf welche namentlich Remak aufmerksam gemacht hat, als schmerzhemmende Druckpunkte bezeichnen. Sie unterscheiden sich, abgesehen von ihrer Lage, von den points douloureux auch dadurch, dass bei letzteren ein leichter und kurzer Druck den Schmerz steigert oder hervorruft, und nur ein starker anhaltender Druck häufig Linderung bewirkt, während eine Provocation des Schmerzes von den hemmenden Druckpunkten aus nicht stattfindet.

§.44. Wir haben endlich die chirurgische, operative Behandlung der Neuralgien zu besprechen. Abgesehen von denjenigen chirurgischen Encheiresen, welche zur Erfüllung der Indicatio causalis vorgenommen werden (Extraction von fremden Körpern, Beseitigung comprimirender Geschwülste am oder in der Umgebung des Nerven etc.) hat man durch eine Reihe operativer Eingriffe der Indicatio morbi selbst zu entsprechen gesucht. Es gehören dahin vorzugsweise die Durchschneidung des schmerzenden Nerven (Neurotomie) und die Excision eines Stückes aus der Continuität desselben (Nervenresection, Neurectomie); ferner als seltener geübte Encheiresen die Abschneidung der arteriellen Blutzufuhr zu den neuralgisch afficirten Theilen durch Compression oder Ligatur des Hauptarterienstammes; und endlich die noch seltener in Betracht kommende, operative Beseitigung des schmerzenden Theiles selbst bei Neuralgien der Extremitäten, durch Amputationen oder Exarticulationen. Wir müssen die Details über diese Verfahren auf die Besprechung der einzelnen Neuralgien versparen, und uns hier auf die allgemeinen leitenden Principien bei Anwendung derselben beschränken.

Die Neurotomie und Neurectomie dürfen rationeller Weise nur an rein sensibeln oder (richtiger gesagt) nicht mit der Innervation willkürlicher Muskeln beauftragten Nerven ausgeführt werden, da sonst eine meist andauernde und mit schweren Functionsstörungen verbundene Lähmung die Folge der Operation ist. Die genannten Eingriffe beschränken sich daher auch vorzugsweise auf das Gebiet der sensibeln Trigeminusäste. Gar nicht verwendbar sind sie bei visceralen Neuralgien; relativ selten angewandt bei Neuralgien des Halses, Rumpfes und der Extremitäten. An letzteren ist natürlich, da die grösseren Nervenstämme sämmtlich gemischter Natur sind, eine consecutive Lähmung, welche die Functionen der Glieder im höchsten Grade beeinträchtigt, ganz unausbleiblich.

Was den Erfolg dieser Operationen betrifft, so ist dabei im Allgemeinen der Sitz und die Natur des primären Krankheitsheerdes maassgebend. Die günstigsten Chancen bieten natürlich peripherische, durch Knochenleiden, Neuritis etc. bedingte Neuralgien, wenn es möglich ist, den Nerv central vom Sitze des Leidens zu durchschneiden oder zu reseciren. Auch in solchen Fällen ist jedoch die Wirkung sehr häufig keine dauernde, weil durch Regeneration des getrennten Nerven die sensible Leitung und damit auch meist die Neuralgie wiederhergestellt wird. Die Restitutio in integrum der sensibeln Leitung scheint bei der einfachen Durchschneidung im Allgemeinen weit rascher als bei der Excision eines Nervenstücks zu erfolgen. Nach ersterer sieht man daher den Schmerz oft schon in 3—4 Monaten, nach letzterer selten vor 6—8 Monaten, häufig sogar erst nach Jahresfrist und später recidiviren. Die Mehrzahl der Chirurgen spricht sich daher entschieden zu Gunsten der Neurectomie aus, wobei übrigens auch die Länge des resecirten Nervenstücks wesentlich in Betracht kommt; wenn v. Bruns mit Recht als Minimum dafür 1 Ctm. aufstellt, so ist man über dieses Maass weit hinausgegangen und hat in einzelnen Fällen sogar 3 Zoll lange Stücke aus dem Nerven exstirpirt (z. B. Gross*) aus dem N. inframaxillaris). — Der grösseren Sicherheit der Neurectomien gegenüber ist freilich nicht zu vergessen, dass dieselben einen meist schwierigeren und gefahrvolleren Eingriff darstellen, als die einfache Neurotomie; letztere kann in manchen Fällen fast unblutig, subcutan ausgeführt und nöthigenfalls bei Rückkehr des Schmerzes ebenso leicht wiederholt werden. Diese Gründe haben einzelne Chirurgen (z. B. C. O. Weber**) veranlasst, der Neurotomie den Vorzug zu geben. Wenn jedoch Weber zugleich behauptet, dass nach der einfachen Neurotomie die Leitung fast gleich lange unterbrochen bleibe wie nach der Neurectomie, so stehen dieser Behauptung zu zahlreiche Thatsachen und Erfahrungen gegenüber, um derselben eine allgemeine Berechtigung zu vindiciren. Kehrt nach Resectionen der Schmerz wieder, so kann man auch, wie nach Neurotomien, die Operation an derselben Stelle wiederholen, d. h. die inzwischen entstandene Narbe excidiren; wenn dies erfolglos bleibt, hat man häufig den Nerven an einer höheren Stelle zu erreichen gesucht und ist dabei zu sehr schwierigen und gewagten Eingriffen (Resection des N. supra-maxillaris am For. rotundum, des inframaxillaris am For. ovale) fortgeschritten. Die Technik dieser Operationen hat durch die vereinten Bemühungen französischer, englischer,

---

*) Amer. journ. N. S. CIX. 1878.
**) Pitha und Billroth's Chirurgie, II. Band, 2. Abth. p. 224.

amerikanischer, vor Allem aber deutscher Chirurgen in neuester Zeit
eine ausserordentliche Vervollkommnung erhalten (vgl. Prosopalgie).

Bei centralem Sitze der Neuralgien haben manche Autoren den
Neurotomien und Neurectomien nicht nur jeden Effect abgesprochen,
sondern dieselben sogar für ganz irrationelle und und unberechtigte
Eingriffe erklärt, und als solche verurtheilt. Dieses Urtheil ist im
höchsten Grade einseitig und übertrieben. Die Erfolge der Operationen auch bei entschieden centralen Neuralgien sind nicht nur durch
zahlreiche Erfahrungen ausgezeichneter Chirurgen bestätigt, sondern
auch theoretisch sehr wohl zu begründen. Die Autoren, welche mit
jenen nahe liegenden Vorwürfen so leicht bei der Hand sind, übersehen vollständig, dass Einwirkungen, welche an der Peripherie eines
Nerven geübt werden, über die unmittelbaren Angriffsstellen hinaus
einen sehr beträchtlichen centripetalen Effect, bis auf die Centralstellen des betroffenen und sogar auf die Centralstellen anderer benachbarter und entfernter Nerven ausüben können. Gerade die Neuralgien liefern dazu die treffendsten Illustrationen. Wir haben gesehen, dass auf eine peripherische Nervenverletzung Neuralgien folgen
können, welche dennoch als wesentlich centrale aufgefasst werden müssen; dass sogar eine peripherische Nervenverletzung Neuralgien im Gebiete eines nicht verletzten Nerven herbeiführen kann! So gut wie ein
peripherischer Reiz centrale Neuralgien hervorruft, lässt sich auch denken, dass centrale Neuralgien durch einen peripherischen Eingriff
(wie die Continuitätstrennung oder Resection eines Nervenstammes)
coupirt werden. Manche Operateure haben sich' geradezu, und gewiss mit Recht, dahin ausgesprochen, dass die Neurectomie in vielen
Fällen vorzugsweise oder ausschliesslich als ein kräftiges Alterans
auf das Nervensystem wirke. Die Erfahrung lehrt, dass öfters Neuralgien eines bestimmten Nervengebietes durch Neurectomie eines anderen, anscheinend ganz unbetheiligten Nerven zeitweise oder dauernd
geheilt werden! So sah Bardeleben[*]) Neuralgien der Nn. dentales
posteriores und des subcutaneus malae nach Durchschneidung des
Frontalis auf längere Zeit verschwinden. Aehnliche Beobachtungen
sind von Nussbaum[**]) gemacht worden. Er hebt ausdrücklich
hervor, dass oftmals das Leiden nur von einem Aste oder zweien
auszugehen schien, durch Resection derselben aber nicht gehoben,

---

[*]) Lehrbuch der Chirurgie, 4. Aufl. (1863) Bd. II. pag. 306.
[**]) Bair. ärztl. Intelligenzblatt 1863 Nr. 33.

sondern manchmal sogar verschlimmert wurde, und erst geheilt werden konnte, nachdem auch der dritte, scheinbar nicht betheiligte und vom Kranken nicht angeklagte Ast ebenfalls resecirt worden war. Nussbaum sah in allen Fällen einen wenigstens palliativen Erfolg, d. h. das Uebel war erträglicher nach als vor der Operation, selbst wo der Sitz des Leidens ein centraler, dem Messer unzugänglicher war. Die Beobachtungen anderer Chirurgen (Schuh, Podratzki, Wagner u. s. w.) sind hiermit im Ganzen übereinstimmend. Nach Nussbaum ist sogar die Heilung bei Weitem häufiger als blosse Besserung. — Dagegen ist übrigens nicht zu vergessen, dass in einzelnen Fällen der Tod auf diese Nervenoperationen — auch auf Resection einzelner Trigeminusäste (Nussbaum, Podratzki) — gefolgt ist.

Obwohl daher die Neurotomien und Neurectomien da, wo sie überhaupt statthaft sind (d. h. in rein sensibeln Nerven) als das sicherste und bedeutendste Mittel, namentlich veralteten Neuralgien gegenüber, betrachtet werden müssen, so dürften doch die ausgezeichneten palliativen und zum Theil auch curativen Leistungen der früher genannten Verfahren das Feld der operativen Behandlung in immer ausgedehnterer Weise beschränken. Hervorzuheben ist namentlich, dass in den Fällen, wo die Injectionen und andere Palliativmittel nicht den gewünschten Effect haben, auch die operative Behandlung häufig ohne Erfolg bleibt.

Die Compression und Ligatur des zuführenden Arterienstammes sind bisher nur bei Neuralgien am Kopfe, namentlich bei Prosopalgien, versucht worden. Die Compression kann natürlich nur eine temporäre Hülfe gewähren, wie wir sie durch andere Mittel sicherer und ausgiebiger herzustellen im Stande sind; die Ligatur scheint dagegen auch radicale Heilung bewirken zu können, doch wird man sich zu einem so bedenklichen Eingriff selbstverständlich nur in besonders schweren und hartnäckigen Fällen entschliessen.

Die verstümmelnden Operation an den Extremitäten, die Amputationen und Exarticulationen sind in der Therapie der Neuralgien nur als barbarische Anachronismen zu registriren. Mit Bedauern erblickt man freilich unter denen, welche derartige Operationen vollführten, die Namen einst gefeierter und selbst noch einzelner zeitgenössissischer Chirurgen. Es bedarf keiner Worte, dass weder bei peripherischen, noch bei centralen Neuralgien die Amputation und Exarticulation der Glieder im besten Falle etwas Anderes zu leisten im Stande ist, als die blosse Durchschneidung oder Resection der Nervenstämme in gleicher Höhe ebenfalls leistet. In der Regel blieben diese verstümmelnden Operationen auch ganz erfolglos; jedenfalls ist die Chance eines günstigen Erfolges und die Dauer desselben nie mit einiger Sicherheit vorher zu bestimmen. Dennoch haben einzelne Chirurgen nicht angestanden, den thörichten Bitten der Patienten nachgebend, Operationen von höchster Lebensgefahr, wie die Exarticulation im Schultergelenk und selbst im Hüftgelenk, zu vollziehen — nicht einmal gewarnt durch die Erfolglosigkeit voraufgegangener Nervendurchschneidungen oder tieferer Amputationen. Es ist dies ein unerfreuliches Blatt in der therapeutischen Mitarbeiterschaft der Chirurgie, das sie freilich durch die meisterhafte Ausbildung erspriesslicherer Operationen — der Neurotomien und Neurectomien — vergessen gemacht hat.

Oberflächliche (cutane) Neuralgien.

1. Neuralgia N. trigemini.

§. 45. Diese auch als Prosopalgie, Tic douloureux, als Fothergill'scher Gesichtsschmerz bezeichneten Neuralgien charakterisiren sich dadurch, dass der anfallsweise empfundene Schmerz in der Richtung der Verzweigungen des N. trigeminus ausstrahlt oder nach den peripherischen Verbreitungsgebieten dieses Hirnnerven projicirt wird.

In der Regel ist nicht die ganze Faserung eines Trigeminus an den Schmerzanfällen betheiligt. Es sind hier zahlreiche Varietäten zu unterscheiden. Der Schmerz kann auf das Gebiet eines einzigen Trigeminusastes, ja selbst einzelner secundärer Zweige, beschränkt bleiben. Es entstehen hieraus die verschiedenen Formen, welche man (nach den Namen der afficirten Zweige) als Neuralgia frontalis s. supraorbitalis, infraorbitalis, lingualis, inframaxillaris, mentalis u. s. w. bezeichnet. In anderen Fällen werden zwei oder alle drei Aeste des Trigeminus gleichzeitig afficirt; doch auch dann bleiben in der Regel einzelne Faserbündel in auffälliger Weise verschont, andere werden mit fast ebenso auffallender Vorliebe und Regelmässigkeit ergriffen. Die am häufigsten betheiligten Fasern des Trigeminus sind diejenigen, welche sich in der Supraorbital- und Stirngegend, Schläfe, Nase, Infraorbital- und Jochbeingegend, Fossa canina, Lippen- und Kinn-

gegend, Wangenschleimhaut und Zahnfleisch verbreiten. Seltener
schmerzen die Ohrzweige des Trigeminus, welche die Muschel und
den äussern Gehörgang versorgen; ebenso selten die zur Dura mater
und zu den Schädelknochen tretenden Zweige. Besonders auffällig ist
die oft zu beobachtende Immunität der Zungenzweige, die auch bei
diffusen Neuralgien des dritten Astes oder des ganzen Trigeminus
in der Regel verschont bleiben.

Selten werden beide Trigemini gleichzeitig befallen; ebenso selten ist das Ueberspringen des Schmerzes von einer Seite auf die andere im Anfalle selbst, was man nicht damit verwechseln darf, dass
im Gesammtverlaufe des Leidens zuweilen successiv oder alternirend
erst der eine, dann der andere Trigeminus neuralgisch afficirt wird.

Sehr häufig werden mit dem Trigeminus zugleich andere Nervenbahnen afficirt; doch geschieht dies seltener schon in den ersten Anfällen,
als im Verlauf und nach längerem Bestehen des Leidens. Besonders
„irradiirt“ der Schmerz auf das Gebiet der Cervicalnerven, namentlich
der Occipitales, des Auricularis magnus (desselben oder beider Seiten)
— zuweilen selbst auf das Gebiet eines oder beider Plexus brachiales.
Seltener finden Alternationen mit Neuralgien anderer Nervenbahnen
statt, wobei die Prosopalgie gleichsam als Theilerscheinung einer
Neuralgia migrans oder erratica auftritt.

§. 46. Motorische und vasomotorisch-trophische Störungen compliciren den prosopalgischen Anfall oft in mannichfaltiger Weise.

Zuweilen treten schon vor dem Beginn des eigentlichen Schmerzparoxysmus, gleichzeitig mit den sensibeln Initialsymptomen, leichte
Zuckungen einzelner Gesichtsmuskeln auf. Häufiger und mit grösserer
Intensität erfolgen Zuckungen der mimischen Muskeln während des
Anfalls, der somit eine Vermischung des Bildes von Tic douloureux
und Tic convulsif darstellt. Die Muskeln der afficirten Gesichtshälfte
sind zuweilen in einer zitternden, wogenden Bewegung, die öfters,
namentlich bei gesteigertem Schmerz, von einzelnen stärkeren Vibrationen unterbrochen wird. Selten sind diese Erscheinungen auch auf
die nicht schmerzende Gesichtshälfte verbreitet; noch seltener nehmen
successiv auch die Arme, ja die Musculatur des Rumpfes und des
Körpers daran Theil. Schon die Art der Verbreitung, welche
ganz den Gesetzen der Reflexirradiation entspricht, macht es
unzweifelhaft, dass diese Zuckungen reflectorischer Natur sind
und in der Medulla oblongata von den sensibeln Trigeminuskernen

aus hervorgebracht werden. Bei den circumscripten Neuralgien kleinerer Trigeminuszweige kann der Reflex auch auf einzelne Muskeln beschränkt bleiben, deren motorische Fäden mit den neuralgisch afficirten sensibeln Fasern in näherem reflectorischem Connex stehen. Hierher gehört z. B. der Blepharospasmus, der so häufig Neuralgien des 1. Trigeminusastes begleitet (durch Reflex von den Orbicularästen des Facialis) und die in anderen Fällen constatirten Erscheinungen der Ptosis, des Strabismus internus, und der Myosis (durch Reflex von den entsprechenden Zweigen des Oculomotorius).

Selbstverständlich können auch bei Trigeminus-Neuralgien Motilitätsstörungen vorkommen, die nicht reflectorischer Natur sind: namentlich Reizerscheinungen oder Lähmungen in den Kaumuskeln, welche durch directe Betheiligung der motorischen Portion des Trigeminus, besonders bei intracraniellen Anlässen, entstehen.

Unter den im Anfalle vorkommenden vasomotorisch-trophischen Störungen sind die einfachsten und gewöhnlichsten folgende: 1) Stärkeres Pulsiren der oberflächlichen Gesichtsarterien (maxillaris externa, temporalis); 2) stärkere Anschwellung der oberflächlichen Gesichtsvenen und der Schleimhautvenen (z. B. an der Conjunctiva); 3) dunklere, diffuse Röthung der befallenen Gesichtsseite, mit turgescirender, glänzender, ödematischer Beschaffenheit, vermehrter Schweisssecretion und Temperaturerhöhung; 4) vermehrte Thränensecretion, vermehrte Absonderung der Nasen- und Mundschleimhaut auf der Seite des Anfalls: zuweilen auch umgekehrt Unterdrückung dieser Secretionen.

Weit seltener und zum Theil nur ausnahmsweise werden in Verbindung mit Trigeminus-Neuralgien schwerere Angio- und Trophoneurosen im Gesichte beobachtet. Dahin gehören u. A. die Erscheinungen der sogenannten Ophtalmia neuroparalytica die weit häufiger bei Anästhesien des Trigeminus. zuweilen jedoch auch bei Prosopalgien auftreten. Schon Charles Bell beschreibt ausführlich einen Fall von Prosopalgie, in welchem anfangs Conjunctivitis, dann Ulceration der Cornea, Perforation derselben und Austritt der Augenflüssigkeiten mit Verlust des Sehvermögens erfolgten. Ich beobachtete eine sehr exquisite Ophtalmia neuroparalytica u. A. bei einer traumatisch, nach Schädelverletzung entstandenen Neuralgie des 1. Trigeminus-Astes, welche mit einer completen Anästhesie im Gebiete des Supraorbitalis derselben (rechten) Seite verbunden war. Die Neuralgie bestand also in diesem Falle neben einer Leitungsunterbrechung, und die begleitende Ophtalmie war offenbar bedingt

durch Mitverletzung des von Meissner nachgewiesenen medialen
Faserbündels, welches die trophischen Nervenröhren des Bulbus enthält,, und sich unterhalb des Ganglion Gasseri an den ersten Ast
des Trigeminus anlegt *).

Auf das Verhältniss einer nahe verwandten Affection, der Ophtalmia intermittens, zur Neuralgie werde ich bei Besprechung des
Verlaufes der typischen Neuralgia supraorbitalis zurückkommen.
Dort wird auch der Iritis und des Hypopyon intermittens erwähnt
werden. Anstie hat neuerdings die Behauptung aufgestellt, dass
alle oder die meisten Fälle von sog. rheumatischer Iritis eigentlich
als „neuralgische Iritis" d. h. als Folge einer Trigeminus-
Affection aufgefasst werden müssten; er stützt diese Behauptung
jedoch nur darauf, dass die Personen, bei welchen diese (mit intermittirenden oder remittirenden Schmerzen einhergehende) Iritis vorkommt, in der Regel nicht zu rheumatischen Erkrankungen, wohl
aber häufig zu Neuralgien prädisponirt seien, und dass die Iritis
unter Chiningebrauch meistens verschwinde. — Zuweilen kommt Glau-
coma simplex in Verbindung mit Trigeminus-Neuralgie vor. Nach
Wegener**) handelt es sich dabei um eine reflectorische Einwirkung
des Trigeminus auf die im Sympathicus verlaufenden Gefässnerven;
die reflectorische Reizung der letzteren vermittelt nach ihm die beim
Glaucom stattfindende Steigerung des intraoculären Druckes. Neuere
Versuche von Hippel und Grünhagen***) machen es jedoch wahrscheinlich, dass der Sympathicus bei Entstehung des Glaucoms unbetheiligt und der Einfluss des Trigeminus ein directer ist; bei Reizung der Medulla oblongata in der Gegend des Trigeminusursprungs
erfolgt nämlich ein anhaltendes, sehr beträchtliches Steigen des intraoculären Blutdrucks — ein Effect, der nicht auf Reizung des
vasomotorischen Nervencentrums beruhen kann, da Erregung des
letzteren Contraction der Gefässe und somit Sinken des Druckes hervorrufen müsste.

Zu den selteneren Nutritionsstörungen gehört bei Gesichtsneuralgien auch das gleichzeitige Auftreten von Exanthemen im Bezirke der schmerzenden Nerven. Besonders erwähnenswerth ist die
Verbindung von Neuralgie mit Zoster faciei, die am häufigsten
im Gebiete des 1. Trigeminusastes vorkommt (Zoster frontalis s.
ophtalmicus), und zwar, wie die Neuralgie selbst, vorzugsweise

----

*) Henle und Pfeufer's Zeitschrift (3) XXIX. p. 96.
**) Archiv für Ophtalmologie XII, Abth. 2 p. 1—22.
**) Archiv f. Ophtalm. XIV. 3. p. 219.

im Bereiche des Ramus supraorbitalis, während der Supratrochlearis, Lacrymalis und Nasociliaris in der Regel verschont bleiben. Oedematöse Schwellung des Gesichts, Injection der Conjunctiva, Hornhautgeschwüre, Iritis, Pupillenverengerung (Gerhardt)*) oder auch Pupillenerweiterung und Ptosis (Hutchinson)**) Strabismus internus, Diplopie, Atrophia nervi optici (Bowman)***) wurden in einzelnen Fällen mit dieser Zosterform gemeinschaftlich beobachtet. In zwei Fällen von Bowman musste wegen der Schmerzen die Neurotomie des Supraorbitalis und Supratrochlearis ausgeführt werden. Hutchinson sah stets partielle, längere Zeit andauernde Hautanästhesie, eventuell auch Anästhesie der Cornea zurückbleiben. Alle diese Erscheinungen, namentlich die Beschränkung auf einzelne kleine Bezirke des Ophtalmicus, weisen darauf hin, dass der Sitz des Leidens hier in den peripherischen Gesichtsverzweigungen angenommen werden muss, wobei die sensibeln und die vasomotorisch-trophischen Nervenröhren derselben einer gleichzeitigen Irritation unterliegen. Sehr häufig kann aber auch Zoster ophtalmicus und überhaupt Zoster facialis ohne jede Spur neuralgischer Erscheinungen einhergehen. Schon v. Baerensprung†) hat derartige Fälle angeführt, und ihre Erklärung ist, wie ich an anderem Orte gezeigt habe††), einfach darin zu suchen, dass die beim Zoster befallenen Nervenröhren nur streckenweise mit den sensibeln vereint, streckenweise gesondert verlaufen, und daher bald isolirt, bald mit jenen gemeinschaftlich eine Störung erfahren.

Wie Zoster kann auch Erysipelas in Verbindung mit Gesichtsneuralgie und genau auf die schmerzenden Hautstellen beschränkt vorkommen. Anstie, der mehrere solcher Fälle beobachtete, hebt hervor, dass bei Personen, welche an Gesichtsneuralgie leiden, eine grosse Neigung zu erysipelatösen Entzündungen in den neuralgisch afficirten Theilen bestehe. Dies ist unzweifelhaft richtig und gilt nicht bloss für Gesichtsneuralgien, sondern für die verschiedensten Neuralgien überhaupt. Man könnte sich vorstellen, dass, da nach Samuel's Versuchen bei Nerven-Durchschneidungen die Disposition

---

*) Neuropathologische Notizen, Jensische Zeitschrift I. p 199—201.

**) A clinical report of herpes zoster frontalis s. ophtalmicus, London ophtalmic hospital reports vol. 5. part. 3, 1866

***) Cases of zoster or unilateral confluent herpes of the ophtalmic region, ibid. 1867 vol. VI. part. 1.

†) Beiträge zur Kenntniss des Zoster, 3. Folge, Charité-Annalen Band XI.

††) Ueber cutane Angioneurosen, Berliner clinische Wochenschrift 1867.

für Entzündungen im Gebiete des durchschnittenen Nerven erheblich sinkt, umgekehrt die Neigung zu localen Entzündungen bei abnormen Reizzuständen der Nerven entsprechend erhöht wird.

Störungen des Haarwachsthums, auch Entfärbung, (Ergrauen oder Weisswerden) der Haare sind in einzelnen Fällen von Neuralgia supraorbitalis beobachtet worden. Selten sind umfangreiche Trophoneurosen, Atrophien oder Hypertrophien einer ganzen Gesichtshälfte oder eines grossen Theils desselben, mit Trigeminus-Neuralgien verbunden[*]).

Wir dürfen nach dem heutigen Standpunkte gerade auf dem Gebiete des Trigeminus trophische und vasomotorische Störungen nicht mehr unbedingt identificiren. Die Experimente über die Innervation der grossen Speicheldrüsen (z. B. von Wittich[**]) an der Parotis) haben es unzweifelhaft gemacht, dass denselben Nervenfasern zukommen, welche noch in anderer Weise als durch Regulirung der Blutzufuhr auf den Ernährungs- und Secretionsvorgang in den Drüsen einwirken; und es liegt sehr nahe, den von Pflüger[***]) nachgewiesenen directen Uebergang von Nerven in die Secretionszellen der Speicheldrüsen (Parotis und Submaxillaris) in diesem Sinne zu deuten. Auch einzelne der Ophtalmia neuroparalytica angehörige Phänomene, wie die Ernährungsstörungen der Hornhaut, erscheinen in eine ganz andere Beleuchtung gerückt, seitdem Lipmann[†]) eine directe Endigung der Nerven in den Nucleolis der Hornhautkörperchen und der hinteren Epithelzellen der Cornea nachgewiesen hat. Dass es sich hier um Nerven handelt, welche eine von den bisher angenommenen wesentlich abweichende Function, und zwar einen directen Einfluss auf die Ernährungsvorgänge der Zellen, ausüben, ist kaum zu bezweifeln.

Unter den im engeren Sinne vasomotorischen Phänomenen sind, wie oben erwähnt wurde, das stärkere Pulsiren der Arterien, die vermehrte Füllung der Arterien und Venen, die Röthung, Temperaturerhöhung und Vermehrung der Secretionen in der befallenen Gesichtshälfte besonders hervortretend. Die örtlichen Hyperämien können so beträchtlich sein, dass Blutungen aus der Nasen- und Mundschleimhaut

---

[*]) Vgl. Romberg, klinische Wahrnehmungen und Beobachtungen, p 84 bis 93; Eulenburg und Landois, die vasomotorischen Neurosen, p. 30—36.

[**]) Virchow's Archiv 1866 Bd. 37 p. 93.

[***]) Centralblatt f. d. med. Wiss. 1865 p. 897; 1856 p. 145, 299. — Archiv f. microscop. Anat. V. p. 193—198.

[†]) Ueber die Endigung der Nerven im eigentlichen Gewebe und im hinteren Epithel der Hornhaut des Frosches, Virchow's Archiv 48 (1869).

dadurch erfolgen. In einem von mir beobachteten Falle von Neuralgia rami III. bei einer schon bejahrten und übrigens ziemlich anämischen Kranken, wurde der Anfall fast jedesmal durch eine starke
Anschwellung und Blutung des Zahnfleisches eröffnet. Diese Erscheinungen örtlicher Hyperämie können, sofern sie neurotischen Ursprungs sind, nur auf einer passiven Erweiterung der Blutgefässe,
auf einer verminderten tonischen Innervation derselben beruhen. Der
Gefässnerv dieser Theile ist der Trigeminus; es befinden sich also
die vasomotorischen Nervenröhren, welche in den Bahnen der einzelnen Trigeminusäste verlaufen, während der neuralgischen Paroxysmen
in einem paretischen oder paralytischen Zustande. Diese Thatsache
hat auf den ersten Blick etwas Frappirendes; das Gegentheil, eine
Steigerung des normalen Tonus, scheint mit dem Vorhandensein der
sensibeln Reizsymptome besser im Einklange. Die Physiologie hat
jedoch durch eine Reihe der schlagendsten Experimente bewiesen,
dass starke Erregungen sensibler Nerven eine Lähmung vasomotorischer Nerven auf reflectorischem Wege herbeiführen können.
Ich erinnere nur an den Goltz'schen Klopfversuch mit consecutiver
paralytischer Dilatation der Unterleibsgefässe, und an die bekannten
Versuche von Lovén. Es handelt sich auch beim prosopalgischen
Anfall wahrscheinlich um eine durch Reizung sensibler Nerven bedingte Reflexlähmung der Blutgefässe. Möglich dass derselben ein
kurzes, oft übersehenes Stadium der Reizung unmittelbar voraufgeht.

Complicirteren Ursprungs sind die gesteigerte Thränensecretion,
die vermehrte Absonderung der Nasal- und Mundschleimhäute, welche
den neuralgischen Anfall so häufig begleiten.

Die gesteigerte Thränensecretion auf der Seite des Anfalls beruht bald auf einer directen, bald auf einer reflectorischen Erregung der secretorischen Nerven der Thränendrüse, welche, wie Her-
zenstein[*]) neuerdings gezeigt hat, im Lacrymalis und zum Theil auch
im Subcutaneus malae verlaufen (vgl. §. 48.). Elektrische Reizung
dieser Nerven bewirkt Secretionsvermehrung auf der gereizten Seite;
dasselbe Resultat kann jedoch auch auf reflectorischem Wege durch
Reizung anderer Zweige des Ramus I. und II. (Frontalis, infraorbitalis u. s. w. herbeigeführt werden. Vermehrte Thränensecretion kann
daher bei allen Neuralgien dieser Aeste beobachtet werden.

Die vermehrte (wässerige, schleimige, zuweilen auch blutige)
Secretion der Nasenschleimhaut kann auf einer Reizung der vom

---

[*]) Beiträge zur Physiologie und Pathologie der Thränenorgane, Berlin 1868.

Ganglion sphenopalatinum entspringenden Zweige beruhen, da, nach
Vulpian's Versuchen, elektrische Reizung dieses Ganglion vermehrte
Serum-Ausscheidung in der correspondirenden Nasenhöhle hervor-
ruft*).

Zur Erklärung der vermehrten Speichelabsonderung müssen
wir auf die zum Theil vom Trigeminus stammenden Secretionsnerven der
Glandula submaxillaris und sublingualis recurriren. Die Submaxillaris
erhält vom N. lingualis einen Ast (Bernard's „Ramus tympanico-
lingualis"), der jedoch wesentlich aus Facialisfasern besteht, welche
in der Bahn der Chorda dem Lingualis zugeführt werden. Nach den
im Wesentlichen übereinstimmenden Experimenten von Ludwig und
Rahn**), Bernard***), Hildebrandt†) Bidder††) u. s. w. steht
es fest, dass Reizung dieses Astes (oder der Chorda direct) die
Quantität des aus der Drüse abfliessenden Blutes und die Secretion
der Drüse vermehrt, den Blutdruck in der letzteren steigert; das Ve-
nenblut wird zugleich mehr hellroth gefärbt, das Secret der Drüse
(wie zuerst Eckhard gezeigt hat) dünner und wässeriger. Der Einfluss des R. tympanico-lingualis besteht demnach in einer Erweiterung
der Drüsengefässe, der Arterien sowohl als der Venen; dieser Einfluss ist aber nach Bernard†††) kein directer, activer, sondern beruht auf einer Abschwächung oder Aufhebung des vom Sympathicus
ausgehenden Einflusses, der eine gesteigerte Contraction der Drüsengefässe herbeiführt; der R. tympanico-lingualis ist also ein Hemmungsnerv der Drüsengefässe. Besonders wichtig für die uns beschäftigende
Frage ist der Umstand, dass die vermehrte Submaxillaris-Secretion
auch reflectorisch vom Trigeminus (von den peripherischen
Lingualis-Enden aus) hervorgerufen werden kann; das reflexvermittelnde Centrum ist, nach Bernard*†), das Ganglion submaxillare. Dieser reflectorische Einfluss des Ganglion submaxillare
wird freilich nicht allgemein anerkannt, sondern von anderen Autoren
(z. B. Eckhard**†) bestritten. Einer älteren Angabe Bernard's
zufolge soll auch bei Ausführung der Piqûre in der Nähe des Pons.

---

*) Arch. de phys. normale et pathol. 1869.
**) Henle und Pfeuffer's Zeitschr. N. F. 1851 p. 275.
***) Liquides de l'organisme 1859 t. l. p 300 ff.
†) Dissert. 1865 p. 25.
††) Reichert und du Bois-Reymond's Archiv 1866 p. 351.
†††) Journal de l'anat. et de la phys. 1864 Nr. 5 p. 511.
*†) Comptes rendus II. p. 343, 1862.
**†) Henle und Pfeuffer's Zeitschr. (3) XXIX. p. 74.

hinter dem Ursprunge des Trigeminus, die Speichelsecretion auf reflectorischem Wege vermehrt wurden.

Die Glandula sublingualis erhält einige Aeste vom N. tympanico-
lingualis, welche aus der Chorda stammen, und zur Sublingualis-
Secretion in demselben Verhältnisse stehen, wie der Hauptzweig des
genannten Nerven zur Secretion der Submaxillaris.

§. 47. Neuralgien einzelner Trigeminusäste. — Neur-
algie des Ramus I. N. trigemini (Neuralgia ophtalmica).
— Bei der Neuralgie des ersten Trigeminusastes ist vorzüglich die
Augenhöhlen- und Stirngegend Sitz der Schmerzen; in geringerem
Grade auch die Nasalgegend.

Der Ramus recurrens des Ophtalmicus, der sich in der Dura
mater und im Tentorium cerebelli verbreitet, scheint an den Neuralgien des Trigeminus überhaupt selten Antheil zu nehmen, wenigstens
wird das gleichzeitige Auftreten neuralgischer Sensationen innerhalb
der Schädelhöhle bei den Neuralgien der äusseren Trigeminusäste
fast niemals beobachtet. Manche haben versucht, den hemikranischen Schmerz in das Gebiet des Ramus recurrens zu verlegen;
was wir jedoch bisher über den Ursprung der Hemikranie wissen,
ist im Allgemeinen einer solchen Annahme nicht günstig (vgl.
„Hemikranie").

Der N. nasociliaris wird nicht leicht allein, fast immer in Verbindung mit anderen Aesten neuralgisch afficirt. Der Schmerz wird
dabei durch den Ramus infratrochlearis in der Haut der Nasenwurzel
und der Augenlider — durch den Ramus ethmoidalis in der äusseren Haut der Nasenspitze und innerhalb der Nasenhöhle (in den vorderen Abschnitten der Nasenschleimhaut) empfunden.

Aeusserst häufig sind dagegen isolirte Neuralgien im Gebiete des
Supraorbitalis (Neuralgia supraorbitalis oder frontalis). Der
Schmerz verbreitet sich dabei vorzugsweise in den unterhalb des For.
supraorbitale (oder der gleichnamigen Incisur) ausstrahlenden End-
ästen, den Nn. frontales; die Benennung „Neuralgia frontalis" ist
daher a potiori gerechtfertigt. Weniger ausgesprochen ist in der
Regel die Mitaffection des Ramus supratrochlearis, welcher namentlich die Haut des oberen Augenlides versorgt (N. palpebralis superior).
Der sogenannte Supraorbitalschmerz kann, vermöge der Ausstrahlungen der Nn. frontales, bis nach der Scheitelgegend hinaufreichen.
Besonders wichtig ist der sehr häufig typische Verlauf der Supraorbitalneuralgien und, was damit zusammenhängt, ihre Beziehung zu

Malaria und zu atmosphärischen Schädlichkeiten überhaupt, die bei keiner anderen Neuralgie in so ausgeprägter Weise hervortritt.

Von den vasomotorisch-trophischen Complicationen im Gebiete des ersten Triceminusastes hat die Mehrzahl schon im Vorhergehenden Erwähnung gefunden (Ophtalmie, Glaucom, Zoster etc.). Von Interesse ist eine Selbstbeobachtung Anstie's: dieser constatirte, dass während eines jeden Anfalls von Supraorbitalneuralgie die Haare der entsprechenden Augenbraue, sowie auch ein Theil der Kopfhaare derselben Seite weiss oder grau gefärbt wurden. Die Entfärbung bestand jedesmal mehrere Tage, dann kehrte das normale Colorit allmälig wieder, ohne dass ein einziges Haar ausfiel. Bei einem früheren Anfalle wurden von Anstie auch Anschwellung des Periosts an der Augenbraue und am oberen Ende des Thränennasencanals, sowie einzelne phlyctänuläre Geschwüre auf der Cornea beobachtet.

Eine vorjährige Nummer der Lancet[*]) berichtet von einer Frau, welche plötzlich mitten in der Nacht von sehr heftigen, aber nur wenige Minuten dauernden Gesichtsschmerzen befallen wurde, und am folgenden Morgen mit völlig weisser Färbung der inneren Hälfte der Augenbrauen und der entsprechenden Partie der Augenwimpern erwachte. Die Entfärbung blieb und die Frau pflegte dieselbe durch Schwärzung mit angebranntem Kork zu verdecken.

Ich selbst behandelte eine 26jährige, etwas anämische Lehrerin, welche früher längere Zeit an sehr heftigen Anfällen von rechtsseitiger Supraorbitalneuralgie gelitten hatte, und bei welcher seitdem die über dem For. supraorbitale dextrum liegenden Supercilien, sowie ein genau diesem Bezirke entsprechender Streifen der Kopfhaare vollkommen schneeweiss geblieben waren. Die microscopische Untersuchung ergab, wie sich erwarten liess, Schwund des Pigmentes und Luftansammlung im Haarschaft als Ursache der Decolorirung. Die junge Dame litt zu der Zeit, als ich sie behandelte, an einer atypischen linksseitigen Supraorbitalneuralgie; diese war jedoch nicht von trophischen Störungen begleitet und wurde durch eine galvanische Behandlung in Kurzem gehoben.

§. 48. Neuralgie des Ramus II. N. trigemini (Neuralgia supramaxillaris). — Diese Neuralgien, die sowohl isolirt als in Verbindung mit Affectionen anderer Aeste äusserst häufig vorkommen, verbreiten sich besonders in der Wangen- und Oberkiefergegend, sowie auch in der oberen Zahnreihe.

Der N. subcutaneus malae ist sehr häufig betheiligt; er veranlasst Schmerz in der Haut der Wangen- und vorderen Schläfengegend. Seine Beziehung zur Innervation der Thränendrüse erklärt es zum Theil, dass auch bei reinen Neuralgien des zweiten Astes vermehrte

---

[*]) 6. März 1869.

Thränensecretion vorkommt. Es zieht nämlich ein Ast von ihm als
Anastomose zum N. lacrymalis; dass dieser auf die Secretion der
Thränendrüse einen Einfluss ausübt, geht aus Versuchen von Herzen-
stein hervor, der bei Hunden durch Reizung des Ramus subcutaneus
malae vermehrte Thränenabsonderung auslösen konnte. — Uebrigens
kann, wie schon erwähnt, auch Reizung anderer Zweige des Ramus II. (z. B. des Infraorbitalis) auf reflectorischem Wege Thränensecretion auf derselben Seite hervorrufen.

Der N. sphenopalatinus scheint entweder selten ergriffen oder
nur in geringem Grade sensibler Natur zu sein; wenigstens wird
Schmerz im Verbreitungsgebiete seiner Nervi palatini descendentes,
Nasales posteriores und des Nasopalatinus Scarpae — also im weichen Gaumen, hinteren Theil der Nasenhöhle und der Nasenschleimhaut — nur selten empfunden. Wahrscheinlich sind diese Nerven
vorwiegend vasomotorischer oder secretorischer Natur und ihre Reizung ist die Ursache der vermehrten Secretion der Nasenschleimhaut,
welche Vulpiau auch bei electrischer Reizung des Ganglion sphenopalatinus an Thieren nachwiess (vgl. §. 46.).

Ein Hauptsitz der Schmerzen ist dagegen das Gebiet des mäch-
tigen N. infraorbitalis, welcher einer der Hauptformen der Prosopalgie
den Namen gegeben hat: der

Neuralgia infraorbitalis.

Der Schmerz verbreitet sich dabei vorzugsweise in der Oberlippe,
den Seitenflächen der Nase und dem unteren Augenlide, vermöge der
Nn. labiales superiores, nasales, und palpebrales inferiores, die (als
pes anserinus minor) von den aus dem For. infraorbitale hervorge-
tretenen Aesten des Nervenstammes ausstrahlen. Seltener sind diejenigen Zweige afficirt, die noch innerhalb des Canalis infraorbitalis
abtreten, nämlich die Nn. dentales superiores, welche die Oberzähne
versorgen, nebst dem, einen Theil der Buccalschleimhaut innervirenden
Maxillaris externus. Die oberen Zähne und die Wangenschleimhaut
sind daher relativ seltener Sitz der Schmerzen, als die äussere Haut
des Gesichtes.

Der N. Vidianus ist nicht als sensibler, sondern nur als vasomotorischer Nerv,
als Fortsetzung des Gränzstranges des Sympathicus, und das Gangl. sphenopalatinum
als ein sympathisches Ganglion zu betrachten, das mit Trigeminus und Facialis in
ähnlicher Verbindung steht, wie die Ganglien des Gränzstranges mit den motorischen
und sensibeln Rückenmarkswurzeln durch die Rami communicantes.

§. 48. Neuralgie des Ramus III. N. trigemini (Neuralgia inframaxillaris). — Die Neuralgien dieses Astes sind

seltener als die der beiden ersten (namentlich des Ramus supra- und infraorbitalis). Die excentrische Projection des Schmerzes kann dabei eine grössere Ausdehnung erreichen, als bei Neuralgien der beiden ersten Aeste; der Schmerz kann sich über die Zunge, die Unterkiefergegend nebst den unteren Zähnen, Wangenschleimhaut, Zahnfleisch, die Kinngegend, das äussere Ohr und die Schläfengegend ausbreiten.

Relativ selten wird der N. lingualis von Neuralgie befallen, zuweilen jedoch isolirt (Neuralgia lingualis, Glossalgie). In diesem Falle kann die ganze Schleimhaut des Zungenrückens, sowie des Bodens der Mundhöhle und ein Theil der Schleimhaut des Isthmus faucium und des vorderen Gaumenbogens an den Schmerzempfindungen theilnehmen.

Die wichtigste Rolle spielt bei den Neuralgien des dritten Astes der N. alveolaris inferior, namentlich der Endast desselben, der Ramus mentalis, dessen isolirte Affection man auch wohl als Neuralgia mentalis bezeichnet. Der Schmerz verbreitet sich dabei in der Haut des Kinns und der Unterlippe, sowie in deren Schleimhaut (Nn. labiales inferiores). Seltener nehmen die Rami dentales Theil, wodurch Schmerz in den unteren Zähnen und im Zahnfleisch entsteht. — Der N. buccinatorius, der von einigen Anatomen auch für sensibel gehalten wird, ist wahrscheinlich bloss motorischer Nerv des Buccinator (durch seine Communication mit dem Facialis, nach Turner) und des Temporalis.

Neuralgien des ganzen Ramus auriculo-temporalis sind auffallend selten. Sie würden Schmerz erzeugen in dem äusseren Gehörgang (Nn. meatus auditorii externi), im äusseren Ohre (Nn. auriculares anteriores) und in der Schläfengegend (N. temporalis superficialis). Die Schläfenzweige werden öfters für sich oder in Verbindung mit dem Alveolaris inferior befallen.

§. 50. Points douloureux, — Für die Neuralgien des Trigeminus werden, nach Valleix, in der Regel folgende Punkte bezeichnet, von denen einige jedoch an Constanz und Dignität hinter den übrigen bedeutend zurückstehen, einige durchaus zweifelhafter Natur sind:

I. Im Gebiete des Ramus ophtalmicus: 1) ein Supraorbitalpunkt (dem For. supraorbitale oder dem Verlaufe des gleichnamigen Nerven entsprechend) — sehr häufig; 2) ein Palpebral-

punkt (am oberen Augenlide); 3) ein Nasalpunkt (an der Verbindungs-
stelle zwischen Nasenbein und knorpligem Nasenflügel, dem N. nasociliaris entsprechend) — beide relativ selten; 4) ein Ocularpunkt,
innerhalb des Augapfels — zweifelhaft; 5) ein Trochlearpunkt, am
inneren Augenwinkel (dem N. supratrochlearis entsprechend?) —
ziemlich häufig; 6) ein Parietalpunkt, in der Nähe des Tuber parietale
(bald dem recurrens, bald der Confluenz verschiedener Nervenäste —
der Frontal-, Temporal- und Occipitalnerven zugerechnet) — nach
Anstie der häufigste Punkt unter allen, was sich nur daraus erklärt, dass Anstie auch die Hemikranie und den hysterischen Clavus
den Neuralgien des Trigeminus zuzählt.

II. Im Gebiete des Ramus supramaxillaris: 1) ein
Infraorbitalpunkt (der Austrittsstelle des N. infraorbitalis aus seinem
Canale entsprechend) — sehr häufig; 2) ein Malarpunkt am Joch-
bein, dem N. subcutaneus malae entsprechend — häufig; 3) ein
Alveolarpunkt, von ganz unbestimmtem Sitze, an der Zahnfläche des
Oberkiefers; 4) ein Labialpunkt an der Oberlippe — zweifelhaft;
5) ein Gaumenpunkt, im Gebiete des N. sphenopalatinus — ebenfalls
zweifelhaft.

III. Im Gebiete des Ramus inframaxillaris: 1) ein
Temporalpunkt vor dem Ohre, dem N. auriculo-temporalis entsprechend
— häufig; 2) ein Alveolarpunkt, längs der Zahnreihe des Unterkiefers; 3) ein Lingualpunkt, an der Seite der Zunge — zweifelhaft,
jedenfalls äusserst selten; 4) ein Labialpunkt an der Unterlippe —
zweifelhaft; 5) ein Mentalpunkt an der Austrittsstelle des N. mentalis
aus seinem Canale — ziemlich häufig. — Ausser diesen Druckschmerzpunkten im Valleix'schen Sinne, die (wenigstens zum grösseren
Theile) in der Bahn der afficirten Nervenäste liegen, werden bei
Prosopalgie sehr häufig cutane Hyperalgesien im Gesichte und in einzelnen Fällen auch schmerzhafte Druckstellen am Halse, namentlich
an den Dorn- und Querfortsätzen der Halswirbel gefunden. Dieselben
bestehen bald nur während der Anfälle, bald auch während der Remissionen und Intermissionen.

Von der Genese der Druckpunkte und der cutanen Hyperalgesien, die sich wahrscheinlich meistens auf Leitungshyperästhesien
zurückführen lassen, ist bereits ausführlich die Rede gewesen. Die
schmerzhaften Stellen an den Wirbelfortsätzen, welchen wir auch bei
verschiedenen anderen Neuralgien begegnen, sind bisher nicht in genügender Weise erklärt. Sie sind übrigens viel seltener, als man
früher (namentlich in der Epoche der „Spinalirritation") annahm, und

können verschwinden, während die Neuralgie selbst fortdauert, steben
also jedenfalls mit derselben nur in einer sehr losen Verbindung.

§. 51. Die Neuralgien des N. trigeminus gehören, wie bei dem
grossen Reichthum dieses Nerven an sensibeln Fasern und bei seiner
den mannichfaltigsten Schädlichkeiten exponirten Lage von vornherein
erwartet werden kann, zu den häufigsten aller Neuralgien (vgl. §. 32.).
Das weibliche Geschlecht wird mit weit überwiegender Frequenz befallen. — Was die Vertheilung auf die einzelnen Aeste betrifft, so
steht der Ramus I. in Bezug auf isolirtes Ergriffenwerden unzweifelhaft oben an; dann folgt der zweite und endlich der dritte. Relativ
oft werden einzelne Zweige mehrerer Aeste, sehr selten dagegen alle
Hauptäste des Trigeminus gleichzeitig befallen. Unter 29 aus der
hiesigen Policlinik entnommenen Fällen sind 12 von isolirter Neuralgia supraorbitalis (beiläufig bemerkt, ohne Malaria, die in hiesiger
Gegend spärlich vorkommt); 4 von isolirter Neuralgia infraorbitalis,
3 von isolirter Neuralgia temporalis und mentalis; in den übrigen
Fällen waren combinirte, meist aus Neuralgien des 1. und 2. Astes
gemischte Formen vorhanden. In 27 Fällen war die Neuralgie eine
einseitige, nur in 2 Fällen eine bilaterale.

Was das Alter betrifft, so fielen von 29 Fällen in die Zeit vom

14.—19. Jahre	3
20.—29. -	7
30.—39. -	8
40.—49. -	5
50.—59. -	3
60.—69. -	3

Auch hier also eine vorzugsweise Betheiligung des mittleren Lebensalters. In der Kindheit kommen Trigeminus-Neuralgien, selbst
bei hereditärer Disposition, so gut wie niemals vor, was dieselben von
Hemikranie in auffälliger Weise unterscheidet. Im höheren Alter
nimmt zwar die absolute Frequenz der Trigeminus-Neuralgien ab;
ob aber auch die relative (d. h. im Verhältniss zur Häufigkeit der
betreffenden Altersstufe), müsste erst auf Grund genauerer statistischer
Voruntersuchungen festgestellt werden.

§. 52. Pathogenese und Aetiologie. — Die typischen
Neuralgien des Trigeminus haben offenbar wesentlich dieselben Entstehungsbedingungen, wie die eigentlichen Intermittensformen. Sie
sind daher vorzugsweise in Malaria-Gegenden heimisch, und können
dort endemisch und epidemisch auftreten. Sie kommen jedoch, wiewohl seltener, auch anderweitig vor, unter dem Einflusse allgemeiner

atmosphärischer Schädlichkeiten, namentlich bei rauher, nasskalter
Witterung und bei öfterem Wechsel zwischen nasskalten, windigen
und wärmeren, windstillen Tagen. Die Verschiedenheiten von Geschlecht und Alter, von günstigeren und ungünstigeren Lebensverhält-
nissen etc. haben auf diese typischen, durch Malaria oder anderweitige atmosphärische Noxen bedingten Neuralgien keinen ersichtlichen
Einfluss.

Bei der grossen Mehrzahl atypischer Prosopalgien kennen wir
die pathogenetischen und ätiologischen Momente nur sehr unvollkommen; vielfach sind uns dieselben noch vollständig dunkel. Nur in
relativ seltenen Fällen sind anatomische Veränderungen nachgewiesen,
welche wir als materielles Substrat der Neuralgie ansehen dürfen;
meist müssen wir uns auf die Analyse der entfernteren und prädisponirenden Momente beschränken. Für diese gilt in hervorragender Weise Alles, was im vorigen Capitel über die Pathogenese der
Neuralgien im Allgemeinen bemerkt wurde. Namentlich ist gerade
bei vielen Trigeminus-Neuralgien eine congenitale, hereditäre Anlage
in hohem Maasse ersichtlich.

Zu den accidentellen Veranlassungen gehören besonders die trauma-
atischen: Reizung von Nervenästen durch einen eingedrungenen fremden Körper Stichverletzungen, Continuitätstrennungen bei Verwundungen
und Operationen. Dass Trigeminus-Neuralgie auch auf Verletzungen
anderer Nerven folgen kann, ist schon früher erwähnt worden. — Wahre
und falsche Neurome sind an den peripherischen Verzweigungen des
Trigeminus ziemlich selten beobachtet und noch seltener als Ursache
von Neuralgie ausdrücklich erwähnt. Weit häufiger sind Knochenleiden die Ursache, wobei jedoch der Zusammenhang zwischen dem
Knochenleiden und der Neuralgie nicht immer ganz klar ist. So
scheinen z: B. Caries oder Exostosen einzelner Zähne, Exfoliationen
der Processus alveolares, Hypertrophien am Stirn-, Sieb- und Keil-
bein zu ausgebreiteten Gesichtsneuralgien Anlass zu geben. Man
muss sich in manchen Fällen vorstellen, dass die zunächst auf einzelne Nervenfäden und Aestchen beschränkte Erregung im Centrum
auf andere Faserbündel und Aeste irradiirt: dass also der Schmerz
in den letzteren centripetal oder (wenn man diesen Ausdruck ge-
brauchen will) reflectorisch ausgelöst wird. Zuweilen liessen sich bei
Neurectomien Veränderungen an grösseren Nervenästen nachweisen. So fand Gross die Knochenwandungen des Canalis man-
dibularis durch concentrische Hypertrophie verengert; den N. alveola-

ris inferior an der Compressionsstelle atrophirt, zum Theil hyperämisch und von Exsudat umgeben. Auch Carnochan fand in mehreren Fällen den exstirpirten Nerv (in einem Falle auch das mitexstirpirte Ganglion sphenopalatinum) verdickt und hyperämisch. In der Mehrzahl der Fälle lieferte dagegen die macroscopische und microscopische Untersuchung der resecirten Stücke negative Resultate. — Ausser durch Knochenleiden, können auch durch anderweitige, die Gesichtsäste comprimirende Geschwülste Neuralgien entstehen. Sehr frappant ist z. B. ein von Allan mitgetheilter Fall von Neuralgia supraorbitalis, in welchem eine kalkartige Concretion von Erbsengrösse auf den N. supraorbitalis gerade an dem gleichnamigen Foramen drückte, und der Schmerz nach Entfernung der Geschwulst vollständig cessirte.

Unter den intracraniellen Ursachen sind die häufigsten: basale, syphilitische und nicht-syphilitische Osteitis und Periostitis, namentlich Exostosen am Clivus Blumenbachii, wodurch der vom Pons abtretende Nervenstamm insultirt wird, und anderweitige Basalgeschwülste. Romberg fand als Ursache einer heftigen und anhaltenden Trigeminus-Neuralgie eine aneurysmatische Erweiterung der Carotis interna, welche Compression und hochgradige Atrophie des Nerven und des Ganglion Gasseri herbeigeführt hatte. ·Smith fand bei einer älteren Frau, die lange an der heftigsten Gesichtsneuralgie gelitten hatte, ein wallnussgrosses Neurom an der Stelle des Ganglion Gasseri, welches eine Verlängerung durch das um mehr als doppelt erweiterte For. ovale geschickt und das Os petrosum und die obere Wand des Canalis caroticus in grosser Ausdehnung absorbirt hatte. — Trigeminus-Neuralgien centralen Ursprungs wurden bei Heerdaffectionen (Geschwülsten, Abscessen u. s. w.) in sehr verschiedenen Theilen des Gehirns, und zwar bald auf der dem Heerde entgegengesetzten, bald auf der gleichnamigen Seite beobachtet.

§. 53. Verlauf und Prognose. — Von den verschiedenen Formen der Trigeminus-Neuralgien bieten nur wenige einen bestimmt charakterisirten Verlauf der. Zu diesen gehören namentlich die typischen Supraorbitalneuralgien. Sie treten in der Regel im Quotidiantypus auf. Die Anfälle erfolgen häufiger in den Morgenstunden bis gegen Mittag, seltener in den Abend- oder Nachtstunden. Häufig sind dieselben mit vasomotorischen oder trophischen Störungen am Auge (vermehrte Thränensecretion, Röthung und Injection des Augenlides, der Conjunctiva bulbi u. s· w.) verbunden. In welcher Weise diese Complicationen, die man früher kurzweg als „sympathische"

bezeichnete, zu Stande kommen, wurde bereits früher erörtert. Einzelne Autoren, wie z. B. Wittmaack, haben diese, von vasomotorischen Störungen am Auge begleitete typische Supraorbitalneuralgie
mit einem ganz anderen Leiden, mit der Ophtalmia intermittens,
confundirt, welche eine reine, auf Malaria-Infection beruhende vasomotorische Neurose im Gebiete der conjunctivalen Gefässfasern des
N. trigeminus darstellt. Ich habe in meiner, mit Landois zusammen
verfassten Monographie der vasomotorischen Neurosen die ziemlich
spärliche Literatur der Ophtalmia intermittens zusammengestellt, und
daraus die eigenthümliche, rein vasomotorische Natur dieser letzteren
Affection nachgewiesen*). Ich hebe hier nur hervor, als von differentiell-
diagnostischem Interesse, dass die Ophtalmia intermittens öfters primär
im Tertiantypus vorkommt, während bei den typischen Supraorbitalneuralgien ein quotidianes Auftreten (wenigstens im Anfange) die
Regel bildet; dass ferner die Ophtalmia intermittens ganz ohne Spur
von neuralgischem Schmerz einhergehen kann, wie z. B. in einem
ausführlich von Mannhardt**) mitgetheilten Falle; dass es endlich
dabei, wie schon Staub***) in einer für seine Zeit vortrefflichen Abhandlung gezeigt hat, zu schwereren Nutritionsstörungen 'am Auge,
zu Iritis, zum Hypopyum intermittens et periodicum kommen kann,
welche bei reinen typischen Supraorbitalneuralgien niemals beobachtet
werden. Auch Griesinger†) ist daher nicht im Rechte, wenn er die von
ihm kurz erwähnte Ophtalmia intermittens als eine „leichtere oder
schwerere Neuralgie des Auges mit vorwiegend starker Congestion"
hinstellt. Wenn einerseits typische Neuralgie ohne Ophtalmie, andererseits typische Ophtalmie ohne neuralgischen Schmerz vorkommt, in
einer dritten Reihe von Fällen endlich beide Zustände mehr oder
weniger coincidiren; so beweist dieses Factum doch wohl in schlagendster Weise, dass (unter dem Einflusse von Malaria etc.) bald
ausschliesslich die sensibeln, bald die vasomotorischen Fasern des
1. Quintusastes, bald endlich beide vereint einer Erkrankung ausge-

---

*) Eulenburg und Landois, Die vasomotorischen Neurosen. (Wiener med.
Wochenschrift 1867 und 1868; Sep.-Abdr. p. 21—25.)
        **) Ophtalmologische Fälle von Febris intermittens larvata, Klin. Monatsbl.
für Augenheilk. Erl. 1865 (Jahrg. III.).
        ***) Die krankhaften Affectionen des Auges und seiner benachbarten Gebilde
mit regelmässig intermittirendem Typus, v. Ammon's Zeitschr. für Ophthalmologie,
Heidelberg und Leipzig 1835
        †) Infectionskrankheiten (2. Aufl.) 1864. p 48.

setzt werden. Die Ursache davon ist auch hier die beim Zoster facialis (§. 46.) erwähnte.

Viel seltener als im Gebiete des Supraorbitalis entstehen unter dem Einflusse der Malaria Neuralgien in anderen Aesten des Trigeminus, z. B im Infraorbitalis.

Die Prognose dieser typischen, durch Malaria- oder anderweitige atmosphärische Einflüsse bedingten Neuralgien ist eine günstigere, als bei allen anderen Formen der Prosopalgie; freilich entstehen oft Recidive, da die Kranken nach erfolgter Herstellung denselben Schädlichkeiten ausgesetzt bleiben.

Alle übrigen Neuralgien des Trigeminus zeigen einen atypischen oder ganz unregelmässigen Habitus. Dennoch kann man auch hier in Hinsicht des Verlaufes zwei grosse Gruppen unterscheiden. Die einen umfassen diejenigen Neuralgien, welche vorzugsweise durch äussere, an der Peripherie angreifende (mechanische, rheumatische) Insulte herbeigeführt werden, ohne dass eine allgemeine Ernährungsstörung, eine Prädisposition zu Neuropathien u. s. w. zu Grunde läge. Man kann diese Neuralgien als mehr accidentelle von den auf schweren Allgememeinstörungen oder auf congenitaler, hereditärer Anlage u. s. w. beruhenden, constitutionellen unterscheiden. Die accidentellen Trigeminus-Neuralgien können, gleich den typischen, auf Malaria-Einfluss beruhenden, in jedem Lebensalter auftreten. Die Erscheinungen sind bei ihnen, im Allgemeinen und vergleichsweise, milder, der Verlauf kürzer, Complicationen seltener, die Prognose günstiger, als bei den constitutionellen Prosopalgien. Die letzteren (ich erinnere hier an die früheren Bemerkungen über die prädisponirenden Momente bei Neuralgien) kommen vorzugsweise gegen Ende des mittleren und im Anfange des höheren Lebensalters, also etwa nach dem 40. Lebensjahre, zur Beobachtung; sie stellen unzweifelhaft die schwersten, diffusesten, complicirtesten und prognostisch ungünstigsten Formen der Prosopalgie überhaupt dar. Sie beruhen häufig auf hereditärer Anlage, während die physischen und moralischen Erschütterungen des voraufgegangenen Lebens, Excesse der verschiedensten Art, Alcoholmissbrauch. frühere Krankheiten u. s. w. als steigerndes und begünstigendes Moment mitwirken. Sie sind symptomatisch ausgezeichnet durch die grosse Heftigkeit des Schmerzes, das Vorhandensein multipler Schmerzpunkte und ausgebreiteter, oft fast das ganze Gebiet des Trigeminus umfassender Hyperalgien, und die häufige Complication mit motorischen Phänomenen, namentlich mit ausgebreiteten Reflexerscheinungen und erhöhter Reflex-

erregbarkeit überhaupt. Es sind dies diejenigen Fälle, welche man
auch wohl als epileptiforme Neuralgien (Trousseau) bezeichnet hat. Wie für alle örtlichen Reize sind solche Kranke auch für
Elektricität in hohem Maasse empfindlich und es können schon sehr
schwache elektrische Reize bei ihnen ungewöhnlichen Schmerz,
Schwindel, Sinnesstörungen, Zuckungen u. s. w. auslösen. In hohem
Grade beachtenswerth ist auch die oft unverhältnissmässig
starke psychische Reaction. Dies sind die Fälle, in welchen
der Schmerz nicht bloss zu krankhafter Reizbarkeit, zu vorübergehender hypochondrischer Verstimmung, sondern zu tief einwurzeln-
der Melancholie, sogar zu Selbstmordversuchen Veranlassung darbot.

Der Verlauf kann auch in diesen extremen Fällen ein sehr
chronischer sein, da das Leben durch die neuralgischen Symptome
an sich in keiner Weise bedroht wird. Die Anfälle folgen nach
und nach immer häufiger; der Schmerz wird durch die leichtesten
Anlässe (Kauen, Sprechen, Senken und Heben des Kopfes u. s. w.
provocirt oder gesteigert, hört aber fast niemals gänzlich auf, so dass
statt der eigentlichen Intervalle nur noch unvollkommene Remissionen
bestehen. Endlich zeigen sich in solchen Fällen vorzugsweise Irradiationen auf andere Nervengebiete, namentlich auf die Cervicalnerven und den Trigeminus der anderen Seite, sowie auch die früher
geschilderten Alternationen und Migrationen.

Die Prognose dieser Fälle ist, seltene Ausnahmen abgerechnet,
eine ungünstige; die Behandlung vermag in der Regel mit allen ihr
zu Gebote stehenden Mitteln höchstens einen unvollkommenen pallia-
Erfolg — selten eine dauernde Beseitigung der neuralgischen Erscheinungen zu erzielen. In manchen Fällen werden selbst die
stärksten Palliativmittel nach und nach unwirksam, und das Lebens-
ende solcher Kranken wird durch die aufreibenden Schmerzen, die
Schlaflosigkeit, die erschwerte Nahrungszufuhr allmälig beschleunigt.

§. 54. Der Behandlung der Trigeminus-Neuralgien können
wir zweckmässiger Weise die in prognostischer Hinsicht aufgestellte
Unterscheidung von typischen und atypischen, unter letzteren wieder
von mehr accidentellen und constitutionellen Neuralgien zu Grunde
legen, durch welche Verhältnisse in der That das einzuschlagende
therapeutische Verfahren erheblich modificirt wird.

Die Behandlung der typischen, namentlich der unter dem Einflusse von Malaria entstandenen typischen Supraorbitalneuralgien besteht in der Anwendung derselben Mittel, welche wir zur

Bekämpfung der Intermittens überhaupt anzuwenden pflegen: also
vor Allem des Chinins. Die Wirkung des letzteren gegen die typischen Supraorbitalneuralgien (sowie gegen andere Formen larvirter
Intermittenten im Gebiete des Trigeminus, z. B. auch gegen die
Ophtalmia intermittens) ist eine so präcise, dass man in der Regel
kaum nöthig hat, noch zu irgend welchem anderen Verfahren seine
Zuflucht zu nehmen.

Gewöhnlich giebt man das Chinin innerlich, und zwar Chinium
sulfuricum, zu 0,06—0,5 pro Dosi. Das von Davay, Villaret
und Anderen gerühmte Chinium valerianicum bietet keine besonderen
Vorzüge. Sehr beliebt ist die Combination von Chinin mit kleinen
Morphiumdosen, am besten in Pulvern, (Chinii sulf. 0,1 — Morphii
hydrochl. 0,01, Sacchari 0,5; Morgens und Abends ein Pulver).

Die Anwendung des Chinins in anderen Applicationsformen (z.
B. im Clystir, zu 0,5—1,5, nach Villaret) ist im Allgemeinen
entbehrlich. Dies gilt auch von der hypodermatischen Injection,
deren Wirkung allerdings schon nach kleinen Dosen sehr prompt
eintritt, die aber nach einzelnen Erfahrungen sehr schmerzhaft und
mit der Gefahr örtlicher Entzündungen und Abscedirungen an der
Stichstelle verbunden sein soll. Ich selbst habe übrigens in einigen
Fällen von typischer Supraorbital-Neuralgie die subcutanen Chinin-
Injectionen gemacht, ohne örtliche Entzündungen danach eintreten
zu sehen. Ich benutzte dabei folgende Lösung:

R
Chinii sulf. 2,0
Acidi sulf. q. s.
Aq. dest. 15,0

von welcher der Inhalt einer Spritze (enthaltend 0,1 Chinin) pro
dosi subcutan injicirt wurde. Auch M. Rosenthal, Bricheteau
und Andere haben dieses Verfahren empfohlen.

Ausser dem Chinin ist bei den typischen Gesichts-Neuralgien
in früherer Zeit der Arsenik vielfach und mit glänzendem Erfolge
angewandt worden. Man hat denselben sogar als „mineralisches
Antitypicum" mit dem Chinin als „vegetabilischem Antitypicum" in
Parallele gestellt. Jetzt ist das Mittel, trotz einzelner neuerer Auf-
frischungen, im Ganzen wenig in Gebrauch, hauptsächlich wohl aus
keinem anderen Grunde, als weil das Chinin in fast allen Fällen
ausreicht. Das am allgemeinsten (von Romberg, Eisenmann,
Schauer, Scott, Valleix u. s. w.) benutzte Arsenikpräparat ist

die Sol. arsenicalis Fowleri, zu 3—5 Tropfen pro dosi, am besten
in verdünnterer Lösung. Einzelne (Königsfeld) empfahlen das
Kali arsenicosum, welches aber wegen seiner, die äusserste Vorsicht
erfordernden Dosis — 0,0015 — zu vermeiden sein dürfte.

Andere Mittel, wie z. B. das von Jonet und Homolle empfohlene Apiol, die Tinct. Cannabis ind. (Lynch), das Ferrum carbonicum etc. sind als überflüssig bei den typischen Neuralgien fast .
ganz ausser Anwendung.

§. 55. Von den atypischen Trigeminus-Neuralgien erfordern
diejenigen, welche wir oben als mehr accidentelle zusammengefasst haben, vor Allem eine die ätiologischen Verhältnisse berück-
sichtigende Behandlung So zunächst die traumatischen Fälle, wie
auch diejenigen, in welchen die Neuralgie durch Zahnleiden, durch
krankhafte Processe an den Kieferrändern oder anderweitige Knochenaffectionen, durch Druck einer oberflächlich gelegenen Neubildung
u. s. w. bedingt wird. Ueberall wird man hier die Behandlung,
wenn möglich, mit der Beseitigung der mechanischen Ursache, sei
es auf operativem Wege oder durch anderweitige entsprechende Verfahren, zu beginnen haben, und in einer Reihe von Fällen dadurch
allein ans Ziel kommen, wie die früher citirten Beispiele von Jeffreys,
Allan u. s. w. beweisen. Die Causalindication kann, nach dem
früher Gesagten, auch die Extraction cariöser Zähne, Wurzeln etc.
in manchen Fällen erfordern. Freilich aber ist ein Unterschied
zwischen einer im concreten Falle sachlich begründeten Indication,
und jenem blinden Eifer, welcher, wie odiöse Beispiele lehren, einen
gesunden Zahn nach dem andern mit ebensowenig Vernunft als
Erfolg extrahirte; Unternehmungen die wohl mit den, ehedem zu
gleichem Zwecke geübten Durchschneidungen von Facialästen parallelisirt zu werden verdienen.

In Bezug auf die causale Behandlung derjenigen Prosopalgien,
welche auf anämischer und chlorotischer, syphilitischer, rheumatischer
Basis beruhen, verweise ich auf das zur Therapie der Neuralgien im
Allgemeinen Bemerkte. Die Eisenpräparate, Mercurialien, Jodkalium,
die Kaltwasserkuren, Seebäder, Thermalbäder, climatischen Curorte
u. s. w. finden in hierher gehörigen Fällen ihre passende Stelle.

Von den verschiedensten specifischen Mitteln ist bei Prosopalgie
ein überaus freigebiger Gebrauch gemacht worden — entsprechend
der Schwere und Hartnäckigkeit des Leidens, und der so häufigen
Unmöglichkeit oder Erfolglosigkeit der causalen Behandlung. Fast
alle Mittel, welche wir bei der Aufzählung obsoleter Specifica gegen

Neuralgie überhaupt aufgezählt haben und viele dort übergangene
sind auch von diesem oder jenem Autor gegen Prosopalgie empfohlen
und in einzelnen Fällen mit Erfolg angewandt worden. So unter den
inneren Mitteln die Zinkpräparate, das Arg. nitricum, Baryta muriatica, Creosot, die verschiedensten Narcotica (unter denen Aconit, ein
Lieblingsmittel Hufeland's, noch heut bei manchen Aerzten ein
hohes Ansehen geniesst) und vor Allem Arsenik, auch hier von bedeutenden Autoritäten (wie Canstatt und Romberg) dringend
empfohlen. — Die ganz werthlose epidermatische Anwendung der
Narcotica und Anaesthetica in Form von Salben, Einreibungen, Fomenten (neuerdings auch von Schnupfpulvern, nach Raimbert) ist
höchstens der Vollständigkeit halber zu registriren. Auch die sogenannten dynamischen Mittel fehlten nicht. Ausser den leichteren
Hautreizen wurden Caustica, namentlich Aetzkali und Ammoniak,
von André, Legroux, Barett, Ducros, und selbst das Glüheisen von Valleix und Quincourt — von Ersterem freilich ohne
Nutzen — versucht. Sachs und Andere brachten die Elektropunktur
Giacometti den Magnetismus mit angeblichem Erfolge zur Anwendung.

Hypodermatische Injectionen von Morphium wurden zuerst von
englischen Aerzten (Wood, Oliver, Bell, Hunter, Rynd) —
in Deutschland von Bertrand, Scholz, Hermann, v. Graefe,
Gerhardt, mir und Anderen bei Prosopalgien erprobt, und seitdem
durch zahlreiche Mittheilungen von Bois, Sander, Lorent, Blö-
dau, Schneevogt, Pletzer, Ruppaner, Isid. Müller, Löbl
u. s. w. als wirksam bestätigt. Ich habe über 50 Fälle der verschiedensten Prosopalgien mit Morphium-Injectionen behandelt, wovon
etwa der vierte Theil ausschliesslich bei diesem Verfahren heilte,
während in allen übrigen Fällen mindestens ein guter palliativer
Effect — Intermissionen von mitunter zehntägiger Dauer — durch die
Injectionsbehandlung erreicht wurde.

Von anderen Opium-Alcaloiden habe ich hier auch Narcein subcutan injicirt. Dasselbe bewirkte in einem Falle von inveterirter,
äusserst heftiger Prosopalgie eine sehr auffallende, nicht blos palliative, sondern dauernde Besserung; ebenso in einzelnen Fällen von
Neuralgia supraorbitalis.

Das Atropin, welches Béhier, Courty und Andere ebenfalls
rühmen, habe ich in 3 Fällen injicirt. Zweimal hatte dasselbe
einen unverkennbaren palliativen Nutzen; im dritten Falle musste es
wegen der schon noch sehr geringer Dosis eintretenden Erscheinun-

gen stürmischer Atropinwirkung (furibunde Delirien, Convulsionen etc.)
alsbald ausgesetzt werden. — Coffein, Nicotin, Aconitin etc. haben
theils nicht die Sicherheit in der Wirkung, theils nicht die Gefahr-
losigkeit der Morphium-Injectionen, und sind daher wohl als überflüssig zu streichen.

§. 56. Bei der elektrischen Behandlung der Trigeminus-
Neuralgien haben Inductionströme im Allgemeinen nur einen
untergeordneten Nutzen.   Die Methoden der cutanen Faradisation
können im Gesichte selbt, wegen der grossen Empfindlichkeit der
Gesichtshaut, nicht wohl angewandt werden, und die Faradisation der
Nervenstämme, die ebenfalls nur mit schwachen Strömen vorgenommen werden darf, lässt auch hier in der Regel im Stich. M. Meyer
empfiehlt, bei Trigeminus-Neuralgien die faradische Pinselung an der
hinteren oberen Partie des Halses vorzunehmen — ein Verfahren,
welches bei peripherischen Prosopalgien oft günstigen Erfolg darbietet.

Weit ermunterndere Resultate liefert bei Prosopalgien der constante Strom, obwohl die Erwartungen von demselben auch durch
übertriebene Anpreisungen allzuhoch gespannt wurden.   Palliative
Wirkungen habe ich in ziemlich zahlreichen Fällen beobachtet. Nicht
selten gelang es sogar, einen eben wüthenden heftigen Schmerzparoxysmus durch die Galvanisation zu coupiren.   Ich applicire zu
diesem Zwecke einen stabilen Strom von 5 (zuweilen selbst noch
weniger) bis 10 und 20 Elementen; bei sehr reizbaren Individuen
mit graduirter Nebenschliessung am Rheostat, um die Stromstärke
auch bei kleiner Elementenzahl beliebig zu nuanciren, sowie auch
die heftigen Schliessungs- und Oeffnungserscheinungen durch allmäliges
Ein- und Ausschleichen des Stroms ganz zu vermeiden.   Diese Vorsicht ist namentlich bei Trigeminus-Neuralgien mit centralem Sitze
in hohem Grade nothwendig.   Die Anode wird auf die neuralgisch
afficirten Nervenäste, und zwar möglichst central (in der Regel nahe
der Austrittsstelle der einzelnen Aeste) angelegt, und mit der Kathode im Nacken geschlossen.

Von der rapiden, fast zauberhaften Wirkung der Galvanisation
während eines stürmischen Schmerzparoxysmus habe ich mich und
Andere oft überzeugt. Auf eine radicale Heilung ist jedoch trotz dieser
glänzenden, aber leider flüchtigen Effecte nur bei leichteren, namentlich
peripherischen Neuralgien, ohne nachweisbare mechanische Ursachen,
und auch hier keineswegs immer zu rechnen. Von der Behandlung
der oben characterisirten schweren, epileptiformen, und überhaupt

von der Behandlung centraler Prosopalgien mittelst der Galvanisation
durch den Kopf oder vom Sympathicus aus habe ich wenigstens
entscheidende Resultate bisher nicht beobachtet.

§. 57. Von den chirurgischen Verfahren haben — abgesehen von der causal bedingten Extraction fremder Körper u. dgl.
— die Neurotomien und Neurectomien ausgebreitete Geltung, die
Compression und die Unterbindung der Carotis dagegen nur in vereinzelten Fällen Anwendung gefunden.

Ueber den allgemeinen Werth der Neurotomie und Neurectomie ist schon früher das Nöthige bemerkt worden (§. 44.). —
Dort ist auch gegen die geringschätzigen und absprechenden Urtheile über diese Operationen ungekämpft worden, welche sich auf
den häufig unbekannten oder centralen Sitz des Leidens berufen.
Einerseits sind die Fälle von peripherisch bedingten Prosopalgien
nicht so selten, bei denen die Nervendurchschneidung central vom
ursprünglichen Krankheitssitze ausgeführt werden kann; andererseits
kann die Operation auch bei centralen, oberhalb des operativen
Terrains wurzelnden Neuralgien durch ihre indirecte Wirkung —
die man füglich als eine „centripetale" bezeichnen könnte — einen
heilsamen Effect ausüben, der durch die Erfahrung in zahlreichen
Fällen sicher gestellt ist. Nach der neuesten, interessanten Zusam-
menstellung von Wagner[*] war unter 135 wegen Gesichtsschmerz
unternommenen Neurectomien die Operation erfolglos 9 mal, tödtlich
6 mal; Recidive traten auf: nach Tagen 1 mal, nach Monaten 32
mal, nach Jahren (bis zu 3) 20 mal; Recidive blieben aus nach
Monaten 18 mal, nach Jahren 25 mal, während in 24 Fällen die
Zeitdauer des Erfolges unbestimmt blieb.

Die früher, selbst von einem Velpeau geübten Durchschneidungen von Facialästen bei Prosopalgie gehören grösstentheils einer
Periode an, wo der Unterschied in der Function des Quintus und
Facialis noch nicht (durch das unsterbliche Verdienst von Ch. Bell)
festgestellt und allseitig eingedrungen war; sie sind natürlich als unnütz und irrationell völlig zu verwerfen, selbst in den Fällen, wo
ein mimischer Krampf (Tic convulsif) die Neuralgie complicirt, da
es sich hierbei nur um Reflexerscheinungen von den erregten Quintusfasern aus handelt.

Eine grosse Anzahl der ausgezeichnetsten Aerzte und Chirurgen

---

[*] Ueber nervösen Gesichtsschmerz und seine Behandlung durch Neurectomie,
Arch. f. clin. Chirurgie XI. Heft 1, 1869.

hat sich theils mit Aufstellung und Kritik der Indicationen, theils
mit der technischen Vervollkommnung der Operationen am N. trige-
minus beschäftigt. Swan, Trousseau, Jobert, Roux, Beau,
Sédillot, Michel, Demarquay, Vanzetti, Carnochan,
Gross — unter den deutschen Chirurgen Schuh, v. Langenbeck,
Wagner, Nussbaum, Roser, Linhart, v. Bruns, v. Graefe,
Patruban, Podratzki, Weinlechner sind vor Allem zu nennen.

Fast alle sensibeln Zweige sind durchschnitten und resecirt
worden: am häufigsten (der Frequenz der einzelnen Neuralgien gemäss) der N. frontalis und der N. infraorbitalis, seltener andere
Zweige des Ramus II. oder der ganze Stamm des letzteren (N. supramaxillaris); am dritten Aste besonders der Ramus mentalis seltener die Rami temporales, der Stamm des N. maxillaris inferior und
der Nervus lingualis.

Die Operationen am N. frontalis (supraorbitalis) sind die leichtesten und gefahrlosesten von allen. Die Neurotomie kann hier
sogar subcutan (mit einem Tenotom in der Gegend des For. supraorbitale) ausgeführt werden. Sicherer ist aber die Resection des
Nerven, welche von einer Incision am Margo supraorbitalis aus
vorgenommen wird, am besten nach dem von Linhart angegebenen
Verfahren.

Der N. infraorbitalis kann ebenfalls subcutan an seiner Austrittsstelle durchschnitten, oder von der Mundhöhle aus excidirt werden. Das erstere Verfahren hat jedoch als einfache Neurotomie nur
einen kurzen Erfolg, und das letztere ist in hohem Grade unsicher.
Weit besser, aber freilich auch eingreifender sind daher die von
Schuh, Linhart und Wagner angegebenen Verfahren, nach welchen
der Nerv innerhalb des Canalis infraorbitalis selbst aufgesucht und
excidirt wird. Man kann hierbei ein grösseres Nervenstück (bis zu
1 Zoll) entfernen, und so die Wiederverwachsung verzögern. Der
Ramus subcutaneus malae und alveolaris superior werden aber auch
bei diesem Verfahren nicht mit getroffen. Bei gleichzeitigen Neuralgien dieser Aeste ist man daher zur Resection des ganzen N. supra-
maxillaris, an seiner Austrittsstelle aus dem For. rotundum in der
Fossa sphenomaxillaris, fortgeschritten. Diese kühne Operation erfordert eine partielle Resection des Oberkiefers, für welche Carnochan, v. Bruns und Linhart besondere Vorschriften ertheilt
haben. Der Erfolg war in einzelnen Fällen (z. B. von Carnochan)
günstig. Nussbaum hat zu demselben Zwecke die osteoplastische
Resection des Oberkiefers (mit Wiedereinheilung des aus seinen

meisten Verbindungen getrennten Knochens) in einem solchen Falle mit glücklichem Erfolge verrichtet. Am schonendsten ist unstreitig das neuerdings von v. Langenbeck*) beschriebene und einmal am Lebenden ausgeführte Verfahren, wobei der N. infraorbitalis zuerst subcutan mit einem Tenotom in der Fissura orbitalis inferior durchschnitten, alsdann an der Austrittsstelle aus dem For. infraorbitale hervorgezogen und excidirt wird.

Von den Verzweigungen des dritten Astes ist der N. mentalis (oder vielmehr die ausstrahlenden Aestchen desselben) an der Austrittsstelle aus dem For. mentale leicht zu durchschneiden. Hierbei bleiben aber die Schmerzen im Gebiete der innerhalb des Canalis mandibulae abgehenden Zweige, namentlich der Dentales inferiores, unberücksichtigt. Man hat daher den N. maxillaris inferior vor seinem Eintritt in den Unterkiefercanal aufgesucht, und zwar entweder durch Trepanation in der Mitte des Ramus mandibulae (Warren, Jobert, Linhart) oder durch Absägen eines Stückes vom hinteren Rande des Kieferastes (Kühn, v. Bruns). Letzteres Verfahren verdient, namentlich nach der Bruns'schen Methode, seiner leichteren Ausführbarkeit wegen entschieden den Vorzug.

Die Resection des N. lingualis hat zuerst Roser (mittelst Spaltung der Wange von aussen her) vorgenommen. Auch Michel, Demarquay, v. Graefe, Vanzetti, Nussbaum und Andere haben diese Operation, meist mit günstigem Erfolge, verrichtet.

Die (schon von Trousseau, neuerdings von Frey empfohlene) Compression der Carotis hat selbstverständlich nur den Werth eines Palliativmittels. Da sie nur von der Hand eines Arztes mit hinreichender Sicherheit ausgeübt werden kann und von vielen Patienten überdies gar nicht oder wenigstens nur sehr kurze Zeit ertragen wird, so ist ihre Anwendbarkeit jedenfalls eine äusserst beschränkte.

Die Unterbindung der Carotis kann auch radicale Heilung herbeiführen; Patruban bezeichnet sie sogar als das einzige Radicalmittel bei chronischen Neuralgien des Quintus. Nussbaum und Patruban haben die Unterbindung wegen Neuralgie am häufigsten ausgeführt; Ersterer in 11 Fällen mit Erfolg; Patruban in 7 Fällen, worunter 6 Heilungen, während ein Fall („durch Verschulden des Patienten") letal endete. Immerhin dürfte man sich zu dieser Opera-

---

*) Archiv für clinische Chirurgie. XI. Heft 1. 1869.

tion nur in den schwersten, jeder anderweitigen Behandlung trotzenden
Fällen von centralen Prosopalgien entschliessen.

2. Hemikranie.

§. 58.   Der als „Hemikranie" bezeichnete Symptomencomplex
nimmt zu den Neuralgien eine eigenthümliche Stellung ein, indem er
in wesentlichen Punkten das reinste, fast typische Bild einer Neuralgie darbietet, in anderen dagegen anscheinend ebenso erheblich davon abweicht. Die Uebereinstimmung zeigt sich namentlich in dem
spontanen und paroxysmenweisen Auftreten der Schmerzanfälle, welche
letzteren überdies äusserst scharf ausgeprägt, durch lange, vollkommen
schmerzfreie Intervalle von einander getrennt, und nicht selten in einem streng regelmässigen Typus verlaufen. Das Abweichende
besteht theils in anderen, weiterhin zu erörternden, Eigenthümlichkeiten, vorzugsweise aber darin, dass der Schmerz bei Hemikranie
weder deutlich dem Verlaufe grösserer Nervenstämme und ihrer Verzweigungen folgt, noch auch deutlich in den peripherischen Rayon
bestimmter Nervenbahnen projicirt, vielmehr in ziemlich unbestimmter
Weise im Innern des Schädels empfunden wird. Wollte man jedoch
wegen dieser Abweichungen von dem a potiori festgestellten Gattungs-
charakter der Neuralgien die Hemikranie aus der Reihe der letzteren
ausschliessen, so liesse sich dagegen zweierlei mit Recht einwenden.
Einmal würde eine solche Trennung weniger auf objectiven Symptomen, als auf subjectiven Empfindungen und Angaben der Kranken
beruhen: Angaben, die an sich nur von sehr bedingtem Werthe und
überdies auch untereinander keineswegs übereinstimmend sind. Andererseits müssten wir aus gleichem Grunde auch alle visceralen
(d. h. im Gebiete der visceralen Gefühlsnerven auftretenden) Neuralgien, wie Angina pectoris, Cardialgie, Colik u. s. w. ausschliessen,
da sich auch hier die Nervenbahnen, in welchen die Ausstrahlung
und excentrische Projection des Schmerzes erfolgt, nur sehr unbestimmt und theilweise gar nicht näher angeben lassen, wovon die Ursachen aber offenbar weniger in der Natur dieser Affectionen, als in
unserer mangelhaften Kenntniss über den Verlauf und Verbreitungs-
bezirk der visceralen Gefühlsnerven, sowie auch in dem geringen Lo-
calisationsvermögen der letzteren liegen.

§. 59. Die Hemikranie charakterisirt sich durch spontane, anfallsweise
auftretende Schmerzen, welche in der weitaus überwiegenden Mehr-

zahl der Fälle auf eine Schädelhälfte beschränkt sind, jedoch
nicht immer so streng, dass nicht die Gränze des Schmerzes hier
und da über die Mittellinie hinaus nach der anderen Schädelhälfte
hinüberrückle. Eigenthümlich und bisher unerklärt ist es, dass die
linke Seite weit häufiger afficirt wird, als die rechte. Der Schmerz
ist im Ganzen weniger ein unstäter, mobiler, als (wenn auch bei
sehr bedeutenden Intensitätsschwankungen) ein fixer, und zwar in der
Regel nicht gleichmässig über eine ganze Schädelhälfte, sondern vorzugsweise bald über die vorderen, bald über die mittleren und seitlichen Regionen (die Frontal-, Parietal- und Temporalgegend) verbreitet. Die Epitheta, welche die Kranken dem hemikranischen
Schmerz geben — als dumpf, bohrend, spannend u. s. w. —, sind
insofern von Interesse, als sie einerseits sich von denen unterscheiden, welche man in der Regel bei anderen Neuralgien, namentlich
bei den meisten Prosopalgien, zu hören bekommt, wo die Kranken
den Schmerz als stechend, reissend, hin- und herfahrend u. s. w.
schildern, und andererseits mit den Schilderungen beim hysterischen
Clavus und bei der Cephalaea syphilitica mehr übereinstimmen. Den
Anfällen gehen sehr häufig Prodrome voraus; und zwar auffallend oft
Sensationen im Gebiete der höheren Sinnesnerven (Flimmern vor
dem Auge, Summen und Sausen vor dem Ohre), sowie ausserdem
zuweilen Frostschauer, krankhaftes Gähnen, Uebelkeit, allgemeines
Gefühl von Unbehaglichkeit und Abspannung. Der Schmerzanfall
selbst ist häufig von Uebelkeit, Brechneigung, und den obigen Reizerscheinungen im Gebiete des Opticus und Acusticus begleitet.
(Auch der schlechte, verdorbene Geschmack', an dem 'die Kranken
oft vor und im Anfalle laboriren, ist wahrscheinlich nur eine Paralgie
der Geschmacksnerven und hängt nicht, wie gewöhnlich angenommen
wird, mit gastrischen Störungen zusammen.) Nach längerer, von
mehr oder minder bedeutenden Intensitätsschwankungen unterbroche-
nen Dauer des Schmerzes verfallen die Kranken meist in Mattigkeit
und zuletzt in Schlaf, aus welchem sie in der Mehrzahl der Fälle
schmerzfrei erwachen. Nicht selten gehen diesem Ende des Anfalls
vermehrte Speichelsecretion, Erbrechen, sowie auch vermehrte Harn-
secretion voraus. Die Dauer eines Anfalls variirt in der Regel von
mehreren Stunden bis zu einem halben Tage; seltener pflegt derselbe
einen ganzen Tag oder selbst mehrere Tage, mit abwechselnden Remissionen und Exacerbationen, in Anspruch zu nehmen.

Auf eine interessante und pathogenetisch wichtige Symptomreihe

bei der Hemikranie ist zuerst durch du Bois-Reymond*) die
Aufmerksamkeit in erhöhtem Grade gelenkt worden. Es sind dies
die, den Anfall begleitenden vasomotorischen und pupillären
Phänomene auf der leidenden Kopfseite. Der berühmte Phy-
siologe, dem seine eigene Migraine zum Beobachtungsobject wurde,
fand das Gesicht auf der schmerzhaften Seite bleich und verfallen,
das Auge klein und geröthet, die Pupille desselben erweitert:
die Temporalarterie fühlte sich wie ein harter Strang an. Der
Schmerz wurde durch alle Umstände vermehrt, welche den Blutdruck
im Kopfe erhöhen (beim Bücken, Husten etc.) und steigerte sich
synchron mit dem Pulse des Temporalis. Gegen Ende des Anfalls
röthete sich das rechte Ohr unter lebhaftem Wärmegefühl, wie auch
durch die Hand wahrnehmbarer Erhöhung der Temperatur. Einzelne,
der Regio ciliospinalis des Rückenmarks entsprechende Dornfortsätze
erschienen während und nach dem Anfalle auf Druck schmerzhaft.

Ob gegen Ende des Anfalls, in Verbindung mit der Röthung und
Temperaturerhöhung, eine Abnahme im Lumen der Pupille stattfand,
wird von du Bois-Reymond nicht angegeben. Ich habe in mehreren, sonst vollständig denselben Typus darbietenden Fällen eine
entschiedene Verengerung der Pupille auf der leidenden Kopfhälfte gegen Ende des Insults beobachtet.

Kürzlich hat Möllendorf**), anscheinend ohne Kenniss der
du Bois-Reymond'schen Publication, über einige vasomotorische
Phänomene bei Migraine nähere Mittheilungen gemacht. Bei der im Migraine Anfall vorgenommenen ophtalmoscopischen Untersuchung
zeigten sich auf dem leidenden Auge die centralen Gefässe (Art. und
Va. centralis retinae) erweitert, die Vene knotig und sehr geschlängelt,
von viel dunklerer Farbe als sonst; ebenso auch Erweiterung der
Chorioidealgefässe, wodurch der Augenhintergrund statt des sonstigen
dunkelbraunrothen ein scharlachrothes Colorit darbot: zuweilen auch
eine stärkere Injection der Episcleralgefässe bis zum Hornhautrande,
welche nach Aufhören des Anfalls verschwand. Das andere Auge
hatte den normalen dunkelbraunrothen Hintergrund, die Centralgefässe
waren nicht erweitert. Leider ist von Möllendorff nicht angegeben, in welchem Stadium des Anfalls — ob, wie wahrscheinlich,

---

*) Zur Kenntniss der Hemikranie, Archiv für Anatomie und Physiologie, 1860,
pag. 461—468.
**) Ueber Hemikranie, Archiv für pathologische Anatomie, XLI. Heft 3. und 4.
pag. 385—395.

gegen Ende desselben? — die Untersuchung angestellt wurde. Auch
über das gleichzeitige Verhalten der Pupillen hat derselbe keine Angaben geliefert. Die Pulsfrequenz fand Möllendorff während des
Anfalls herabgesetzt, von 72 und 76 auf 56—48 in der Minute;
dabei waren die Radialarterien klein und contrahirt, während an der
Carotis und Temporalis eine weiche und breite Welle gefühlt wurde.

Schmerzpunkte im Valleix'schen Sinne fehlen bei der reinen
Hemikranie gänzlich. Die Supraorbital- und Temporaläste des Trigeminus sind in der Regel auf Druck nicht empfindlich. Häufiger
findet man den, schon bei Gelegenheit der Prosopalgien erwähnten
Parietalpunkt (eine auf Druck empfindliche Stelle etwas über dem
Tuber parietale), welcher bald auf den Ramus recurrens des Trigeminus, bald auf Anastomosen verschiedener Hautzweige (der Frontal-,
Temporal- und Occipitalnerven) in sehr gezwungener Weise gedeutet
wurde. Wahrscheinlich handelt es sich dabei nur um cutane Hyperalgesien. Letztere sind bei Migraine überhaupt häufig, und zwar
sowohl circumscripte als diffuse; in manchen Fällen ist fast die ganze
Stirn-, Schläfen- und Scheitelgend während des Anfalls auf Berührung empfindlich. Andererseits kann ein tiefer, diffuser Druck an
diesen Stellen öfters den Schmerz etwas lindern. — Auch bei Compression der Carotis der leidenden Seite hört der Schmerz zuweilen
momentan auf und kehrt erst bei nachlassender Compression wieder,
wird dagegen durch Compression der Carotis auf der gesunden Seite
gesteigert. Erst kürzlich habe ich jedoch in einem Falle von Hemikranie sehr evident die umgekehrte Beobachtung machen können.
Der Schmerz wuchs, sobald man die Carotis derselben (der rechten)
Seite comprimirte, während er bei Compression der linken Carotis sofort abnahm. Diese Differenzen sind ein sprechender Beweis dafür,
dass die Hemikranie bald hyperämischen, bald dagegen anämischen
Zuständen der entsprechenden Schädelhälfte ihren Ursprung verdankt.
worauf wir bei Erörterung der Pathogenese zurückkommen werden.

Der Verlauf der Migraine ist stets ein sehr chronischer. Die
Anfälle liegen meist weit auseinander und wiederholen sich ziemlich
häufig in einem ganz bestimmten Typus, namentlich gern in 3—4 wöchentlichen Intervallen; beim weiblichen Geschlechte fallen die einzelnen Paroxysmen oft, aber keineswegs immer mit dem Eintritt
der Catamenien zusammen. Die Intervalle sind in der Regel ganz
schmerzfrei und überhaupt symptomlos. In den atypischen und zuweilen auch in den, einen strengern Typus einhaltenden Fällen können
körperliche und psychische Anstrengungen, vielleicht auch Digestions-

störungen, die Anfälle hervorrufen oder steigern. Das Leiden kann sich in dieser Weise durch die ganze Lebenszeit oder den grössten Theil derselben hindurchschleppen. Sehr häufig aber kommt es vor, dass mit dem höheren Alter die Anfälle allmälig seltener werden und selbst vollständig cessiren; namentlich scheinen die climacterischén Jahre der Frauen in dieser Hinsicht einen günstigen Einfluss zu üben.

§. 60. Die Migraine ist ein ziemlich häufiges Leiden. Das weibliche Geschlecht ist entschieden bevorzugt, ungefähr im Verhältnisse von 5 : 1. Das Leiden kann schon im kindlichen Alter vorkommen, was um so mehr Beachtung verdient, als Neuralgien in diesem Alter sonst zu den aller seltensten Ausnahmen gehören. Nach der Pubertät bis etwa gegen das 50. Lebensjahr ist Migraine entschieden am häufigsten; im späteren Alter jedenfalls ausserordentlich selten.

Unter den prädisponirenden Momenten steht auch hier die Heredität obenan; meistens erfolgt die Vererbung von Seiten der Mütter, und zwar nur auf die Töchter. Bei vorhandener hereditärer Disposition können schon 4—5jährige Mädchen von Migraine befallen werden, wie ich wiederholt beobachtet habe. Erst kürzlich zeigte sich in der hiesigen Policlinik ein 9jähriges Mädchen, welches seit dem 4. Jahre an exquisiter Hemikranie litt; eine Schwester war epileptisch, und die Mutter war gleichfalls von Jugend auf mit hemikranischen Anfällen behaftet. — Die Pubertätsentwicklung begünstigt ferner in hohem Grade das Entstehen der Hemikranie; die meisten hereditären und nicht hereditären Hemikranien treten in dieser Zeit zuerst auf, und der geistvolle Tissot behauptete geradezu, wiewohl mit einiger Uebertreibung, dass, wer bis zum 25. Lebensjahre nicht an Migraine erkranke, von derselben verschont bleibe. Ein begünstigender Einfluss von Dyscrasien ist dagegen weniger bestimmt zu erweisen: anämische, chlorotische, syphilitische, arthritische und mit Mercurial-Dyscrasien behaftete Individuen leiden allerdings nicht selten an Hemikranie, jedoch verhältnissmässig kaum häufiger, als andere Personen, will man nicht jeden bei ihnen vorkommenden symptomatischen Kopfschmerz ungerechtfertigter Weise als Hemikranie deuten. — Ebensowenig kann Hemikranie vorzugsweise als eine Theilerscheinung der Hysterie gelten, wenn auch der als „clavus" bekannte Kopfschmerz Hysterischer mit der Hemikranie manche Aehnlichkeit darbietet. Wie sehr der Einfluss von Hysterie und (im Zusammenhange damit) von Genitalerkrankungen zeitweise überschäzt worden ist, geht z. B. daraus hervor, dass selbst von Schoenlein die Hemikranie unter den Neurosen des Genitalsystems aufgeführt

und geradezu als „hysteria cephalica" bezeichnet wird. Hiergegen
genügt es schon zu erinnern, dass Hysterie auch bei Männern vorkommt, und, fügen wir hinzu, um die oft gehörte Trivialität von „hysterischen Männern" zu vermeiden — bei Männern, deren Nervensystem nichts weniger als hysterischer Complexion ist. — Noch weniger hat es mit den vielfach hervorgehobenen Momenten einer allgemeinen oder abdominellen Plethora, einer sitzenden, müssigen oder
allzu üppigen und opulenten Lebensweise auf sich. Hemikranie
kommt in allen Ständen und Gesellschaftsklassen vor; sie ist eine
Krankheit der armen Tagelöhnersfrau sogut wie der reichen und
blasirten Weltdame, wenn auch die erstere nicht in der Lage
ist, ihrer Migraine dieselbe Beachtung zu widmen und von anderer Seite dafür zu postuliren; sie trifft unter den Männern zarte,
schwächliche, so gut wie robuste, wohlgenährte, und die deutlichen
Spuren reichlicher Tafelfreuden an sich tragende Individuen. Wenn
es allerdings auffällig ist, dass Gelehrte und mit Kopfarbeit beschäf-
tigte Männer relativ häufig an Migraine laboriren, so verdanken sie
diese fatale Vergünstigung wohl nicht ihrer sitzenden, noch weniger
einer eminent üppigen Lebensweise, sondern der concentrirten Anspannung ihrer Geistesthätigkeit, dem Uebermaasse andauernder oder
von Zeit zu Zeit unnatürlich gesteigerter functioneller Gehirnreizung.

§. 61. Mit der Frage nach den Ursachen der Hemikranie hängt
die schon in der Einleitung berührte Frage nach dem Sitze der
Schmerzen, d. h. nach der excentrischen Localisation derselben, innig
zusammen. Fühlen wir den hemikranischen Schmerz im Innern der Schädelhöhle, oder lediglich in den vom N. Trigeminus
innervirten äussern Theilen an den vordern und Seitengegenden
des Schädels? Im letzteren Falle läge zur Trennung der Hemikranie von den Neuralgien des N. Trigeminus kein zwingender
Grund vor. — So haben denn auch ältere Autoren (Wepfer, Tissot)
die Krankheit ganz mit der Prosopalgie, namentlich mit der als typische Supraorbital-Neuralgie bezeichneten Form identificirt: eine Anschauung, der auch Schoenlein folgt, indem er den Sitz der
Schmerzen in die Ausbreitungen des Frontalis und Temporalis verlegt. Auch in der Gegenwart fehlt es nicht an Pathologen (z. B.
Lebert, Stokes, Anstie) welche sich dieser Auffassung anschliessen und die Hemikranie einfach als eine Neuralgie im Gebiete des ersten Trigeminusastes betrachten. Vereinzelt und völlig unberechtigt ist die Anschauung von Piorry, der den Sitz
der Migraine in die Irisnerven verlegt. — Einen wichtigen Schritt

that Romberg, indem er die Hemikranie an die „Hyperästhesien
des Gehirns", den Hirnschmerz anreihte, sie somit von den Neuralgien peripbischer Nervenbahnen scharf unterschied und geradezu als
„neuralgia cerebralis" bezeichnete. Ihm folgten spätere Pathologen,
z. B. Leubuscher, der die Hemikranie die „eigentliche Neuralgie
des Gehirns" nennt. Freilich sind auch dadurch, dass wir den Sitz
den Schmerzen, statt in den äussern Theilen, vielmehr in den mit
Empfindung begabten Hirntheilen selbst suchen, unsere Vorstellungen
über das Wesen der Krankheit noch um nichts klarer; und es ist
überdies die Romberg'sche Auffassung der Hemikranie als einer
cerebralen Neuralgie auch keineswegs über jeden Zweifel erhaben.
Romberg wurde, besonders durch die in den Bahnen anderer Hirnnerven eintretenden Mitempfindungen, sowie durch den begünstigenden Einfluss notorischer und geistiger Anstrengungen zu jener Auffassung veranlasst. Indessen bemerkt schon Hasse mit Recht, dass,
nach den Analogien anderer Neuralgien zu schliessen, die Mitempfindungen mehrerer Hirnnerven und dadurch bedingten Reflexerscheinungen kein Grund seien, nicht ebenso wohl die Ausbreitungen des
Trigeminus in den Schädelknochen und Hirnhäuten als Sitz des
Leidens zu betrachten.

·   Dass bei dem anfallsweisen, typischen Auftreten der Hemikranie
periodisch wiederkehrende Anomalien der lokalen Blutvertheilung,
namentlich fluxionäre Momente, eine nicht unwesentliche Rolle spielen,
ist bereits älteren Beobachtern nicht entgangen. Schon vor fast 200
Jahren machte Bartholin bei Mittheilung eines als „Hemicrania
periodica" beschriebenen Falles, wo Venäsectionen und Compression
sich hülfreich erwiesen, auf diesen Umstand aufmerksam; er bemerkt
zur Erklärung des typischen Auftretens: „Forsan vel sanguis vel
lympha per circulationem ea hora recurrens ad locum hunc
quocunque vitio debilem vellicat acrimonia sua pericranium." — Die
oben erwähnte Thatsache, dass Migraine-Anfälle bei Frauen oft gleichzeitig mit der Menstruation auftreten und denselben Typus innehalten
wie diese, auch mit den klimakterischen Jahren verschwinden, macht
den häufigen Zusammenhang der Hemikranie mit örtlichen oder allgemeinen Circulationsstörungen fast zu einer nothwendigen Voraussetzung.

Eine nähere Einsicht in das Wesen dieses Zusammenhanges und
ein daraus geschöpftes klareres Verständniss der Migraine danken
wir einem genialen Aperçu du Bois-Reymond's, der aus den an
sich selbst beobachteten Phänomenen den Schluss zog, dass es sich

bei seiner Migraine um einen **Tetanus** der **Gefässmuskeln** der leidenden Kopfhälfte, also im Halstheile des betreffenden Sympathicus oder in dem spinalen Centrum des Hals-Sympathicus handle. Der Zustand der Schläfenarterie, die Blutleere des Gesichtes, die Eingesunkenheit des rechten Auges zeigen, dass die Gefässmuskeln der leidenden Kopfhälfte sich in dauernder Zusammenziehung befinden. Lässt die Ursache nach, welche die Gefässnerven in den tonischen Krampfzustand versetzt, so folgt auf die Ueberanstrengung der glatten Muskeln ein Zustand der Erschlaffung, worin die Gefässwände dem Seitendruck mehr als sonst nachgeben. Aus dieser secundären Erschlaffung erklären sich die Röthung der Augenschleimhaut, die gegen Ende des Anfalles eintretende Röthung und Temperaturerhöhung des Ohres. Der die Migraine begleitende Brechreiz lässt sich, ebenso wie das häufige Flimmern vor den Augen, aus den Schwankungen des intracephalen Blutdruckes herleiten, welche den nach Art tonischer Krämpfe stossweise sich verstärkenden und wiederum nachlassenden Contractionen der Gefässmuskeln nothwendig entsprechen.

Ein solcher vorausgesetzter, tonischer Krampf sämmtlicher Gefässmuskeln der einen Kopfhälfte kann, nach physiologischen Erfahrungen, nur im Sympathicus derselben Seite oder in dem medullären Centrum der betreffenden Sympathicusfasern, somit in der entsprechenden Hälfte der regio ciliospinalis des Rückenmarks, seinen Ausgangspunkt haben. Die Hemikranie wäre demnach nicht als eine Neuralgie peripherischer Nerven oder des Gehirns, überhaupt nicht als ein primäres Hirnleiden, sondern als eine Affection des Halssympathicus oder bestimmter Theile des Halsmarks zu betrachten. Diese Annahme wird sehr wesentlich unterstüzt durch die gleichzeitige Erweiterung der Pupille auf der erkrankten Seite, welche von du Bois-Reymond während des Anfalles beobachtet wurde. —

§. 62. Es entsteht die Frage, wie sich der Tetanus im Gebiete des einen Sympathicus zu dem halbseitigen Kopfschmerz verhalte, ob er nur eine begleitende Erscheinung des letzteren bilde, oder die Ursache der Migraine, d. h. des paroxysmatischen Schmerzanfalles unmittelbar involvire. In dieser Beziehung hat du Bois-Reymond darauf aufmerksam gemacht, dass vielleicht der tonische Krampfzustand der glatten Gefässmuskeln selbst es sei, der als schmerzhaft empfunden werde, nach Analogie der Schmerzempfindungen, wie sie in quergestreiften Muskeln z. B. beim Wadenkrampf oder beim Tetanisiren, in glatten Muskeln des Uterus oder des Darms bei den

Wehen, beim Colikanfall u· s. w. entstehen; oder wie sie die Schmerzhaftigkeit der Haut beim Fieberfrost kundgiebt. Wahrscheinlich rührt
dieser Schmerz her vom Druck auf die innerhalb des Muskels verbreiteten Gefühlsnerven; dieser Druck, und folglich auch der Schmerz
werden steigen, wenn die tetanischen Muskeln stärker angespannt
werden, wie es z. B. beim Wadenkrampf der Fall ist, wenn man die
Muskeln entweder mittelst der Antagonisten oder, bei unterstüztem
Fussballen, durch das Körpergewicht dehnt. Dasselbe wird bei Tetanus der Gefässmuskeln durch gesteigerten Seitendruck des Blutes in
den Gefässen bewirkt werden. So findet auch die oben erwähnte
Beobachtung, dass der Schmerz mit der Erhöhung des Blutdruckes
und synchron mit den Pulsationen der Temporalis zunimmt, ihre Erklärung.

Mir scheint neben der von du Bois-Reymond versuchten
Deutung des Schmerzes eine andere Annahme, als vielleicht noch
näher liegend und ungezwungener, Erwähnung zu verdienen. Es
könnte nämlich in den Schwankungen der arteriellen Blutzufuhr, namentlich in der temporären Anämie der betreffenden Kopfhälfte, ein
Moment gegeben sein, welches irritirend auf sensible Kopfnerven —
sei es in der Haut, dem Pericranium, den Gehirnhäuten, den sensiblen Gehirnabschnitten selbst oder in allen diesen Theilen zusammen-
genommen — einwirkte. und dadurch den hemikranischen Schmerzparoxysmus veranlasste. Dass sensible Nerven durch Veränderung
der Lumina der sie begleitenden und umspülenden Blutgefässe —
besonders wenn diese Veränderungen mit einer gewissen Plötzlichkeit
stattfinden — in einen intensiven Erregungszustand versetzt werden
und darauf mit Schmerz reagiren; ist eine auch bei anderen Neuralgien (Prosopalgie, Ischias u. s. w.) hervortretende Erscheinung. Die
Steigerung des hemikranischen Schmerzes beim Bücken, Husten
u. s. w., der eigenthümliche Einfluss der Carotis-Compression liessen
sich hieraus gleichfalls ableiten. Der von mir beobachtete Fall, in
welchem die Compression der Carotis auf derselben Seite den Schmerz
steigerte, während Compression der andern Carotis Linderung bewirkte, zeigt jedenfalls den begünstigenden Einfluss örtlicher Anämie
in sehr auffälliger Weise. Die örtlichen Circulationsanomalien sind
wahrscheinlich als das wesentliche und allgemeine Causalmoment zu
betrachten, wogegen der Tetanus der Gefässmuskeln einen mehr indirecten und auf einzelne Fälle beschränkten Einfluss übt, indem
derselbe eine wichtige Quelle örtlicher Anämie und (bei nachlassen-
dem Krampf) örtlicher Hyperämie darstellt. Die Ungleichheit und

Inconstanz der pupillären, sowie der vasomotorischen Phänomene spricht in hohem Grade zu Gunsten dieser Auffassung.

Schon du Bois-Reymond hat darauf aufmerksam gemacht, dass keineswegs alle Fälle von Migraine den obigen Symptomencomplex während des Anfalls darbieten; dass namentlich die Differenz in der Weite der Pupillen in anderen, sehr ausgesprochenen Fällen periodischen halbseitigen Kopfschmerzes nicht beobachtet wurde. Er hat demnach für die dem seinen ähnlichen Fälle, wo ein Tetanus im Halstheile des Sympathicus als pathogenetisches Moment anzunehmen ist, die Bezeichnung „Hemicrania sympathico-tonica" in Vorschlag gebracht. Umgekehrt hat dagegen Möllendorff auf Grund der von ihm beobachteten Phänomene eine Theorie der Migraine aufgestellt, welche im Wesentlichen darauf hinausläuft, „dass die Hemikranie eine theils typisch, theils atypisch, einseitig auftretende Anenergie der die Arteria carotis beherrschenden vasomotorischen Nerven ist, wodurch die Arterien erschlaffen und eine arterielle Fluxion nach dem grossen Gehirn gesetzt wird." — Wahrscheinlich giebt es in der That Fälle von Hemikranie, welche sich dem du Bois-Reymond'schen gerade entgegengesetzt verhalten, d. h. in denen nicht die Erscheinungen des Gefässkrampfes, des arteriellen Tetanus im Gebiete des Halssympathicus, sondern der Gefässerschlaffung, der arteriellen Hyperämie durch verminderte Thätigkeit der Gefässnerven, in den Vordergrund treten: Fälle, welche man im Gegensatz zu jener du Bois-Reymond'schen „Hemicrania sympathico-tonica" vielleicht als Hemicrania neuro-paralytica oder angio-paralytica bezeichnen dürfte. Der Schmerz würde sich hierbei freilich nicht in der von du Bois-Reymond versuchten Weise erklären lassen; dagegen ist meine oben gegebene Deutung auch hier ausreichend, indem die vorübergehende Steigerung des Blutdruckes, die vermehrte Füllung der kleinen Gefässe durch Reiz und Druck auf die nervösen Elemente der leidenden Kopfhälfte in ganz gleicher Weise zu den pathognomonischen Erscheinungen der Hemikranie Veranlassung bieten, wie es bei dem entgegengesetzten Zustande — der durch Gefässkrampf bedingten Verminderung der Blutzufuhr, der arteriellen Anämie — nach obiger Darstellung der Fall ist. Wissen wir doch auch aus anderweitigen Thatsachen, dass Abnahme und Steigerung der Blutzufuhr, Anämie und Hyperämie in ihrer Wirkung auf die Nervenelemente des Gehirns vielfach übereinstimmen; dass z. B. die bekannten fallsuchtartigen Anfälle sowohl bei der Anämie des Gehirns (nach den Kussmaul-Tenner'schen

Versuchen), wie auch bei der Hyperämie desselben auftreten, und
dass ebenso der Einfluss auf die Herzthätigkeit und Pulsfrequenz in
beiden Zuständen wesentlich gleich ist*). So erklärt sich auch die
von Möllendorf beobachtete Pulsverlangsamung aus den Versuchen
von Landois, wonach eine solche auch bei der künstlich, durch
Compression der oberen Hohlvene, erzeugten Hyperämie des
Gehirns und der Medulla oblongata eintritt, und zwar auch nach
Exstirpation beider Halssympathici, dagegen nicht nach
vorheriger Zerstörung des verlängerten Marks oder Durchschneidung beider Vagi. Diese Verminderung der Pulsfrequenz,
welche bei maximaler Blutüberfüllung des Gehirns bis zum Herzstillstand fortschreiten und mit den oben erwähnten fallsuchtartigen
Anfällen complicirt auftreten kann, ist, wie Landois nachgewiesen
hat, von einer directen — nicht reflectorischen — Reizung der
Medulla oblongata und der Vagi abhängig; Durchschneidung der
letzteren im Stadium der hyperämischen Pulsverlangsamung hat sofortige Pulsvermehrung zur Folge.

Da in der Medulla oblongata auch das Centrum der meisten
vasomotorischen Nerven des Körpers enthalten ist, so erklärt
es sich aus der Reizung jenes wichtigen Gehirntheils vollkommen,
dass zuweilen beim hemikranischen Anfall die Radialarterien klein
und zusammengezogen erscheinen; dass eine nicht zu hebende
Eiseskälte der Hände und Füsse, Frostschauer über den ganzen Rumpf
eintreten; dass endlich auch die Schweisssecretion (manchmal mit
alleiniger Ausnahme der kranken Kopfhälfte) während des Anfalls
unterdrückt ist. — Der durch gesteigerten Tonus veranlassten Verengerung der peripherischen Arterien folgt, wie überall, so auch hier,
ein Stadium der Erweiterung, der secundären Erschlaffung, worin die
gegen Ende des hemikranischen Anfalls auftretenden Erscheinungen
der vermehrten Speichel- und Urinsecretion, vielleicht auch die von
Möllendorff behauptete Anschwellung der Leber und Hypersecretion
von Galle ihren Grund haben können.

Die Prognose der Hemikranie ist insofern eine günstige, als
schwere, die Gesundheit oder das Leben in ernster Weise bedrohende
Störungen durch dieselbe unmittelbar niemals herbeigeführt werden.
Wenn nach Möllendorf bei allen mit Migraine behafteten Personen
allmählig eine „Plethora der Unterleibsorgane" und eine grosse Neigung zu Bronchotrachealcatarrhen und Lungenemphysem sich aus-

---

*) Vgl. Landois, Centralblatt 1865 No. 44; 1867 No. 10.

bilden soll: so leiden diese Angaben doch einerseits an starker Uebertreibung; andererseits handelt es sich hier nicht um Folgezustände
der Migraine als solcher, sondern um gleichberechtigte Wirkungen
derselben Ursache — jener örtlichen und allgemeinen Circulationsstörungen, welche wir so eben als hervorragenden Faktor der Hemikranie kennen gelernt haben.

Dagegen ist die Prognose in Bezug auf die Krankheit selbst
eine wesentlich ungünstigere. Die Therapie derselben ist, wie wir
sehen werden, in hohem Grade unsicher, und ein spontanes Erlöschen der Hemikranie kommt, wenn überhaupt, erst im höheren
Alter, nach langjährigem Bestehen des Leidens, allmälig zu Stande.

§. 63. Bei der Therapie der Migraine sind die Behandlung
des einzelnen Anfalls und die Allgemeinbehandlung der Krankheit von
einander zu sondern.

Für die Behandlung des einzelnen Anfalls sind, wie dies längst
empirisch allgemein anerkannt ist, gewisse diätetische Maassregeln die Hauptsache, die den möglichsten Abschluss von Reizen der
Aussenwelt, die physische und psychische Beruhigung der Kranken
bezwecken. Ruhige Lage, der Aufenthalt in einem mässig erleuch-
teten Zimmer, das Fernhalten von Geräuschen, von aufregender Un-
terhaltung, von Störungen jeder Art sind beim Migraine-Anfall unentbehrlich und lassen denselben in der Regel sowohl leichter als
kürzer verlaufen. Die Anwendung eigentlicher Palliativmittel
bewährt sich dagegen im Ganzen weniger als bei anderen Neuralgien:
zuweilen erscheint sie sogar eher schädlich, in Folge der damit verbundenen Belästigung und Beunruhigung der Kranken, welche letzteren
ganz mit Recht oft keinen sehnlicheren Wunsch haben, als ruhig sich
selbst überlassen und von allen Heilversuchen — deren unsicheren
Effect sie aus eigener und fremder Erfahrung kennen — unbehelligt zu
bleiben. Man unterlasse daher in solchen Fällen die unnütze und
unwillkommene Πολυπραγμοσύνη, die überhaupt dem wissenschaft-
lichen Arzte so wenig ansteht. — Unter den verschiedenen Palliativ-
mitteln haben die Kälte und die Compression den evidentesten,
aber in der Regel auch nur vorübergehenden Nutzen. Zweckmässig
ist die, längere Zeit fortgesetzte Application eines Eisbeutels auf
Stirn und Schläfe. Der schwere Beutel wirkt zugleich nützlich durch
die ausgeübte Compression; er kann deshalb, sowie wegen der viel
energischeren Wärmeentziehung, auch durch kalte Umschläge und
Eisumschläge in keiner Weise ersetzt werden, ganz abgesehen davon,
dass alle Umschläge die Kranken wegen der Benässung und des

häufigen Wechsels incommodiren und daher, wenn sich die Wirkung
nicht sofort in sehr überzeugender Weise bekundet, bald bei Seite
gelegt werden.

Die Compression des Kopfes gegen eine feste Unterlage,
durch die aufgestützte Hand, oder durch ein fest umgewundenes Tuch
sind Linderungsmittel, welche den meisten Kranken bekannt sind,
deren Nutzen aber ein sehr geringer und flüchtiger ist. Viel
sicherer wirkt in einzelnen Fällen die Compression der Carotis
auf der leidenden Seite: ein Verfahren, welches aber nur vom Arzte
selbst ausgeführt werden kann, welches ferner die meisten Kranken
nur ungern und kurze Zeit ertragen, und dessen Wirksamkeit ebenfalls ausschliesslich auf die Zeit der Compressionsdauer beschränkt ist.

Auch für den Gebrauch der Narcotica während des Anfalls gilt dasselbe Urtheil, welches wir so eben über die Palliativmittel im Allgemeinen gefällt haben, und zwar nicht bloss für
die interne, sondern auch für die hypodermatische Anwendung
sowohl vom Opium und seinen Alcaloiden (Morphium, Narcein)
als von den Belladonnapräparaten, und ähnlichen Mitteln. Der
relativ geringe palliative Nutzen, den die hypodermatischen Injectionen bei der Hemikranie, im Verhältniss zu anderen Neuralgien,
gewähren, ist zum Theil wohl dem Umstande zuzuschreiben, dass für
die Hemikranie nicht ein bestimmter Hautnervenbezirk oder ein einzelner Nervenast der Träger des Schmerzes ist, der günstige lokale
Einfluss des Narcoticums also hier wegfällt. Man kann so schon ex
juvantibus et non juvantibus den Unterschied zwischen einer Fron-
talneuralgie und einer Hemikranie oft leicht constatiren. Wenn einzelne Schriftsteller von den Opium- oder Morphiuminjectionen auch
bei Hemikranien sehr gute Resultate und zuweilen sogar nach wenigen Injectionen andauernde Heilung beobachtet haben, so wurden
vielleicht in solchen Fällen Verwechslungen mit symptomatischem Kopfschmerz anderer Art oder mit Frontal- und Temporalneuralgien nicht
immer vermieden.

Die epidermatische Anwendung der Narcotica (z. B. Einreibungen von Belladonna- und Veratrinsalbe) sowie auch der Anaesthetica (Bestreichen der Kopfhaut mit Chloroformpomade, nach
Cazenave) ist von sehr geringem, wenn nicht ganz zu bezweifelndem
Nutzen.

Dagegen ist der Gebrauch grosser Dosen von Chinin (0,5—1,0
und darüber) in manchen Fällen zur Abkürzung des Anfalls wirk-

sam (vgl. unten). Auch das Bromkalium (1,0—2,0 pro dosi) soll
sich in einzelnen Fällen bewährt haben (Ferrand). Von der Anwendung der Electricität (stabiler, constanter Ströme, theils quer
durch den Kopf, theils nur an der leidenden Kopfhälfte) habe ich
ebenfalls mehrfach einen nicht zu verkennenden Einfluss auf Abkürzung und Coupirung der Anfälle beobachtet.

§. 64. Die Allgemeinbehandlung der Hemikranie bietet für
den, welcher nicht durch Empfehlungen und pomphafte Anpreisungen
getäuscht wird, ein im Ganzen unbefriedigendes Bild dar. Die
complicirten und zum Theil unerforschten pathogenetischen Verhältnisse, die noch sehr geringe Einsicht in die Unterschiede der einzelnen Formen, endlich gewisse Eigenthümlichkeiten des Verlaufes
(die lange Dauer schmerzfreier Intermissionen, das Seltenerwerden
und spontane Erlöschen der Anfälle im höheren Alter) erschweren
überdies die exacte therapeutische Beobachtung und Controlle. Die
Reclame feiert hier neben der rationellen Therapie ungestört ihre
Orgien, und weiss sich oft sehr gut mit dem Nimbus reinster Ra-
tionalität zu umkleiden. — Dass von einer Causalbehandlung der Hemikranie weniger als bei anderen Neuralgien erwartet werden darf,
ist nach dem jetzigen Standpunkte der Aetiologie nur allzu begreif-
lich. Was speciell diejenigen Fälle betrifft, in denen einseitiger Tetanus, oder einseitige Paralyse der Kopfgefässe den Schmerzanfällen
zu Grunde liegt, so sind hier die Ursachen, welche periodisch exci-
tirend oder deprimirend auf den Halstheil des Sympathicus, resp. das
spinale Centrum des Hals-Sympathicus einwirken, uns für jetzt noch
vollständig dunkel.

Unter den in grosser Zahl angewandten inneren Mitteln sind
die Eisenpräparate, das Chinin und das Coffein die weitaus be-
liebtesten, und jedenfalls nicht mit Unrecht, wenn man auch bei der
Verallgemeinerung ihrer Empfehlung oft von unrichtigen Gesichtspunkten
ausgegangen zu sein scheint. Die Eisenpräparate (namentlich das
von Hutchinson, Stokes und Andern gerühmte ferrum carbo-
ricum) sind schwerlich Specifica gegen Migraine, sondern mögen bei
anämischen und schwächlichen Individuen, welche, wie zu anderen
Neuralgien, auch zu Migraine prädisponirt sind, zur Verbesserung
der Constitution beitragen. — Bei der Empfehlung des Chinins (wie
auch ähnlich wirkender Substanzen: Beberin u. dgl.) hat man meist
die antitypische Wirkung des Mittels im Auge gehabt, und wegen
der fast regelmässigen Periodicität der Migraine-Anfälle günstigen Erfolg erwartet. Die Erfahrung lehrt jedoch, dass der Ge-

brauch von Chinin — ganz gleich in welcher Form — diese regelmässige Periodicität der Migraine-Anfälle in der Regel nicht einmal
zeitweise, geschweige denn dauernd beeinflusst; dass dagegen der einmalige oder wiederholte innere Gebrauch grösserer Chinindosen
(0,5—1,2) öfters unverkennbar im Stande ist, einen Migraine Anfall abzukürzen oder selbst zu coupiren. Es wäre möglich — worauf
u. A. Bernatzik hingewiesen hat — dass diese günstigen Wirkungen
des Chinins wie auch die analogen des Coffeins und des neuerdings (von Woakes) empfohlenen Secale cornutum bei der Migraine
vorzugsweise darauf beruhen, dass diese Mittel eine gesteigerte Erregung der vasomotorischen Nerven, eine Erhöhung des arteriellen
Tonus in dem erschlafften Gefässgebiete hervorrufen. Zur Bestätigung dieser Annahme würde es erwünscht sein, Beobachtungen darüber zu sammeln, ob sich die genannten Mittel vorzugsweise in
Fällen derjenigen Art, die wir oben als neuroparalytische oder angio-
paralytische bezeichneten, als wirksam bewähren.

Das Coffein wird vorzugsweise in Form von Coffeinum citricum,
und zwar in Pastillen, welche je 0,03 oder 0,06 enthalten, gegeben.
Ich muss sagen, dass mir auch vom Coffein, wie vom Chinin, der
lange Fortgebrauch in der interparoxysmellen Zeit weniger zu nützen
scheint, als der einmalige oder wiederholte Gebrauch grösserer Dosen (0,06—0,12) vor oder im Anfalle. — Wenn als Substitut des
Coffeins das aus Paullinia sorbilis (von Martius) dargestellte Guaranin empfohlen und zum Theil mit grosser Emphase angepriesen worden
ist, so ist diese Reclame um so lächerlicher, als Coffein und Guaranin
bekanntlich vollkommen identisch sind. Dagegen kann starker Caffee,
welchen Einige der Verabreichung von Coffein vorziehen, möglicherweise reelle Vortheile gewähren, da hier ausser dem Coffein auch die
Gerbsäure und der empyreumatische Stoff (Fremy's „Caffeon") mit
in Betracht kommen. Von den sonstigen Mitteln erwähne ich nur den
auch hier vielbelobten Arsenik, Argentum nitricum, schwefelsaures
Nickeloxyd (Simpson), Bromkalium; endlich den grossen Haufen der
„Digestiva" namentlich der Amara und Aromatica (Extr. trifolii fibrini,
extr. graminis, extr. cort. aurant. u. dgl.). Die causalen Beziehungen
der Migraine zu Digestions-, namentlich gastrischen Störungen, welche
durch letztere Mittel gehoben werden sollen, sind ebenso problematisch wie die Erfolge dieser Mittel beim wirklichen Vorhandensein
jener Störungen.

Unter den Brunnen- und Badecuren stehen bei der Migraine die
eisenhaltigen Quellen (Pyrmont, Franzensbad, Schwalbach) und

die See bäder vorzugsweise in Ruf — jedenfalls mit einigem Rechte; doch ist auch ihr Nutzen fast immer nur ein vorübergehender. Die Anfälle setzen im günstigsten Falle während der Cur und noch einige Zeit darauf aus, um während der Wintersaison ganz in alter Weise zu recidiviren.

Die Electricität, sowohl in Form des constanten, wie des inducirten Stroms hat neuerdings bei Hemikranie vielfache, leider nicht immer durch Unbefangenheit und Besonnenheit ausgezeichnete Empfehlungen gefunden. Die klareren Anschauungen über das Wesen der Migraine, welche durch die von du Bois - Reymond gegebene Anregung erweckt wurden, luden gleichsam von selbst zur Behandlung dieser Neurose mittelst des electrischen Stroms ein. Jedoch hätte man wohl daran gethan, hier sogleich von vornherein eine strengere Critik zu üben und namentlichden Verschiedenheiten der einzelnen Migraineformen mit mehr Bewusstsein Rechnung zu tragen. Wir haben gesehen, dass es wahrscheinlich Migrainefälle giebt, welche mit einem Tetanus, andere, welche mit einer Lähmung der Kopfgefässe, resp. der im Hals-Sympathicus verlaufenden vasomotorischen Nervenfasern einhergehen; noch andere endlich, bei welchen functionelle Störungen von Seiten des Hals-Sympathicus überhaupt nicht nachweisbar sind, und welche uns daher pathogenetisch vorläufig noch unenträthselt erscheinen. Die Electrotherapie wird diese Differenzirungen zu berücksichtigen und womöglich weiter zu entwickeln haben; eine schematische, schablonenhafte Anwendung dieses wichtigen Heilmittels auf Grund eines gleichlautenden Nomen morbi ist hier wie überall ein verfehltes Beginnen. Was die speciellen Applicationsweisen betrifft, so liegt hinsichtlich des constanten Stroms die vielbesprochene Galvanisation des Sympathicus (und zwar seines, die vasomotorischen Kopfnerven enthaltenden Ganglion cervicale supremum) am nächsten. Diese wird bekanntlich in der Weise vorgenommen, dass der eine (gewöhnlich der positive) Pol in die Fossa auriculomastoidea (zwischen Winkel des Unterkiefers, Ohrläppchen und Proc. mastoides) eingedrückt, und mit dem anderen Pol im Nacken oder über dem Manubrium sterni geschlossen wird. Seit Remak, welcher die „Galvanisation des Sympathicus" zuerst anempfahl und von derselben eine, jedenfalls übertriebene Anwendung machte, sind über den Werth dieses Verfahrens sehr verschiedene Meinungen laut geworden. Von der örtlichen Application der Anode auf das Ganglion cervicale supremum versprach sich Remak eine Herabsetzung des arteriellen Tonus, demnach

eine Erweiterung des arteriellen Strombettes auf der galvanisirten
Seite. Wäre diese Annahme haltbar, so dürfte man die Anode nur
bei der sympathico-tonischen, nicht aber bei der angioparalytischen
Form der Migraine auf das Ganglion supremum localisiren.

Ich habe gefunden, dass bei Application der Kathode hinter dem
Angulus mandibulae, der Anode auf das Manubrium sterni Erscheinungen eintreten, welche zum Theil einer directen galvanischen Einwirkung auf den Hals-Sympathicus zu entsprechen scheinen, zum
Theil jedoch auch einem ganz anderen Gebiete angehören. Es zeigt
sich nämlich öfters eine durch das Pupilloscop subjectiv wahrnehmbare Erweiterung der Pupille auf der gereizten Seite bei Stromschliessung (seltener bei Stromöffnung); ferner entsteht während
der Stromdauer, bei sphygmographischer Untersuchung der Carotis,
eine Veränderung im Habitus der Carotiscurven, welche auf einer
Verminderung des arteriellen Tonus im Stromgebiete der Carotis
und Herabsetzung des Blutdruckes in der letzteren beruht. Ausserdem zeigen sich jedoch auch an der Radialcurve gleichzeitig
Veränderungen, welche auf einer Verlangsamung und Schwächung
der Herzaktion (durch reflectorische Erregung der Vagi) beruhen.[*]
Man wird daher bei Galvanisationsversuchen am Sympathicus jedenfalls
den ganz verschiedenen Effekt der einzelnen Reizmomente auf den
Sympathicus selbst, sowie die reflectorische Einwirkung auf das
Herz mit veranschlagen müssen. Ausser der Galvanisation am
Sympathicus kann auch die „Galvanisation durch den Kopf", theils
einseitig (in der Richtung der Pfeilnaht), theils transversal (durch
beide Schläfen oder Processus mastoidei) zur Anwendung kommen;
und zwar mit schwachen stabilen Strömen (4—10 Elem.), nöthigenfalls mit Rheostat. Ich habe mich bei Hemikranie vorzugsweise der
letzteren Verfahren bedient und davon einige sehr ermuthigende palliative Wirkungen gesehen, deren Zahl und Beobachtungsdauer jedoch nicht genügen, um auch über die curative Bedeutung der Galvanisation ein sicheres Urtheil darauf zu begründen.

Den Inductionsstrom rühmen besonders Frommhold und
Fieber. Ersterer bevorzugt den primären Inductionsstrom und
zwar in der Art, dass er einen Rheophor in der Medianlinie des
Nackens (hoch oben), den anderen an der Stirn oder dem arcus
superciliaris aufsetzt. Fieber empfiehlt die Anwendung der sogenannten „elektrischen Hand": der Patient nimmt den einen Con-

---

[*) Centralblatt, 1863, Nr. 21. und 22.

ductor in die Hand, der Faradiseur den andern Conductor in seine
Linke, während er die Vola der Rechten fest an die vorher be-
feuchtete Stirn des Kranken anlegt. Nach Fieber soll diese Behandlung selten fehlschlagen und zuweilen überraschende Resultate
ergeben.

3. Neuralgia occipitalis (cervico-occipitalis.)

§. 65. Unter den sensiblen Aesten, welche von den 4 obersten
Cervicalnerven entspringen, werden vorzugsweise diejenigen neuralgisch afficirt, welche die Occipitalgegend mit ihren Fasern versorgen.
Es sind dies der hintere Zweig des ersten Cervicalnerven (N. in-
fraoccipitalis) und des zweiten Cervicalnerven (N. occipitalismagnus).
Die beiden ersten Cervicalnerven bieten bekanntlich das Eigenthümliche dar, dass ihre hinteren Wurzeln bei Weitem mächtiger sind
als die vorderen, und dass auch ihre hinteren Zweige stärker als
die vorderen entwickelt sind, während bei allen übrigen Halsnerven
das Umgekehrte der Fall ist. Wir haben hierin einen Schlüssel für
die Häufigkeit und Intensität jener neuralgischen Affectionen, welche
unter dem Namen der Neuralgia occipitalis bekannt sind.

Ob sich ausser den beiden genannten Nerven noch andere, aus
dem Plexus cervicalis entspringende Nervenzweige an dieser Neuralgie betheiligen, kann in der Regel aus der Ausstrahlung und Projection des Schmerzes nicht mit Sicherheit festgestellt werden. Es
wäre hierbei namentlich an den Ramus occipitalis minor und auricularis magnus zu denken, welche sowohl untereinander, wie auch mit
dem N. occipitalis magnus anastomosiren.

Der Sitz des Schmerzes ist die Gegend der obersten Halswirbel
und der Squama occipitis bis zum Scheitel hinauf, seitlich bis zu den
Ohren und den Proc. mastoidei. Die Periodicität ist in der Regel
sehr ausgezeichnet. Zuweilen sind mit den Schmerzanfällen auch
Zuckungen in den Nackenmuskeln, seltener in den Gesichts-
und Armmuskeln verbunden. Die Neuralgie tritt bald einseitig, bald
bilateral — im letzteren Falle nicht immer beiderseits mit gleicher
Heftigkeit — auf. Als Schmerzpunkte werden von Valleix ein
Occipitalpunkt (am hinteren unteren Rande des Occiput), ein Cervi-
cal- und ein Parietalpunkt hervorgehoben. Nur der erste ist jedoch
in der Regel deutlich zu erweisen. Dagegen sind auch hier, wie bei
der Prosopalgie, ausser den eigentlichen subcutanen Schmerzpunkten,
öfters cutane circumscripte und diffuse Hyperalgesien vorhanden: es

kann sogar vorkommen, dass die ganze Haut der hinteren Kopfhälfte
äusserst empfindlich ist und schon die leise Berührung einzelner
Haare heftige Schmerzen hervorruft.

Die Neuralgia occipitalis ist zwar viel seltener, als die des Trigeminus, gehört jedoch immerhin zu den häufigeren neuralgischen
Affectionen. Das weibliche Geschlecht ist auch hier entschieden bevorzugt (ca. 5 : 1). Was das Alter betrifft, so fand ich, unter
16 Fällen, im Alter von

$$
\begin{array}{ll}
20\text{—}29 \text{ Jahren} & 3 \\
30\text{—}39 \quad\text{-} & 6 \\
40\text{—}40 \quad\text{-} & 5 \\
50\text{—}59 \quad\text{-} & 2
\end{array}
$$

Traumatische und anderweitige Gelegenheitsursachen sind nur
selten mit Sicherheit nachzuweisen. Einmal habe ich eine Occipital-
neuralgie bei einem kräftigen 40jährigen Manne in Folge eines
Sturzes von einem Leiterwagen auf den Hinterkopf beobachtet.
Krankheiten der Cervicalwirbel, Geschwülste der Occipitalgegend (intumescirte Lymphdrüsen etc.), auch der Occipitalnerven selbst werden in einzelnen Fällen als Ursachen angeführt. Auch Tubercula
dolorosa können — wie in einem von mir gegenwärtig beobachteten Falle
— zu den Erscheinungen von Neuralgia occipitalis Veranlassung geben. Häufig ist die Occipitalneuralgie nicht primär, sondern gesellt
sich als Irradiationserscheinung zu einer präexistirenden Prosopalgie,
seltener zu anderen Neuralgien (z. B. Neuralgia brachialis). Solche
Irradiationen werden besonders bei begünstigenden congenitalen, hereditären und constitutionellen Verhältnissen beobachtet.

Bei Behandlung der Occipitalneuralgien sind örtliche Blutentziehungen, Vesicantien und anderweitige „Ableitungen" vielfach beliebt,
und in frischen Fällen zuweilen erfolgreich. Wo diese Mittel im
Stich lassen und sich der causalen Behandlung kein Spielraum darbietet, empfiehlt sich am meisten die örtliche Anwendung subcutaner
Injectionen. Ich habe auch hier vom Morphium die besten Erfolge gesehen, weit weniger von anderen Alcaloiden, selbst vom
Coffein. — Die electrische Behandlung leistet bei der Occipital-
neuralgie im Ganzen wenig; es gilt dies sowohl für den inducirten
wie für den constanten Strom, der übrigens wegen grosser Empfindlichkeit der Patienten oft nur in sehr geringer Elementenzahl und
mit Rheostat anwendbar ist. Man erzielt höchstens einen palliativen
Effect, welchen die subcutanen Injectionen sicherer und nachhaltiger
hervorrufen. — Eine operative Behandlung scheint nur von Nussbaum

bei einer mit Prosopalgie verbundenen heftigen Occipital-Neuralgie versucht worden zu sein; die von ihm (ohne Schwierigkeiten) ausgeführte Resection des N. occipitalis magnus blieb aber erfolglos.

4. Neuralgia brachialis.

§. 66. Unter obiger Bezeichnung sind alle Neuralgien zusammenzufassen, welche dem Gebiete der 4 unteren Halsnerven, also des Plexus brachialis, angehören; und zwar, da die Pars supra-clavicularis des Armgeflechts nur Muskeläste erzeugt, derjenigen Nerven, welche der Pars infraclavicularis desselben entspringen. Unter letzteren ist fast kein grösserer Hautast, welcher nicht, allein oder in Verbindung mit anderen, neuralgisch befallen werden und dadurch Modificationen in der Ausstrahlung und excentrischen Verbreitung des Schmerzes herbeiführen könnte.

Ziemlich häufig ist der N. cutaneus brachii internus betheiligt (in dessen Zusammensetzung auch die vorderen Aeste der obersten Brustnerven theilweise mit eingehen). Der Schmerz verbreitet sich dabei an der inneren Seite des Oberarms bis zum Ellbogen abwärts. Weit seltener sind neuralgische Sensationen in der Haut der hinteren, äusseren Seite des Oberarms, welche von Aesten des N. circumflexus und musculocutaneus mit sensibeln Fasern versorgt wird.

Auch in der Haut des Vorderarms sind neuralgische Sensationen verhältnissmässig selten. Sie werden theils vermittelt durch den N. cutaneus brachii medius und externus, theils durch einzelne Hautäste des Ulnaris, des Medianus (N. cutaneus antibrachii palmaris) und des Radialis (N. cutaneus antibrachii externus) — können somit auch Theilerscheinungen einer Neuralgia ulnaris, mediana und radialis ausmachen.

Unter den drei grossen Nervenstämmen, welche in den Weichtheilen der Hand endigen, werden vorzugsweise der Ulnaris und Radialis, seltener der Medianus von isolirten Neuralgien befallen. Der Grund ist vielleicht in der tieferen und daher gegen äussere, traumatische Insulte, Witterungseinflüsse etc. geschützteren Lage des Medianus zu suchen.

Bei Neuralgien des Ulnaris verbreitet sich der Schmerz im Gebiete seiner Rami digitales, dorsales und volares, also auf der Dorsalseite im 5., 4. und an der Ulnarseite des Mittelfingers; auf der Volarseite im 5. und an der Ulnarseite des Ringfingers. Bei Neuralgien des Medianus wird der noch übrige Theil der Fingerhaut an der Volarseite, bei Neuralgien des Radialis der noch übrige Theil der

Dorsalseite von excentrischen Schmerzen heimgesucht. Bei den Neuralgien dieser 3 Nerven lässt sich übrigens meist deutlich erkennen,
dass der Schmerz keineswegs bloss excentrisch nach dem Hautrayon
der ergriffenen Nerven projicirt wird, sondern auch, dem Verlaufe
derselben folgend, bald centripetal, bald centrifugal ausstrahlt; was
wegen des langgestreckten, zweiglosen Verlaufes dieser Nervenstämme
bis zu ihren sensibeln Endbezirken hier leichter zu constatiren ist, als
an anderen Nervenbahnen, und daher von Laien bei ihren Krankheits-
schilderungen nicht selten spontan erwähnt wird. Man muss sich
hüten, aus solchen, im Verlaufe des N. radialis oder ulnaris
durchschiessenden Schmerzen etwa auf eine Neuritis dieser Nerven
schliessen zu wollen.   Eine solche kann freilich vorhanden und
(wie wir gesehen haben) Ursache neuralgischer Erscheinungen sein;
das obige Symptom allein aber giebt auch nicht den entferntesten
Anhaltspunkt, um eine im Nerven selbst bestehende Entzündung anzunehmen oder überhaupt den Sitz des eigentlichen Krankheitsheerdes
in bestimmterer Weise zu localisiren.

Als Schmerzpunkte werden von Valleix eine grosse Anzahl
von Stellen angeführt, wovon die wichtigeren den am oberflächlichsten
gelegenen Abschnitten der Vorderarmnerven entsprechen, die übrigen
meist unsicher und kaum auf einen bestimmten Nerven zu beziehen
sind.   So ein Axillarpunkt, dem Plexus selbst entsprechend; ein
Scapularpunkt, am unteren Winkel der Scapula, der angeblich dem
N. subscapularis angehört, welcher letztere aber rein motorischer Natur ist; ein Humeralpunkt, den Hautästen des N. axillaris (circumflexus) entsprechend. Unter den Punkten der Vorderarmnerven sind
die wichtigsten: ein oberer und unterer Radialpunkt (der erstere an
der bekannten Umschlagstelle am Oberarm, der letztere in der Nähe
des Handgelenks); ein oberer und unterer Ulnarpunkt (jener zwischen
olecranon und condylus int. humeri, dieser in der Nähe des Handgelenks) und ein Medianpunkt in der Ellenbeuge, alle sehr leicht
aufzufinden.

Auch die Dornfortsätze einzelner Wirbel sind in einzelnen Fällen
auf Berührung empfindlich. — Hervorzuheben ist die häufige Coincidenz von Neuralgien mit partiellen Anästhesien der betreffenden Nervenstämme, die vorzugsweise bei peripherischen, namentlich traumatischen Neuralgien (durch partielle Continuitätstrennungen, partielle
interstitielle Neuritis, cicatricielle Neurome u. s. w.) bedingt wird.

Complicationen mit motorischen und vasomotorisch-trophischen
Störungen werden bei peripherischen Arm-Neuralgien sehr ge-

wöhnlich angetroffen, und liefern im concreten Falle für den
Sitz der Affection oft wichtige differenziell-diagnostische Criterien.
Die motorischen Complicationen können je nach der Ursache bald
in Reizerscheinungen (Krämpfen, Contracturen, Zittern, fibrillären
Zuckungen u. s. w.) — bald in Paresen und Paralysen im Gebiete
der neuralgisch afficirten Nerven bestehen. Unter der trophischen
Störungen verdienen besonders die in den Hautdecken beobachteten
Veränderungen hervorgehoben zu werden. Bei peripherischen Neuralgien, auch bei solchen, welche in kleineren sensibeln Hautzweigen
ihren Sitz haben, ist das gleichzeitige Auftreten von Zoster oder anderweitigen Exanthemen (Urticaria, Pemphigus, Eczem u. s. w.) nicht
selten. Ich beobachtete u. A. bei einer Neuralgia ulnaris einen isolirten Zoster im Gebiete des (mit dem Ulnaris anostomosirenden)
N. cutaneus antibrachii internus minor. — Ferner wird auch eine
grössere Geneigtheit zu örtlichen Entzündungen (z. B. Panaritien),
zu Veränderungen der Epidermoidalgebilde (Difformationen der Nägel u. s. w.) beobachtet. Häufig hat man derartige Nutritionsstörungen nach partiellen Schuss-Verletzungen der Vorderarmnerven
folgen sehen, wovon die amerikanischen Chirurgen Weir Mitchell,
Morehouse und Keen in ihrer trefflichen Monographie der Nerven-
schusswunden[*]) instructive Beispiele berichten. Namentlich sahen
sie nach partiellen Nervenverletzungen (z. B. des Ulnaris) öfters die
sogenannten Glanzfinger — „glossy fingers" — unter neuralgischen
Sensationen im Gebiete des verletzten Nerven auftreten.

§. 67. Wirkliche Arm-Neuralgien sind keineswegs so häufig.
wie von vielen Autoren angenommen wird. Sie kommen, abweichend von den bisher besprochenen Neuralgien, bei Männern ziemlich
eben so oft oder selbst öfter vor als bei Frauen; wahrscheinlich in
Folge des angestrengteren Gebrauchs der oberen Extremitäten, der mit
einer stärkeren, functionellen und mechanischen Reizung ihrer Nerven unvermeidlich verbunden ist. Andererseits findet man Arm-Neuralgien gleichzeitig mit andern oberflächlichen Neuralgien, namentlich
der Cervicalnerven (Neuralgia cervico-brachialis) und der Intercostalnerven, sowie auch mit visceralen Neuralgien (Angina pectoris,
Cardialgie), oder als Theilerscheinung wandernder und alternirender
Neuralgien. — Wenn, im Gegensatz zu meiner obigen Angabe, Arm-
Neuralgien in der Regel als sehr häufig betrachtet werden, so ist
hierbei meistens der symptomatische Begriff der Neuralgien nicht mit

---

[*]) On gunshot wounds and other injuries of the nerves, Philadelphia 1864.

der erforderlichen Strenge beobachtet. Alltäglich werden schmerzhafte Zustände der verschiedensten Art, z. B. Residuen von Luxationen und Distorsionen, chronische Gelenk- und Muskelrheumatis-
men u. s. w. auf Grund oberflächlicher Untersuchung als Neuralgien
bezeichnet, obwohl die charakteristischen Erscheinungen der Neuralgie keineswegs vorliegen.

Unter den Ursachen wirklicher Arm-Neuralgien sind die peripherischen, accidentellen, unverkennbar häufiger als bei den bisher
besprochenen Neuralgien. So geben z. B. oft Verletzungen der Armnerven, namentlich Stichwunden, partielle Durchschneidungen und
Zerreissungen, eingedrungene fremde Körper u. s. w. zu Neuralgien
Veranlassung. Hierher gehören auch die nach Venäsectionen zurückbleibenden Neuralgien, die zuweilen sehr hartnäckig und wahrscheinlich auch durch partielle Continuitätstrennungen herbeigeführt sind.
Ich beobachtete eine Neuralgia mediana, die auf eine vor langer Zeit am Ellbogen (mit dem Schnäpper) verrichtete Venäsection
gefolgt war. Zu den traumatischen Arm-Neuralgien gehören ferner
die an Amputationsstümpfen auf Grund cicatricieller Neurome auftretenden, die sich bald auf einzelne, bald auf mehrere oder alle
Nervenstämme des amputirten Gliedes erstrecken. Auch Fracturen können durch Compression oder anderweitige mechanische
Insultation einzelner Nervenstämme Neuralgien veranlassen. Ollier
berichtet einen instructiven Fall von Neuralgia radialis, in Folge von
Fractura humeri, wobei der Nerv in einem engen, durch Callus gebildeten Knochencanal eingeschlossen und comprimirt wurde. Auch
falsche und wahre Neurome sowie Tubercula dolorosa geben im Gebiete der Armnerven relativ häufig zu Neuralgien Veranlassung. Seltener können anderweitige Geschwülste in der Umgebung der Nerven, u. A. intumescirte Lymphdrüsen der Achselhöhle, Aneurysmen
der Subclavia und Anonyma, sowie Wirbelaffectionen durch
Druck auf die Nervenstämme, den Plexus und die hinteren
Wurzeln Neuralgien bewirken. — In manchen Fällen ist eine Entstehung auf Grund rheumatischer Schädlichkeiten oder anstrengender
Beschäftigung unverkennbar. Weniger oft sind congenitale und constitutionelle Anomalien sowie auch dyskrasische Verhältnisse als ein-
flussreich zu betrachten. Zu den dyskrasischen Neuralgien kann
man u. A. die sogenannte Arthralgia saturnina rechnen, die am häufigsten im Arm (meist bilateral und symmetrisch) auftritt, und oft
mit Paralysis saturnina zusammen vorkommt oder derselben voraus-
geht. Ob sie, wie die älteren Autoren allgemein annehmen, spinalen

Ursprungs ist, muss dahingestellt bleiben. — Ganz unbekannt ist
der Ursprung jener, einige Male epidemisch beobachteten Neuralgien
der Handfläche, welche man als Acrodynie (auch als „Neuro-
dermitie", Piorry) bezeichnet hat, und welche mit oberflächlicher
Dermatitis, Bläschenbildung, Abschuppung u. s. w. — zuweilen auch
mit consecutiver Anästhesie und Lähmung im Bereiche der Armnervenstämme einhergehen.

§. 68. Bei der Behandlung der Arm-Neuralgien sind die
heterogensten Verfahren empirisch versucht und — zum Theil wohl
auf Grund irriger oder unsicherer Diagnosen — als wirksam gerühmt
worden. Ich will nicht auf den ganzen Haufen der schon bei der
Prosopalgie aufgezählten Mittel zurückkommen; ich erwähne nur die
noch sehr beliebten Einreibungen von Veratrinsalbe, um von denselben ein für alle Male zu sagen, dass sie bei wirklichen Arm-Neuralgien
wohl noch niemals irgend welchen, selbst nur palliativen Nutzen gehabt haben. Dieses Mittel gehört, gleich den Pflastern, reizenden
Linimenten etc. zu denjenigen Verfahren, welche indirect grossen
Schaden anstiften, insofern damit viel Zeit vergeudet und einer wirklich zum Ziele führenden Behandlung entzogen wird.

Auch den „revulsorischen" und „derivatorischen" Verfahren,
namentlich der Anwendung von Vesicatoren mit offen erhaltenen
Wundflächen, lässt sich bei wahren Brachial-Neuralgien kein
nennenswerther Effect nachrühmen: ganz abgesehen davon, dass durch
diese Verfahren der Gebrauch der Extremität für längere Zeit in
nicht unerheblicher Weise gestört wird. Dies gilt zwar weniger für
die von Valleix empfohlenen fliegenden Vesicantien, deren Werth aber
auch oft stark überschätzt wird.

Die causale Therapie findet bei Brachial-Neuralgien nur selten
ein ergiebiges Terrain; am meisten bei den peripherischen, durch
traumatische oder anderweitige mechanische Insulte entstandenen
Neuralgien, wo eine operative Beseitigung der einwirkenden Reize
öfters die Neuralgie selbst zum Verschwinden bringt. So bewirkte in
dem obigem Falle von Ollier die Abtragung der comprimirenden
Knochenlamelle eine vollständige Heilung. Bei Pseudoneuromen der
Armnerven (z. B. bei Fibromen und Cysten im Verlaufe des Medianus und Radialis) sind von Post,[*]) Demarquay,[**]) Nott[***]

---

[*]) New York med. record 1866 No. 16.
[**]) Nach mir gemachten brieflichen Mittheilungen.
[***]) Contributions to bone and nerve surgery. Philadelphia 1866.

und Anderen erfolgreiche Operationen ausgeführt worden. Von den auf rheumatischer, dyscrasischer u. s. w. Veranlassung beruhenden Arm-Neuralgien gilt das früher Gesagte.

In der Mehrzahl der Fälle sind wir jedoch auf eine symptomatische Therapie beschränkt, und hier stehen dieselben örtlichen Mittel im Vordergrunde, wie bei Prosopalgien: also die hypodermatischen Morphium-Injectionen und die Electricität. — Von der Anwendung der Neurotomie und Neurectomie kann bei Neuralgien des Armgeflechts selbstverständlich nur ausnahmsweise die Rede sein, da alle grösseren Nervenäste des Arms gemischter Natur sind, und die nach ihrer Durchschneidung unvermeidlichen Lähmungen selbst bei Beschränkung auf einzelne Muskeln zu den schwersten Functionsstörungen Veranlassung geben. Es sind zwar derartige Operationen noch in neuester Zeit sogar an den Hauptnervenstämmen (Radialis, Medianus) ausgeführt worden; sie sind jedoch ausschliesslich bei den cicatriciellen Neuromen der Amputationsstümpfe und bei Pseudoneuromen oder Neuromen, welche die Function der Nerven in hohem Grade beeinträchtigen, unter Umständen gerechtfertigt. — Was vollends von den verstümmelnden Operationen, den Amputationen und Exarticulationen (selbst im Schultergelenk!) zu halten sei, ist schon früher gesagt; ihre Verwerflichkeit wird fast durch ihre Wirkungslosigkeit noch übertroffen. Gherini z. B. amputirte, wegen einer Neuralgie des Handrückens, im Vorderarm; die Neuralgie recidivirte; es wurde ein 4 Ctm. langes Stück aus dem N. radialis exstirpirt; auch diese Operation blieb erfolglos*).

5. Neuralgie der Nn. thoracici (Neuralgia intercostalis, dorso-intercostalis). — Mastodynie.

§. 69. Die 12 Brustnerven entsenden einen kleinen Theil ihrer sensibeln Fasern mit dem äusseren Zweige ihrer hinteren Aeste zur Rückenhaut — den grösseren Theil aber in den Bahnen ihrer vorderen Aeste (Nn. intercostales) zur Haut der seitlichen und vorderen Brust- und Bauchgegend. Die sensibeln Fasern dieser Regionen, welche in den Nn. cutanei, pectorales und abdominales verlaufen, entstammen theils dem oberflächlichen, theils dem tiefliegenden Zweige, in welchen jeder Intercostalnerv sich schon im hinteren Theile des Zwischenrippenraums spaltet.

*) Annali universali CCXXXVIII p. 74, April 1864.

Die Brust- und Bauchhaut, sowie die Haut des Rückens und der Schulterblattgegend sind demnach der Sitz derjenigen Neuralgien, welche man als Neuralgia intercostalis und dorso-intercostalis bezeichnet. [In der Regel wird nur das Hautgebiet der Nn. intercostales befallen, seltener auch gleichzeitig das der hinteren Aeste der Brustnerven, während isolirte Neuralgien der letzteren nur ganz ausnahmsweise vorkommen.

Fast immer werden nur die Gebiete einzelner, bald der oberen, bald der mittleren, bald der unteren Intercostalnerven befallen. Bei Neuralgien der oberen Intercostalnerven verbreitet sich der Schmerz sehr häufig auch auf den Arm, namentlich auf die innere Seite des Oberarms, da sich der erste Brustnerv an der Bildung des Plexus brachialis betheiligt, und Fasern des zweiten und häufig auch des dritten Brustnerven in die Zusammensetzung des N. cutaneus brachii internus mit eingehen. Am häufigsten scheinen der 7.—9. Intercostalnerv befallen zu werden. — Isolirte Neuralgien der Scapulagegend, die man gewöhnlich noch — aber mit Unrecht — den Neuralgien des Armgeflechts zurechnet, werden mit einer von Valleix herrührenden Vox hybrida auch als Scapulalgien bezeichnet.

Intercostal-Neuralgien sind sehr häufig. Das weibliche Geschlecht wird, wie auch die Tabelle S. 62 ergiebt, in überwiegender Weise befallen. Dem Alter nach fand ich unter 29 Fällen

zwischen 10 und 19 Jahren 3

\-   20 - 29   -   6

\-   30 - 39   -   9

\-   40 - 49   -   6

\-   50 - 59   -   5

Oft sind Intercostal-Neuralgien noch mit Neuralgien anderer Hautnerven (namentlich des Plexus brachialis) verbunden, oder irradiiren nach längerem Bestehen auf benachbarte und entferntere Nervengebiete; oft treten sie umgekehrt secundär auf, nachdem andere Neuralgien voraufgegangen, sei es in Hautnerven oder auch in visceralen Nervengebieten (Angina pectoris, Cardialgie).

Die Ursachen sind meist dunkel; häufig sind sie offenbar centraler Natur; insbesondere sind längs der Intercostalnerven ausstrahlende, paroxysmatische, in der Regel bilateral und symmetrisch auftretende Schmerzen ein nicht seltenes Symptom von Tabes dorsualis. Als locale peripherische Anlässe können Verletzungen, Druck von Geschwülsten, Krankheiten der Rippen (Periostitis, Caries, Necrose), und besonders Wirbelaffectionen (Spondylitis, Caries, Neubildungen

der Wirbelsäule etc.) gelten. Pleuritis und Tuberculose erzeugen
wohl Schmerzen in der Intercostalgegend, aber keine Intercostal-
Neuralgien; ebenso verhält es sich hinsichtlich chronischer Leber-
und Magenaffectionen, die von Intercostal- oder Lumboabdominal-
Neuralgien begleitet sein sollen. Es herrscht auf diesem Gebiete die
fehlerhafte Gewohnheit, Schmerz und Neuralgie fast nach Willkür zu
identificiren.

Was den oft urgirten Zusammenhang von Intercostal-Neuralgie
mit Herpes Zoster betrifft, so ist dieser, wenn man die Thatsachen
nicht künstlich verwirrt oder verdunkelt, überaus einfach. Der Zoster
intercostalis ist eine trophische Neurose, von vasomotorischen oder
speciell trophischen Nerven abhängig, welche eine Strecke weit in
den Nn. thoracici und ihren Aesten — also gemeinschaftlich mit den
sensibeln Intercostalnerven — verlaufen. Insofern die trophischen
Nerven, deren Läsion den Zoster intercostalis hervorruft, innerhalb
dieser gemeinschaftlichen Bahn erkranken können, ist die
häufige Coincidenz von Zoster und Intercostalneuralgie leicht zu begreifen; ebenso wie das Auftreten anderweitiger Nutritions- oder
Secretionsstörungen, z. B. der von Woakes während der Schmerzanfälle beobachteten übelriechenden Schweisse. Andererseits erklärt
sich das Vorkommen von Zoster ohne Neuralgie und von Neuralgie
ohne Zoster, indem sowohl die trophischen als die sensibeln Fasern
auch isolirt, jenseits der gemischten Stämme der Nn. thoracici, in
den Wurzeln der Spinalnerven oder innerhalb des Centralorgans selbst
afficirt werden können. Das mutuelle Verhältniss ist hier ganz dasselbe, wie zwischen Zoster facialis und Prosopalgie, Zoster brachialis
oder lumbalis und den entsprechenden Neuralgien: wie denn das so
häufige Vorkommen vasomotorisch-trophischer Störungen bei Neuralgien überhaupt wesentlich durch die Coaffection von zusammenliegen-
den sensibeln und vasomotorisch-trophischen Nervenröhren in den gemischten Spinalnerven, den Plexus und peripherischen Nervenstämmen
bedingt wird.

Die meisten Intercostal-Neuralgien findet man bei Personen,
welche eine constitutionelle, oft hereditäre Prädisposition zu Neuralgien, zu Neurosen überhaupt darbieten. Sie sind daher eine häufige
Theilerscheinung der Neurose par excellence, der Hysterie. Sie werden ferner besonders oft bei anämischen, chlorotischen, auch
zugleich an Menstruationsstörungen leidenden Individuen gefunden.
Der Zusammenhang mit Menstrualstörungen dürfte aber wohl nur ein

indirecter sein, insofern letztere mit Anämie und Chlorose, wie auch
mit hysterischen Erscheinungen häufig coincidiren.

Der Schmerz zeigt bei Intercostalneuralgie meist weniger ausgeprägte Paroxysmen, deren Dauer und Häufigkeit überdies sehr variabel ist. In der Regel strahlt der Schmerz deutlich längs dem Verlaufe der Intercostalnerven aus. Die wichtigsten Schmerzpunkte,
welche ziemlich constant sind, befinden sich nach Valleix: 1) in
der Gegend der Austrittsstelle der Nerven aus dem for. intervertⁱⁱ-
brale; 2) im mittleren Theile jedes Intercostalraums, zwischen Wirbelsäule und Sternum, dem Ursprunge der Rami superficiales entsprechend; 3) in der Nähe des Sternum, wo die letzte oberflächliche
Theilung der Nerven stattfindet (nach unten hin dem Sternum näher).
Ausserdem sind jedoch häufig circumscripte oder diffuse, cutane
Hyperästhesien in der Intercostalgegend vorhanden. Besonders oft
ist die Gegend einzelner Dornfortsätze gegen Druck und Berührung
empfindlich. Ich kann in dieser, weit über Gebühr betonten Erscheinung nichs anderes als eine cutane Hyperalgesie erblicken, wie sie
bei Neuralgien und auch ohne dieselben so häufig vorkommt. Offenbar entsteht der Schmerz in allen oder fast allen solchen Fällen nicht
in den Wirbeln, noch weniger innerhalb des Wirbelcanals, sondern in
der bedeckenden Haut, welche gegen den, eine feste unnachgiebige
Unterlage bildenden Dornfortsatz angepresst wird. Solche cutane
Hyperalgesien können freilich Symptome centraler Erkrankungen
bilden; sie können aber auch rein peripherischen Ursprungs sein, und
jedenfalls haben die cutanen Hyperalgesien der Dornfortsatzgegend
nichts voraus vor denen, welche in anderen Hautbezirken auftreten.

§. 70. Als eine besondere Form der Intercostalneuralgie ist
die Mastodynie (Cooper's irritable breast) zu betrachten. Der
Schmerz beschränkt sich hier auf die weibliche Brustdrüse und die
nächste Umgebung derselben, welche von den vorderen Aesten der
oberen Nervi cutanei pectorales (ausserdem jedoch auch von den
Nervi supraclaviculares des Nervus cervicalis IV) mit sensibeln Fasern versorgt werden.

Die Mastodynie gehört zu den quälendsten und hartnäckigsten,
glücklicherweise auch seltensten aller Neuralgien. Die Schmerzen
erreichen dabei oft eine unerträgliche Heftigkeit, und die einzelnen
Anfälle, von mehrstündiger Dauer, werden zuweilen nur durch kurze
Intermissionen oder Remissionen von einander geschieden. Bestimmte
Schmerzpunkte sind nicht wahrnehmbar. Dagegen liess sich auch
hier in einem Falle, den ich lange Zeit behandelte, mehrere Wochen

hindurch eine grosse Empfindlichkeit in der Gegend der Dornfortsätze des letzten Hals- und obersten Brustwirbels auf Druck nachweisen. Nicht selten bestehen ferner zugleich an der Drüse selbst oder
in der nächsten Umgebung derselben heerdweise oder diffuse cutane
Hyperalgien.

Die Ursachen der Mastodynie sind ganz dunkel. In der Regel
tritt das Leiden bei jugendlichen Individuen, in der Pubertätszeit
oder bald nach derselben auf, nur selten in späterem Alter. Einmal
habe ich es im Puerperium gesehen. Anstie beschuldigt übermässige Luctation als Hauptursache und behauptet dass die Affection
nur auf der linken Seite vorkäme. Beides ist sicher unrichtig, namentlich das Letztere; ich selbst habe die Mastodynie zweimal auf
der rechten Seite allein beobachtet. Auch der oft urgirte Zusammenhang mit Menstrualstörungen ist keineswegs immer nachweisbar, und
würde, wenn vorhanden, kaum etwas zur Klärung der Aetiologie beitragen. Ein Factum ist es, dass die Anfälle oft vor Eintritt der
Catamenien am heftigsten sind. Dieser Umstand ist vielleicht aus
der synchronisch mit der Menstruation nach den Brüsten stattfindenden Congestion zu erklären.

Locale Ursachen sind ebenfalls nicht sehr oft nachweisbar. Ein
Druck, Stoss oder Schlag gegen die Brustdrüse wird zuweilen (mit
mehr oder weniger Recht) als Causalmoment angegeben. Oefters ist
die Neuralgie mit Bildung eigenthümlicher kleiner Knötchen im Gewebe der Drüse verbunden, die hart, sehr empfindlich sind, und von
Erbsen- bis Haselnussgrösse variiren. Romberg bezeichnete diese
Geschwülste als „neuralgische". Ueber ihre Natur ist leider nichts
bekannt; möglich dass es sich dabei um kleine Neurome oder Tubercula dolorosa der Drüsennerven handelt. Nothwendig und pathognomonisch sind diese Geschwülste jedenfalls nicht; und es liegt auch
kein Grund vor, um eine solitäre (nicht mit Geschwulstbildung einhergehende), und eine mit gleichzeitigen organischen Veränderungen
verbundene Form der Mastodynie zu unterscheiden.

Die Differenzialdiagnose kann insofern Schwierigkeiten darbieten,
als lancinirende und paroxysmenweise gesteigerte Schmerzen in der
Brustdrüse auch bei Neubildungen (namentlich maligner Natur) vorkommen, die ebenfalls zuerst in Form knötchenartiger Verhärtungen
auftreten. So besonders bei dem so häufigen Skirrhus der Brustdrüse. Indessen giebt der weitere Verlauf sehr bald Aufschluss, da
die malignen Neubildungen stetig fortschreiten, eine viel beträcht-
lichere Grösse erreichen und anderweitige charakteristische Erschei-

nungen hervorrufen — niemals aber so circumscript bleiben oder
gar sich spontan zurückbilden, wie es bei den neuralgischen Knötchen
nicht selten der Fall ist. Auch mit tiefliegenden kleinen Abscessen
der Mamma können Verwechslungen vorkommen, die zuweilen erst
bei operativen Eingriffen aufgedeckt werden (Bardeleben). Im Allgemeinen ist jedoch für die neuralgischen Knötchen ihre intensive
Empfindlichkeit von vornherein charakteristisch — eine Empfindlichkeit, wie man sie bei anderweitigen Drüsengeschwülsten von so geringem Umfange fast niemals antrifft.

§. 71. Bei Behandlung der Intercostalneuralgien ist von einer
causalen Therapie nur selten die Rede, da die ätiologischen Momente
in der Regel vollständig in Dunkel gehüllt sind. Eine directe operative Behandlung namentlich ist nur ausnahmsweise ausführbar,
wie z. B. in einem mir von Demarquay mitgetheilten Falle, wo
die Neuralgie durch eine zwischen der 9. und 10. Rippe befindliche
Cyste veranlasst wurde und nach Exstirpation der letzteren verschwand. Wo Erkrankungen der Rippen, der Wirbelsäule etc. zu
Grunde liegen, ist die Behandlung zunächst gegen diese Leiden zu
richten. Bei vorhandener Anämie oder Chlorose mag man eine tonisirende Diät und Eisen versuchen; bei gleichzeitig bestehender
Amenorrhoe (namentlich bei Mastodynie) mildere Emmenagoga, besonders Aloe in Verbindung mit Eisen, in Form der bekannten Pi-
lulae aloeticae ferratae. Die Neuralgie wird aber durch diese Mittel
allein nur in seltenen Fällen vollständig beseitigt.

In der grossen Mehrzahl der Fälle ist daher eine symptomatische,
locale Behandlung unentbehrlich. Die vielfach angewandten Salben
von Aconit, Belladonna und Veratrin sind freilich, wie ich mich äusserst häufig in der hiesigen Policlinik überzeugt habe, bei der Intercostalneuralgie wo möglich noch wirkungsloser als bei anderen Neuralgien, und die damit geheilten Fälle sind schwerlich des ihnen er-
theilten Nomen morbi würdig gewesen. Auch das von Cooper bei
Mastodynie empfohlene Pflaster (aus gleichen Theilen Cerat saponat.
und Extr. Belladonnae) besitzt wohl ausser dem imponirenden Namen
seines Autors vor anderen, einfach bedeckenden und schützenden
Pflastern keinen wesentlichen Vorzug. Eine weiche, vor äusseren Insulten Schutz gewährende Bedeckung der Drüse ist namentlich beim
Vorhandensein von Hyperalgesien und neuralgischen Geschwülsten
allerdings unentbehrlich.

Im Uebrigen sind hypodermatische Injectionen von Morphium bei
allen Formen von Intercostal-Neuralgie brauchbar, bei der Mastodynie

aber von besonderer Wichtigkeit; obwohl ihr Nutzen meist nur temporär ist, giebt es doch dafür kein anderweitiges Aequivalent. Ich habe in einem sehr schweren Falle von Mastodynie, bei einem 20-jährigen Mädchen, in Zeit von beinahe drei Jahren weit über 1200 Injectionen von Morphium oder Extr. Opii, sämmtlich in der Gegend der Brustdrüse, vorgenommen; die Kranke konnte absolut nicht ohne diese Injectionen leben und kehrte stets wieder zu denselben zurück, wenn ich sie eine Zeit lang auszusetzen und durch innere Medicationen oder anderweitige Palliativa (Tragen eines Eisbeutels u. s. w.) zu ersetzen versuchte. Zuletzt mussten wegen der immer kürzeren Dauer der Palliativwirkung 3 Injectionen täglich gemacht, und die Dosis bis zu der colossalen Höhe von 0,1 Morphium oder 0,5 Extr. Opii gesteigert worden, ohne dass diese enormen Dosen nachtheilige Allgemeinwirkungen, oder durch ihre ausserordentliche Häufung auf einem so kleinen Terrain üble Lokalerscheinungen bedingten.

Die früher sehr beliebte endermatische Anwendung von Narcoticis, namentlich Morphium, durch Aufstreuen auf Vesicatorflächen, ist weit unsicherer und lästiger als die hypodermatische Injection, und daher mit Recht fast ganz ausser Uebung.

Von der electrischen Behandlung der Intercostalneuralgien habe ich bisher keinen erheblichen Nutzen gesehen.

Zu bemerken ist noch, dass die im Gefolge von Herpes auftretenden Intercostalneuralgien zuweilen ohne jede Behandlung oder unter einfachster Localbehandlung (Bedecken der neuralgischen und gerötheten oder zerkratzten Stellen mit Ung. Zinci, Glycerin u. dgl.) verschwinden. In schweren Fällen oder bei heftigeren Schmerzen ist jedoch auch hier die intercurrente Anwendung von Morphium-Injectionen zu empfehlen. Die letzteren sind im Verlaufe der Intercostalnerven, in der Nähe der gewöhnlich vorhandenen Schmerzpunkte, oder bei Herpes zwischen den einzelnen Bläschengruppen auszuführen. Fliegende Vesicantien können (nach Forget und Anderen) gegen die begleitende oder vorausgehende Neuralgie ebenfalls nützen; ihre Empfehlung gegen den Zoster (nach Hervez de Chégoin, Chausit und Anderen) ist dagegen insofern unbegründet, als man wiederholt Zoster nach Application der Vesicatore und sogar an der Vesicatorstelle selbst hat auftreten sehen.

Die (auch als Abortivmethode gerühmten) Cauterisationen und Frictionen, namentlich die Aetzung der Bläschen mit Höllenstein, sind unnütz oder sogar schädlich, da öfters danach tiefe Ulcerationen zurückbleiben. Dasselbe gilt wahrscheinlich von der örtlichen Anwendung des Eisenchlorids, welches von Baudon, Gressy und Dauvergne neuerdings als Abortivmittel gerühmt wird.

6. Neuralgia plexus lumbalis.

§. 72. Unter diesem Namen lassen sich diejenigen Neuralgien zusammenfassen, welche in dem nicht mit dem Plexus sacro-coccygeus verschmolzenen Theile des Lumbalplexus (also im Gebiete der vorderen Aeste sämmtlicher Lumbalnerven) vorkommen. Im Ganzen werden die hierhergehörigen, zahlreichen und grossen Hautnervenstämme selten von Neuralgien befallen — weit seltener als die aus dem Plexus ischiadicus entspringenden; und unter ihnen sind es vorwiegend einzelne, welche zu isolirten neuralgischen Affectionen Gelegenheit bieten.

Neuralgische Sensationen im Gebiete des Ileohypogastricus, Ileoinguinalis und Genitocruralis — der drei ersten Aeste des Lumbalgeflechts — kommen zwar vor, sind aber kaum von einander und von Neuralgien des Plexus pudendalis (N. pudendus) mit Bestimmtheit zu sondern. Alle diese Nerven verbreiten sich vorzugsweise in der Haut des Mons Veneris, des Scrotum und der Labien, welche Theile auch vom N. pudendus mit sensibeln Fasern versorgt werden (Nn. scrotales et labiales anteriores vom Ileoinguinalis; Nn. scrotales et labiales posteriores vom Ramus perinealis des N. pudendus). — In einem sehr ausgesprochenen Falle von Neuralgie dieser Nervenbahnen habe ich gleichzeitig einen heftigen Tenesmus vesicae, ausschliesslich während der Schmerzanfälle, beobachtet. Wahrscheinlich wird derselbe durch reflectorische Erregung der Blasenmuskeln von den sensibeln Blasennerven aus, deren Bahnen zum Theil im Plexus hypogastricus liegen, vermittelt. ·

Neuralgische Sensationen an der vorderen, inneren und äusseren Seite des Oberschenkels werden zum Theil noch durch Hautäste des Genito-cruralis (N. lumbo-inguinalis) — hauptsächlich aber von den späteren Aesten des Lumbalplexus, dem N. cutaneus femoris anterior externus, N. obturatorius und N. cruralis vermittelt. Neuralgien dieser Nerven kommen sowohl isolirt als gemischt — zuweilen auch in Verbindung mit Zoster in dem entsprechenden Hautgebiet — vor.

Bei der Neuralgie des Cutaneus externus verbreitet sich der Schmerz nur an der äusseren Seite des Oberschenkels. von der Höhe der Spina ant. inf. bis zum Kniegelenk abwärts. Oefters wird dieser Nerv mit dem Cruralis gleichzeitig befallen.

Die Neuralgia obturatoria, auf welche zuerst Romberg aufmerksam gemacht hat, verbreitet sich, dem Hautbezirke des N. obturatorius (oder vielmehr seines Ramus unt.) entsprechend, an der inneren Seite des Oberschenkels bis zur Kniegegend abwärts. Diese Neuralgie — eigentlich aber nur der symptomatische Schmerz im Verlaufe des N. obturatorius — hat eine diagnostische Berühmtheit erlangt in Bezug auf das Vorhandensein von Hernien im For. ovale. Alsdann ist gewöhnlich auch eine Motilitätsstörung des Oberschenkels (durch Compression der zu den Adductoren tretenden motorischen Zweige des Obturatorius) vorhanden.

Die Neuralgia cruralis, welche dem Gebiete des N. cruralis entspricht (auch wohl absurder Weise als „Ischias antica“ bezeichnet) ist die häufigste unter den Neuralgien des Plexus lumbalis. Der Schmerz folgt dabei den Ausstrahlungen der einzelnen Hautäste des Cruralis: des N. cutaneus femoris medius, cutaneus femoris internus (Sapphenus minor) und besonders des Sapphenus major; er verbreitet sich daher über die Haut der vorderen und inneren Seite des Oberschenkels, des Kniegelenks, der inneren Seite des Unterschenkels und des inneren Fussrandes bis zur grossen Zehe abwärts (Rami cutanei cruris interni und cutaneus surae internus vom Sapphenus major).

Miterscheinungen in der motorischen und trophischen Sphäre sind selten, der Schmerz in der Regel weniger heftig, und die Neuralgie überhaupt benigner, namentlich weniger hartnäckig als Ischias.

Primäre und isolirte Crural-Neuralgien sind zwar weit seltener als Ischias, aber doch immerhin nicht so selten, wie Valleix und Anstie angeben. Ich habe dieselben bisher mit einer einzigen Ausnahme ausschliesslich bei Männern, und zwar meist in den arbeitenden Ständen, beobachtet. Anstrengungen und Erkältungen scheinen dabei am häufigsten mitzuwirken. Auch wahre und falsche Neurome, traumatische Verletzungen u. s. w. wurden öfters als Ursachen beobachtet. Jobert sah die heftigste Neuralgie durch ein Schrotkorn entstehen, welches, unter dem Condylus internus tibiae eingedrungen, den N. sapphenus in Reizung versetzte. Oefters treten Crural-Neuralgien als secundäre Irradiationsphänomene zu anderen Neuralgien, namentlich des Plexus ischiadicus. Die primären und isolirten Formen, bei denen keine besonders erschwerenden ätiologischen Momente nachweisbar sind, gestatten meist eine günstige Prognose.

Bei der Behandlung der Neuralgia cruralis reicht man, falls

keine zu berücksichtigenden causalen Momente vorliegen, mit den hypodermatischen Injectionen und der Electricität vollständig aus. Ich
habe 3 Fälle mittelst einiger, in angemessenen Intervallen wiederholter
Morphium-Injectionen im Verlaufe des Cruralis ziemlich rasch geheilt.
— Bei der Galvanisation (mit stabilen Strömen) ist der positive Pol
dem Sitze der Krankheitsursache entsprechend und möglichst central
auf den Nervenstamm, den Plexus, oder den Lumbaltheil der Wirbelsäule — der negative auf die peripherischen Cruralis-Verzweigungen
zu localisiren. Auch die anderen Neuralgien im Gebiete des Lumbalplexus sind in analoger Weise zu behandeln.

7. Neuralgia plexus ischiadici (Ischias).

§. 73. Als Ischias (Ischialgie, auch Ischias postica, oder
Ischias nervosa Cotunni) werden die Neuralgien im Gebiete des
Plexus ischiadicus bezeichnet, dessen sensible Fasern den beiden
letzten Lumbalnerven und den zwei obersten Ansae sacrales (also
den vorderen Aesten des 1. und 2. Sacralnerven) entstammen.
Diese Fasern gehen zum kleineren Theile in den N. cutaneus femoris posterior über, der sich an der hinteren Seite des Oberschenkels verbreitet; zum grössten Theile aber in den N. ischiadicus. Letzterer versorgt mit sensibeln Zweigen: die Haut der
Wadengegend (mit Ausnahme der inneren, vom N. sapphenus major
innervirten Seite) bis zur Achillessehne herab (N. cutaneus surae
externus und medius vom Peronaeus): des Fussrückens (N. cutaneus
pedis dorsalis medius und internus vom Peronaeus superficialis, externus vom Suralis); der Dorsalseite der Zehen (Nn. digitales dorsales vom Peronaeus superficialis; Ramus internus des Peronaeus profundus; Ramus digitalis dorsalis des Suralis); der Planta pedis und
Plantarseite der Zehen (N. plantaris internus und externus vom N.
tibialis, mit ihren Rami digitales plantares).

Es geht hieraus hervor, dass der Schmerz über ein sehr umfang-
reiches Hautgebiet verbreitet sein kann, wenn alle vom Plexus ischiadicus deriviren den Empfindungsnerven gleichzeitig betheiligt sind:
dass aber andererseits auch sehr zahlreiche Nuancen möglich sind, je
nachdem einzelne oder mehrere, kleinere und grössere Hautäste an
der neuralgischen Affection participiren.

Der N. cutaneus femoris posterior wird nur selten allein, in der
Regel gleichzeitig mit dem Ischiadicus, befallen. Die Erscheinungen
der Neuralgie des Ischiadicus, der Neuralgia ischiadica oder

Ischias im engeren Sinne, sind prädominirend, und wegen des langgestreckten Verlaufes dieses Nervenstammes und seiner umfangreichen
peripherischen Verästelungen in hohem Grade charakteristisch. Noch
mehr als bei den Armnervenstämmen zeigt sich am Ischiadicus, dass
der neuralgische Schmerz keineswegs bloss nach dem Gesetze der
excentrischen Erscheinung an die Peripherie des befallenen Nerven
projicirt, sondern deutlich in der ganzen Länge seines Verlaufs empfunden wird. Kranke, welche von der Anatomie des Nervensystems
selbstverständlich keine Ahnung haben, liefern bei einigermaassen genauer Selbstbeobachtung ein treues Bild vom Verlaufe des Ischiadicus,
indem sie das Auftreten und die Richtung des meist centripetal ausstrahlenden Schmerzes zu schildern versuchen: sie bezeichnen mit
grosser Exactheit die Gegend der Incisura ischiadica magna, zuweilen
selbst die Gegend der Foramina sacralia superiora als Ausgangspunkt
des Schmerzes, und die Fortpflanzung desselben längs der hinteren
Seite des Oberschenkels bis zur Kniekehle herab, sowie seine finale
Ausstrahlung in die Haut des Unterschenkels und Fusses.

Nicht immer sind alle Hautäste des Ischiadicus gleichzeitig betheiligt. Oft beschränkt sich der Schmerz auf einen der beiden
grossen Nervenstämme des Unterschenkels, deren isolirte Affectionen
man als Neuralgia peronaea und Neuralgia tibialis bezeichnen kann. Zuweilen werden aber auch nur die Hautäste der Wade
(R. cutaneus surae externus und medius) betheiligt; die Kranken
geben mit grösster Entschiedenheit an, dass sie den Schmerz nicht
über die Malleolen hinaus, weder an der Dorsal- noch an der Plantarseite des Fusses empfinden (Neuralgia suralis). In ziemlich zahlreichen Fällen endlich verbreitet sich der Schmerz nur in einzelnen
Theilen des Fussrückens oder der Planta, so dass oft nur einzelne
Endäste des Peronaeus oder Tibialis ergriffen zu sein scheinen, namentlich die beiden Endäste des Tibialisstammes, der Ramus plantaris internus und externus (Neuralgia plantaris).

Schmerzpunkte sind gerade bei Ischias sehr häufig und
mit ziemlich grosser Constanz wahrnehmbar. Für den wichtigsten
derselben erklärte Valleix einen Punkt in der Gegend der Spina
ilium post. sup., welcher dem Plexus sacralis selbst entsprechen sollte.
Constanter sind jedoch ein dem Stamme des Ischiadicus entsprechender
Punkt in der Mitte zwischen Trochanter major und Tuber ischii; ein
Fibularpunkt, hinter dem Capitulum fibulae, entsprechend der oberflächlichen Lage des N. peronaeus; zwei Malleolarpunkte, hinter
Malleolus externus und internus, jener wahrscheinlich dem Endaste

des Suralis (N. cutaneus pedis dorsalis externus) — dieser dem Stamme des Tibialis entsprechend. Ausserdem verdient ein Poplitealpunkt — richtiger: eine Popliteallinie — (entsprechend dem Verlaufe der gemeinschaftlichen Stammes oder seiner Theilungsäste in der Kniekehle) hervorgehoben zu werden. Unsicherer sind mehrere von Valleix angegebene Punkte, welche den schwachen hinteren Aesten der Kreuznerven, ferner den Rami glutaei und dem Verlaufe des Cutaneus posterior entsprechen sollen. Trousseau hielt die Empfindlichkeit der Dornfortsätze des Kreuzbeins für ein constantes Symptom bei Ischias. Wahrscheinlich handelt es sich jedoch hier nur um cutane Hyperalgesien, die überhaupt äusserst häufig, in grösserer oder geringerer Ausdehnung, bei Ischias vorkommen. Ein eclatantes Beispiel liefert der schon früher citirte Fall von Lentin, wo ein Papierschnitzel, der auf den vom Strumpf bedeckten Ballen fiel, mehrstündige Schmerzen hervorrief.

In eigenthümlicher Weise contrastirt mit diesen cutanen Hyperalgesien das oft gleichzeitige Vorhandensein von mehr oder minder umfangreichen Anästhesien im Gebiete des Ischiadicus, resp. seiner vorzugsweise afficirten Hautäste. Diese anästhetischen Bezirke, welche bei keiner anderen Neuralgie so häufig vorkommen, wie bei Ischias, verrathen sich allerdings durch keine subjectiven Symptome und können nur durch objective Untersuchung mit Hülfe der früher beschriebenen Methoden festgestellt werden. Am häufigsten und erheblichsten ist die Abnahme des Tastgefühls. Raumsinn, Druck- und Temperatursinn können selbst an solchen Stellen herabgesetzt sein, an welchen cutane Hyperalgesien bestehen. Das Gemeingefühl, namentlich die electrocutane Sensibilität, sind seltener beeinträchtigt.

Die Schmerzen sind in der Regel bei Ischias sehr intensiv und treten in ausgeprägten Paroxysmen, meist ohne Prodrome, ganz plötzlich und unerwartet hervor; eine leichte Beugebewegung des Beins, der Act des Niedersitzens, Aufstehens, selbst eine kräftige Exspiration (Husten, Niesen) geben oft den Anstoss. Die einzelnen Paroxysmen zeigen häufig in charakteristischer Weise jenes Ebben und Fluthen des Schmerzes, wodurch sie in eine Reihe kleinerer, durch leichte Remissionen getrennter Theilanfälle zerlegt werden. Ihre Dauer variirt von einigen Minuten bis zu mehreren Stunden. In sehr heftigen Fällen scheint der Schmerz wohl den ganzen Tag oder selbst mehrere Tage hinter einander fortzubestehen, doch sind dann immer deutliche, wenn auch relativ kurze Remissionen oder Intermissionen bemerkbar.

§. 74. Miterscheinungen motorischer und vasomotorisch-trophischer Natur sind bei Ischias sehr häufig, aber meist leichter Art und daher nicht selten ganz unbeachtet. Dennoch ist es von Wichtigkeit, gerade ihnen eine grössere Aufmerksamkeit zuzuwenden: denn sie machen den in der Mehrzahl der Fälle peripherischen Ursprung der Ischias, wenn auch nicht gewiss, doch wenigstens in hohem Grade wahrscheinlich. Die motorischen Symptome beschränken sich meist auf eine gewisse Steifheit in den Muskeln des Beins, welche vom Ischiadicus versorgt werden, also in den Flexores cruris und der ganzen Musculatur des Unterschenkels. Die Bewegungen, namentlich Beugung im Kniegelenk, sowie Dorsal- und Plantarflexion im Fussgelenk, werden durch diese Steifheit sehr behindert — ganz abgesehen davon, dass die Kranken die active Vornahme dieser Bewegungen scheuen, weil sie den Schmerz dadurch hervorzurufen oder zu steigern fürchten. Man kann sich daher von dem Vorhandensein solcher Muskelspannungen in den Flexores cruris, den Wadenmuskeln u. s. w. auch nur durch die Vornahme passiver Bewegungen, namentlich Beugungen und Streckungen im Kniegelenk, überzeugen. Der eigenthümliche steife Gang vieler Ischiadischen (mit etwas flectirtem Knie und gesenkter Beckenhälfte der leidenden Seite) beruht wohl weniger auf solchen unwillkürlichen Muskelspannungen, da er auch während der anfallsfreien Zeit angetroffen wird, als auf dem instinctiven Bemühen, diejenigen Stellungen zu vermeiden, wo die meisten begünstigenden Momente für eine Compression oder Zerrung des Ischiadicus und seiner Hauptäste vorhanden sind, wie dies namentlich bei Streckung im Hüft- und Kniegelenk entschieden der Fall ist.

Selten sind statt der leichten Muskelspannungen tonische Krämpfe, besonders in den Wadenmuskeln, selten auch klonische, convulsivische Schüttel- und Zitterbewegungen in den Beugemuskeln des Oberschenkels und im Unterschenkel vorhanden.

Die vasomotorischen Phänomene scheinen bald mehr irritativer, bald depressiver Natur zu sein: man findet die Temperatur des Unterschenkels und Fusses auf der leidenden Seite zuweilen vermindert, zuweilen erhöht; die Farbe bald im Verhältniss blass, bald geröthet; ebenso ist die Secretion in anomaler Weise entweder vermindert oder erhöht. Man findet die Haut auffallend trocken, spröde; in anderen Fällen, oder zu anderen Zeiten in demselben Falle, sehr feucht, mit Schweiss bedeckt, namentlich an Fussrücken und Fusssohle. Die Kranken geben auch bald das Eine, bald das Andere spontan an: z. B. dass ihnen, seitdem sie den Schmerz hätten, der

Fuss ganz trocken sei, oder umgekehrt, dass ihnen derselbe seitdem
beständig schwitze. Man darf sich über diese Inconstanz und
scheinbare Inconsequenz in den Symptomen nicht wundern, wenn
man bedenkt, dass gerade im Gebiete der vasomotorischen Nerven
die Veränderlichkeit, der rasche Umschlag von Irritationszuständen
in Depression zu den allergewöhnlichsten Erscheinungen gehört,
und dass ferner, wie wir gesehen haben, auf reflectorischem Wege
durch Reizung sensibler Nerven sowohl Erregungs- als Lähmungszustände im Gebiete vasomotorischer Fasern ausgelöst werden
können.

Nicht selten kommt es bei langdauernder Ischias zu leichter
Atrophie der vom Ischiadicus versorgten Muskeln. Höchst interessant
und bisher einzig ist aber eine von Graves*) mitgetheilte Beobachtung Grogan's. Dieser sah bei einer mit Spasmen und Muskelzit-
tern verbundenen Ischias eine hochgradige Hypertrophie der
Muskeln (in Wade und Oberschenkel) sich entwickeln. Ich erwähne
diesen Fall um so mehr, als er den verschiedenen monographischen
Bearbeitern der Muskelhypertrophie bisher entgangen zu sein scheint.
— Seltener kommt es bei Ischias (namentlich auf Grund traumatischer
Nervenverletzungen, Schusswunden u. s. w.) zu schwereren Ernährungsstörungen, hochgradiger Atrophie der Haut und der Muskeln,
Entzündungen und Abscedirungen an den Zehen, und anderweitigen,
durch Mitverletzung der trophischen Nerven bedingten Deformationen.

Braun macht in seiner trefflichen Balneotherapie die auffallende
Angabe, dass er wiederholt einen symptomatischen Diabetes mellitus bei Ischias wahrgenommen habe**). „In 7 Fällen von Ischias beobachteten wir 4 mal einen Zuckergehalt von ½—2½ pCt., und zwar bei dem
letzteren Gehalt eine erhebliche Verminderung des Körpergewichtes,
die aber, weil sie einen sehr fettleibigen Mann betraf, zu Haus übersehen worden war, und auch dieser Kranke genas anscheinend bei
dem Gebrauch des karlsbader Wassers". Von anderer Seite ist bisher, soviel ich weiss, noch nichts Aehnliches mitgetheilt, und auch ich
hatte in 8 seitdem untersuchten Fällen von Ischias nicht Gelegenheit,
die Braun'sche Beobachtung zu bestätigen. Ich möchte aber zur
Würdigung dieser Complication mit Diabetes auf die interessanten Versuche von Schiff hinweisen, der nach Durchschnei-

---

*) Leçons de clinique médicale, übers. von Jaccoud, Paris 1863 t. l. p. 369.
**) Systematisches Lehrbuch der Balneotherapie, Berlin 1868 p. 343.

dung der Nn. ischiadici (bei Kaninchen), sowie nach Compression
oder Ligatur der Hauptgefässe einer Extremität Diabetes beobachtete.

§. 75. Die elektrische Untersuchung ergiebt bei Ischias zuweilen eigenthümliche und interessante Anomalien. In mehreren Fällen
constatirte ich bei der galvanisch-diagnostischen Exploration des erkrankten Ischiadicus eine Abweichung von dem normalen (d. h. für die percutane Galvanisation beim lebenden Menschen gültigen) Zuckungsgesetze,
das selbst bis zur völligen Umkehr desselben fortging. Unter normalen
Verhältnissen erfolgt, nach der von Brenner[*] aufgestellten Formulirung des Zuckungsmodus, bei allmälig anschwellender Stromstärke
zuerst Zuckung bei Kathodenschliessung (Ka Sz), dann bei der Anodenschliessung (A Sz), dann bei Anodenöffnung (A Oz) und endlich bei Kathodenöffnung (Ka Oz), wobei vorausgesetzt ist, dass die maassgebende Electrode sich an der differenteren Stelle, also auf den Nerven selbst, resp. am
mehr centralen Theile derselben befindet. Bei Ischias habe ich nun wiederholt gefunden, dass die Zuckung bei Anodenschliessung (A Sz) früher
erfolgte als bei Kathodenschliessung (Ka Sz), und ferner bei Kathodenöffnung (Ka Oz) früher als bei Anodenöffnung (A Oz); ja, es kann
sogar die Reaction auf Anodenöffnung vollständig fehlen. Ich habe
dies früher so aufgefasst und ausgedrückt, dass in einzelnen Fällen
von Ischias der absteigende Strom leichter Schliessungszuckung her-
vorriefe als der aufsteigende, und dass ferner die Oeffnungszuckung
bei aufsteigender Stromrichtung auffallend prävalirte; ich glaube mich
aber seit dem Bekanntwerden der Brenner'schen Untersuchungen der
von Letzterem vertretenen Auffassungs- und Bezeichnungsweise dieser
Zustände durchaus anschliessen zu müssen. — Ausser diesen
qualitativen Veränderungen der Reactionsformel, die bis zur Umkehr
derselben und bis zum Verluste der Reaction auf Anodenöffnung (dem
4. und 5. Grade der von Brenner aufgestellten Veränderungsreihe) fortgehen, können nun auch quantitative Veränderungen der galvanischen
Erregbarkeit, in Form von Steigerung oder Herabsetzung, vorkommen.
Die oben geschilderten Abweichungen vom normalen Zuckungsmodus
waren übrigens in einem und demselben Falle nicht zu allen Zeiten
gleich evident; oft zeigte sich im Beginn der Untersuchung scheinbar
normale Reaction, und musste man, um die Anomalie sichtbar zu
machen, erst einen starken stabilen oder labilen Strom einige Zeit
auf die Nerven einwirken lassen. Ich glaube daher die obigen Phä-

---

[*] Untersuchungen und Beobachtungen auf dem Gebiete der Electrotherapie,
Band II. Leipzig 1869.

nomene als Erschöpfungsphänomene auffassen zu dürfen, bedingt durch
eine der anhaltenden Einwirkung abnormer Reize entsprechende excessive Erschöpfbarkeit der leidenden Nerven. Ich werde in dieser Auffassung dadurch bestärkt, dass ich dieselben Abweichungen vom
normalen Zuckungsgesetze auch bei motorischen Reizzuständen, namentlich bei den sogenannten Beschäftigungs-Neurosen der Ober-Extre-
mität (Schreibekrampf, Schneiderkrampf) im Gebiete des Medianus
angetroffen habe.

Die faradische Exploration ergiebt in der Regel keine wesentlichen Veränderungen der electrocutanen Sensibilität; jedenfalls ist
dieselbe eher herabgesetzt als erhöht, was mit dem häufigen gleichzeitigen Befunde incompleter Hautanästhesien bei Ischias übereinstimmt.
In einigen Fällen habe ich die faradische Contractilität der Muskeln im Gebiete des Ischiadicus — im Vergleiche zur anderen Seite
— deutlich vermindert gefunden. Diese und die eben erwähnten
Anomalien bei der galvanischen Exploration sprechen, wo sie sich
finden, sehr für einen peripherischen Ursprung des Leidens, und ihre
relative Häufigkeit bei Ischias im Vergleiche zu anderen Neuralgien
ist daher auch für die Pathogenese der ersteren nicht ohne Bedeutung.

Der Verlauf der Ischias zeigt eine sehr grosse Variabilität, sowohl
in Bezug auf das Verhältniss der Paroxysmen zu den Intermissionen und
Remissionen, wie auf die Gesammtdauer der Krankheit. Ein streng regelmässiger Typus der Anfälle scheint fast niemals vorzukommen; dagegen
zeigen sich Spuren eines solchen wenigstens im Anfange oft insofern,
als die Exacerbationen des Schmerzes vorzugsweise in die Abend-
oder Nachtstunden fallen, während am Morgen und Vormittag Remissionen eintreten. Letztere sind fast immer vorhanden, während
dagegen ganz schmerzfreie Intervalle seltener existiren; jedoch kann
man hierin den Angaben der Kranken nicht gerade auf's Wort
trauen, da sie oft, um grösseres Interesse des Arztes zu erwecken,
den Schmerz nicht heftig und continuirlich genug schildern zu können
glauben. Bei längerem Bestehen des Leidens werden, wie bei anderen
Neuralgien, wirkliche Intermissionen immer spärlicher, die Anfälle
rücken immer näher zusammen und werden durch immer leichtere
Anlässe verstärkt oder hervorgerufen. Zuweilen irradiirt der Schmerz
auf benachbarte Nerven, namentlich Aeste des Lumbalplexus, oder
selbst auf entferntere Nervengebiete; auch können in seltenen Fällen
Alternationen mit Ischias der anderen Seite und mit anderen Neuralgien

(z. B. einer Neuralgia brachialis derselben oder der gegenüberliegenden Körperhälfte) eintreten.

§ 76.   Die Ischias gehört zu den häufigsten Neuralgien, und
zugleich zu denjenigen, welche beim männlichen Geschlechte entschieden
häufiger sind als beim weiblichen.   Unter 32 Fällen, worüber ich Notizen besitze (13 in Greifswald, die übrigen hier, wovon 12 in der hiesigen
Poliklinik beobachtet), finden sich bei Frauen nur 7, bei Männern 25.
Dies steht im auffallendsten Contrast mit der weitaus überwiegenden
Frequenz der Neuralgien beim weiblichen Geschlecht im Allgemeinen,
und lässt uns von vornherein vermuthen, dass bei der Ischias in der
Regel ganz andere ätiologische Momente prävaliren, wie z. B. bei Prosopalgie oder Neuralgia intercostalis.

Was das Lebensalter betrifft, so fielen unter 29 Fällen in das
Alter von:

$$
\begin{array}{lll}
20-29 \ \text{Jahren} & 4 \\
30-39 & \text{-} & 4 \\
40-49 & \text{-} & 8 \\
50-59 & \text{-} & 7 \\
60-69 & \text{-} & 4 \\
70-72 & \text{-} & \underline{2} \\
& & 29
\end{array}
$$

Am häufigsten ist Ischias jedenfalls im mittleren Lebensalter,
doch auch noch bis in das höhere Alter hinein ziemlich häufig, am
seltensten in der Jugend.   Unter dem 20. Jahre habe ich sie bisher
niemals gesehen.

Von den beiden Körperhälften scheint die rechte etwas häufiger
befallen zu werden als die linke.   Ich finde z. B. 19 Fälle von Ischias
dextra auf 11 von Ischias sinistra.   Eine doppelseitige genuine Ischias
habe ich nur zweimal beobachtet; auch andere Autoren (Romberg,
Leubuscher u. s. w.) erklären dieselbe für selten.   Natürlich sind
hierbei die excentrischen Schmerzen im Gebiete der Ischiadici, welche
bei Rückenmarksleiden, namentlich bei Tabes lumbalis, vorkommen,
nicht mit gerechnet; sonst wäre, da dieselben gewöhnlich symmetrisch
auftreten, bilaterale Ischias sogar ziemlich häufig.   Diese Schmerzen
können das erste, unter Umständen sogar längere Zeit das einzige
Symptom von Tabes ausmachen.   Doppelseitige Schmerzen im Gebiete
des Ischiadicus müssen daher immer den Verdacht einer solchen erregen, namentlich, wenn sie deutlich lancinirend und von anderweitigen
Spinalsymptomen begleitet sind, oder letztere im weiteren Verlaufe
allmälig hinzutreten.

§ 77. Ursachen. Wer unbefangen und mit critischem Blicke eine Reihe von Ischiasfällen beobachtet, wird sich dem Eindruck nicht verschliessen können, dass ein grosser Theil, vielleicht die Mehrzahl derselben, trotz der Uebereinstimmung ihrer cardinalen Symptome dennoch gewissermassen auf einem ganz anderen Boden erwachsen zu sein scheinen wie die Mehrzahl anderer Neuralgien, z. B. Prosopalgien, Occipital-Neuralgien und Hemikranien.

Wenn man, wie wir es versucht haben, im Allgemeinen einen mehr accidentellen und einen mehr constitutionellen Ursprung der Neuralgien unterscheidet, ohne übrigens die Coincidenz accidenteller und constitutioneller Momente im einzelnen Falle deswegen zu unterschätzen, so lässt sich von diesem Gesichtspunkte aus das Verhältniss der Ischias zu den meisten anderen Neuralgien vielleicht folgendermassen präcisiren: Bei den Prosopalgien, Occipital-Neuralgien u. s. w. kommen zwar auch nicht selten Fälle vor, welche ausschliesslich accidentellen Ursprungs (z. B. durch periphere Traumen, Druck von Geschwülsten u. dgl. herbeigeführt) sind; im Allgemeinen jedoch treten diese Fälle an Zahl und Gewicht zurück gegen diejenigen, bei welchen sich prädisponirende, oft hereditäre Momente in der congenitalen Anlage des centralen Nervensystems oder in constitutionellen Verhältnissen vorfinden, und bei welchen die begleitenden Symptome, die Irradiations- und Migrationserscheinungen u. s. w. auf einen centralen Ursprung ausdrücklich hinweisen. Man kann die oben genannten und ähnliche Neuralgien daher als den Typus constitutioneller, in der Regel centraler Neuralgien betrachten. Bei Ischias dagegen treten die accidentellen Momente in demselben Maasse in den Vordergrund, wie die prädisponirenden, hereditären und constitutionellen Verhältnisse und die begleitenden Symptome centralen Ursprungs entschieden zurücktreten. Diese fehlen nicht immer, spielen aber doch relativ viel seltener eine hervorragende Rolle, und man kann daher Ischias im Allgemeinen als den Typus peripherischer accidenteller Neuralgien bezeichnen.

Diese Auffassung wird auch bei einer speziellen Würdigung der der Ischias zu Grunde liegenden Krankheitsmomente in hohem Grade bestätigt. Wir können wenigstens in den meisten Fällen von Ischias mechanische Momente ausfindig machen, welche mit einer, sei es permanenten, sei es intermittirenden oder remittirenden Insultation und Irritation des Nerven einhergehen.

Hier sind zuerst die traumatischen Veranlassungen zu berücksichtigen. Zuweilen wird Ischias unmittelbar nach einem

Falle auf die Sacral- oder Glutäengegend beobachtet. Noch eclatanter sind diejenigen Fälle, in denen directe Verletzungen des Nervenstammes und seiner Aeste (wie z. B. bei Schusswunden) stattgefunden haben. Man hat Ischias nach Fracturen des Oberschenkels (namentlich mit Splitterung) — Neuralgia plantaris nach Nervenverletzungen bei Aderlässen am Fuss eintreten sehen. Hierher gehören ferner die an Amputationsstümpfen durch cicatricielle Neurome bedingten Ischialgien; vielleicht auch diejenigen, welche nach Zangengeburten (in Folge von Quetschung des Plexus sacralis?) beobachtet werden. Auch das längere Sitzen auf einer Stuhlkante, auf der Ecke eines schmalen Sitzes u. s. w. kann Ischias hervorrufen. Piorry, der freilich ein nur begränztes Vertrauen verdient, erzählt als Beispiel die Geschichte eines Bedienten, der auf einem engen Kutscherbock mit dem Kutscher zusammen von Rom bis Paris fuhr und mit einer hartnäckigen Ischias daselbst ankam.

Häufiger sind Geschwülste, welche den Plexus sacralis, den Ischiadicus oder einzelne seiner Aeste comprimiren, Ursache von Ischias. Die Compression kann entweder innerhalb oder ausserhalb der Beckenhöhle stattfinden. Unter den ausserhalb der Beckenhöhle einwirkenden Compressionsursachen sind Knochenleiden, Phlegmonen, Aneurysmen der Art. poplitea, Neubildungen in der Umgebung der Nerven, sowie syphilitische Gummata, wahre und falsche Neurome der letzteren selbst zu erwähnen. Lafargue erzählt einen Fall von heftiger Neuralgie des Plantaris internus durch eine Exostose der Tibia. Pseudoneurome (Fibroide, Cysten, Myxome u. s. w.) sind am Ischiadicus und seinen Aesten relativ häufig; auch wahre Neurome können am Stamme und den Aesten des Ischiadicus sowohl wie am Plexus sacralis und den Nervenstämmen der Cauda equina vorkommen. — Unter den innerhalb der Beckenhöhle gelegenen Compressionsursachen ist zunächst der Uterus gravidus zu erwähnen. Ischias ist sowohl in den ersten Schwangerschaftsmonaten, wo der Uterus noch im kleinen Becken steht, wie auch gegen Ende der Gravidität ziemlich häufig. Sie wird ferner nach verzögerten Entbindungen, wobei der Kopf lange im Beckenausgang verweilt hat, und — wie schon erwähnt wurde — nach Zangengeburten beobachtet. Ferner kann Ischias bei den verschiedensten Beckengeschwülsten, bei Neubildungen (namentlich Carcinomen) des Uterus und Rectum, Exsudaten im Cavum Douglassii, Haematocele retrouterina, Deviationen des Uterus, Ovarialcysten, Eiterungen in der Fossa iliaca, Exostosen der Beckenknochen etc. vorkommen. Sie ist wahrscheinlich öfters ein charakteristisches Symptom einer beginnenden oder ausgebildeten Hernia ischiadica. — Von vielen der hier angeführten Affektionen lässt sich allerdings nicht beurtheilen, ob sie durch directe Compression des Plexus sacralis oder indirect durch Herbeiführung venöser Stauungen in den Beckengefässen (vgl. unten) Ischias veranlassen.

Zuweilen endlich kann die comprimirende Ursache an der Wirbelsäule selbst ihren Sitz haben. So berichtet Piorry einen Fall, in welchem Ischias durch eine syphilitische Periostose und Exostose am Querfortsatz des 3. Lumbalwirbels herbeigeführt wurde. — Auch Spondylitis, Congestionsabscesse und Deviationen im Lumbosacraltheil der Wirbelsäule liegen zuweilen einer Ischias zu Grunde.

Eine besonders häufige Ursache von Ischias sind wahrscheinlich Erweiterungen und Varicositäten der den plexus ischiadicus umspinnenden Venennetze (Wurzeln der Vena hypogastrica: Vae. glutaeae superiores und inferiores, namentlich aber des plexus haemorrhoidalis), die auf den Ischiadicus im Becken oder an seiner Austrittsstelle einen nachtheiligen Druck üben. Wenn man bedenkt, dass die Wurzelvenen der Hypogastrica grösstentheils klappenlos sind und durch die verschiedensten physiologischen und pathologischen Momente zu periodisch wiederkehrenden oder verstärkten Stauungen disponirt werden, so kann die Häufigkeit ihrer varicösen Erweiterungen und deren Einwirkung auf den Ischiadicus kein Befremden erregen. In diesen rein mechanischen Bedingungen liegt der Schlüssel für den empirisch längst bekannten Zusammenhang, in welchem Ischias mit Störungen in den abdominellen Functionen unzweifelhaft steht; namentlich ergiebt es sich hieraus, weshalb habituelle Verstopfung (an sich freilich nur Symptom einer erst zu diagnosticirenden Erkrankung des Darmrohrs) sehr häufig mit Ischias verbunden ist; weshalb Verstopfung überhaupt sehr oft einem Ischiasanfall voraufgeht oder denselben begleitet; weshalb Individuen, die im Allgemeinen blutreich, „plethorisch" sind, oder solche, bei denen begünstigende pathologische Bedingungen für eine Stauung im Gebiete der unteren Hohlvene oder speziell der Beckenvenen obwalten, leicht von Ischias afficirt werden. Die Bedingungen für Stauungen im Venensystem, speziell im Gebiete der Cava inferior, sind bekanntlich in exquisitester Weise bei Leberkrankheiten, die mit einer Compression der Cava inferior durch Geschwülste, Erweiterungen der Gallengänge, Gallensteine u. s. w. einhergehen, und bei gewissen Herzkrankheiten, namentlich bei Klappenfehlern der Mitralis und des rechten Herzens gegeben. In der That sind

neuralgische Sensationen oder anderweitige Paralgien im Gebiete des
Ischiadicus in derartigen Krankheitszuständen ein nicht seltenes Symptom, wenn ihnen auch über der Schwere der anderweitigen Erscheinungen oft weniger Beachtung geschenkt wird. So habe ich z. B.
eine exquisite Ischias mit Neuralgia brachialis sin. zusammen bei
hochgradiger Insufficienz und Stenose der Mitralis beobachtet. Auch
die isolirte Compression der Pfortader oder aus anderen Gründen
bestehende Circulationsverlangsamung in derselben kann einen Einfluss ausüben, da die Venen des Plexus haemorrhoidalis durch einen
starken Ast (Va. haemorrhoidalis interna) direct mit der Pfortader
communiciren. Häufig sind die Bedingungen der Stauung mehr locale,
auf die Beckenvenen oder speziell den Plexus haemorrhoidalis beschränkte: Anhäufung von Fäcalmassen im Rectum, Geschwülste in der
Beckenhöhle und die anderen schon oben aufgeführten Momente. Es
ist fraglich, ob es sich bei der Mehrzahl derselben um eine directe
Compression des Ischiadicus handelt, oder (was wahrscheinlicher)
um eine Compression der am Boden der Beckenhöhle liegenden
Venen, in Folge deren varicöse Erweiterungen derselben entstehen.
In der That kann man in solchen Fällen Ischias öfters gleichzeitig
mit den Symptomen venöser Stauung an den Unter-Extremitäten, Erweiterung und Varicositäten im Gebiete der Va. cruralis,
Oedem u. s. w. beobachten. Auch in den Fällen von Ischias, welche
bei Männern, im Gefolge abdomineller Störungen, zusammen mit habitueller Verstopfung u. s. w., auftreten, wird man oft die kleinen Venen
der Unterextremität von den Füssen bis zum Oberschenkel herauf im
Zustande ungewöhnlicher Erweiterung und abnormer Füllung antreffen.
In einzelnen Fällen zeigt sich die ganze Haut an Stellen, wo man
sonst gar keine oder spärliche oberflächliche Venen zu erblicken pflegt,
überall von einem dichten, stark geschlängelten und gefüllten Venennetze durchzogen. Ich war in mehreren Fällen von Ischias, wo ich
häufig subcutane Injectionen an den verschiedensten Theilen der Unterextremität vornahm, wahrhaft erstaunt über die ungewöhnlich grosse
und schwer zu stillende Blutung, welche beim Zurückziehen der Nadel
jedesmal aus den angestochenen, abnorm erweiterten Venen der Haut
nachfolgte: es war ganz unmöglich, eine Stichstelle zu wählen, an
der man diese Blutungen vermied, welche ich sonst in ähnlicher
Profusion bei diesen unbedeutenden Stichverletzungen kaum jemals
beobachtet habe.

Die Phantasien der Alten von einer hämorrhoidalen Dyskrasie,
einer Haemorrhois irregularis suppressa u. dgl. als Ursachen der

Ischias beruhen auf der sehr häufigen Coincidenz der letzteren mit
Erweiterungen der Haemorrhoidalvenen; diese Coincidenz findet in den
eben geschilderten mechanischen Momenten ihre ausreichende Erklärung.

Der von Einigen betonte Einfluss einer anhaltend sitzenden Lebensweise auf die Entstehung von Ischias ist jedenfalls nicht sehr gross,
da man Ischias bei Leuten, die angestrengt körperlich und im Freien
arbeiten, mindestens ebenso häufig antrifft. Uebrigens liesse sich
dieser Einfluss theils auf die prolongirte mechanische Compression
der Nerven, theils auf die mit sitzender Lebensweise verbundenen
Stockungen in den venösen Beckengeflechten zurückführen.

Schwieriger ist der Einfluss starker körperlicher Anstrengungen
und atmosphärischer (rheumatischer oder septischer) Schädlichkeiten
zu beurtheilen. Körperanstrengungen scheinen im Ganzen mehr als
prädisponirendes Moment zu wirken; nur selten mögen heftige Bewegungen, das Heben schwerer Lasten u. dgl. durch Dehnung und
Zerrung des Nerven direct eine Ischias veranlassen. Rheumatische
Einflüsse scheinen dagegen häufiger auch als unmittelbare Gelegenheitsursachen eine Rolle zu spielen. So wird Ischias nach dem
Schlafen auf feuchtem Fussboden (in Bivouaks u. s. w.), nach Durch-
nässungen, längerem Stehen im Wasser und auf feuchter Erde, oder
Aufenthalt in Zugluft beobachtet. Besonders schädlich wirkt offenbar
der rasche Wechsel von Erhitzung und Erkältung; so habe ich z. B.
eine sehr heftige und hartnäckige Ischias bei einem Koch eintreten
sehen, der lange Zeit am erhitzten Feuerheerde verweilt und sich
dann sofort ins Kalte hinaus begeben hatte. Derartige Noxen würden
am Facialis wahrscheinlich oft eine Lähmung hervorrufen. Dass
sie am Ischiadicus nicht eine solche, sondern nur Reizzustände des
Nerven bedingen, ist ein wohl zu beachtendes Factum.

Ein endemisches Auftreten der Ischias soll in einzelnen Gegenden (z. B. nach Cotugni in Neapel) stattfinden; auch soll (nach
dem eben genannten Autor) feuchtes Wetter und Vorherrschen südlicher Winde eben dort die Krankheit begünstigen, während heiteres
Wetter und nördliche Winde entgegengesetzt wirken. Ich möchte
anführen, dass mir Ischias in dem nördlicher gelegenen und von
rauhen Küstenwinden heimgesuchten Greifswald verhältnissmässig entschieden häufiger zu sein schien, als in Berlin, und dass ferner in
der hiesigen medicinischen Policlinik weit mehr Ischiasfälle in den
Winter- als in den Sommermonaten zur Beobachtung kommen. .

Die eigentlichen Dyskrasien haben viel seltener Ischias zur Folge,

als Neuralgien anderer Nervengebiete. So ist z. B. Ischias bei anämischen und chlorotischen Individuen ziemlich selten, während Prosopalgien, Intercostalneuralgien etc. dabei häufig vorkommen. Syphilitische Ischias kann durch locale Ursachen (Gummata, Exostosen
u. s. w.) bedingt werden. Der Einfluss der Arthritis ist häufig sehr
überschätzt worden; dieselbe mag in einzelnen Fällen direct durch
Ablagerungen tophacischer, kalkartiger Massen in den Nervenstämmen
Ischias herbeiführen, wirkt aber gewöhnlich wohl nur indirect, indem die mit Arthritis verbundenen Digestionsstörungen häufig zu
Stauungen in den Beckenvenen Veranlassung geben. Mercurielle und
saturnine Intoxicationen sind zuweilen von Ischias begleitet, auch die
(häufiger an der oberen Extremität auftretenden) saturninen und alcoholischen Arthralgien können zuweilen im Gebiete des Ischiadicus ihren
Sitz haben. Manche dieser dyskrasischen, sowie auch die hysterischen
Ischialgien sind wohl (gleich den übrigen Neuralgien Hysterischer)
centralen Ursprungs.

Pathologische Anatomie. Abgesehen von denjenigen Ischialgien, denen traumatische Verletzungen oder anderweitige mechanische
Läsionen durch Geschwülste etc. zu Grunde liegen, hat man auch in
einzelnen, ätiologisch unklaren Fällen, die in Folge von zufälligen
Complicationen zur Section kamen, macroscopische Veränderungen
am Ischiadicusstamme oder seinen Aesten gefunden. Eine Critik
dieser bisher ziemlich spärlichen Beobachtungen ist um so miss-
licher, als ihnen zahlreiche negative Befunde gegenüberstehen, und
als, wie Valleix mit Recht hervorhebt, der Ischiadicus der gesunden Seite in der Regel nicht untersucht wurde.

Schon Cotugni fand (1764) in einem Falle von Ischias die Scheide des Ischia-
dicusstammes stark verdickt und mit einer gelblichen serösen Flüssigkeit imprägnirt.
Die Veränderungen erstreckten sich auch auf den ganzen Verlauf des N. peronaeus
fort; die Scheide war hier stellenweise durch darunterliegenden serösen Erguss beträchtlich vom Nerven abgehoben. Cotugni wirft mit gebührender Vorsicht die
Frage auf, ob dieser Hydrops der Nervenscheide nicht bloss Leichenerscheinung sei,
glaubt Letzteres jedoch nicht annehmen zu dürfen, da derselbe sich über die Grenzen
des Oedems in der Haut und in den benachbarten Weichtheilen hinauszog.

Chaussier (1803) constatirte ebenfalls Oedem in dem, die Bündel des Ischiadicus umhüllenden Zellgewebe; der Nerv war ungewöhnlich voluminös, seine Gefässe stark entwickelt und varicös erweitert. — Das Oedem hielt Chaussier für
secundär, bedingt durch die lange Dauer der Krankheit.

Bichat fand im oberen Theile des Ischiadicus eine Menge kleiner varicöser
Erweiterungen in den Venen der Nervenscheide. — Auch Siebold, Récamier,
Marjolin, Peyrude und Andere beobachteten eine stärkere Injection der Gefässe,

die sie in der Regel auf einen entzündlichen Zustand des Nerven bezogen. Peyrude erklärte jedoch diesen Zustand mehr für eine Wirkung, als für eine Ursache der Ischias. Martinet fand (bei einem Manne, der in den letzten 5 Tagen an Ischias gelitten hatte) den N. ischiadicus von der Austrittsstelle ab in einer Ausdehnung von etwa 3 Zoll abwärts geröthet; die Zwischenräume der einzelnen Bündel, sowie auch das umliegende Zellgewebe mit Eiter durchsetzt. Der Nerv der gesunden Seite war unverändert. — In einem anderen Falle, von bilateraler Ischias, fand Martinet beide Nerven hypertrophisch, hart, stark injicirt, und zwischen ihren Bündeln eine Quantität eines serös-sanguinolenten Ergusses

Einzelne Autoren (z. B. Mesnil) wollen ferner Atrophie, andere (z. B. Yvan, nach Piorry) Verdickung und Verhärtung am Ischiadicus gefunden haben. Die meisten (Dupuytren, Andral, Gendrin, Robert, van de Keer u. s. w.) constatirten die starke Injection des Neurilems, die varicöse Beschaffenheit seiner Gefässe. Gendrin fand die erkrankten Nerven von rother oder violetter Farbe, sowohl im Innern wie an der Peripherie stark injicirt, von kleinen Blutpfröpfen durchsetzt, hypertrophisch oder in eine weiche, schwammige Substanz verwandelt. Van de Keer fand (nach Agasson) sehr verschiedenartige Veränderungen am Nerven, die er jedoch insgesammt auf einen entzündlichen Zustand desselben zurückführt: starke Gefässinjection des Neurilems in runden oder ovalen Plaques; die Nervensubstanz selbst verhärtet, nicht glatt, unter dem Finger eine Reihe resistenter, durch eine weichere, grau-röthliche Masse von einander getrennter Granulationen darbietend; zuweilen angeschwollen, roth, erweicht, an einzelnen Stellen fast breiartig; in dem injicirten Neurilem einzelne knöcherne Concretionen. Romberg fand bei einer 67jährigen Frau, die seit mehr als 40 Jahren an Ischias gelitten hatte, die Scheide des Nerven etwas lockerer als im Normalzustande, und die Venen im oberen Abschnitte des Stammes varicös erweitert. M. Rosenthal hat eine carcinomatöse Degeneration der Nervenscheide (bei gleichzeitig vorhandenem Uterus-Carcinom) beobachtet.

Man sieht aus dieser Uebersicht meist sehr unvollkommen beschriebener Befunde, dass ebenso sehr Diejenigen im Unrecht sind, welche (wie Valleix) das Vorhandensein palpabler anatomischer Veränderungen vollständig läugnen — als Diejenigen, welche Ischias in allen Fällen als Resultat entzündlicher, neuritischer Vorgänge am Ischiadicus oder seinen Aesten betrachten. Als der relativ häufigste Befund ergiebt sich unzweifelhaft die Erweiterung, Injection und varicöse Beschaffenheit der venösen Gefässe des Neurilem — eine Thatsache, die mit unseren sonstigen Erfahrungen über den begünstigenden Einfluss venöser Stauungen auf die Entstehung von Ischias durchaus übereinstimmt.

Die Prognose der Ischias ist im Allgemeinen günstiger, als bei den meisten anderen Neuralgien. In frischeren Fällen ist bei geeigneter Behandlung fast immer auf Heilung — oft selbst in ziemlich kurzer Zeit — zu rechnen. Aber selbst veraltete Fälle werden oft, wiewohl schwieriger und nur bei ausdauernder Behandlung, de-

finitiv zum Verschwinden gebracht. Häufig ist dagegen in solchen
Fällen eine grosse Geneigtheit zu Recidiven vorhanden. — Fast immer
(namentlich in etwas eingewurzelten Fällen) bleibt nach dem Verschwinden des Schmerzes noch eine leichte Ermüdbarkeit und ein un-
sicheres oder dumpfes Gefühl in dem leidenden Beine zurück, die
sich erst nach Wochen oder Monaten allmälig verlieren.

Die specielle Prognose richtet sich nach der Ursache. Diese ist,
nach dem Vorhergesagten, oft vollständig entfernbar, oft nur theilweise und vorübergehend, oft (z. B. bei Beckengeschwülsten) gar
nicht zu beseitigen; doch ist auch in solchen Fällen fast immer eine
wenigstens palliative Abhülfe zu schaffen.

§. 78. Die Therapie der Ischias unterscheidet sich insofern
vortheilhaft von der der meisten anderen Neuralgien, als sie der
causalen Behandlung im Ganzen grösseren Spielraum gewährt und, wegen des meist peripherischen Ursprungs der Ischias, der Localbehandlung ebenfalls allgemeinere Anwendung und günstigere Chancen
eröffnet.

Uebrigens dürfen wir uns nicht wundern, bei einer Krankheit,
die so mannichfaltige Ursachen hat und im Ganzen eine relativ günstige Prognose gestattet, wieder eine immense Zahl specifischer Mittel
auftauchen zu sehen. Empfehlung fanden u. A. von inneren Mitteln die
verschiedensten Narcotica (Morphium, Stramonium, Aconit, Secale cornutum, Colchicum, Lobelia, Semina Lolii temulenti), ferner die Mercurialien, Jodkalium, Kali chloricum, Leberthran, Terpentinöl, Schwefelkohlenstoff; von äusseren Proceduren Einreibungen aller möglichen
Narcotica in Salbenform, Umschläge von Tabaksblättern, von Chloroform, Einreibungen von Brechweinsteinsalbe, von Terpentin, von den
verschiedensten Linimenten, trockene und feuchte Wärme, Douchen,
Kaltwasserkuren, Seebäder, warme Bäder, Dampfbäder, Schwefelbäder;
Acupunctur, Electropunctur, Caustica, Moxen, Fontanellen, Haarseile,
das Glüheisen (besonders in Form der cautérisation transcurrente)
und vor Allem die Vesicantien, die durch Cotugni eingeführt und seit
Valleix in Form der Vesicantia volantia vorzugsweise beliebt sind.
— Es wäre ungerecht, in dieser stattlichen Versammlung meist antiquirter Mittel nicht auch die Cauterisation des Helix zu erwähnen.
Diese der Veterinärpraxis entlehnte Operation ist von einigen Seiten
mit lächerlicher Emphase angerühmt worden, und die ihr zu Theil
gewordenen Empfehlungen eines Malgaigne, Valleix, Bühring
und Duchenne lehren wenigstens, dass auch grosse Männer von
einem gewissen therapeutischen Köhlerglauben oft nicht ganz frei sind.

Die causale Therapie der Ischias muss häufig in der Beseitigung vorhandener mechanischer Ursachen bestehen. Diese Indication kann zuweilen, wenn Geschwülste von der Umgebung, oder von der Nervenscheide selbst ausgehend, den Nerven comprimiren, ein operatives Eingreifen erfordern. So exstirpirten v. Langenbeck[*]) ein Cystomyxom des N. tibialis posticus, Nélaton und Demarquay[**]) Cysten des N. popliteus mit zum Theil günstigem Erfolge. Die Berechtigung zur Vornahme solcher Operationen ist freilich im einzelnen Falle sehr genau abzuwägen, da wiederholt nach denselben letaler Ausgang in Folge umfangreicher Eiterung und Septicämie beobachtet worden 'ist, in anderen Fällen dauernde Difformitäten in Folge der unvermeidlichen Insultation des Nerven zurückblieben.

In den zahlreichen Fällen, wo eine mit abdominellen Störungen verbundene abnorme Füllung der Beckenvenen oder Varicositäten derselben der Ischias zu Grunde liegen, ist zunächst die Application örtlicher Blutentziehungen erforderlich, die in geeigneten Intervallen wiederholt werden muss. Am zweckmässigsten ist die Anwendung von Blutegeln, theils am Anus, theils in der Gegend des For. ischiadicum magnum, oder auch von Schröpfköpfen in derselben Region. Durch diese Proceduren werden am unmittelbarsten die Wurzeln der Hypogastrica (Va. glutaea, Vae. haemorrhoidales) und durch letztere zum Theil auch die Wurzeln der Pfortader vom Druck entlastet. Die Venäsectionen, welche ältere Ärzte empfahlen, und auch wohl am Fusse ausführten, sind bei Ischias schwerlich motivirt, und finden selbst bei sogenannten „plethorischen" Individuen heutzutage kaum noch Verwendung.

Ausser den örtlichen Blut-Entziehungen passen bei den in Rede stehenden Fällen Abführmittel, namentlich der längere Fortgebrauch gelinder Purganzen, das Trinken der Bitterwässer von Friedrichshall, Püllna, Saidschütz, Bilin u. s. w. oder der glaubersalzhaltigen, alcalisch-salinischen Wässer von Carlsbad, Marienbad, Elster, Tarasp, Franzensbad u. s. w. — Da aus zahlreichen Gründen das curmässige Trinken dieser Mineralwässer an Ort und Stelle durch ihren häuslichen Gebrauch nur ungenügend ersetzt wird, so ist eine Trinkcur an den zuletzt angeführten Orten oft von überraschendem Erfolge.

In den Fällen, wo Ischias durch Anhäufung von Fäcalmassen im Rectum bedingt ist, oder wo überhaupt daneben hartnäckige und

---

[*]) Hueter, Archiv für klinische Chirurgie, Band VII. p. 827—840.
[**]) Nach brieflicher Mittheilung des Letzteren.

habituelle Verstopfung besteht, sind eröffnende Clystire und ausserdem, wenn nöthig, stärkere, selbst drastische Abführmittel von hülfreicher Wirkung.

Gegen die rheumatische Ischias scheint mir eine specielle Causalbehandlung weder nothwendig, noch, streng genommen, ausführbar. Die sogenannten Antirrheumatica (wie Colchicum, Aconit, Antimon) führen ihre Bezeichnung wohl nur noch als Spottnamen. Das Jodkalium, die Anwendung der Vesicantien, der Dampfbäder, der Thermalkuren in Teplitz, Gastein, Wiesbaden u. s. w. gewähren unzweifelhaft in sogenannten „rheumatischen" Fällen (deren Diagnose freilich oft nur per exclusionem anderer Ursachen gestellt ist) nicht selten Nutzen; ob dies aber durch Erfüllung einer Indicatio causalis geschieht, muss bei der ganz unbekannten Action der rheumatischen Noxen, resp. der durch sie gesetzten specifischen Krankheitsproducte, dahingestellt bleiben. Uebrigens ist eine symptomatische Localbehandlung in solchen Fällen meist von viel rascherem und verbürgtem Erfolge.

Die Ischias bei anämischen, chlorotischen, syphilitischen, arthritischen Individuen ist zunächst nach den für das Grundleiden gültigen Indicationen zu behandeln; häufig genug muss aber ausserdem auch hier eine symptomatische Localbehandlung instituirt werden, und es ist unzweifelhaft rathsam, eine solche mit der causalen Therapie gleich von vornherein zu verbinden, ganz abgesehen davon, dass die temporäre Befreiung von Schmerzen weit sicherer und vollständiger auf diese Weise erzielt wird.

§. 79. Die wichtigste Rolle bei der symptomatischen localen Behandlung der Ischias spielen die hypodermatischen Injectionen und die Electricität.

Schon vor Einführung der Injectionen hat man auch hier die örtliche Anwendung der Narcotica endermatisch und in Form der Inoculation vielfach versucht. — Wood, Bonnar, Oliver, Hunter, Rynd theilten die ersten günstigen Erfahrungen über subcutane Injection von Opiaten (namentlich Morphium) bei Ischias mit, denen sich in Deutschland Semeleder, Scholz, Jarotzky und Zülzer, Hermann, Oppolzer, Lebert und ich selbst mit gleichen Resultaten anschlossen. Unter den ferneren casuistischen Bestätigungen will ich nur die von M. Rosenthal, Pletzer, Sander, Lorent, Erlenmeyer, Nieberg, Schneevogt, Sommerbrodt, Dujardin-Beaumetz, Ruppaner, Laurent, Betz, Wolf, Arnold hervorheben.

Die Injectionen müssen im Verlaufe der Aeste des Plexus ischiadicus, also des Cutaneus femoris post. und besonders des Ischiadicus selbst ausgeführt werden, vom Austritt des Letzteren durch das For. magnum bis zu seiner Theilungsstelle in der Kniekehle abwärts, und eventuell auf die einzelnen Theilungsäste, namentlich Peronaeus, Suralis und seine Endäste, an den oberflächlich gelegenen Stellen oder Schmerzpunkten. Die örtliche Einwirkung des Medicaments, abgesehen von seiner narcotischen Allgemeinwirkung, ist gerade bei Ischias sicher constatirt und von hervorragender palliativer Bedeutung. Es empfiehlt sich daher zuweilen, Einspritzungen kleinerer Dosen an mehreren Punkten gleichzeitig vorzunehmen. So behandelte ich einen angesehenen Arzt, auf dessen Wunsch ich täglich 4 Injectionen, und zwar je 2 gleichzeitig an den von ihm selbst als besonders schmerzhaft gewählten Stellen ausführte, und der nur hierdurch im Stande war, die sehr heftigen Anfälle zu ertragen und sogar seiner Praxis ungestört nachzugehen. Einen eclatanten Beweis von der wesentlich örtlichen Wirkung der subcutanen Injectionen lieferte mir u. A. eine Ischias duplex, wo nach jeder Injection der Schmerz nur auf der behandelten Seite längere Zeit verschwand, auf der anderen aber sehr wenig oder gar nicht gemässigt wurde, so dass der Kranke in Folge dieser Erfahrung darum bat, die Injectionen künftig auf beiden Seiten gleichzeitig zu machen.

Am Meisten empfiehlt sich die Anwendung von Morphium, zu 0,01—0,03; im Nothfalle und bei allmäliger Abstumpfung in noch höherer Dosis. Die Hauptsache ist, dass der gewünschte Zweck erreicht wird; die Nebenerscheinungen grösserer Morphiumdosen sind freilich oft unangenehm, jedoch (bei der raschen Elimination des Mittels) meist so vorübergehend, dass sie der Erreichung des Heilzweckes gegenüber kaum in Betracht kommen. Beachtenswerth finde ich daher den Vorschlag von Betz, die Morphium-Einspritzungen in frischen Fällen von Ischias 'nöthigenfalls coup sur coup zu wiederholen, so dass die Kranken einige Tage lang nicht aus der Morphiumwirkung herauskommen. In der That wird durch die zögernde, unentschlossene, halbe Anwendung des Morphium oft mehr geschadet, als genützt; der Kranke wird mit Misstrauen gegen die Methode oder den Arzt, der ihm viel davon versprochen, erfüllt; die Neuralgie setzt sich fest und wird mit jedem Tage weniger traitable.

Das von Lebert bevorzugte Extr. Opii habe ich ebenfalls (zu 0,1—0,15) in mehreren Fällen mit günstigem Erfolge angewandt.

Unter 17 Fällen, welche von mir längere oder kürzere Zeit mit

Injectionen von Opiaten behandelt wurden, gelangten 7 zur vollständigen Heilung; u. A. ein frisch entstandener durch 3 Injectionen, 3 schon veraltete (darunter eine Ischias duplex) durch 4—9 Injectionen. In allen übrigen Fällen bewirkten die Einspritzungen nur eine jedesmalige palliative Erleichterung von verschiedener Dauer; doch konnte in 5 Fällen die Behandlung nicht mit der nöthigen Consequenz durchgeführt werden; in einem sechsten handelte es sich um eine durch krebsige Neubildungen in der Beckenhöhle veranlasste Ischias. In einem sehr schweren, ätiologisch dunklen Falle bewirkte das Glüheisen, nachdem die Injectionen längere Zeit mit nur temporärem Nutzen angewandt worden waren, dauernde Heilung.

Von anderen, zur hypodermatischen Injection benutzten Narcoticis hat das Atropin ebenfalls ziemlich zahlreiche Empfehlungen für sich (Bébier, Oppolzer, Hunter, Gaudry, Jousset, Richard, Cadwell, Lorent, Ruppaner). Ich habe nur 2 Fälle von Ischias mit Atropin-Injection behandelt; in dem ersten, bei einem sehr anämischen, zugleich mit Mitralstenose behafteten Kranken, wo die Morphium-Injectionen stets quälende Uebelkeit und Erbrechen hervorriefen, wurde das Atropin etwas besser vertragen, bewirkte aber nur Remissionen von 3—12 Stunden, so dass eine ziemlich häufige Wiederholung erforderlich war. Im zweiten Falle zeigte sich ebenfalls eine vorübergehende sedirende Wirkung.

Andere Alcaloide (Aconitin, Strychnin u. s. w.) sind unsicher und überflüssig. Injectionen von Bromkalium, welche ich in mehreren Fällen versuchte, brachten — vielleicht wegen der zu schwachen Dosis (0,5) — keinen merklichen Nutzen.

§. 80. Für die elektrische Behandlung der Ischias gelten zunächst hinsichtlich der Anwendung von Inductionsströmen die früher beschriebenen Verfahren, namentlich die faradische Pinselung (elektrische Moxe, elektrische Geissel) an den Austrittsstellen der unteren Lumbal- und oberen Sacralnerven aus den For. intervertebralia, oder im Verlaufe des Ischiadicus, an der Incisura ischiadica, hinter dem Trochanter major, bis zur Kniekehle herab, und eventuell an den Theilungsästen des Stammes. Der Nutzen dieser Proceduren besteht jedoch, wie der der fliegenden Vesicantien, meist nur in einer temporären, sehr flüchtigen Linderung oder Beseitigung der Schmerzen; an curativer Bedeutung steht der Inductionsstrom hier wie auch bei anderen Neuralgien hinter dem constanten Strom erheblich zurück. Noch weniger als die faradische Hautreizung leistet die directe Faradisation des Ischiadicus-Stammes mit angefeuchteten Rheophoren.

Dieses Verfahren ist gegen Ischias so gut wie unwirksam, findet aber seine angemessene Verwendung, wenn die Neuralgie selbst verschwunden, und als Residuum derselben der oben geschilderte torpide Zustand in den motorischen und sensibeln Fasern des Ischiadicus zurückgeblieben ist. Zur rascheren Beseitigung dieses oft lästigen Zustandes ist die Faradisation ein sehr schätzbares Mittel.

Die Behandlung der Ischias mit dem constanten Strome ist im Ganzen viel wirksamer; sie gehört fast zu den dankbarsten Aufgaben der Galvanotherapie überhaupt. Manche Fälle werden in wenigen (3—5) Sitzungen geheilt; andere sind allerdings renitenter und verlangen eine Behandlung von ebenso vielen Wochen, ja, wohl selbst von mehreren Monaten. Nur selten bleibt die galvanische Behandlung ganz erfolglos, in Fällen, wo man es mit einer centralen oder durch unhebbare Ursachen (z. B. durch maligne Geschwülste in der Beckenhöhle) bedingten Ischias zu thun hat. Ich pflege gewöhnlich die Galvanisation, namentlich anfangs, mit intercurrenten hypodermatischen Injektionen von Morphium zu verbinden, eine Combination, welche jedenfalls dem Kranken die meisten Schmerzen erspart und das Zustandekommen der Heilung nicht wenig beschleunigt.

Für die galvanische Behandlung der Ischias gilt als Hauptbedingung die Vorschrift einer möglichst localen, d. h. dem eigentlichen Krankheitsheerde entsprechenden Application. Die positive Electrode ist danach bald auf dem unteren Theil der Wirbelsäule, bald auf der Austrittsstelle des Ischiadicus oder im Verlaufe des Nervenstammes und seiner Hauptäste — die negative in der peripherischen Hautausbreitung des Nerven oder an einer indifferenten Körperstelle zu localisiren.

Remak empfahl ausser der Anwendung stabiler absteigender Ströme auch sogenannte Circelströme, wobei die Anode auf einen schmerzhaften Punkt des Ischiadicus angesetzt und die Kathode in einer Entfernung von 4—6 Zoll rings herum geführt wurde, „so dass die Verbindungslinien der Ansätze der negativen Electroden Sehnen eines um den schmerzhaften Punkt gelegenen Kreises bilden"[*]). Auch hebt Remak mit Recht hervor, dass der obere Theil des Nerven durch den Strom schmerzfrei gemacht werden kann, ohne dass der Schmerz in der peripherischen Ausbreitung aufhört, wo er dann ebenfalls eine direkte örtliche Behandlung erfordert.

---

[*]) Galvanotherapie, p. 427.

Die Stromstärke darf bei Ischias im Allgemeinen nicht zu schwach sein (20—30 El.); Dauer der Sitzungen 5—10 Min. bei täglicher Wiederholung; der Strom stabil, meist absteigend. Die Reaction der Nerven ist in Rücksicht auf die oben angegebenen Abnormitäten zu untersuchen. Bei vorhandenen Anomalien derselben ist die andauernde Rückkehr zur normalen Reactionsformel von günstiger Bedeutung.

Der perpetuirliche galvanische Strom, in Form einer spiralig um den Oberschenkel gelegten Kette, soll sich nach Hiffelsheim in einzelnen Fällen von Ischias ebenfalls nützlich gezeigt haben.

Neuerdings sind die Leistungen der Hydrotherapie von Lagrelette*) in weitläufiger Weise und mit Anführung zahlreicher Beobachtungen, fast bei allen Formen von Ischias, ausserordentlich gerühmt worden. Es fehlt leider fast noch ganz an unbefangenen, nicht bloss von Spezialisten herrührenden Prüfungen der Wirkungsweise und speziellen Indicationen dieses wichtigen Mittels.

Die Resection des N. ischiadicus ist zuerst von Malagodi wegen Ischias ausgeführt und seitdem bis in die neueste Zeit hinein, obwohl glücklicherweise selten, wiederholt worden. Diese Operation hat eine fast totale und andauernde Lähmung des Beines zur Folge; denn die motorische Leitung stellt sich in der Regel nicht wieder her, wenn auch später eine Restitution der centripetalen Leitung im getrennten Nerven stattfindet.

Der Erfolg ist überdies, selbst bei peripherischer Ischias, fast niemals ein dauernder. Man kann daher die Operation höchstens in zwei Fällen rechtfertigen, nämlich bei der durch cicatricielle Neurome an Amputations-Stümpfen bedingten Ischias, wo der consecutive Verlust der motorischen Leitung nicht in Betracht kommt, und bei Neubildungen, welche durch Druck oder Degeneration an sich die motorische Leitung im Nerven erheblich beeinträchtigen. Im letzteren Falle bildet die Resection des Nerven allerdings nur einen unvermeidlichen Theil der Geschwulstexstirpation; hier kann unter Umständen auch die Amputation zulässig und nothwendig sein, z. B. bei einem von Moore**) operirten grossen Cystomyxom des N. popliteus. Die Resection bei cicatriciellen Neuromen ergiebt ungleiche Erfolge; während z.B. Azam***) dieselbe mit vorübergehendem

---

*) Lagrelette, De la sciatique, Paris 1869, p. 189—318.
**) British med. journal 1866, 10 Febr. p. 157: med. chir. transactions XLIX. p. 29—38.
***) Journal de Bordeaux, 2 Sér. IX. p. 289, Juli 1864.

Nutzen ausführte, dauerte in einem Falle von Nott[*]) nach Excision eines zolllangen Stückes aus dem N. popliteus der Schmerz fort; es wurde zur Amputation des Oberschenkels und endlich zur Resection des Ischiadicus an der Austrittsstelle aus dem Becken geschritten; auch diese Operationen blieben ohne jeglichen Nutzen!

Coccygodynie.

§. 81. Die als Coccygodynie bezeichnete, durch Schmerz in der Steissbeingegend characterisirte Affection, welche von Manchen als eine Neuralgie im Gebiete des Plexus coccygeus angesehen wird, darf wohl schwerlich als eine Neuralgie, und überhaupt nicht als eine primäre Neurse aufgefasst werden. Der Ausgangspunkt der Coccygodynie ist vielmehr, worauf schon Simpson[**]) bei der ersten Beschreibung der Affection hinwies, im Steissbein selbst oder seinen nächsten Umgebungen — dem Periost, den Ligamenten, den sich inserirenden Muskeln, vielleicht auch in der Glandula coccygea — zu suchen. Die Schmerzen werden daher durch Druck auf das Steissbein oder durch Bewegungen desselben beim Gehen, Stehen, Niedersitzen, bei der Defäcation u. s. w. provocirt oder gesteigert. Hiermit stimmt auch die Aetiologie überein, da das Leiden fast ausschliesslich bei Frauen, und zwar meist in Folge von Geburten, welche Beschädigungen des Steissbeins involviren, beobachtet wird; selten nach anderweitigen traumatischen Verletzungen (z. B. einem Fall vom Pferde), welche zu Fracturen, Dislocationen, Ankylosen des Steissbeins Veranlassung geben. Von Nott[***]) wurde in einem Falle eine cariöse Stelle im Centrum des unteren Steisswirbels gefunden. Die Behandlung ist daher auch wesentlich eine chirurgische. Simpson empfahl zur radicalen Beseitigung des Leidens die subcutane Durchschneidung aller mit dem Steissbein zusammenhängenden Muskeln und Sehnen, und in den seltenen Fällen, wo dieses Verfahren im Stich liess, die Exstirpation des Os coccygis. Bryant, Godfrey, Kidd[†]) und Andere sahen von der subcutanen Durchschneidung nach Simpson ebenfalls gute Resultate. Von Nott wurde in 2 Fällen die partielle

---

[*]) Contributions to bone and nerve surgery, Philadelphia 1866.
[**]) Med. Times and Gaz. 470, 1859.
[***]) Amer. journ. of obstetr. No. I. 3. p. 243, Nov. 1868.
[†]) Dubl. Journ. XLIV. p. 477, Nov. 1867.

Exstirpation des Steissbeins (Resection der 2 unteren Steisswirbel)
mit Erfolg vorgenommen. — Als palliative Verfahren werden von
Scanzoni[*]) Blutegel, warme Bäder und Umschläge, subcutane Morphium-Injectionen — von Gosselin passende Luftkissen von Caoutschuk
zum Schutze der schmerzenden Theile besonders empfohlen.

—

Viscerale Neuralgien.

1. Angina pectoris (Neuralgia cardiaca).

Der Name „Angina pectoris" rührt von Heberden her. Gleichzeitig mit ihm
(1768) soll Rougnon die Krankheit beschrieben haben Veraltete Synonyma sind:
Asthma convulsivum (Elsner, 1778); diaphragmatische Gicht (Butler, 1791);
Asthma arthriniticum (Schidh, 1793); Syncope anginosa (Parry, 1799); Asthma
dolorificum (Darwin, 1781); Sternalgie (Baumes, 1806); Sternocardie (Brera,
1810); Pneumogastralgie (Téallier, 1826).

§ 82. Wenn die Angina pectoris den visceralen Neuralgien zugezählt und an die Spitze derselben gestellt wird, so sind wir dazu
in symptomatischer Hinsicht durchaus berechtigt, da ein spontaner,
paroxysmenweise auftretender, intensiver und auf einzelne Nervengebiete beschränkter Schmerz das wesentliche und pathognomonische
Symptom dieses Leidens ausmacht. Die häufige, fast constante Coincidenz mit motorischen Störungen hat nichts Widersprechendes, da
wir einer solchen auch bei anderen Neuralgien gemischter Nervenbahnen begegnen, und da wir überhaupt die Neuralgien nicht als
reine Sensibilitätsneurosen, sondern als gemischte, aus sensibeln, motorischen und vasomotorisch-trophischen Störungen zusammengesetzte
Symptomcomplexe betrachten.

Die (auch wohl als „stenocardische" bezeichneten) Anfälle der
Angina pectoris characterisiren sich durch Schmerzen, die in der
Gegend der Herzgrube entstehen und bald über die linke Thorax-
fläche, bald längs des Sternum hinauf nach dem linken Arm oder in
beide Arme ausstrahlen. Im letzteren Falle ist der Schmerz in der
rechten Brusthälfte und im rechten Arme schwächer als in den symmetrischen Theilen der linken Seite. Mit dem Schmerz ist ein eigen-

---

[*]) Würzb. med. Zeitschr. II. p. 4.

thümliches Gefühl der Angst, der schwersten Beklemmung verbunden. Diese räthselhafte Sensation, der wir hier zum ersten Male begegnen, die wir aber auch bei anderen visceralen Neuralgien (z. B. bei Cardialgie und Colik) antreffen, ist so characteristisch und so dominirend, dass Heberden sogar darauf hin der Krankheit ihren Namen ertheilt hat (angina von angi; ungeschickterweise als „Herzbräune" ins Deutsche übertragen). — Der Schmerz tritt meist plötzlich, ohne alle Vorboten auf, so dass die Kranken im Gehen oder während der Arbeit davon überrascht werden. Die Dauer des einzelnen Paroxysmus ist meist kurz, in der Regel nur wenige Minuten; nicht immer jedoch ist der Anfall damit beendet, sondern es treten neue Intermissionen oder Remissionen und alsbald neue Exacerbationen ein, so dass auch hier der Gesammtanfall aus einer Reihe von Theilanfällen, wie bei den oberflächlichen Neuralgien zusammengesetzt ist.

Mit den Sensibilitätsstörungen zugleich treten in der Regel Störungen der Herzaction, der Blutbewegung in den Gefässen und der Respiration auf, die ein sehr verschiedenes Bild darbieten können. Die Herzschläge sind bald klein, energielos, aussetzend, ja sogar von längeren Pausen unterbrochen; bald wieder sind die Contractionen vermehrt, stürmisch, von einem sehr verstärkten Herzstoss begleitet. Auf der Höhe des Schmerzanfalls erscheint die Herzthätigkeit in der Regel geschwächt, selbst aufgehoben; in den Remissionen oder Intermissionen dagegen ist sie oft bedeutend verstärkt, sogar ausserordentlich heftig. Aehnliche Verschiedenheiten bietet der Puls dar: dieser ist an den Radialarterien bald klein, von geringer Spannung, bald kräftig und voll; zuweilen zeigen auch in den Fällen, wo die Herzaction scheinbar verstärkt ist, die Radialarterien eine nur niedrige Elevation und geringe Spannung. Oft findet man im Beginn des Anfalls die peripherischen Arterien strangartig hart und zusammengezogen, später dagegen voll und weich. Auch sphygmographische Untersuchungen constatirten im Beginne des Anfalls eine Zunahme, später eine Abnahme der arteriellen Spannung.*) — Auch die Respiration ist bald beschleunigt, sogar stürmisch, dyspnötisch — bald verlangsamt, oberflächlich, sogar ganz aussetzend. Die letzteren Phänomene sind jedoch wesentlich Wirkungen des Schmerzes; die Kranken scheuen sich, tief zu inspiriren; überredet man sie aber dazu, so gelingt es

---

*) Lander Brunton, Lancet 1867, 27. Juli, p. 97.

ihnen in der Regel vollkommen.   Diese Abhängigkeit der Respirations
störungen von den Schmerzen hat schon Parry hervorgehoben.   Die
Respiration kann übrigens, wie ich selbst in einzelnen Fällen beobachtete, während des Anfalls ganz frei sein. — Die Störungen der Herzaction und der Circulation manifestiren sich durch Veränderungen in
Blutgehalt und Temperatur der peripherischen Theile.   Die Haut ist
während des Anfalls oft blass, kalt, trocken, an Händen und Füssen
fast blutleer, das Gesicht bleich und verfallen; ein allgemeines Frostgefühl, Zähneklappern, paralgische Sensationen (Kribbeln und Prickeln)
in den Fingerspitzen können durch die cutane Anämie hervorgebracht
werden.   Gegen Ende des Anfalls oder nach demselben können umgekehrt Röthung, Turgescenz, vermehrtes Wärmegefühl in der Haut
und reichliche Schweisssecretion auftreten.

    §. 83.   Pathogenese der Angina pectoris und physio-
logische Analyse der Symptome.

    Angina pectoris kann als ein Symptom verschiedener Herzkrank-
heiten vorkommen; u. A. sind Insufficienz der Aortenklappen und
Stenose am Ostium aorticum, sowie fettige Degeneration des Herz-
fleisches öfters von stenorardischen Anfällen begleitet.   Ganz besonders
häufig jedoch scheinen Verknöcherungen der Arteriae coronariae zu anginösen Erscheinungen Anlass zu geben, worauf zuerst Parry aufmerksam gemacht hat, und worüber neuere Sectionsbefunde von Wilks[*]), Philipp[**]), Waldeck[***]), Tincham[†]),
Mason[††]), Moerhad[†††]), Oppolzer[*†]), Dickinson[**†]),
Colin[***†]) u. s. w. vorliegen.

    Noch häufiger aber wird Angina pectoris ohne Veränderungen
an den Kranzarterien und überhaupt ohne irgend welche Erkrankungen
des Herzens beobachtet.   Andererseits findet man nicht selten Verknöcherungen der Kranzarterien bei der Obduction älterer Individuen,

---

*) Med. Times and Gaz. 1855 No. 246.
**) Deutsche Clinik 1853 No. 41.
***) Ibid. 1856 p. 437; 1862 p. 48.
†) Med. Times and Gaz. 1859 p. 591.
††) British med. journal, Oct. 1859.
†††) Lancet, 26. Juni 1859.
*†) Wiener med. Wochenschrift 1858, p. 721.
**†) Med. Times and Gaz. 6. Jan. 1866.
***†) Gaz. hebdomadaire 1867 No. 29. p. 455.

die während des Lebens niemals an stenocardischen Zufällen gelitten hatten. Daher stellte man neben der organischen, d. h. mit Herzkrankheiten complicirten Form der Angina pectoris schon längst eine nervöse, dynamische Form dieser Affection auf. Alle Nerven, die überhaupt zu dem Herzen in näherer oder fernerer Beziehung stehen, wurden von den verschiedenen Autoren als Ausgangspunkt der Affection in Anspruch genommen.*) Bald waren es der Phrenicus, bald die Intercostalnerven, namentlich aber der Vagus**) und Sympathicus***), ohne dass man ehedem im Stande war, die einzelnen Erscheinungen der Angina pectoris mit den physiologischen Funktionen dieser Nerven, deren Erkenntniss erst der neueren Zeit angehört, in Einklang zu bringen. Im Wesentlichen hielt man die Affection für eine Neuralgie der Herznerven, so z. B. Trousseau†) für eine epileptiforme Neuralgie, Romberg††) für eine Hyperaesthesie des Plexus cardiacus, ebenso Friedreich†††). Andere Autoren haben neben dem neuralgischen Charakter des Leidens auch die anderen Symptome, namentlich die Veränderung der Herzthätigkeit während der Anfälle hervorgehoben und so bezeichnet es Stokes*†) als eine vorübergehende Steigerung einer schon bestehenden Herzschwäche bei fettig entartetem Herzmuskel, neben einer Hyperaesthesie, Bamberger**†) im Gegensatz zu Stokes als eine gesteigerte Herzthätigkeit, eine Hyperkinese mit Hyperaesthesie, v. Dusch***†) als Hyperaesthesie mit Krampf des Herzens.

Ich schliesse mich denjenigen Autoren an, die bei der Angina pectoris nicht eine reine Hyperaesthesie des Plexus cardiacus, sondern auch motorische Störungen der Herznerven annehmen; — die Nerven

---

*) Vgl. Ullersperger, Die Herzbräune, gekrönte Preisschrift, Neuwied und Leipzig 1865.

**) Desportes, Traité de l'angine de poitrine. — Lartigue: Mémoire sur l'angine de poitrine, couronné etc. Paris 1846 (Auszug in Gaz. méd. 1847, No. 39, p, 775 ff.) Gélineau, Gaz. des hôpitaux 1862, No. 114, 117 und 120.

***) Lobstein, De nervi sympathici humani fabrica, usu, morbis, commentatio anatomico — physiologico — pathologica, s bei Ullersperger a. a. O. S. 78. Laennec: Traité de l'auscultation II. édit. Tom. II. p. 748 ff.

†) Trousseau, De la Névralgie épileptiforme, Archives générales de Méd. 1853. Jan. p. 33 und 34.

††) Romberg, Lehrbuch der Nervenkrankheiten, 3. Auflage 1855, S. 153.

†††) Friedreich, Lehrbuch der Herzkrankheiten 1867, S. 326.

*†) Stokes, Krankheiten des Herzens, S. 395.

**†) Bamberger, Krankheiten des Herzens 1857, S. 363.

***†) v. Dusch, Lehrbuch der Herzkrankheiten 1868, S. 337.

aber, welche im Anfall betroffen werden, oder deren functionelle
Störungen den Anfall constituiren, genau zu bestimmen, scheint mir
einstweilen noch unmöglich. Die Herznerven sind so vielfach durch
Anastomosen verbunden und stammen aus so verschiedenen Bahnen
des Nervensystems, dass eine isolirte Erkrankung oder functionelle
Störung in Vagus- oder Sympathicusästen des Plexus cardiacus kaum
angenommen werden kann. Da wo die Herznerven isolirt verlaufen, z. B. die Nervi cardiaci des Vagus und die Rami cardiaci
der Halsganglien des Sympathicus, sind anatomische Veränderungen
bei der Angina pectoris noch nicht beobachtet worden. Es fehlt uns
ferner für eine schärfere Präcisirung des Antheils der einzelnen
Herznerven - Systeme noch die genaue Kenntniss der normalen
Herzinnervation; gerade die Untersuchungen aus diesem Decennium
über den Einfluss des Sympathicus und des Blutdrucks auf die Herzthätigkeit haben eine ganze Anzahl neuer, zum Theil noch nicht einmal unter allgemeine Gesichtspunkte vereinigter Thatsachen geschaffen
und ein vollkommenes Verständniss der normalen Herzinnervation
weit in die Ferne gerückt. Aber auch bei einer sicheren physiologischen Grundlage würde für die pathologische Verwerthung noch
immer manche Schwierigkeit entstehen. Denn die Angina pectoris
entsteht nicht nur in Folge von anatomischen, und zwar sehr verschiedenartigen Laesionen am Herzen, die vielleicht verschiedenartige
Herznervensysteme in Mitleidenschaft ziehen, sondern auch als reine
Neurose ohne jede Erkrankung des Herzens; endlich sind die Erscheinungen des Anfalls selbst, namentlich die Veränderungen der Herzthätigkeit bei den einzelnen Kranken so verschieden, dass, wollte
man dieselben von einem einzigen Herznerven - System aus erklären,
z. B. Beschleunigung der Herzthätigkeit als Folge eines Sympathicus-
einflusses, diese Erklärung nicht mehr für die Fälle passen würde,
bei denen im Paroxysmus die Herzthätigkeit eher verlangsamt ist,
oder von der Norm kaum abweicht. Also nicht von einem bestimmten Herznervensystem dürfen wir bei der Besprechung dieser
Krankheit ausgehen, sondern wir können nur den Symptomencomplex der Angina pectoris physiologisch analysiren, d. h. andeuten, in
welcher Weise auf Grund der experimentellen Ergebnisse die einzelnen Herznerven - Systeme bei der Angina pectoris betheiligt sein
können.

§. 84. Der den Anfall einleitende Schmerz entsteht wohl ohne
Zweifel in den Nervengeflechten des Herzens; es lässt sich dies zwar
nicht mit derjenigen anatomischen Sicherheit beweisen, wie an den

peripherischen Nerven, deren Bahnen wir genau kennen; für diese
Annahme spricht aber, dass der Schmerz stets wenigstens ungefähr
an der gleichen, der Herzlage entsprechenden Stelle entspringt und
hier auch am intensivsten ist. Das Herz ist freilich unter normalen
Verhältnissen wenig empfindlich, wie alle dem Willenseinflusse entzogenen Organe; dass dennoch eine Reizung seiner sensibeln Nerven
unter pathologischen Verhältnissen eine so ausserordentliche Schmerzhaftigkeit erregen kann, ist ebenso wenig befremdend, als die gleichen
Erfahrungen an den übrigen vegetativen Organen (z. B. bei Cardialgie,
Darmkolik u. s. w.).

Das Herz bezieht aber seine sensibeln Nerven, wie die Versuche
von Goltz wenigstens für das Froschherz gezeigt haben, aus dem
Vagus. Bei Säugethieren allerdings scheinen auch ausserhalb der
Vagusbahn sensible Nerven in das Herzgeflecht einzutreten; denn
trotz der Durchschneidung beider Vagi gaben die Thiere Schmerzempfindung zu erkennen, als die Vorhöfe mechanisch gereizt wurden.

Darnach also müssen wir auch den an den Herznervengeflechten
sich so wesentlich betheiligenden Sympathicusfasern eine Empfindlichkeit zusprechen, zumal auch die Qualität des Schmerzes die
grösste Analogie mit jenen Schmerzen zeigt, die bei anderweitigen
Reizzuständen in sympathischen Nerven, z. B. bei Gallensteinkolik,
Cardialgie u. s. w. auftreten.

Diese Neuralgie des Herznervengeflechts ist in den selteneren
Fällen eine idiopathische, in anderen wahrscheinlich die Folge von
mechanischen Insultationen, Druck und Zerrungen der Plexus. An
solche muss man wenigstens bei gewissen organischen Herzkrankheiten, Verknöcherungen der Kranzarterien, Klappenfehlern der Aorta
u. s. w. denken; der Plexus cardiacus liegt ja hinter und unter dem
Arcus aortae, der Plexus aorticus ebenfalls nahe dem ersteren, krankhafte Processe der Aorta können also zu Laesionen des so nahe gelegenen Nervenplexus Veranlassung geben. Warum diese heftigen
Schmerzanfälle nur in gewissen Zeitabständen, als Paroxysmen, auftreten,
trotzdem die supponirte Ursache, welche zu der Laesion Veranlassung
giebt, fortbesteht, können wir ebenso wenig erklären, wie die Paroxysmen bei anderen Neuralgien.

Für die Fälle, wo überhaupt organische Veränderungen am Herzen fehlen, haben wir über die nächste Ursache des Herzschmerzes
keine Vermuthung. In der Veränderung der Herzthätigkeit während
des Anfalls, sei es nun stärkere oder verminderte Arbeit des Herzens,
kann dieser vehemente Schmerz allein wenigstens seine Quelle nicht

haben; denn die extremsten Abweichungen von der normalen Herzaktion, sowohl die verstärkte Herzthätigkeit, z. B. bei Aortenfehlern,
als die verminderte, z. B. bei fettiger Entartung des Herzmuskels,
haben zwar Beklemmungsgefühl, aber niemals einen Schmerz zur
Folge, der demjenigen in der Angina pectoris auch nur ähnlich wäre:
mässige Grade einer abnormen Herzthätigkeit werden häufig gar nicht
empfunden.   Aus diesem Grunde kann ich auch der Theorie Eichwald's [*]) über die Ursache des Schmerzes und des Wesens der Steno-
cardie nicht unbedingt beistimmen.   Eichwald glaubt, es beruhe
der stenocardische Anfall auf einer wahrhaften Hemmung der Herzthätigkeit durch ein mechanisches Hinderniss, und der Schmerz sei
die Folge der Anstrengungen, welche das Herz zur Ueberwindung
dieses Hindernisses mache, wie jede Ueberanstrengung eines willkürlichen Muskels schmerzhaft empfunden werde.   So trefflich auch
Eichwald die einzelnen Erscheinungen des Anfalls aus seiner
Theorie erklärt, so muss man doch einwenden, dass zunächst eine
Veränderung der Herzthätigkeit als erste Erscheinung in dem stenocardischen Anfalle nicht nachgewiesen ist im Gegentheil wird der
Kranke mitten in dem vollkommensten Wohlsein plötzlich von dem
Schmerze befallen, ohne vorher Herzklopfen etc. gehabt zu haben.
Auch ist die Herzthätigkeit während des Anfalls, sowohl nach dem
Herzstoss als nach dem Pulse zu urtheilen, in der Regel doch
keine so überangestrengte, um überhaupt einen solchen Schmerz erzeugen zu können.   Geben wir selbst für gewisse Fälle von Angina
pectoris Hindernisse für die Herzthätigkeit zu, so antwortet das Herz
für gewöhnlich bei Hindernissen innerhalb des Kreislaufs, z. B. Ste-
nosen des Aortenostium, Insufficienz der Aortenklappen, atheromatösem
Process u. dgl. doch mit einer ganz anderen Thätigkeit, — die Contractionen des Ventrikels werden stärker.   Und für die Fälle endlich,
wo das Herz der objectiven Untersuchung als ganz normal erscheint,
wo die Angina pectoris als reine Neurose auftritt, sind solche Hindernisse für die Herzbewegung überhaupt nicht zu begreifen, denn
dass in solchen Fällen, wie Eichwald glaubt, das Hinderniss innerhalb
der das Herz versorgenden Nervenbahnen gelegen sei, nämlich in einer
erhöhten Reizung der Vagi, ist doch nur dann annehmbar, wenn nachgewiesen wäre, dass zugleich stets der Puls verlangsamt sei.   Und warum
soll andererseits eine rhythmische Verlangsamung der Herzthätigkeit
ein Hinderniss für die Blutbewegung sein?   Jederzeit können wir

---

[*]) Würzb. med. Zeitschrift. V., pag. 249—269.

unter pathologischen Verhältnissen die Herzthätigkeit durch pulsherab-
setzende Mittel vermindern, und nie sehen wir darnach abnorme
Empfindungen auftreten. Ich habe in einem Falle in Folge eines
Centralleidens eine Pulsfrequenz von nur 28 in der Minute beobachtet, ohne die geringsten abnormen Empfindungen des Kranken. Dass
eine veränderte Herzthätigkeit als solche den Herzschmerz erzeugt,
ist daher zu bezweifeln.

§. 85. In Betreff der Deutung der Schmerzen, welche von der
Praecordialgegend nach anderen Körpergegenden, namentlich dem
linken Arm, ausstrahlen, müssen wir mit wenigen Worten auf die
anatomischen Verhältnisse des Plexus cardiacus, seine Zusammensetzung und seine Verbindung mit den Hals- und Armnerven eingehen.*) — Der Plexus cardiacus ist zusammengesetzt aus den
Rami cardiaci des Vagus und den Nn. cardiaci, die aus den Halsganglien und dem ersten Brustganglion des Sympathicus entspringen.
Das Ganglion cervicale supremum des Sympathicus, aus dem
der Nervus cardiacus superior entspringt, hat aber auch Verbindungsäste mit den drei oder vier oberen Halsnerven, die ihrerseits
wieder zur Bildung des Plexus cervicalis beitragen; ausserdem an-
astomosirt der Nervus cardiacus superior noch während seines Verlaufes am Halse mit Aesten des Ramus descendens Nervi hypoglossi,
der ebenfalls mit Aesten vom 2. und 3. Halsnerven zusammenhängt.
Es ist also dadurch eine mehrfache Verbindung des N. cardiacus superior mit Halsnerven hergestellt.

Das Ganglion cervicale medium, aus dem der Nervus cardiacus medius entspringt, hat Verbindungsäste mit dem 5. und 6.
Halsnerven, zuweilen auch mit dem N. vagus und phrenicus. Das
Ganglion cervicale inferius, aus dem der Nervus cardiacus
inferior entspringt, hat Verbindungsäste mit dem 6., 7. und 8. Halsnerven und dem ersten Brustnerven. Die vier unteren Halsnerven
aber und der erste Brustnerv treten zum Plexus brachialis zusammen,
dadurch steht also auch das Ganglion cervicale inferius und der aus
ihm entspringende N. cardiacus inferior, mit dem Plexus brachialis
in Verbindung. Dazu kommen nun noch die vielfachen Anastomosen
des Sympathicus mit dem Vagus; theils hängen die Ganglien des
Sympathicus mit Vagusästen zusammen, und zwar sowohl mit Aesten

---

*) Vgl. Lussana, Monografia delle nevralgie brachiali con appendice interno alla
angina pectoris, Milano 1859; Gaz. lombard. 1858, 46—48; 1859, 9—13 u. 15—18.

aus seinem Stamm als mit dem von ihm entspringenden Nervus laryngeus superior, und namentlich inferior; theils hängt der Vagus wieder mit den Halsnerven zusammen durch einen Verbindungsast mit dem Ramus descendens des Nervus hypoglossus. Der Plexus cardiacus hängt endlich vielfach durch Aeste mit dem Plexus aorticus thoracicus und den Plexus coronarii cordis zusammen. — Es erklären sich nun die bei der Angina pectoris in das Cervicalnervengebiet ausstrahlenden Schmerzen aus der Verbindung, in welcher der Plexus cardiacus mit den vorderen Aesten der vier oberen Halsnerven und dem ersten Brustnerven steht; die nach dem Arm ausstrahlenden Schmerzen erklären sich daraus, dass der vordere Ast des ersten Brustnerven Anastomosen mit dem unteren Bündel des Plexus brachialis eingeht. Dass die Schmerzen im linken Arm häufiger sind als rechts, hat seinen Grund zum Theil vielleicht in der Linkslage des Herzens und der Aorta, wodurch also bei Erkrankungen der letzteren leichter halbseitige Nervenzerrungen zu Stande kommen, zum Theil darin, dass die Nervenanastomosen links inniger sein sollen. Die Schmerzen auf der vorderen Fläche der Brust erklären sich aus den Verbindungsästen der Brustnerven mit dem Plexus brachialis. Es kommen dann noch irradiirte Schmerzen in der Zwerchfellgegend vor, die man aus der Verbindung des N. phrenicus mit dem 4. und 5. Halsnervenpaar (und dadurch wieder mit den Nervi cardiaci) ableiten kann. Die Erscheinungen, welche man zuweilen im Gebiete des Vagus wahrnimmt, erschwertes Schlucken oder Brechen, erschwerte Phonation, sind zurückzuführen auf die mannichfachen Verbindungen zwischen Sympathicus und Vagus. Die Verbindungen des Plexus cardiacus mit dem Aorten- und Kranzarteriengeflecht erklären die Häufigkeit der stenocardischen Anfälle bei Kranzarterien-Verknöcherungen und Verengerungen (vgl. §. 88.).

Bald sehen wir in den Anfällen der Angina pectoris den Schmerz nur auf eine Stelle, die Praecordialgegend, sich beschränken, bald nach den verschiedenen Nervenbahnen ausstrahlen. Es hängt dies zum grossen Theil wohl, neben rein mechanischen Verhältnissen, von der Intensität des Reizes ab, welcher auf den Plexus cardiacus wirkt. Nach Analogie anderer neuralgischer Affectionen können wir annehmen, dass auch hier mit der Intensität des Schmerzes die Zahl der in Mitleidenschaft gezogenen Nerven wächst. Bei einem Kranken, den ich einige Wochen lang beobachtet habe, waren die Schmerzirradiationen um so ausgedehnter, je heftiger der initiale Schmerz in

der Praecordialgegend war: bei Anfällen von nur mässiger Intensität
fehlten die Irradiationen nach dem rechten Arm ganz und auch auf
der vorderen linken Brustfläche war ein an Ausdehnung geringeres
Nerventerritorium afficirt.

§. 86. Wir betrachten nun die Ursachen der motorischen
Störungen in der Herzthätigkeit während des stenocardischen
Anfalls.

Wie schon in §. 83 erwähnt, können wir bei dem Mangel
pathologisch-anatomischer Grundlagen nicht von einem einzigen
bestimmten Herznervensystem als der Quelle dieser Störungen ausgehen, sondern wir analysiren nur die Phänomene der Herzthätigkeit nach unseren gegenwärtigen Kenntnissen über die Herzinnervation, wobei sich ergiebt, dass diese Erscheinungen des stenocardischen Anfalls in sehr verschiedenen Herznerven ihre Quelle haben
können. Wir können sie erklären durch Störungen des automatischen, des regulatorischen und des sympathischen Herznervensystems.

Das Herz unterhält seine rhythmische Thätigkeit bekanntlich noch
eine Zeit lang, auch wenn es aus dem Körper entfernt ist. Die Inner-
vationsheerde für diese Thätigkeit sind die im Herzmuskel eingebet-
teten Ganglienanhäufungen (automatisches Herznervensystem).
Einflüsse, welche die Thätigkeit dieser Ganglien oder die mit demselben nach physiologischem Postulate zusammenhängende Muskelsubstanz lähmen, vernichten sofort die Contractionen des Herzens.
Ein Beispiel hierfür sehen wir in der Einwirkung verschiedener Gifte,
die man in die Ventrikelhöhle einführt oder in deren Lösungen man
das ganze Herz eintaucht. Landois[*]) hat ferner gezeigt, dass die
Störung dieser automatischen Thätigkeit der Herzganglien bei directer
Einwirkung gewisser Gifte eine zweifache sein kann, sowohl gesteigerte als verminderte Thätigkeit bis zur allmäligen vollkommenen Lähmung des Herzens. Schwache Lösungen verschiedener
Gifte; in das Endocardium des Froschherzens gebracht, reizen die
unter dem Endocardium gelegenen Ganglienzellen und rufen dadurch
eine frequentere Herzthätigkeit hervor, starke Lösungen lähmen
die Ganglien rasch und heben somit die Herzcontractionen auf.
Weniger deutlich treten die Gegensätze dieser Störungen ein,
sobald man die Lösung dieser Gifte nur auf die Herzoberfläche
bringt.

---

[*]) Die directe Herzreizung. Greifswalder med. Beitr., II. Bd. 1864, S. 161 177.

In ähnlicher Weise, wie in den eben erwähnten physiologischen Experimenten, können vielleicht die Herzganglien unter pathologischen Verhältnissen afficirt werden. Wird durch irgend eine Ursache die Rhythmicität ihrer Thätigkeit gestört, sei es durch abnorme Widerstände für die Blutbewegung; z. B. bei Aortenfehlern, atheromatösen Processen in der Aorta, oder wird den Ganglien zu wenig Blut zugeführt, wie bei Verengerung oder Verschliessung der Coronararterien, oder leiden dieselben, was nicht gerade unwahrscheinlich ist, bei Erkrankungen des Muskelfleisches, Ausgängen der Myocarditis, fettiger Degeneration, so wird die Herzthätigkeit in zweifacher Weise verändert werden können: entweder die Frequenz wird gesteigert sein, wenn die eben genannten pathologischen Einflüsse reizend auf die Ganglien wirken, oder sie wird vermindert sein, wenn die Wirkung derselben eine mehr lähmende ist. Mit der Annahme, dass im stenocardischen Anfalle die automatischen Herzganglien in ihrer Thätigkeit gestört sind, lässt sich auch die Thatsache ganz gut vereinigen, dass im Anfall bald eine verstärkte, bald eine verminderte Thätigkeit des Herzens beobachtet wird; so wie giftige Lösungen in das Endocardium injicirt je nach ihren Concentrationsgraden die schon oben genannten entgegengesetzten Wirkungen erzeugen, ebenso wird ein pathologischer Reiz, je nach seiner Intensität, verschiedene und entgegengesetzte Wirkungen auf die Herzthätigkeit äussern können.

Zu Gunsten der Auffassung, dass die Herzganglien betheiligt sind, vielleicht in Folge einer zu geringen Blutzufuhr, wie bei Aortenfehlern und Kranzarterienverengerungen, lässt sich noch eine experimentelle physiologische Thatsache anführen. v. Bezold[*]) sah nämlich eine Veränderung der Herzschläge eintreten, als er bei Kaninchen (nach vorheriger Durchscheidung der Vagi, der Sympathici am Halse und des Halsmarkes) die grossen Kranzarterien oder mehrere ihrer Zweige mit Klemmpincetten verschloss. Nachdem in den ersten 10 bis 15 Secunden ein deutlicher Erfolg nicht zu beobachten war, wurden dann die Herzschläge seltener, nach ¼—¾ Minuten unregelmässig

---

[*]) Ueber den Einfluss, welchen die Verschliessung der Coronararterien auf den Herzschlag ausübt. Centralblatt für die medicinischen Wissenschaften 1867, No. 23. Vgl. auch: Suschtschinsky, Ueber den Einfluss des erhöhten und verminderten Blutdrucks und der verminderten Ernährung des Herzens (Verschluss der Arteriae coronariae magnae) auf die Erregbarkeit der peripherischen Endigungen des N. vagus im Herzen, in v. Bezold's Untersuchungen aus dem physiologischen Laboratorium in Würzburg 1867, 2. Heft und Centralblatt 1868, No. 3, S. 33.

(Abwechselung von schleunigen mit langsamen Contractionen), nach
1 — 1½ Minuten erschlaffte der Ventrikel gänzlich Wurde der
Verschluss gelöst, so begannen die Pulsationen wieder
und wurden bald wieder ganz regelmässig.

§. 87. Auch vom Vagus aus können zweitens gewisse Veränderungen der Herzaction wenigstens in einzelnen Fällen von Angina pectoris erklärt werden. — In den meisten Fällen allerdings
sprechen die Verhältnisse des Pulses gegen die Annahme einer Vagusreizung, der Puls ist frequent und klein: um sie der Theorie zu
accommodiren, müsste man gerade einen vorübergehenden paretischen
Zustand im Vagus annehmen. Es kommen aber, wie schon erwähnt,
auch einzelne Fälle von Angina pectoris mit Pulsverlangsamung vor.
Eichwald beschreibt einen bemerkenswerthen Fall, wo sich zu hysterischen Paroxysmen jedesmal ein stenocardischer gesellte und während des letzteren eine Retardation des Pulses, eine Verstärkung der einzelnen Herzschläge eintrat: der Puls war
voll und hart, aber gleichzeitig selten und langsam. Dauerte der
Paroxysmus etwas länger an, so wurde der Puls unregelmässig, setzte
aus und wurde sogar auf ganze Minuten unfühlbar. In gleicher
Weise war die Herzthätigkeit in zwei anderen Fällen von Angina
pectoris, bei einer hysterischen und bei einer durch eine Pneumonie
heruntergekommenen Patientin beschaffen, wo der Paroxysmus durch
eine heftige Gemüthsbewegung hervorgerufen war. Eichwald glaubt
daher, dass es sich in solchen Fällen um einen Reizungszustand im
Gebiete des Vagus handle: es spricht dafür namentlich die Beobachtung, dass in solchen Fällen auch andere Symptome im Gebiete des
Vagus hervortreten, Beschwerden der Phonation, des Schluckens, und
dass die Veränderung der Herzthätigkeit bei dieser Art der Angina
pectoris ganz den experimentellen Ergebnissen der Vagusreizung sich
anschliesst. Bei schwacher Vagusreizung nämlich wird, wie im Beginn des stenocardischen Anfalls, der Herzschlag seltener aber intensiver: bei stärkerer Reizung wird, wie in einem längeren stenocardischen Anfalle, die Herzthätigkeit verlangsamt, selbst mehr oder
minder sistirt. Auch der Schmerzparoxysmus ist mit der Theorie einer
Vagusreizung sehr gut vereinbar, da ja die Sensibilität des Herzens
hauptsächlich von den Verzweigungen des Vagus abhängt, wie wir
schon oben erwähnt haben.

Pathologisch-anatomisch ist bis jetzt eine Veränderung am
Vagus bei reinen Fällen von Angina pectoris noch nicht nachgewiesen; es existirt aber in der Literatur ein sehr merkwürdiger, in

mancher Hinsicht der Angina pectoris ähnlicher, von Heine*) beschriebener Fall, bei dem unter Anderem auch Veränderungen am
Vagus gefunden worden sind. Der Kranke bot die sonderbare Erscheinung, dass sein Herz häufig secundenlang, gewöhnlich während
einer Zeitdauer von 4—6 Pulsschlägen, ganz still stand; dabei
hatte der Kranke ein unsägliches Angstgefühl, ähnlich dem Schmerzanfall bei der Angina pectoris. Die Anfälle wurden wiederholt auf
der Klinik zu Wien von Skoda selbst beobachtet. Bei der von Rokitansky gemachten Section zeigte sich der Nervus phrenicus dexter
verwebt in einen schwarzblauen, derben, von Kalkconcrementen durchsetzten Knoten. Von den das Herznervengeflecht bildenden schlaffen
blassgräulichen Strängen war der aus dem Geflecht zwischen der
Aorta descendens und der Arteria pulmonalis aufsteigende Nervus
cardiacus magnus unterhalb ihrer Bogen in einen haselnussgrossen
schwarzen Knoten eingewebt und vor seinem Eintritte in denselben
verdickt. Die auf der vorderen Seite des linken Bronchus zum Lun-
gengeflecht herabsteigenden Zweige des linken Vagus zeigten
sich auf ähnliche Weise von einer unterliegenden knotigen schwarzblauen Lymphdrüse gezerrt.

Auch in diesem Falle traten trotz einer permanent wirkenden
anatomischen Veränderung in den Herzgeflechten und Druck auf die
Vaguszweige die Störungen der Herzaction nur in Paroxysmen auf;
ausserhalb derselben befand sich der Kranke wohl.

Zwei ähnliche Fälle, wo die Herzbewegung zeitweilig gehemmt
war und dabei grosses Angstgefühl bestand, theilt Landois**) nach
Beobachtungen von Canstatt mit. — Es giebt nun auch gewisse,
bei Erkrankungen von Unterleibsorganen vorkommende Fälle von Angina pectoris, die wir auf Grundlage der physiologischen Thatsachen
als reflectirte Vagusneurosen auffassen können. Bekanntlich kann
man durch Reizung des Sympathicus in der Bauchhöhle Herzstillstand
in der Diastole erzeugen, gerade so wie bei directer Vagusreizung***);

*) Ueber die organische Ursache der Herzbewegung. Müller's Archiv für
Physiologie, 1841. S. 236.

**) Der Symptomencomplex „Angina pectoris" physiologisch analysirt, nebst
Grundlinien einer rationellen Therapie. Correspondenzblatt für Psychiatrie, 1866.

***) Goltz, Vagus und Herz, Virchow's Archiv Bd. XXVI, S. 1—33. —
J. Bernstein, Herzstillstand durch Sympathicusreizung. Centralblatt für die med.
Wissensch. 1863, No. 52, S. 817. — Derselbe: Vagus und Sympathicus, Centralbl.
etc. 1864, No. 16, S 241. — Derselbe: Untersuchungen über den Mechanismus des
regulatorischen Herznervensystems, Reichert's u. du Bois-Reymond's Archiv,
S. 614—666.

es müssen also Sympathicusfasern durch die Rami communicantes in das Rückenmark treten und durch dasselbe bis zum Halsmark laufen, deren Erregung dann auf das hier befindliche Centrum des Vagus übertragen wird; denn nach vorheriger Durchschneidung beider Vagi oder Zerstörung der Medulla oblongata bleibt die Reizung des Sympathicus auf das Herz wirkungslos. Fälle aus der älteren Literatur, wo bei Erkrankung von Abdominalorganen stenocardische Anfälle hinzutraten, finden sich in der Monographie von Ullersperger. Aus der neueren Literatur erwähne ich einen Fall von Angina pectoris, wo eine auf die zugleich bestehende Volumszunahme der Leber gerichtete Therapie sofort eine Besserung in dem Allgemeinzustande hervorbrachte*). Die bis dahin fast bei jeder stärkeren Bewegung eingetretenen stenocardischen Anfälle waren bald ganz verschwunden. Eine Herzaffection war bei dem Kranken nicht vorhanden. — Im Anschluss an die eben besprochene Möglichkeit der Vagusbetheiligung an den Herzstörungen im stenocardischen Anfall hätten wir noch des Nervus depressor zu gedenken, eines vor drei Jahren von Ludwig und Cyon entdeckten und wegen seiner physiologischen Functionen so benannten Zweiges des Vagus; so wichtig aber auch dieser Nerv nach den vorliegenden Versuchen für die Blutcirculation zu sein scheint, so sind seine Functionen doch noch nicht so weit erforscht, als dass wir sie schon pathologisch verwerthen könnten**).

---

*) Bergson, Deutsche Klinik 1862. S. 48. Vgl. auch die in derselben Sitzung der Berliner med Gesellschaft mitgetheilte Beobachtung von Waldeck.

**) Dieser bisher bei Kaninchen constant gefundene, aus dem Vagusstamm oder dem N. laryngeus superior entspringende Nerv erzeugt bei Reizung seines centralen Endes eine Blutdruckverminderung. Dieselbe ist bedingt durch eine Verminderung des Tonus der Gefässnerven, denn das Sinken des Blutdrucks bei der Reizung des Depressor tritt auch dann ein, wenn vorher sämmtliche zum Herzen gehende Nerven durchschnitten sind, während andererseits die Blutdruckverminderung eine sehr geringe ist, wenn vor der Depressorreizung die Hauptgefässnerven des Körpers, die N. splanchnici, durchschnitten worden sind, also dadurch schon eine bedeutende Blutdruckverminderung erzeugt worden ist. Wir haben also hier die merkwürdige Einrichtung gegeben, dass durch Reizung eines sensibeln Herznerven reflectorisch eine Lähmung von Gefässnerven, somit Erweiterung des Calibers der Gefässe bedingt wird. Es hat dieser Nerv wahrscheinlich die Bedeutung, als Regulator für den Blutdruck zu wirken; wird er durch Blutüberfüllung des Herzens gereizt, so tritt eine (reflectorische) Verminderung des Tonus der Gefässnerven ein, also eine Verminderung des Blutdrucks, die Gefässe erweitern sich und es kann das Herz sein Blut besser in das erweiterte peripherische Strombett entleeren. Vgl. E. Cyon und C. Ludwig: Die Reflexe eines der sensibeln Nerven des Herzens auf die motorischen

§. 88.   Wir haben endlich zu erörtern, in wie weit der Sympathicus an den Erscheinungen der Angina pectoris betheiligt sein kann.

Die sympathischen Herznervenfasern verlaufen zum Theil in der Bahn des Halssympathicus (als Nervi cardiaci aus den Ganglien entspringend) zum Herzen, zum Theil vom Gehirn entspringend durch das Halsmark und den obersten Theil des Brustmarks zum Ganglion stellatum (Ganglion cervicale inferius) um sich von da zu den Herzgeflechten zu begeben*). Die im Sympathicus verlaufenden Herzfasern werden vom Centrum, dem Gehirn, erregt (excitirendes Herznervensystem von Bezold's), ihre Funktion besteht also darin, die vom Centrum kommende Erregung auf die Ganglien des Herzens zu übertragen.   Wir stellen uns darnach die Herzinnervation in der Weise vor, dass die rythmisch arbeitenden Ganglien des Herzens durch zwei Gattungen von Herzfasern beeinflusst werden; die Vagusfasern hemmen im erregten Zustande die Ganglienthätigkeit, die Sympathicusfasern beschleunigen sie**).   Beide stehen mit dem Centralorgan in Verbindung und werden gleichzeitig durch psychische Erregungen gereizt.

Von diesen Thatsachen aus können wir uns also die Beschleunigung der Herzaktion in der Angina pectoris als eine durch

---

der Blutgefässe. Sächsisch-akademische Berichte der mathematisch-physikalischen Klasse 1868, S. 307—328. S. auch M. und E. Cyon: Ueber die Innervation des Herzens vom Rückenmark aus, Centralblatt für die med. Wissensch. 1866, No. 51. — Die darauf folgenden Arbeiten sind: Kowalewsky und Adamük, Einige Bemerkungen über den Nervus depressor (bei 50 Katzen fanden ihn die Verff. nur fünfmal), Centralblatt 1866, No. 35, S. 545. — Dreschfeld. Centralblatt 1868, No. 2, S. 21. — E. Bernhardt, Anatomische und physiologische Untersuchungen über den N. depressor bei der Katze, Inaugural-Dissertation Dorpat 1868, ref. im Centralbl. 1868, No. 35, S. 553. — Claude Bernard, Ber. über die Cyon'sche Arbeit: Comptes rendus, 1868, Tom. LXVI. p. 938 und Journal de l'anatomie et de la physiologie normales et pathologiques par Robin 1868, No. 4. Juli und Aug. p. 337—345.

*) Vgl. v. Bezold, Untersuchungen über die Innervation des Herzens und der Gefässe, Centralblatt 1867, No. 2 und 23. — C. Bever, Beiträge zur Lehre von den Herz- und Gefässnerven, Würzburger med. Zeitschrift 1867, 7. Bd. S. 215—250. — v. Bezold, Untersuchungen über die Herz- und Gefässnerven der Säugethiere (Untersuchungen aus dem physiologischen Laboratorium in Würzburg. Leipzig 1867, 2. Heft, S. 181—368).

**) Ueber die Bahnen, in welchen die Beschleunigungsnervenfasern für die Herzbewegung verlaufen. Vgl. M. und E. Cyon, Centralblatt 1866, No. 51. Dieselben: Comptes rendus Tom. LXIV. No. 12. v. Bezold, Centralblatt 1866, No. 52. S. 820, 1867. No 20, S. 314 und No. 23 S. 355.

Sympathicuseinfluss vermehrte Thätigkeit der Herzgang-
glien erklären; da im Plexus cardiacus ferner alle sympathische
Fasern sich vereinigen, so nehmen wir auch hier die Quelle für die
abnorme Herzthätigkeit an.

Weiter können wir in der Verwerthung der physiologischen Kenntnisse von Sympathicus für die Pathogenese der Angina pectoris nicht
gehen. Der Einfluss des Sympathicus auf das Herz ist nach den
bahnbrechenden Arbeiten v. Bezold's von zahlreichen Forschern
experimentell studirt worden; aber mit der wachsenden Zahl immer
neuer, zum Theil sehr widersprechender experimenteller Ergebnisse
aus den letzten Jahren, namentlich auch über die Wirkung des Blutdruckes auf die Herzaktion, erscheint der Einfluss des Sympathicus
auf die Herzthätigkeit immer complicirter und das vollkommene Verständniss der sympathischen Herzinnervation noch weit in die Ferne
gerückt. —

Für die Annahme, dass der Plexus cardiacus, also auch der an
seiner Zusammensetzung so wesentlich betheiligte Sympathicus bei der
Angina pectoris afficirt sei, haben wir in einem Sectionsbefunde von
Lancereaux eine beachtenswerthe Stütze.

Der von Lancereaux*) mitgetheilte Fall betrifft einen 45jährigen Kranken,
der die gewöhnlichen Symptome der Angina pectoris darbot, und in einem solchen
Anfalle erlag. Bei der Section fand sich ausser Verengerung der Kranzarterien und
Alterationen der Aorta an der Stelle, wo der Plexus cardiacus derselben aufliegt,
auch eine Vascularisation des letzteren. Einige seiner Bündel waren in Exsudat
eingehüllt, die äussere Scheide verdickt. Die microscopische Untersuchung erwies
eine massenhafte Anhäufung von runden Kernen, welche die Nervenröhren auseinander
gedrängt und comprimirt hatten; der Markinhalt der letzteren erschien überdies von
graulicher Färbung und körnig.

In zwei anderen Fällen von Angina pectoris fand Lancereaux
eine Aortenalteration an derselben Stelle, mit denselben Charakte-
ren, ebenfalls mit beträchtlicher Verengerung der Coronararterien, so
dass auch hier vielleicht eine analoge Affection des Plexus cardiacus wie
im ersten Falle bestanden hatte. (Der Plexus cardiacus wurde leider
nicht untersucht.)

Der Sympathicus kann aber auch noch in anderer Weise an der
Veränderung der Herzthätigkeit bei der Angina pectoris betheiligt
sein, ohne dass die sympathischen Herznervenfasern ergriffen sind.
Da nämlich im Sympathicus die vasomotorischen Nerven verlaufen,

---

*) De l'altération de l'aorte et du plexus cardiaque dans l'angine de poitrine.
Gaz. méd. 1854. p. 432.

so wird bei Innervationsstörungen derselben eine Veränderung in
dem Tonus der Gefässe, und dadurch Veränderung des
Blutdrucks eintreten, welche ihre Rückwirkung auf das Herz in
zweifacher Weise äussern können. Bei einer Reizung der vasomotorischen Nerven wird Verengerung, bei einem mehr paretischen
Zustand Erweiterung der Gefässe entstehen; im ersten Falle steigt
mit dem vergrösserten Widerstande für die Entleerung des Herzens
in das verengte peripherische Strombett der Blutdruck im Aortensystem, das Herz verstärkt also seine Thätigkeit, im zweiten Fall
sinkt bei dem verringerten Widerstande für die Bluthewegung der
Aortendruck, das Herz arbeitet schwächer.*) Dass gewisse Fälle von
Angina pectoris mit den vasomotorischen Nerven des Sympathicus
vielleicht in Beziehung stehen, hat schon Cahen**) hervorgehoben
und die Krankheit überhaupt den vasomotorischen Neurosen einge-
reiht, ohne aber erhebliche Beweise für seine Anschauung beizubringen.

In neuester Zeit hat Nothnagel***) Fälle mitgetheilt, wo bei ganz
gesundem Herzen Anfälle von Angina pectoris als die Folge eines
allgemeinen (öfters unter Einwirkung von Kälte hervorgerufenen) arteriellen Gefässkrampfes auftraten. Nach Initialsymptomen von abnormen Empfindungen in den Extremitäten, Taubheit, Kältegefühl u. dgl.
folgte ein Gefühl von Angst und Herzklopfen, selbst ein dumpfer, in
der Herzgegend entspringender und in die linke Thoraxhälfte irra-
diirender Schmerz. Objectiv entsprach diesen Symptomen Blässe und
Temperaturabnahme der Haut, Herabsetzung der Hautsensibilität,
cyanotische Färbung extremer Körpertheile; die Radialarterie war bisweilen etwas enger als normal, Herztöne rein, Herzthätigkeit rhyth-
misch, bisweilen verstärkt, Schlagzahl des Herzens unverändert. —
Die Anfälle wurden beseitigt durch Mittel, welche den Gefässkrampf
heben, Steigerung der Blutzufuhr zur Haut, namentlich Reizungen
derselben und Applikation der Wärme. Nothnagel erklärt das
Herzklopfen dieser Kranken als die Folgen der Widerstände, welche
durch die verbreitete Gefässverengerung für das Herz gegeben sind,

---

*) Nach Ludwig und Thiry l. c. und M. und E. Cyon, Centralblatt 1866,
No. 51, S. 802 ff. Eine Erörterung der scheinbar entgegengesetzten Angaben von
Bernstein (zur Innervation des Herzens, Centralbl. 1867, N. 1.) und Pokrowsky
(über das Wesen der Kohlenoxydvergiftung, Reichert's und du Bois-Reymond's
Archiv 1866) würde hier zu weit führen.

**) Des Névroses vasomotrices (Angine de poitrine), Archives générales de Méd.
1863. Vol. II. p. 564—570 und 696—698.

***) Deutsches Archiv für clinische Medicin, 3. Bd. p. 309—322.

das Beklemmungsgefühl und den Schmerz in der Herzgegend als die
Folge der überangestrengten Thätigkeit des Herzens, hat also die
gleiche Anschauung wie Eichwald.

Als Resumé der vorstehenden Betrachtungen ergiebt sich, dass
der Symptomencomplex der Angina pectoris durch sehr verschiedene,
selbst ausserhalb des Herzens gelegene Einflüsse erzeugt werden kann;
dass vermuthlich alle Herznerven mehr oder minder dabei afficirt
sind, und dass die wechselnden Erscheinungen in dem Bilde der
Affection auf die stärkere oder geringere Betheiligung der verschiedenen, die Herznervengeflechte zusammensetzenden Nerven zurückgeführt werden können. Der Sympathicus ist wahrscheinlich
vorwiegend betheiligt, da er den Hauptantheil an der Bildung
des Herznervengeflechts hat.

§. 89. Aetiologie. Von den Veranlassungen der Angina pectoris
wissen wir, abgesehen von dem schon hervorgehobenen Zusammenhange mit gewissen Herz- und Gefässanomalien, nur wenig Positives.
Die Kraseologie hat sich hier in gewohnter Weise breit gemacht und
fast allen Fällen von Angina pectoris eine arthritische oder hämorr-
hoidale Grundlage untergeschoben. Wo man Arthritis oder „Hämorr-
hois" nicht fand, da wurden Hysterie, Hypochondrie oder psychische
Hyperästhesie — kur, irgend ein tönendes Wort zur Ursache gestem-
pelt. — Sicher scheint, dass übermässiges Tabakrauchen zuweilen
Angina pectoris veranlasst. Man hat beobachtet, dass die Anfälle mit
dem Aussetzen des Rauchens verschwanden, und wiederkehrten, als
die Patienten wieder zu rauchen anfingen.[*]) — Geistige und körperliche Anstrengungen, namentlich ermüdende Bewegung, Erkältung
u. s. w. können als Gelegenheitsursachen den Anfall hervorrufen.

Das höhere Alter und das männliche Geschlecht erkranken häufiger an Angina pectoris als jugendliche und weibliche Individuen.
Diese Prädisposition hängt wahrscheinlich mit der grösseren Frequenz
atheromatoeser Veränderungen des Arteriensystems im höheren Alter
und bei Männern zusammen. In manchen Fällen lässt sich eine hereditäre Anlage mit Entschiedenheit nachweisen.

Der Verlauf der Krankheit ist fast immer äusserst chronisch.
Die Anfälle recurriren in ungemein variabeln Abständen; sie können
bald Jahre zwischen sich fassen, bald zeitweise Tag für Tag, ohne

---

*) Beau, Comptes rendus 1862, Vol. LIV. p. 179; arch. gén. 1862, Vol. II.
p. 122. — Savalle, Arch. gén. 1862, Vol. II. p. 250. — Championnère,
Canstatt's Jahresbericht 1865, III.

bestimmten Anlass, wiederkehren; endlich auch in einzelnen Fällen
spontan dauernd verschwinden.

Die Prognose ist insofern günstig, als schwere Folgezustände und
der Tod durch die stenocardischen Anfälle an sich, so drohend sie auch
scheinen, nicht herbeigeführt werden. Uebler ist die Prognose natürlich
öfters wegen der complicirenden Erkrankungen am Gefässapparate (bei
Klappenfehlern, fettiger Degeneration, seniler Arteriosklerose). Eine dauernde Heilung ist auch in den nicht complicirten Fällen nur selten erreichbar.

§. 90. Therapie. In denjenigen Fällen, wo die physikalische
Untersuchung Klappenfehler oder fettige Degeneration des Herzens etc.
nachweist, oder wo sich (auf Grund anderweitiger seniler Veränderungen, peripherischer Arteriosklerose u. s. w.) atheromatöse Erkrankungen an der Aorta und den Kranzarterien vermuthen lassen,
fällt die Behandlung der Angina pectoris wesentlich mit der des
Grundleidens zusammen. Auch in denjenigen Fällen, wo anderweitige
Causalmomente, Abdominalleiden, übermässiges Tabakrauchen u. s. w.
vorliegen, werden wir mit Beseitigung derselben die Cur der Angina
pectoris beginnen. Gewöhnlich sind aber die Ursachen und Veranlassungen der Affection unbekannt oder unklar, und es ist daher von einer
causalen Behandlung in den meisten Fällen gar nicht die Rede.

Dagegen besitzen wir, wie bei allen Krankheiten, deren Pathogenese und Aetiologie in ein natürliches oder künstliches Dunkel
gehüllt ist, eine ansehnliche Zahl empirischer, symptomatischer oder
angeblich specifischer Mittel, von denen freilich die meisten im gegebenen Falle vollständig im Stich lassen, die übrigen sich in der Regel
auf eine palliative Wirkung beschränken und nur ausnahmsweise eine
radicale Heilung des Leidens herbeiführen.

An die ehemals vielgepriesenen allgemeinen und örtlichen Blut-
entziehungen während des Anfalls wird jetzt kaum noch irgend
Jemand denken, während dagegen alle Arten sogenannter derivatorischer
Mittel, Frottirungen, Senfteige, reizende Fuss- und Handbäder, rei-
zende Einreibungen u. s. w. noch im hohen Grade beliebt sind
Jedenfalls leisten diese letzteren Verfahren noch mehr, als die innere
Darreichung der sogenannten Nervina und Antispasmodica (Valeriana,
Moschus, Castoreum, Campher, Ammonium succinicum und ähnliche
Mittel), wie auch der Narcotica. Empfohlen wurden ferner im Anfalle:
Inhalationen von Aether oder Chloroform (in kleiner Dosis, so dass keine
völlige Narcose dadurch hervorgebracht wird, nach Romberg), sowie
auch von Amylnitrit (Brunton), welches dagegen Fagge wirkungs-
los fand; Application von Kälte, und in anderen Fällen von Wärme.

Hypodermatische Injectionen von Morphium haben im Anfalle selbst öfters einen günstigen palliativen Einfluss, nicht nur auf den Schmerz, sondern auf die Störungen der Circulation und das davon abhängige Angstgefühl. Ich habe von ihnen mehrmals, nicht bloss bei uncomplicirter Angina pectoris, sondern auch in einem Falle von gleichzeitiger Klappen-Affection (Aorten-Insufficienz mit Stenose am Ostium venosum sinistrum und totaler Hypertrophie) diesen symptomatischen Nutzen beobachtet. Duchenne*) will durch cutane Faradisation an der Brustwarze und der Haut der Brustgegend in einem Falle die sehr schweren Insulte augenblicklich und vollständig zum Verschwinden gebracht haben. — Im Ganzen müssen wir jedoch zugeben, dass wir kein völlig zuverlässiges Mittel zur Coupirung und Erleichterung der Anfälle besitzen.

Wir würden dieses ungünstige Resultat weniger empfinden, wären wir in Bezug auf die allgemeine Behandlung des Leidens mit besseren Waffen ausgerüstet. Allein hier sieht es mindestens ebenso traurig aus; viele Mittel, aber wenig Erfolge. Sehr gerühmt wurden u. A. verschiedene Metallica: Eisenpräparate, Zincum sulfuricum (Perkins), Cyanzink (Copland), Argentum nitricum (u.A. auch von Romberg — namentlich bei hysterischer Angina pectoris — befürwortet) und Arsenik, den noch neuerdings Philipp**) sowie auch Cahen lebhaft empfehlen. Ich habe denselben in mehreren Fällen von uncomplicirter Angina pectoris ohne wesentlichen Nutzen versucht. Andere haben Phosphorsäure (Baumes), Sauerstoffinhalationen (Kneeland), Narcotica, Digitalis, und, in Rücksicht auf den angeblich arthritischen Ursprung des Leidens die sogenannten Artarthritica dringend empfohlen. Erlenmeyer will einen Fall von Angina pectoris durch Coniin-Injectionen geheilt haben. — Etwas mehr Berechtigung muss man den sogenannten Ableitungen durch Application von reizenden Pflastern, Fontanellen und Haarseilen in der Herzgegend zugestehen. Köhler, Wittmaack und Andere haben durch diese Methode in einzelnen hartnäckigen Fällen Heilung erzielt, nachdem die meisten übrigen Mittel versagten.

Die Electricität ist in dieser Richtung noch wenig versucht. Duchenne will durch fortgesetzte Anwendung der cutanen Faradisation in zwei Fällen (einem von uncomplicirter nervöser und einem von hysterischer Angina pectoris) dauernde Heilung erzielt haben.

---

*) Electrisation localisée, 2. Aufl. p. 967.
**) Berliner clinische Wochenschrift 1865, No. 4. und 5.

§. 91. Eine Behandlung oder vielmehr der Versuch einer solchen, die auf den Namen einer rationellen Anspruch machen will, wird die einzelnen Formen der Angina pectoris mehr auseinander zu halten haben, als es bisher im Allgemeinen geschehen ist. Die Hautreize (und unter ihnen obenan, als am raschesten wirkend, die cutane Faradisation) können bei einzelnen Formen der Angina pectoris vielleicht eine grosse therapeutische Rolle spielen, vermöge ihrer reflectorischen Einwirkung auf die Herznerven und das vasomotorische Nervensystem. Diese Wirkung ist bei schwächeren und bei stärkeren Hautreizen bekanntlich entgegengesetzt. Jene bewirken Verstärkung der Herzcontractionen mit Beschleunigung des Blutlaufs und Verengerung der Gefässe — durch reflectorische Erregung des excitomotorischen und vasomotorischen Nervensystems; diese dagegen Schwächung der Herzcontractionen mit Verlangsamung des Blutlaufs und Erweiterung der Gefässe — durch reflectorische Erregung der regulatorischen Herznerven und Lähmung der vasomotorischen Centren. Wir haben in der Analyse der Symptome gesehen, dass die Störungen der Herzaction und der Blutcirculation in der Angina pectoris bald den Character einer Reizung der excitomotorischen Herznerven, bald den Character der Vagusreizung, bald endlich den Character einer gesteigerten Erregung des vasomotorischen Nervensystems (Angina pectoris vasomotoria) darbieten. . Unter diesen drei, mehr oder weniger rein ausgeprägten Formen können nur die erste und letzte die Anwendung starker Hautreize indiciren oder rechtfertigen: also diejenigen Fälle, welche mit verstärkter, beschleunigter, stürmischer Herzaction, strangartig zusammengezogenen Arterien, kleinem, gespannten Pulse u. s. w. einhergehen. Wo dagegen von vornherein die Erscheinungen der Vagusreizung und der Gefässlähmung in den Vordergrund treten, oder wo im Laufe des Anfalles sehr bald ein Umschlag in diesem Sinne sich bemerkbar macht, da können Hautreize entweder gar nicht oder nur in der schwächsten Form Anwendung finden.

Von ähnlichen Rücksichten auf die spezielle Symptomotologie des concreten Falles muss man auch bei therapeutischer Anwendung des constanten Stromes ausgehen. Bei richtiger Benutzung des letzteren ist uns wahrscheinlich in ihm ein Hauptmittel — vielleicht das einzige directe Mittel gegen Angina pectoris gegeben. Wir werden aber, je nach Beschaffenheit der Symptome, bald Applicationsmethoden zu wählen haben, welche reflectorische Erregungen von Seiten der regulatorischen Herznerven vermitteln — bald directe Galvanisationen am Hals-Sympathicus und Hals-Vagus bevorzugen. Ich habe bisher

nur das erstere Verfahren (in 3 Fällen ohne organische Herzerkran-
kung, mit beschleunigter Herzaction), jedoch in sämmtlichen Fällen
nur kurze Zeit hindurch anwenden können. Der Erfolg war sicht-
lich ein günstiger; die Anfälle wurden leichter, und setzten in einem
Falle ganz aus, während sie bis dahin fast täglich erschienen waren.
Auch in einem vierten, kürzlich in Behandlung getretenen Falle zeigt
sich ein Seltenerwerden und leichtere Beschaffenheit der Insulte. Der
geübte Modus bestand in Applikation starker (bis zu 30 Elem.) stabiler Ströme, wobei der positive Pol mit breiter Contactfläche auf
dem Sternum, der negative dagegen über der unteren Halswirbelsäule
aufgesetzt wurde.

2. Neuralgia gastrica. (Cardialgie. Gastrodynia neural-gica. Neuralgia coeliaca.)

Hier und da gebrauchte Synonyma sind ausserdem: Magenkrampf, Spasmus ventriculi,
Cardiogmus, Cardiopalmus, Colica ventriculi, Gastralgie.

§. 92. Ich fasse unter der Bezeichnung „Neuralgia gastrica"
die beiden Affectionen zusammen, welche in den Lehrbüchern gewöhnlich als Gastrodynia neuralgica (oder Cardialgie) und Neuralgia coeliaca getrennt abgehandelt werden, weil ich mich nicht zu überzeugen
vermag, dass diesen verschiedenen Namen auch Läsionen verschiedener Nervengebiete — im einen Falle der gastrischen Aeste des
Vagus, im anderen des sympathischen Plexus solaris — nothwendig
entsprechen.

Die Neuralgia gastrica characterisirt sich durch spontane, anfallsweise auftretende Schmerzen, die sich in der Regio epigastrica concentriren oder von dort nach dem Rücken und nach der Sternalgegend
hin ausstrahlen. Die Anfälle kommen meist plötzlich, ohne Prodrome;
der äusserst vehemente Schmerz kann nach wenigen Minuten nachlassen, um von Neuem zu exacerbiren, und nach wiederholten Remissionen und Exacerbationen allmälig zu schwinden. Selten ist der Schmerz
mit den als Bulimie, Pyrosis, Globus u. s. w. bezeichneten Paralgien
verbunden (vgl. viscerale Paralgien). Eine Empfindlichkeit auf Druck
in der Regio epigastrica ist in der Regel nicht vorhanden; im Gegentheil wirkt ein tiefer und starker Druck an dieser Stelle meist er-
leichternd, so dass er von den Kranken oft spontan zur Linderung
des Schmerzes ausgeübt wird. Dagegen soll in der linken Seite zuweilen Schmerz auf Druck gegen die Knorpel der falschen Rippen
oder in den entsprechenden Intercostalräumen bestehen (Fen-

ger). Auch die Fortsätze einzelner Wirbel sind auf Druck zuweilen empfindlich.

Von motorischen Phänomenen wird namentlich eine strafferе Spannung der Bauchdecken (durch Contractionen in den oberen Abschnitten der geraden Bauchmuskeln) während des Anfalles beobachtet. Das Epigastrium ist gewöhnlich eingezogen — selten, wie Fenger angiebt, im Anfalle hervorgewölbt. Ich sah eine heftige Neuralgia gastrica mit ausgebreitetem Tic convulsif während der jedesmaligen Dauer des Insultes einhergehen. Pulsationen im Epigastrium werden selten beobachtet. Sehr häufig sind dagegen, namentlich bei grösserer Intensität des Schmerzes, Symptome allgemeiner Störungen am Gefässapparate, geschwächter und verlangsamter Herzaction und verminderter arterieller Blutzufuhr zu den äusseren Theilen. Wir finden in schweren Anfällen die Extremitäten und das Gesicht kalt, blass: die Radialarterien klein, zusammengezogen; den Herzstoss schwach, die Herzschläge retardirt oder beschleunigt. Mit diesen Circulationsstörungen hängt unzweifelhaft das hochgradige Ohnmacht- oder Angstgefühl zusammen, dem wir hier wie bei den Anfällen der Angina pectoris häufig begegnen. — Gegen Ende des Anfalls wird zuweilen krampfhaftes Gähnen, Uebelkeit, Erbrechen, Aufstossen oder Drang zur Harnentleerung beobachtet.

Die Dauer der Anfälle variirt von mehreren Minuten oder einer halben Stunde bis zu mehreren Stunden, ja zur Dauer eines ganzen Tages. Die Intervalle sind gewöhnlich ganz schmerzfrei, und überhaupt symptomlos. Die Wiederkehr der Anfälle erfolgt sehr unregelmässig, zuweilen in weiten, jahrelangen Abständen, zuweilen fast täglich; selten ist ein typischer Verlauf (unter Malaria-Einfluss) beobachtet worden. In einem mir bekannten Falle, der eine jetzt 49jährige Frau betrifft, trat seit dem Beginne der Menstruation jedesmal zur Zeit derselben in regelmässigen, 3—4 wöchentlichen Perioden ein Anfall auf, und seit dem Verschwinden der Menses (in den letzten zwei Jahren) erfolgten die Anfälle häufiger, durchschnittlich in jeder Woche zweimal.

Zuweilen gesellt sich Neuralgia gastrica zu anderen Neuralgien, sowohl oberflächlichen als visceralen. Umgekehrt können auch Neuralgien anderer Bahnen secundär zu gastrischen Neuralgien hinzutreten.

§. 93. Pathogenese. — Autenrieth hat, wie es scheint, zuerst, und nach ihm Romberg, eine doppelte Form der Magen-Neuralgie unterschieden. Die eine (nervöse Cardialgie oder Gastrodynia neuralgica) sollte in den Vagus-Aesten des Magens —

die andere (Hyperästhesie des Plexus solaris oder Neuralgia coeliaca) im sympathischen Plexus solaris ihren Ausgangspunkt haben. Romberg hebt als pathognomonisch für die Neuralgia coeliaca namentlich das specifische Oppressionsgefühl hervor, welches er überhaupt für die sympathischen Hyperästhesien als characteristisch betrachtet. („Mir scheint das den Schmerz begleitende specifische Gefühl der Ohnmacht, der drohenden Lebensvernichtung, welches sich auch in der Circulation, in dem ganzen Habitus des Kranken deutlich ausspricht, der pathognomonische Zug in der Neuralgia coeliaca, wodurch sie sich von der Neuralgie des Vagus unterscheidet.") — Allein dieses specifische Opressionsgefühl, welches wir allerdings auch bei der Angina pectoris und der weiterhin zu besprechenden Neuralgia mesenterica antreffen, ist wesentlich ein Resultat der allgemeinen Ciculationsstörung, welche durch die anomale Thätigkeit der Herznerven und der vasomotorischen Nerven während des Anfalles herbeigeführt wird. Die anomale Thätigkeit der Herz- und Gefässnerven entsteht aber hier secundär auf dem Wege des Reflexes. Die Reizung sensibler Nerven der Unterleibseingeweide ist es, die, nach Analogie des Goltz'schen Klopfversuchs, reflectorisch gesteigerte Erregung der cardialen Vagusfasern und Lähmung der abdominellen Gefässnerven hervorruft (vgl. Angina pectoris und Neuralgia mesenterica).

Dass der Vagus sensibler Nerv des Magens ist, haben zahlreiche Experimente (u. A. neuerdings von Lussana und Inzoni[*]) genügend erwiesen. Alle Erscheinungen der Neuralgia gastrica lassen sich also physiologisch auf diese Quelle zurückführen. Anders steht es dagegen hinsichtlich des Sympathicus, speciell des Plexus solaris. Es existiren bisher keine physiologischen Thatsachen, welche beweisen, dass sensible und reflexvermittelnde Nerven des Magens (oder sensible Nerven überhaupt) vom Solarplexus ausgehen. Die Experimente von Pincus[**]), Adrian[***]) u. s. w. ergeben nur, dass nach Exstirpation des Plexus solaris trophische Störungen im Magen und oberen Theile des Dünndarms (starke Hyperämie, Blutextravasate und Ulcerationen, blutige Diarrhoe u. s. w.) auftreten. Die Annahme, dass die bei

---

[*]) Gaz. hebdomadaire X. 13, 1863.

[**]) Exper. de vi nervi vagi et sympathici ad vasa secret. nutrit. tractus intestinalis et renum, Diss. Breslau 1856.

[***]) Ueber die Functionen des Plexus coeliacus und mesentericus, Diss. Giessen 1861. — Vgl. auch Lamansky, Zeitschr. für rat. Med. Bd. XXVIII., p. 59 (1866).

Neuralgia gastrica empfundenen Schmerzen auf einer Hyperästhesie des Plexus solaris beruhen, schwebt daher in der Luft, so lange nicht der Nachweis sensibler Functionen für die Aeste dieses Plexus beigebracht ist. — Müsssen wir aber vom clinischen Standpunkte eine solche symptomatische Differenzirung der Magen-Neuralgien, wie sie Romberg verlangte, überhaupt als nothwendig, als gerechtfertigt zugeben? Die meisten Autoren haben sich dagegen erklärt. Das Unsichere der Unterscheidung hat schon Henoch*) hervorgehoben und mit Recht betont, dass die beiden Affectionen in clinischer wie auch in therapeutischer Hinsicht fast ganz mit einander übereinstimmen. Auch von Bamberger hält die Erscheinungen der Neuralgia coeliaca für identisch mit den Symptomen einer heftigen cardialgischen Anfalles. Wittmaack**) führt gegen Henoch und zu Gunsten der Romberg'schen Unterscheidung, abgesehen von dem specifischen Ohnmachtgefühl, noch mehrere differenziell-diagnostische Criterien an, z. B. dass die Neuralgia coeliaca das jugendliche Lebensalter meistens verschont, seltener mit sexuellen Störungen (Menstruationsanomalien) zusammenhängt, und sich über einen kürzen Zeitraum erstreckt als die Gastrodynia neuralgica. Wenn auch solche Differenzen wirklich stattfinden, so beweisen sie doch offenbar nicht das Mindeste dafür, dass es sich dabei um Neuralgien verschiedener Nervenbahnen handelt, da wir ähnlichen und zum Theil weit schwereren Differenzen bei verschiedenen Formen einer und derselben Neuralgie (z. B. des Trigeminus) so häufig begegnen.

§. 94. Die Aetiologie der gastrischen Neuralgie ist in hohem Grade dunkel, d. h. wir wissen nicht, welches die Reize sind, worauf die sensibeln Magennerven mit Schmerz und mit den obigen Reflexerscheinungen reagiren. Nur über die prädisponirenden Momente ist uns Einiges bekannt. Das Leiden ist in der Jugend und im mittleren Alter am häufigsten; bei Frauen unstreitig viel häufiger als bei Männern. Sehr gewöhnlich ist es mit Anämie und Chlorose verbunden; oft bildet es eine Theilerscheinung der Hysterie. Es ist abgeschmackter Weise behauptet worden, dass Frauen von jähzornigem und boshaftem Charakter, eheliche Xanthippen vorzugsweise zu Magenneuralgien disponirt seien! — Zuweilen ist eine hereditäre Anlage nachweisbar. Ein schlechter Ernährungszustand, erschöpfende Krankheiten u. s. w. disponiren zu gastrischen wie zu anderen Neuralgien.

---

*) Klinik der Unterleibskrankheiten, Berlin 1854, 2. Bd. p. 185 ff.
**) Pathologie und Therapie der Sensibilitätsneurosen, Leipzig 1861, p. 244.

Selten treten larvirte Intermittenten in Form typischer Gastroneuralgie auf. Ueber die eigentlichen lokalen Ursachen ist uns gar
nichts bekannt. Die pathologische Anatomie schweigt darüber, und
die clinische Beobachtung ergiebt wenigstens soviel, dass erhebliche
Structurveränderungen von Seiten des Magens und der Digestionsorgane überhaupt nicht vorhanden sein können, da der gänzliche
Mangel dyspeptischer und sonstiger Digestions-Störungen gerade das
wichtigste differenziell-diagnostische Criterium der Gastroneuralgie bildet. Es ist auch von vornherein viel wahrscheinlicher, dass die Reize,
welche gastrische Neuralgien hervorrufen, nicht auf die im Parenchym
des Magens zerstreuten Endigungen sensibler Nerven, sondern — nach
Analogie anderer Neuralgien — auf die peripherischen Faserbündel
und Stämme oder ihre centralen Fortsetzungen einwirken. Excentrische Schmerzen, welche ganz die Verbreitung und den Habitus der
cardialgischen darbieten, können bei Rückenmarkskrankheiten, namentlich als eines der ersten Symptome von Spondylarthrocace, sowie bei
Tabes dorsualis vorkommen.

§. 95. In diagnostischer Hinsicht handelt es sich nicht sowohl
darum, den Symptomcomplex der Neuralgia gastrica zu erkennen
(was bei einiger Aufmerksamkeit keine Schwierigkeiten darbieten
kann), sondern das eventuelle Vorhandensein von etwas Anderem,
nämlich von Structurveränderungen in den Magenwandungen, nicht zu
übersehen. Die Diagnose: „Neuralgia gastrica" hat als solche fast
ausschliesslich eine negative Bedeutung; sie besagt nur, dass es sich
im concreten Falle nicht um einen chronischen Magencatarrh, ein
Ulcus ventriculi u. s. w. handle. Die Sicherheit der Ausschliessung
einer Structurveränderung in den Magenwandungen ist aber von hoher
prognostisch-therapeutischer Bedeutung. Die wesentlichen differen-
ziell-diagnostischen Criterien sind folgende: Bei Neuralgia gastrica
bestehen deutlich ausgeprägte Schmerzparoxysmen und freie Intervalle;
die ersteren sind unabhängig von der Nahrungsaufnahme; der Schmerz
wird durch Compression, namentlich durch tiefen Druck in der Magengegend, nicht vermehrt, sondern in der Regel gelindert. Bei den
chronischen Erkrankungen des Magens werden dagegen die Schmerzen wesentlich durch Reize, welche unmittelbar auf die kranke Magen-
schleimhaut wirken, provocirt und gesteigert; sie entstehen daher
besonders bei gefülltem Magen, bald nach der Mahlzeit, nach dem
Genusse schwerer, unverdaulicher, scharfer, reizender Speisen oder
Getränke; sie werden auch durch tiefen Druck in der Magengegend
meist erregt oder gesteigert. — Dyspeptische Erscheinungen, über-

haupt Digestionsstörungen fehlen bei Neuralgia gastrica, und die Ge-
sammternährung erfährt auch nach langem Bestehen des Leidens
keine Einbusse, während bei chronischen Magenerkrankungen schwere
digestive Functionsstörungen nicht ausbleiben und allmälig Abmagerung und kachektisches Aussehen der Kranken hervorrufen.

Vor Verwechselung einer Neuralgia gastrica mit Intercostal-
Neuralgien oder mit rheumatischen Schmerzen in den Bauchdecken
schützt theils die genaue Beachtung der Anfallserscheinungen, theils
die Prüfung der Empfindlichkeit auf Druck, die sowohl bei Intercostalneuralgien als bei Rheumatismen der Bauchwandungen in der
Regel stellenweise erhöht ist.

Die Prognose der Neuralgia gastrica gehört im Allgemeinen
zu den günstigeren. Ist auch ein spontanes Verschwinden des Lei-
dens nicht gerade häufig, so weicht es doch in der Mehrzahl der
Fälle einer zweckmässigen Behandlung. Der geringste Erfolg ist bei
Neuralgien mit centralem Sitze, sowie auch bei den Cardialgien
Hysterischer zu erwarten.

§. 96. Die Therapie muss nach möglichster Beseitigung der
Ursachen trachten, von denen jedoch nur einzelne und entferntere,
wie wir gesehen haben, bekannt, und der therapeutischen Einwirkung zugänglich sind. Bei den überaus häufigen Cardialgien, welche
bei jüngeren weiblichen Individuen in Verbindung mit Anämie und
Chlorose vorkommen, entfalten die leichteren Eisenpräparate und die
eisenhaltigen Trinkwässer eine ausgezeichnete Wirkung. Die Stahl-
quellen von Pyrmont, Driburg, Schwalbach, Franzensbad u. s. w.
stehen in dieser Hinsicht mit Recht in hervorragendem Rufe. Die
meisten dieser Brunnen können in zweckmässiger Weise auch zu Hause
und zur Winterzeit getrunken werden; ebenso sind die pyrophosphor-
sauren Eisenwässer für den häuslichen Gebrauch zu empfehlen. Von
den officinellen Eisenpräparaten sind die leichteren, namentlich das
Ferrum hydrogenio reductum und Ferrum carbonicum saccharatum,
sowie auch F. oxydulatum lacticum, besonders verwendbar. Mit dem
Gebrauche dieser Mittel ist eine roborirende Diät und Lebensweise,
Bewegung im Freien, Gymnastik u. s. w. zu verbinden. Die sogenannten Digestiva (Aromatica, Amara u. s. w.) sind dagegen völlig
überflüssig und nutzlos.

Die durch Malaria bedingten typischen Neuralgien können unter
Chiningebrauch schwinden. Die Cardialgien Hysterischer haben sich
in einzelnen Fällen verloren, nachdem eine Localerkrankung des
Genitalapparates (Metritis colli, Erosionen, Geschwüre u. s. w.) unter

angemessener Behandlung geheilt war. — Bei vielen Gastroneuralgien
sind wir jedoch wegen Unbekanntheit der ätiologischen Momente auf
empirisch-symptomatische Behandlungsversuche beschränkt. Es ist
natürlich, dass zahlreiche Mittel sich gegen Cardialgie als wirksam
bewährt haben, da das Leiden im Ganzen gutartig ist, öfters spontan
schwindet, und in unregelmässigen, oft weit auseinanderliegenden Anfällen auftritt. Dennoch ist es selbst bei Berücksichtigung dieser
Umstände fast unglaublich, was Alles gegen diese Krankheit aufge-
boten wurde; geht man das Register durch, so wird man kaum irgend ein nennenswerthes und nicht-nennenswerthes Mittel der Materia
medica darin vermissen. So: Arnica, Calendula, Folia Visci, Rad. Sum-
bul, Rad. Artemisiae, Valeriana, Rheum, Oleum cort. Aurantiorum,
Succus Citri, Aq. laurocerasi, Opium, Belladonna, Hyoscyamus, Lobelia, Nux vomica, Strychnin, Cinchonin, Candiszucker, Holzkohle,
Creosot, Tinct. Jodi — von anorganischen Mitteln besonders Wismuth
(Bismuthum oxydatum, hydrico-nitricum, valerianicum); Argentum
oxydatum und nitricum, Zincum hydrocyanicum, Eisen, Arsenik und
unzähliges Andere. Das Wismuth (namentlich Bismuthum hydri-
conitricum) wird von manchen Autoren an die Spitze aller Mittel
gestellt. In der That ist dasselbe oft von gutem Erfolge; jedoch
sind die von Einzelnen empfohlenen grossen Dosen (bis zu 1,2)
meist überflüssig: 0,3—0,5 pro dosi genügen. Auch Argentum nitricum und Arsenik (Sol. Fowleri) haben sich häufig bewährt. —
Als leichtere Palliativmittel im Anfalle dienen u. A. warme (trockene
oder feuchte) Umschläge auf die Magengegend — besser als die vielfach
beliebten Einreibungen von warmem Oel, — und die Compression, die
man durch einen schweren Körper, z. B. einen Sandsack, prolongiren
kann. Auch die Darreichung von Spirituosen während des Anfalls
scheint nach glaubwürdigen Angaben zuweilen einen lindernden Einfluss zu üben. Dagegen sind reizende und narcotische Pflaster, narcotische Einreibungen u. dgl. ziemlich erfolglos. Das wirksamste und
sicherste Palliativmittel sind unstreitig hypodermatische Morphium-Injectionen (am besten in der Magengegend selbst, von
der aus auch die Resorption in promptester Weise erfolgt). Wo
keine besonderen Causal-Indicationen vorliegen, wird man mit der
alleinigen Anwendung der Injectionen fast immer zum Ziele kommen, und mindestens Alles erreichen, was auf pharmaceutischem
Wege im gegebenen Falle überhaupt zu erreichen ist. .

**3. Neuralgia mesenterica. Colik (Enteralgie, Enterodynie). —
Bleicolik (Colica saturnina).**

§. 97. Die als Colik, nervöse Colik, Neuralgia mesenterica u. s. w.
zusammengefassten Krankheitszustände, deren Prototyp die Bleikolik
und die mit ihr verwandten endemischen Coliken darstellen, charakterisiren sich symptomatisch durch spontane, anfallsweise auftretende
Schmerzen, welche besonders die Regio mesogastrica des Unterleibs
einnehmen. Die Schmerzen treten meist ganz plötzlich, ohne Prodro-
malerscheinungen, auf, und werden von den Kranken als reissend,
schneidend, kneifend, und nach verschiedenenen Richtungen durch-
fahrend geschildert. Sie haben ihr Centrum gewissermaassen in der
Umbilicalgegend und entsprechen in ihrer Verbreitung vorzugsweise
den Lageverhältnissen der unteren Theile des Darmrohrs, des Coecum, des Colon ascendens und transversum (woher eben der Name
Colik) — irradiiren aber häufig auch über das Epigastrium und
Hypogastrium, und die Regio lumbalis. Ein tiefer Druck bewirkt
in der Regel eher Erleichterung als Schmerz; oft ist jedoch auch
eine diffuse oder circumscripte Empfindlichkeit der Bauchdecken
gegen Druck und Berührung vorhanden. Dabei sind die Bauchwandungen während des Anfalls meist straff gespannt, das Epigastrium
eingezogen, die Mm. recti fest contrahirt, oft von brettartiger
Härte. Bei weicheren Bauchdecken markiren sich zuweilen der Inspection und Palpation die hervorragenden Contouren einzelner erweiterter, von Gas aufgetriebenen Darmschlingen, die bei der Percussion einen lauten, tiefen, nicht tympanitischen Schall darbieten,
sich unter kollernden Geräuschen fortbewegen, und an anderen Stellen
von Neuem erscheinen. Diese erweiterten und, wie man meint, durch
spastische Constriction benachbarter Darmstücke abgesperrten Darmschlingen entsprechen vorzugsweise der Gegend des Coecum und Colon.
Ihnen reiht sich die krampfhafte Zusammenschnürung des Sphincter
ani an, welche zumal bei der Bleicolik häufig beobachtet wird.
Diese Erscheinungen, von deren Ursprung alsbald die Rede sein wird,
erklären zum Theil die Verstopfung, welche jeden Colikanfall in der
Regel begleitet und oft weit überdauert. Jedoch ist Obstipation auch
sehr häufig ohne nachweisbare Constrictionen des Darmrohrs vorhanden, namentlich bei Bleicolik. Der berühmte Beobachter der letzteren,
Tanquerel des Planches, fand sie unter 1217 Fällen 1140 mal.

Die Verstopfung ist oft äusserst hartnäckig und hält mitunter 8—14 Tage, ja selbst 3 Wochen hindurch, an. Selten werden bei Colik andere Motilitätsstörungen von Seiten der Unterleibsorgane (Vomituritionen, Erbrechen, Harndrang oder Harnverhaltung, Aufwärtsziehen der Testikel) im Anfalle beobachtet. Zuweilen ist bei Colica saturnina vorübergehend Albuminurie während der Anfälle vorhanden: nach Renzi[*]) besonders in denjenigen Fällen, welche mit Retraction der Bauchwandungen einhergehen, indem durch die Compression von Seiten der retrahirten Muskeln eine mechanische Stase in den Nieren mit Uebergang von Eiweiss in den Harn herbeigeführt werde (?).

Sehr häufig ist der Schmerzanfall von abnormen Erscheinungen am Gefässapparate, von den Symptomen allgemeiner Circulationsstörung, namentlich einer mehr oder minder beträchtlichen Schwächung der Herzaction, begleitet. Die Beschränkung des peripherischen Kreislaufs, die arterielle Anämie der äusseren Theile markirt sich in dem Erbleichen und Kaltwerden des Gesichts und der Extremitäten, in dem subjectiven Frostgefühl der Kranken, das bis zu förmlichem Schütteln und Zähneklappern fortgehen kann; in der Kleinheit und Spannung des Pulses an den peripherischen Arterien. Die pathognomonische Härte des Pulses — als läge ein Eisendraht unter dem Finger — wurde schon von Stoll bei Bleicolik hervorgehoben. Dabei ist die Herzaction vermindert, der Herzstoss schwach und kaum fühlbar, die Anzahl der Herzcontractionen zuweilen beschleunigt, meist aber beträchtlich verlangsamt. Die Retardation der Herzschläge ist namentlich für Bleicolik in hohem Grade charakteristisch. Tanquerel fand unter seinen 1217 Fällen 678 (also über die Hälfte) mit einer Pulsfrequenz von nur 30—60. Ich selbst habe längere Zeit eine Frequenz von nur 28 in der Minute beobachtet. Die Härte und Langsamkeit des Pulses scheint zur Intensität des Schmerzes in einem directen Verhältnisse zu stehen. Schon Lentin fand bei Hüttenleuten im Harze, dass auf der Höhe des Schmerzes der Puls überaus langsam und voll war, und erklärte es für ein günstiges Zeichen, wenn binnen einer Minute die Zahl der Pulsschläge zunahm. Ich habe · Pulsbeschleunigung (bis zu 120) nur bei leichten Anfällen, und vorzüglich gegen Ende derselben beobachtet.

Die Dauer eines Colikanfalls kann von einigen Minuten bis zu Stunden, ja (mit wechselnden Nachlässen und Erhebungen) fast bis zur ganzen Tageslänge variiren. Die Wiederkehr der Anfälle erfolgt

---

[*]) Gazz. med. Ital. — lombard. 1869, No. 34.

in ausserst unregelmässigen Abständen: bald täglich, sogar mehrmals
am Tage; bald mit grossen, selbst vieljährigen Intermissionen. Dies
Verhalten ist namentlich der Bleicolik nicht sowohl eigenthümlich,
als bei ihr am häufigsten und schärfsten beobachtet. Nachdem die
Kranken, welche sich den weiterhin zu erörternden Schädlichkeiten
aussetzen, Jahre hindurch verschont geblieben sind, werden sie plötzlich ohne nachweisbaren Anlass von einem heftigen Insult befallen.
Dieser kann sich mehrere Tage hinter einander, ja selbst Wochen
lang Tag für Tag, wiederholen; Paroxysmen und Pausen wechseln
während dieser Periode im Laufe eines Tages mehrmals, und in den
schwersten Fällen sind überhaupt kaum schmerzfreie Intervalle, sondern nur Remissionen des Schmerzes vorhanden. Nachdem der gesammte Cyclus von Anfallen abgelaufen oder durch Kunsthülfe beseitigt ist, kann wieder eine lange, ununterbrochene Zwischenzeit von
Monaten, Jahren, vielen Jahren bis zum nächsten Cyclus verfliessen.
Gewöhnlich werden jedoch die Abstände von einem Cyclus zum folgenden successiv kürzer; ausserdem treten im weiteren Verlaufe meist
schwerere Erscheinungen der chronischen Bleiintoxication allmälig
hinzu. Aeltere Bleiarbeiter wissen sich oft der einzelnen durchge-
machten Anfallscyclen noch genau zu erinnern, und die Zahl derselben ist oft viel geringer, als man vielleicht erwartet. Es können in
dieser Hinsicht die grössten individuellen Verschiedenheiten vorkommen. Ein 67jähriger Anstreicher, den ich behandelte, war im 17. Jahre
in die Lehre getreten; im 25. hatte er den ersten Colikanfall, im 29.
den zweiten, im 30. den dritten; dann vergingen wieder lange Pausen;
im Ganzen hatte er 7 oder 8 Anfälle erlitten, und übrigens keine
anderweitigen Intoxicationserscheinungen bekommen. Dagegen hatte
ein erst 18jähriger Malerlehrling, dessen Vater bereits dieselbe Profession geübt und ebenfalls an Bleicolik gelitten hatte, während seiner
kaum dreijährigen Lehrzeit schon 4 heftige Anfallscyclen durchge-
macht und eine sehr schwere Paralysis saturnina erworben. In diesem Falle wirkte vielleicht ein begünstigendes hereditäres Moment mit.

§. 98. Pathogenese der Colik und physiologische
Analyse der Symptome. — Die neuralgische Natur der Colik
scheint zuerst Willis hervorgehoben zu haben, der bereits sehr richtig
die bloss symptomatischen Schmerzen colikartiger Natur von der eigentlichen Colik unterschied: eine Differenzirung, welche leider viele
nachfolgende Autoren in beklagenswerther Weise vernachlässigten.
Wie wenig der Name Colik auf enterische Neuralgien beschränkt, wie
er vielmehr promiscue auf die verschiedensten schmerzhaften Affectionen

des Darmkanals und seiner Adnexe angewandt wurde, geht am deutlichsten aus der grossen Zahl der angenommenen Colikformen und aus dem Umstande hervor, dass die meisten Autoren neben anderen auch eine „nervöse Colik" als besondere Form unterschieden. Der Sitz dieser nervösen Colik wurde von den Meisten in die Plexus mesenterici verlegt, und das Leiden daher auch als Hyperästhesie des Plexus mesentericus, als Neuralgia mesenterica oder meseraica bezeichnet. Einzelne (u. A. Schönlein) haben die „Neuralgia meseraica" die ausschliesslich im Plexus mesentericus sup. ihren Sitz haben soll, als besondere Krankheitsgattung von der eigentlichen Enteralgie oder Colik unterschieden, ohne übrigens Argumente für eine solche Trennung anzuführen. Darin jedoch stimmten die meisten Autoren überein, dass die gewöhnliche nervöse Colik, die Neuralgia mesenterica, zu den sympathischen Neuralgien (oder, wie man sich auch wohl ausdrückte, „Ganglien-Neuralgien") gehöre.

Die Bleicolik insbesondere schrieben bereits de Haen und Vanstroatwyk einem krankhaften Zustande des Bauchgangliensystems zu. Ebenso Andral, Grisolle, Ranque und Andere, die aber ausser dem Sympathicus auch das Rückenmark für betheiligt erklärten. Andererseits nahmen Astruc und Sanvages einen rein spinalen Ursprung der Bleicolik an, und verschiedene Autoren läugneten ihre neuralgische Natur vollständig, um sie auf gewisse anatomische Veränderungen des Darmrohrs oder der Bauchdecken zurückzuführen. Zu diesen nicht glücklichen Versuchen gehören die Annahmen einer Darmentzündung (Bordeu, Broussais, Renauldin u. A.), einer Austrocknung der Darmschleimhaut (Stockhausen, Pariset), einer Stercoralanhäufung (Gardane, de Renzi), einer Gasansammlung (Desbois), einer spastischen Darmcontraction (Ilsemann, Hoffmann, Combalusier, Anquetin), einer Contraction des Zwerchfells und der Bauchmuskeln (Giacomini, Briquet). Mit grosser Entschiedenheit trat dagegen Tanquerel des Planches[*] für den sympathischen Ursprung der Bleicolik auf, deren Ausgangspunkt er übrigens nicht ausschliesslich in den Plexus mesentericus, sondern, je nach dem Sitze des Schmerzes, auch in andere sympathische Geflechte (Plexus coeliacus, hypogastricus, renalis) verlegte. Tanquerel fasste auf der unter den Physiologen und Pathologen seiner Zeit herrschenden Anschauung, welche den Sympathicus als Centrum

---

[*] Traité des maladies de plomb ou saturnines, Paris 1839; deutsch v. Frankenberger, 1842, p. 208 ff.

der Bewegung und Empfindung für die vegetativen Organe des
Körpers betrachtete. „Entdeckt man einst, was aber aller Wahrscheinlichkeit widerspricht, Nervenfäden, die wo anders her, als von dem
Gangliennervensystem den Unterleibsorganen Bewegung und Empfindung mittheilen, so würden wir ihnen den Sitz der Colik zuschreiben.
Aber bis zu einer solchen Entdeckung werden wir keinen anderen
Sitz dieser Affection anerkennen." — Von diesem, auf Grund der
damaligen physiologischen Functionslehre nur consequenten Standpunkte aus, polemisirt Tanquerel auch gegen die, von Andral
u. s. w. angenommene Mitbetheiligung des Rückenmarks: letzteres
kommt nach ihm nur da in's Spiel, wo ausser der Colik auch Paralysis und Arthralgia saturnina vorliegen; die Colik dagegen „hat bloss
im Sympathicus ihren Sitz und nirgend anders".

Unter den 49 Obductionsbefunden von Bleicolik, die Tanquerel
mittheilt, ist nur einer, in welchem sich krankhafte Veränderungen
am Sympathicus fanden; wir wollen ihn mit T.'s Worten kurz anführen: „Im Cadaver des 25. Krankheitsfalles hatten die Ganglien
des Sympathicus in der Bauchhöhle ein doppeltes, manchmal drei-
faches Volumen erreicht, was wir durch Vergleichung mit den Ganglien zweier anderer Verstorbenen berechneten. Diese Ganglien sahen
innen und aussen graugelb aus, ohne aber merklich härter zu sein.
Die Plexus übrigens liessen nichts Besonderes bemerken. Die Ganglien der Brusthöhle und des Halses schienen verhältnissmässig nicht
so gross, als die des Abdomen geworden zu sein. Die übrigen Ner-
venganglien unterschieden sich nicht von jenen der beiden anderen
Individuen, mit welchen wir die Vergleichung anstellten." — In allen
übrigen Fällen war der Befund am Sympathicus ein negativer. Tanquerel selbst übrigens glaubt die in jenem einen Falle constatirten
Anomalien nicht als anatomische Ursachen, sondern als Wirkungen
der während des Lebens aufgetretenen Phänomene ansehen zu müssen.
Freilich sind auch alle anderweitigen, bisher nachgewiesenen localen
Veränderungen bei der Bleicolik ebenso geringfügiger als inconstanter
Natur; und ihre pathogenetische Bedeutung wird überdies durch den
Umstand wesentlich eingeschränkt, dass in den zur Autopsie gelangten Fällen der Tod nicht durch die Bleicolik sondern durch zufällige
Complicationen herbeigeführt war. Tanquerel fand unter seinen
49 Fällen 16 mal Zusammenballungen (und scheinbare Contractionen)
des Darms; 7 mal Hypertrophie der Brunner'schen Drüsen, 3 mal
leichte Anschwellung der Peyer'schen Follikel, 4 mal dicke Lagen
geronnenen Schleims auf der Mucosa des Darmcanals, 5 mal Er-

weichung an den tiefstgelegenen Stellen: 20 mal völlig normales
Verhalten des Tractus. Andere vorzügliche Beobachter (Andral,
Copland, Louis, Stokes u. s. w.) konnten am Darm ebenfalls
keinerlei pathologische Veränderungen entdecken.

Auch für die übrigen Formen der Neuralgia mesenterica bietet
sich kein verwerthbares pathologisch-anatomisches Material dar, mit
Ausnahme einiger von Ségond in Cayenne beobachteten Fälle ende-
mischer Colik, wobei einzelne Ganglien und Nervenstränge des Sympathicus hypertrophisch, härter und von abnormer Färbung erschienen
sein sollen.[*])

§. 99.   Unter diesen Umständen sind wir also ausschliesslich
auf die Resultate der clinischen Beobachtung angewiesen, und es fragt
sich, ob letztere uns Criterien an die Hand giebt, welche für den
sympathischen Ursprung der Colik mit grösserer oder geringerer
Wahrscheinlichkeit als charakteristisch angesprochen werden dürfen.
Davon kann natürlich heutzutage nicht mehr die Rede sein, mit
Tanquerel des Planches das alleinige sensible und motorische
Centrum der Unterleibseingeweide in die Ganglien des Sympathicus
zu verlegen.   Wir wissen, dass das Gefühls-Centrum des Menschen
ausschliesslich ein cerebrales ist, und dass ebenso die Bewegungen
der vegetativen Organe von den cerebrospinalen Nervencentren aus
in mannichfaltiger Weise angeregt und modificirt werden, wie dies
unzählige Experimente und pathologisch-anatomische Thatsachen bezüglich des Magens, der Gedärme, der Ureteren, der Blase, des Uterus,
der Samenleiter u. s. w. beweisen.   Fassen wir die neuralgische Natur
des als Enteralgie oder Colik bezeichneten Symptomencomplexes in's
Auge, so handelt es sich dabei für uns wesentlich nur um die Frage
nach den peripherischen Bahnen der als schmerzhaft empfundenen, abnormen Erregungen; näher ausgedrückt: ob dieselben durch
sympathische oder (ausschliesslich) durch cerebrospinale, centripetal leitende Fasern dem Gehirn zugeführt werden?   Auch im
ersteren Falle wäre der Sympathicus lediglich als sensibler Leitungs-
nerv, ganz analog dem Ischiadicus bei der Ischias, dem Trigeminus
bei der Prosopalgie, an der Colik betheiligt.

Romberg, welcher die „Hyperästhesien der sympathischen Nervenbahnen" als besondere Abtheilung der zweiten Ordnung der Neuralgien („Hyperästhesien von Erregung der Central-

---

*) Ségond, Essai sur la neuralgie du grand sympathique, maladie connue
sous les noms de colique végétale, de Poitou etc. Paris 1837.

apparate") einfügt, äussert sich über den gemeinschaftlichen Charakter dieser Krankheitsgruppe in folgender Weise*):

„Noch einige Eigenthümlichkeiten kommen den Hyperästhesien des Sympathicus zu, welche mit seiner physiologischen Bestimmung in Zusammenhang stehen: zuvörderst die Anregung von Reflexaction in den Muskeln, sowohl willkürlichen, als besonders automatischen. Im sympathischen Apparate gelangen im gesunden Zustande die Eindrücke auf die sensibeln Fasern selten zum Bewusstsein, sondern vermitteln sofort die Reflexerregung, in den Hyperästhesien findet jedoch die Leitung nach beiden Richtungen statt, und so erfolgt nicht bloss Perception der Empfindung, sondern auch Contraction der Muskelfasern, sei es im Herzen, in Darmcanal, in den Ausführungsgängen der Drüsen, oder in den Bauchmuskeln u. s. f. Nächst der Reflexaction wird auch die trophische Nervenenergie mehr in Anspruch genommen, als bei den Hyperästhesien der übrigen Cerebrospinalnerven. Die sogenannten vegetativen Verrichtungen (Absonderung, selbst zum Theil die Circulation) sind gestört,"

Wenden wir diese allgemeinen Sätze auf die in Rede stehende Affection an, so zeigen sich bei der Colik (der gewöhnlichen sowohl als der saturninen) allerdings eine Reihe anomaler Bewegungsvorgänge, die man gemeint hat, als auf reflectorischem Wege entstanden ansprechen zu dürfen. Dahin gehören die partiellen, spastischen Zusammenziehungen des Darmrohrs und die bei Bleicolik beobachtete Zusammenschnürung des Sphincter ani. Auch andere seltenere Begleit-Erscheinungen des Colikanfalls (Vomituritionen, Erbrechen Harndrang oder Harnverhaltung, Aufwärtsziehen der Testikel etc.) hat man als Reflexe von Seiten des Magens, der Harnorgane, des Cremaster u. s. w. gedeutet. Ganz besonders aber wurde die im Anfalle häufig vorkommende Spannung und Härte der Bauchwandungen als Reflexerscheinung betrachtet.

Dieser Auffassungsweise liegt offenbar die Anschauung zu Grunde, dass die Sensibilitätsstörungen das Prius und das Essentielle des Krankheitsbildes darstellen, und die Störungen der Motilität als von ihnen abhängige, accidentelle oder secundäre angesehen werden müssen. Eine solche Anschauung dürfte aber hier ebensowenig berechtigt sein, wie sie es bei der Angina pectoris und bei anderen Neuralgien, z. B. der Hemicranie, ist. In der That ist die Colik ebenso wenig eine reine Hyperästhesie des Plexus mesentericus,

---

*) Lehrbuch der Nervenkrankheiten, 2. Aufl. 1851, Band 1, p. 142.

wie die Angina pectoris eine Hyperästhesie des Plexus
cardiacus; auch sie ist vielmehr eine gemischte, moto-
risch-sensible Neurose; dieselben krankhaften Momente, welche
die abnorme Erregung centripetal leitender Nervenfasern hervorrufen,
können auch zugleich anomale Bewegungsimpulse durch Einwirkungen auf motorische Nervenapparate und Muskelfasern vermitteln. Am
deutlichsten ist dies gerade bei der Bleikolik. Aus zahlreichen Thierversuchen (ich erinnere nur an die Experimente von Gusserow)[*])
und aus den chemischen Befunden beim Menschen (Tanquerel des
Planches, Meurer, Devergie, Orfila, Chevallier, Chatin)
wissen wir, dass das Blei im Muskelsystem — sogar mit besonderer
Vorliebe — abgelagert wird; wir wissen ferner, dass dasselbe örtlich in hohem Grade contractionserregend auf die glatten Muskelfasern, sei es direct oder durch Vermittelung der intramusculären
Nervenenden, wirkt, wodurch sich ja die bekannten adstringirenden,
styptischen und hämostatischen Wirkungen der Bleipräparate grösstentheils erklären. Nichts liegt also näher als die Annahme, dass das
örtlich in den Darmwandungen abgelagerte Blei die glatten Muskelfasern des Darms zur Zusammenziehung reizt und dadurch die partiellen, spastischen Constrictionen des Darmrohrs veranlasst. Dasselbe
dürfte hinsichtlich der glatten Muskelfasern des Oesophagus und
Magens, der Ureteren, der Blase, Harnröhre, des Cremaster u. s. w.
der Fall sein. Was die Härte und Spannung der Bauchwandungen
betrifft, die man auf eine reflectorische Zusammenziehung der Bauchmuskeln zurückgeführt hat, so fehlt es der letzteren Behauptung zunächst an jedem physiologischen Anhaltspunkte: ich wüsste wenigstens nicht, dass es jemals gelungen oder auch nur versucht worden
wäre, von sensibeln Eingeweidenerven aus reflectorische Contractionen
der Bauchmuskeln hervorzurufen. Ueberdies ist die Härte und Spannung der Bauchdecken keineswegs eine constante oder auch nur der
Schmerzintensität proportionale Begleiterin des Colikanfalls: sie kann,
wie Romberg mit Recht hervorhebt, auch bei hohen Graden des
Schmerzes ganz fehlen, was mir ebenfalls gegen einen reflectorischen
Zusammenhang beider Phänomene zu sprechen scheint. Ich lasse es
dahingestellt, ob die Spannung der Bauchdecken bei Bleikolik durch
eine directe excitomotorische Action des Bleies bedingt ist, an deren
Möglichkeit, auch bei willkürlichen Muskeln, nach den vorliegenden

---

[*]) Virchow's Archiv, Bd. 21, p. 443.

Experimenten[*]) nicht gezweifelt werden kann — oder ob dieselbe als consensuelle, als coordinatorische Mitbewegung anzusehen ist, welche durch die spastischen Contractionen der unteren Darmabschnitte veranlasst wird: ich möchte nur gegen die Leichtfertigkeit, womit Reflexe im Gebiete des Sympathicus ohne zwingende Nothwendigkeit und ohne physiologische Begründung als stets bereite pathogenetische Handhaben benutzt werden, Einspruch erheben.

§. 100. Dagegen sind die oben berührten Symptome, welche auf eine allgemeine Circulationsstörung und namentlich auf eine abnorme Verminderung der Herzaction während des Colikanfalls hinweisen, unzweifelhaft als Reflexerscheinungen, von der im Colikanfall stattfindenden Reizung sensibler Unterleibsnerven abhängig, zu deuten. Es handelt sich dabei um eine reflectorisch zu Stande kommende Hemmung der Herzbewegung durch Erregung des medullären Centrums der Nn. vagi, nach Analogie der Vorgänge, wie sie in dem schon erwähnten Goltz-schen Klopfversuche und in den späteren Modificationen desselben stattfinden. Ob die centripetalen, reflexvermittelnden Bahnen dieser medullären Vagus-Erregung ausschliesslich im Sympathicus oder in anderen Nerven (namentlich im Vagus selbst) liegen, blieb bei den ursprünglichen Versuchen von Goltz noch unentschieden, da es Goltz nicht gelang, durch directe (electrische, chemische oder mechanische) Reizung einzelner Nervenstämme des Mesenterium constant die Hemmung der Herzaction hervorzurufen. Dagen haben die späteren Versuche von Bernstein[**]) auch nach dieser Richtung hin eine völlig befriedigende Entscheidung geliefert. Die Fasern, welche den Vagus reflectorisch erregen, verlaufen im Gränzstrange des Sympathicus, und treten grösstentheils durch die Rami communicantes zwischen dem dritten und sechsten Wirbel in das Rückenmark über; nur einige scheinen im Gränzstrange noch höher aufwärts zu steigen. Nach Durchschneidung des Sympathicus oberhalb jener Stelle hat der Klopfversuch keinen Erfolg mehr. Es ist aber Bernstein auch (wenigstens bei Fröschen) gelungen, den peripherischen Ast nachzuweisen, in welchem die betreffenden Reflexfasern dem Gränzstrange

---

[*]) Kühne (directe und indirecte Muskelreizung, Reichert's und du Bois's Archiv 1869, H. 2) zeigte, dass essigsaures Bleioxyd vom Muskelquerschnitt aus Zuckungen hervorruft. Ehrenhaus und ich (über die Wirkungen concentrirter Metallsalzlösungen auf die motorischen Froschnerven, Med. Centralztg. 1859 No. 102) haben dasselbe auch für den Nerven erwiesen.

[**]) Vgl. die bei Angina pectoris angeführte Literatur.

des Sympathicus von den Baucheingeweiden aus zugeführt werden; es ist dies ein mit der Art. mesenterica verlaufender Nervenast, dessen Reizung, gleich jener des Gränzstrangs oder der blossgelegten Baucheingeweide selbst, den reflectorischen Herzstillstand herbeiführt. Durch diese Versuche von Goltz und Bernstein sind nicht nur die in Begleitung der visceralen Neuralgieen einhergehenden Circulationsstörungen in befriedigendster Weise erklärt, sondern auch für den sympathischen Ursprung dieser Neuralgien, dem Obigen zufolge, wichtige Stützen geliefert.

§. 101. Schliesslich bleibt noch die (bisher in der Regel ganz ignorirte) Frage zu erörtern, welches die Leitungsbahnen seien, welche im Colikanfall die als schmerzhaft empfundenen Eindrücke dem Centrum zuführen? Ich abstrahire dabei von der heutzutage nur noch sporadisch auftauchenden Möglichkeit einer „Querleitung" durch Uebertragung von Gefühlseindrücken von sympathischen auf sensible Cerebrospinalfasern, wie sie Kuettner und (für pathologische Verhältnisse) auch Volkmann verfochten; ich glaube vielmehr einen continuirlichen Zusammenhang centripetal leitender Sympathicusfasern durch die Rami communicantes mit Fasern der hinteren Wurzeln und Stränge als ein unbedingt nothwendiges, auch von anatomischer Seite zweifelloses Postulat aussprechen zu müssen. Unter dieser Voraussetzung halte ich es für nicht unwahrscheinlich, dass wenigstens zum überwiegenden Theile die Nn. splanchnici die Vermittler der enteralgischen Schmerzempfindungen darstellen. Bekanntlich haben schon Ludwig und Haffter[*]) bei Durchschneidungsversuchen die Splanchnici in hohem Grade sensibel gefunden. Die Schmerzhaftigkeit aller Operationen an diesem Nerven wird auch von dem neuesten Forscher auf diesem Gebiete, von O. Nasse[**]), bestätigt. Während bekanntlich die motorischen und hemmenden Splanchnicusfasern nur den Dünndarm versorgen, reichen, nach Nasse, die sensibeln noch über Colon ascendens und transversum; Colon descendens und Rectum erhalten motorische und sensible Fasern von dem die Art. mesenterica inf. umspinnenden Plexus. — Für die Betheiligung der Splanchnici lässt sich vielleicht noch auf einen anderen Umstand Gewicht legen: nämlich auf die den Colikanfall (besonders die Colica saturnina) fast constant begleitende, oft äusserst intensive

---

[*]) Neue Versuche über den N. splanchnicus major und minor, Inaug. Diss. Zürich 1853. Henle und Pfeuffer's Zeitschr N. F. Bd. IV. p. 322.
[**]) Beiträge zur Physiologie der Darmbewegung, Leipzig 1866.

Verstopfung. Letztere lässt sich weder aus den sehr inconstanten und jedenfalls nur transitorischen Spasmen einzelner Darmabschnitte, noch weniger aus einer Paralyse des Darms (Mérat) erklären. Sie ist vielmehr wahrscheinlich auf eine gesteigerte Action derjenigen Splanchnicusfasern zu beziehen, welche im Erregungszustande die peristaltischen Bewegungen des Dünndarms sistiren, und deren Uebergang in den Brusttheil des Rückenmarks auch Nasse (wie schon früher Pflüger) bei seinen Versuchen neuerdings constatirt hat.

Ausser den im Splanchnicus verlaufenden sensibeln Darmnerven mögen sich vielleicht auch sensible Gefässnerven der die Baucharterien umspinnenden Plexus am enteralgischen Anfalle betheiligen. Ich erinnere hier an die Versuche von Colin[*]), wonach sich die Arterien der Baucheingeweide durch eine grosse Empfindlichkeit auszeichnen, während die Arterien der äusseren Theile keine solche besitzen.

§. 102. Aetiologie. Genau genommen sind wir nur von der Aetiologie der toxischen (d. h. der saturninen und einiger endemischen) Coliken bestimmt unterrichtet. Freilich hat man auch Erkältungen, Arthritis, Hysterie, Hämorrhoidal-Dyskrasie, Tänien u. s. w. als Ursachen angeführt und danach eine Colica rheumatica, hysterica, arthritica u. s. w. unterschieden. In solchen soi-disant ätiologischen Eintheilungen war man früher äusserst erfinderisch, wie denn Cullen 7, Good 6, Sauvages sogar 22 Arten der Colik annahm. Dass unter den Krankheitsursachen der Aelteren die unterdrückten Fussschweisse nicht fehlen, versteht sich von selbst. Aber auch die plötzliche Unterdrückung von Darmkatarrhen (!), der Genuss kalter Speisen und Getränke in heisser Jahreszeit, ja selbst psychische Einflüsse wurden als Ursachen beschuldigt. Es kommt dabei wesentlich nur darauf an, ob man den Begriff der Colik strenger oder laxer fasst; rechnet man Alles hierher, was die Autoren als Colica biliosa, flatulenta, stercoracea u. s. w. beschrieben und zum Theil der „nervösen Colik" gegenübergestellt, zum Theil aber mit derselben identificirt haben, so kann man allerdings manche der genannten Schädlichkeiten und noch vieles Andere als Gelegenheitsursachen von Colik betrachten.

Indem wir zu den saturninen Coliken übergehen, möchte ich vorausschicken, dass wir es an dieser Stelle nicht mit der chronischen Bleiintoxication überhaupt, sondern mit einer einzelnen Erscheinung derselben zu thun haben. Ich muss mich daher auf einige Hauptpunkte beschränken, und im übrigen auf die bekannten Monographien, namentlich auf das

---

[*]) Sur la sensibilité des artères viscérales, comptes rendus LV. p. 403—405.

classische Werk von Tanquerel, sowie auf Falck's treffliche Darstellung der Bleivergiftung verweisen. — Die Bleicolik ist eins der
häufigsten und in der Regel das erste Symptom chronischer Bleiintoxication. Nicht alle Bleipräparate scheinen jedoch in gleichem
Maasse das Entstehen von Bleicolik zu begünstigen. Ziemlich allgemein werden das Bleioxyd (Lithargyrum, Bleiglätte) und das kohlen-
saure Bleioxyd (Cerussa, Bleiweiss) als vorzugsweise Ursachen von
Bleicolik, auch bei innerem Gebrauche, anerkannt. Dagegen haben
schon Thomson, Stokes u. A. behauptet, dass Plumbum aceticum
(sowohl basisches als neutrales) innerlich keine Colik veranlasse, wohl
aber bei äusserlicher Anwendung, indem das essigsaure Salz durch
die Kohlensäure der Luft zum Theil in kohlensaures umgewandelt
werde. Jedenfalls ist richtig, dass der therapeutische innere Gebrauch
von Plumbum aceticum Colik nur selten und bei protrahirter Anwendung sehr grosser Dosen hervorruft. Einen solchen Fall, in dem
ausser der Colik auch Paralyse und Arthralgie hinzutraten, hat Tanquerel beobachtet. — Mehr noch als die Art des Präparates scheint
die Form der Einwirkung auf den Organismus in Betracht zu kommen.
Bei Weitem am gefährlichsten ist die Aufnahme des Bleies durch den
Respirationsapparat, die fortgesetzte Einathmung von Bleistaub oder
Bleidämpfen. Daher sind gewisse Berufsklassen und Professionen
der Bleicolik vorzugsweise verfallen. Es gehören dahin besonders
die Arbeiter in Bleibergwerken und Bleiweissfabriken, Stubenmaler,
Lackirer, Töpfer, Schriftgiesser und Andere. Die deletär einwirkenden
Präparate sind auch hier namentlich Bleiglätte und Bleiweiss. Erstere
findet bei der Töpferei, Steingutfabrikation, Porcellanmalerei ausgedehnte Verwendung: letzteres von Seiten der Lackirer und Tüncher.
Ausserdem findet auch Menige (eine Verbindung von Bleioxyd und
Bleisesquioxyd) als Malerfarbe vielfache Benutzung. Ich habe Bleicolik wiederholt bei Seidenwirkern beobachtet, welche die an den
Webstühlen befindlichen Bleigewichte (von metallischem Blei) mit angefeuchteten Fingern sehr häufig berühren. — Räthselhaft bleibt es,
warum unter den Arbeitern derselben Bergwerke und Fabriken, unter
den Mitgliedern derselben Profession Viele schon sehr früh von Bleicolik befallen werden, Andere relativ viel später oder niemals. Ebenso
räthselhaft ist es, weshalb die Einen von leichten, die Anderen von
schweren Colikanfällen heimgesucht werden; weshalb bei dem Einen
sehr bald Paralysen, Arthralgien und noch schwerere Erscheinungen
der chronischen Bleiintoxication hinzutreten, während bei dem Anderen
dieselben Erscheinungen erst spät oder gar nicht zur Entwickelung

14*

kommen; weshalb endlich, bei fortdauernder Einwirkung derselben Schädlichkeiten, bald langjährige, bald viel kürzere Pausen zwischen den einzelnen Anfallscyclen bestehen.

Neuerdings ist noch auf verschiedene seltenere Entstehungsarten von Bleicolik aufmerksam gemacht worden. Dahin gehört namentlich das Schnupfen von bleihaltigem (mit Menige gefärbtem oder in Stanniol eingehülltem) Tabak; das Versüssen von Weinen mittelst Bleizucker oder Bleiglätte; das Kochen von Speisen in bleiernen, schlecht glasirten Geschirren, und der Genuss eines durch Bleiröhren fortgeleiteten Trinkwassers. In einzelnen Fällen haben bleihaltige Cosmetica, das Kauen von Visitenkarten, und der Aufenthalt in frisch mit Bleifarbe gestrichenen Zimmern Bleicolik veranlasst.

Die meisten oder alle sogenannten endemischen Coliken (die Colik von Poitou, der Normandie, Devonshire, Madrid, Cayenne, Indien u. s. w.) sind wahrscheinlich saturninen Ursprungs. Man hat in solchen Fällen öfters den Genuss von Vegetabilien, Obst, besonders von zu saurem oder jungem Wein, Cider etc. als Ursache beschuldigt, und die Colik daher als Colica vegetabilis, colique végétale, Cidercolik u. s. w. beschrieben. Indessen haben sich in den meisten genauer untersuchten Fällen ätiologische Momente, die für eine Bleivergiftung sprechen (bleihaltige Geschirre, Röhren, Verfälschung des Weins mit Bleizucker u. s. w.) nachweisen lassen. Dasselbe gilt von den auf Schiffen endemischen Coliken, wie Lefèvre*) durch zahlreiche Beobachtungen auf französischen Kriegsschiffen gezeigt hat. Gegen die Identität dieser endemischen Coliken mit der Bleicolik haben sich jedoch einzelne Autoren, namentlich Fonssagrives**), erhoben. Nicht unwahrscheinlich ist es, dass ein Theil der endemischen und der, namentlich in Tropengegenden, epidemischen Coliken nicht durch Bleiintoxication, sondern durch miasmatische Infection (Sumpfmiasmen) bedingt wird.

Bemerkenswerth ist die von Burserius, Stokes und Anderen constatirte Thatsache, dass auch bei Thieren Bleineuralgien auftreten, die Stokes z. B. bei Kühen, die in der Umgebung der schottischen Bleibergwerke weideten, beobachtete. Wildemann und Lauterbach haben solche Epizootien bei Kühen gefunden, welche an Flüssen, die aus bleihaltigem Terrain entspringen, geweidet wurden. Man hat diese Epizootieu hier und da als „Jammer" und „Haukrankheit" bezeichnet.

*) Recherches sur les causes de la colique sèche observée sur les navires de guerre français, particulièrement dans les régions équatoriales, Paris 1859.
**) Mémoire pour servir à l'histoire de la colique nerveuse endémique, arch. gén. de méd. t. XXIX. — Bei einer neuerdings in Dorset beobachteten Endemie von Cidercolik wurde angeblich kein Blei, dagegen eine grosse Quantität Essigsäure gefunden (Dobell, reports on the progress of pract. and scientif. med., London 1870).

Als Analogon der Bleicolik hat man die bei chronischer Kupfervergiftung eintretende schmerzhafte Darmaffection — Kupfercolik, Colica aeruginalis — betrachtet. Die Symptome dieser Affection weichen jedoch wesentlich von denen der Bleicolik ab, und sprechen viel weniger für eine Neurose, als für eine schmerzhafte Entzündung des Darmrohrs. Mit den Schmerzen verbinden sich Tenesmus und Durchfälle von oft grünlicher Farbe; das Abdomen ist aufgetrieben, gegen Berührung und Druck in hohem Grade empfindlich Nach Orfila ist constant Fieber vorhanden. Nach Analogie der acuten Kupfervergiftungen handelt es sich hier wahrscheinlich um corrosive Veränderungen der Darmschleimhaut, wenn auch leichteren Grades.

§. 103. Bei der Diagnose der Neuralgia mesenterica verhält es sich ähnlich wie bei Neuralgia gastrica: es handelt sich in practischer Beziehung nicht sowohl darum, jene zu erkennen, als vielmehr das Vorhandensein von Structurveränderungen in den Darmwandungen und den Adnexen des Darmcanals auszuschliessen. U. A. sollen Verwechselungen von hysterischer Colik mit Peritonitis vorgekommen sein. In der Regel entscheidet für Peritonitis das Fieber, die excessive Empfindlichkeit auf Berührung und Druck, die Persistenz der Erscheinungen, welche die Dauer eines gewöhnlichen Colikanfalls weit überschreitet. Allein diese Criterien können zum Theil auch in einzelnen Colikfällen vorhanden sein. Ergiebt auch die Anamnese und der sonstige objective Befund keinen Aufschluss (was jedoch kaum zu denken ist), so kann die Diagnose freilich nur aus dem Verlaufe mit Sicherheit gestellt werden. — Colikartige Schmerzen kommen ausserdem bei den verschiedensten acuten und chronischen Darmaffectionen, namentlich bei Dysenterie, bei der folliculären Colitis, bei catarrhalischen, tuberculösen und carcinomatösen Geschwüren des Darms vor. Es bedarf wohl nur der Aufmerksamkeit auf diese Zustände, um sie von den Erscheinungen der Neuralgia mesenterica zu unterscheiden.

Die Prognose ist bei der wichtigsten Form der Neuralgia mesenterica, bei der Bleicolik, in Bezug auf den einzelnen Anfall oder Anfallscyclus fast unbedingt günstig. Dieser endet immer spontan, kann aber durch Kunsthülfe meist beträchtlich erleichtert und abgekürzt werden. Wollte man nun, hierauf gestützt, sagen, dass die Bleicolik eine stets heilbare Affection sei, so müsste man freilich sofort hinzusetzen, dass sie aber beinahe stets recidivire. Bei der Neigung zu Recidiven wirkt die doppelte Schwierigkeit mit, dass wir einmal das deletäre Krankheitsagens (d. h. das im Organismus ab-

gelagerte Blei) nur unvollständig aus den Geweben zu entfernen oder
in denselben unschädlich zu machen vermögen; und dass andererseits
die Kranken, auch wenn dies gelänge, in der Regel denselben Schädlichkeiten exponirt bleiben.   Dies gilt namentlich von Bergleuten,
Fabrikarbeitern und anderen Professionisten, die, von einem Colikanfall geheilt, ihr nachtheiliges Gewerbe wieder ergreifen und somit
nicht nur neuen Colikanfällen, sondern auch allmälig den höheren
Graden der chronischen Bleiintoxication (Paralyse, Arthralgie, Gehirn-
leiden u. s. w.) ausgesetzt werden.

     Der Tod wird durch die Colik überhaupt, und speciell durch
die saturninen und endemischen Coliken allein niemals hervorgerufen.   In den letalen Fällen, welche von einzelnen Autoren
(Tanquerel, Andral u. s. w.) angeführt werden, wurde der Tod
nicht durch die Bleicolik, sondern entweder durch accidentelle Complicationen, oder durch höhere Grade der chronischen Bleivergiftung
(z. B. Encephalopathia saturnina) bedingt. — Auch allgemeine
schwere Ernährungsstörungen, die bekannten Erscheinungen der Bleicachexie werden nicht durch die Colik, sondern durch die Gesammtwirkung des Bleies auf den Organismus, wovon jene nur eine Theilerscheinung bildet, veranlasst.

     Hinsichtlich der übrigen Colikformen ist bei der meist bestehen-
den ätiologischen Dunkelheit von einer sicheren Prognose nur selten
die Rede.   Im Allgemeinen ist der Gesammtverlauf zwar ein gutartiger, die Aussicht auf definitive Heilung jedoch sehr unbestimmt.
Besonders hartnäckig erweisen sich die als Theilerscheinung von Hysterie auftretenden Coliken.

     §. 104.   Therapie.   Die Causalbehandlung hat bei der satur-
ninen Colik eine doppelte Aufgabe zu erfüllen: einmal das in den
Geweben abgelagerte Blei aus dem Organismus zu eliminiren; sodann
die Wiederkehr der Intoxication durch geeignete Präventivmaassregeln
zu verhüten.   Beides gelingt jedoch meist nur in unvollkommener
Weise.   Die „Entbleiung" des Organismus wird durch Mittel, welche
die Secretionen vermehren, durch Abführmittel, Diuretica und Diaphoretica, angestrebt; besonders stehen die Schwefelbäder in dem
Rufe, dass sie die Elimination des Bleies durch die Haut befördern.   Es ist bekannt, dass namentlich die Aachener Thermen in
dieser Hinsicht schätzenswerthe Erfolge aufzuweisen haben.   Die Elimination durch die Nieren soll durch den Gebrauch von Jodkalium
unterstützt werden, indem dieses mit den, im Blute und in den Ce-
weben enthaltenen Bleiverbindungen ein lösliches Doppelsalz bildet. —

In prophylactischer Hinsicht ist natürlich da, wo das schädliche Agens
durch die Profession der Kranken gegeben ist, ein Wechsel der Beschäftigung die conditio sine qua non einer völligen Heilung.   Indessen sind die Kranken meistens nicht in der Lage, auf derartige
gutgemeinte Propositionen eingeben zu können.   Man muss sich also
darauf beschränken, ihnen verschiedene Cautelen anzuempfehlen, welche
namentlich bezwecken, die Berührung des Bleies mit den Schleim-
häuten des Mundes und des Respirationsapparates thunlichst zu verringern.   Die Bleiarbeiter müssen den Staub möglichst vermeiden; nicht
im Locale essen, die Finger nicht ablecken; sie müssen häufig baden,
überhaupt eine scrupulöse Reinlichkeit beobachten, u. s. w. — Die
Anwendung chemischer Prophylactica, namentlich von schwefelhaltigen
Präparaten (Schwefeleisensyrup, Schwefelalcalien, Schwefelsäurelimo-
nade u. s. w.), die mit dem eingeführten Blei unlösliches Schwefelblei
bilden sollen, wird von Oesterlen mit Recht für Spielerei erklärt;
dass der Rath, Kochsalz zu vermeiden, um die Lösung der ver-
schluckten Bleipartikeln zu verhindern, besser sei, wage ich nicht
zu behaupten.   Von den allgemeinen sanitätspolizeilichen Vorsichts-
maassregeln zu reden, ist hier nicht am Orte.

   Bei den nicht-saturninen Coliken ist, wegen der Unsicherheit
der ätiologischen Momente, kaum von einer causalen Behandlung die
Rede.   Wo die Neuralgie mit localen Darmreizen, z. B. Tänien, im
Zusammenhange zu stehen scheint, wird man natürlich mit der vor-
gängigen Beseitigung der letzteren beginnen.   Im Allgemeinen ist jedoch von einer directen palliativen Behandlung das Meiste zu hoffen.

   §. 105.   Für die Behandlung des Colikanfalls gelten im
Wesentlichen dieselben Grundsätze bei den saturninen und nicht-
saturninen Coliken; doch kann die Behandlung jener, als der schwersten und ausgesprochensten Formen, gewissermaassen als Schema für
die übrigen dienen.

   Da die Bleicolik seit Jahrhunderten bekannt, ihre Diagnose nahezu
unfehlbar, ihr Verlauf in hohem Grade typisch ist, so haben sich
allmälig gewisse magistrale Behandlungsweisen für sie ausgebildet,
da man, nach den dabei angewandten Heilverfahren und den zu
Grunde liegenden Tendenzen, als diätetische, chemische, antiphlogistische, revulsorische, sedative, evacuirende, combinirte Methoden bezeichnet.

   Unter ihnen verdienen die sogenannte diätetische (d. h. auf eine
entziehende Diät beschränkte) und die revulsorische Behandlung kaum
noch einer Erwähnung.   Von den wichtigeren chemischen Mitteln ist

schon oben die Rede gewesen; die sonst noch empfohlenen (wie Natron und Magnesia sulf., Alaun, Zinkvitriol, regulinisches Quecksilber u. s. w.) leisten — wenigstens als chemische Antidota — nichts. Die antiphlogistische Behandlung, früher sehr geschätzt, ist höchstens bei etwaigen Complicationen mit entzündlichen Darmaffectionen (Tanquerel) von Nutzen, obwohl noch neuerdings Paleazi*), von der Annahme einer Mitbetheiligung des Rückenmarks bei der Bleicolik ausgehend, die Application von Schröpfköpfen an die Wirbelsäule während des Anfalls empfohlen hat. — Dagegen ist der Gebrauch der narcotischen und evacuirenden Mittel von allgemein anerkannter Bedeutung. Ziemlich einstimmig werden jetzt die Narcotica in der Behandlung der Bleicolik obenangestellt: selbst von Solchen, die sich bei anderen Neuralgien unter allerlei Vorwänden gern der Anwendung der Narcotica zu entziehen suchen. Die überraschend günstige Wirkung der Narcotica bei der Bleicolik äussert sich nicht bloss in einem Nachlass oder Verschwinden der Schmerzen, sondern bei hinreichend energischem und consequentem Gebrauche auch in Beseitigung der motorischen Reizerscheinungen, der spastischen Darmcontractionen, der excessiven Spannung der Bauchdecken, und vor Allem die intensiven, oft nicht einmal den stärksten Drasticis weichenden Verstopfung. Es ist eine eigenthümliche Thatsache, in deren Bestätigung die vorzüglichsten Beobachter (Stokes, v. Bamberger, v. Niemeyer u. s. w.) übereinstimmen, dass es bei Bleicolik kaum ein besseres symptomatisches Mittel gegen die hartnäckige Verstopfung giebt, als den energischen Gebrauch der sonst obstipirenden Narcotica, namentlich des Opium. Man muss letzteres, sowie auch das Morphium, in dreister und bis zur vollen Wirkung wiederholter Dosis verabreichen. Rascher und kräftiger als die innere Darreichung der Narcotica wirken hypodermatische Injectionen von Morphium oder Opium (Extr. Opii, Tinct. Opii simplex), von denen ich oft die eclatantesten Erfolge, namentlich fast momentanes Schwinden der quälenden Schmerzparoxysmen und Nachlass der Krampferscheinungen, beobachtet habe. Unsicherer als Opium scheinen andere Narcotica (Belladonna, Hyoscyamus, Nux vomica, Nicotin) einzuwirken. Auch Chloroform hat man sowohl innerlich wie in Injectionen und auch in Form von Einreibungen auf den Unterleib applicirt; ebenso den Liquor anästheticus von Aran. Ich halte diese und ähnliche Mittel, bis auf Opium und Morphium, für gänzlich entbehrlich.

---

*) Annali universali di medicina, Febr. 1868, p. 317.

Was durch die letztgenannten nicht geleistet wird, das wird auch durch die übrigen schwerlich erreicht werden, während das Umgekehrte unzweifelhaft häufig der Fall ist. Eine Erklärung der eigenthümlichen Wirkungsweise der Narcotica gewähren zum Theil die Versuche von Nasse, wonach Opium und Strychnin auf reflectorischem Wege die Erregbarkeit der excitomotorischen Ganglien des Darms erhöhen. Letztere können so der im Anfalle übermässig gesteigerten Erregung der hemmenden Splanchnicusfasern (vgl. §. 101.) das Gleichgewicht halten.

Die evacuirenden Mittel sind zur Entfernung des Bleies sehr schätzbar; gegen die Obstipation im Anfalle oder im ganzen Anfallscyclus richten sie aber meist nur wenig aus. Dies gilt nicht nur von milderen Abführmitteln (Senna, Bitter- und Glaubersalz, Calomel, Ol. Ricini), sondern auch von den Drasticis, unter denen hier das Ol. Crotonis besonders gerühmt wird. Mit Recht hat sich daher allmälig eine aus narcotischen und evacuirenden Mitteln combinirte Behandlungsweise der Bleicolik Bahn gebrochen. Am zweckmässigsten ist es, erst Narcotica (namentlich Opium und Morphium in hypodermatischer Form) anzuwenden; dann, wenn durch diese Mittel der Schmerz gelindert, der Leib weich geworden und oft die erste Ausleerung erzielt ist, stärkere Purganzen (Ol. Ricini mit Ol. Crotonis) oder Clystire nachzuschicken. Dieses Verfahren scheint mir rationeller, als erst evacuirende, dann narcotische Mittel, oder beide durcheinander anzuwenden, wie die Meisten empfehlen.

Neuerdings hat man auch von der Anwendung der Faradisation, sowie des galvanischen Stroms im Anfalle einige Erfolge gesehen; doch sind die darüber vorliegenden Erfahrungen noch wenig zahlreich.

Als leichtere Palliativmittel können bei Bleicolik sowohl, wie auch bei nicht-saturninen Coliken warme Bäder und die örtliche Anwendung der Wärme (Einreibung von warmem Oel, grosse Cataplasmen auf den Unterleib) dienen. Auch die Kälte in Form von eiskaltem Getränk, Clystiren, Umschlägen, Douchen und Brausen ist nach Monneret[*]) von ausgezeichneter Wirkung.

Die Behandlung der nicht-saturninen Coliken ist im Ganzen gleichartig: im Anfalle erst Narcotica, besonders Opium und Morphium, innerlich oder besser hypodermatisch; alsdann nach Bedürfniss leichtere und stärkere Purganzen oder Clystire. Nach Karell[**]) haben

---

[*]) Gaz. des hôp. 1867, No. 43.
[**]) Arch. gén. de méd., Nov. und Dec. 1866.

sich bei hartnäckigen Neuralgien des Darmcanals Milchkuren in hohem Grade nützlich erwiesen.

4. Neuralgia hypogastrica.

§. 106. Von dieser Neuralgie ist wenig zu sagen, und eigentlich meist Negatives. Nach Romberg, der sie als „Hyperästhesie des Plexus hypogastricus" zuerst beschrieben hat, characterisirt sie sich durch schmerzhafte Empfindungen in der unteren Bauch- und Sacralgegend, welche mit einem pressenden Gefühl auf Rectum, Blase und die weiblichen Genitalien, und häufig mit Irradiation auf die Oberschenkel und das Gebiet der spinalen Nn. haemorrhoidales einhergehen. Sie findet sich besonders in Verbindung mit Circulationsstörungen in der Beckenhöhle; daher bei Männern in Verbindung mit Hämorrhoidalleiden; beim weiblichen Geschlechte im Verein mit Hysterie und Menstruationsanomalien, oft zur Zeit der Pubertätsentwickelung; es gehören hierher manche derjenigen Zustände, welche beim Publicum und bei Aerzten unter der trivialen und nichtssagenden Bezeichnung „Hämorrhoidalcolik" oder „Menstrualcolik" abgefertigt werden. — Die sympathische Natur dieses Leidens begründete Romberg auf die „Störungen im Blutlauf und den Secretionen der betreffenden Organe", welche er als Folgewirkungen der Hyperästhesie des Plexus hypogastricus ansah. Es dürfte jedoch fraglich sein, ob nicht die örtlichen Circulations- und Secretionsstörungen (namentlich die menstruellen Anomalien) den neuralgischen Erscheinungen vielmehr häufig voraufgehen und zu ihnen in einem causalen, bedingenden Verhältnisse stehen. Was speziell die Beziehung dieser Neurose zum Plexus hypogastricus betrifft, so wissen wir über die physiologischen Functionen des letzteren überhaupt und zumal über seine sensibeln Leistungen so wenig, dass eine Erklärung der örtlichen Schmerzsymptome daraus nicht mit Sicherheit hergeleitet werden kann. Nach Versuchen von Budge[*]) scheinen die sensibeln und reflexvermittelnden Nerven der Blase und Harnröhre zum Theil in der Bahn des Plexus hypogastricus zu verlaufen. Nach Experimenten von

---

[*]) Henle und Pfeuffer's Zeitschrift (3) XXI. p. 174—191; Wiener med. Wochenschrift 1864, No. 39—41. Reizung des Plexus hypogastricus und des N. sympathicus lumbaris bewirkt Contractionen der Blase auf reflectorischem Wege, die nach Durchschneidung des 3. und 4. Sacralnerven ausbleiben.

Obernier[*]), Frankenhäuser[**]) und Körner[***]), welche freilich mit anderen Versuchen von Kehrer[†]) im Widerspruch stehen, scheint der Plexus hypogastricus alle oder die wichtigsten Bewegungsnerven des weiblichen Genitalapparates zu enthalten; ob aber auch sensible und reflexvermittelnde Nerven dieser Apparate in ihm verlaufen, ist noch nicht erwiesen. Wahrscheinlich ist die Bahn dieser Nerven eine ähnliche wie die der sensibeln Nerven des Plexus vesicalis, welche nach Budge durch den Plexus hypogastricus und die Rami communicantes zu den hinteren Wurzeln der Lumbal- und Sacralnerven verlaufen.

Bei der grossen Unbestimmtheit des als Neuralgia hypogastrica bezeichneten Symptomcomplexes und bei seiner tiefen Dunkelheit in pathogenetischer und aetiologischer Hinsicht muss die Hauptaufgabe der Therapie im vorkommenden Falle darauf gerichtet sein, organischen Läsionen von Seiten des weiblichen Genitalapparates, der Blase oder des Mastdarms nachzuspüren und diesen in entsprechender Weise entgegenzuwirken. Die Schmerzsymptome können daneben die Anwendung symptomatischer Palliativmittel wie bei anderen Neuralgien erheischen.

§. 107. Den Neuralgien des Plexus hypogastricus lassen sich noch einige, seltener vorkommende Neurosen im Bereiche des Harn- und weiblichen Genitalapparates anreihen, deren Ausgangspunkt ebenfalls ziemlich zweifelhafter Natur ist. Es gehört dahin diejenige Affection, welche man als Neuralgie der Harnröhre (Neuralgia urethrae) bezeichnet hat, und welche bisher ausschliesslich bei Männern beobachtet wurde. Sie tritt äusserst selten als selbständiges Leiden, öfter dagegen in den Anfangsstadien von Tabes dorsualis und dann meist mit anderweitigen spinalen Reizerscheinungen auf, und characterisirt sich durch anfallsweise, heftige Schmerzen in der Tiefe der Harnröhre, welche oft mit gesteigertem Harndrange,

---

*) De nervis uteri, Diss. Bonn 1862.

**) Die Bewegungsnerven der Gebärmutter. Jena'sche Zeitschrift für Med. und Naturw. I. 35 und 46.

***) De nervis uteri, Diss Breslau 1862; Centralblatt 1864 No. 23. — Nach Obernier und Körner enthalten sowohl der Plexus hypogastricus wie auch die Sacralnerven direct-motorische Fasern des Uterus, während Frankenhäuser die Sacralnerven als Hemmungsfasern betrachtet.

†) Beiträge zur vergleichenden und experimentellen Geburtskunde, Giessen 1864. Nach Kehrer sind nur die Nn sacrales Bewegungsnerven, während Reizung des Plexus hypogastricus (magnus) unwirksam ist.

mit Tenesmus der Blase einhergehen. Die Untersuchung der Harnröhre, sowie auch des Harns ergiebt keine Abnormitäten. Das Leiden ist, auch wenn keine spinalen Complicationen vorliegen, sehr
hartnäckig, und gestattet bei der völligen Unbekanntheit der Ursachen
nur eine symptomatische Behandlung.

Hierher gehört ferner die von Gooch (1833) als „irritable
Uterus" (von Späteren als Hysteralgie, auch Neuralgia uterina)
beschriebene Neurose, wobei der Uterus nicht nur Sitz spontaner
Schmerzen, sondern auch äusserst empfindlich gegen Berührung zu
sein pflegt. Scanzoni, Veit und Andere, welche diesen Zustand
genauer beobachteten, haben keine organischen Veränderungen des
Uterus dabei gefunden, so dass an der neurotischen Natur des Leidens wohl nicht gezweifelt werden kann. Die Kranken klagen dabei
über anfallsweise auftretende, heftige Schmerzen in der Tiefe des
Beckens, welche durch Bewegungen und aufrechte Stellung des Körpers in der Regel gesteigert werden, in ruhiger Horizontallage dagegen nachlassen. Die Schmerzen können auch in der Inguinal- und
Lumbalgegend und bis zu den Schenkeln herab, meist nur auf einer
Seite, ausstrahlen und werden durch Berührung der Portio vaginalis
in hohem Grade gesteigert. Die Menstruation ist auf die Paroxysmen
meist ohne Einfluss.

Einzelne Autoren (Ashwell, Deewes und Andere) nehmen
an, dass der Hysteralgie stets gröbere organische Veränderungen
des Uterus zu Grunde liegen, womit jedoch die Erfahrungen der oben
genannten Gynäcologen im Widerspruch stehen. Es handelt sich vielmehr in einer Reihe von Fällen sicher um eine reine Neuralgie; ob
dieselbe aber in den sympathischen Nervenbahnen ihren Sitz hat, ist
keineswegs entschieden. Cahen meint, dass es sich um eine primäre Neuralgia ileo-lumbalis handle, zu welcher eine vasomotorische
Neurose des Uterus (Congestion, Hämorrhagie, Secretionsanomalie)
secundär als abhängiges Leiden hinzutreten könne. — Die Prognose
ist wegen der grossen Hartnäckigkeit des Leidens ungünstig, die
Behandlung vorzugsweise eine palliative.

5. Neuralgia spermatica.

§. 108. Als „Hyperästhesie des Plexus spermaticus" wurde von
Romberg und Anderen (ausser den schon im letzten Abschnitte
erwähnten Neurosen) die als „irritable testis" (Cooper) oder
Neuralgia testis bezeichnete Neurose des männlichen Genitalapparates beschrieben.

In symptomatischer Hinsicht charakterisirt sich diese Neuralgie einerseits durch spontane Schmerzanfälle, welche theils im Hoden und Nebenhoden selbst auftreten, theils in der Richtung des Funiculus spermaticus ausstrahlen; andererseits durch eine excessive Empfindlichkeit gegen Druck und Berührung. Neben dem neuralgischen Schmerz ist also fast constant eine wirkliche Hyperalgie des Testikels vorhanden. Diese kann so gross sein, dass schon die Reibung von Kleidungsstücken, sowie jede Bewegung und Lageveränderung, und das Stehen bei nicht unterstütztem Scrotum, heftige Schmerzen hervorrufen. Die Schmerzanfälle sind oft mit Erhebung der Hoden (durch krampfhafte Contraction des Cremaster) verbunden. Zuweilen erfolgt Uebelkeit und Erbrechen. Keineswegs so häufig, wie einzelne Autoren behaupten, findet man Anschwellung der Hoden und des Samenstrangs, oder anderweitige äusserlich wahrnehmbare Veränderungen, namentlich Varicocele. Das Leiden ist gewöhnlich einseitig, selten bilateral; jedoch kann es eine Seite nach der anderen successiv befallen.

Einzelne Autoren (z. B. Curling) haben den irritable testis, als blosse Hyperästhesie, von der mit spontanen Schmerzanfällen einhergehenden Neuralgia testis unterschieden. Meiner Ansicht nach liegt zu einer solchen Differenzirung kein Grund vor, da spontane Schmerzen und Hyperalgie der Hoden in der Regel coincidiren, und zusammen eben das als Neuralgia spermatica bezeichnete Krankheitsbild darbieten.

In Bezug auf den Sitz dieser Neuralgie sind die Meinungen noch in ähnlicher Weise getheilt, wie bei der Neuralgia uterina. Während einige Autoren (wie Romberg und Hasse) den sympathischen Plexus spermaticus als Ausgangspunkt des Leidens betrachten, verlegen andere den Heerd desselben in die cerebrospinalen Nervenstämme des Plexus lumbalis. So Valleix, welcher das Leiden für identisch mit der von Chaussier (1803) beschriebenen Neuralgia ileoscrotalis erklärt*), und Caben. Letzterer nimmt an, dass es sich um eine primäre Neuralgia genito-cruralis handle, zu welcher (wie bei Neuralgia uterina) eine secundäre Affection vasomotorischer Nerven hinzutrete. Die häufig begleitende Schwellung und Gefässerweiterung der Hoden bildet also nach Caben kein primäres, causales, sondern ein secundäres Moment — während dagegen umgekehrt Hasse die Neuralgie vorzugsweise von Venenerweiterungen (mit oder ohne Varicocele) im Gewebe der Hoden herleitet. —

---

*) Ebenso d'Axthrey, thèse, Strassburg 1867.

In Bezug auf die befallenen Nervenbahnen scheint mir eine sichere
Entscheidung einstweilen unmöglich, da wir für die sensibeln Leistungen des Plexus spermaticus keine physiologischen Nachweise besitzen,
und die pathologische Anatomie bisher keine Anhaltspunkte darbietet.

§. 109. Von der Aetiologie der Neuralgia spermatica haben
wir ebenfalls nur sehr dürftige Kenntnisse. Die Krankheit kommt
in der Regel bei Individuen im jugendlichen oder mittleren Alter vor.
Functionelle Reizungen und Localerkrankungen des männlichen Genitalapparates: Excesse in venere (andererseits auch Abstinenz!),
Onanie, Tripper, chronische Orchitis und Epididymitis, Prostatitis
u. s. w. wurden als Ursachen beschuldigt. In Wahrheit ist jedoch
die Neuralgia spermatica relativ selten mit allen diesen Zuständen
verbunden, und wo sie es ist, da ist uns die Art des Zusammenhanges,
die Beziehung zwischen dem primären Localleiden und der consecutiven Neuralgie vollends unverständlich. — Cooper und Andere
glaubten in manchen Fällen einen centralen (spinalen) Ursprung des
Leidens annehmen zu müssen. Man hat gegen diese Annahme u. A.
eingewandt, dass peripherische Eingriffe, z. B. die Castration, zuweilen einen günstigen Erfolg liefern. Dieser Einwand scheint mir jedoch nicht stichhaltig, angesichts der günstigen Erfolge, welche oft
bei entschieden centralen Neuralgien anderer Nervenbahnen (z. B. des
Trigeminus) durch peripherische Nervendurchschneidungen und Resectionen erzielt werden.

Die Neuralgia testis ist eine ebenso hartnäckige als schmerzhafte
und in vielfacher Beziehung peinliche Affection; sie hat, wie andere
Störungen am Genitalapparate, häufig eine ganz unverhältnissmässige
psychische Reaction, andauernde Hypochondrie und melancholische
Gemüthsstimmung, zur Folge. Zuweilen macht das Leiden längere
Pausen, cessirt aber selten vollständig. Auch die Kunsthülfe hat
bisher nur sehr unsichere Erfolge aufzuweisen.

§. 110. Die Therapie besteht, bei der pathogenetischen und
ätiologischen Dunkelheit des Leidens, noch vorwiegend in einem unsicheren Experimentiren. Die Unterstützung der Hoden durch ein
Suspensorium dient zur Erleichterung der Schmerzen. Im Uebrigen
hat man bald eine tonisirende Diät, Eisen, Chinin, bald kalte Douchen,
Sitzbäder und Seebäder, bald Narcotica, Sol. Fowleri, Ol. Terebinth.,
fliegende Vesicatore etc. empfohlen. Den grössten palliativen Nutzen
haben unstreitig auch hier hypodermatische Injectionen von Morphium
(am besten im Verlaufe des Samenstranges). — Einzelne Fälle werden angeführt, in denen die Verheirathung zu Genesung geführt haben

soll. Was die operativen Verfahren betrifft, so haben die Unterbindung der Samenstrangvenen und die subcutane Incision der Tunica albuginea (Vidal), sowie auch die Unterbindung der Art. spermatica (Bardeleben) in einzelnen Fällen günstige, wenn auch nicht andauernde Erfolge geliefert. Auch durch die Castration, welche von den Kranken oft dringend verlangt wird, sind einzelne Fälle geheilt worden (Russel, Astley Cooper); in anderen Fällen erfolgten Recidive im Samenstrang, oder im Testikel der anderen Seite. Es ist sehr wahrscheinlich, dass der günstige Einfluss aller dieser Encheiresen wesentlich auf ihren indirecten, centripetalen Einwirkungen beruht, da der Sitz des Leidens schwerlich im Hoden selbst zu suchen ist. Ebenso ist es vielleicht zu erklären, wenn (nach Curling) auch die Cauterisation der Pars prostatica urethrae in einzelnen Fällen, wo die Kranken gleichzeitig an Spermatorrhoe litten, zur Heilung geführt hat.

_____

Cutane Anästhesien.

§. 111.   Die cutanen Anästhesien charakterisiren sich durch herabgesetzte oder aufgehobene Function der sensibeln Hautnerven. Da zu diesen Functionen sowohl die Vermittelung der Tastempfindungen, als der cutanen Gemeingefühle (besonders der Schmerzempfindungen) gehören, so können wir, analog wie bei den Hyperästhesien, depressive Störungen in der Sphäre der Tastempfindungen (Tastsinnslähmung, Apselaphesie) und in der Sphäre der cutanen Gemeingefühle (cutane Analgie, und soweit es sich vorzugsweise um Vermittelung der Schmerzempfindungen handelt, cutane Analgesie) unterscheiden. Tastsinnslähmung und cutane Analgie sind, wie die Erfahrung lehrt, nicht nothwendig mit einander verbunden. Es kann nicht nur bei Verminderung oder Aufhebung des Tastsinns jede analoge Störung des cutanen Gemeingefühls fehlen und umgekehrt: sondern es können sogar die Leistungen der sensibeln Hautnerven nach der einen Seite vermindert, nach der anderen gleichzeitig abnorm erhöht sein; es können nebeneinander Tastsinnslähmung und Hyperalgesie, oder Analgesie und Verschärfung des Tastsinns bestehen, wie wir dies z. B. in manchen Fällen von Tabes dorsualis, von Hysterie, von Neuritis u. s. w. beobachten.

Ein Zweites ist, dass die Tastempfindungen selbst sich, wie früher gezeigt worden ist, nach verschiedenen Richtungen hin gliedern, durch die Wahrnehmung in bestimmte Ordnungen gebracht werden, und dass diese einzelnen „Tastvermögen" (Drucksinn, Temperatursinn) und der Ortsinn der Haut nicht gemeinschaftlich alterirt zu sein brauchen, sondern einzelne derselben defect sein können, während die übrigen intact oder sogar excessiv sind. Für derartige Zustände scheint der Name partieller Tastsinnslähmung (nicht „partieller Empfindungslähmung") vorzugsweise geeignet. Es brauchen aber ferner auch die mannichfaltigen Empfindungen, die wir unter die Rubrik der cutanen Gemeingefühle subsumiren, nicht immer gleichzeitig und in gleichem Grade beeinträchtigt zu sein. Obwohl es auf diesem Gebiete noch sehr an exacteren Untersuchungen mangelt, scheint es doch beispielsweise, dass zuweilen die Empfindung für Kitzel oder die electrocutane Sensibilität erloschen oder herabgesetzt sein kann ohne wesentliche Betheiligung des Schmerzgefühls, und umgekehrt. Derartige Zustände würden, im Gegensatze zur partiellen Tastsinnslähmung, die Bezeichnung partieller Analgien verdienen. Sowohl die partiellen Tastsinnslähmungen wie die partiellen Analgien der Haut können wir unter dem Collectivbegriff der partiellen Empfindungslähmungen zusammenfassen — einer Bezeichnung, die zuerst von Puchelt vorgeschlagen, jedoch überwiegend im Sinne der partiellen Tastsinnslähmungen angewandt wurde. Dagegen können wir die Zustände, wobei die Hautsensibilität gleichmässig nach allen Richtungen herabgesetzt ist, als totale Empfindungslähmung bezeichnen.

Für die Eintheilung der cutanen Anästhesien nach ihren qualitativen symptomatischen Differenzen ergiebt sich hiernach folgendes Schema:

Cutane Anästhesien.

I. Totale Empfindungslähmungen.
II. Partielle Empfindungslähmungen.
    A. Tastsinnslähmung ohne Analgie.
    B. Analgie ohne Tastsinnslähmung.
IIa. Partielle Tastsinnslähmungen.
    1) Isolirte Lähmung des Drucksinns   } mit oder ohne
    2)   „   „   „ Temperatursinns } gleichzeitige
    3)   „   „   „ Raumsinns   } Analgien.

4) Gleichzeitige Lähmung des Druck- und   ⎫
   Temperatursinns ohne Raumsinnslähmung   ⎪ mit oder
5) Gleichzeitige Lähmung des Druck- und   ⎬ ohne gleich-
   Raumsinns ohne Temperatursinnslähmung   ⎪ zeitige
6) Gleichzeitige Lähmung des Temperatur-   ⎪ Analgien.
   und Raumsinns ohne Drucksinnslähmung   ⎭

II b. Partielle Analgie (mit oder ohne Tastsinnslähmung).

Alle diese Combinationen, deren Zahl sich vielleicht noch verviel-
fältigen liesse, sind keineswegs willkürliche, fictive, sondern insgesammt wirklich beobachtet, wenn auch zum Theil nicht, wie es nach der
Darstellung mancher Autoren scheinen könnte, als bleibende, stabile
Erkrankungsformen, sondern wohl oft nur, als Durchgangsstadien in
der Entwicklung progressiver, durch einen fortschreitenden centralen
oder peripherischen Krankheitsprocess bedingter Anästhesien.

Auf Grund der quantitativen Verschiedenheiten lassen sich
a) der Intensität nach incomplete und complete Anästhesien
(„Gefühlsparese" und „Gefühlslähmung"); b) der Extensität nach
circumscripte, diffuse, allgemeine, ein- und doppelseitige Anästhesien
unterscheiden, welche Bezeichnungen keiner speciellen Erläuterung
bedürfen.

§. 112. Ob Anästhesie vorhanden ist, ob alle oder einzelne
Leistungen der sensibeln Hautnerven, und welche derselben, in welcher Ausdehnung und in welchem Grade sie beeinträchtigt sind: alle
diese Fragen können im concreten Falle nur durch objective Untersuchung, durch methodische Prüfungen der Tastvermögen und des
cutanen Gemeingefühls in der, §§. 10.—14. geschilderten Weise beantwortet werden. Die subjectiven Angaben der Kranken allein liefern über diese Punkte niemals einen entscheidenden Aufschluss.

Verminderung des Tastsinns muss demnach vorzugsweise durch
die Einzelprüfungen des Drucksinns, Temperatursinns und Raumsinns;
Verminderung des cutanen Gemeingefühls durch Prüfung der Reaction
auf Berührung, Kitzel, schmerzerregende Reize, Electricität, festgestellt
werden. Gewöhnlich begnügt man sich beim Verdacht auf Anästhesie
(falls eine objective Untersuchung überhaupt vorgenommen wird) mit
der Prüfung des cutanen Gemeingefühls, und zwar ausschliesslich
mittelst schmerzerregender Reize (Nadelstiche, faradischer Pinsel). Diese
Beschränkung hat den Nachtheil, dass viele Formen partieller Empfindungslähmung dabei ganz übersehen und die genaueren Details
der Anästhesie gar nicht festgestellt werden, wodurch eine Reihe der
wichtigsten diagnostischen und prognostischen Anhaltspunkte gänzlich

entfallen. Eine grössere Vollständigkeit der objectiven Untersuchung
ist sowohl im theoretischen wie im practischen Interesse durchgängig
zu wünschen. Mühe und Zeitverlust, welche damit allerdings verbunden sind, werden wohl durch die oft höchst überraschenden und
lohnenden Ergebnisse solcher Untersuchungen mehr als compensirt.

Ein wichtiges, aber ebenfalls nur der objectiven Untersuchung
zugängliches Symptom ist die verspätete Wahrnehmung von
Empfindungseindrücken, die auch mit verspätetem Eintritt re-
activer (sei es reflectorischer oder willkürlicher) Bewegungen auf
äussere Reize verbunden sein kann. Dieses Symptom ist bisher nur
in vereinzelten Fällen von spinalen Anästhesien, bei Tabes dorsualis,
mit Bestimmtheit erwiesen, hier jedoch zuweilen in sehr ausgesprochener Weise entwickelt.

§. 113. Die subjectiven Symptome der Anästhesien sind
schon deswegen von geringerem Belange, weil sie der Natur der
Sache nach wesentlich negativer Natur sind. Was an positiven Phänomenen hierhergezogen worden ist, hat zum Theil mit der Anästhesie
als solcher direct gar nichts zu schaffen.

Das bekannteste der subjectiven Symptome ist das Gefühl von
„Taubsein", „Pelzigsein", oder (wie Wiener Autoren sich ausdrücken)
„Pamstigsein" an den unempfindlichen Hautstellen. Bei Anästhesien
der Finger fühlen die Kranken alle berührten Gegenstände sammet-
artig, oder es kommt ihnen vor, als seien die Finger mit Leder,
Wolle u. dgl. überzogen und durch eine dicke Schicht von dem berührten Gegenstande geschieden.   Bei Anästhesien der Fusssohle
haben sie in analoger Weise das Gefühl, als ob sie auf eine Wasser-
blase, auf Filz u. dgl. treten. Derartige Sensationen können jedoch
niemals bei completen Anästhesien vorkommen, denn das Vorhandensein completer Anästhesie und eines, wie auch immer beschaffe-
nen Gefühls bei Berührung verhalten sich offenbar contradictorisch.
Von einer Hautstelle, welche mit completer Anästhesie behaftet ist,
gelangen, je nachdem die Anästhesie eine periphere oder centrale ist,
entweder keine Erregungen nach dem Empfindungscentrum, oder sie
erwecken dort kein nachhallendes Echo, keine Reaction im Bewusstsein; in beiden Fällen ist also der Eintritt einer, wie auch immer
umflorten und verdunkelten Empfindung unmöglich. Nur vergesse
man nicht, dass bei cutanen Anästhesien die Sensibilität der tiefer
liegenden Theile (Muskeln, Knochen und Gelenke) intact sein kann,
und zum Theil vicariirend für die mangelnde Hautsensibilität eintritt.
Kranke, welche an completer Anästhesie der Finger leiden, können

dennoch von einem in die Hand genommenen Gegenstande eine Empfindung erhalten, indem sie z. B. den Gegenstand heben und den zur Hebung erforderlichen Contractionsgrad der Muskeln, das Maass der dabei angewandten Innervationsstärke durch den Muskelsinn schätzen. Um die Interferenz des letzteren zu vermeiden, ist, wie schon bei der Drucksinnsprüfung erwähnt wurde, jede Bewegung oder Verschiebung der Theile sorgsam zu verhüten. Da jedoch Dislocationen der Knochen und Gelenkflächen, sowie active, theils willkürliche, theils antagonistische und synergische Muskelcontractionen beim Erfassen und Festhalten von Gegenständen, beim Gehen und Stehen, eine Hauptrolle spielen, so ist leicht einzusehen, warum Kranke mit bloss cutanen Anästhesien bei den genannten Actionen nicht überhaupt keine, sondern nur eine verminderte oder alienirte Empfindung besitzen.

Die Symptome von Eingeschlafensein der Glieder, von Kribbeln, Ameisenkriechen, Prickeln u. dgl. können niemals der Anästhesie als solcher angehören. Es sind dies vielmehr positive Symptome, Reactionen von zum Theil sogar excessiver Beschaffenheit, Paralgien. Ihr Vorhandensein in Theilen, welche (auf Grund objectiver Untersuchung) als anästhetisch angenommen werden müssen, bedeutet nur, dass die sensibeln Nerven dieser Theile an irgend einer Stelle ihres Verlaufes in Erregungen versetzt werden, welchen als correlater psychischer Ausdruck die oben genannten Sensationen entsprechen. Ganz ähnlich verhält es sich mit dem Auftreten von spontanen Schmerzen in anästhetischen Theilen: eine Complication, wofür man bekanntlich den besonderen Terminus der Anaesthesia dolorosa aufgestellt hat. Der Schmerz steht zur Anästhesie genau in demselben Verhältnisse wie die oben genannten Paralgien; er besagt nichts weiter, als dass die sensibeln Nerven der anästhetischen Theile fähig sind, den als Schmerz empfundenen Erregungsvorgang zu erzeugen und zum Centrum zu leiten, und dass sie durch einen vorhandenen Reiz an irgend einer Stelle wirklich in entsprechende Erregung versetzt werden. Hieraus ergiebt sich, dass sowohl peripherische als spinale und cerebrale Anästhesien von excentrischen Empfindungen begleitet, ja dass Paralgien und heftige spontane Schmerzen sogar neben completen Analgesien der Theile vorhanden sein können. Gesetzt z. B., der Stamm des linken Trigeminus sei in Folge einer am Clivus aufsitzenden Geschwulst leitungsunfähig, so wird in der Haut der linken Gesichtshälfte eine complete Analgesie stattfinden. Nichtsdestoweniger können Reize, welche auf das centrale Nervenstück einwirken, excentrische Paralgien (Formicationen, Prickeln, Schmerz u. s. w.) veranlassen. Wenn die Compression oder Zerstörung der Trigeminusfasern weiter aufwärts, jedoch unterhalb ihrer letzten centralen Endigungen (z. B. im Pons, in der Medulla oblongata) stattfindet, kann dasselbe Verhalten beobachtet werden. Sind aber die letzten centralen Endigungen des Trigeminus oder die damit zusammenhängenden Perceptionsapparate zerstört, so können natürlich Erregungen irgend welcher Art längs des ganzen Faserverlaufes nicht mehr zur Entstehung von Empfindungen führen. Es ergiebt sich also Folgendes: Complete Analgesien, welche durch Leitungsstörungen an irgend einem Punkte des Nervenverlaufs bedingt sind, können mit excentrischen Sensationen, Schmerz u. s. w. einhergehen. Complete Analgesien dagegen, welche durch eine Zerstörung der letzten centralen Nervenendigungen, resp. der mit ihnen zusammenhängenden Perceptionsapparate bedingt sind (also complete centrale Analgesien im engeren Sinne) können niemals mit excentrischen Sensationen in den analgetischen Theilen einhergehen. Bei incompleten centralen Analgesien ist die Production excentrischer Empfindungen natürlich nicht ausgeschlossen. — Diese Sätze sind für die clinische Diagnostik der localen Krankheitsheerde bei Anästhesien von fundamentaler Bedeutung.

§. 114. In den meisten älteren und neueren Lehrbüchern wird es als eine charakteristische Erscheinung der Anästhesie angeführt, dass in anästhetischen Theilen die Temperatur abnehme, dass die Wärmeentwickelung in denselben vermindert sei, dass die örtliche Blutcirculation gestört, verlangsamt sei, dass in Folge dessen die Haut anästhetischer Theile eine bläuliche oder rothbraune Färbung annehme, leicht von Oedemen oder anderweitigen Ernährungsstörungen befallen werde, und überhaupt eine viel grössere Vulnerabilität als die Haut normaler Theile besitze.

Es ist unzweifelhaft richtig, dass alle diese Erscheinungen (und selbst noch weit schwerere Ernährungsstörungen) neben Hautanästhesien sehr häufig vorkommen. Es beruht aber auf einer völlig unrichtigen Auffassung der Thatsachen, wenn man diese Erscheinungen der Circulations- und Ernährungsstörung zu den Anästhesien in ein Causalitäts-, in ein Abhängigkeitsverhältniss versetzt, wenn man sie als nothwendige Folgen und Wirkungen der Anästhesien betrachtet.

Die unrichtige Anwendung des Causalitätsverhältnisses, die Uebertragung desselben auf zeitlich coincidirende oder succedirende, aber ihrem Ursprunge nach völlig heterogene Zustände, ist überhaupt eins derjenigen Momente, welche eine grosse Verwirrung auf verschiedenen wichtigen Gebieten der Nervenpathologie angerichtet haben und noch anrichten. Ganz demselben Grundirrthum begegnen wir bei der gang und gäbe gewordenen Vorstellung von dem Verhältnisse zwischen Paralysen und Muskelatrophien. Man hatte zwei Thatsachen zu erklären: die Paralyse und die Atrophie; man vereinfachte sich die Aufgabe, indem man die mit Paralyse einhergehende Atrophie als Folge der Muskelunthätigkeit, also der Paralyse selbst hinstellte. So hatte man statt für zwei Thatsachen nur noch für eine, die Paralyse, nach einer Erklärung zu suchen. Hierin wurde man lange Zeit nicht einmal durch den Umstand beunruhigt, dass eine grosse Anzahl von Paralysen augenscheinlich selbst nach sehr langem Bestehen niemals wirkliche Atrophien der gelähmten Muskeln nach sich zieht, während in anderen Fällen die hochgradigste Atrophie der Lähmung fast auf dem Fusse folgt, in noch anderen überhaupt nur Atrophien und gar keine genuinen Lähmungen der Muskeln bestehen. Auf diesem Gebiete haben nun freilich neuere experimentelle und clinische Thatsachen, und namentlich die nicht genug zu schätzenden Ergebnisse der electrischen Exploration, das bisherige Dunkel einigermaassen gelichtet. Dagegen behilft man sich bezüglich des Zusammenhanges von Anästhesien mit localen Circulations- und Ernährungsstörungen noch immer mit den althergebrachten Phrasen, während in der That das Verhältniss zwischen beiden Symptomreihen so äusserst klar vorgezeichnet und, wie man meinen sollte, kaum zu verkennen ist. Der Fehler liegt hier wie anderwärts an dem geringen Sinn für Begriffsstrenge und Logik, wobei sich wohl Thatsachen empirisch auffinden, aber eine correcte Deutung und rationelle Verwerthung der gefundenen schwerlich anbahnen lassen.

Wenn durch aufgehobene Function eines Organs gewisse Störungen bedingt werden sollen, so ist dabei die nothwendige Voraussetzung, dass dieses Organ bei intacter Function einen Einfluss ausübe, entgegengesetzt dem, welcher sich durch jene Störung kennzeichnet. Wenn durch aufgehobene Function der sensibeln Nerven örtliche Verlangsamung der Circulation und Ernährung bedingt werden sollen, so müssen die sensibeln Nerven während ihrer Integrität einen die Circulation beschleunigenden und die normale Ernährung der Theile regulirenden Einfluss ausüben, zu welcher Annahme, wenn man nicht die physiologischen Thatsachen geradezu auf den Kopf stellen will. nicht der mindeste Grund vorliegt.

Es wäre endlich an der Zeit, allgemein auch in der Pathologie

die Thatsache zu berücksichtigen, dass alle Theile des Körpers ausser
der (im engeren Sinne) motorischen und der sensibeln auch eine
vasomotorische, resp. trophische Innervation besitzen; und dass von
der Integrität der letzteren die normalen Circulations- und Ernährungsvorgänge gerade ebenso abhängen, wie von der Integrität der
motorischen Nerven die normale Muskelaction und von der Integrität
der sensibeln Nervenapparate die normalen Empfindungs- und Sinnesfunctionen. Wo wir neurotische Circulations- und Ernährungsstörungen finden, müssen wir in erster Instanz ebenso natürlich und selbstverständlich an eine Affection des vasomotorischen und trophischen
Nervenapparates denken, wie an eine Affection des motorischen bei
Paralysen und des sensibeln bei Anästhesien. Das Hautorgan bildet
in dieser Beziehung keine Ausnahme. Wo wir in Folge von Inner-
vationsanomalien Störungen in der Circulation und Ernährung der
Haut antreffen, müssen es die vasomotorischen, resp. trophischen Nervenfasern der Haut sein, von denen diese Störungen ausgehen, und wir haben uns demnach im concreten Falle weiter danach
umzusehen, wie und in welcher Höhe der Faserung dieselben erkrankt sind.

Die clinische Beobachtung ergiebt Thatsachen, welche längst auf
den richtigen Weg hätten leiten können; Thatsachen, welche in schlagendster Weise zeigen, dass das Verhältniss zwischen Anästhesie und
Circulations- und Ernährungsstörungen der Haut genau mit dem zwischen Paralyse und Muskelatrophie übereinstimmt. Wir finden im
Gefolge vieler Anästhesien hochgradige vasomotorische und trophische
Störungen, während wir dieselben bei ebenso vielen Anästhesien vollständig vermissen. Sehr schwere, selbst complete Anästhesien können Jahre hindurch fast ohne eine Spur von örtlicher Nutritionsstörung bestehen; leichtere, incomplete und partielle Anästhesien können
dagegen schon von vornherein oder nach kurzem Bestehen sich mit
cutanen Dystrophien in sehr mannichfaltiger Weise verbinden. Wir
finden letztere ferner primär, der Anästhesie voraufgehend oder auch
ganz ohne dieselbe und sogar mit den entgegengesetzten Zuständen
der Hautsensibilität, mit cutanen Hyperästhesien und Neuralgien verbunden. Sondern wir die einzelnen Fälle genauer, so ergiebt sich,
dass es unzweifelhaft die dem peripherischen Theile des Empfindungsapparates angehörigen Anästhesien sind, welche bei Weitem am häufigsten mit Circulations- und Nutritionsstörungen in den unempfindlichen Theilen einhergehen. Das Vorkommen solcher Störungen bildet
fast die Regel bei den Anästhesien durch Neuritis, durch traumatische

und überhaupt mechanische Läsionen der Nervenstämme und Plexus; es ist dagegen ungleich seltener bei spinalen, am seltensten bei cerebralen Anästhesien. Die hochgradigsten Anästhesien in Folge von Hämorrhagia cerebri z. B. sind fast nie mit erheblichen cutanen Ernährungsstörungen verbunden, so wenig wie die apoplectischen Lähmungen mit Atrophie der Muskeln. Wir finden Circulations- und Secretionsstörungen, neuroparalytische Ophtalmien etc. bei Anästhesien des Trigeminus häufig, wenn letztere durch eine periphere Affection des Nervenstammes (z. B. durch eine Periostitis in der Fossa sphenomaxillaris*) oder durch einen Tumor am Pons**) — weit seltener, wenn sie durch eine ausschliessliche Erkrankung in der centralen Trigeminusfaserung bedingt sind. In einem von mir beobachteten Falle von completer Anästhesie und neuroparalytischer Ophtalmie der rechten Gesichtshälfte ergab die Autopsie einen grossen Tuberkel des rechten Cerebellum, welcher auf die Ursprungsstelle des rechten Trigeminus drückte; hier hatten sich von der Compressionsstelle aus hochgradige, centrifugal fortschreitende Degenerationen in der peripherischen Trigeminusfaserung entwickelt.

Mit diesen pathologischen Beobachtungen stimmt das physiologische Experiment wesentlich überein. Die Versuche von Axmann lehren, dass Durchschneidung der hinteren Rückenmarkswurzeln oberhalb der Spinalganglien bloss Anästhesien, unterhalb der Ganglien dagegen Anästhesie und Ernährungsstörung hervorruft. Eine analoge Rolle des Gangl. Gasseri in Bezug auf die Portio major des Trigeminus haben schon die alten Versuche von Magendie, und Bernard's Wiederholungen derselben, erwiesen. Demnach ist anzunehmen, dass sich den ursprünglich rein sensibeln, hinteren Spinalwurzeln aus den Ganglien stammende trophische Nervenfasern anschliessen. Ausserdem wissen wir, dass in allen gemischten Nervenstämmen vasomotorische Nervenröhren enthalten sind, welche denselben theils aus dem Rückenmark durch die vorderen Wurzeln, theils aus dem Sympathicus durch die Rami communicantes zugeführt werden. Es ist also leicht einzusehen, weshalb wir bei peripherischen, durch Neuritis, Traumen u. s. w. bedingten Anästhesien so häufig und fast der Regel nach zugleich mehr oder minder intensive Störungen der Circulation und Ernährung antreffen. Bei den Anästhesien durch örtliche, direct

---

*) Kocher, Ein Fall von Trigeminuslähmung (aus Lücke's Clinik), Berliner clinische Wochenschrift 1868, No. 10 ff.
**) Beveridge, Med. Times and Gaz. 22. Febr. 1868.

auf den Papillarkörper der Haut einwirkende Agentien bedarf diese
Coincidenz noch weniger einer speciellen Begründung: hier ist sogar,
wie wir weiter sehen werden, die Anästhesien wahrscheinlich oft eine
secundäre, durch die primäre Circulationsstörung veranlasste. Dagegen ist es einleuchtend, dass spinale Anästhesien nur dann mit Ernährungsstörungen verbunden sein werden, wenn entweder zugleich
die vorderen Wurzeln, die Spinalganglien, und die peripherischen
Nerven erkrankt sind, oder wenn gleichzeitig mit den sensibeln auch
die vasomotorischen und trophischen Nervenröhren auf ihrem spinalen Verlaufe von den Krankheitsursachen berührt werden. Das Gleiche
gilt mutatis mutandis auch von den cerebralen Anästhesien, wo natürlich die Complication mit vasomotorischen und trophischen Störungen noch bedeutend seltener sein muss, weil das gleichzeitige Befallenwerden der sensibeln und der vasomotorisch-trophischen Nervenbahnen durch die räumliche Ausbreitung des Organs und die Divergenz
der eintretenden Faserbündel erheblich erschwert wird.

Nicht die Anästhesie also bewirkt die concomitirende
oder succedirende Circulations- und Ernährungsstörung,
sondern die gleichzeitig vorhandene Affection vasomotorischer und trophischer Nerven, die cutane Angio- und
Trophoneurose. — Nur einer Hypothese ist noch Erwähnung zu
thun, welche die Ernährungsstörung wenigstens auf indirectem Wege
von der Sensibilitätsstörung abhängig zu machen versucht. Man hat
sich vorgestellt, dass bei aufgehobener Sensibilität Einflüsse wegfallen,
welche im Normalzustande centripetal, auf reflectorischem
Wege, die beständige (tonische) Erregung der Gefässnerven vermitteln: dass also eine Art von Reflexlähmung der Gefässe aus der
Anästhesie resultire. Allein diese Vorstellung ist eine ganz willkürliche; es stehen ihr sogar Versuche entgegen, welche beweisen, dass
der normale, mittlere Gefässtonus kein reflectorischer, sondern ein
directer („automatischer") ist, der in der centralen Ursprungsstätte
der vasomotorischen Nervenfasern selbständig erzeugt wird. Ueberdies
würde auch das Ergebniss dieser Vorstellung wesentlich mit dem
unserigen zusammenfallen: es würde nämlich daraus hervorgehen,
dass Anästhesien nur dann, wenn sie ihren Sitz unterhalb der Abgangsstelle der betreffenden Reflexbögen haben, mit Circulationsstörungen verbunden sind; Anästhesien dieses Ursprungs werden aber
auch so häufig von directer Mitaffection der vasomotorischen und
trophischen Nervenröhren begleitet, dass es überflüssig erscheint, noch

nach anderweitigen hypothetischen Erklärungen für ihre Coincidenz mit
cutanen Circulations- und Nutritionsstörungen zu suchen.

Pathogenese und Aetiologie der cutanen Anästhesien.

§. 115. Eine Reihe von Agentien veranlassen bei directer örtlicher Einwirkung auf die Haut Anästhesien im Bereiche der getroffenen Hautnerven, welche wir daher unzweifelhaft als peripherische Anästhesien ansprechen dürfen.

Zu diesen Agentien gehört in erster Reihe die Kälte oder, richtiger gesagt, die locale Wärmeentziehung. Die sensibilitätsvermindernde Wirkung derselben wird sowohl durch das physiologische
Experiment, als durch die pathologische und therapeutische Erfahrung
bestätigt. Methodisch auf einen Körpertheil localisirte, selbst flüchtige
und leichtere Formen der Wärmeentziehung bedingen eine mehr oder
minder intensive Herabsetzung des Tastsinns und des cutanen Gemeingefühls an der lädirten Hautstelle. Schon Weber*) hat gezeigt,
dass durch Einwirkung eines dem Nullpunkte nahen Kältegrades auf
das Tastorgan Druck- und Temperatursinn eine Abstumpfung erfahren. Ich habe bei localer Application von Eis an verschiedenen Hautstellen auch zum Theil sehr erhebliche, messbare Verminderungen
des Raumsinns, sowie der electrocutanen Sensibilität nachweisen können**). Beispielsweise fand ich bei einem Knaben, dessen rechtes
Kniegelenk neun Wochen hindurch in Eis eingepackt worden war,
die Durchmesser der Tastkreise über der Patella, bei quer gestellten
Cirkelspitzen, links = 2''', rechts dagegen = 26'''. Die Prüfung des
beiderseitigen Empfindungsminimums mittelst tetanisirender Ströme
ergab wesentlich geringere Differenzen, nämlich rechts 60, links 50 Mm.
Rollenabstand. Bei einem Manne, dessen linke Schulter wegen einer
Luxatio humeri mehre Tage mit Eisbeuteln bedeckt worden war, betrugen die Tastkreisdurchmesser in der Regio deltoidea (quer) rechts
3'''—4''', links 16'''. In beiden Fällen fehlte auf der mit Eis behandelten Seite das Gefühl des Stechens beim Ansetzen der Cirkelspitzen

---

*) Ueber den Einfluss der Erwärmung und Erkältung der Nerven auf ihr Lei-
tungsvermögen, Müller's Archiv 1847, p. 355.

**) Ueber locale Sensibilitätsverminderung durch Wärmeentziehung, Berliner cli-
nische Wochenschrift 1865, No. 52.

vollständig. — Wie aus Versuchen an Gesunden (mittelst Application eines Eisbeutels in der Vola manus oder am Handrücken) hervorgeht, schwillt die Tastsinnsverminderung allmälig an und erreicht nicht während, sondern erst einige Zeit nach der Eisapplication ihr Maximum, um dann ebenfalls sehr allmälig wieder zu sinken. Der normale Zustand wird erst relativ spät wieder erreicht. Nach ca. einviertelstündiger Dauer der Eisapplication z. B. wird diese Rückkehr annähernd erst in Zeit von ¼ Stunde bis 1 Stunde (und darüber) beobachtet.

Ueber die Veränderung des Temperatursinns bei örtlicher Kälteeinwirkung hat neuerdings Nothnagel*) Versuche angestellt. Derselbe fand das Minimum der Temperaturdistanz, welches noch wahrgenommen wurde, am Vorderarm nach halbstündiger Eisapplication von 0,4—0,3° auf 1—3° C. gesteigert.

Die cutanen Gemeingefühle werden bei diesen Versuchen ebenfalls herabgesetzt; die electrocutane Sensibilität jedoch, wie es scheint, in geringerem Grade, als der Raumsinn, womit auch die Beobachtung von Lombroso übereinstimmt, dass die electrische Schmerzempfindung nach Application trockener Kälte nur wenig abnimmt. Unzweifelhaft wird jedoch auch durch locale Wärmeentziehung eine Abstumpfung des cutanen Gemeingefühls, eine cutane Analgie hervorgerufen; diese Wirkung ermöglicht es sogar, die Kälte als locales Anaestheticum bei Vornahme schmerzhafter chirurgischer Eingriffe zu benutzen. So haben Duckworth und Davy**) nach 10—15 Minuten langer Einwirkung eines Gemisches von Salz und gestossenem Eise die Punction eines entzündeten Schleimbeutels, die Herniotomie, die Exstirpation eines Schenkellipoms schmerzlos ausführen können.

Hierher gehören auch die localen Anästhesien, welche durch das Richardson'sche Verfahren der Irrigation von Aether und verwandten Körpern (Schwefelkohlenstoff, Amylen, Chloroform, Liquor hollandicus, Benzin u. s. w.) herbeigeführt werden. Die örtliche Application dieser Substanzen mittelst der sogenannten Zerstäubungsapparate bewirkt, in Folge der energischen Abkühlung, eine fast unmittelbare, bedeutende Abstumpfung des Tastsinns und des cutanen Gemeingefühls (Raumsinn, electrocutane Sensibilität); bei etwas längerer Application entsteht vorübergehend vollständige An-

---

*) Deutsches Archiv f. clin. Med. II. p 284 (1866).
**) Edinburgh med. journal, Juli 1862.

algesie, welcher Umstand diesem Verfahren in der Chirurgie eine
ausgedehntere Anwendung verschafft hat.

Körpertheile, welche bei strenger Kälte längere Zeit unbedeckt
der Luft ausgesetzt gewesen sind, können bekanntlich so unempfindlich werden, dass schmerzhafte Reize, tiefe Nadelstiche etc. gar nicht
mehr zur Empfindung gelangen. Jeder hat zur Winterzeit an den
Fingern, am Handrücken, wohl auch im Gesicht, an Nase, Ohren,
Lippen etc. derartige Erfahrungen anstellen können. Diese Anästhesien sind bei den gewöhnlichen Einwirkungen der kalten Atmosphäre
in unseren Climaten so leichter und vorübergehender Natur, dass
sie meist nicht Object therapeutischer Beobachtung werden. Dagegen entwickeln sich unter bestimmten, ebenfalls hierhergehörigen Einflüssen, z. B. durch kalte Zugluft, Stehen in kaltem Wasser, Liegen
oder Uebernachten auf kaltem Fussboden, zuweilen schwerere und
hartnäckigere Empfindungsstörungen, die man als „rheumatische
Anästhesien" (richtiger „Erkältungs-Anästhesien") bezeichnet. Bei den eigentlichen Erfrierungen der Theile, welche durch die
höheren Grade örtlicher Kältewirkung entstehen, müssen natürlich,
wenn die Necrobiose sich auf die tieferen Schichten der Haut und
den Papillarkörper erstreckt, complete cutane Anästhesien im Umfange der betroffenen Stelle zurückbleiben.

In welcher Weise die Kälte auf die sensibeln Hautnerven oder
die Endapparate derselben einwirkt; wie die Störungen der Hautsensibilität bei leichteren Kältegraden entstehen, ist noch ganz
unermittelt. Es ist einleuchtend, dass es sich dabei um materielle
Veränderungen, wenn auch in der Regel leichterer und reparationsfähiger Natur, handeln muss. — Einige Umstände machen es wahrscheinlich, dass die Wärmeentziehung nicht direct Veränderungen in
den sensibeln Nervenapparaten der Cutis hervorruft, sondern durch
das Mittelglied der örtlichen Circulationsstörung. Wir sehen unter
dem Einflusse der Kälte anfangs locale Anämie (durch spastische
Contraction der mit Muscularis versehenen kleinen Hautgefässe), alsdann eine, längere Zeit anhaltende Hyperämie (durch secundäre Relaxation und Erweiterung der Gefässe) auftreten. Dem anämischen
Stadium scheinen die im Beginne der Kältewirkung stets vorhandenen
Symptome der Nervenreizung, die Empfindungen von Brennen, Stechen,
Prickeln etc. — dem hyperämischen vorzugsweise die Herabsetzung
des Tastsinns und des cutanen Gemeingefühls zu entsprechen. Wir
werden im Folgenden sehen, dass Hyperämie der Haut die Sensibilität derselben nach verschiedenen Richtungen hin abstumpft, während

dies wenigstens bei leichteren Graden der Anämie nicht in gleicher Weise der Fall, der Temperatursinn dabei sogar merklich erhöht ist.

§. 116. Wie die Kälte, so erzeugen auch hohe, die Blutwärme übersteigende Temperaturgrade bei Berührung mit der Haut negative Veränderungen der Sensibilität, namentlich des Tastsinns. Weber hat dies in Bezug auf Druck- und Temperatursinn für Wärmegrade, welche sich 41° R. nähern, experimentell nachgewiesen. Bei sehr hohen Hitzegraden, welche das Cutisgewebe chemisch zerstören, muss natürlich ebenso wie bei tiefgreifenden Erfrierungen complete Anästhesie resultiren.

Es schliessen sich hieran gewisse Substanzen, deren Einwirkung auf die Haut man gewöhlich als „reizend“ oder „ätzend“ bezeichnet. Man ist auf die sensibilitätsvermindernde Wirkung dieser Substanzen besonders aufmerksam geworden durch die Anästhesien, welche von Romberg[*) an Händen und Vorderarmen von Wäscherinnen beobachtet wurden und als deren unzweifelhafte Ursache sich die Einwirkung der zum Waschen benutzten Lauge auf die betroffenen Hautpartien herausstellte. Diese Anästhesien kommen auch in gleicher Weise da vor, wo als rasches Reinigungsmittel die Soda- und Chlorkalklösungen eingeführt sind. Nachtheilig unterstützend wirkt dabei wahrscheinlich auch das heisse Wasser, welches die allgemeinen Bedeckungen auflockert und die Nervenenden so dem Einflusse jener Stoffe zugänglicher macht. — Nothnagel[**) hat die Ursache dieser Anaesthesia lavatricum in einem durch die Kälte (das häufige Eintauchen in kaltes Wasser) bedingten Gefässkrampfe, also in einer arteriellen Anämie der Theile zu finden geglaubt. Ich habe zwar auch Fälle beobachtet, in denen die Anästhesien mit intermittirenden Anfällen von Gefässkrampf (Erblassen der Theile und Temperaturabnahme) complicirt war: jedoch kann ich diesen paroxysmenweise auftretenden und vorübergehenden Gefässkrampf nicht als die Ursache der Anästhesie ansehen, da letztere auch während der Intervalle fortdauerte, in denen Färbung und Temperatur der Theile normal waren.

Der Lauge ähnlich scheinen auch verschiedene andere Substanzen, z. B. Essigsäure, zu wirken. So beobachtete v. Baerensprung[***).

---

*) Clinische Ergebnisse, p. 16.
**) Deutsches Archiv für clinische Medicin, II Heft 2.
***) Hautkrankheiten, 1. Lief., Erlangen 1859, p. 35.

als er seine Finger wiederholt und anhaltend mit concentrirter Essigsäure benetzt hatte, mehrere Tage lang eine Abstumpfung des Tastsinns, so dass er mit den Fingerspitzen warm und kalt nicht unterscheiden und eine Feder nicht halten konnte, obwohl er ein lebhaftes Brennen an den Fingern verspürte. Aehnliches beobachtete Wittmaack[*] nach wiederholtem Befeuchten der Finger mit Aqua regia. Die Haut wurde so empfindungslos, dass er es in keiner Weise wahrnahm, wenn er eine Feder oder einen anderen Gegenstand erfasste. In diesem Zustande verblieb die Haut 3—4 Tage lang, aber noch nach 8 Tagen hatte sich das normale feine Gefühl nicht wieder hergestellt. Das Gefühl des Schmerzes hatte sich während dieser ganzen Zeit nicht verloren, im Gegentheil wurde, namentlich in den ersten Tagen, ein sehr lästiges Prickeln und Brennen empfunden. Diese Erscheinungen sind, wie wir sehen werden, im Wesentlichen mit denen übereinstimmend, welche unter Einwirkung der Lauge etc. bei den Wäscherinnen beobachtet werden. Es scheint demnach, dass eine grössere Anzahl reizender und ätzender Substanzen bei hinreichend intensiver oder anhaltender Application auf die Nervenenden des Papillarkörpers derartig influiren, dass incomplete Anästhesien erfolgen. Die Art dieser Einwirkung ist uns freilich noch ebenso dunkel wie bei den durch Kälte bedingten Anästhesien.

§. 117. Auch bei Einwirkung electrischer Ströme auf die Haut werden unter Umständen negative Veränderungen der Sensibilität beobachtet, welche Nadedja Suslowa[**] näher untersucht hat.

Dieselbe prüfte die Tastempfindung theils durch Berührung der Haut mit einem Haar oder Pinsel, theils durch Messung der Tastkreise. Wurden sehr schwache Inductionsströme auf die Dorsalfläche der Hand geleitet, so wurde zwischen den Electroden die Berührung mit einem Haare nicht wahrgenommen (selbst bei so schwachem Strome, dass dieser an sich keine Empfindung erregte). Wurden die von einander isolirten Spitzen eines Cirkels mit den Polen einer Inductionsspirale verbunden, so mussten die Cirkelspitzen weiter von einander entfernt werden, um noch getrennt wahrgenommen zu werden; und zwar um so weiter, je stärker der Strom war. Auch an der Anode des constanten Stroms zeigte sich die Empfindlichkeit für Berührung mit einem Pinsel, sowie das Kältegefühl verringert, während Beides an der Kathode erhöht war. Wurde der Strom in Längs-

---

[*] Sensibilitätsneurosen, Leipzig 1861, p. 520.
[**] Henle und Pfeuffer's Zeitschr. (J) XVII. p. 155 160.

richtung durch den Arm geleitet, so war auch die Feinheit des Raumsinns an der Kathode erhöht, an der Anode verringert.

Das Schmerzgefühl wird dagegen auch durch die stärksten am
Menschen anwendbaren Inductions- und constanten Ströme nicht
merklich alterirt. Es war daher ein ganz fruchtloses Beginnen, wenn
man eine Zeit lang versuchte, die Electricität zur schmerzlosen Ausführung von Operationen (z. B. Zahnextractionen) in Anwendung zu
bringen.

Die subcutane Injection gewisser Narcotica, namentlich des Morphium, hat, abgesehen von der allgemeinen Wirkung,
auch eine örtliche Abstumpfung der Sensibilität, insbesondere des
Raumsinns, wie ich durch Versuche nachgewiesen habe*), zur Folge.
Die consecutive Vergrösserung der Tastkreisdurchmesser in der Umgebung der Injectionsstelle ist nämlich constant viel bedeutender, als
an der symmetrischen Hautstelle der anderen Seite und tritt überdies
viel früher auf, als an der letzteren. Auch die Zone der ungewissen
Empfindung, innerhalb deren bald einfach, bald doppelt gefühlt wird
(Volkmann's „wahrscheinlich erkennbare Distanz"), erscheint um
die Injectionsstelle herum beträchtlich vergrössert. Endlich ist die
Abnahme der Tastempfindung an der letzteren viel andauernder, als
an der symmetrischen Hautstelle; sie erscheint oft 2—3 Stunden nach
der Injection noch fast unverändert.

Dass auch epidermatische Anwendungen der Narcotica (Cataplasmen, Einreibungen narcotischer Substanzen etc.) die Hautsensibilität
örtlich verringern, ist wohl mehr ein Pium desiderium der Therapie,
als ein Resultat stichhaltiger Prüfung.

Oertliche Anomalien der Blutcirculation können auf die
Hautsensibilität nach verschiedenen Richtungen hin störend einwirken.
Alsberg**) hat über den Einfluss örtlicher Anämie und Hyperämie
auf den Raum- und Temperatursinn an der Vola manus und Planta
pedis Versuche angestellt. Die Anämie wurde durch Hochlegen der
Extremitäten, die Hyperämie durch Anlegen einer Aderlassbinde erzeugt. Es ergab sich, dass sowohl im anämischen als hyperämischen
Zustande überall mit Ausnahme derjenigen Stellen, wo die Haut durch
Aponeurosen straff gespannt ist, und der Endphalangen der Finger,
wo die Empfindlichkeit zu gross ist, um Unterschiede merkbar zu

---

*) Centralblatt 1863 No. 46; hypodermatische Injection der Arzneimittel (2. Aufl.
1867) p. 68 ff.

**) Diss. Marburg 1863.

machen, eine .Verminderung des Raumsinns stattfand, als deren
Ursache Alsberg die Spannungsverminderung der Haut ansieht. Der
Temperatursinn wurde durch Hyperämie um 0,2—0,3° C. (am Zeigefinger) abgestumpft, durch Anämie dagegen um 0,1—0,3° C. gesteigert.
Auf eine plausible Erklärung dieser Beobachtungen müssen wir vorläufig verzichten. Die letztangeführte Thatsache ist um so auffallender, als höhere Grade örtlicher Anämie, wie sie durch Verminderung
oder Abschluss der arteriellen Blutzufuhr bedingt werden, unzweifelhaft schwere und andauernde Störungen der Hautsensibilität nach
allen Richtungen hin zur Folge haben. Zahlreiche, längst bekannte
Experimente ergeben, dass sowohl bei kaltblütigen als warmblütigen
Thieren nach Unterbindung des Hauptarterienstammes einer Extremität
die Sensibilität derselben allmälig sinkt, ohne übrigens in der Regel
ganz zu verschwinden. Dasselbe wird durch pathologische Beobachtungen am Menschen bestätigt; wir sehen sowohl nach Unterbindung
grösserer Arterienstämme, wie auch im Gefolge ähnlich wirkender
Krankheitszustände (Thrombosen, Embolien, Aneurysmen u. s. w.) Anästhesien der zugehörigen Hautprovinz auftreten. Ich werde auf diese,
als ischämische zu bezeichnenden Anästhesien in dem folgenden,
symptomatologischen Abschnitte zurückkommen.

Endlich kommen circumscripte Anästhesien zuweilen in Verbindung mit exanthematischen Hautaffectionen vor, ohne dass
man freilich mit Bestimmtheit in solchen Fällen die Abhängigkeit der
Anästhesie von der Hautaffection und überhaupt den rein örtlichen
Ursprung der ersteren nachweisen könnte. Einen sehr interessanten
Fall der Art hat Veiel*) unter dem Namen: „Maculae anaesthe-
ticae seu Paralysis cutis circumscripta multiplex" beschrieben. Hier traten bei einer tuberculösen jungen Dame zuerst
im Gesichte, dann an den Extremitäten, sowie auch am Rumpfe, nach
und nach sehr zahlreiche, rundliche, bläulich-rothe Flecken (von erweiterten Capillargefässen) hervor, die sich durch vollkommene Unempfindlichkeit auszeichneten; auch die stärksten Hautreize (electrischer Pinsel u. s. w.) wurden daselbst nicht empfunden. In diesem
Falle war die örtliche Anästhesie wahrscheinlich die Folge der
multiplen Gefässectasien. Unter den eigentlichen Exanthemen ist besonders Herpes Zoster nicht selten mit (meist incompleten) Anästhesien der zwischen den Bläschengruppen liegenden Hautbezirke
verbunden. Es muss freilich dahingestellt bleiben, ob diese Anästhesien

*) Allg. Wiener med. Zeitung, 1866, No. 14.

örtlich durch den exanthemathischen Process in der „Cutis oder (was wahrscheinlicher) durch eine primäre Neuritis, resp. Gangliitis, die zugleich Ursache des Zoster ist, hervorgebracht werden.

Ueber die materiellen Veränderungen, welche an den Aufnahmsapparaten der sensibeln Hautnerven vorkommen können, wissen wir bisher äusserst wenig. Meissner*) wollte bei 2 Apoplektikern eine fettige Degeneration der Terminalfasern der nach ihm benannten Körperchen angetroffen haben. Dagegen erhielt Langerhans**) bei 14 Gehirn- und 16 Rückenmarkskranken nur negative Befunde: keine Degeneration der Nerven und der kernartigen Gebilde im Innern der Körperchen. Ein feinkörniger Zerfall derselben liess sich bei diffusen Phlegmonen an den exulcerirten Hautstellen, und bei Zerstörungen der Haut durch Gangraena senilis etc. — nicht aber an einfach entzündeten oder excorirten Hautstellen nachweisen.

§. 118. Alle Läsionen, welche die Leitungsfähigkeit der sensibeln (resp. gemischten) Nervenstämme und der hinteren Wurzeln herabsetzen, müssen Anästhesien in dem entsprechenden Hautbezirke herbeiführen. Diese Anästhesien gehören sämmtlich zur Gruppe der Leitungs-Anästhesien, da sowohl die peripherische Erregung wie der centrale Perceptionsvorgang ungestört stattfinden. Manche Agentien, welche bei localer Einwirkung auf die sensibeln Hautnervenenden peripherische Anästhesien hervorrufen, können auch durch Einwirkung auf sensible Nervenstämme die Leitungsfähigkeit in denselben herabsetzen. Dies gilt z. B. von der Kälte. Taucht man den Ellbogen in ein Gemisch von gestossenem Eise und Wasser, oder applicirt man einen Eisbeutel auf den Stamm des N. ulnaris, so tritt im ganzen Hautgebiete des Ulnaris verminderte Sensibilität ein. Weber, der diesen Versuch zuerst anstellte, fand, dass dabei im Gebiete des Ulnaris der Temperatursinn beträchtlich abgestumpft wurde, und ein dem sogenannten Einschlafen der Glieder ähnlicher Zustand erfolgte. — Der Kälte analog verhalten sich, wie ich gezeigt habe, auch hypodermatische Injectionen von Morphium. Richtet man die Einspritzung auf einen oberflächlich liegenden Nervenstamm (z. B. den N. peronaeus am Capitulum fibulae), so kann der Raumsinn im ganzen Hautgebiete des N. peronaeus eine Verminderung erfahren.

Von den Nervenstämmen ausgehende Anästhesien werden vor

---

*) Beiträge zur Anatomie und Physiologie der Haut, Leipzig 1853.

**) Zur pathologischen Anatomie der Tastkörper (Virchow's Archiv 45, Heft 3 und 4, 1869).

zugsweise herbeigeführt durch traumatische Läsionen, wobei
die sensibeln Nervenröhren durch Druck, Zerrung oder Continuitätstrennung ihre Leitungsfähigkeit einbüssen; ferner durch Neuritis,
Pseudoneurome und anderweitige, auf den Nervenstamm drückende
Geschwülste. Hierher gehören u. A. auch die schweren Anästhesien,
welche bei der sogenannten anästhetischen oder nervösen Lepra (L.
anaesthetica s. nervosa) vorkommen — jener eigenthümlichen, weiterhin zu schweren Mutilationen führenden Erkrankung, die auch unter
den Namen Elephantiasis graeca, Radesyge, Spedalskhed u. s. w.
bekannt ist. Diese Anästhesien sind bedingt durch spindelförmige
neuromatöse Anschwellungen an den Nerven: wahre Lepra-Knoten,
die aus Granulationsgewebe bestehen*).

§. 119. Vom Rückenmark ausgehende Anästhesien tragen
natürlich sämmtlich den Charakter der Leitungs-Anästhesien, da innerhalb des Rückenmarks die sensibeln Fasermassen noch auf dem Wege
zu ihren centralen Endigungen, den eigentlichen Perceptionsorganen
der Empfindung, begriffen sind. Sehen wir auch die sensibeln Fasern
der hinteren Wurzeln sich insgesammt oder grösstentheils, wie es sehr
wahrscheinlich ist, in Ganglien der Hinterhörner inseriren, so können
wir doch diese Ganglien nicht als Centra der Empfindung, sondern
nur als eingeschaltete, die Verbindung mit den vorderen Wurzelfasern
oder mit den Ursprungsganglien derselben vermittelnde Reflexapparate
betrachten. — Diejenigen Theile des Rückenmarks, welche für die Genese der spinalen Anästhesien ausschliesslich in Betracht kommen,
sind die graue Substanz und die weissen Hinterstränge Die speciellen Functionen dieser Theile bei der Leitung der sensibeln Erregungen im Rückenmark sind seit längerer Zeit Gegenstand einer,
leider noch nicht endgültig geschlichteten Controverse. Die fortdauernde Unsicherheit dieses Abschnitts der Physiologie hemmt in
hohem Grade die Einsicht in pathologische Vorgänge, namentlich die
Pathogenese und Semiotik der spinalen Anästhesien. Es lässt sich
nicht vermeiden, hier wenigstens die Hauptrichtungen, welche in der
Physiologie Vertretung fanden, kurz zu bezeichnen. Während nach
der ursprünglichen Lehre von Longet die Hinterstränge allein Leiter
der Empfindungen zum Gehirn darstellen, haben andere Experimentatoren (Brown-Séquard, Stilling) den Hintersträngen eine solche
Function ganz abgesprochen und dieselbe ausschliesslich der grauen

---

*) Vgl. Virchow, Die krankhaften Geschwülste, II. p. 509; die Arbeiten von
Danielssen u. Boeck, Köbner, Carter, Steudner; Sollmann Diss. Berlin 1869.

Substanz vindicirt. S c h i f f endlich erklärte sowohl die Hinterstränge
als die graue Substanz für empfindungsleitend — beide jedoch in sehr verschiedenen Sinne. Die graue Substanz vermittelt nach ihm ausschliesslich die Leitung von Gemeingefühlen, während die eigentlichen Tasteindrücke in den Bahnen der Hinterstränge fortgepflanzt werden: die
graue Substanz ist zugleich, ohne selbst empfindlich zu sein, nach
allen Richtungen hin leitend (ästhesodisch). Ich übergehe, als der
Physiologie angehörig, die Experimente, auf welche diese Theorien
sich stützen, und begnüge mich mit einer kurzen Charakteristik der
Folgerungen, welche sich aus jeder derselben für die Pathogenese
der spinalen Anästhesien ergeben.. Ist Longet's Ansicht richtig,
so muss nach completer Zerstörung der Hinterstränge allein, auch
bei völliger Integrität der grauen Substanz, Anästhesie aller abwärts
gelegenen (d. h. ihre Nerven aus tieferen Rückenmarksabschnitten
beziehenden) Körpertheile entstehen. Ist Brown-Séquard im Rechte,
so muss die Destruction der grauen Substanz, auch bei völliger Integrität der Hinterstränge, den abwärts gelegenen Theilen ihre Sensibilität rauben; und zwar genügt hierzu bereits Destruction des hinteren Theils der grauen Substanz, welcher (nach Brown-Séquard
und Stilling) allein Empfindungen leitet. Isolirte Zerstörung der
Hinterstränge würde demnach niemals Anästhesie — einseitige Zerstörung im Gegentheile (nach den Versuchen von Brown-Séquard,
van Deen und Stilling) Hyperästhesie in den abwärts gelegenen Körpertheilen derselben Seite hervorrufen. — Nach der gleichsam vermittelnden, aber auch complicirteren Lehre von Schiff dürften wir Folgendes
erwarten: Nach Zerstörung der ganzen (vorderen und hinteren) grauen
Substanz muss complete Anästhesie der unteren Körpertheile in Bezug
auf das Gemeingefühl (Analgie) eintreten, während aber der Tastsinn
nicht beeinträchtigt zu sein braucht. Ist die graue Substanz nicht
in der Totalität ihres Querschnitts, sondern nur theilweise zerstört,
so dass an irgend einer Stelle die Continuität der Leitung innerhalb
der grauen Substanz noch ununterbrochen ist, so kann es nicht zur
vollständigen Analgie kommen, weil durch die erhaltene Brücke die
Empfindungen nach allen Richtungen hin fortgepflanzt werden. Als
anatomisches Substrat dieses allseitigen Leitungsvermögens wurden
von Schiff anastomosirende Netze von Nervenkörpern der grauen
Substanz, — welche also zu diesem Zwecke auf den ganzen Querschnitt derselben ausgebreitet sein müssten — betrachtet. — Isolirte
Zerstörung der weissen Hinterstränge endlich kann niemals Aufhebung
des Gemeingefühls (Analgie), sondern nur Tastsinnslähmung (Apsela-

phesie) in den abwärts liegenden Körpertheilen hervorrufen. Es muss hierbei vorausgesetzt werden, dass die Leitung von Gemein- gefühls- und Tasteindrücken auch schon an der Peripherie nicht den- selben, sondern verschiedenen Nervenröhren übertragen wird, welche jenseits der hinteren Wurzeln gesonderte Bahnen einschlagen: der Art, dass die Tastnerven unmittelbar in den weissen Hintersträngen emporsteigen, die Gefühlsnerven dagegen mit den Nervenkörpern der grauen Substanz zum Zwecke der Leitung durch jenes anastomosi- rende Zellennetz in Verbindung treten: eine Annahme, welche weniger von histologischer, als von physiologischer Seite manche Schwierigkeit darbietet.

§. 120. Vom clinischen Standpunkte aus ist es auf Grund der bisher vorliegenden Thatsachen unmöglich, eine der drei Lehren in ihrer exclusiven Fassung anzunehmen und die pathogenetischen Folgerungen derselben als allgemein gültig zu sanctioniren. Nament- lich sprechen die pathologisch-anatomischen Thatsachen weder zu Gunsten der Longet'schen noch der Brown-Séquard'schen (und Stilling'schen) Theorie: wir sehen Anästhesien zuweilen bei reinen Degenerationen der Stränge, zuweilen aber auch bei isolirten Dege- nerationen der grauen Substanz auftreten. Derartige Befunde können freilich nur dann etwas Beweisendes haben, wenn die Integrität der, die Hinterstränge und die Hinterhörner der grauen Substanz durch- setzenden, queren Wurzelfasern und der peripherischen Nervenstämme macroscopisch und microscopisch erwiesen ist, da die Anästhesie sonst theilweise auf Rechnung der gleichzeitigen Degeneration in der peripherischen Faserung gesetzt werden könnte. In der Regel geben die Befunde über die in Rede stehenden Fragen schon deshalb keine genügende Auskunft, weil entweder die Veränderungen nicht so iso- lirter Natur sind, sondern von den Hintersträngen auf die graue Substanz und umgekehrt übergreifen — oder weil die Veränderungen nicht die Totalität des Querschnitts, sei es in der grauen Substanz oder in den Hintersträngen, umfassen — oder weil endlich neben be- schränkteren Läsionen dieser Rückenmarkstheile noch Degenerationen der hinteren Wurzeln und der peripherischen Nerven einhergehen.

Die Theorie von Schiff hat für die Pathologie manches Ver- lockende; namentlich würde dieselbe zahlreiche Fälle von partieller Empfindungslähmung spinalen Ursprungs in sehr ungezwungener Weise erklären. So kommen z. B. bei progressiver Muskelatrophie Fälle vor, in denen Analgesie vorhanden ist mit gar keiner oder erst später

16*

und relativ geringer Störung des Tastsinns*); und bei dieser Krankheit haben die Sectionen mehrfach Degenerationen in der grauen
Substanz ohne entsprechende Degenerationen in den Hintersträngen
ergeben. Auch bei Rückenmarkscompression in Folge von Wirbelcaries wird zuweilen bloss Analgesie, oder Analgesie mit gleichzeitiger
Temperatursinnslähmung, aber ohne Betheiligung des Druck- und
Ortsinns, beobachtet. Wenn man bedenkt, dass die Compression in
solchen Fällen vorzugsweise auf die vorderen Abschnitte des Rückenmarks einwirkt (weshalb oft auch nur Paraplegien ohne Sensibilitätsstörung in den unteren Extremitäten auftreten), und dass die
Hinterstränge der Compression verhältnissmässig am leichtesten und
häufigsten entgehen, so lassen sich auch diese Befunde mit der
Schiff'schen Theorie am besten vereinigen. Als positiv beweisend
führt M. Rosenthal**) einen Fall an, in welchem bei Wirbelcaries Aufhebung der Schmerzempfindlichkeit und des Temperaturgefühls bei
intacter Berührungsempfindung bestand, und die (von Meynert vorgenommene) microscopische Untersuchung eine Erkrankung der Nervenkörper der grauen Substanz (Sklerose mit vorangehender fettig-
pigmentöser Degeneration) vom Halsmark bis zum Conus medullaris
herab nachwies. Diesem Falle lässt sich jedoch eine unbedingte Beweiskraft nicht zuschreiben, weil ausser der obigen Degeneration der
Nervenkörper der grauen Substanz auch myelitische Erweichungsheerde in den Hintersträngen angetroffen wurden. — Auch hysterische Anästhesien treten zuweilen in Form ausgedehnter Analgesien
auf, wobei das Tastgefühl intact ist oder erst später und in leich-
terem Grade gestört wird. Es können hier Analgesien fast an der
ganzen Haut bei intactem Druck-, Temperatur- und Raumsinn, ja
sogar Analgesien einer Seite bei normalem Druck- und Temperatursinn derselben und gleichzeitiger Hyperästhesie der anderen Seite
bestehen. Diese Thatsachen haben nichts Befremdendes, wenn
man die Resultate der Schiff'schen und der Brown-Séquard'schen
Durchschneidungsversuche adoptirt, und sich vorstellt, dass bei den
Anästhesien Hysterischer bald nur die graue Substanz, bald auch
ein Theil der Hinterstränge, zuweilen nur auf einer Seite, von Leitungsstörungen betroffen wird. — Umgekehrt findet man dagegen

---

*) Landois und Mosler, Neuropathologische Studien, Berliner clin. Wochen-
schrift 1868, No. 45.

**) Vortrag in der Gesellsch. Wiener Aerzte am 19. Februar 1869.

bei Tabes dorsualis, wo sich die Veränderungen wesentlich auf Degeneration der Hinterstränge beschränken, nicht selten Fälle, in denen das cutane Gemeingefühl intact oder sogar excessiv ist, während dagegen Druck-, Temperatur- und Raumsinn zusammen oder einzelne dieser Fuctionen in hohem Grade gestört sind.

Andererseits lassen sich manche Punkte der Schiff'schen Lehre, ganz abgesehen von ihrer mangelhaften histologischen Begründung, auch den clinischen Thatsachen gegenüber, wenigstens ohne restringirende Veränderungen und Modificationen, kaum aufrecht erhalten. Es gehört dahin namentlich die Lehre von dem allseitigen Leitungsvermögen der grauen Substanz, und die daraus entspringende Folgerung, dass bei particller Integrität derselben in irgend einem Theile ihrer Dicke die Leitung des Gefühlseindrücke von den darunter liegenden Theilen keine Störung erleide. Diese Lehre, welche die graue Substanz als zur Beförderung der ankommenden Gefühlseindrücke gewissermaassen solidarisch verpflichtet hinstellt, scheint mir in solcher Allgemeinheit wenigstens mit den pathologischen Thatsachen schwerlich vereinbar. Die Ergebnisse von Brown-Séquard und Stilling, denen nur die hintere, nicht aber die vordere graue Substanz als Leitungsorgan der Sensibilität galt, dürften nach dieser Richtung hin der Uebereinstimmung näher liegen. Ebenso bedarf die Schiff'sche Lehre einer weiteren Modification zu Gunsten der nicht seltenen Fälle particller Empfindungslähmung spinalen Ursprungs, in welchen einzelne Tastvermögen, besonders der Temperatursinn verschont bleiben, während dagegen hochgradige Analgesie und Drucksinnslähmung neben einander bestehen. Derartige Fälle kommen namentlich bei Tabes dorsualis vor; es kann hier sogar neben Analgesie und erheblicher Beschränkung des Druck- und Raumsinns eine abnorme Verschärfung des Temperatursinns bestehen, wovon u. A. Mosler und Landois einen interessanten Beleg mitgetheilt haben[*]). Die Auflösung der hier vorliegenden Probleme ist bei der Mangelhaftigkeit, welche die experimentellen Vorarbeiten gerade nach dieser Richtung hin darbieten und darbieten müssen, vorerst kaum zu erwarten.

§. 121. Vom Gehirn aus können in doppelter Weise Anästhesien entstehen. Entweder werden die sensibeln Fasern der Rückenmarks- und Gehirnerven auf dem Wege zu ihren centralen Endapparaten getroffen, wobei es sich also noch um reine Leitungsan-

---

[*]) L. c. No. 41.

ästhesien handelt; oder die Anästhesie hat ihren Sitz in den centralen
Endapparaten und den eigentlichen Perceptionsorganen der Empfindung, ist also eine im engeren Sinne centrale. Leider finden auch
bei der Pathogenese der cerebralen Anästhesien noch ähnliche Schwierigkeiten statt, wie bei den spinalen, indem die Physiologie uns bisher weder mit den Leitungsbahnen der sensibeln Nerven innerhalb
des Gehirns noch mit dem Sitze der centralen Empfindungsheerde
in befriedigender Weise bekannt gemacht hat. Namentlich in Bezug
auf den Sitz der cerebralen Empfindungscentra sind sehr verschiedene Ansichten geäussert worden; man ist dabei im Laufe der Zeit
gewissermaassen immer weiter zurückgegangen, indem man successive
die Medulla oblongata, die grossen Centralganglien, endlich die Ge-
wölbtheile des Hirns, namentlich die graue Rindenschicht der Grosshirnhemisphären (die „empfindende Hohlkugel" Meynert's), als das
Endorgan sämmtlicher Empfindungsnerven, als die Stätte des eigentlichen Perceptionsvorgangs und der sich weiter anknüpfenden Verar-
beitung der Empfindungen aufgefasst hat.

Von pathologischer Seite steht jedenfalls entschieden fest, dass
auch bei Heerden jenseits der Medulla oblongata und des Pons,
jenseits der Hirnstiele und der grauen Centralganglien, in der Substanz
der Grosshirnhemisphären selbst, beträchtliche Anästhesien beobachtet
werden. Es scheinen jedoch vorzugsweise oder ausschliesslich gewisse
Abschnitte der Centralganglien und der grossen Hirnhemisphären zu sein,
deren Läsionen häufig mit mehr oder minder ausgedehnten Störungen
der cutanen Sensibilität verbunden sind, wie wir namentlich aus den
Symptomen bei circumscripten Hämorrhagien dieser Theile entnehmen.
Dahin gehören nach Türck die obere äussere Gegend des Sehhügels; das dritte Glied des Linsenkernes; der hintere (d. h. zwischen
Linsenkern und Sehhügel gelegene) Abschnitt der inneren Capsel;
der gleichfalls in dieser Gegend gelegene Theil vom Fusse des Stab-
kranzes, und ein Theil der anstossenden Partie des Marklagers vom
Oberlappen. Hämorrhagien in die Brücke und die Pedunculi cerebri
sind selbstverständlich sehr häufig von Anästhesien begleitet, da die
Fortsetzungen der spinalen Hinterstrangfaserung im äusseren Theile des
Hirnschenkelfusses verlaufen. Bemerkenswerth ist, dass wir auch bei
solchen cerebralen Anästhesien, deren Sitz entweder in die Centralganglien oder in die Grosshirnhemisphären zu verlegen ist, partiellen
Empfindungslähmungen begegnen, wobei z. B. Analgesie und Aufhebung des Temperatursinns bei intactem Druck- und Ortsinn bestehen,

oder umgekehrt, wie aus den von Landois und Mosler*) und
Anderen erwähnten Beobachtungen hervorgeht. Es scheint demnach,
als ob die Bildungsstätten der Druck- und Ortsempfindungen an einer
anderen Gehirnstelle, als die Bildungsstätten der Temperaturempfindungen gelegen sein müssten.

Ob auch isolirte Affectionen des Cerebellum Anästhesien zur
Folge haben können, ist noch nicht entschieden; namentlich ist die
Möglichkeit, dass von hier aus Anästhesien im Gebiete des Trigeminus
hervorgerufen werden, anatomisch höchst annehmbar, obwohl directe
physiologische und pathologische Stützen nicht vorliegen.

§. 122. Unter den einzelnen pathologisch-anatomischen Processen
sind als Veranlassungen cerebraler Anästhesien zunächst die Hyperämien des Gehirns in Betracht zu ziehen, deren Einfluss nach
dieser Richtung hin jedoch etwas zweifelhafter Natur ist. Man hat
nicht bloss die diffusen Hyperämien des Gehirns, sondern auch die
in der Umgebung örtlicher Krankheitsheerde (von Tumoren, Erweichung u. s. w.) auftretenden Hyperämien als Quelle der begleitenden
Sensibilitätsstörungen, namentlich vorübergehender und wechselnder
Anästhesien, betrachtet; auch die toxischen und die nach acuten
Krankheiten auftretenden Anästhesien werden zum Theil als Folgen
diffuser oder partieller Gehirnhyperämien gedeutet.

Unter den Gehirnblutungen sind namentlich Hämorrhagien
in den oben aufgeführten Theilen der Centralganglien und der Grosshirnhemisphären ziemlich constant von Anästhesien begleitet. Letztere sind hier meist als unmittelbare Folge der durch den Bluterguss
gesetzten Zertrümmerung der sensibeln Hirnelemente zu deuten;
ebenso die Anästhesien bei den seltener vorkommenden Hämorrhagien im Pons und Pedunculus cerebri. Die secundäre centrifugale
Degeneration der seitlichen Rückenmarksstränge, deren Vorkommen
Türck auch bei diesen Hämorrhagien nachgewiesen hat, ist auf die
Entstehung und Ausbreitung der Anästhesie dabei ohne Einfluss.

Bei Encephalitis, Erweichung, Hirnabscess, sind Anästhesien im Ganzen viel seltener als Reizerscheinungen, werden jedoch wahrscheinlich über den anderweitigen schwereren Symptomen oft übersehen. Auch bei der heerdweise auftretenden Sklerose des Gehirns scheinen Anästhesien häufig zu fehlen;
in einzelnen Fällen, wo zum Theil sehr hochgradige Analgesie be-

---

*) L. c. No. 39.

stand, wurde neben der Gehirnsklerose auch ausgedehnte Sklerose des
Rückenmarks gefunden.

Bei Gehirntumoren sind ebenfalls cutane Anästhesien seltener
als Reizerscheinungen, kommen jedoch zuweilen sogar in grosser Ausdehnung vor. Sie können alsdann entweder durch die centrale Läsion
selbst oder durch Compression der an der Basis liegenden Nerven,
besonders des Trigeminus, bedingt sein.

Krankheiten der Gehirnarterien, namentlich Aneurysmen bewirken Anästhesie durch Druck auf benachbarte Hirntheile
(z. B. auf den Pons, bei Aneurysmen der Art. basilaris) oder auf
die basalen Nervenstämme. Ebenso wirken Geschwülste der
Schädelknochen: Exostosen, Carcinome u. s. w. — so wurde
z. B. Anästhesie des Trigeminus durch Compression desselben in Folge
von Carcinom des Felsenbeins und des Keilbeinkörpers von Türck
beobachtet.

Auch Verletzungen der Schädelknochen können in Bezug
auf den Trigeminus eine ähnliche Rolle spielen: man hat Anästhesie
dieses Nerven in Folge von Schussfracturen des Felsenbeins (Bérard),
durch eine an der vorderen Fläche des letzteren stecken gebliebenen
Kugel (v. Meyer) etc. eintreten sehen.

Unter den Krankheiten der Hirnhäute sind meningeale
Apoplexien, Arachnitis cerebrospinalis epidemica, sowie auch andere
Formen der Arachnitis öfters von Anästhesien begleitet. Weit häufiger jedoch fehlen Anästhesien bei diesen Krankheitszuständen vollständig, und in den Fällen, wo sie vorkommen, ist ihr Zusammenhang mit der Affection der Hirnhäute nicht immer recht evident; oft
sind gleichzeitig Affectionen der Rückenmarkshäute, oft auch Veränderungen der Gehirnsubstanz selbst (namentlich in der angränzenden
Rinde oder in den basalen Hirntheilen) vorhanden. Uebrigens fehlt
es bei den meisten dieser Krankheiten noch sehr an genauen Untersuchungen der Sensibilität; auch machen die hochgradigen psychischen Störungen, Apathie und Coma oft jede derartige Untersuchung
unmöglich.

Es schliessen sich hieran zunächst die Anästhesien, welche bei
chronischen Geisteskrankheiten vorkommen, insofern auch
diese wahrscheinlich grösstentheils auf intracraniellen, cerebralen Veränderungen beruhen; für manche Fälle muss es freilich noch dahingestellt bleiben, ob die begleitenden Anästhesien nicht secundären
Degenerationen des Rückenmarks ihren Ursprung verdanken.

Was das Vorkommen von Anästhesien bei den einzelnen

Formen der Psychosen betrifft, so besitzen wir über diesen Punkt zahlreiche und im Allgemeinen ziemlich übereinstimmende Angaben. Smoler[*]) theilt darüber folgende eigene Prüfungsergebnisse mit: Cutane Analgesie (bei Prüfung mittelst Nadelstichen oder mit dem electrischen Pinsel) zeigten unter 50 Fällen von Melancholie 13; unter 6 Fällen von Melancholia attonita 5; unter 10 Wahnsinnigen 2; unter 20 allgemein und particll Verrückten 3; unter 50 Blödsinnigen 8. Unter 16 Fällen von paralytischem Blödsinn zeigten 12 cutane Analgesie; alle 16 aber bedeutende Verminderung des Tastsinns, auch des Temperatursinns. In 5 Fällen chronischer Alcoholvergiftung mit Geistesstörung war überall cutane Analgesie vorhanden; unter 7 Fällen von Epilepsie mit Geistesstörung 5mal.

Mit diesem Resultate stimmt auch die Angabe von Griesinger[**]), dass Fälle von vorübergehender oder dauernder Hautanästhesie am meisten in melancholischen und blödsinnigen Zuständen vorkommen. Auf die verschiedenen Formen und Aeusserungsweisen dieser Anästhesien werden wir in dem folgenden (symptomatologischen) Abschnitte näher eingehen. — Auch bei angeborenem Blödsinn und Cretinismus endlich ist Analgesie der Haut und Schleimhäute ausserordentlich häufig.

Wir finden ferner cutane Anästhesien mehr oder minder häufig bei einer Reihe von chronischen Neurosen, welche zum Theil den Geisteskrankheiten nahe stehen, jedenfalls aber mit noch wenig gekannten, ausgebreiteten Veränderungen im Bereiche der cerebrospinalen Nervencentra oder des gesammten Nervensystems einhergehen. Es gehören dahin die epileptischen und cataleptischen Zustände, Chorea, Hysterie, Hypochondrie. In allen diesen Krankheiten (mit Ausnahme der Chorea) sind cutane Anästhesien ein ziemlich häufiges Symptom; doch lässt sich der Sitz und die Natur der zu Grunde liegenden anatomischen Läsion bisher nicht bestimmen.

§, 123. Es reiht sich an diese Anästhesien, als ebenfalls vorzugsweise cerebralen und im engeren Sinne centralen Ursprungs, eine Gruppe von Anästhesien, welche wir als toxische zusammenfassen können, da sie unter der Einwirkung von aussen importirter, pharmaceutischer oder toxischer Substanzen auf den Organismus entstehen. Zu diesen Substanzen gehören vor Allem die eigentlichen

---

[*] Die cutane Analgesie und ihr symptomatisches Vorkommen in verschiedenen Krankheiten Prager Vierteljahrsschrift, 87. Band. p 76 (1865).

[**] Pathologie und Therapie der psychischen Krankheiten (2. Aufl.) p. 83.

Anästhetica: Chloroform, Aether, Aethylchlorür, Amylen, Schwefelkohlenstoff, Methylchlorür, und viele verwandte Körper, z. B. auch
der Aethylalcohol.

Ueber die Wirkungsweiee aller dieser Substanzen wissen wir im
Grunde sehr wenig. Es ist sicher, dass sie zuerst die Functionen
der sensibeln Nervencentra und bei fortschreitender Vergiftung auch
die der motorischen und 'Reflexcentra allmälig vernichten; ob dies
aber in Folge verminderter Sauerstoffzufuhr geschieht (wie Snow,
Sansom und Andere meinen), und ob die verminderte Sauerstoffzufuhr ihrerseits Folge einer Gestaltveränderung, resp. Auflösung der
rothen Blutkörperchen sei, wie sie bei directer Einwirkung von Chloroform auf Blut stattfindet, ist in hohem Grade fraglich. Dagegen
spricht, dass, wie Bernstein*) gezeigt hat, auch blutleer gemachte
und mit Kochsalzlösung ausgespritzte Frösche, wiewohl· langsamer,
der Chloroformvergiftung erliegen. Bernstein nimmt daher an, dass
es sich um directe chemische Veränderungen der Ganglienzellen und
Nervenröhren — vielleicht durch Einwirkung des Chloroforms auf
das in der Nervenmasse enthaltene Cholestearin — handle.

Richardson hat zu zeigen versucht, dass das anästhesirende
Vermögen der kohlenstoffhaltigen (d. h. — mit Ausnahme des Stick-
oxyduls — aller) Anaesthetica mit ihrer Dampfdichte und der davon
abhängigen Diffusibilität in Verbindung stehe, und dass daher diese
Substanzen theils durch Wasserentziehung, theils auch durch den, in
Folge ihrer Expansion ausgeübten Druck auf die Nervenmasse des
Gehirns einwirken**).

An die eigentlichen Anaesthetica reihen sich die Narcotica,
als deren Repräsentanten das Opium und sein wichtigstes Alcaloid,
Morphium, gelten dürfen. Die Einführung dieser Mittel bewirkt schon
in Dosen, welche keine eigentliche Narcose hervorrufen, eine Abstumpfung der Hautsensibilität, und zwar nicht bloss für Gefühlseindrücke im Allgemeinen, sondern auch eine Verminderung des Raumsinns, wie Lichtenfels durch genaue Messungen gezeigt hat. Auch
diese Anaesthesien, sowie die unter dem Einflusse des chronischen
Alcoholismus entstehenden sind wahrscheinlich cerebralen Ursprungs — während dagegen den bei chronischer Bleivergiftung

---

*) Ueber die physiologische Wirkung des Chloroforms, Moleschott's Unters.
1866, Bd. IX. p. 280.

**) Med Times and Gaz, 23. Sept. 1867, p. 342. Ibid. 23. November, 7. und
28. December 1867.

auftretenden Anästhesien gewöhnlich eine spinale Entstehung zugeschrieben wird, und die durch Ergotin bedingten Anästhesien vielleicht primären örtlichen Anomalien der Blutcirculation in peripherischen Theilen ihren Ursprung verdanken. Anästhesien, deren Entstehungsort unbekannt ist, können ausserdem noch durch sehr heterogene toxische Substanzen (Quecksilber, Arsenik, Phosphor, Bromkalium, Campher, Saponin) u. s. w. herbeigeführt werden.

Höchst dunkel ist endlich die Pathogenese derjenigen Anästhesien, welche wir bei acuten Krankheiten, oder als Residuen, im Reconvalescenzstadium derselben (häufig in Verbindung mit Lähmungen oder anderweitigen Innervationsstörungen) auftreten sehen. Circumscripte Hautanästhesien werden, ebenso wie cutane Hyperästhesien, nicht selten bei den verschiedensten fieberhaften Krankheiten (Pneumonie, Pleuritis, Peritonitis, acutem Gelenkrheumatismus u. s. w.) beobachtet. Als eigentliche Nachkrankheiten finden sie sich aber besonders nach den exanthematischen Fiebern (Pocken, Scharlach, Masern) und nach anderen acuten Infectionskrankheiten: Typhus, Cholera, Dysenterie, Intermittens, Beriberi, und vor Allem nach Diphteritis. Diese Anästhesien scheinen, wie aus ihrem höchst polymorphen Auftreten hervorgeht, bald cerebralen, bald spinalen, bald endlich peripherischen, in den Plexus und Nervenstämmen residirenden Veränderungen zu entspringen. Autopsien sind bisher nur spärlich vorhanden; am zahlreichsten nach Typhus, wo jedoch Anästhesien seltener vorkommen als Hyperästhesien, und die Befunde sich meist auf Hyperämien im Rückenmark und Gehirn beschränken (vgl. den Abschnitt: „Lähmungen nach acuten Krankheiten", §. 196.).

Specielle Symptomatologie und Verlauf der einzelnen Formen.

§. 124. Den rheumatischen Anästhesien gehen in der Regel heftige, reissende Schmerzen in den befallenen Partien vorauf, bald nur wenige Stunden, bald sogar einige Tage hindurch mit oder ohne Unterbrechungen anhaltend. Gewöhnlich ist sowohl Tastsinnslähmung wie Analgesie zu constatiren, wenn auch beide nur incompleter Natur; die Tastsinnslähmung ist oft dem Grade nach überwiegend, so dass Druck- und Temperatursinn eine sehr beträchtliche Herabsetzung bekunden, während Schmerzgefühl und electrocutane Sensibilität relativ wenig alterirt sind. Diese Anästhesien gehen oft auch mit Motilitätsstörungen der betroffenen Theile einher, durch homologe

Einwirkung der rheumatischen Noxen auf beide Nervenspecies: so
findet sich z. B. Anästhesie im Gebiete des Trigeminus neben Lähmung des Facialis oder einzelner Augenmuskeln, und Anästhesie mit
gleichzeitiger Lähmung am Unterschenkel und Fusse. Auch vasomotorische, resp. trophische Störungen sind nicht selten vorhanden.

Bei der Anästhesie der Wäscherinnen klagen die Kranken
über ein lästiges Gefühl von Erstarrung in den Händen und Vorderarmen, womit sich nicht selten eine kribbelnde, dem Einschlafen der
Glieder ähnliche Empfindung in den Fingerspitzen verbindet. Das
Gemeingefühl ist, wie die objective Untersuchung ergiebt, oft wesentlich beeinträchtigt; so weit das Gefühl der Erstarrung sich erstreckt,
werden Nadelstiche nur sehr undeutlich, zuweilen gar nicht empfunden. Auch ist das Tastgefühl erheblich vermindert, und zwar meist
in noch höherem Grade als das Schmerzgefühl und die electrocutane
Sensibilität. Romberg fand in zwei Fällen den N. radialis vorzugsweise afficirt, und die Affection mit heftigen Schmerzen verbunden, welche sich von der Radialseite längs des Vorderarms bis in
den Daumen, Zeige- und Mittelfinger verbreiteten. Ich habe in der
Regel an der Anästhesie vorzugsweise das Gebiet des N. medianus
betheiligt gefunden; auch fand ich die Anästhesie öfters mit Bewegungsstörungen (Schwäche oder krampfhafte Contractur der kleinen
Handmuskeln) und mit den von Nothnagel hervorgehobenen Erscheinungen des Arteriospasmus, periodischem Erblassen und Temperaturabnahme der Theile, verbunden; einmal sah ich eine Roseola
urticata an den afficirten Hautstellen vorübergehend auftreten. —
Was den Verlauf dieser Anästhesien betrifft, so ist derselbe meist
ein sehr hartnäckiger; selbst wenn die Patientinnen für längere Zeit
oder für immer dem Waschen entsagen, besteht die Anästhesie in
der Regel doch, wenn auch in vermindertem Grade, fort, und es
pflegt namentlich eine dauernde Abstumpfung des Tastsinns zurück-
zubleiben.

Die Anästhesien bei Zoster treten meist erst nach dem
Ausbruche des Exanthems oder nach mehrtägigem Bestehen desselben auf, nachdem Schmerzempfindungen vorausgegangen, oder auch
bei gleichzeitigem Fortbestehen der letzteren. Die Anästhesie zeigt
sich zwischen den Bläschengruppen, auf der freien, gar nicht oder
nur wenig getötheten Haut; es besteht Analgesie incompleter Art,
aber auch (wie ich mich überzeugt habe) öfters intensive Herabsetzung des Tastsinns. Diese Anästhesien können mit oder vor der
Heilung des Exanthems vollständig verschwinden. Oefters bleiben

sió jedoch auch nach gänzlicher Abheilung des Exanthems noch längere Zeit zurück, wie dies schon bei Gelegenheit des Zoster ophtalmicus (§. 46.) erwähnt wurde. Diese Unregelmässigkeiten haben
nichts Auffallendes, wenn man bedenkt, dass in solchen Fällen die
Anästhesie wahrscheinlich nicht durch die exanthematischen Haut-
veränderungen, sondern durch neuritische Leitungsstörungen im Nerven bedingt ist.

Die Anästhesien durch Abschluss oder Verminderung
der arteriellen Blutzufuhr (ischämische Anästhesien)
umfassen natürlich das ganze Hautgebiet, welches von der verminderten oder abgeschnittenen Blutzufuhr betroffen ist; sie sind in der
Regel incomplet, und verschwinden in demselben Maasse, wie die
Circulation des Theiles (sei es durch Wegbarmachung des verstopften Gefässes oder durch Collateralen) wiederhergestellt wird. Tastsinn und Gemeingefühl können dabei gleichmässig — ersterer oft
in höherem Grade — alterirt werden. Neben den Sensibilitätsstörungen sind natürlich die Symptome der arteriellen Anämie, Puls-
losigkeit oder schwacher Puls, Blässe, verminderte Temperatur, oft
auch motorische Schwäche in den afficirten Theilen vorhanden.

Als Beispiel diene folgender Fall, den ich auf der chirurgischen Clinik von
Bardeleben in Greifswald beobachtete. Ein 47jähriger Mann litt an einem Aneurysma der Art. femoralis (an der Gränze der Iliaca), welches in Zeit von 3 — 4
Wochen durch Digital- und Instrumentalcompression zur Heilung gebracht wurde.
Am zehnten Tage nach dem völligen Erloschensein der Pulsationen im Aneurysma
war der Puls in den Tibialarterien noch nicht wieder zu fühlen; Pat. empfand eine
grosse Schwäche beim Gebrauche des Beins und Unsicherheit beim Auftreten, der
rechte Fuss war dem Gefühle nach kälter; die thermometrische Messung ergab in
der rechten Kniekehle 34, links 35° C.; in der Furche zwischen Achillessehne und
Malleolus Int. rechts 29,5, links 30,3°. Die Untersuchung des Raumsinns ergab in
der ganzen rechten Unterextremität eine bedeutende Abstumpfung: so betrugen z. B.
die Durchmesser der Tastkreise (bei querer Application der Cirkelspitzen) in den
Kniekehlen rechts 14''', links 4'''; im unteren Theile der Wade rechts 6''', links
2 '' u. s w. — ebenso war die Druckempfindung auf der rechten Seite viel schwächer.
Auch die electrocutane Sensibilität zeigte entsprechende Verminderung. Pat. wurde in
diesem Zustande entlassen. Als ich denselben nach mehr als Jahresfrist wiedersah,
pulsirten die Tibialarterien deutlich; Temperatur und Sensibilität liessen keine örtliche Differenz mehr erkennen.

§. 125. Die Anästhesien durch traumatische Verletzungen
der (sensibeln oder gemischten) Nervenstämme bestehen,
wenn die Continuität der Stämme dabei völlig getrennt ist, in totaler
und completer Empfindungslähmung im Bereiche der getroffenen Fasern;

ebenso auch bei starker Compression oder Erschütterung ohne Continuitätstrennung. Ist dagegen letztere nur theilweise erfolgt, oder
haben nur leichtere Grade von Druck, Zerrung und Quetschung auf
den Nervenstamm eingewirkt, so können incomplete und nicht nach
allen Richtungen hin gleichmässige Störungen der Hautsensibilität
stattfinden.

In der Regel sind die Anästhesien nach Traumen der Nervenstämme eine Zeit lang oder selbst andauernd mit sensibeln Reizerscheinungen, leichteren Paralgien oder Schmerzen, verbunden. Diese
Coincidenz erklärt sich aus den Veränderungen, welche in Folge der
Verletzung am centralen Nervensegment stattfinden (cicatricielle Neurombildung und interstitielle Neuritis), welche eine Reizung der sensibeln Fasern oberhalb der Verletzungsstelle bedingen, die als Paralgie oder Schmerz an das peripherische Faserende projicirt wird.

Wenn es sich um Verletzungen gemischter Nerven handelt, so
sind natürlich fast immer Motilitätsstörungen entsprechenden Grades
in Form von Parese oder Paralyse vorhanden; ausserdem vasomotorische und trophische Störungen, auf welche wir bereits in §. 114.
hingedeutet haben. Letztere Störungen entstehen häufig auch dann,
wenn Nervenstämme verletzt sind, welche man gewöhnlich als rein
sensible zu bezeichnen pflegt, z. B. die Aeste des Trigeminus unterhalb des Ganglion Gasseri, die hinteren Spinalwurzeln unterhalb der
Intervertebralganglien und die Hautäste der gemischten Rückenmarksnerven — weil alle diese Stämme in Wahrheit nicht bloss sensible,
sondern auch vasomotorische und trophische Nervenröhren der Haut
zuführen.

Was den Verlauf dieser Anästhesien betrifft, so ist es gewiss,
dass dieselben einer Besserung oder eines völligen Verschwindens
unter allen Umständen fähig sind. Bei Nerven, welche in ihrer
Continuität völlig unterbrochen sind, kann durch Wiederverwachsung
und Regeneration der getrennten Enden die Leitung wiederhergestellt werden. Wir werden auf diesen Vorgang bei Besprechung der
traumatischen Lähmungen ausführlich eingehen; hier sei nur bemerkt,
dass, wie die zahlreich angestellten Thierexperimente beweisen, das
Zustandekommen der Regeneration an durchtrennten oder stark gequetschten Nerven fast immer eine längere Zeit erfordert und namentlich der Axencylinder in den neugebildeten Nervenröhren erst
nach 3—4 Monaten nachweisbar ist (vgl. §. 155). Nichtsdestoweniger sehen wir beim Menschen nach Continuitätstrennungen oder
schweren Verletzungen der Nervenstämme die Hautsensibilität im

Gebiete derselben öfters schon in viel kürzerer Frist wiederkehren. Es sind Fälle bekannt, wo nach Zerreissung oder nach operativer Nervendurchschneidung die Sensibilität im Gebiete der verletzten Nerven angeblich binnen wenigen Wochen, oder selbst nach wenigen Tagen, hergestellt war. Derartige Beobachtungen sind auffallenderweise namentlich an den Armnerven, und zwar, wie es scheint, besonders am Medianus gemacht worden. So berichtet z. B. Paget*) zwei Fälle von Continuitätstrennung des Medianus durch Schnittverletzung bei 11- und 13jährigen Knaben, wo nach ca. 15 Tagen die Empfindlichkeit im Bezirke der durchschnittenen Nerven wiederhergestellt war. Bemerkenswerth ist, dass es sich hier um jugendliche Individuen handelte, womit die experimentelle Beobachtung übereinstimmt, dass bei sehr jungen Thieren zuweilen schon nach 7—14 Tagen Heilung und vollständige Functionsfähigkeit durchschnittener Nerven eintraten (Schiff, Magnin).

§. 126. Für diese Vorgänge bieten sich uns mehrere Möglichkeiten der Erklärung. Es wäre zunächst denkbar, dass an der Verletzungsstelle die Leitung in den sensibeln Fasern früher hergestellt würde als in den motorischen, oder dass sie überhaupt nur in den ersteren sich restituirt, in den motorischen dagegen defect bleibt. Es wäre zweitens möglich, dass die Verbindung zwischen den peripherischen Hautnervenenden und dem centralen Stück des verletzten Nervenstammes auf einem anderen Wege, als durch die Verletzungsstelle hindurch, zu Stande gebracht würde, indem sich von der Peripherie nach dem Centrum zurücklaufende Leitungsbahnen entwickeln (durch rückläufige Sensibilität, sensibilité récurrente). Drittens könnten aber auch durch Anastomosen der peripherischen Hautnervenenden der verletzten Nerven mit denen eines anderen unverletzt gebliebenen letzterem die sensibeln Functionen des ersteren stellvertretend übertragen, eine vicariirende Leitung der Empfindungseindrücke vermittelt werden; es könnte z. B. nach Verletzung des N. radialis noch der Median- und Ulnarnerv die im Hautbezirk des Radialis entstehenden Empfindungseindrücke dem Centrum zuleiten, wo sie dann natürlich in das Hautgebiet des Radialis projicirt würden, da das Bewusstsein den Sitz der empfangenen Eindrücke nur nach der primären Erregungsstelle, nicht aber nach den Leitungsbahnen der Erregung beurtheilt.

---

*) Lectures on surgical pathology, London 1853.

Versuchen wir es, diesen drei Möglichkeiten prüfend näher zu
treten, so können wir nicht verhehlen, dass wir an die zweite und
dritte derselben nur mit grossem Unbehagen herangehen, und zwar
weniger aus theoretischen Bedenken (obwohl auch diese bis
zu einem gewissen Grade gerechtfertigt wären), als weil es für die
Vorstellung einer rückläufigen oder einer durch peripherische Collateralen vermittelten Sensibilität an einer anatomisch-histologischen
Grundlage noch vollständig mangelt. Auch die physiologischen Thatsachen, welche man für die Existenz einer recurrenten Sensibilität,
z. B. an den hinteren Rückenmarkswurzeln, geltend gemacht hat
(durch Fasern, welche von dort in den peripherischen Abschnitt der
vorderen Wurzeln übergehen und in den gemischten Stamm der
Rückenmarksnerven umbiegen sollen), müssen in hohem Grade ungenügend erscheinen. Dagegen haben die neuerdings veröffentlichten
Versuche von Arloing und Tripier[*] für die Existenz collateraler
Anastomosen der Hautnervenenden wenigstens an einzelnen gemischten Armnervenstämmen wichtige Stützen geliefert.

Die genannten Autoren fanden an Hunden und Katzen, dass, wenn man einen
der sensibeln Endzweige eines Armnerven durchschneidet (z. B. den Collateralis palmaris internus vom N. medianus), das peripherische Ende des durchschnittenen Zweiges seine Empfindlichkeit behält, so lange der Stamm des Nerven intact ist. Es
müssen also Communicationen zwischen den verschiedenen Endzweigen eines Nervenstammes existiren. Reizt man im obigen Falle das peripherische Ende des durchschnittenen Endzweiges, so muss angenommen werden, dass sich die entstehende
Erregung centrifugal fortpflanze, um durch die peripherischen Communicationen auf
andere Endzweige des Medianus überzugehen und in diesen erst centripetal aufwärts
geleitet zu werden.

Eine zweite Reihe von Versuchen zeigte, dass auch nach Durchschneidung eines
Nervenstammes des Arms die Endzweige desselben noch ihre Sensibilität behalten
können, so lange noch die beiden anderen Armnervenstämme oder auch nur
einer derselben intact sind. Direct ist diese Möglichkeit nur für den N. medianus erwiesen. Nach Durchschneidung des Medianusstammes hat Reizung seines
peripherischen Stückes noch Empfindungen zur Folge, so lange der N. radialis und
ulnaris oder einer derselben intact sind; durchschneidet man aber auch diese beiden
Nervenstämme, so hört jede Empfindlichkeit auf. Es müssen also auch Communicationen nicht nur zwischen den peripherischen Endzweigen jedes einzelnen Armnerven, sondern auch zwischen den Endzweigen des Medianus einerseits und denen
des Radialis und Ulnaris andererseits existiren.

Dagegen hört nach Durchneidung des Radialis- und Ulnarisstammes auch in den
Endzweigen derselben jede Empfindlichkeit auf. Der Medianus kann also die vica-
rürende Leitung der Empfindungen für Radialis und Ulnaris nicht übernehmen; die

---

[*] Archives de physiologie normale et pathologique, 1869, No. 1, Januar und
Februar, p. 33.

Communicationen zwischen ihm und den beiden anderen Nerven scheinen nur in der Richtung des Pfeils, nicht aber in umgekehrter Richtung leiten zu können.

§. 127. Nehmen wir diese äusserst überraschenden Befunde einstweilen als richtig an und übertragen wir dieselben unmittelbar auf den Menschen, so würde daraus das doppelte Resultat hervorgehen, dass

a) nach Verletzungen eines der sensibeln Endzweige der Armnerven, bei Integrität des betreffenden Stammes, überhaupt jede Anästhesie fehlen kann, indem die Leitung durch peripherische Communicationen mit den Endzweigen desselben Stammes geschieht;

b) nach Verletzungen des Medianusstammes ebenfalls Anästhesie folgen kann, indem die Leitung durch peripherische Communicationen mit den unverletzt gebliebenen Armnervenstämmen geschieht; dagegen nach Verletzungen des Radialis- und Ulnarisstammes keine derartige Communicationen in Wirksamkeit treten.

Die oben erwähnten Fälle von Paget und ähnliche scheinen allerdings zu Gunsten dieser Annahme zu sprechen; ebenso auch die Fälle, in denen nach Medianus-Verletzung unter Anwendung der Sutur (Laugier, Nélaton) die Sensibilität sehr rasch, selbst am folgenden Tage zurückgekehrt sein soll. Doch gehören derartige Fälle entschieden zu den Ausnahmen. Nach allen Verletzungen der Armnervenstämme, welche ich in ziemlicher Zahl (namentlich am Radialis) beobachtet habe, und in welchen eine völlige Continuitätstrennung oder eine den gleichen Effect hervorrufende Quetschung der Nerven anzunehmen war, fand ich stets in der auf die Verletzung folgenden Zeit nicht nur das Hautgebiet der verletzten Nerven gegen directe Reizung unempfindlich, sondern es wurden auch bei faradischer Reizung des Nervenstammes unterhalb der Verletzungsstelle keine excentrischen Sensationen in der peripherischen Ausbreitung desselben hervorgerufen. Die peripherische Empfindlichkeit, sowie auch die excentrischen Sensationen bei electrischer Reizung des Nervenstammes, habe ich nach Radialis-Verletzungen nie früher als in 1—2 Monaten, und auch dann nur allmälig und meist unvollständig, zurückkehren sehen. Es bleibt abzuwarten, ob genaue Beobachtungen über Verletzungen einzelner Armnervenzweige den Arloing-Tripier'schen Ergebnissen auch am Menschen nach dieser Richtung hin Bestätigung verschaffen.

§ 128. Die neuritischen Anästhesieen bilden kein nothwendiges Symptom der Neuritis; wenn vorhanden, sind sie meistens incomplet, oft auch nicht auf alle sensibeln Stammfasern gleichmässig verbreitet, sondern auf einzelne Primitivfaserbündel beschränkt, so

dass sich zwischen den anästhetischen Hautpartieen gut fühlende In-
seln erhalten. Sensible Reizerscheinungen gehen in der Regel voranf
oder können auch neben den Anästhesien bestehen. Der Nervenstamm selbst ist in seinem Verlaufe spontan oder auf Druck empfindlich; bei gemischten Nerven sind Motilitätsstörungen (mit irritativem
oder depressivem Charakter) und vasomotorisch-trophische Störungen
vorhanden. Der Verlauf dieser Anästhesien kann ein günstiger sein,
indem dieselben bei Besserung der Neuritis zugleich mit den übrigen
Symptomen mehr oder weniger vollständig verschwinden. — Sehr
schwerer Natur sind dagegen öfters die durch Pseudoneurome oder
durch Druck anderweitiger, nicht dem Nerven selbst angehöriger
Geschwülste, durch Knochenleiden etc. bedingten Anästhesien. Auch
hier sind meist Schmerzen vorher oder gleichzeitig vorhanden, sowie
eventuell Störungen der übrigen, durch den Nerven vermittelten
Functionen. An eine spontane Besserung oder ein Verschwinden der
Anästhesien ist hier selten zu denken, da die einwirkende Ursache
meist permanent und einer Rückbildung unfähig ist. Noch mehr gilt
dies von den Anästhesien bei Lepra (Spedalskhed), deren Verlauf überdies ein vielfach eigenthümlicher und charakteristischer ist.
Die Anästhesie kriecht nämlich von der Peripherie der befallenen
Glieder nach den centralen Partien derselben fort, so dass z. B. erst
einzelne Phalangen, Finger, die Hand, dann der ganze Arm und
schliesslich fast der ganze Körper ergriffen werden können. Diese
Anästhesieen vernichten das Tastgefühl in der Regel vollständig,
dann mehr oder weniger auch jede Spur von Gemeingefühl in den
befallenen Theilen. Soltmann's Patient war ganz unempfindlich
gegen Sondirung. Steudner erwähnt einen Kranken, der bei ge-
brochener Ulna beliebig ohne jede Empfindung Pronations- und Su-
pinationsbewegungen machte, und andere Autoren sprechen von Leprösen, die sich an warme Oefen stellten und erst durch den Brand-
geruch auf ihre verkohlten Hände aufmerksam wurden. — Auch diese
Anästhesien sind in der Regel von schweren motorischen und trophischen Störungen begleitet; schliesslich kommt es in Folge der
Nervenerkrankung zu den bekannten malignen Entzündungen und
Mutilationen.

§ 129. Die spinalen Anästhesien charakterisiren sich im
Allgemeinen durch ihr meist bilaterales, symmetrisches Auftreten,
ihre grössere flächenhafte Ausbreitung über verschiedene Nervengebiete, und das vorzugsweise Befallenwerden der unteren Extremitäten. Doch können von diesem Modus natürlich sehr zahlreiche und

bemerkenswerthe Ausnahmen nach jeder Richtung hin vorkommen.
Bei Traumen, welche eine Seitenhälfte des Rückenmarks in ihrer
ganzen Dicke treffen, finden wir auf der, der Läsion gegenüberliegenden
Seite zuweilen Hautanästhesie, bei ungestörter Beweglichkeit und
intactem Muskelgefühl; auf der Seite der Läsion selbst dagegen in
demselben Umfange Haut-Hyperästhesie, mit Lähmung verbunden.
Dieses Verhalten ist mit den Ergebnissen der von Brown-Séquard
an Thieren angestellten Experimente über die Wirkungen halbseitiger
Rückenmarks-Durchschneidung vollkommen übereinstimmend. (Vgl.
spinale Lähmung.) Auch bei chronischen degenerativen Processen
werden nicht selten Anästhesien zeitweise bloss auf einer Seite,
oder ausschliesslich im Gebiete eines Nervenstammes, und noch dazu
der oberen Extremität oder des Rumpfes beobachtet; bei Tabes dorsualis z. B. im Gebiete einzelner Intercostalnerven oder eines Ulnaris.

Bei den chronischen Spinalaffektionen sind die Anästhesien
häufig sowohl der Intensität als der Extensität nach progressive; und
zwar ist es bemerkenswerth, dass die Fortschritte in der Regel vom
Gebiete eines Nerven auf das eines andern (meist auch peripherisch
benachbarten) und so weiter geschehen. Eine ähnliche gesetzmässig
erfolgende Irradiation wurde schon bei den neuralgischen Erscheinungen hervorgehoben, und auf eine mit der peripherischen Empfindungs-
mosaik correspondirende Anordnung der centralen Faserung bezogen.
(§. 29.)

Der Qualität nach kann es sich natürlich, je nach der zu Grunde
liegenden Läsion, bald um totale, bald um partielle Empfindungslähmungen der verschiedensten Art handeln. Oft finden sich blosse
Analgien oder blosse Tastsinnslähmungen; wir haben schon darauf
hingewiesen, dass erstere bei isolirten Läsionen der grauen Substanz,
letztere bei isolirten Läsionen der Hinterstränge zu prävaliren scheinen. Exquisite Fälle von partieller Empfindungs- oder Tastsinnslähmung sind namentlich bei Tabes dorsualis und progressiver Muskelatrophie nicht selten; ebenso werden dieselben zuweilen bei
Läsionen des Rückenmarks in Folge von Wirbel-Erkrankung beobachtet.

Auch der Grad der Anästhesien (complet, incomplet) und die
Complication mit anderweitigen sensibeln sowie motorischen und va-
somotorischen Störungen können sehr verschieden ausfallen, je nach
Sitz, Verbreitung und Natur der zu Grunde liegenden Ursache.
Wenn letztere der Art ist, dass sie die Leitung an einer be-
stimmten Stelle des Rückenmarks unterbricht, sei es für alle oder

17*

für einen Theil der dort verlaufenden sensibeln Nervenbahnen, wie
es z. B. bei der Compression durch Geschwülste, durch Caries und
Abscesse der Wirbelkörper u. s. w. der Fall ist — so kommt es
bekanntlich, wie zuerst Türck gezeigt hat, zu secundären Degenerationen (massenhaftem Auftreten von Körnchenzellen), die sich in
den Hintersträngen nach aufwärts erstrecken. Hierdurch kann die
Anästhesie auch in solchen Fällen einen progressiven Charakter in
Hinsicht auf In- und Extensität darbieten, und überdies zeitlich
selbst nach Beseitigung der ursprünglichen Compressionsursache fortdauern. In Bezug auf das Verhalten der Reflexerregbarkeit ist bereits
früher erwähnt worden, dass diese bei spinalen Anästhesien sowohl
vermindert (resp. aufgehoben) wie intact oder selbst erhöht sein
kann, je nachdem die veranlassenden Heerde unterhalb oder
oberhalb der Abgangsstelle des Reflexbogens liegen, und je nachdem
zugleich die Zuleitung cerebraler, reflexhemmender Impulse beeinträchtigt ist oder nicht. Hieraus ergiebt sich auch, warum bei fortschreitenden spinalen Processen, bei Compression mit secundären
Degenerationen u. s. w. häufig ein Wechsel in den Erscheinungen
vorhanden ist, so dass z. B. anfangs die Anästhesie mit vermehrter,
später mit verminderter Reflexerregbarkeit einhergeht, oder umgekehrt. Die evidentesten Beispiele der Art habe ich bei den durch
Caries der Wirbelkörper bedingten Anästhesien beobachtet.

§. 130.   Die cerebralen Anästhesien treten theils als Vorläufer schwerer Hirnkrankheiten (Psychopathien, Apoplexien etc.)
theils als Symptome der letzteren selbst auf. Was die prodromale
Bedeutung betrifft, so sind Hyperästhesien häufiger, doch hat man
auch Anästhesien dem Eintritt acuter Gehirnkrankheiten mehrere Tage
oder Stunden vorausgehen sehen. Freilich hat man dabei die Sensationen des Ameisenkriechens, Einschlafens, Pelzigseins u. s. w., über
deren zweifelhaftes Verhältniss zur Anästhesie ich mich oben geäussert
habe, häufig als beweisend für das Vorhandensein der letzteren betrachtet. Doch werden in einzelnen Fällen auch wirkliche Anästhesien, namentlich Analgesien unmittelbar vor dem Auftreten von Ge-
hirnhämorrhagie, von Apoplexia intermeningea u. s. w. beobachtet.
Vielleicht ist die anatomische Ursache dieser Anästhesien in den
Hirnhyperämien zu suchen, welche derartigen Blutungen so häufig
vorausgehen.

Die im engeren Sinne symptomatischen cerebralen Anästhesien
charakterisiren sich im Allgemeinen, namentlich den spinalen Anästhesien gegenüber, durch ihre relativ viel geringere In- und Exten-

tität, welche durch die räumliche Anordnung der Empfindungsbahnen innerhalb der Schädelhöhle bedingt wird. Während im Rückenmark wegen der geringen Breitenausdehnung des Organs die sämmtlichen Leitungsbahnen der Empfindung auf einen kleinen Raum zusammengedrängt liegen, so dass schon circumscripte Heerdaffectionen leicht ausgebreitete Anästhesien verursachen: strahlen im Gehirn die sensibeln Faserzüge divergirend aus einander, um über eine weite Fläche zerstreut im Rindenmantel der Hemisphären zu enden. Cerebrale Heerderkrankungen können daher selbst bei ziemlich bedeutendem Umfange die sensible Faserung vollständig verschonen, oder nur einen relativ geringen Theil derselben in Mitleidenschaft ziehen.

Bei den acuten Gehirnkrankheiten (namentlich bei den als Typus derselben geltenden Hämorrhagien) kann im Anfange, auch wenn die Läsion keine bedeutende räumliche Ausdehnung hat, dennoch eine diffuse und hochgradige Anästhesie auftreten. — Die plötzliche Compression und Verschiebung der Nervenelemente, die voraufgehende diffuse und die begleitende regionäre- Hyperämie, die in weiterem Abstande gesetzte Anämie scheinen vorübergehend derartig auf die Function des Gehirns einzuwirken, dass dasselbe, nach Smoler's Ausdruck, unfähig wird, die Adressen von Gefühlsorganen aus einzelnen Körperprovinzen entgegen zu nehmen. Ist aber erst einige Zeit nach dem Auftreten der Apoplexie vergangen, haben die übrigen Hirntheile sich den veränderten Druck- und Circulationsverhältnissen accommodirt, oder haben letztere selbst sich einigermaassen wieder ausgeglichen, so bleiben nur diejenigen Symptome zurück, welche von der Zertrümmerung der Nervenelemente durch die Blutung bedingt sind; die zurückbleibende Anästhesie steht also in einem graden Verhältnisse zur Anzahl der zerstörten sensibeln Nervenfasern. Da jedoch die Vernichtung einiger wenigen sensibeln Fasern sich in der Regel nicht durch auffallende Gefühlsabnormitäten verräth, so müssen die cerebralen Krankheitsheerde schon einen ziemlich beträchtlichen Umfang haben, um überhaupt merkbare bleibende Anästhesie zu veranlassen. — In Uebereinstimmung damit verhalten sich auch die Anästhesien bei den mehr chronischen Encephalopathien. Es fehlt hier die Plötzlichkeit des Eintritts mit den erwähnten unmittelbaren Folgen; daher bildet dasjenige Verhalten der Sensibilität, welches sich bei den acuten Störungen erst nach einiger Zeit entwickelt, bei den chronischen gleich anfangs die Regel, d. h. sie sind überhaupt nur bei bedeutender Grösse der Läsion von merkbaren Anästhesien begleitet.

Was speciell das oft besprochene Verhältniss der cerebralen Analgesien zu Centrallähmungen betrifft, so lässt sich darüber im Allgemeinen Folgendes sagen: In vielen Fällen von Centrallähmung fehlt Analgesie vollkommen, oder sie kann trotz des Fortbestehens der motorischen Paralyse nach einiger Zeit schwinden. Analgesie und motorische Lähmung stehen nach In- und Extensität in keinem bestimmten Verhältnisse zu einander, und die Analgesie ist, mit Ausnahme der ersten Zeit nach Apoplexie, selbst bei umfangreichen Centrallähmungen oft nur sehr geringfügig. — Diese Sätze sind freilich nur mit vielen, namentlich durch den speciellen Sitz und der Natur der Läsion bedingten Einschränkungen gültig.

Die Anästhesien bei Hirnblutungen sind fast immer einseitig und zwar finden sie sich in der Regel auf derselben Seite und in denselben Theilen wie die motorische Paralyse. Jedoch haben sie nur selten die gleiche räumliche Ausdehnung; so kann z. B. totale apoplectische Hemiplegia dextra bestehen und die Anästhesie auf die Haut der rechten Gesichtshälfte oder auf die benachbarten Schleimhäute (Nasenhöhle, Mundschleimhaut, Zunge u. s. w.) begränzt sein. Auch ist diese Anästhesie weder complet, noch schneidet sie scharf ab, sondern zeigt nach der Gränze des Gesunden hin gewöhnlich einen allmäligen Uebergang zur normalen Beschaffenheit. In sehr seltenen Fällen tritt aber die Anästhesie nicht auf der gelähmten, sondern auf der entgegengesetzten Seite (resp. auf der Seite der Läsion) auf. Dieses Verhalten wird namentlich bei Hämorrhagien im Pons und in der Medulla oblongata zuweilen beobachtet. Hämorrhagien im Pedunculus cerebri, den Centralganglien und Grosshirnhemisphären haben stets contralaterale Anästhesien zur Folge. — Die apoplectischen Anästhesien verlieren sich in der Regel allmälig; die Wiederkehr der Sensibilität schreitet öfters centrifugal fort, und ist zuweilen von der Ausbildung cutaner Hyperalgesien an den zuvor anästhetischen Stellen begleitet. Uebrigens kommen auch Fälle von Gehirnblutungen vor, in denen die Anästhesie noch fortdauert, nachdem alle Motilitätsstörungen längst geschwunden sind, oder wo von Anfang an ausschliesslich halbseitige Anästhesien ohne Lähmungserscheinungen auftreten. Eine Persistenz der Anaesthesie nach dem Verschwinden der Motilitätsstörungen wurde u. A. von Türck in denjenigen Fällen beobachtet, in welchen die Section als Sitz des Blutergusses die oberen äusseren

Abschnitte des Thalamus opticus und den angränzenden Theil des Marklagers der Grosshirnhemisphären nachwies.

Die Anästhesien bei Encephalitis, bei Erweichung, bei Hirnabscessen sind selten so vollständig und so ausgedehnt, wie bei Apoplexien. Das Verhältniss zur Motilitätsstörung ist hier dasselbe: in der Regel treten Anästhesien in denselben Theilen auf, welche von Parese oder Paralyse befallen werden; öfters können Störungen der Sensibilität den paralytischen Symptomen voraufgeben. Charakteristischer ist, dass die Analgesien, wenn solche vorhanden sind, bei den oben genannten Affectionen in der Regel nur umschriebene Bezirke befallen, allmälig an In- und Extensität zunehmen, und gewöhnlich mit Reizerscheinungen, Schmerzen (Anaesthesia dolorosa) einhergeben. Diffuse Anästhesien pflegen nur dann aufzutreten, wenn noch anderweitige Complicationen (z. B. intercurrente Hyperämien, Blutergüsse, Perforation von Abscessen in die Seitenventrikel) bestehen. — Hasse erwähnt einen Fall, in welchem Eingeschlafensein einiger Finger monatelang das einzige Symptom von Hirnabscess bildete.

Bei der, in disseminirten Heerden auftretenden Sclerose des Gehirns findet sich in der Regel keine erhebliche Abstumpfung der Sensibilität. Nur in wenigen bekannt gewordenen Fällen wird Anästhesie (und zuweilen sogar in sehr grosser Ausbreitung) erwähnt. Doch konnte dieselbe in diesen Fällen fast immer auf die gleichzeitigen sclerotischen Heerde in der grauen Substanz oder den Hintersträngen des Rückenmarks zurückgeführt werden.

Die Anästhesien bei Hirntumoren sind selten bedeutend, wechseln mitunter ihren Sitz, nehmen aber gewöhnlich stetig an In- und Extensität zu. Wo epileptiforme Anfälle vorkommen, ist die Anästhesie öfters bald nach den Anfällen am stärksten entwickelt (vielleicht in Folge der die Anfälle begleitenden oder dadurch hervorgerufenen Congestionen), um einige Zeit darauf wieder theilweise zu verschwinden, während einzelne Punkte stets analgetisch bleiben. Auch hier gelten dieselben Verhältnisse wie bei cerebralen Anästhesien überhaupt: die Anästhesie kann z. B. im Gesichte gekreuzt, gleichseitig oder bilateral sein, je nach dem Sitze des Tumors, d. h. je nachdem die centralen Ausstrahlungen des Trigeminus, oder die peripherische Faserung desselben von den Kernen abwärts durch die Geschwulst afficirt werden. Beiderseitige Anästhesie des Trigeminus wird daher vorzugsweise bei Tumoren an der Medulla oblon-

gata (resp. an der Basis des Kleinhirns), am Pons und an der Basis
cerebri überhaupt beobachtet. Die Anästhesie am Rumpfe und an
den Extremitäten ist fast immer gekreuzt. — In der Regel gehen auch
hier Hyperästhesien voraus oder ist mit der Anästhesie zugleich
Schmerz (Anaesthesia dolorosa) verbunden; auch kann Analgesie, allein
oder in Verbindung mit Lähmung, anfallsweise auftreten. Alle diese
Modificationen finden ihre Erklärung in dem eigenthümlichen Fortschreiten des Processes, der mit allmälig wachsender Compression
oder Degeneration sensibler Nervenelemente, zugleich mit regionären
Hyperämien, Blutergüssen, consecutiver Erweichung u. s. w. verbunden sein kann. In einzelnen Fällen wird in sehr exquisiter Weise
partielle Empfindungslähmung beobachtet; so hat Mosler einen Fall
von Lähmung des Druck- und Ortssinns an der ganzen rechten
Körperseite bei intactem Temperatursinn und Gemeingefühl, in Folge
einer Neubildung in der linken Grosshirnhemisphäre, beschrieben.

Gegen das Ende hin können bei Hirntumoren ausgebreitete und
sogar allgemeine Analgesien auftreten. Meist scheinen dieselben bereits durch das herannahende Coma bedingt zu sein; doch giebt es
auch Fälle, in denen das Erlöschen der Sensibilität als ein auffälliges
und prognostisch wichtiges Symptom dem Exitus letalis ziemlich
lange voraufgeht.

§ 131. Von der Symptomatologie der Anästhesien, welche bei
Chorea, epileptischen und cataleptischen Zuständen u. s. w.
auftreten, wird bei Besprechung dieses Neurosen speciell die Rede
sein; dagegen müssen wir den Anästhesien der Geisteskranken
hier noch einige Bemerkungen widmen.

Die Anästhesie, und namentlich die cutane Analgesie, spielt in
dem Symptomencomplex und Verlauf der chronischen Geistesstörungen
eine doppelte Rolle. Einmal ist sie die Ursache von Sinnestäuschun-
gen (Illusionen) welche durch Hervorrufung abnormer Vorstellungen
in verschiedener Weise hemmend oder fördernd in den Gang der
Krankheit eingreifen; sodann ist sie, wenn auch nicht die Ursache,
so doch eine wesentliche Vorbedingung gewisser anomaler Bewegungsimpulse, krankhafter Handlungen von Geisteskranken, z. B. der häufigen Selbstverstümmelung, sowie mancher Selbstmordversuche, worüber Wagner, Haslam, Beau, Nasse und Andere zahlreiche Erfahrungen mitgetheilt haben. Die Analgesie bei Geisteskrankheiten
kann einen so hohen Grad erreichen, dass die schwersten Verletzungen, welche sich derartige Kranke zuziehen (tiefe Brandwunden, Er-

frierungen u. s. w.) gar nicht empfunden, dass Operationen (Amputationen, Nélaton) an ihnen ohne Schmerz ausgeführt werden.
In vielen derartigen Fällen ist nachgewiesenermaassen die Tastempfindung erhalten; in anderen Fällen ist dagegen auch Tastsinnslähmung vorhanden, und grade die Affectionen des Tastsinns scheinen
(nach Wachsmuth) der Entstehung von Illusionen vorzugsweise günstig, wovon auch Griesinger interessante Beispiele anführt.

Auch Morel constatirte bald nur „Anästhesie" (d. h. Verlust des
Berührungsgefühls) bald Analgesie, und letztere verhielt sich wieder
in verschiedenen Fällen sehr ungleich; so waren Einzelne für Stechen,
Kneipen, für einen brennenden Feuerschwamm unempfindlich, während sie auf den electrischen Pinsel lebhaft reagirten. Selbstmörder und
Selbstverstümmler zeigen meist sehr hohe Grade von Analgesie.
Leuten mit hartnäckigem Selbstmordstriebe, Melancholischen u. s. w.
liess Esquirol Vesicantien setzen, ohne dass sie Schmerzen em-
pfanden. Lovat's Schuster, der später an Selbstkreuzigung starb,
schnitt sich die Genitalien ab und warf sie zum Fenster hinaus, und
ein anderer Geisteskranker schlitzte sich mit der zufriedensten Miene
den Bauch auf! — Bei diesen leicht vermehrbaren Anecdoten ist freilich nicht zu vergessen, dass Geisteskranke, beherrscht von ihren
Wahnvorstellungen, oft die grössten Schmerzen mit einer dem Gesunden unbegreiflichen Tranquillität erdulden, weil sie dieselben als
Sühne, Strafe, Läuterung u. s. w. betrachten. Solche Zustände können leicht als cutane Analgesien imponiren; doch scheint vor derartigen Verwechselungen namentlich die Untersuchung mit dem electrischen Pinsel einen gewissen Schutz zu gewähren. Vielleicht sind
Morel's Fälle, in denen die Reaction auf den electrischen Pinsel
fortbestand, hierher zu beziehen.

Die Illusionen, welche durch die Anästhesien Geisteskranker veranlasst werden, entsprechen oft dem Sitze und der Ausdehnung der
Anästhesien. Bei Anästhesien einzelner Gliedmaassen können die
Kranken zu dem Glauben inducirt werden, dass ihnen dieser Theil
(ein Arm, ein Bein, der Kopf u. s. w.) fehle; bei Anästhesie einer
Körperhälfte können sie glauben, eine fremde Person, einen Leichnam
neben sich im Bette zu haben. Aehnliche Vorstellungen wurden
auch bei Encephalitis (Bouilland) und im Delirium acuter Krankheiten beobachtet. Mit allgemeiner Anästhesie ist öfters Verlust des
Bewusstseins der eigenen Persönlichkeit verbunden, so dass die
Kranken ihre eigenen Glieder für fremde halten, und von sich selbst
in der dritten Person sprechen.

§ 132. Unter den toxischen Anästhesien tritt diejenige, welche
bei chronischer Alcoholvergiftung vorkommt, vorzugsweise in
Form cutaner Analgesie und zwar in der Regel mit psychischen Störungen complicirt auf.

Die Anästhesien bei Bleivergiftung und anderen Metallgiften
sind selten hochgradig. Dagegen kommt es bei Ergotismus zu
sehr schweren Anästhesien, meist aber nur von beschränktem Umfange, besonders an den Fingern und Zehen. Diese Anästhesien sind
in der Regel mit Circulations- und Nutritionsstörungen, selbst mit
brandigem Absterben der befallenen Theile verbunden: ein Verlauf,
der, abgesehen von der geringeren progressiven Tendenz, unwillkürlich an die leprösen Anästhesien erinnert. Auch bei Vergiftung mit
gewissen Lathyrusarten sind ähnliche Erscheinungen beobachtet.
Saponin kann, nach Pelikan, örtliche Anästhesien hervorbringen.
(Vgl. „toxische Lähmungen").

Die Anästhesien nach acuten Krankheiten beschränken sich
meist auf das Gebiet einzelner Stämme oder Zweige, und sind dann
oft mit parallelen motorischen Störungen verbunden. Namentlich gilt
dies von den Anästhesien nach Typhus; ich habe dieselben u. A.
wiederholt im Gebiete des Medianus und des Ulnaris, bald einseitig,
bald bilateral, und zwar im letzteren Falle symmetrisch, beobachtet.
Ausnahmsweise können jedoch auch sehr ausgebreitete, ja fast allgemeine Anästhesien nach Typhus und nach anderen Infectionskrankheiten vorkommen. Der Verlauf aller dieser Anästhesien, welche
meist incompleter Natur sind, ist in der Regel ein günstiger; insbesondere gilt dies von den Anästhesien nach Typhus, im Ganzen auch
von den nach Cholera, Dysenterie, Intermittens und exanthematischen
Fiebern zurückbleibenden Anästhesien, von denen übrigens bisher nur
sehr spärliche Beobachtungen vorliegen.

Bei Diphtheritis findet sich häufig herabgesetzte Sensibilität im
Gebiete des Trigeminus, namentlich an den Zungen- und Schleimhaut-
ästen (Gaumen und Pharynx). Bei Gefühlsstörungen in den Extremitäten (besonders den unteren) gehen gewöhnlich Hyperästhesien voraus,
oder wechseln damit ab; es kann ausser dem cutanen Gemeingefühl
auch Druck- und Temperatursinn in solchen Fällen erheblich herabgesetzt sein. Mitunter ist hochgradige Anästhesie der Fusssohle vorhanden, wodurch ähnliche Störungen der Coordination wie bei Tabes
(die „Tabes diphtheritica" einiger Autoren) bedingt werden können.

Der Verlauf ist jedoch auch in solchen Fällen in der Regel ein gutartiger.

---

§. 133. Behandlung. — Bei dem rein symptomatischen Charakter der cutanen Anästhesien und bei der ungeheueren Mannichfaltigkeit ihrer ätiologischen Momente, wäre es ebenso verwirrend als nutzlos, hier der Reihe nach alle therapeutischen Maassregeln namhaft zu machen, welche die Indicatio causalis und die Indicatio morbi im concreten Falle erfordern. Es hiesse das beinahe so viel, als die Therapie sämmtlicher Nervenkrankheiten Revue passiren zu lassen, da es kaum eine peripherische oder centrale Erkrankung des Nervenapparates giebt, die nicht mehr oder minder häufig Anästhesien veranlasste. Wir können uns hier nur mit denjenigen therapeutischen Maassregeln beschäftigen, welche aus dem Symptom der Anästhesie, als solchem, geschöpft sind, und haben uns demnach zuerst die Frage vorzulegen, ob und wann eine solche symptomatische Behandlung der Anästhesien überhaupt indicirt — alsdann, mit welchen Mitteln dieselbe zu versuchen sei.

Offenbar giebt es eine grosse Zahl von Anästhesien, in welchen von einer symptomatischen Behandlung abgesehen werden kann, und zwar aus drei, an sich sehr verschiedenen Gründen:

1) Die Ursache der Anästhesie ist häufig eine solche, dass sie, wenn überhaupt, nur durch Naturhülfe (spontan) beseitigt werden kann, und dass mit ihrer Beseitigung zugleich eine spontane Rückkehr der Sensibilität zu erwarten ist. Das einleuchtendste Beispiel davon liefern die Anästhesien bei Verletzungen, namentlich Continuitätstrennungen der Nervenstämme. Wir haben bekanntlich kein Mittel, um die Wiedervereinigung durchtrennter Nerven und die Regeneration derselben zu befördern und zu beschleunigen; denn die von Einigen gehoffte prima intentio kann weder durch möglichste Coaptation der Nervenenden, noch selbst durch die von Nélaton und Laugier ausgeführte Nervennaht herbeigeführt werden. Letztere liefert, wie die von Landois und mir an Hunden und Kaninchen angestellten Experimente beweisen, auch keine Beschleunigung der Heilung. Erfolgt aber die Wiedervereinigung und Regeneration nach längerer oder kürzerer Zeit spontan, so ist eine Herstellung der sensibeln Leitung, und also ein Verschwinden der Anästhesie, bestimmt zu erwarten.

2) Die Ursache der Anästhesie ist eine solche, dass eine Beseitigung derselben nach unseren bisherigen Erfahrungen überhaupt nicht im Bereiche der Möglichkeit liegt. Ich citire beispielsweise die Anästhesien bei Lepra nervosa. Dieselben sind, soviel wir wissen, höchstens eines kurzen Stillstandes, aber keiner Besserung oder gar Rückbildung fähig; die Krankheit, deren Symptom sie darstellen, führt zu Zerstörungen der Haut, zu Mutilationen und schliesslich (in Folge visceraler Lepra und Cachexie) selbst zum tödtlichen Ausgange. Wer möchte hier, oder bei tiefgreifenden Hautzerstörungen durch Caustica, Verbrennungen, Erfrierungen, oder endlich bei malignen Neubildungen im Gehirn und Rückenmark etc. von einer symptomatischen Behandlung der Anästhesien irgend welchen Nutzen erwarten?

3) Die Ursache der Anästhesie lässt sich endlich bei zahlreichen Fällen durch Kunsthülfe beseitigen oder wenigstens direct angreifen, und die Anästhesie selbst steht und fällt in dem Maasse, wie die causale Behandlung von Erfolgen gekrönt wird. Hierher gehören viele Anästhesien, welche durch örtliche Circulationsstörungen, durch Pseudoneurome, Knochenleiden, Compression von Seiten benachbarter Geschwülste, idiopathische Neuritis u. s. w. bedingt werden.

Unter den Anästhesien mit centralem Sitze sind ebenfalls viele einer causalen Behandlung zugänglich, wenn auch die Resultate derselben meist sehr unsicherer Natur sind; auch hier erfährt mit der Besserung oder Heilung des Grundleidens die Anästhesie häufig eine entsprechende Veränderung. Dies gilt z. B. für die meisten Anästhesien, welche durch Caries der Wirbelkörper, durch traumatische Wirbel- und Schädelverletzungen, durch Hyperämien, Blutergüsse, Entzündungen im Rückenmark und Gehirn herbeigeführt werden.

Immerhin bleibt jedoch nach Aussonderung aller dieser Fälle noch ein beträchtlicher Rest von erfahrungsgemäss heilbaren oder wenigstens besserungsfähigen Anästhesien zurück, wo die ätiologischen Momente theils zu wenig bekannt, theils einer directen therapeutischen Einwirkung nicht zugänglich sind, theils endlich die bloss causale Behandlung unzureichend und von untergeordnetem Effect ist. Hier müssen wir denn auf eine symptomatische Behandlung allein oder in Vereindung mit gleichzeitiger Erfüllung der Causalindicationen recurriren. Ich will nur an die rheumatischen und durch chemische Reize (wie z. B. bei den Wäscherinnen) bedingten Anästhesien — an die Anästhesie bei Tabes, progressiver Muskelatrophie, Hysterie, Epilepsie, Catalepsie, Choreen, Geisteskrankheiten, an die toxischen und nach acuten Krankheiten zurückbleibenden Anästhesien erinnern.

§. 134. — Die uns hier zu Gebote stehenden symptomatischen Mittel sind freilich nicht reich an Zahl und überdies von sehr ungleichem Werthe. Wenn auch nicht die wirksamsten, doch unbedingt die populärsten darunter sind die reizenden Einreibungen von flüchtigen Linimenten, Campherspiritus, Ameisenspiritus und ähnlichen Dingen, denen sich auch die zwar prätentiösere, aber darum nicht leistungsfähigere Veratrinsalbe rechtmässig anschliesst. Der ziemlich geringe Nutzen, den diese Mittel in einzelnen Fällen gewähren, beruht vielleicht eben so sehr auf dem Actus des Reibens (der Frictionen als solchen), als auf der specifischen Action der eingeriebenen Substanzen. Ich erinnere an die interessanten Thatsachen, welche Türck zuerst ermittelt hat: man kann durch Reiben der Haut die Gränze der Anästhesie verlegen, und geringe Grade von Anästhesie auf diese Weise sogar in grosser Ausdehnung vorübergehend zum Verschwinden bringen. Reibt man von einer anästhetischen Partie aus nach einer gesunden hin, so erscheint dabei der Umfang der Anästhesie grösser, als bei umgekehrtem Verfahren. Es dürfte daher rationell sein, die Reibungen bei Anästhesien von den gesunden nach den kranken Partien hin vorzunehmen. (Romberg empfahl die Einreibungen in centripetaler Richtung zu machen, was jedoch keinen einleuchtenden Vortheil darbietet.)

Ausser den reizenden Einreibungen hat man mit Recht die Wärme in Form von Dampfbädern, heissen Bädern, Thierbädern u. s. w. — ferner active und passive Bewegungen der Theile zu Hülfe genommen. Das bei Weitem mächtigste symptomatische Mittel, über welches wir verfügen, ist jedoch die Electricität. Wir müssen hier die peripherische Faradisation und Galvanisation der unempfindlichen Hautstellen — als symptomatisch angewandte Methoden der Hautreizung — von der electrischen Behandlung des eigentlichen Krankheitsheerdes unterscheiden. Beides kann natürlich zusammenfallen, wenn die Anästhesie eine (im engeren Sinne) peripherische ist, also von den Nervenenden des Papillarkörpers selbst ausgeht. — Bei der Faradisation der Haut bedient man sich vorzugsweise des als kräftigster Reiz wirkenden Duchenne'schen Pinsels, der auf die trockene Haut angesetzt und in den schon früher geschilderten Formen (als electrische Geissel, Moxe u. s. w.) an-

gewandt wird. Der Strom zweiter Ordnung (secundäre Inductionsstrom) verdient als kräftigeres Erregungsmittel den Vorzug vor
dem primären oder Extracurrent, den jedoch manche Electrotherapeuten noch mit Vorliebe cultiviren. Die periphere Galvanisation der Haut geschieht bei Anästhesien mittelst starker labiler
Ströme, wobei der negative Pol (Zinkpol) auf die unempfindlichen
Hautstellen gesetzt und streichend über dieselben geführt wird. Man
hat auch den constanten Strom mittelst des Pinsels als Moxe applicirt, oder in den schwersten Fällen eine mit dem Zinkpol einer sehr
starken Batterie (bis zu 100 El.) verbundene Nadel auf die unempfindlichen Hautstellen einwirken lassen. Begreiflicherweise zeigt sich
der Hauptnutzen dieser Proceduren bei Anästhesien, welche einer directen örtlichen Einwirkung schädlicher Agentien auf die Nervenenden des Papillarkörpers ihre Entstehung verdanken. Vortheilhaft
unterstützend wirken dieselben aber auch bei Anästhesien, welche
als Theilerscheinungen der früher genannten Neurosen auftreten, sowie bei manchen toxischen und nach acuten Krankheiten zurückbleibenden Anästhesien.

Die electrische Behandlung des eigentlichen Krankheitsheerdes muss, wo sie überhaupt ausführbar ist, immer mit
der Faradisation oder Galvanisation der Haut verbunden werden. Hier ist ausschliesslich der constante Strom im Gebrauch.
Je nach dem Sitze des Leidens wird der Zinkpol dabei auf die
grösseren Hautnervenäste, Stämme und Plexus localisirt; es können
ferner auch die als Galvanisation durch den Kopf und am Sympathicus bezeichneten Verfahren Anwendung finden. Bei Anästhesien
mit cerebralem oder spinalem Sitze ist die centrale Galvanisation (an
der Wirbelsäule und am Kopfe) häufig ausreichend, so z. B. bei den
Anästhesien der Tabes-Kranken; die gleichzeitige Anwendung electrischer Hautreize, namentlich der faradischen Pinselung, scheint sogar
schädlich zu sein, so lange neben den Anästhesien noch sensible Reizerscheinungen (spontane Schmerzen, Paralgien und Hyperalgien) bestehen. Dagegen wird nach dem völligen Verschwinden der Reizsymptome die faradische Pinselung oder die Galvanisation der Haut
mit Vortheil zur Beseitigung zurückbleibender Anästhesien in Anspruch
genommen. Diese Vorschriften gelten auch für die Behandlung anderer
Formen der Anaesthesia dolorosa, z. B. für die neuritischen und die
mit Neuralgien (Ischias) einhergehenden Anästhesien. In solchen
Fällen ist nach Beseitigung der sensibeln Reizsymptome neben der

Electicität auch die örtliche Anwendung kalter Bäder und Douchen von erheblichem Nutzen.

Viscerale Paralgien und Hyperalgien.

§. 135. Von den visceralen Paralgien und Hyperalgien gilt in pathogenetischer Hinsicht dasjenige, was in §. 3 über die Entstehung derartiger Sensibilitätsanomalien im Allgemeinen bemerkt wurde. Es handelt sich dabei um Sensationen, welche theils auf Einwirkungen abnormer organischer Reize auf die visceralen Gefühlsnerven, theils auf einer gesteigerten Erregbarkeit dieser letzteren beruhen, so dass die Gränze zwischen Hyperalgie und Paralgie auch hier schwer einzuhalten ist. Diese Sensationen gehören unzweifelhaft der Sphäre der Gemeingefühle an, da sie nicht mit deutlichen Sinnesempfindungen (Objectivationen) einhergehen; immer unterscheiden sie sich jedoch von dem Schmerz durch eine gewisse specifische Beschaffenheit des Gefühlsinhaltes, welche es auch allein ermöglicht, sie unter gewisse Bezeichnungen nach allgemeinen (wenn auch subjectiven) Criterien zu subsumiren. Die Reize, welche die hierhergehörigen Reactionen im Bewusstsein auslösen, haben, wie bei den visceralen Neuralgien, ihren Sitz in den Bahnen derjenigen Nerven, welche die inneren Organe (namentlich die Brust- und Baucheingeweide) des Körpers mit sensibeln Fasern versorgen. Mit zweifelhaftem Rechte hat man alle oder die meisten dieser Sensationen in das Gebiet des Vagus ausschliesslich verwiesen.

Wir werden der Reihe nach den kitzelnden Hustenreiz (Titillatus), die als Globus, Pyrosis, krankhaftes Hunger- und Durstgefühl (Bulimie, Polydipsie) bezeichneten Sensationen und endlich die abnormen Wollustgefühle in Kürze besprechen.

§. 136. Kitzel (Titillatus) ist eine Empfindung, welche anscheinend meist an den peripherischen Nervenenden, und zwar vorzugsweise in gewissen Bezirken der Respirationsschleimhaut, durch Einwirkung abnormer Irritamente ausgelöst wird. Sie kann sonach mit dem Pruritus der äusseren Haut, welcher durch Einwirkung peripherischer Reize auf die Nervenenden des Papillarkörpers entsteht, parallelisirt werden. Eine weitergehende Aehnlichkeit besteht auch darin, dass der Kitzel ebenso nothwendig von Reflexbewegungen (Husten) begleitet ist, wie der Pruritus von unwiderstehlichem Drange zum Kratzen der juckenden Hautstelle.

Der Ausgangspunkt dieser kitzelnden Empfindung ist vorzugsweise die Schleimhaut des oberen Theils der Luftwege. Da die Sensation, wie gesagt, stets mit Husten verbunden ist, so kann ihr Sitz nur in denjenigen Schleimhautabschnitten sein, deren Reizung reflectorisch Hustenbewegung auslöst. Schon Bidder[*] hatte experimentell gezeigt, dass nicht die ganze Kehlkopfschleimhaut, sondern nur ein relativ kleiner und genau umgränzter Theil derselben den Reflex des Hustens hervorruft. Nach den neueren Versuchen von Nothnagel[**] (an Hunden und Katzen) kann durch mechanische Reizung an der normalen Kehlkopfschleimhaut oberhalb der wahren Stimmbänder und an der oberen Fläche dieser letzteren kein Husten producirt werden; wohl aber bei Reizung der unteren Fläche der Stimmbänder, bis zur Cartilago cricoidea abwärts; in geringerem Grade auch an der Trachealschleimhaut, besonders energisch an der Bifurcationsstelle, schwächer auch an der Schleimhaut der Bronchien. — Der reflexvermittelnde Nerv ist unzweifelhaft der Vagus, und zwar für die Kehlkopfschleimhaut der Ramus laryngeus superior. Nach Durchschneidung beider Laryngei superiores erfolgt vom Kehlkopf aus nicht mehr die mindeste Reaction. Wohl aber kann, nach Nothnagel, alsdann noch Husten von der Tracheal- und Bronchialschleimhaut ausgelöst werden, welcher dagegen aufhört, wenn man beide Vagi unterhalb der Abgangsstellen der Laryngei superiores durchschneidet. Es müssen also noch ausser dem Laryngeus superior tiefer abwärts im Vagus Fasern verlaufen, deren peripherische Reizung in der Tracheal- und Bronchialschleimhaut Husten hervorruft.

Bekanntlich sind es am gewöhnlichsten abnorme Secrete in Folge catarrhalischer Processe der Schleimhaut, oder sonstige Localleiden (tuberculöse, syphilitische oder anderweitige Geschwüre, eingedrungene fremde Körper u. dgl.), welche den Hustenkitzel hervorrufen und unterhalten. Der Kitzel schwindet daher, wenn die abnorme Reizquelle selbst beseitigt, das Secret durch Aushusten eliminirt, das Geschwür vernarbt, der fremde Körper ausgehustet oder extrahirt, oder zu unempfindlicheren Stellen des Respirationsapparates herabgelangt ist. In manchen Fällen ist jedoch die locale Ursache

---

[*] Archiv für Anat. und Phys. 1865.
[**] Zur Lehre vom Husten, Virchow's Archiv XLIV p. 95—103.

des Kitzels nicht nachweisbar: ähnlich wie beim icterischen und diabetischen Pruritus. Namentlich lässt der Larynx und der sichtbare Theil der Trachea (also unter Umständen bis zur Bifurcationsstelle abwärts) keine Alterationen erkennen, welche irritirend auf die sensibeln Schleimhautnerven einwirken könnten. Dies ist z. B. der Fall beim Keuchhusten, wo es sich wahrscheinlich um ein, durch Contagium übertragenes, äusserst reizendes und daher schon in sehr geringer Menge wirksames Secret handelt. Auch bei den Krampfhustenanfällen der Hysterischen ist ein örtlicher Reiz nicht zu ermitteln. — Der Hustenkitzel kann unter Umständen sogar durch äussere, entfernt von der Respirationsschleimhaut angreifende Reize ausgelöst werden. In solcher Weise wirkt z. B. nicht selten eine mechanische Reizung des äusseren Gehörgangs, wie sie durch Eindringen fremder Körper, Einführung eines Speculum u. s. w. hervorgebracht wird. Fox[*] fand unter 86 Personen 15, bei welchen durch Reizung des äusseren Gehörgangs Husten ausgelöst werden konnte. Bei electrischer, namentlich galvanischer Reizung des äusseren Gehörgangs ist Hustenreiz ebenfalls ein ziemlich häufiges Symptom. Wahrscheinlich wird derselbe nicht, wie Romberg und Toynbee annehmen, durch sensible Vagusfäden (Ramus auricularis) vermittelt, da diese sich nur an der Rückseite der Ohrmuschel verbreiten — sondern durch sensible Fasern des Trigeminus (vom Nervus auriculo-temporalis), welche ihre Erregung reflectorisch auf das in der Medulla oblongata gelegene Centrum des Laryngeus superior übertragen.

Bei manchen Personen wird auch durch die percutane Galvanisation am Halse Kitzel und Hustenreiz hervorgerufen. Das Phänomen kann schon bei mässig starken Strömen, und zwar vorzugsweise vom Nacken, seltener von der seitlichen oder vorderen Halsgegend, ausgelöst werden. Es entsteht im Augenblicke der Stromschliessung und hält zum Theil auch während der Stromdauer an, verschwindet aber bei der Stromöffnung. In einem Falle von Tabes dorsualis konnte ich das Phänomen ganz constant hervorrufen, wenn ich (bei 20 El.) die Kathode am Lumbal-, die Anode am Halstheil der Wirbelsäule applicirte, niemals aber bei umgekehrter Anordnung. Ich lasse es dahingestellt, ob es sich hier um Reflexwirkungen von den cutanen Halsnerven aus, oder um directe Einwirkungen von Stromschleifen auf die sensible Laryngeus-Faserung handelt.

Die Behandlung des Hustenkitzels fällt, wo locale Ursachen

(Catarrhe, Geschwüre, fremde Körper etc.) nachweisbar sind, völlig mit der des Grundleidens zusammen. Wo die locale Untersuchung keine Veränderungen ergiebt, kann nur eine symptomatische Palliativbehandlung stattfinden. Bepinselungen der Kehlkopfschleimhaut mit schwachen Adstringentien, Inhalationen zerstäubter Flüssigkeit, narcotische Dämpfe und Räucherungen, auch die innere und hypodermatische Anwendung der Narcotica liefern oft günstige Erfolge.

2. 137. Kugel (Globus) ist eine Sensation, welche darin besteht, dass die Kranken das Aufsteigen einer Kugel oder eines kratzenden Körpers von der Fossa epigastrica oder Substernalgegend aus nach dem Halse zu fühlen glauben. Diese Sensation kommt fast ausschliesslich als Theilerscheinung von Hysterie oder als Prodromalsymptom epileptischer Anfälle vor. Die Pathogenese ist gänzlich unbekannt. Man hat behauptet, dass der hysterische Globus auf einem Krampfe des Oesophagus und Pharynx beruhe, und ihn daher auch als Spasmus oesophagi oder Oesophagismus beschrieben.*) Es soll sich dabei um antiperistaltische Contractionen des Oesophagus handeln; eine Erklärung, die mir jedoch schon aus dem Grunde nicht richtig zu sein scheint, weil der eigentliche Globus fast niemals von Erbrechen, nicht einmal häufig vom Aufsteigen gasförmiger oder flüssiger Contenta begleitet zu sein pflegt. Die einem Jeden aus eigener Erfahrung geläufigen antiperistaltischen Contractionen des Oesophagus sind keineswegs mit der als Globus bezeichneten Sensation verbunden. Unzweifelhaft kommen jedoch auch bei Hysterischen Krämpfe der Schlundmuskeln und der oberen Oesophagusabschnitte vor, welche von dem Globus unterschieden werden müssen. Diese treten anfallsweise, zuweilen mehrmals am Tage, und zwar fast immer bei den Mahlzeiten auf; sie sind zwar mit einem zusammenschnürenden Gefühle in der Tiefe des Halses, nicht aber mit dem Gefühle der aufrückenden Kugel verbunden, und enden meist mit Erbrechen. Letztere Zustände dürften eher die Bezeichnung als Oesophagismus oder antiperistaltischer Schlundkrampf verdienen.

§. 138. Sodbrennen (Pyrosis — auch wohl „Ardor ventriculi") ist der Name einer Sensation, welche in einem anfallsweise auftretenden Wehgefühle in der Magengegend besteht. Die häufig gebrauchten Epitheta: wund, heiss, brennend u. s. w. müssen Jedem,

---

*) Vgl. besonders Mondière, recherches sur l'oesophagisme ou spasme de l'oesophage, arch. gén. de méd. (ser. II.) t. 1.

welcher diesen Zustand aus eigener Erfahrung kennt, als ziemlich
ungenügend oder verfehlt erscheinen. Der Anfall hat eine sehr
verschiedene Dauer, von nur wenigen Minuten bis zu mehreren Stunden, mit abwechselnden Remissionen und Exacerbationen, und endet
oft ziemlich plötzlich unter gleichzeitiger Bildung eines widerlichen,
zusammenziehenden, klebrigen und nur schwer zu entfernenden Secretes in der Mundhöhle. Bei manchen Personen scheint das Sodbrennen wesentlich durch locale Reize von Ingesten auf der Magen-
schleimhaut hervorgerufen zu werden, da es fast ausschliesslich
nach der Mahlzeit, und besonders nach dem Genusse fetter, scharfer,
allzu compacter Speisen, oder grösserer Quantitäten spirituöser Getränke entsteht. Bei Anderen tritt die Sensation ganz ohne Veranlassung, plötzlich, selbst bei vollkommen leerem und nüchternem
Magen und bei Integrität aller digestiven Functionen, überhaupt bei
anderweitig normalem Gesundheitszustande auf. Man pflegt sich in
solchen Fällen vorzustellen, dass eine excessive Secretion sauren
Magensaftes die Reizung sensibler Magennerven und somit das Gefühl
des Sodbrennens hervorrufe. Allein es ist nicht minder denkbar,
dass diese Secretionsanomalie, wenn sie überhaupt stattfindet, erst
auf reflectorischem Wege hervorrufen wird; ebenso wie die anomale
Schleimabsonderung gegen Ende des Anfalls.

Die Behandlung der Pyrosis verlangt in denjenigen Fällen, wo
die Paralgie durch Reiz von Ingesten entsteht, eine Vermeidung der
als schädlich erkannten Speisen und Getränke, sowie jeder Ueber-
ladung des Magens: überhaupt also eine entsprechende .Regulirung
der Diät. Als Palliativmittel haben sich die Alkalien (besonders
Magnesia usta) und die kohlensauren Salze derselben (Magnesia car-
bonica, Natron bicarbonicum) oft in ausgezeichneter Weise bewährt,
und durch ihren Heilerfolg zu der populären Annahme einer
abnormen Säurebildung als Ursache des Sodbrennens nicht wenig
beigetragen.

§. 139. Krankhaftes Hungergefühl (Heisshunger, Bulimie, Cynorexie) und krankhaftes Durstgefühl (Polydipsie) sind seltene, namentlich selten isolirt vorkommende Sensationen,
deren Charakteristik zum Theil schon in ihrer Bezeichnung eingeschlossen liegt.

Krankhaftes Hungergefühl, Heisshunger, besteht darin,
dass das Gefühl des Hungerns abnorm oft oder mit abnormer Intensität
auftritt, und durch Nahrungszufuhr stets nur auf kürzere Zeit befriedigt
wird. Es kann zwar daneben vorkommen, dass die Kranken zur ein-

maligen Erreichung des Sättigungsgefühls eine im Vergleiche zum
Gesunden excessive Nahrungszufuhr bedürfen; doch ist dieser Zustand
an sich von der eigentlichen Bulimie zu trennen. Für letztere
ist es wesentlich, dass, nachdem einmal das Sättigungsgefühl erreicht
ist, schon nach abnorm kurzer Zeit wiederum Hunger sich einstellt. Dieser bedarf vielleicht nur eines Minimums von Nahrung,
um beschwichtigt zu werden; allein die Beschwichtigung hält ebenfalls nicht lange vor; schon nach kurzer Frist, vielleicht nach einer
oder zwei Stunden, ist das krankhafte Gefühl auf's Neue vorhanden.
Es belästigt die Kranken unter Umständen nicht bloss bei Tage,
sondern auch bei Nacht: denn es kann so stark sein, dass es sie
erweckt oder am Einschlafen hindert. Ueberhaupt ist die Intensität
des Hungergefühls eine solche, wie sie beim Gesunden gar nicht oder
nur in Folge abnorm langer Nahrungsentziehung vorkommt; es ist
dem specifischen Hungergefühl, so zu sagen, noch ein ganz besonders schmerzhaftes Element angehängt oder beigemischt. Man kann
sich vorstellen, dass bei der Bulimie die centripetal-leitenden Nerven,
welche das Hungergefühl vermitteln, sich in einem Zustande excessiver Erregbarkeit befinden. Ein sehr geringer Grad von Nahrungs-
bedürfniss, der bei Gesunden gar nicht oder kaum im Bewusstsein
empfunden wird, erzeugt bei Bulimie schon das Hungergefühl in seiner vollen Stärke. Man kann sagen, das absolute Hungerminimum
sei hier abnorm vermindert, ähnlich wie das absolute Druckminimum bei Drucksinnshyperästhesie, das Schmerzminimum bei cutanen Hyperalgesien.

Es ist nach diesen Bemerkungen leicht einzusehen, dass und
wie das krankhafte Hungergefühl sich von den Zuständen abnormer
Gefrässigkeit (Polyphagie) unterscheidet, wo es abnormer Nah-
rungsmengen bedarf, um das Sättigungsgefühl zu erreichen, oder wo
dasselbe durch noch so grosse Nahrungszufuhr überhaupt niemals völlig
erreicht wird. Letzterer Zustand muss, wie es scheint, als eine Anästhesie des Vagus aufgefasst werden (vgl. §. 141.), während die
Bulimie pathogenetisch dunkel ist, nicht selten aber wohl centralen
Reizzuständen ihren Ursprung verdankt. In ätiologischer Beziehung
wissen wir, dass das Leiden nicht selten als Theilerscheinung von
Hysterie vorkommt; zuweilen auch als Symptom epileptoider Zustände; ferner häufig bei Diabetes und in der Reconvalescenz er-
schöpfender Krankheiten (z. B. Typhus). Einmal habe ich Bulimie
in Verbindung mit Hemicranie bei einem 21 jährigen, nicht hysterischen
Mädchen beobachtet. Der Wahrscheinlichkeit eines centralen Ursprungs

entspricht die Thatsache, dass Bulimie öfters bei Geisteskranken (zuweilen als Prodrom psychischer Krankheitszustände) vorkommt.

Die Behandlung muss sich nach den zu Grunde liegenden Zuständen richten. Symptomatisch ist wenig zu thun; der fortgesetzte Gebrauch narcotischer Mittel (namentlich des Opium und Morphium) leistet noch das Meiste.

Das krankhafte Durstgefühl (Polydipsie) verhält sich im Wesentlichen durchaus übereinstimmend mit der Bulimie, und ist daher ebenfalls als eine Hyperalgie zu betrachten. Ob freilich, wie ziemlich allgemein angenommen wird, als eine Hyperästhesie im Gebiete des Vagus, ist zweifelhaft, da an der Entstehung des Durstgefühls sich wahrscheinlich die gesammten sensibeln Aeste der Mund- und Rachenschleimhaut (also auch Zweige des Trigeminus und Glossopharyngeus) betheiligen. — Die Polydipsie ist bekanntlich ein äusserst häufiges Symptom von Diabetes (sowohl von Diabetes mellitus, wie von D. insipidus). Ferner kommt sie, gleich der Bulimie, nach erschöpfenden Krankheiten und als Theilerscheinung von Hysterie vor. Die Prognose ist im Allgemeinen ungünstig, obwohl einzelne Heilungen angeführt werden. Die Behandlung richtet sich gegen das Grundleiden. Symptomatisch-empirisch sind u. A. empfohlen: Sal. Prunellae (schon von J. Frank, auch von Romberg und Schnakenburg in mehreren Fällen erprobt); Opium (Lacombe, Graves); Calomel bis zur Salivation (Fleury); Eisen (Guillot, Michon); Argentum nitricum (Wittmaack); ferner die Antispasmodica, Derivantien und vieles Andere. Brodie will einen mit typischen Intermissionen einhergehenden Fall durch Chinin geheilt haben. — Am Meisten ist vom Opium zu erwarten, welches namentlich gegen das Durstgefühl der Diabetiker gute Dienste leistet. Momentan kann das Verschlucken von Eisstücken Erleichterung schaffen.

§. 140. Das excessive (oder „zur Hyperästhesie gesteigerte") Wollustgefühl wird von Romberg und Anderen den Neuralgien des Plexus spermaticus angereiht. Die Sensationen, auf welche die obige Bezeichnung passt, kommen besonders beim weiblichen Geschlechte vor, sind jedoch keineswegs — wie man behauptet hat — wo bei Hysterischen besonders häufig. In den vereinzelten Fällen, sich ein gesteigertes Wollustgefühl bei Hysterischen findet, ist dasselbe meist mit Erscheinungen abnormer, reflectorischer und psychischer Reaction, mit Puls und Respirationsbeschleunigung, psychischer Aufregung, Bewusstlosigkeit, ja selbst mit allgemeinen convulsivischen Anfällen verbunden. Auch bei nicht-hyste-

rischen Frauen wird gesteigertes Wollustgefühl in Verbindung mit
Symptomen von Nymphomanie oder als Vorläufer epileptischer
Anfälle beobachtet. In der Mehrzahl der Fälle liegen peripherische, locale Anomalien an den Geschlechtstheilen zu Grunde;
öfters ist u. A. gleichzeitig Pruritus an den inneren und äusseren Genitalien vorhanden; in anderen Fällen scheint dagegen die
abnorme Sensation auf Veränderungen in dem spinalen oder cerebralen Verlaufe der sensibeln Genitalnerven zu beruhen. Die vereinzelten Fälle, welche als Beispiele eines zur Hyperästhesie gesteigerten Wollustgefühls bei Männern angeführt werden (Romberg,
Wittmaack) bieten ein ganz unbestimmtes und kaum irgendwie
zu classificirendes Symptombild dar. Dagegen lassen sich manche Fälle
von Impotenz hierherziehen, welche mit hochgradigem Wollustgefühl
und (in Folge gleichzeitig erhöhter Reflexerregbarkeit?) mit unvollständiger
Erection und verfrühten Ejaculationen einhergehen. Häufig sind in
solchen Fällen auch Pollutionen und Spermatorrhoe vorhanden, welche
ebenfalls zuweilen unter Wollustempfindungen auftreten. Auch hier
liegen meist peripherische locale Veränderungen am Genitalapparat
— nur selten Centralerkrankungen (namentlich Tabes) zu Grunde.
Die Therapie ist wesentlich eine causale; symptomatisch erweist sich
die Electricität und eine mässige Kaltwasserbehandlung oft von günstiger Wirkung.

Viscerale Anästhesien.

§. 141. Von visceralen Anästhesien wissen wir ausserordentlich
wenig Positives — um nicht zu sagen, gar nichts. Der Grund liegt
nahe. Den Eingeweiden des Körpers kommt bekanntlich schon unter
normalen Verhältnissen ein kaum merklicher Grad bewusster Sensibilität zu; und auch dieser lediglich in der Form eines unbestimmten Gemeingefühls, ohne irgendwelchen erkennbaren specifischen Empfindungsinhalt. Es ist daher a priori höchst unwahrscheinlich, dass
die quantitative Verminderung jenes dunkeln und schwachen physiologischen Gemeingefühls sich im Bewusstsein subjectiv kundgeben
oder durch objective Prüfungsmethoden wahrnehmbar gemacht werden sollte. Dies gilt namentlich in Betreff aller Organe, deren sensible Nerven in den sympathischen Plexus der Brust- und Bauchhöhle

verlaufen. Man hat sich im Gefühle dieser Schwierigkeit auf die ausgedehnten reflectorischen Beziehungen des Sympathicus berufen, und
aus der Verminderung oder Sistirung solcher habitueller Reflexwirkungen (z. B. der peristaltischen Darmbewegungen) auf Anästhesien
im Gebiete des Sympathicus schliessen zu können geglaubt. Hierbei
waltet jedoch ein doppelter Uebelstand ob. Zunächst ist es bei den
meisten hierhergehörigen Bewegungsphänomenen (z. B. gerade bei der
Darmperistaltik) noch fraglich, ob sie unter normalen Verhältnissen
in der That reflectorisch und nicht vielmehr wesentlich oder ausschliesslich durch directe, automatische Erregung von peripheren
Ganglienapparaten entstehen. Sodann aber ist aus dem Ausbleiben
habitueller Reflexbewegungen, selbst bei nachgewiesener gleichzeitiger
Integrität der motorischen Leitung, keineswegs auf eine Störung der
sensibeln Leitung, welche auch Anästhesie (d. h. Aufhebung der bewussten Empfindung) zur Folge haben müsste, zu schliessen. Das
Ausbleiben der Reflexphänomene kann auf Störungen in demjenigen
Theile des Reflexbogens, resp. in denjenigen nervösen Apparaten
(Ganglienzellen) beruhen, wo die ankommende sensible Erregung in
motorischen Impuls umgesetzt wird. Solche Störungen reflexver-
mittelnder Apparate können offenbar unbeschadet der Integrität der
sensibeln Leitungswege bestehen. So kann z. B. der Reflextonus des
Ringmuskels der Harnröhre (M. urethralis) aufgehoben sein und dadurch Incontinenz eintreten, ohne dass Anästhesie der Blase vorhanden zu sein braucht, obwohl es die sensiceln Nerven der Blase sind,
welche auf reflectorischem Wege jenen Tonus vermitteln. Umgekehrt
kann wirkliche Anästhesie der Blase bestehen, während der Reflextonus des Harnröhrensphincter fortdauern oder sogar verstärkt
sein kann, weil der hemmende Einfluss des Detrusor gleichzeitig
entfällt, so dass hartnäckige Harnverhaltung (Ischurie) auf diese Weise
bedingt wird (vgl. spinale Lähmungen). Aehnlich kann es sich mit
anderen, reflectorisch zu Stande kommenden Bewegungsphänomenen
(z. B. mit der Erection, der Absonderung der Samenflüssigkeit und
der Ejaculation derselben) verhalten.

Als Anästhesie im Gebiete der Laryngeal- und Bronchialäste des Vagus lässt sich der Zustand auffassen, wo Reize,
welche im Normalzustande den oben geschilderten Hustenkitzel hervorrufen, letzteren nicht mehr erregen, und gleichzeitig auch die Re-
flexbewegung des Hustens ausbleibt. Dadurch erlangt der Zustand
eine gewisse semiotische Wichtigkeit; er ist einmal selbst ein übles
Symptom, insofern er die Kranken am Aushusten von verstopfendem

Secret u. s. w. behindert und daher das Eintreten suffocativer Zufälle begünstigt; andererseits ist er von schlimmer prognostischer
Bedeutung, weil er im Endstadium acuter und chronischer Krankheiten, namentlich des Respirationsapparates, häufig dem prämortalen
Coma unmittelbar voraufgeht. Die Anästhesie scheint in solchen Fällen centralen Ursprungs zu sein, und ein Symptom der beginnenden
Kohlensäurevergiftung (resp. des Sauerstoffmangels) zu bilden. — Man
hat ferner hierher Fälle gerechnet, wobei die Inspiration abnorm verlangsamt war, ohne dass eine subjective Empfindung von Athembe-
schwerden sich einstellte. Der Anstoss zur Inspiration erfolgt, wie wir
durch neuere Versuche von Rach, Hering und Anderen wissen,
auf reflectorischem Wege. Rach[*]) fand, dass nach Durchschneidung
der hinteren Wurzeln im Halstheil des Rückenmarks die Thiere zu
athmen aufhörten und ohne suffocatorische Erscheinungen starben.
Nach Hering[**]) verlaufen in den Lungenästen des Vagus Fasern,
welche, durch Zusammensinken der Lungen erregt, die Inspiration
befördern, und andere, welche, durch Aufblasen der Lungen erregt,
die Inspiration hemmen und die Exspiration fördern. Das wegfallende
Gefühl des Luftmangels bei Erstickungsgefahr kann daher in der
That, ebenso wie der mangelnde Hustenkitzel, auf Anästhesien im
Gebiete des Vagus zurückgeführt werden.

Als Anästhesie der gastrischen Aeste des Vagus haben
wir bereits oben den Zustand der Polyphagie erwähnt, d. h. unersättliche Essbegierde, wobei das Gefühl der Sättigung gar nicht
oder nur durch Aufnahme ungewöhnlicher Nahrungsquantitäten erreicht
wird. Da das Wesentliche nicht in der vermehrten Nahrungsaufnahme, sondern in dem Ausbleiben des normalen Sättigungsgefühls
liegt, so sollte man den Zustand richtiger als Akorie (von κορέν-
νυμι, sättigen) oder Aplestie bezeichnen. — Die Auffassung dieses
Zustandes als einer Anästhesie des Vagus findet ihre Begründung in
den Experimenten von Legallois, Brachet und Anderen, wonach
Thiere bei durchschnittenen Vagis unaufhörlich fressen, bis sogar der
ganze Oesophagus mit Speise gefüllt ist. (Nicht das Hungergefühl,
wie Manche irrthümlich angeben, sondern das Sättigungsgefühl wird
durch den intacten Vagus vermittelt.) Damit stimmen auch einzelne
pathologische Beobachtungen überein. Swan[***]) erwähnt einen Fall,

---

[*]) Diss., Königsberg 1863.
[**]) Sitzungsber. der Wiener Acad. LVII.
[***]) Treatise on diseases and injuries of the nerves, London 1834, p. 170.

wo der Kranke auch nach äusserst massenhafter Nahrungszufuhr niemals das Gefühl hinlänglicher Anfüllung des Magens und befriedigten Nahrungsbedürfnisses hatte: beide Vagi waren atrophisch und desorganisirt. Häufiger jedoch scheint der Zustand der Akorie bei Affectionen der centralen Ursprünge des Vagus einzutreten, als ein Symptom von Gehirnkrankheiten, bei Geistesstörungen, Epilepsie, Hysterie. Die unersättliche Fresslust galt der Dämonopholie des Mittelalters als ein wichtiges Symptom jener Besessenheit, welche wir heutzutage so leicht in hysterische und epileptische Affectionen umdeuten können.

Als viscerale Anästhesien lassen sich auch die, dem excessiven Wollustgefühl entgegengesetzten Zustände abnorm verringerten oder aufgehobenen Wollustgefühls betrachten. Auch diese Zustände kommen vorzugsweise beim weiblichen Geschlecht vor; sie sind namentlich bei Hysterischen weit häufiger, als das excessive Wollustgefühl, und nicht selten mit entschiedener Abneigung gegen den Coitus verbunden. Der gänzliche Mangel des Wollustgefühls ist wahrscheinlich auf Anästhesie der Genitalschleimhaut zurückzuführen, wie man sie gerade bei Hysterischen — oft in Verbindung mit circumscripten oder diffusen, cutanen Anästhesien — nicht selten nachweisen kann. — Analoge Zustände werden bei Männern bald auf Grund von Erschöpfung durch abnorme oder excessive functionelle Reize (Onanie, unnatürliche Ausübung des Coitus etc.) — bald als Symptome chronischer Rückenmarkserkrankungen (Meningitis spinalis, Tabes) beobachtet. Auch hier lassen sich zuweilen circumscripte oder diffuse, meist incomplete Anästhesien der Glans penis und der äusseren Genitalien (z. B. für den electrischen Reiz) nachweisen. In Folge des verminderten Reflexreizes können dann gleichzeitig die Erectionen und die Samen-Excretion schwächer ausfallen oder gänzlich fehlen, so dass die als Impotenz und Aspermatismus bezeichneten Zustände resultiren. Derartige Fälle werden, wenn sie nicht Symptome von Centralerkrankungen sind, durch eine locale electrische Behandlung (Galvanisation, faradische Pinselung) und durch Kaltwasserkuren nicht selten beseitigt, während die gewöhnlich angewandten Tonica und die sogenannten Aphrodisiaca kaum irgend welchen nennenswerthen Effect haben.

Physiologische Leistungen der sensibeln Muskelnerven. — Prüfungsmethoden für musculäres Gemeingefühl und Muskelsinn. — Musculäre Hyperästhesien und Anästhesien.

§. 142. Die Leistungen der sensibeln Muskelnerven documentiren sich in doppelter Weise: einmal durch Gefühle, welche sich den Gemeingefühlen der Haut annähern (Müdigkeit, Schmerz); sondern durch Empfindungen, welche den Tastempfindungen, namentlich dem Drucksinn der Haut entsprechen, nämlich Abschätzung des Contractionsgrades der Muskeln und indirect des von denselben überwundenen Widerstandes, womit sich objective Vorstellungen hinsichtlich der diesen Widerstand erzeugenden Körper (Druck- und Gewichtsgrössen) verbinden. Letzteres Vermögen wurde von E. H. Weber, dem wir bekanntlich die ersten Untersuchungen auf diesem Gebiete verdanken, als Kraftsinn bezeichnet.

Wir haben also musculäre Gemeingefühle und einen eigentlichen Muskelsinn; die Leistungen des letzteren stehen denen des Drucksinns der Haut sehr nahe, übertreffen ihn aber noch an Feinheit, da wir nach E. H. Weber noch Gewichtsdifferenzen im Verhältniss von 40 : 39 durch das Muskelgefühl erkennen, während der Drucksinn der Haut an den Fingern nur Unterschiede von 30 : 29 wahrnimmt (vgl. §. 10.). Die Existenz des Muskelsinns ist vielfach geläugnet worden: u. A. von Spiess, Lotze, Kamler, Schiff und Anderen, welche Alle behaupteten, dass die jenem zugeschriebenen Gefühle durch Verziehung oder Zerrung der bedeckenden Haut und ihrer Nerven hervorgebracht würden. Allein diese Anschauung wird in schlagender Weise durch die Thatsache widerlegt, dass wir in einzelnen Fällen neben completer Hautanästhesie den Muskelsinn völlig intact finden.

Bei Prüfungen des Muskelgefühls ist demnach einmal das Gemeingefühl der Muskeln, sodann der eigentliche Muskelsinn ins Auge zu fassen — eine Differenzirung, der bisher zu wenig Beachtung geschenkt wurde.

§. 143. Um das Gemeingefühl der Muskeln zu prüfen, untersucht man am besten mittelst inducirter electrischer Ströme. Duchenne hat zuerst darauf aufmerksam gemacht, dass die mittelst inducirter Ströme hervorgerufene tetanische Verkürzung der Muskeln von Empfindungen in denselben begleitet ist, welche er unter dem

Namen der „electromusculären Sensibilität" zusammenfasste. Diese Empfindungen können sich, je nach der Intensität der Contraction, also nach der Stärke des angewandten Reizes, von einem leichten kaum definirbaren Gefühl der Zusammenziehung bis zum heftigsten Schmerz steigern, welcher sich übrigens sehr leicht, selbst für ungeübte Individuen, von dem in den sensibeln Hautnerven entstehenden unterscheidet: zumal da man es in seiner Hand hat, durch festes Andrücken der Electroden gegen bestimmte Punkte und Anfeuchtung derselben den Strom ohne wesentliche Reizung der sensibeln Hautnerven in die Tiefe zu leiten. Duchenne hat überdies bei einem Verwundeten direct gezeigt, dass das Gefühl der Zusammenziehung auch am blossgelegten, seiner Hautbedeckung beraubten Muskel des Menschen durch Faradisation hervorgebracht wird. Sehr mit Unrecht haben daher einzelne Autoren (z. B. auch Remak) die Existenz der electromusculären Sensibilität bezweifelt und die entstehenden Empfindungen ausschliesslich auf Rechnung der sensibeln Hautnerven gesetzt, wozu gar keine Veranlassung vorliegt. Die Bestimmung der electromusculären Sensibilität ist einer Messung in ähnlicher Weise, wie die electrocutane Sensibilität, zugänglich; man kann nämlich durch Verschiebung der Rollen gegen einander das Stromminimum — resp. das Maximum des Rollenabstandes — messen, wobei noch eine von Empfindung begleitete Contraction eintritt. Der electrische Strom als Reagens zur Prüfung des Muskelgefühls gewährt auch hier, wie bei der Haut, den Vortheil, dass die betreffenden Sensationen reine Gemeingefühle und von keinen specifischen Sinnesempfindungen begleitet sind; denn für den Muskel ist trotz der beliebigen Verstärkung oder Schwächung des Stromes kein grösserer oder geringerer Widerstand zu überwinden, der eigentliche Muskelsinn daher in jedem Falle unthätig.

§. 144. Die Prüfung des Muskelsinns erfolgt in ähnlicher Weise wie die des Drucksinns der Haut, durch messbare variable Druckgrössen (Gewichte). Diese Gewichte werden jedoch nicht einfach auf den zu prüfenden Körpertheil aufgesetzt, um nicht den Drucksinn der Haut gleichzeitig ins Spiel zu bringen: sondern in ein Tuch gelegt, welches in Form einer Schleuder um den zu prüfenden Theil herum befestigt, aufgehängt wird. Die Versuchsperson erhält die Aufgabe, durch active Muskelcontraction den zu prüfenden Theil sammt dem Tuch und den darin enthaltenen Gewichten zu heben, und nun bei veränderter Grösse der letzteren den dadurch geleisteten, stärkeren oder schwächeren Widerstand zu taxiren. Man kann auf diese Weise, wie beim Drucksinn, zweierlei bestimmen: einmal das **Widerstandsminimum**, d. h. die kleinste Gewichtsgrösse, welche eben noch überhaupt als Widerstand empfunden wird; sodann die **Empfindlichkeit für Widerstandsdifferenzen**, d. h. die kleinsten Gewichtsunterschiede, welche eben noch als solche bei Hebung des geprüften Theils zur Wahrnehmung kommen.

Von Wichtigkeit ist es für die Exactheit der mit dieser Methode zu erhaltenden Resultate, dass nur ganz bestimmte Muskeln agiren, die Wirkung der übrigen und namentlich auch der Antagonisten aber durch die Lagerung der Versuchsperson und durch angemessene Unterstützung der zu prüfenden Theile ausgeschlossen wird. Handelt es sich z. B. darum, den Muskelsinn am Extensor quadriceps cruris zu bestimmen, so verfährt man in folgender Weise: Die Versuchsperson sitzt, mit angelehntem Rücken, auf einen hohen Stuhl, Bett oder dergl., so dass der Stuhl- oder Bettrand bis in die Nähe der beiden Kniekehlen ragt, die Oberschenkel also in ihrer ganzen Länge unterstützt aufruhen, während die Unterschenkel frei herabhängen. In der Gegend des Fussgelenks wird sodann das Tuch mit den Gewichtstücken, welche zur Prüfung dienen, angehängt. Die Versuchsperson muss nun durch active Verkürzung der Streckmuskeln den Unterschenkel erheben und, bei successiver Veränderung der Gewichtstücke, das Widerstandsminimum oder die Empfindlichkeit für Widerstandsdifferenzen bestimmen. Am besten lässt man alle diese Versuche bei geschlossenen Augen vornehmen. An einzelnen Körperstellen lässt sich auch der Muskelsinn mittelst der sogenannten Dynamometers, sowie mit dem von mir angegebenen Drucksinnsmesser einer für diagnostische Zwecke meist ausreichenden Schätzung unterworfen. Bei Benutzung meines Instruments ist in umgekehrter Weise wie bei der Drucksinnsprüfung zu verfahren, so nämlich, dass die Versuchsperson selbst (durch active Muskelverkürzung) eine stärkere Spannung der Feder und entsprechenden Ausschlag des Zeigers hervorruft.

Leyden[*] hat neuerdings für Kraftsinnsprüfungen an der unteren Extremität (namentlich bei Atactischen) folgende Vorrichtung beschrieben: Ein Becher steht auf einem ca. ½ Fuss hohen Stock, an dessen unterem Ende eine querovale Pelotte angebracht ist. Der Stock geht durch das horizontale Brett eines Gestelles frei beweglich hindurch, so dass der Becher auf diesem Brette steht und die Pelotte über dem Fussbrette des Gestelles circa 1½ Zoll entfernt bleibt. Der Fuss wird nun so hingestellt, dass die Pelotte sich über der zwischen Zehen und Fusswurzel gelegenen

----

[*] Ueber Muskelsinn und Ataxie, Virchow's Archiv, Bd. 46.

Furche befindet, und ist in dieser Beziehung durch ein kleines anschiebbares, hinter der Hacke befindliches Brettchen so weit fixirt, dass auch die Atactischen eine hinreichende Sicherheit der Bewegungen gewinnen, zumal sie dieselben noch durch Hinsehen leiten können. Wenn nun in diesem Apparate die Fussspitze durch Contraction der Extensoren am Unterschenkel gehoben wird, so wird auch die Pelotte und mit ihr der Becher emporgehoben, in welchen man einen andern mit Bleikugeln gefüllten Becher hineinstellt, dessen Gewicht man variiren kann. Die Prüfung hat nun die kleinste Gewichtsdifferenz der Becher zu bestimmen, welche von der Versuchsperson beim Heben des Gewichtes noch als solche erkannt wird. Da bei dieser Bewegung die extensores cruris ausschliesslich betheiligt, alle anderen Muskeln aber in Ruhe sind, so wird der Kraftsinn der genannten Muskeln isolirt auf diese Weise gemessen. Es zeigte sich, dass Gesunde noch zwei Becher mit 3 Pfund 11, 5 Loth und 3 Pfund 6, 2 Loth unterschieden; ein Verhältniss von 101, 5 : 96, 2 (also annähernd von 20 : 19), was auch von den Weber'schen Bestimmungen nicht allzu entfernt ist.

Ausser der Empfindlichkeit für Widerstandsunterschiede lässt sich mittelst dieser oder ähnlicher Verfahren auch das Widerstandsminimum bestimmen, welches beim Heben überhaupt das Gefühl der Belastung hervorruft, analog dem absoluten Druckminimum bei Prüfung des Drucksinns.

§ 146. Wenn die Existenz sensibler Muskelnerven sich vom physiologischen und pathologischen Standpunkte aus als ein nothwendiges Postulat der voliegenden Beobachtungen herausstellt, so bietet der Verlauf dieser Nerven dagegen von anatomischer Seite noch manche Dunkelheit dar, Fasern, welche mit Sicherheit als sensible gegenüber den motorischen Primitivröhren angesprochen werden könnten, sind bisher in Säugethiermuskeln nicht nachgewiesen. Andererseits hat bereits E. H. Weber die Möglichkeit ins Auge gefasst, dass die motorischen Nervenröhren des Muskels auch vermöge gleichzeitiger centripetaler Leitung die Träger und Vermittler des Muskelgefühls darstellten. Für die musculären Sinnesempfindungen glaubt Rauber neuerdings die specifischen Aufnahmsapparate in den Vater'schen Körperchen gefunden zu haben. Die Muskeln wirken nach ihm auf die Vater'schen Körperchen durch Druckvorgänge; schon ein sehr geringer Druck durch Contraction der Muskeln ruft Gestaltveränderungen in den darunter liegenden Körperchen hervor, welche daher den Grad der Muskelspannung oder des von den Muskeln empfangenen Eindrucks dem Sensorium kundgeben. Bei aufgehobener Function der Vater'schen Körperchen durch Nervendurchschneidung an Thieren (Katze und Huhn) soll herabgesetztes Gefühl der bewegenden Organe resultiren; so z. B. nach Durchschneidung der

Nn. interossei des Vorderarms an Katzen, wodurch über 120 Vater'sche Körperchen am Vorderarm ausser Thätigkeit gesetzt werden.*)

Vom pathologischen Standpunkte ist es kaum denkbar, dass die motorischen Nerven der Muskeln zugleich die Muskelgefühle (sowohl die Gemeingefühle, wie auch den eigentlichen Muskelsinn) vermitteln. Da die motorischen Muskelnerven ausschliesslich durch die vorderen Wurzeln in das Rückenmark eintreten, so ist nicht abzusehen, wieso Degenerationen der weissen Hinterstränge und der hintern Rückenmarkswurzeln das Muskelgefühl in der stärksten Weise beeinträchtigen, während dasselbe bei spinalen und cerebralen Lähmungen keineswegs nothwendig alterirt ist. Ueberdies hat Bernard durch Versuche an Thieren den Verlust des Muskelgefühls nach Durchschneidung der hinteren Wurzeln direct erwiesen. Es müssen also die sensibeln Muskelnerven mit den hintern Wurzeln aus dem Rückenmark austreten; später aber schliessen sie sich offenbar den musculomotorischen Nervenfasern an und. verlaufen mit diesen zu den Muskeln, für welche sie bestimmt sind. Dies ist schon von vornherein unabweisbares Postulat; bestätigt aber wird es auch durch Fälle von Verletzung rein sensibler Aeste gemischter Nervenstämme, z. B. des N. radialis superficialis, wobei die Hautsensibilität nach allen Richtungen hin im Gebiete der verletzten Nerven aufgehoben, das Muskelgefühl dagegen völlig intact war.

Analog verhält es sich offenbar auch bei den Hirnnerven. Die mimischen Gesichtsmuskeln erhalten ihre sensibeln Nerven mit dem Facialis, die Kaumuskeln mit der motorischen Portion des Trigeminus u. s. w. — complete cutane Anästhesie und Analgesie ist also nicht nothwendig mit Störungen des Muskelgefühls der entsprechenden Gesichtshälfte verbunden; letzteres kann bei Trigeminus-Anästhesie völlig intact sein. Es ist aber sehr wohl möglich, dass die betreffenden sensibeln Fasern dem Facialis durch Communicationen aus dem Trigeminus zufliessen und also ursprünglich dem letztern entstammen; auch scheint bei cerebralen Trigeminuslähmungen, ohne Betheiligung des Facialis, das Muskelgefühl der entsprechenden Gesichtshälfte in der That öfters eine Störung zu erfahren.

§. 146. Eigentliche Hyperästhesien der Muskeln können, wie die entsprechenden Hyperästhesien der Haut, nur durch objective Untersuchung (also durch die im Vorstehenden beschriebenen Messungsmethoden) mit Sicherheit erkannt werden. Eine abnorme Erhöhung

---

*) Vorkommen und Bedeutung der Vater'schen Körperchen, München 1867.

des musculären Gemeingefühls, in Form der electromusculären Sensibilität, wird in der That in manchen Krankheiten beobachtet. Krankhafte Verschärfung des Muskelsinns ist dagegen durch objective Befunde bisher nicht erwiesen. Zu den subjectiven Symptomen musculärer Hyperalgie kann es gehören, wenn das eigenthümliche subjective Gefühl der Muskelermüdung schon nach abnorm kleinen Bewegungsreizen (Muskelanstrengungen) oder in äusserst intensiver Weise entsteht. Dies geschieht u. A. bekanntlich sehr auffallend im Prodromalstadium acuter fieberhafter Krankheiten; z. B. des Typhus: ein Zustand, den man als Prostration, Abgeschlagenheit in den Knien u. s. w. bezeichnet. — Zu den Muskelhyperästhesien hat man das unter dem Namen „anxietas tibiarum" bekannte Gefühl gerechnet, welches namentlich im Unterschenkel und Fuss seinen Sitz hat und in einer qualvollen Unruhe, einem Antriebe zur beständigen Stellungsveränderung dieser Theile besteht. Dieser Zustand kommt zuweilen bei hysterischen, zuweilen aber auch bei ganz gesunden Individuen ohne nachweisbare Veranlassung (namentlich des Nachts) vor. In wie fern Muskelhyperästhesien bei manchen coordinatorischen Neurosen (z. B. beim Schreibekrampf), ferner bei choreatischen Zuständen u. s. w. eine Rolle spielen, werden wir in späteren Abschnitten erörtern.

Es kann aber auch das Gemeingefühl, welches die Zusammenziehung der Muskeln begleitet, sich bis zur grössten Intensität, bis zu unerträglichem Schmerz steigern. Dies geschieht u. A. bei manchen Krampfformen, z. B. bei clonischen und tonischen Halsmuskelkrämpfen, und bei dem sogenannten Wadenkrampf, wobei eine tetanische, brettharte Verkürzung der Wadenmuskeln — sei es isolirt oder in Verbindung mit analogen Reizzuständen anderer Muskeln — stattfindet. Man bezeichnet diese, mit heftigem Schmerz verbundenen Krämpfe einzelner Muskeln als Crampi; dieselben bieten jedoch durch den Schmerz nichts besonders Characteristisches dar, da letzterer nur durch die hochgradige und plötzliche Verkürzung der Muskeln und die damit verbundene gewaltsame Erregung der sensibeln Muskelnerven bedingt wird.

§. 147. Musculäre Anästhesien kommen zunächst in Bezug auf das Gemeingefühl der Muskeln nicht selten vor, wie aus den Prüfungen der electromusculären Sensibilität hervorgeht. Diese kann auch in Fällen erloschen sein, wo die electromusculäre Contractilität und andererseits die electrocutane Sensibilität vollkommen in-

tact sind. Schon Duchenne hat darauf aufmerksam gemacht, dass
bei erhaltener electromusculärer Contractilität die Sensibilität der
Muskeln gleichzeitig mit der willkürlichen Motilität derselben erloschen
sein kann. Dies ist z. B. bei hysterischen Paralysen nicht selten
der Fall. Gerade bei Hysterie können jedoch auch Fälle vorkommen,
in denen die willkürliche Motilität intact, die electromusculäre Sensibilität aber aufgehoben ist. Duchenne geht übrigens zu weit,
wenn er behauptet, die „Paralyse der electromusculären Sensibilität"
sei immer mit Paralyse des Muskelsinns verbunden, und diese beiden
Zustände unter der Bezeichnung „Paralyse der Muskelsensibilität"
(paralysie de la sensibilité musculaire) zusammenfasst. Wir müssen
am Muskel eine ähnliche Reihe partieller Empfindungslähmungen unterscheiden, wie an der Haut. Wir haben einmal den Verlust des
Gemeingefühls, der sich besonders durch Verlust der electromusculären Sensibilität kund giebt, und den man füglich als musculäre
Analgie bezeichnen könnte. Ferner haben wir den Verlust des
eigentlichen Muskelsinns. Für diesen hat Landry den etwas weit-
läufigen Ausdruck „paralysie du sentiment d'activité musculaire"
vorgeschlagen. Landry, sowie Andere, haben jedoch hierbei stets
nicht bloss den Kraftsinn der einzelnen Muskeln im Auge gehabt,
sondern auch das Gefühl für das Gleichgewicht und für die Stellung
der Gliedmaassen,. welches wahrscheinlich zum Theil durch die
Sensibilität der Knochen und Gelenkflächen, zum Theil wirklich
durch Muskelsensibilität, zum Theil aber auch durch die Sensibilität der Haut vermittelt wird. Der Verlust dieses Gefühls, der namentlich bei der sogenannten Ataxie locomotrice progressive eine so bedeutende Rolle spielt, ist von Duchenne auch
als „Lähmung des Muskelbewusstseins" („paralysie de la conscience
musculaire") und später mit der schrecklichen Paraphrase „paralysie
de l'aptitude motrice indépendante de la vue", bezeichnet worden.
Diese Nomenclatur sowohl als die derselben zu Grunde liegende
Vermischung ganz verschiedenartiger Functionen haben bekanntlich
auf dem Gebiete der Ataxie und der Tabes dorsualis eine bedeutende Verwirrung angerichtet. Die Coordinationsstörungen Atactischer
können sehr verschiedene Ursachen haben; sie können durch Läsionen
in den eigentlichen Coordinationscentren bedingt sein, welche sich
wahrscheinlich im Kleinhirn, im Pons und besonders in den Vierhügeln befinden; sie können ferner durch Läsionen des Rückenmarks
entstehen, da das Zustandekommen der Cordination die Integrität der

motorischen und sensibeln Leitung innerhalb des Rückenmarks erfordert. Die Coordinationsstörungen, welche speciell bei der grauen Degeneration der Hinterstränge auftreten, erklären sich zum Theil durch die Sensibilitätsstörungen, welche insbesondere das Gefühl für die Stellung und Bewegung der Glieder betreffen: ein Gefühl, an dessen Vermittelung, wie gesagt, auch die sensibeln Nerven der Haut, der Knochen und Gelenkflächen participiren. Es ist daher ganz unthunlich, die Coordinationsstörungen der Tabiker schlechtweg auf Alterationen der Muskelsensibilität, auf einfache Anästhesien des Muskelsinns zu reduciren. In jedem einzelnen Falle sind vielmehr genaue vergleichende Messungen der Muskel- und Hautsensibilität nach verschiedenen Richtungen hin nothwendig, um sich über die respective Betheiligung derselben ein Urtheil zu bilden.

§. 149. Anästhesien des Muskelsinns (Kraftsinns) können nur objectiv durch genaue Exploration mittelst der oben beschriebenen Verfahren nachgewiesen werden. Es muss also entweder die Empfindlichkeit für Widerstandsdifferenzen verringert, oder das eben merkliche Widerstandsminimum abnorm gross sein. Beides ist am häufigsten bei Tabes dorsualis der Fall; jedoch keineswegs constant. Insbesondere hat Leyden neuerdings durch Messungen gezeigt, dass die Empfindlichkeit für Widerstandsunterschiede selbst in vorgeschrittenen Fällen von Tabes dorsualis, mit hochgradiger Coordinationsstörung, vollkommen intact sein kann. Beispielsweise konnte ein Ataktischer, welchen Leyden nach der oben beschriebenen Methode untersuchte, noch Becher mit 2 Pfd. 1,4 Loth und mit 2 Pfd. 7 Loth unterscheiden; ein Gesunder unterschied 2 Pfd. 1,4 Loth und 2 Pfd. 6,4 Loth — also kaum eine nennenswerthe Differenz. Ein anderer Ataktischer unterschied 3 Pfd. 11 Loth und 3 Pfd. 6,7 Loth ($= 101 : 96,7$); ein Gesunder 3 Pfd 11,5 Loth und 3 Pfd. 6,2 Loth ($= 101 : 96,2$) — also ein sogar für den Kranken günstigeres Verhältniss! — Dagegen war allerdings das eben merkliche Widerstandsminimum auch bei diesen Kranken vergrössert, indem dieselben ein leichtes Gewicht gar nicht percipirten und erst bei einer gewissen Schwere des Gewichts die Genauigkeit der Schätzung erlangten. Es geht hieraus hervor, dass die Empfindlichkeit für Widerstandsdifferenzen intact sein kann, während das eben merkliche Widerstandsminimum bedeutend in die Höhe gerückt ist. Ganz analoge Verschiedenheiten werden bekanntlich auch in Bezug auf den Drucksinn der Haut und der äusseren Schleimhäute beobachtet. Ich habe bereits bei Besprechung der Drucksinnsprüfungen darauf aufmerksam

gemacht, dass schon die physiologischen Messungen eine sehr grosse
Differenz der eben merklichen Druckminima an verschiedenen Tast-
stellen ergeben, während dagegen die Empfindlichkeit für Druckunterschiede viel geringeren Schwankungen unterliegt. Leider fehlt
es uns an analogen physiologischen Voruntersuchungen hinsichtlich
des Muskelsinns bisher gänzlich.

Die Anästhesien des Muskelsinns bei Tabeskranken sind nur
äusserst selten von Verlust der electromusculären Sensibilität begleitet; in der Regel ist die letztere dabei völlig intact. Anders verhält
sich dies bei Hysterischen: hier habe ich wenigstens öfters die electromusculäre Sensibilität gleichzeitig mit dem Muskelsinn erloschen gefunden. In solchen Fällen war auch die Hautsensibilität und das
Gefühl für Stellungen und passive Bewegungen der Gliedmaassen
mehr oder weniger vollständig vernichtet.

Anästhesien des Muskelsinns kommen offenbar am häufigsten
bei Degenerationen der hinteren Rückenmarksstränge (und vielleicht
auch bei Alterationen der grauen Substanz) vor. Wahrscheinlich
sind nicht nur die bei Tabeskranken, sondern auch die bei Hysterischen angetroffenen Abstumpfungen des Muskelsinns auf diesen spinalen Ursprung zurückzuführen. Dagegen sind Verletzungen der peripherischen sensibeln Nerven nicht nothwendig von Störungen des
Muskelsinns begleitet. Ein schlagendes Beispiel dafür lieferte ein
Fall, den Mosler und Landois[*]) mitgetheilt haben. Der N. radialis superficialis war verletzt; es bestand in Folge dessen complete
Analgesie und Aufhebung des Temperatur- und Drucksinns im ganzen Gebiete des verletzten Nerven. Dagegen ergab die Prüfung des
Muskelsinns (mittelst aufgehängter Gewichte am Zeige- und Mittelfinger) ein ziemlich normales Verhalten: der Kranke konnte Belastun-
gen von 1 Pfd. und von 1 Pfd. 2 Loth (also 15 : 16) leicht unterscheiden.

Die Möglichkeit, dass bei peripherischen Nervenverletzungen Hautanästhesie ohne Aufhebung des Muskelgefühls besteht, erklärt sich
einfach aus dem Umstande, dass die sensibeln Muskelnerven gleichzeitig mit den motorischen Fasern von den gemischten Stämmen ab-
und in den Muskel eintreten. Schwieriger sind dagegen die obener-
wähnten Zustände von partieller Empfindungslähmung der Muskeln
zu deuten. Ich halte es für nicht ganz unwahrscheinlich, dass denselben zum Theil analoge Verhältnisse zu Grunde liegen, wie den

---

[*]) Berliner clinische Wochenschrift 1868. No. 45.

partiellen Empfindungslähmungen der Haut. Man könnte nämlich
annehmen, dass die Erregungen, welche Gemeingefühle der Muskeln
vermitteln, durch die graue Substanz fortgeleitet werden, während
dagegen die spinalen Hinterstränge die den eigentlichen Muskelsinn
vermittelnden Eindrücke dem Centrum zuleiten. Bei dieser Annahme
würde sich wenigstens am einfachsten die Thatsache erklären, dass
wir bei Tabes häufig Störungen des Muskelsinns ohne Veränderung
der electromusculären Sensibilität — bei Hysterie dagegen häufig
Störungen der letzteren allein, oder beider Functionen gleichzeitig
antreffen.

Die Therapie der Muskelanästhesien fällt mit der des Grundleidens, dessen Symptom sie darstellen, zusammen. Empirisch
bewährt sich die directe und indirecte Faradisation der Muskeln oft
als ein werthvolles Hülfsmittel.

Neurosen der Geschmacksnerven.

§. 149. Man streitet bekanntlich heute noch gerade so wie vor 30 Jahren darüber, welche Hirnnerven bei Thieren und beim Menschen die Vermittler der Geschmacksempfindungen seien. Der Trigeminus, Facialis und Glossopharyngeus erheben nach dieser Richtung hin Ansprüche: der Trigeminus durch den nervus lingualis seines ramus tertius; der Facialis durch die chorda tympani; der Glossopharyngeus durch seinen starken Ramus lingualis (und einige der schwachen rami pharyngei). Anatomischerseits ist es bekannt, dass der Lingualast des Trigeminus, welcher die Chorda tympani aufnimmt, sich in der ganzen Länge des Zungenrückens, von der Wurzel bis zur äussersten Spitze verbreitet und seine netzartigen Verzweigungen in den Papillen der Zungenschleimhaut ihr Ende erreichen. Wir wissen ferner, dass der Lingualast des Glossopharyngeus sich nicht auf das Gebiet der papillae circumvallatae — wie früher in der Regel angenommen wurde — beschränkt, sondern weit darüber hinausgreift. Rüdinger konnte die Verzweigungen des Glossopharyngeus in den hinteren zwei Dritteln der Zungenschleimhaut verfolgen, glaubt aber, dass der Nerv noch weiter nach vorn gegen die Zungenspitze geht, da er bei seinen Untersuchungen noch nicht die letzten feinsten Endzweige vor sich hatte. An den Endzweigen des Glossopharyngeus in der Zungenschleimhaut wurden schon von Remak kleine Gangliengruppen nachgewiesen. Wahrscheinlich stehen auch die Papillae fungiformes (an denen Krause das Vorhandensein von Endkolben nachwies) nicht bloss mit Lingualis — sondern auch mit Glossopharyngeusfäden in Verbindung.

Es lässt sich also aus dem anatomischen Befunde weder pro noch contra etwas entscheiden, wenn man einerseits den Fasercomplex des Lingualis und der Chorda, andererseits den Glossopharyngeus als alleinigen Geschmacksnerv auffassen will. — Die experimentelle Physiologie hätte nun einmal dieses Problem zu lösen; sodann aber, für den Fall dass dem Complex von Chorda und Lingualis Geschmacksfunctionen zukämen, festzustellen, ob die geschmacksvermittelnden Fasern weiter aufwärts in den Bahnen des Lingualis (also des Trigeminus) oder der Chorda (also des Facialisstammes) oder beider zugleich zu ihrem Centrum verlaufen. Die Anatomie lässt auch diesen Punkt unaufgeklärt, indem sie sowohl den Uebertritt von Chordafasern in die Bahn des Lingualis, als auch umgekehrt von Lingualisfasern in die Bahnen der Chorda mit Sicherheit nachweist

Indem ich die Anzahl älterer, sich widersprechender Experimente übergehe, die man in allen Lehrbüchern der Physiologie angeführt findet, will ich nur an die Ergebnisse einiger der neuesten Experimentatoren auf diesem Gebiete (Neumann, Lussana und Inzoni, Schiff) anknüpfen. Nach Neumann sowie nach Lussana und

Inzoni ist die Chorda tympani Geschmacksnerv des vorderen — der Glossopharyngeus Geschmacksnerv des hintern Zungenabschnittes. Der Lingualis ist also nur soweit betheiligt, als er durch Fasern der Chorda In seinem peripherischen Abschnitte verstärkt wird. Nach Schiff dagegen verlaufen alle Geschmacksfasern des vorderen Zungentheils ursprünglich im zweiten Aste des Trigeminus, und treten von hier aus theils durch Vermittelung der Chorda tympani, theils aber auch durch Anastomosen zwischen dem ganglion oticum und dem dritten Trigeminusaste in die peripherische Bahn des Lingualis, werden also ausschliesslich im zweiten Aste des Trigeminus dem Gehirn zugeführt, sowohl die mit der Chorda als die in dem Ganglion oticum austretenden; und zwar verlaufen die Geschmacksfasern der Chorda im N. petrosus superficialis major zum ganglion sphenopalatinum — die übrigen entweder im N. petrosus superficialis minor, oder in den nervi sphenoidales zum ganglion Gasseri. Diese Angaben sind unzweifelhaft äusserst beachtenswerth, lösen aber, wie wir sehen werden, noch keineswegs alle in der Pathologie der Geschmacksstörungen obwaltenden Schwierigkeiten. Eine doppelte Reihe von Thatsachen bleibt dabei unerklärt: zunächst der Umstand, dass auch pathologische, namentlich traumatische Veränderungen des Facialis unterhalb der Chorda tympani, ja selbst unterhalb des for. stylomastoideus von Geschmacksstörungen begleitet sein können; sodann das Ausbleiben von Geschmacksalterationen bei Zerstörung des gesammten Trigeminus an der Schädelbasis und dadurch herbeigeführter completer Anästhesie der entsprechenden Gesichts- und Zungenhälfte. Diese Thatsachen constatiren einerseits eine fühlbare Lücke in Bezug auf unsere Kenntniss des centripetalen Verlaufs der im Lingualis enthaltenen Geschmacksfasern; andererseits zeigen sie, dass im peripherischen Facialis schon unterhalb der Eintrittsstelle der Chorda Geschmacksfasern enthalten sind, welche dem Facialis wahrscheinlich durch anderweitige Communicationen mit dem Lingualis zugeführt wurden.

Der Weg der dem Lingualis angehörigen Geschmacksfasern ist demnach jedenfalls ein sehr verschiedenartiger und complicirter. Von den Endkolben der papillae fungiformes u. s. w. beginnend verlaufen die Geschmackfasern in den netzförmigen Ausbreitungen der Lingualzweige zum Stamme des Lingualis. Einige treten von hier aus durch die Communicationen zwischen dem Lingualis und den Gesichtsästen des Facialis in die Bahn des letzteren über und begeben sich mit dem Facialis in den Canalis Fallopii. Andere verlassen den Lingualis in der Bahn der Chorda, gehen mit dieser zum Facialis, werden durch den N. petrosus superficialis major zum ganglion sphenopalatinum geführt und verlaufen contripetal in der Bahn des 2 Trigeminusastes. Noch andere Geschmacksfasern treten durch die rami communicantes vom dritten Trigeminusast zum ganglion oticum, und gehen von hier aus entweder in den N. petrosus superficialis minor über, oder sie werden durch die kleinen rami sphenoidales zum ganglion Gasseri befördert, Der N. petrosus superficialis minor begiebt sich bekanntlich zum plexus tympanicus, hängt aber durch Anastomosen auch mit dem ganglion geniculi und dem N. petrosus superficialis major

zusammen. Die in ihm enthaltenen Geschmacksfasern können also
möglicherweise durch diese letzteren Anastomosen ebenfalls zum Ganglion sphenopalatinum und so in die Bahn des ramus II. übergeführt
werden. Einige Berücksichtigung scheint mir jedoch auch die Möglichkeit zu verdienen, dass diese Fasern zum plexus tympanicus und
von hier aus durch den N. Jacobsonii in die centrale Bahn
des Glossopharyngeus eintreten. —

§. 150. Die physiologischen Leistungen der Geschmacksnerven
bestehen bekanntlich darin, dass gewisse Reize, welche auf die peripherischen Endigungen der Geschmacksnerven (in der Zunge und
in einzelnen Partien des weichen Gaumens) einwirken, durch Erregung derselben im Bewusstsein gewisse specifische Reactionen (Geschmacksempfindungen) auslösen. Der objectivirte, sinnliche Empfindungsinhalt wird durch die Categorien des süssen, bitteren, sauren
und salzigen Geschmacks angedeutet, während das bei keiner Art
von Sinneseindrücken mangelnde subjective Gefühlselement in der
begleitenden Lust oder Unlust, in dem Angenehmen oder Widrigen der betreffenden Geschmacksperception zum Ausdruck gebracht wird.

Prüfungen der Geschmacks- Functionen sind daher in der
Weise anzustellen, dass wir Reize der obigen Art auf die peripherischen Enden der Geschmacksnerven einwirken lassen. Wir
benutzen hierzu flüssige Lösungen schmeckbarer Substanzen: z. B.
Zuckerlösung, Quassiatinctur, verdünnte Essigsäure und Kochsalzlösung, welche in dieser Reihenfolge die Typen des süssen, bitteren,
sauren und salzigen Geschmacks repräsentiren. Da die Stärke der
Geschmacksempfindung (wie anderer Empfindungen) wächst, je
mehr Nervenenden von dem einwirkenden Reize gleichzeitig
getroffen werden, so ist für die Genauigkeit der Prüfung die
möglichste Localisirung des Reizes (namentlich durch Ausschliessung
von Bewegungen der Zunge und der übrigen Mundtheile) erforderlich.
Wir müssen daher die Prüfungen bei stark herausgestreckter Zunge
und weit geöffnetem Munde vornehmen, und die geschmackprüfende
Flüssigkeit tropfenweise mittelst eines Glasstabes auf die zu prüfenden Stellen appliciren. Nach jeder Einzelprüfung muss durch Pausiren
und durch Ausspülen des Mundes mit Wasser die Wirksamkeit des
letzten Reizes völlig ausgeschlossen werden, ehe zu einer neuen Prüfung
übergegangen wird. — Untersuchungen welche in dieser Weise mit allen
erforderlichen Cautelen angestellt werden, ergeben u. A. das wichtige Resultat, dass süsse Körper vorzugsweise von dem vorderen

Theile des Zungenrückens, saure von der Spitze und den Seitenrändern der Zunge, bittere besonders vom hinteren Theile des
Zungenrückens und vom weichen Gaumen aus percipirt werden.
Eine so strenge Trennung der einzelnen peripherischen Abschnitte des
Geschmacksorgans nach Maassgabe der zur Perception kommenden
Geschmackskategorien, wie sie Horn*) zuerst behauptete, findet
jedoch nach den genauen Untersuchungen von Schirmer**) nicht
statt; jeder Theil des Geschmacksorgans ist vielmehr wenigstens
in gewissem Grade für alle Geschmacksqualitäten empfänglich.

Ueber die geschmackerregenden Minima hat Valentin***)
sehr interessante Untersuchungen angestellt, indem er den äussersten
Verdünnungsgrad bestimmte, wobei gewisse Körper noch die ihnen
eigenthümlichen Geschmacksempfindungen auslösen. So wirkt nach
ihm Zucker noch bei 1,2 pCt.; Kochsalz bei 0,2—05; Schwefel-
säure bei 0,001 und schwefelsaures Chinin bei 0,003 pCt. wässeriger
Lösung.

Neuerdings hat sich Keppler unter Vierordt's Leitung mit der
Prüfung der Empfindlichkeit für Concentrationsdifferenzen beschäftigt. Aus seinen Versuchen geht u. A. hervor, dass bei
einer Concentrationsdifferenz von nur 2,5 pCt. die Zahl der richtigen
Entscheidungen nur wenig über ½, bei einer Differenz von 10 pCt. dagegen über ¾ der Fälle beträgt. Die Entscheidung erfolgt häufiger
richtig, wenn erst eine concentrirtere, dann eine verdünntere Lösung
angewandt wird, als bei umgekehrten Verfahren; nur salzige Stoffe
bilden in dieser Beziehung eine Ausnahme. Mit steigender Concen-
tration nimmt ferner die Empfindlichkeit bei bitteren und salzigen
Lösungen zu, bei sauren und süssen Lösungen hingegen ab. Im
Ganzen ist die Empfindlichkeit für Concentrationsdifferenzen bei salzigen Körpern am grössten, dann folgen süsse und saure, zuletzt
erst bittere, während hinsichtlich der absoluten Empfindlichkeit (bei
minimaler Verdünnung) und der Nachdauer der Empfindung bittere
Lösungen obenan stehen.

Ein werthvolles Reagens zur Geschmacksprüfung besteht in der
Anwendung electrischer galvanischer Ströme. Durch den galvanischen Strom werden nämlich bei geeigneter Application die als
electrischer Geschmack bezeichneten Sensationen unter normalen Um-

---

*) Ueber den Geschmackssinn des Menschen, Heidelberg 1825.
**) Nonnullae de gustu disquisitiones; Diss. Greifswald 1856.
***) Lehrbuch der Physiologie Bd. II Abth. 7, pag. 389 ff. (1847)

ständen sowohl beim Schliessen als bei geschlossener Kette hervorgerufen. Der electrische Geschmack hat etwas Specifisches, das man
am besten als „Scharfmetallisch" bezeichnet; er ist weder mit dem
sauren noch mit dem salzigen Geschmack identisch; am wenigsten
aber ist die Angabe begründet, dass am positiven Pol eine saure,
am negativen Pol dagegen eine schwächere alcalische Geschmacksempfindung entstehe. Der Geschmack unterscheidet sich vielmehr
in beiden Fällen nur der Intensität, nicht aber der Qualität nach.
Man kann das Auftreten des electrischen Geschmacks nicht bloss
beobachten, wenn man den einen Pol bei mässiger Elementenzahl
(4—8) auf die Zunge aufsetzt, sondern bei entsprechender Verstärkung des Stromes auch von der Wange, der ganzen Unterkiefergegend, vom Halse (bei der sogenannten Galvanisation des Sympathicus), ja unter Umständen selbst von sehr weit entfernten Körperstellen aus. Ich habe den electrischen Geschmack (u. A. bei Hysterischen)
durch Galvanisation im oberen, selbst im mittleren Theile der Wirbelsäule
auslösen können Auch wird er häufig bei Einführung von Elektroden
in den äusseren Gehörgang (namentlich bis in die Nähe des Trommelfells) beobachtet. Es ist demnach die frühere Annahme un-
haltbar, dass beim electrischen Geschmack die peripheren Enden der Geschmacksnerven durch adäquate electrolytische Zer-
setzungsprodukte (Säuren oder Alkalien) direct gereizt werden. Der electrische Geschmack entsteht offenbar nicht bloss durch
die electrische Reizung der peripheren Geschmacksnervenenden, sondern
auch durch Reizung der Geschmacksnerven selbst in höheren
Theilen ihres Verlaufes, und vielleicht sogar der geschmackempfindenden Centra. Wir haben daher in der electrischen Prüfung ein wichtiges Hülfsmittel der Localisation bei vorhandenen Geschmacksstörungen. Ist der electrische Geschmack erhalten, während
schmeckbare Substanzen von der Zunge aus nicht mehr percipirt
werden, so ist die Ursache mit grosser Wahrscheinlichkeit nach den
peripheren Nervenenden zu verlegen. Ist dagegen auch der electrische Geschmack in entsprechender Weise beeinträchtigt, so ist der
Sitz der Läsion im Verlaufe der Geschmacksnerven oder in den
geschmackempfindenden Centren zu suchen.

§. 151. Vielfach ist von einer „Hyperaesthesia gustatoria"
in Lehrbüchern die Rede. Es dürfte jedoch zunächst die Frage aufzuwerfen sein, ob Zustände, welche die fragliche Bezeichnung rechtfertigen, im Bereiche der Geschmacksnerven überhaupt angetroffen
werden. Wir haben auch hier, wie bei den Hyperästhesien, der Tast-

und Gefühlsnerven, zu berücksichtigen, dass der Grundbegriff der Hyperästhesie nur durch Zustände exessiver Erregbarkeit in der Sphäre sensibler oder sensueller Nerven vollständig gedeckt wird.

Es müsste also das eben merkliche Minimum der Geschmacksempfindung abnorm verringert sein, so dass schon Geschmacksgrössen, welche bei Gesunden unwirksam bleiben (z. B. Verdünnungen weit unter der obigen Norm) deutliche Geschmacksempfindung auslösen: oder es müsste bei Anwendung gleicher Geschmacksgrössen stärkere Reaction im Bewusstsein erfolgen, so dass entweder die Wahrnehmung des objectiven sinnlichen Inhalts der Empfindung verschärft wäre, oder die Empfindung von lebhafteren Gefühlen der Lust und Unlust begleitet wäre, als unter normalen Verhältnissen. Jenes könnte man als wirkliche Geschmacksverschärfung (Hypergeusie) — dieses mehr als Hyperalgie der Geschmacksnerven bezeichnen. Diese Zustände würden für die Hyperpselaphesie und cutane Hyperalgie die entsprechenden Analoga bilden.

Leider fehlt es nach dieser Richtung hin an genaueren methodischen Prüfungen, die allein entscheiden können, noch gänzlich. Jedoch scheinen Symptome der obigen Art in der That, namentlich bei Hysterischen, beobachtet zu werden, wie dies schon aus der oben angeführten Thatsache in Betreff des electrischen Geschmack s hervorgeht. Hysterische schmecken oft die geringsten Mengen von Salz und Gewürz in denSpeisen, von arzneilichen Substanzen in der Medicin heraus, welche von Gesunden nicht mehr percipirt werden. Zugleich erregt ihnen oft ein Geschmack, welcher Gesunden angenehm ist, Widerwillen und Unlust. Mit dieser partiellen Hyperästhesie für einzelne Geschmacksqualitäten kann eine hochgradige Unempfindlichkeit gegen andere Geschmacksreize verbunden sein, in Folge deren sie Dinge, welche Gesunden widerlich sind, mit Wohlbehagen geniessen.

Nicht unbedingt findet der Begriff der Hyperästhesie auf die sogenannten subjectiven Geschmacksempfindungen Anwendung, die wahrscheinlich meist auf abnormen, centralen Erregungen der Geschmacksnerven beruhen. Derartige Sensationen treten spontan (d. h. ohne veranlassenden äusseren Reiz) auf und können sehr verschiedene, in der Regel aber mit widrigen Gefühlen verbundene Geschmacksempfindungen vortäuschen. Dahin gehören auch die krankhaften Geschmacksempfindungen Geisteskranker, bei denen übrigens wahre Geschmackshallucinationen neben Illusionen (d. h. falschen Umdeutungen objectiver Geschmackserregungen) vorkommen. Die Geschmacksphantasmen Geisteskranker sind in der Regel wider wärtiger Natur, und erlangen durch ihren Zusammenhang mit Vergiftungswahn und mit dem Entschlusse der Nahrungsverweigerung eine erhöhte Bedeutung.

Gewisse Stoffe können vom Blute aus, durch Einwirkung auf die Geschmacksnerven oder auf ihre peripherischen Endapparate, Geschmacksempfindungen hervorrufen. So hat Rose bei sich und Anderen nach dem Genusse von Santonsäure das Auftreten intensiv bitterer Geschmacksempfindungen beobachtet. Derselbe constatirte ausserdem auch die interessante Thatsache, dass indifferente Getränke, wie reines Wasser, im Santonrausch intensiv bitter schmeckten. Diese letztere Erscheinung muss offenbar auf eine wirkliche Hyperästhesie der Geschmacksnerven zurückgeführt werden. — Wernich*) hat nach subcutanen Morphium - Injectionen mehrmals das Auftreten des bitteren Morphiumgeschmacks (einmal eines widerlich-säuerlichen Geschmacks) auf der Zunge oder im hintersten Theile der Mundhöhle beobachtet. Bei einer tuberculösen Patientin trat das Phänomen sehr regelmässig, und zwar, je mehr die Patientin verfiel, um so rascher (Anfangs mehrere Minuten, zuletzt bereits 10 Secunden nach der Injection) ein. Bei sich selbst konnte Wernich nur im Zustande der Inanition (nach 8stündiger Nahrungs-Enthaltung) das Phänomen hervorrufen; und ausserdem wurde dasselbe noch bei einer Patientin „in sehr heruntergekommenen Zustande" beobachtet. Es scheint sich demnach auch hier um eine, durch Kachexie oder durch vorübergehende Reduction des Körperzustandes begünstigte Hyperästhesie der Geschmacksnerven zu handeln.

Das spontane Auftreten widriger oder scharfer Geschmacksempfindungen hat man seit Roux mehrfach bei Facialislähmungen beobachtet und auf Reizung der chorda tympani innerhalb des Fallopischen Canals zurückgeführt.

Dass Reizung der Chorda in der That Geschmacksempfindungen zur Folge hat, geht aus Beobachtungen hervor, wo die Chorda durch grosse Defecte im Trommelfell blossgelegt war und einer directen electrischen oder mechanischen Erregung (z. B. durch Berührung mit einem Pinsel) ausgesetzt wurde. Immerhin ist jedoch das spontane Auftreten derartiger Reizerscheinungen (auf welche ich noch bei den Faciallähmungen zurückkomme) viel seltener, als

---

*) Beitrag zu den Parästhesien des Geschmacks, Griesinger's Archiv, Band II. Heft 1, pag. 174.

Herabsetzung oder Verlust der Geschmacksempfindung auf der gelähmten Seite; zuweilen findet sich beide Zustände mit einander verbunden, so dass es sich gewissermassen um eine Anaesthesia dolorosa im Gebiete der Geschmacksnerven handelt.

Romberg hebt hervor, dass in den (übrigens seltenen) Fällen von Lingual-Neuralgien keine subjectiven Geschmacksnerven angetroffen wurden, und meint, dass dieser Umstand gegen die Vermittelung der Geschmacksempfindungen durch den Lingualis ins Gewicht falle. Ich glaube jedoch, dass hierfür auch eine andere Erklärung zulässig ist, wenn man bedenkt, dass der Sitz der Trigeminus-Neuralgien sehr häufig central ist und dass die geschmackvermittelnden Fasern innerhalb des Gehirns divergirende, von den sensibeln durchaus getrennte Wege einschlagen können. Ferner aber brauchen dieselben Reize nicht in gleichem Maasse erregend auf Nervenfasern von verschiedenen specifischen Energien zu wirken. Häufig genug sehen wir ja periphere Neuralgien gemischter Nerven ohne Reizerscheinungen in den entsprechenden motorischen Fasern einhergehen.

§ 152. Anästhesie der Geschmacksnerven, Ageusie. — Dieser Zustand wird, im Gegensatze zum vorigen, häufig beobachtet, und zwar kann es sich dabei bald um complete, bald um incomplete; um totale oder um partielle (d. h. auf einzelne Qualitäten beschränkte) Geschmackslähmungen handeln. Bei den incompleten Ageusien ist neben der Verminderung sehr gewöhnlich eine Verlangsamung der Geschmacksperception (um mehrere Secunden) deutlich nachweisbar. — Der Extensität nach kann der Verlust der Geschmacksempfindung bilateral, oder halbseitig, oder endlich auch auf einzelne Abschnitte einer Zungenhälfte beschränkt sein.

Vorübergehende und leichtere Geschmacksanästhesien können zunächst durch Agentien herbeigeführt werden, welche direct auf die peripherischen Enden der Geschmacksnerven einwirken und die Erregbarkeit derselben alteriren. Es gehören dahin zum Theil dieselben Agentien, welche die Erregbarkeit der sensibeln Haut- und Schleimhautnerven local beeinträchtigen, wie z. B. Kälte und hohe Hitzegrade. Nach örtlicher Eisapplication auf einen bestimmten Zungenabschnitt ist, wie ich mich durch Versuche überzeugt habe, nicht nur die Sensibilität, sondern auch die Fähigkeit der Geschmacksempfindung an der Applicationsstelle für längere Zeit vermindert. (Aus demselben Grunde können wir auch den Geschmack kalter Körper, z. B. verschiedener Eissorten, schwerer unterscheiden). —

Dass hohe Hitzegrade, wie z. B. beim sogenannten Verbrennen des Mundes, die Geschmacksfähigkeit vorübergehend abstumpfen, ist Jedem bekannt. Ferner können locale, namentlich catarrhalische Processe der Mundschleimhaut mit bedeutenden Geschmacksstörungen einhergehen, die jedoch meist nur mechanisch durch erschwerte Einwirkung der Geschmacksstoffe auf die peripherischen Nervenenden bedingt sind. — Eine eingehendere Besprechung erheischen die eigentlichen Leitungsanaesthesien der Geschmacksnerven, welche namentlich durch ihre verwickelten genetischen Beziehungen zu verschiedenen Hirnnervenabschnitten specielles Interesse darbieten. Die vorliegenden pathologischen Thatsachen berechtigen uns, ihren Sitz bald im Lingualis, bald im Glossopharyngeus, bald in der Chorda, bald in dem peripherischen Theile des Facialis zu suchen.

Zunächst sind Fälle beobachtet, in welchen nach Durchschneidung des Lingualis wegen Neuralgie Geschmacksstörungen in der entsprechenden Zungenhälfte auftraten, so z. B. von Vanzetti*) und Inzoni**). In dem von Inzoni berichteten Falle war ein Jahr nach der Neurectomie die Lingualis der entsprechende Zungenhälfte mit einer dicken Schleimschicht bedeckt, völlig gefühllos (selbst für Stiche) und in ihrem vorderen Theile vollständig geschmacklos. — Ferner kennen wir zahlreiche Fälle von einseitiger Gesichtsanästhesie mit gleichzeitigem Geschmacksverluste der entsprechenden Zungenhälfte. Ausser den älteren, von Romberg***) und von Longet†) zusammengestellten Beispielen will ich nur an einige neuere Beobachtungen von Hirschberg und Guttmann erinnern. In zwei von Hirschberg††) mitgetheilten Fällen war der Geschmack der entsprechenden Zungenhälfte in ihren beiden vorderen Dritteln gänzlich aufgehoben, während das hintere Drittel der Zunge die normalen Geschmacksempfindungen bewahrt hatte. Im ersten Falle hatte der Hufschlag eines Pferdes gegen den Schädel eines 10jährigen Knaben eine isolirte, totale Quintuslähmung

---

*) Gaz. des hôp. 1868, 8.

**) Lussana, recherches expérimentales et pathologiques sur les nerfs du gout, arch. de phys. 1869. S. 1, pag. 20.

***) Lehrbuch der Nervenkrankheiten, (3. Aufl.) 1857, pag. 253—168 und 301—314.

†) Anatomie und Physiologie des Nervensystems, deutsch von Heyn. 1849, p. 158 - 165.

††) Berliner clinische Wochenschrift, 1868, No. 48 und 49.

mit vollständiger Anästhesie und mit neuroparalytischer Ophtalmie der rechten Gesichtshälfte hervorgerufen; im zweiten waren Quintus und Abducens der linken Seite intracraniell durch ein Sarcom der Dura mater gelähmt worden. — Auch Guttmann[*]) beobachtete bei einer halbseitigen Quintuslähmung hysterischer Natur und intactem Facialis eine Aufhebung der Geschmacksempfindung in den vorderen zwei Dritteln der entsprechenden Zungenhälfte, während im hintern Drittel des Zungenrückens die Geschmacksempfindung normal war. (Trophische Störungen am Auge fehlten hier; die Ursache der Trigeminusanästhesie war also wahrscheinlich jenseits des ganglion Gasseri zu suchen).

Diesen Fällen, in welchen bei intracranieller Affection des Trigeminus eine halbseitige Ageusie der vorderen Zungenpartien vorhanden war, stehen nun freilich andere entgegen, in denen bei completer, intracraniell bedingter Gesichtsanästhesie Geschmacksstörungen entweder nicht angeführt oder ausdrücklich verneint werden. Ich beschränke mich auf ein Beispiel, das von zwei namhaften Gewährsmännern (Lussana und Renzi) beobachtet und durch Autopsie erhärtet wurde. Hier bestand intra vitam complete Anästhesie der linken Gesichtshälfte, incl. Zunge und Zahnfleisch, nebst ausgebreiteten vasomotorisch-trophischen Störungen (Conjunctivitis, Erosionen der Cornea, Phlegmänen und erysipelatöse Röthung in der linken Gesichtshälfte, Nasenblutung, Schwellung des Zahnfleischs). Der Geschmack war dagegen völlig intact. Die mit den verschiedensten Substanzen angestellten Geschmacksprüfungen liessen darüber keinen Zweifel. Bei der Autopsie fand Renzi, ausser Residuen eines alten Blutergusses in der linken Grosshirnemisphäre, das linke ganglion Gasseri im Zustande vorgeschrittener Erweichung, an welcher alle 3 Aeste des Trigeminus gleichmässig theilnahmen. —

§. 153. Ueber Geschmacksstörungen durch Erkrankungen oder traumatische Verletzungen der Chorda tympani und des peripherischen Facialis liegen zahlreiche Beobachtungen vor, auf die ich zum Theil bei den Faciallähmungen zurückkommen werde. Hier sollen nur die Hauptpunkte besprochen und namentlich einige Thatsachen hervorgehoben werden, welche beweisen, dass einerseits Verletzungen des peripherischen Facialis unterhalb der Abgangsstelle der Chorda, andererseits auch directe Läsionen der letzteren zu Geschmacksstörungen Veranlassung geben.

---

[*]) Ibid. Nr. 51.

In ersterer Beziehung sind u. A. die genauen Beobachtungen von Stich und Lotzbeck von grossem Interesse.

Stich[*] sah Störungen des Geschmacks auf der entsprechenden Zungenhälfte bei einem Manne eintreten, dem der Facialis gleich nach seinem Austritt aus dem for. stylomastoides bei einer Unterkiefer-Resection durchschnitten worden war. — In dem Falle von Lotzbeck[**] handelt es sich um ein auf der v. Brns'schen Clinik exstirpirtes Enchondrom der linken Parotis; der Facialis wurde hier noch weiter nach der Peripherie zu (nämlich jenseits der Arteria temporalis) durchschnitten Die sehr genau angestellten Geschmacksprüfungen (mit Quassia, Coloquinthen und Kochsalz) ergaben an der linken Zungenspitze sowohl Verminderung wie auch deutliche Verlangsamung der Geschmacksperception. Intensiv bittere Dinge wurden nur als herbe, salzige (wie auch bei Stich) als süsslich geschmeckt; die Verlangsamung betrug 3—6 Secunden, die Nachdauer der Geschmacksempfindung war ebenfalls vermindert. An den Seitenrändern der Zunge waren die Unterschiede weniger beträchtlich und weiter nach hinten gegen die Zungenbasis war eine Differenz überhaupt nicht zu bemerken.

Für den Einfluss von Facialis-Verletzungen innerhalb des Fallopischen Canals (und wahrscheinlich directer Chorda-Verletzung) bietet der folgende Fall von Lussana (l. c.) einen interessanten Beleg dar.

Einer Bäuerin, welche an incompleter Taubheit litt, war von einem herumziehenden Charlatan eine Operation mit einer Lanzette im linken Gehörgang gemacht worden, welche apoplectische Erscheinungen und sofortige Lähmung des linken Facialis zur Folge hatte. Zwei Jahre darauf fand Lussana bei der Kranken noch eine leichte Facialiscontractur und völlige Aufhebung des Geschmacks in der linken vorderen Zungenhälfte, wie die mit Zucker, Salz, Essig u. s. w. angestellten Prüfungen ergaben; an der Zungenbasis war der Geschmack dagegen normal. Die Sensibilität und Motilität der linken Zungenhälfte waren durchaus unverändert.

Ein Fall von Fano, welchen Duchenne[***] mittheilt, verdient desswegen Erwähnung, weil hier der Facialis intact, die Chorda dagegen mit dem Trommelfell und den Gehörknöchelchen in Folge von Otitis media vollkommen zerstört war. In diesem Falle bestand während des Lebens ein Verlust des Geschmacks und des Gefühls in den beiden vorderen Zungendritteln, woraus Duchenne schliesst, dass die Chorda nicht bloss den Geschmack, sondern auch das Gefühl in diesen Theilen vermittele. Dieser Annahme entsprechen auch einige neuere Beobachtungen von Moos[†] Derselbe sah bei grossen Trommelfell-Perforationen durch Anlegung eines künstlichen, Toyn-

---

[*] Beiträge zur Kenntniss der Chorda tympani, Charité-Annalen VIII.

[**] Deutsche Clinik 1858 No. 12.

[***] Electrisation localisée, 2. Aufl. p. 966.

[†] Centralblatt 1867, Nr. 46. — Knapp und Moos, Archiv für Augen- und Ohrenheilkunde, I. 1. p. 207.

bee'schen Trommelfells an die Innenfläche des noch erhaltenen
oberen Trommelfellrestes vorübergehende Störungen des Geschmacks
und des Tastsinns der entsprechenden Zungenhälfte auftreten, und
glaubt die Störungen von dem Drucke der angelagerten Membran auf
die in jener Region verlaufende Chorda tympani herleiten zu müssen.

Bei rheumatischen Faciallähmungen habe ich in einer grossen
Anzahl von Fällen sowohl Verminderung als Verlangsamung der Geschmacksperception an der Zungenspitze und in einem grösseren
Theile der vorderen Zungenhälfte deutlich nachweisen können. Nicht
nur die Prüfungen mit den verschiedensten schmeckbaren Substanzen
ergaben in dieser Hinsicht unzweifelhafte Resultate, sondern auch
der electrische Geschmack war auf der entsprechenden Zungenhälfte
gleichzeitig vermindert. Bei den schwereren Geschmacksstörungen
handelt es sich meist um Fälle, wobei die Läsion nach anderweitigen
Erscheinungen in der Gegend der Austrittsstelle des Facialis am for.
stylomastoideus oder in dem Fallopischen Canal selbst wenigstens einigermaassen zuverlässig localisirt werden konnte. — Andererseits fehlen in zahlreichen Fällen von peripherer Faciallähmung Geschmacksstörungen vollständig, und zwar nicht bloss in den leichteren Fällen
rheumatischer Lähmung, sondern selbst bei den Lähmungen durch
Otitis interna mit cariöser Zerstörung des Felsenbeins u. s. w.; ja
selbst bei nachgewiesener Degeneration der Chorda tympani ist von
Ehrmann Integrität der Geschmacksempfindung auf der entsprechenden Seite beobachtet worden, während dagegen andere Autoren (z. B.
Neumann) einen partiellen Verlust des Geschmackssinus als Folge
von Otitis interna eintreten sahen. Diese Differenzen haben nichts
so Befremdendes mehr, wenn wir uns den Verlauf der aus dem
Lingualis herstammenden Geschmacksfasern nach dem obigen Schema
vergegenwärtigen. Da nämlich die Chorda nur einen Theil der Geschmacksfasern des Lingualis beibehält, andere dagegen durch die
rami communicantes zum Ganglion oticum verlaufen, so können, wenn
diese letztern Verbindungen beträchtlich entwickelt sind, Zerstörungen
der Chorda möglicherweise ohne merklichen Geschmacksverlust der
vorderen Zungenabschnitte einhergehen. Umgekehrt kann, wenn die
genannten Verbindungen schwach sind oder ganz fehlen, der Geschmacksverlust nach Chordaverletzung ein sehr vollständiger sein.
In der That sind aber hier Varietäten des anatomischen Verhaltens sehr häufig, da sowohl die kleinen Rami sphenoidales öfters
fehlen (Rüdinger), wie auch die Verbindungen des N. petrosus
superficialis minor mit dem N. petrosus superficialis major und dem

ganglion geniculi (nach Krause, Bischoff und Anderen) höchst inconstanter Natur sind.

§. 154. Wir kommen endlich zu den vom Glossopharyngeus ausgehenden Geschmacksstörungen. Wenn in der dunkelen und verworrenen Lehre von den Anästhesien der Geschmacksnerven überhaupt etwas feststeht, so ist es die von fast allen Beobachtern einstimmig anerkannte Thatsache, dass die vom Lingualis, Trigeminus, der Chorda und dem Facialis ausgehenden Geschmacksstörungen nur die vorderen Zungenabschnitte, nicht aber die Gegend der Zungenbasis umfassen.

Geschmacksstörungen in der letzteren Region können daher nicht auf Affectionen der oben genannten Nerven allein zurückgeführt werden, sondern lassen eine Betheiligung des Glossopharyngeus mit grosser Wahrscheinlichkeit annehmen.

Pathologische Beobachtungen über Geschmacksstörungen durch nachgewiesene isolirte Erkrankungen des Glossopharyngeus sind bisher in der Literatur nicht vorhanden. Die wenigen Fälle von Glossopharyngeusaffection, welche Longet in seinem berühmten Werke[*]) zusammengestellt hat, verlieren leider dadurch an Werth, dass die Erkrankung entweder den Glossopharyngeus nicht allein betraf oder die Beobachtungen nicht genau genug angestellt wurden. Das erstere gilt von den Beobachtungen von Bishop und Gendrin, wo der Trigeminus ebenfalls afficirt war. In einem Falle von Cruse fand sich eine Degeneration und Compression des linken Glossopharyngeus durch einen (gleichzeitig den Hypoglossus comprimirenden) Tumor. Hier bestand während des Lebens auf der linken Zungenhälfte keine Geschmacksempfindung; doch ist auch diese Beobachtung, wie Longet bemerkt, ungenau, weil über das Verhalten des Trigeminus nichts ausgesagt ist.

Mit grosser Wahrscheinlichkeit sind die Geschmacksstörungen, welche bei multipler Sinnesnervenaffection, bei Geisteskrankheiten, Tabes, Hysterie u. s. w. vorkommen, zum Theil auf den Glossopharyngeus zu beziehen. Ich will nur einen derartigen Fall hervorheben, den ich mit Dr. Guttmann zusammen in der hiesigen Universitäts-Poliklinik eingehend untersucht habe und welcher von Ersterem bereits anderweitig mit grosser Genauigkeit publicirt ist.[**])

Es handelte sich um eine hysterische, 38 jährige Patientin mit vollständiger Anästhesie der linken Gesichts- und Rumpfhälfte und der linksseitigen Extremitäten,

---

[*]) L. c. pag. 194 u. 195.
[**]) Berliner clinische Wochenschrift 1869, Nr. 28 ff.

Parese der Letzteren und Betheiligung zahlreicher Hirnnerven, namentlich der Sinnesnerven (Olfactorius, beider Optici, Acustici); Parese der Stimmbänder, des
Gaumensegels und des linken Hypoglossus.

Der Geschmack war hier auf der ganzen linken Zungenhälfte vollständig erloschen. Speciell im hinteren linken Zungendrittel war der Geschmacksverlust so
vollständig, dass intensiv bittere Substanzen (Quassiatinctur) auch bei starker Diffusion und Andrücken der Zunge an den Gaumen nicht im Geringsten geschmeckt
worden, während an den symmetrischen Partien der rechten Zungenhälfte die Wahrnehmung des Bitteren deutlich vorhanden war. Auch der electrische Geschmack
war in diesem Falle auf der linken Seite vollständig erloschen. Zur Prüfung
desselben wurde die Anode im Nacken und die Kathode auf der Zunge selbst
aufgesetzt oder mit der Kathode von aussen längs des Unterkiefers gestrichen.
Bei beiden Verfahren fehlte auf der linken Seite selbst bei verhältnissmässig
sehr starken Strömen (20 Elementen) jeder Erfolg. Rechts dagegen waren schon bei
bedeutend schwächeren Strömen die electrischen Geschmacksempfindungen in der rechten Zungenhälfte sehr deutlich.

Da in diesem Falle complete Anästhesie der linken Gesichtshälfte bestand, so
kann über die Mitbetheiligung des linken Lingualis kein Zweifel herrschen; dass aber
andererseits die Läsion des Lingualis nicht die alleinige Ursache der Geschmacks-
störung bildet, dürfte aus der völligen Vernichtung des Geschmacks im linken hinteren Zungendrittel ziemlich sicher hervorgehen. Für die Betheiligung des linken
Glossopharyngeus liess sich in diesem Falle auch die vorhandene Anästhesie der linken
Gaumensegelhälfte, sowie die verminderte Motilität und Reflexerregbarkeit derselben
einigermassen verwerthen.

§. 155. Die Anästhesien des Geschmacks bieten demnach in
diagnostischer Hinsicht ein ungemeines Interesse, als Symptom von
Leitungsstörungen im Gebiete dreier Hirnnerven, des Glossopharyngeus, Trigeminus und Facialis. Mit welchen Einschränkungen und
Cautelen die Störungen der Geschmacksfunction nach dieser Richtung
hin für jetzt benutzt werden dürfen, ist aus der vorhergehenden
Darstellung ersichtlich. Wenn wir häufig bei Läsionen des Trigeminus und Facialis Geschmackstörungen da vermissen, wo wir dieselben nach physiologischen und pathologischen Analogien gewissermaassen erwarten dürfen; so ist hier an die schon oben hervorgehobenen anatomischen Varietäten und an den auch zum Theil
zweifelhaften centripetalen Verlauf der dem Lingualis angehörigen
Geschmacksfasern zu erinnern. Andererseits aber ist auch die Möglichkeit ins Auge zu fassen, dass einzelne (namentlich die vorderen)
Abschnitte der Zunge eine doppelte Geschmacksinnervation, aus dem
Lingualis und aus dem Glossopharingeus besitzen, und dass bei Läsionen der geschmacksvermittelnden Lingualisfasern (mag die Läsion
in der Bahn des Trigeminus oder des Facialis stattfinden) die Function dieser Fasern durch den Glossopharyngeus vicariirend vermittelt

wird. Dieser Gedanke liegt nahe, wenn wir einmal die Anastomosen zwischen den netzartigen Endausbreitungen des Lingualis und Glosopharyngeus in der Zungenschleimhaut, sodann den Umstand in Betracht ziehen, dass die Endzweige des Glosopharyngeus viel weiter als in der Regel angenommen wird nach vorn gehen, wie schon oben (S. 149) erwähnt wurde. Auch könnten hier ähnliche Anordnungen stattfinden, wie wir sie bei Gelegenheit der cutanen Anästhesien in Betreff der peripherischen Endiguungen der grossen Armnervenstämme als möglich erkannt haben.

Die Prognose der Geschmacks-Anästhesien wird natürlich durch das Grundleiden bestimmt. Ueber die Wiederherstellung des Geschmacks nach peripheren Continuitätstrennungen des Lingualis und Facialis fehlt es leider noch an weitreichenden Erfahrungen; doch geht aus einzelnen Beobachtungen, wie z. B. der obigen von Lussana, hervor, dass die Geschmacksstörungen in solchen Fällen unverändert Jahre lang fortdauern können, wenn selbst die motorische Leitung im verletzten Facialis zum Theil wiedergekehrt ist. Bei den rheumatischen Faciallähmungen habe ich fast immer nach längerer Zeit eine Besserung wenn auch nicht völlige Restitution der Geschmacksempfindung beobachtet. Die Ageusien bei multipler Sinnesnervenaffection geben dagegen eine ungünstige Prognose; die gilt überhaupt für die centralen Formen (z. B. bei Hysterie und Tabes), namentlich wenn der Geschmacksverlust complet ist, und auch der electrische Geschmack vollständig mangelt.

In therapeutischer Hinsicht bieten die leichteren und incompleten Anästhesien des Geschmacks kein erhebliches Interesse, da sie in der Regel zu keiner wesentlichen Beschwerde Veranlassung geben und meist nur durch objective Untersuchung erkannt werden. Im Uebrigen richtet sich die Behandlung gegen das Grundleiden. Bei den schweren und completen Ageusien, welche durch Continuitätstrennungen der Nervenstämme, durch Druck intracranieller Tumoren, durch cerebrale Krankheitsprocesse u. s. w. herbeigeführt werden, ist von einer Causalbehandlung natürlich nur selten die Rede. Bei hysterischen und aus unbekannter Veranlassung entstandenen Geschmackslähmungen soll die locale Faradisation der Zunge häufig einen rapiden Erfolg gehabt haben (Duchenne).

Neurosen des Olfactorius.

§. 156. Die physiologischen Leistungen des Olfactorius bestehen in der Vermittelung specifischer Reactionen, der Geruchsempfindungen, auf gewisse Reize (gasförmige Stoffe), deren differentielle Wirkungsweise noch wenig erforscht und nicht (wie bei anderen Sinnesreizen) auf wenige Typen oder Qualitäten zurückführbar ist. Immer ist jedoch hier das formale Gefühlselement sehr vorherrschend, so dass wir den objectivirten, sinnlichen Empfindungsgehalt stets mit subjectiver Lust oder Unlust begleiten, den Geruch somit neben seiner bestimmten und specifischen Beschaffenheit vor Allem als angenehm oder unangenehm im Bewusstsein empfinden. Nach dieser Seite hin sind daher auch die krankhaften Sensationen vorzugsweise gerichtet, und man kann somit von Hyperalgien, Paralgien und Analgien im Bereiche der Geruchsnerven reden.

Zu den Prüfungen des Geruchs können sehr verschiedenartige Stoffe benutzt werden; nur ist dabei zu berücksichtigen, dass manche Riechstoffe (wie z. B. die stechenden Dämpfe von Essigsäure und Ammoniak) zugleich heftig erregend auf die Gefühlsnervenenden der Nasalschleimhaut einwirken, woraus im concreten Falle bei der Prüfung auf Geruchsstörungen leicht Verwechslungen hervorgehen. Aetherische Oele (z. B. Ol. Bergam., Lavand., Rosmarini, Foeniculi, Anisi, Cajeputi) und andere stark riechende vegetabilische Substanzen (Tinct. Valerianae, Asae Foetidae, Moschi, Terpentin, Kampher u. s. w.) sind zu Geruchsprüfungen am besten geeignet. Das eben merkliche Geruchsminimum hat Valentin[***]) für einzelne Riechstoffe zu bestimmen gesucht, indem er diejenige Substanzmenge ermittelte, welche in einem durch die Nase streichenden Luftvolum enthalten war. Danach sollen bei gleichmässiger Vertheilung über die Riechflächen 0,0016 Millegramm Brom, 0,02 Phosphorwasserstoff, 0,002

---

*) L. c. p. 279 ff.

20*

Schwefelwasserstoff und 0,00005 Rosenöl für den Minimaleindruck
genügen. Vom electrischen Strome ist, da derselbe bei localer Einwirkung meist keine deutlichen Geruchsempfindungen hervorruft, eine
Verwerthung als Reagens nicht zu erwarten.

§. 157. Als Hyperaesthesia olfactoria hat man zum grossen Theile die bei Centralaffectionen, Geisteskrankheiten, Hysterie
u. s. w. vorkommenden subjectiven Geruchsempfindungen beschrieben.
Offenbar handelt es sich hier meist um centrale Erregungen der
Riechnerven durch Einwirkung abnormer pathologischer Reize, wobei
die entstehenden Empfindungen zum Theil wie bei den gewohnten
peripherischen Erregungen objectivirt werden. Solche subjectiven
Geruchsempfindungen können natürlich auch vorkommen, wenn die
Riechnerven zerstört sind (wie in einem Falle von Bérard) und
peripherische Reize daher nicht mehr Geruchsempfindungen auslösen:
es verhält sich hier ganz wie bei den nach Continuitätstrennung der
Nerven auftretenden Neuralgien.

Vielfach kommen jedoch auch wirkliche Hyperästhesien im Gebiete des Olfactorius, namentlich bei Hysterischen, vor: dergestalt
dass Riechstoffe schon in abnormer Verdünnung, auf abnorme Distanz
u. s. w. deutlich percipirt werden. Keineswegs selten sind Fälle,
wie z. B. die von Amann[*] erwähnte Hysterische, welche frische
Kirschen durch ein Zimmer hindurch riechen und durch den Geruch
Personen von einander unterscheiden konnte. Wenn Justinus Kerner's
Seherin von Prevorst bei geschlossenen Augen allerlei vegetabilische und
mineralische Substanzen, die ihr in die Hand gegeben wurden, sogleich
erkannte, so brauchen wir dabei keine magische Divinationsgabe, sondern
nur eine ächt hysterische Verschärfung des Geruchsinns vorauszusetzen.
Noch ganz andere und überraschendere Erscheinungen würden sich
beobachten lassen, wäre nur einmal das menschliche Geruchsver-
mögen bis zur Stärke des thierischen (z. B. den Raubthieren eigenthümlichen) gesteigert. — Ausser und neben der eigentlichen Geruch-
sinnsverschärfung kommen, wie schon erwähnt, besonders Hyperalgien des Geruchs vor, dergestalt dass schwache und für den Gesunden fast indifferente Geruchsreize in hohem Grade das Gefühl
der Unlust erregen — ja, man kann wohl sagen geradezu als
Schmerz im Bewusstsein empfunden werden. Dahin gehört der
Widerwille, den Hysterische gegen gewisse, für den Gesunden ange-

---

[*] Ueber den Einfluss der weiblichen Geschlechtskrankheiten auf das Nervensystem. Erlangen, 1863.

nehme Gerüche (z. B. duftende Blumen) empfinden: ein Widerwille, der oft mit grosser Toleranz gegen andere, für den Gesunden widerliche Gerüche gepaart ist. Es erinnert dies an die partiellen Hyperästhesien in der Sphäre des Tastsinns, die mit normaler oder verminderter Empfindlichkeit gegen andere Reizgattungen einhergehen können. —

Geruchshallucinationen kommen bei Geisteskranken, — obwohl bedeutend seltener als Phantasmen anderer Sinnesorgane — vor; besonders, wie es scheint, in den Anfangsstadien des Irrsinns. Schlager hat unter 600 Fällen nur 5 mit wirklichen Geruchshallucinationen beobachtet, während Illusionen (falsche Umdeutungen objectiver Geruchserregungen) bedeutend häufiger angetroffen werden. Die Geruchshallucinationen Geisteskranker sind fast stets widerwärtiger Natur, z. B. häufig Leichengeruch, womit dann der Wahn von Leichen umgeben zu sein oder von Fäulniss des eigenen Körpers u. s. w. im Zusammenhang steht. — Die Erregung findet bei den eigentlichen Geruchshallucinationen unzweifelhaft vorzugsweise an der centralen Ausbreitung der Geruchsnerven statt. Positive anatomische Befunde sind jedoch sehr spärlich. Von Cabanis wurde ein Abscess im Corpus callosum — in einem auf der Wiener Irrenanstalt beobachteten Falle dagegen ein auf der Siebplatte aufsitzender und von den Olfactoriis umschlossener fungus durae matris, von Haselnussgrösse, gefunden.

§. 158. Zustände entgegengesetzter Art, Anaesthesia olfactoria, Anosmie, kommen weit häufiger vor und werden vor Allem durch Leitungsstörungen der Olfactorii oder ihrer virtuellen Fortsetzungen im Tractus u. s. w. — besonders daher durch basale Erkrankungen in der Gegend des Stirnlappens — bedingt. Longet erwähnt einen interessanten derartigen Fall, welcher von Pressat beobachtet wurde. Der Kranke litt an completer Anosmie, während die Sensibilität der Nasenschleimhaut intact war. Er fühlte alle reizenden scharfen Stoffe, reagirte gegen Schnupftaback etc. durch Niesen, konnte aber den Geruch des vorgehaltenen Aethers nicht wahrnehmen, sondern gab dabei nur an, dass er ein Gefühl von Stechen empfinde, als wäre Salz in die Nase gerathen. Bei der Autopsie fand sich ein vollständiger Defect beider Nn. olfactorii; selbst die für ihren Durchtritt bestimmten Oeffnungen der lamina cribrosa waren nicht vorhanden: es existirte nur eine solche, die für den N. ethmoidalis des Trigeminus bestimmt war.

Die im höheren Alter allmälig eintretende Abstumpfung der

Geruchsempfindung ist durch die senile Atrophie der Nn. olfactorii
(Prévost) zu erklären.

Die Anosmien, welche bei Geisteskrankheiten, namentlich paralytischer Demenz, vorkommen, sind wahrscheinlich auf primäre Alterationen im Riechcentrum und consecutive Degenerationen der Nervenfasern zurückzuführen Wenigstens hat man öfters in solchen
Fällen Atrophie, graues und durchscheinendes Aussehen der Riechnerven (Rokitansky) u. s. w. beobachtet.

Sehr schwere, selbst complete Geruchsstörungen können bei
Hysterischen vorkommen; so habe ich z. B. in dem §. 154 erwähnten Falle complete Anosmie der linken Nasenhälfte neben
gleichzeitigem Sensibilitätsverluste derselben beobachtet Auch
hier mag die Erkrankung central (in der grauen Substanz der
Riechnervenursprünge?) ihren Ausgangspunkt haben.

Die Geruchsstörungen, welche angeblich auch bei isolirten Trigeminus — Anästhesien und bei Faciallähmungen beobachtet worden
sind, unterliegen einer ganz abweichenden Deutung. Bei den Leitungsstörungen im Trigeminus kann das vom N. ethmoidalis vermittelte Gefühl der entsprechenden Nasenhälfte aufhören, wodurch
Täuschungen entstehen; ferner kann auch die Nasalsecretion abnehmen, so dass die Nasenhöhle trockener ist und die Riechstoffe
daher weniger gut diffundirt werden. Bei Faciallähmungen ist die
Paralyse der inspiratorischen Nasenmuskeln (der Erweiterer des
Nasenflügels), welche zum Schnüffeln und Einziehen der Riechstoffe
benutzt werden, Ursache der Störung (vergl. Lähmung des Facialis).

Locale Krankheitsprocesse der Regio olfactoria namentlich
Catarrhe, können natürlich mehr oder minder complete und ausgebreitete Geruchsstörungen veranlassen. Ausserdem hat man jedoch
in einzelnen Fällen nach stattgehabten schweren Erkältungen vollständigen Verlust der Geruchsempfindung — zuweilen auch mit
gleichzeitigem Geschmacksverluste (A. v. Franque*) beobachtet.
Auch ein sehr starker Geruchseindruck, z. B. durch Ammoniak,
kann (wie in einem von Graves**) erzählten Falle) plötzliche Aufhebung des Geruchsinns hervorrufen

Die Prognose ist (abgesehen von den eigentlich nicht hierher
zu rechnenden catarrhalischen und den zweifelhaften rheumatischen
Fällen) im Allgemeinen ungünstig, namentlich bei den completen

.

*) Correspondenzbl. f. Psychiatrie, 30. Sept. 1858.
**) Archives générales 1834, II. 6.

ein- oder beiderseitigen Anosmien, denen in der Regel unheilbare Veränderungen an der Basis cranii, in den Riechnerven, oder in den centralen Ursprüngen derselben zu Grunde liegen. Von therapeutischen Versuchen ist daher auch nur selten die Rede. In den oben erwähnten Fällen, welchen schwere Erkältungen zu Grunde lagen, soll die mehrtägige Application von fliegenden Vesicantien im Nacken Heilung bewirkt haben (v. Franque; Wittmaack). Bei einer Geruchslähmung, die nach langdauernder Coryza zurückgeblieben war, und bei hysterischen Anosmien hat Duchenne durch locale Faradisation Heilung beobachtet.

Neurosen des Opticus.

§. 159. Wir sind bei den Neurosen des Opticus in der besonders günstigen, auf keinem anderen Sinnesgebiete wiederkehrende Lage, materielle Veränderungen des Nerven zum grossen Theile schon während des Lebens mit ausserordentlicher Präcision und Bestimmtheit nachweisen zu können. Der intraoculare Theil des Sehnerven ist der ophtalmoscopischen Untersuchung zugänglich, deren Resultate uns zugleich in zahlreichen Fällen auch über die pathologischen Zustände in höher gelegenen, intracraniellen Abschnitten des Sehnerven und überhaupt über vorhandene basilare, cerebrale, selbst spinale Krankheitsprocesse die wichtigste Belehrung darbieten. Die mittelst ophtalmoscopischer Untersuchung nachweisbaren Erkrankungszustände sind vor Allem die intraoculare Neuritis (Stauungspapille und Neuritis descendens), Atrophie, und Druckexcavation der Sehnerven, ferner die Embolie der Art. centralis retinae: Zustände deren Semiotik und Pathogenese durch die Forschungen v. Graefe's und seiner Schule in mustergültiger Weise festgestellt ist.

§. 160. Intraoculäre Neuritis des Opticus kann sowohl durch Fortleitung entzündlicher Processe von der Retina aus (z. B. bei Retinitis in Folge von morbus Brightii), wie auch in umgekehrter Richtung von der Schädelhöhle aus herbeigeführt werden. Auf die häufige Verbindung von basilaren (z. B. meningitischen) und crebralen Erkrankungen mit Neuritis optica intraocularis hat zuerst v. Graefe aufmerksam gemacht. Abgesehen von den basalen Processen hat man dieselbe bei Heerdaffectionen (Encephalitis, Hämorrhagien, Tumoren) von dem verschiedensten Sitze — in den Grosshirnhemisphären, thalamus opticus, corpora geniculata, corpora quadrigemina, cerebellum, pons u. s. w. — beobachtet und zwar fast immer bilateral, auf beiden Augen gleichzeitig.

Ophtalmoscopisch erscheint die Entzündung des intraocularen

Sehnervenendes welche durch intracranielle Processe bedingt ist, in 2 Formen: als Stauungspapille, und Neuritis descendens. Bei der ersteren ist der Hauptsitz der Entzündung in der Papille, die getrübt, erheblich geschwellt und verbreitert ziemlich scharf über die relativ gesunden Nachbartheile der Netzhaut hervorragt; während bei der letzteren die Schwellung der Papille weniger erheblich ist und die Entzündung sich mehr auf die Nachbartheile der Netzhaut fortsetzt. Bei Beiden besteht starke Schlängelung und Füllung der Venen; auch können Apoplexien vorhanden sein.

Die Neuritis kann in sehr seltenen Fällen in Zertheilung übergehen; alsdann bildet sich die Schwellung des Sehnerven und der umgebenden Retina zurück, die Papille bleibt jedoch etwas heller als gewöhnlich und leicht getrübt. In der Regel kommt es aber nach längerem Bestande der Neuritis (namentlich bei fortdauernden cerebralen Ursachen, z. B. Tumoren) zur secundären Atrophie des Sehnerven, wobei die Schwellung ebenfalls zurückgeht, die Papille aber blass und weisslich verfärbt, das benachbarte Retinalgewebe anfangs meist noch getrübt ist.

Dass es sich bei der Schwellung und Trübung der Papille in der That um neuritische Vorgänge im Sehnerven handelt, haben die microscopischen Untersuchungen von Schweigger, Saemisch, Leber und Anderen erwiesen. Schweigger fand im Bereiche der Papille die Nervenfasern zum Theil um das 4—6fache ihres normalen Durchmessers verdickt, in der Retina die Nervenfasern und Ganglienzellen zu Grunde gegangen; die Retina neben der Papille verdickt mit hypertrophischer Entwickelung des Bindegewebsgerüstes der Nervenfaserschicht; die Gefässe (besonders in der Nähe der Papille) mit sehr verdickter, zellenreicher Adventitia versehen. Saemisch fand die Sehnerven fettig degenerirt, ihre bindegewebigen Bestandtheile hypertrophisch; die Papille sowohl der Höhe als der Breite nach durch Bindegewebshypertrophie geschwellt; ihre im Normalzustande deutlich markirte, den Zügen der Opticusfasern entsprechende Streifung nicht zu erkennen; die Adventitia der Centralgefässe verdickt, in der benachbarten Retina Wucherungen der Radiärfasern in den Körnerschichten, Atrophie der Nervenfasern und Ganglienzellen. — Bei hochgradiger Stauungspapille fand Leber[*)] auf dem Sehnervendurchschnitt eine erhebliche Verdickung und einen ödematösen Zustand der inneren Scheide und des lockeren Balkengewebes zwischen äusserer und innerer Scheide; namentlich war letzteres bedeutend hyperplasirt und an den meisten Stellen gleichsam zu einer intermediären Schicht entwickelt.

Aehnliche optalmoscopische Bilder, wie bei Cerebralaffectionen (Stauungspapille mit Betheiligung der Netzhaut) werden auch in Folge von Morbus Brightii in äusserst seltenen Fällen beobachtet,

---

[*)] Beiträge zur Kenntniss der Neuritis des Sehnerven. Archiv f. Ophtalm. XIV. Abth. 2. p. 371.

wie die von v. Graefe*) Herrmann Schmidt und Wegner**)
publicirten Beispiele zeigen.

Intraoculäre Atrophie des Sehnerven kann, abgesehen von
ihrem secundären Entstehen bei Neuritis optici, äusserst häufig ohne
voraufgehende Entzündung zu Stande kommen, und zwar durch
intracranielle Processe, Meningitis basilaris, die verschiedensten
chronischen Gehirnerkrankungen (besonders Tumoren) und Erkrankungen der oberen Rückenmarksabschnitte, namentlich Tabes dorsualis. Bei Specialaffectionen scheint ausnahmslos einfache Atrophie,
vorzukommen: was in differenzialdiagnostischer Hinsicht von Wichtigkeit sein kann. Die Papille erscheint bei der einfachen Sehnervenatrophie glänzend weiss, mit etwas bläulichem Schimmer, die
Retinalarterien sind meist verdünnt und verengert. Die scharfe
Contourirung der Papille ist den oben geschilderten Formen gegenüber besonders characteristisch.

§. 161. Die Sehstörungen bestehen bei Neuritis gewöhnlich in
Abnahme der Sehschärfe (Amblyopie), die in der Regel zu
immer höheren Graden fortschreitet. Nicht immer verhält sich jedoch
die Amblyopie den ophtalmoscopisch vorgefundenen Veränderungen proportional; sie kann vielmehr im Vergleiche zur Sehnervenveränderung
im progressiven Stadium und auf der Höhe des neuritischen Processes
auffallend gering sein; ja es kann sogar Neuritis längere Zeit ohne
jede subjectiv merkliche Functionsstörung einhergehen. Man wird
daher bei ophtalmoscopischer Untersuchung Gehirnkranker äusserst
häufig Neuritis entdecken, ohne durch die subjectiven Angaben des
Kranken selbst darauf hingewiesen worden zu sein. Andererseits
kann auch Amblyopie dem ophtalmoscopischen Bilde der Atrophie
oft längere Zeit vorausgehen. — Häufig ist auch anfangs nur ein
trübes oder umflortes Sehen (wie durch einen Nebel oder Schleier)
vorhanden. Oft ist mit der Abnahme der Sehschärfe zugleich eine
Abnahme des Farbensinnes bis zu partieller Farbenblindheit (Daltonismus) verbunden; ferner können subjective Lichterscheinungen den
Prozess in allen Stadien begleiten. Im weiteren Verlaufe steigert sich
die Amblyopie meist bis zu völliger Erblindung (Amaurose) namentlich bei den von Basal- und Cerebralleiden abhängigen Neuritidien.
Noch mehr gilt dies von den secundären und primären Atrophien
des Sehnerven, die fast immer mit completer Aufhebung des Sehvermögens einhergehen.

*) v. Graefe, Archiv f. Ophtalm. XII. 2. Abth. p. 120.
***) Schmidt und Wegner, ibid. XV. 3. p. 253.

§. 162. Ueber den Mechanismus des Zustandekommens der Neuritis
und Sehnervenatrophie bei intracraniellen Erkrankungen herrschen noch
erhebliche Meinungsverschiedenheiten. Es lässt sich mit Bestimmtheit behaupten, dass jene Processe nicht immer nach demselben
Schema, sondern wahrscheinlich mindestens in dreifach verschiedener
Weise entstehen. Zunächst handelt es sich in zahlreichen Fällen um
directe Compression des Nerven und seiner Gefässe an der Schädelbasis oder um entzündliche Processe daselbst, welche sich auf die
Scheide des Sehnerven forterstrecken, und gewöhnlich zu dem Bilde
der Neuritis descendens Veranlassung geben: so bei basalen Tumoren,
Meningitis basilaris etc. Zweitens können die virtuellen Fortsätze
der Sehnervenfaserung durch Heerdaffectionen im thalamus opticus.
corpora geniculata, corpora quadrigemina, in der Stabkranzfaserung
der Hemisphären bis zur Spitze des Hinterlappens, in Mitleidenschaft
gezogen werden. Es kann sich von hier aus eine centrifugal fortschreitende Neuritis und Atrophia descendens des Sehnerven
entwickeln. Hierher gehören besonders diejenigen Fälle von Cerebralleiden, in welchen die Amblyopie schon längere Zeit vor dem
oahtalmoscopischen Bilde der Atrophie besteht: man muss annehmen.
dass hier eine höher gelegene Station der Sehnervenfaserung zuerst
ergriffen wird und die intraoculare Sehnervenerkrankung erst consecutiv
auftritt. Entscheidend dafür ist z. B. ein von Hirschberg*) erwähnter
Fall, in welchem nach vollständiger traumatischer Continuitätstrennung des Sehnerven in der Schädelhöhle bis zur Manifestirung einer
ophtalmoscopisch deutlichen Atrophie der papilla optica drei Monate
verstrichen.

In einer dritten Reihe von Fällen, die sich besonders durch die
„Stauungspapille" characterisiren, hat man angenommen, dass die
Sehnervenaffection durch die Steigerung des intracraniellen Druckes
bedingt sei, welche durch raumverengernde Processe (z. B. Tumoren)
hervorgebracht werde. Man stellte sich vor, dass in Folge des directen
oder fortgepflanzten Druckes im Sinus cavernosus eine Stauung ent-
stände, welche auf die Vena centralis retinae zurückwirkte; in Folge
dessen komme es zu passiver Hyperämie, woraus sich die Erweiterung der Retinalvenen, die Schwellung der Papille, die oft gleichzeitig
vorhandenen Hämorrhagien der Netzhaut u. s. w. erklären. Eine besondere Disposition von Seiten der Augengefässe werde dadurch bedingt, dass dieselben die lamina cribrosa beim Eintritt in den Bul-

*) Berl. clin. Wochenschr. 1869. No. 37.

bus durchbohren. Werde nun der Rückfluss des venösen Blutes gehemmt, so komme es in Folge der Stauung zu den hyperämischen
Erscheinungen und bei längerer Dauer der Störung in Folge der
verminderten Circulation zur secundären Atrophie. —

Diese Theorie bedarf nun insofern einer Modification, als
Sesemann*) gezeigt hat, dass eine Compression des Sinus cavernosus nicht erhebliche Stauungen in den Retinalvenen zur Folge
haben kann, weil sowohl der Sinus cavernosus als auch die Va.
centralis retinae (durch die Vena optalmica superior) mit den
äusseren Gesichtsvenen in directer Communication steht, die Va. centralis retinae zuweilen sogar direct in die Ophtalmica einmündet, so
dass der Abfluss des Blutes nach dieser Richtung hin, so lange der
Weg durch den vena facialis frei ist, auch bei bedeutender Steigerung des intracraniellen Druckes ungehindert bleibt. Dagegen bietet
sich eine ebenso einfache als genügende Erklärung in den interessanten Versuchen von Herrmann Schmidt,**) welcher bei Säugethieren durch Injectionen in den Arachnoidealraum eine
directe Communication des letzteren mit der lamina cribrosa nachgewiesen hat. Gesteigerter intracranieller Druck wird
daher Flüssigkeiten aus dem Arachnoidealraum in dieses Canal-
system pressen, und durch das so entstehende Oedem der lamina
cribrosa Incarceration des intraocularen Sehnervenendes und die davon abhängigen Entzündungserscheinungen (Stauungspapille) erzeugen;
womit auch die oben erwähnten Befunde von Leber durchaus übereinstimmen. — Für die Thatsache, dass bei intracranieller Drucksteigerung bald Stauungspapille, bald einfache weisse Atrophie beobachtet
wird, giebt Schmidt eine sehr annehmbare Erklärung. Wenn
nämlich durch Compression, sei es direct von einem Tumor oder auf
andere Weise, am foramen opticum die Communication zwischen
Arachnoidealraum und Sehnervenscheide unterbrochen wird, so ist
der Uebertritt neuer Flüssigkeitsmengen in letztere abgeschnitten,
und das ursächliche Moment für Entstehung der Stauungspapille nicht
mehr vorhanden.

Benedikt hält die Annahme einer Neuritis descendens und einer durch intracranielle Drucksteigerung bedingten Stauung in den Retinalgefässen in zahlreichen
Fällen für ungenügend. Er stellt ihnen gegenüber die Theorie auf, dass man es

---

*) Vgl. v. Graefe, über Neuroretinitis, Archiv f. Ophtalm. XII. II. 2.
**) Archiv f. Anat. und Phys. 1869. II. 2. p. 154.
***) Archiv f. Ophtalm. XV. 2. p. 193.

bei den Heerderkrankungen innerhalb der Schädelhöhle vielmehr mit begleitenden oder vorausgehenden Neurosen der sympathischen vasomotorischen Fasern zu thun habe; dass die symptomatische Neuroretinitis in den meisten Fällen auf einer krankhaften Innervation des Sympathicus beruhe, die wiederum ein Symptom mannichfaltiger cerebraler Krankheitsprocesse darstelle. In derselben Weise sucht Benedikt auch manche Functionsstörungen des Acusticus bei Gehirnkrankheiten zu erklären; ferner auch die Affectionen von dem ursprünglichen Heerde weit entfernter Hirntheile, z. B. das Auftreten von Demenz (durch Betheiligung der Hirnrinde) bei Ponsgeschwülsten; den Hydrocephalus in Fällen, wo von einem continuirlichen Uebergange des Processes auf die Ventrikelwandungen nicht die Rede sein kann. — So beachtenswerth diese und ähnliche Thatsachen auch sind und soviel uns an einem befriedigendem Verständnisse der secundären Circulationsstörungen bei cerebralen Krankheitsheerden offenbar noch mangelt, so fehlt es doch der Benedikt'schen Theorie an haltbaren Stützen; wenigstens scheinen mir die hervorgehobene Empfindlichkeit des Sympathicus am Halse und die Erfolge der Galvanisation desselben bei chronischen Gehirnprocessen nur in sehr bedingter Weise verwerthbar. Ueberdies bleibt auch die Frage offen, in welcher Weise die secundäre Neurose des Sympathicus bei cerebralen Heerdaffectionen zu Stande kommen soll; eine secundäre Neurose des Hals-Sympathicus ist bei einem Tumor im Pons oder Cerebellum doch fast noch unerklärlicher, als eine mechanische Circulationsstörung in den Netzhautgefässen. Die von Benedikt citirten Analogien sind zum Theil nicht ganz zutreffend, z. B. was das secundäre Zustandekommen von Hydrocephalus betrifft. Letzterer kann bei entfernten Hirnaffectionen (z. B. bei grösseren Tuberkeln im Cerebellum) durch venöse Stauung, in Folge von Compression der Vena magna Galeni, welche das aus dem plexus choroides zurückströmende Blut aufnimmt, herbeigeführt werden (Virchow). Diese Form des Hydrocephalus ist von der durch fortgeleitete entzündliche Reizung entstandenen leicht durch die mangelnde entzündliche Verdickung des Ependyms und durch die starke Entwickelung der Venen zu unterscheiden.

§. 163. Die Diagnose der Neuritis intraocularis und der Atrophie des Sehnerven ist dem Obigen gemäss nur aus dem ophtalmoscopischen Befunde zu stellen.

Die Prognose ist bei Neuritis im Allgemeinen ungünstig; jedoch kommen in einzelnen, bisher noch nicht genau zu classificirenden Fällen überraschende Besserungen und Heilungen vor: so z. B. bei Neuritis fulminans aus unbekannter, wahrscheinlich intracranieller Ursache. Einen interessanten Fall der Art hat Hirschberg[*] beschrieben. Bei Kindern ist nach v. Gräfe[**] die Prognose der Neuritis erfahrungsgemäss besser als bei Erwachsenen. — Die meisten in der Literatur angeführten Heilungen beziehen sich auf Fälle, wo die Diagnose zweifelhaft ist, indem der ophtalmoscopische Befund

---

[*] Beobachtungen über plötzliche Erblindung durch intracranielle Processe, Berl. clinische Wochenschr. 1869 No. 37.

[**] Berl. clin. Wochenschrift 1868 No. 2.

noch keine ausgebildeten Veränderungen am intraocularen Sehnerven-
ende nachweist, wie dies allerdings bei einer grossen Anzahl cerebraler und spinaler Amblyopien (vgl. unten) der Fall ist. — Bei
ausgebildeter secundärer Atropsie und bei der einfachen weissen
Atrophie des Sehnerven ist die Prognose fast absolut ungünstig, obwohl in einzelnen Fällen unter bestimmten Behandlungsweisen Besserungen und selbst Heilungen eingetreten sein sollen.

Die Behandlung ist bei beiden Processen im Wesentlichen gegen
das Grundleiden gerichtet. Ausserdem hat man bei Neuritis vermittelst antiphlogistischer oder resorptionsbefördernder Mittel, durch
locale Blutentziehungen (natürliche oder künstliche Blutegel), Derivantien, Drastica, Mercurialien, Jodkalium, u. s. w. einzugreifen gesucht;
die Erfolge sind jedoch, wie schon aus der Prognose erhellt, im
Ganzen sehr fraglich.

Von Benedikt wird die Galvanisation bei symptomatischer
Neuroretinitis (in Folge von Cerebralleiden) lebhaft gerühmt;
besonders in Form der Galvanisation am Sympathicus. Auch
bei Sehnervenatrophie wurden von ihm einzelne Erfolge erzielt, und
zwar geschah die Application hier dergestalt, dass der Kupferpol
auf die Stirn gesetzt und mit dem Zinkpol an der Schläfe oder am
inneren Augenwinkel gestrichen wurde — wenn möglich mit solchen
Intensitäten, dass subjective Lichterscheinungen auftraten. Amblyopien erfuhren hierdurch gewöhnlich vorübergehend eine bedeutende
Besserung; dauernd war dieselbe jedoch nur höchst ausnahmsweise.
Benedikt ist überzeugt, dass es sich bei diesen Verfahren nicht um
directe Reizung des Opticus durch Stromschleifen, sondern um reflectorische Einwirkungen von den sensibeln Trigeminusästen aus handelt.
Er beruft sich dafür auf die von ihm bestätigten Versuche von Türck,
wonach man bei Amblyopien und selbst bei Amaurose durch Druck
auf die Halswirbel oder die proc. mastoidei einen momentan verschlimmernden oder bessernden Einfluss auf die Sehkraft ausüben
könne.

Ich habe bei Amblyopien in Folge von Cerebral- und Spinalaffectionen vielfach die Galvanisation durch den Kopf und längs der
Wirbelsäule in Anwendung gezogen, und allerdings häufig Besserungen
eintreten sehen, allein immer nur in solchen Fällen, in welchen der
ophtalmoscopische Befund negativ war, niemals bei bestimmt
characterisirter Neuritis optica intraocularis und noch weniger bei
weisser Atrophie des Sehnerven. Den besten Erfolg liefern jene anfallsweise auftretenden Amblyopien, welche durch vorübergehende

raumbeschränkende Hyperämien in der Schädelhöhle bei cerebralen Heerden und wahrscheinlich in analoger Weise auch in den Anfangsstadien von Tabes basalis und cervicalis entstehen.

Was die Besserungen und Heilungen bei Atrophia nervi optici betrifft, so muss man hier Fälle unterscheiden, in denen die ophtalmoscopisch constatirte Atrophie des Sehnerven rückgängig geworden sein soll, und andere, in denen zwar das Sehvermögen sich besserte, die Atrophie aber unverändert blieb. Ersterer Art ist z. B. ein von Hart[*]) mitgetheilter Fall von Sehnervenatrophie bei einem Epileptischen, wo durch Eisapplication auf die Wirbelsäule (nach der Chapman'schen Methode) nicht nur Besserung des Sehvermögens, sondern auch angeblich Aufhellung der Papille herbeigeführt wurde. Andererseits hat Oglesby[**]) eine Reihe von Fällen mitgetheilt, in denen das Sehvermögen sich besserte, obwohl die Papillen atrophisch blieben. Beide Categorien müssen freilich in diagnostischer Hinsicht, was die Atrophie betrifft, gerechtes Bedenken erwecken; was die Sehstörung betrifft, so wurden genauere functionelle Prüfungen in der Regel nicht vorgenommen, oder sie beschränkten sich auf Prüfung der Sehschärfe, während das Gesichtsfeld ununtersucht blieb.

§ 154. Druckexcavationen des Opticus sind bekanntlich eine Folge oder vielmehr eine Theilerscheinung intraoculärer Drucksteigerung. Sie finden sich daher vorzugsweise im Verlaufe des primären Glaucoms; ferner aber auch bei secundären glaucomatösen Processen, wie sie bei totalem Pupillarverschluss, Sclerectasia postica in Folge hochgradiger Myopie, Vermehrung des Glaskörpervolums, ectatischen Hornhautnarben u. s. w. vorkommen. In allen diesen Fällen äussert sich die Wirkung der intraoculären Drucksteigerung besonders auf die Lamina cribrosa, welche eine relativ schwache und nachgiebige Partie der Sclera darstellt, weil das Scleralgewebe hier von den Opticusbündeln durchbohrt und auseinandergedrängt wird. Es wird daher die normale physiologische Excavation unter solchen Umständen erheblich gesteigert. — Die wesentlichen ophtalmoscopischen Erscheinungen der Druckexcavation, d. h. ihre Unterschiede von der physiologischen Excavation des Sehnerven liegen, wie v. Gräfe nachgewiesen hat, darin, dass bei jener der Excavationsrand sich dem Rande des Sehnerven in der Chorioidea nähert, endlich damit zusam-

---

[*]) Lancet 1865 No. 7. p. 6.
[**]) Ophtalm. hosp. rep. VI. 3. p. 190, April 1869.

menfällt, während der Rand der physiologischen Excavation stets innerhalb der Sehnervengränze gelegen ist. Die Excavation wird daher breiter, zugleich aber auch tiefer; die Gefässe erscheinen am Excavationsrande umgebogen, geknickt; diese Knickung erschwert den Abfluss aus den Retinalvenen, und kann daher zu Stauungserscheinungen in den letzteren Veranlassung geben. Bei den höheren Graden atrophiren die Nervenfasern, welche die Seitenwand der Excavation und die lamina cribrosa überziehen, und letztere ist daher im Grunde der Excavation an ihrer helleren Färbung und netzförmigen Zeichnung deutlich zu erkennen. Ferner tritt beim Fingerdruck auf das Auge leicht Arterienpuls auf.

Die Störungen bei der Excavation beruhen einmal auf der unmittelbaren Compression der die Lamina cribrosa durchsetzenden Sehnervenbündel; sodann auf der Compression der oberhalb der Lamina cribrosa liegenden Fasern, indem diese bei ihrem Uebergang in die Retina an den scharfen Rand der Excavation angedrückt werden. Es kann somit auf doppelte Weise zur völligen Unterbrechung der Leitung in den Fasern des Sehnerven kommen. Bei sehr acuter, stürmischer Steigerung des intraocularen Druckes, (welche übrigens nicht sofort nothwendig zur ausgebildeten Excavation führt) ist die Gefahr völliger und dauernder Leitungsunterbrechung natürlich am grössten; bei langsamer und allmäliger Entwickelung der Excavation dagegen kann sich der Nerv dem gesteigerten Drucke wenigstens eine Zeit lang accommodiren. Wir sehen daher in jenen Fällen oft plötzliche und andauernde Erblindung auftreten, während in diesen die Sehstörungen wenigstens für einige Zeit minder beträchtlich sein können.

Die Behandlung der Druckexcavation fällt natürlich zusammen mit derjenigen der intraocularen Drucksteigerung; eine Besprechung derselben würde daher ein Eingehen auf so vielfache anderweitige Erkrankungszustände des Bulbus erfordern, dass wir dieselbe der ophtalmologischen Speciallliteratur überlassen müssen. Nur sei hier an das glänzende Verdienst v. Gräfe's, die allgemeine Einführung der Iridectomie als des weitaus wichtigsten Factors zur Herabsetzung des intraocularen Druckes erinnert.

§ 165. Embolie der Arteria centralis retinae ist ophtalmoscopisch zuerst von v. Gräfe und Liebreich, seitdem häufiger, als Ursache plötzlicher Erblindung nachgewiesen, und von Schweigger und Anderen auch durch die Section bestätigt. Die Papille erscheint dabei bleich und durchscheinend; die Gefässe derselben sind äusserst verdünnt, die Netzhautarterien auch jenseits der Pupille nur als schmale feine Linien sichtbar und vollständig blutlos. Nach längerem Bestehen der Embolie kann es zu secundären Atrophien der Retina, auch zu kleinen Hämorrhagien derselben (durch gleichzeitige Stauung in den Retinalvenen ?) kommen. In den bisher beobachteten Fällen bestand meist andauernde Erblindung; höchstens war noch quantitative Lichtempfindung vorhanden. —

Den während des Lebens ophtalmoscopisch nachweisbaren Erkrankungszuständen am intraocularen Theile des Sehnerven schliessen sich die als Hyperaesthesia und Anaesthesia optica bezeichneten Functionsstörungen an, deren anatomische Localisation meist unsicherer Natur ist.

§. 66. Als Hyperaesthesia optica werden sehr mannigfaltige Gesichtsphänomene zusammengefasst, bei denen es sich im Allgemeinen weniger um wirkliche Hyperästhesie (d. h. um excessive Erregbarkeit), sondern um Reizerscheinungen in Folge abnormer pathologischer Erregungen der Opticusfaserung, resp. ihrer cerebralen Ausbreitungen und der centralen Perceptionsapparate des Sehnerven handelt.

Als eigentliche Hyperästhesien wären u. A. diejenigen Zustände aufzufassen, wobei schon äusserst lichtschwache oder unter abnorm kleinem Sehwinkel erscheinende Gegenstände deutlich erkannt werden, die Sehschärfe also beträchtlich grösser uls 1 ist; was physiologisch ohne krankhafte Sensationen (bei ungewöhnlich feinsichtigen Personen) vorkommt. Ich erinnere nur an die Beobachtungen, dass Sterne siebenter Grösse und die Jupiterstrabanten mit blossem Auge deutlich erkannt wurden. Dem pathologischen Gebiete der Hyperästhesie gehören dagegen zum Theil diejenigen Fälle an, wobei schon die gewöhnlichen äusseren Lichtreize intensive Lust- und Unlustaffecte oder complicirtere psychische Reactionen hervorrufen, wie es bei den verschiedensten primären oder secundären Retinalleiden, ferner bei sogenannten nervösen Personen, bei Hysterischen, Hypochondrischen, bei allgemeinen Schwächezuständen, fieberhaften Affectionen des Organismus vorkommen kann. Davon sind natürlich die Fälle zu sondern, in denen die gewöhnlichen Lichtreize mit abnormer Intensität auf die Sehnervenenden einwirken, wie z. B. bei paralytischer Mydriasis oder Defect und Mangel der Iris.

Der Hyperaesthesia optica werden besonders eine grosse Anzahl von Gesichtsphänomenen zugezählt, welche anscheinend spontan, d. h. ohne äusseren Anstoss, nach Analogie der neuralgischen Schmerzen

auftreten und dem Gesetze der excentrischen Erscheinung gemäss an
die Peripherie des Gesichtsfeldes projicirt werden.

Eine Uebersicht der hierhergehörigen sogenannten **subjectiven
Gesichtserscheinungen** ist um so schwieriger, als nur zu häufig
die Symptome von Trübungen in der brechenden Medien, von Glas-
körperopacitäten, Congestionen der Chorioidea, Drucksteigerung u. s. w.
damit verbunden angetroffen und zum Theil confundirt werden (z. B.
die sogenannten Mouches volantes). Den krankhaften Erregungen des
Sehnerven eigenthümlich sind besonders die subjectiven Licht- und
Farbenerscheinungen, die man als **Photopsien** und **Chromopsien**
bezeichnet. Derartige Erscheinungen werden bekanntlich auch bei
mechanischer und electrischer Reizung des Sehnerven (Durchschneidung,
Galvanisation in der Nähe des Auges u. s. w.) beobachtet. Am
häufigsten erscheinen bei Reizen, die auf den Sehnerven direct oder
auf seine Endausbreitungen in der Retina einwirken, Funken, Flam-
men, leuchtende Kugeln, Scheiben, Ringe, zickzackförmige Gestaltungen (Blitze) — bald einfach gefärbt, bald regenbogenartig. Dagegen
kommen complicirtere Gesichtsphantasmen, die eigentlichen Ge-
sichtshallucinationen, vorzugsweise bei cerebralen Krankheitsprocessen, namentlich bei den Zuständen des **Irreseins**, zur Beobachtung.

Hier, wie bei den Hallucinationen anderer Sinne handelt es sich
in der Regel um centrale Erregungen, welche zwar an die Peripherie
des betreffenden Sinnesorgans projicirt werden, deren Entstehungsort
aber stets in das Gehirn selbst fällt, wie z. B. aus den von **Esquirol**, **Johnson**, **Bergmann**, **Leubuscher**, **Calmeil**, **Foville**
und Anderen beobachteten Fällen andauernder Gesichtshallucinationen
bei Amaurose mit Atrophie des Opticus unzweifelhaft hervorgeht. Die
Erregung findet offenbar an den centralen Ausbreitungen der Sinnesnerven statt und setzt nothwendig eine Mitwirkung des Vorstellens
voraus, dem allein solche Bilder, als Erinnerungen früherer Eindrücke
oder als combinirte neue Gestaltungen, zukommen können.*) Doch
giebt es einige Thatsachen, welche einer solchen centralen Entstehung
der Gesichtshallucination anscheinend widersprechen. Es können
nämlich auch krankhafte Vorgänge im Auge (z. B. Cataract) bei
sonst gesunden Personen zuweilen von wirklichen Gesichtshallucinationen begleitet sein (**Bonnet**, **Griesinger**): die Hallucinationen
können ferner zuweilen einseitig auftreten, oder bei mangelndem
Parallelismus der Sehaxen doppelt gesehen werden, oder endlich

*) Vgl. auch die pathologisch-anatomischen Befunde bei Gesichtstäuschungen
von **Meynert** (Vierteljahrsschrift f. Psych. II. 3 und 4, 1868).

durch Bedeckung des Augapfels bald hervorgerufen (**Baillarger**), bald zum Verschwinden gebracht werden (**Esquirol**, **Reil**, **Leuret** und Andere). Man hat sich in solchen Fällen damit beholfen, dass man die fraglichen Erscheinungen nicht als Hallucinationen, sondern als Illusionen, d. h. als krankhafte psychische Umdeutungen peripherischer Sinneserregungen auffasste, womit freilich eine wirkliche Erklärung noch nicht gegeben ist.

§ 167. Die Anästhesien im Gebiete des Opticus werden im Allgemeinen, wenn sie incomplet sind, als Amblyopien, — wenn sie complet sind, als Amaurosen bezeichnet; unter welche Namen freilich zu verschiedenen Zeiten auch noch sehr vieles Andere subsumirt wurde. Es versteht sich von selbst, dass den Amblyopien und Amaurosen immer materielle Veränderungen entweder in der peripherischer Endausbreitung des Opticus, oder im orbitalen, basalen und cerebralen Verlaufe der Faserung, oder endlich in den centralen Perceptionsapparaten zu Grunde liegen müssen. Die intracraniell bedingten Amaurosen hängen grösstentheils von primären Cerebral- oder Spinalleiden ab. Demgemäss werden Retinalamaurosen, Orbital- amaurosen, Cerebral- und Spinal-Amaurosen unterschieden.

Den retinalen Amblyopien und Amaurosen sind zunächst diejenigen Störungen des Sehvermögens zuzurechnen, welche in Folge primärer Netzhauterkrankung, bei Retinitis, Apoplexien der Retina, Netzhautgeschwülsten (Gliomen, Carcinomen), Cysticercen; ferner durch intraoculare Drucksteigerung (Glaucom mit oder ohne Excavation des Sehnerven) entstehen. Auch manche, in Folge von Traumen, Erkältungen, fehlerhafter Beleuchtung, besonders Ueberreizung durch grelles Licht auftretenden Sehstörungen pflegen den retinalen Amblyopien zugerechnet zu werden. Es gehören dahin die interessanten Zustände, welche man als Hemeralopie (Nachtblindheit) und als Nyktalopie (Tagblindheit) bezeichnet, deren anatomische Ursachen noch wenig bekannt sind, und bei denen der ophtalmoscopische Befund meist negativ ist. Ferner pflegt man hierher auch die Zustände angeborener nervöser Gesichtsschwäche (Hebetudo visus congenita), und der durch mangelnden Gebrauch des Auges (z. B. bei Cataracta congenita) erworbenen Sehschwäche — Amblyopie in Folge von Anopsie — zu beziehen. Endlich ist auch der meist angeborene, nicht selten erbliche, particielle Mangel des Farbensinns zu erwähnen, dessen höhere Grade man als Daltonismus bezeichnet. Ein weiteres Eingehen auf alle diese Zustände ist hier nicht am Orte; zumal da ihr

Verhältniss zu einzelnen Theilen des optischen Nervenapparates noch gar nicht erforscht ist.

Orbitalmaurosen können theils durch Erkrankungen der Orbita, theils durch primäre Affection des orbitalen Sehnervenabschnitts herbeigeführt werden. Von den Erkrankungen der Orbita können acute Oedeme, Phlegmonen, Eiteransammlungen, Tuberkel und anderweitige Neubildungen, sowie besonders Knochenleiden (Periostitis, Caries, Necrosen, Exostosen), endlich auch Erkrankungen der Gefässe (Aneurysmen der Ophtalmica, Teleangiectasien) durch Druck auf den Opticus Amblyopie und Amaurose veranlassen. Unter den vom Opticus selbst ausgehenden Krankheitszuständen sind, abgesehen von Neuritis, falsche und wahre Neurome nicht ganz selten; ferner sind Cysten, Tuberkeln und andere Neubildungen, Eiterheerde im Sehnerven, Embolien und Aneurysmen der Arteria centralis retinae in einzelnen Fällen beobachtet werden.

§. 168. Die cerebralen und spinalen Amblyopien werden zum grossen Theile repräsentirt durch die schon früher betrachteten Fälle, in denen Neuritis descendens, Stauungspapille und Atrophie des Opticus als Symptom basaler, cerebraler oder spinaler Erkrankungen auftreten. Es ist bereits erwähnt worden, dass es sich hier theils um directe Compression des Sehnerven, theils um centrifugal fortschreitende Entzündung, theils um secundäre Circulationsstörungen und Oedem der Lamina cribrosa in Folge intracranieller Drucksteigerung — vielleicht auch (nach Benedikt) um vasomotorische Neurosen des Opticus handelt.

In symptomatischer Beziehung ist von grösster Wichtigkeit das fast immer bilaterale Auftreten der Sehstörung bei cerebralen und spinalen Amblyopien und Amaurosen. Ruete's Behauptung, dass Krankheiten des Sehhügels oder einer Hälfte der Vierhügel nur Sehstörung auf derselben Seite zur Folge habe, wird durch die Erfahrung nicht hinreichend gerechtfertigt. Ebenso wichtig ist, dass die Sehstörung sich meist auf das ganze Gesichtsfeld erstreckt, selten in Form centraler Scotome oder peripherischer Gesichtsfelddefecte vorkommt, während letzteres bei retinalen Amblyopien sehr häufig der Fall ist. Bei basalen Krankheitsursachen kann dagegen bilateraler Defect des halben Gesichtsfeldes durch Compression des einen Tractus oder einer Seitenhälfte des Chiasma herbeigeführt werden. Bei den cerebralen Amblyopien sind oft gleichzeitig subjective Gesichtsempfindungen in Form von Photopsien und Chromopsien, oder von ausgebildeten Hallucinationen vorhanden; endlich fehlt es natürlich meist nicht an anderweitigen cerebralen Innervationsstörungen, die sich auf die sensibeln, motorischen und psychischen Thätigkeiten beziehen.

In prognostischer Hinsicht ist, namentlich bei plötzlich eingetretenen Erblindungen aus intracranieller Ursache, die Reaction der Pupille von grosser Wichtigkeit. Bei intacter Pupillarbewegung ist meist eine Restitution des Sehvermögens zu erwarten (falls nicht tödtlicher Ausgang durch das Cerebralleiden eintritt). Doch giebt es von dieser Regel Ausnahmen, wie z. B. ein Fall von Hirschberg*) beweist.

Amaurosen basalen Ursprungs werden in Folge traumatischer Kopfverletzungen, nach Fissuren und Fracturen an der Schädelbasis, nach Meningitis basilaris, meningealen Hämorrhagien, Neubildungen, Aneurysmen der Hirnarterien u. s. w. beobachtete. So hat man Compression der Sehnerven und des Chiasma durch Fracturen des Keilbeins (Brodie), Tuberkel am Türkensattel (Hay), Verknöcherungen und Aneurysmen der Carotis interna und am Circulus arteriosus Willisii (Stilling, Ammon, Spurgin u. s. w.) als Ursachen gefunden. Es ist beachtenswerth, dass auch nach Traumen, welche die Occipital- oder Parietalgegend des Kopfes treffen, Amaurose durch secundäre Gehirnaffection eintreten kann. So wurde dieselbe z. B. nach einem Falle auf das Hinterhaupt in Verbindung mit ausgedehnter Erweichung des linken Kleinhirnlappens (Monod); nach einem Schlag auf die rechte Parietalgegend in Verbindung mit Degeneration des ganzen mittleren Grosshirnlappens und Compression der Sehnerven an ihrem Ursprunge (Howship) beobachtet.

Zum grossen Theile gehören auch die syphilitischen Amblyopien hierher, deren Sitz freilich in sehr verschiedener Höhe der Faserung sein kann, je nachdem sie durch specifische, gummöse Neubildungen im Sehnerven und in centralen Gehirnabschnitten, oder durch chronische irritative Processe in den Hirnhäuten und Schädelknochen bedingt werden. Unter geeigneter Behandlung (Mercurialien, Jodkalium) hat man gerade in derartigen Fällen häufig Besserung des Sehvermögens eintreten sehen.

§ 169. Es giebt endlich noch eine grosse Anzahl von Amblyopien und Amaurosen, in welchen nur die entfernteren ätiologischen Momente (oder nicht einmal diese) bekannt, die anatomische Localisation und Natur des eigentlichen Krankheitsprocesses aber unbekannt,

*) Beobachtungen über plötzliche Erblindung durch intracranielle Processe, Berl. clin. Wochenschrift 1869, Nr. 37.

der ophtalmoscopische Befund noch wenig erforscht oder negativ ist. Man hat derartige Amaurosen auch wohl als **sympathische** bezeichnet. Dahin gehören die bald dauernden, bald nur transitorischen Amaurosen, welche nach starken Erkältungen, nach Unterdrückung profuser Secretionen, der Menstruation u. s. w. auftreten, und in denen wahrscheinlich bald eine Retinitis, bald aber auch eine Meningitis, Encephalitis, und besonders Hydrocephalus internus das Mittelglied bildet. Lacerda*) beschreibt eine auf der Seereise plötzlich aufgetretene Amblyopie, welche durch Strychnin geheilt wurde. Ferner sind Fälle bekannt, in denen Amblyopien nach Verletzungen oder in Folge anderweitiger Irritationen sensibler Trigeminusäste sich entwickelten und zuweilen durch Beseitigung der vorhandenen Reize, durch Extraction cariöser Zähne, Exstirpation von Geschwülsten u. s. w. geheilt wurden. Ebenso können nach Reizzuständen in noch entfernteren Organen (Darmkanal, Uterus) Amaurosen eintreten. Eine besondere Rolle spielten ehedem die Amaurosen in Folge von Helminthiasis; ferner in Folge von gastrischen Störungen, von Stercoralanhäufung, von Gravidität. Man muss wohl die meisten oder alle Fälle, welche unter derartigen Rubriken von älteren Autoren berichtet werden, auf mangelhafte allgemeine und örtliche Untersuchung zurückführen. Besondere Erwähnung verdienen noch die **toxischen** und die **nach acuten Krankheiten** auftretenden Amaurosen. Unter den toxischen Substanzen, welche Amaurose bedingen können, ist besonders das **Blei** hervorzuheben. Die saturninen Amaurosen treten in sehr verschiedenen Stadien der chronischen Bleiintoxication — bald allein, bald mit anderen Erscheinungen der saturninen Encephalopathie — auf, und geben bei geeigneter Allgemeinbehandlung meist eine gute Prognose. Haase**) bewirkte in einem solchen Falle durch subcutane Morphium-Injectionen, Noyes***) durch Drastica und Jodkalium baldige Heilung. Dass Amaurosen durch Tabak (Mackenzie) oder durch übermässigen Gebrauch bitterer Mittel (Beer) herbeigeführt werden, ist weniger beglaubigt, dagegen können Alcoholmissbrauch und toxische Dosen einzelner Narcotica (z. B. Belladonna) bei innerem Gebrauche Amblyopien hervorrufen. — Unter den acuten Krankheiten hat zuweilen **Typhus** Amaurosen als Nachkrankheiten zur Folge. Die Amaurosen nach Typhus treten ganz plötzlich, im

---

*) Monatsbl. f. Augenheilk. 1867, p. 39.
**) Monatsbl. f. Augenheilk. V. p. 225, Juli und Aug. 1867.
***) Med. record. 1867 No. 81.

Reconvalescenzstadium auf, und können spontan nach mehreren Tagen oder Wochen wieder verschwinden; ihr Ausgangspunkt ist wahrscheinlich cerebral, der ophtalmoscopische Befund gänzlich negativ. Die Prognose ist in der Regel günstig. Ob die empfohlenen Mittel (z. B. die von Frémineau angewandten subcutanen Strychnin-Injectionen) die Heilung beschleunigen, ist bei dem meist transitorischen Verlaufe dieser Amaurosen wohl sehr zu bezweifeln. Seltener als nach Typhus werden nach exantematischen Fiebern, z. B. nach Scarlatina zurückbleibende Amaurosen beobachtet, die zum Theil durch Hydrocephalus internus oder Oedem centraler Hirntheile (der corpora quadrigemina u. s. w.) bedingt zu sein scheinen. In der Regel ist auch hier der Verlauf günstig; namentlich gestatten nach v. Gräfe diejenigen Fälle, in welchen die Reaction der Pupille fortdauert, eine gute Prognose[*]).

Die Amaurosen, welche als Symptom allgemeiner Erschöpfung und Entkräftung, nach schweren Blutverlusten, Haematemesis, profusen Metrorrhagien u. s. w. beobachtet werden, lassen sich zum Theil wohl auf die resultirende Anämie und Hydrämie und auf seröse Ergüsse in die Hirnventrikel oder andere Gehirntheile zurückführen. Die Amaurose war in solchen Fällen zuweilen nur temporär, oder wurde unter einfach roborirender Behandlung gehoben; zuweilen wiederholte sich die Erblindung auch bei jedem neuen Anlasse oder blieb von vornherein dauernd, z. B. bei Metrorrhagien, wovon Carron du Villards, Arlt, Colsmann und Andere instructive Beispiele berichten. Der ophtalmoscopische Befund ist meist negativ. In dem Fall von Colsmann[**]) trat die Amaurose nach profuser Haematemesis und blutigen Stuhlausleerungen (in Folge einer Magenaffection) auf, die ophtalmoscopische Untersuchung ergab in der ersten Zeit blasse Färbung der Papille, sehr dünne Arterien bei starker Füllung der Venen; später erschienen auch die Venen ebenso dünn wie die Arterien. Zustand der Papille und Sehvermögen blieben unverändert. — In einzelnen Fällen, namentlich bei allgemeiner hämorrhagischer oder scorbutischer Diathese, scheinen auch Blutergüsse in der Gegend der Macula lutea dem plötzlichen Eintritte der Erblindung zu Grunde liegen.

[*]) Ebert und v. Gräfe, Berl. clin. Wochenschr. 1868 No. 2.
[**]) Monatsbl. für Augenheilk. VII. p. 11. 1869.

zügen wie in ihrer detaillirten Ausführnng wesentlich ein Verdienst
Brenner's. Die Möglichkeit der diagnostischen Benutzung des galvanischen Stroms entspringt daraus, dass der gesunde Acusticus auf
den galvanischen Strom bei gewissen Applicationen in einer bestimmten (dem Zuckungsgesetz motorischer Nerven analogen Weise)
reagirt, die Brenner als „Normalformel" bezeichnet. Zur Feststellung derselben wird der eine Conductor in den mit Wasser gefüllten
Gehörgang eingeführt und der andere Conductor an einer entfernten Körperstelle aufgesetzt. Bei mittlerer, durch den Rheostat abstufbarer Stromstärke (10—20 S.El.) entstehen alsdann Geräusch- oder Klangwahrneh-
mungen auf verschiedene Reizmomente (Stromschliessung, Dauer des
Geschlossenseins, Stromöffnung) — je nachdem die Kathode oder
Anode sich im Gehörgang befindet. Bei Kathodenschluss (Ka S) entsteht
eine Geräusch- oder Klangwahrnehmung, die bei geschlossener Kette
(Ka D) noch fortbesteht und allmälig abklingt. Bei Kathodenöffnung
(Ka O), Anodenschluss (A S) und Anodendauer (A D) fehlt jede
Wahrnehmung; dagegen entsteht eine solche wiederum im Augen-
blicke der Anodenöffnung (A O) — meist schwächer als die beim
Kathodenschluss eintretende und gleich dieser allmälig verklingend.
Die Brenner'sche Normalformel lässt sich demnach in folgendem
Schema darstellen:

$$\begin{array}{ll} \text{Ka S} & \text{K (Klang oder Geräusch)} \\ \text{Ka D} & \text{K} > \text{(stetig abnehmend)} \\ \text{Ka O} & - \\ \text{A S} & - \\ \text{A D} & - \\ \text{A O} & \text{k (schwaches Klingen).} \end{array}$$

Das im concreten Falle, mit Hülfe des Rheostaten gefundene
Erregbarkeitsminimum (E I) kann Modificationen erfahren'
welche Brenner als secundäre und tertiäre Erregbarkeit (E II und
E III) bezeichnet. Unter E II wird der positive Erregbarkeitszuwachs
verstanden, welcher durch wiederholte Ka S oder auch (für A O)
durch längere A D herbeigeführt wird; unter E III der meist noch
grössere positive Zuwachs, welcher durch Stromwendung bedingt
wird. — Ueber das Weitere, namentlich die speciellen technischen
Details der Untersuchung ist auf die Hauptschrift Brenner's selbst
zu verweisen.*)

---

*) Untersuchungen und Beobachtungen über das Gehörorgan im gesunden und
kranken Zustande, Leipzig 1868.

Die Brenner'schen Untersuchungen, welche von Moos, Hagen, mir, Erb und Anderen bestätigt wurden, sind als Grundlagen einer methodischen Untersuchung des gesunden und kranken Hörnerven zu betrachten. Wir constatiren bei den irritativen und depressiven Neurosen des Acusticus eine Reihe pathologischer Abweichungen von der Normalformel, die einerseits unter einander eine gewissermaassen progressive Reihe darstellen, andererseits aber auch zur Schwere der Functionstörung im Allgemeinen in proportionalen Verhältnisse stehen. Ich werde das Wichtigste darüber nach einer gedrängten Uebersicht der Reizerscheinungen und Anästhesien des Acusticus im Zusammenhange bemerken.

§. 172. Als Hyperaesthesia acustica sind, analog den optischen Hyperästhesien, sehr verschiedenartige Zustände aufgefasst worden, bei denen es sich nur in den seltensten Fällen um excessive Erregbarkeit, meist um Einwirkung abnormer pathologischer Reize auf den Hörnerven handelt.

Als wirkliche Hyperästhesie wäre der Zustand zu bezeichnen, wobei die Gehörschärfe abnorm gross ist, so dass die prüfenden Schallreize noch in ungewöhnlich weiten Abständen erkannt werden, oder das eben merkliche Schallminimum verkleinert, oder bei Tönen die noch unterscheidbare Höhendifferenz ungewöhnlich gering ist. Solche Zustände können häufig noch innerhalb der physiologischen Gränzen liegen; z. B. bei sehr feinhörigen Personen, und bei Musikern, welche durch Uebung äusserst kleine Tonintervalle (Schwingungsdifferenzen im Verhältniss von 1000 : 1001) noch unterscheiden Jedoch können auch pathologische Hyperakusien, namentlich mit gleichzeitiger Verschärfung anderer Sinnesvermögen (Gesicht, Geruch u s. w.) vorkommen; man denke nur an die bei Somnambulen und Ecstatischen beobachteten Erscheinungen. Ferner können die Reactionen auf Schallreize in der Weise excessiv ausfallen, dass, wie es bei Hysterie, bei Geisteskrankheiten, bei fieberhaften und allgemeinen Schwächezuständen u. s. w. geschieht, leichte Schallreize bereits intensive Lust- und Unlustaffecte und complicirte psychische Reactionen hervorrufen, die sonst erst bei weit stärkeren Reizen oder überhaupt gar nicht auftreten Man könnte derartige Zustände als acustische Hyperalgien bezeichnen. Ihre Quelle kann nach Analogie der cutanen Hyperalgien sowohl an der Peripherie wie im Verlaufe der Acusticusfaserung und in ihren centralen Ursprüngen liegen. Es können aber auch analoge Zustände vorkommen, ohne dass eine abnorme Erregbarkeit in irgend einem

Abschnitte des Acusticus stattfindet, wenn nämlich in Folge gewisser Störungen in den schallleitenden Organen die gewönlichen Reize in abnormer Intensität zu den Acusticusenden gelangen. Das reinste Beispiel davon bieten uns gewisse Erscheinungen, welche bei peripheren Faciallähmungen. wahrscheinlich in Folge der Paralyse des M. Stapedius und vermehrten Spannung des Trommelfells, beobachtet werden (vgl. §. 273).

In der Regel werden bei den acustischen wie bei den optischen Hyperästhesien vorzugsweise diejenigen Reizzustände ins Auge gefasst, welche sich durch das Auftreten subjectiver Sensationen — hier also subjectiver Gehörsempfindungen — characterisiren. Wie beim Gesicht, so haben wir auch hier eine ganze Reihe derartiger Zustände, von der einfachen subjectiven Ton- und Geräuschempfindung bis zu den ausgebildetsten Gehörsphantasmen, den eigentlichen Gehör-Hallucinationen.

§. 173. Die einfachen und gewöhnlichen subjectiven Ton- und Geräuschempfindungen werden als Ohrensausen bezeichnet, worunter wir qualitativ und quantitativ sehr manigfaltige Empfindungen von Klingen, Brausen, Zischen u. s. w. begreifen. In Bezug auf die Pathogenese des Ohrensausens wissen wir, dass dasselbe nicht bloss bei primären Reizzuständen des Acusticus vorkommt, sondern auch Krankheitsvorgänge in den verschiedensten Abschnitten des Gehörorgans äusserst häufig begleitet, und endlich vielfach in ganz undefinirbarer Weise (z. B. bei Kopfcongestionen, Anämie und Chlorose, nach starken Blutverlusten, beim Gebrauche grosser Chinindosen u. s. w.) vorkommt. Es ist also aus dem Ohrensausen allein ein Anhaltspunkt für die Diagnose von Acusticusleiden niemals zu gewinnen; dagegen ist das Sausen ein werthvolles Symptom, wenn es bei negativem Befunde an den schallleitenden Apparaten, in Verbindung mit gestörter Kopfknochenleitung und veränderter galvanischer Reaction der Hörnerven (vgl. unten) vorkommt. In therapeutischer Hinsicht ist im Allgemeinen die Bekämpfung des primären Localleidens die Hauptsache. Da jedoch letzteres nicht immer bestimmbar und einer causalen Einwirkung zugänglich, das Ohrensausen an sich aber ein sehr lästiges, quälendes und hartnäckiges Symptom ist, so darf man sich nicht wundern, wenn einerseits zahlreiche Specifica gegen Ohrensausen auftauchten, andererseits die Behandlung mehr gegen entferntere und begünstigende Veranlassungen gerichtet wurde. Namentlich pflegen beim Vorhandensein oder bei der Vermuthung von Kopfcongestionen locale Blutentziehungen, Derivantien, Drastica, Diapho-

retica, bei Anämischen roborirende Diät, Eisen u. s. w. anempfohlen
zu werden. Alle diese Verfahren nützen jedoch in der Regel nur vorübergehend oder gar nicht; ebenso die Narcotica und die sogenannten
Nervina. (Ueber die galvanische Behandlung des Ohrensausens vgl.
§. 178.)

Ausgebildetere Gehörsphantasmen werden bei Geisteskranken
ziemlich häufig, wiewohl im Ganzen etwas seltener als Gesichtshallucinationen (und oft in Verbindung mit letzteren) beobachtet. Auch
hier handelt es sich vorzugsweise um centrale Erregungen in der
Ausbreitung des Acusticus, die unter Mitwirkung des Vorstellens
stattfinden, und je nach dem vorherrschenden Affect einen sehr verschiedenen Inhalt erlangen. Am häufigsten werden Gehörsphantasmen
bei Melancholischen und Verrückten angetroffen; im ersteren Falle
werden oft Schimpfworte, Drohungen, Aufforderungen zu gewaltthä-
tigen Handlungen u. s. w., im letzteren Falle Bestätigungen der vorhandenen expansiven Stimmung, himmlische Botschaften, Offenbarun-
gen u. s. w. vernommen. — Der centrale Ursprung der Gehörsphantasmen wird auch durch ihr Vorkommen bei completer nervöser
Taubheit bekräftigt. Andererseits stossen wir auch hier auf Erscheinungen, welche einem centralen Ursprung zu widersprechen scheinen,
z. B. dass die Gehörsphantasmen durch Verstopfung des äusseren
Gehörganges sistirt werden. Nicht selten sind Gehörshallucinationen
beständig einseitig (Kieser, Griesinger); zuweilen können auch
entgegengesetzte alternirende Phantasmen verschiedener Sinne, rechtsseitige Gesichts- neben linksseitigen Gehörshallucinationen vorkommen.

§. 174. Als Anaesthesia acustica .(Anacusie) sind die Zustände verminderter oder aufgehobener Erregbarkeit und Leitungsfähigkeit des Acusticus zu betrachten. Die der Amblyopie und Amaurose entsprechenden Grade von Functionsstörung des Acusticus werden im Allgemeinen als nervöse Schwerhörigkeit und nervöse
Taubheit bezeichnet. Die Ursache dieser Functionsstörungen kann
(nach Analogie der retinalen, orbitalen, cerebralen Amaurosen) bald
im Labyrinth, bald im peripherischen Stamme des Acusticus, bald
im cerebralen Verlaufe und den letzten centralen Endigungen seiner
Faserung liegen.

Da die im Labyrinth enthaltenen Acusticusenden durch Mit-
schwingungen des Labyrinthwassers in Erregung versetzt werden, so
müssen Processe, welche die Quantität der Labyrinthflüssigkeit verändern oder dieselbe einem abnormen Drucke aussetzen, häufig

Schwerhörigkeit, resp. Taubheit hervorrufen. Dahin gehören namentlich Knochenleiden des Labyrinths: Hyperostosen, acute und chronische Periostitis. Diese Processe führen in der Regel zu completer und dauernder Taubheit, wegen der hochgradigen und bleibenden Drucksteigerung im Labyrinthe; ihre Prognose ist daher, falls sie überhaupt intra vitam mit einiger Sicherheit erkannt werden können, eine sehr ungünstige. Ihre Diagnose beruht einmal auf den negativen Befunden im übrigen Gehörorgane und dem Mangel basaler und cerebraler Symptome; sodann auf der aufgehobenen Kopfknochenleitung und veränderten galvanischen Reaction bei rasch oder allmälig entstandener Taubheit. Meist ist auch Sausen und in den acuten Fällen heftiger Schmerz in der Tiefe des Ohres vorhanden. In einzelnen frischen Fällen soll die Anwendung resorptionsbefördernder Mittel, Jodkalium, Mercurialien, das Einreiben von Jodsalbe u. s. w. Erfolge gehabt haben — während diese Mittel in inveterirten Fällen in der Regel versagen.

§. 175. Von den primären Erkrankungen derjenigen Labyrinththeile, welche die peripherischen Endgebilde des Acusticus enthalten — des Stützapparates oder der „Retina" des Gehörorgans — wissen wir anatomisch fast gar nichts. Es scheint, dass von hier aus characteristische Gehörsstörungen zuweilen durch ganz circumscripte Processe (z. B. kleine Ecchymosen im Cortischen Organ) eingeleitet werden. Wenigstens liegt es, nach dem jetzigen Stande unserer Kenntnisse über die Functionen des Cortischen Organs, sehr nahe daran zu denken, in Fällen, wo die Empfindung für Töne von bestimmter Höhe vollständig aufgehoben, für andere Töne und für Geräusche dagegen intact ist. Es kommt vor, dass die Kranken ausschliesslich hohe, oder ausschliesslich tiefe Töne, oder einen ganz bestimmten Ton nicht wahrnehmen. Derartige Fälle haben nach der glänzenden Hypothese von Helmholtz über die Beziehungen der Cortischen Fasern zur Tonhöhe nichts überraschendes. Da durch jeden Ton von bestimmter Höhe nur die entsprechend gestimmten und die zunächst stehenden Fasern in Mitschwingung gerathen, so muss beim Ausfallen einzelner Fasern und Fasergruppen die Perception derjenigen Töne aufhören, für welche das Mitschwingen der lädirten Fasern erforderlich ist. Ebenso lassen sich aus partiellen Erkrankungen der Endgebilde des Hörnerven diejenigen Fälle erklären, in welchen Integrität der Geräuschwahrnehmung bei gestörter Klangwahrnehmung oder umgekehrt angetroffen wird. Da nämlich, wie es den Anschein hat, die Vorhofsenden des Acusticus, die von

Max Schultze als directe Fortsätze der Axencylinder nachgewiesenen „Gehörhaare", nur durch unregelmässige Schwingungen (Geräusche), die Cortischen Fasern der Schnecke dagegen nur durch
regelmässige Schwingungen (Töne, Klänge) in Erregung versetzt werden: so ist es aus dem alleinigen Defect der Wahrnehmung von
Geräuschen und Klängen unter Umständen auf isolirte Processe in
den Vorhofs- oder Schneckenenden des Hörnerven zu schliessen.
Man hat solche partielle Defecte des Gehörsinns öfters angeboren,
zuweilen auch nach traumatischer Veranlassung (z. B. durch Luft-
druck, bei einer dicht um Kopfe vorbeigehenden Kanonenkugel) beobachtet.

§. 176. Leitungsanästhesien des Acusticus können durch
basale Processe, traumatische und organische Läsionen der Schädelknochen, Meningitis basilaris, Extravasate, Neubildungen u. s. w. —
hervorgebracht werden. Dahin gehören u. A. wahrscheinlich manche
Fälle von unilateraler oder bilateraler Taubheit, die man nach einem
Falle auf den Hinterkopf, nach schweren Commotionen, nach Scarlatina (in Folge von Meningitis scarlatinosa) beobachtet hat. Ferner
können Processe in der Medulla oblongata, in der Gegend der Acu-
sticusursprünge, von Schwerhörigkeit oder Taubheit begleitet sein.
Hierauf beruhen vielleicht auch die im Verlaufe von Meningitis cerebrospinalis epidemica eintretenden Gehörstörungen, bei denen Ziemssen und Hess*) meist Exsudationen innerhalb des 4 Ventrikel nachweisen konnten. — Ausserdem können jedoch Heerdaffectionen in
sehr verschiedenen, weit entfernt liegenden Hirntheilen (Cerebellum,
mittlerer und Hinterlappen des Grosshirns u. s. w.) mit Schwerhörigkeit oder Taubheit einhergehen. Auf die Bahnen, durch welche
diese Gehörstörungen zu Stande kommen, werfen die histologischen
Forschungsergebnisse von Meynert und Luys einiges Licht. Ob
es sich hier auch, wie Benedikt annimmt, öfters um secundäre
vasomotorische Neurosen des Acusticuskerns (vom Sympathicus aus)
handelt, muss dahingestellt bleiben. Nach den interessanten In-
jectionsversuchen von E. Weber**) ist zu vermuthen, dass intracranielle Drucksteigerung auf das Gehörorgan zum Theil unmittelbar

---

*) Ziemssen und Hess, klinische Beobachtungen über Meningitis cerebrospi-
nalis epidemica, deutsches Archiv f. clin. Med. Bd. I. p. 442. — Vgl. auch v. Niemeyer, die epidemische Cerebrospinal-Meningitis. Berlin, 1865. p. 47.

**) E. Weber, über den Zusammenhang zwischen dem Arachnoidalraum und
dem Labyrinth. Monatsbl. f. Ohrenheilk. 1869. No 8.

in analoger Weise wirken kann, wie nach Hermann Schmidt's Experimenten auf das Auge, indem ein directer Zusammenhang der Schnecke mit dem Arachnoidealraum durch den aquaeductus cochleae stattfindet.

Die zuweilen nach acuten Krankheiten (Scarlatina, Masern, Typhus) zurückbleibende nervöse Schwerhörigkeit oder Taubheit ist in pathogenetischer Beziehung dunkel, wahrscheinlich jedoch cerebralen oder basalen Ursprungs; am sichersten ist dies in manchen Fällen von Taubheit nach Scarlatina, wo die Erscheinungen einer Meningitis vorangehen. Das Leiden ist auch in solchen Fällen gewöhnlich bilateral, die Prognose im Allgemeinen ungünstig, obwohl erfahrungsgemäss einzelne Heilungen (z. B. durch Faradisation) vorliegen. — Unbekannt ist ferner der Ausgangspunkt der hysterischen Schwerhörigkeit, und derjenigen Formen, welche durch toxische Substanzen (Blei, Chinin) hervorgebracht werden. Die Anaemie ist hier überhaupt selten und meist nicht hochgradig, während acustische Reizerscheinungen (Sausen) aus den angeführten Ursachen weit häufiger vorkommen.

Der Zustand der Taubstummheit (Kophosis) ist meist congenital — namentlich unter begünstigenden hereditären Momenten — und alsdann in der Regel durch Bildungsfehler des inneren oder mittleren Ohres bedingt, seltener acquisit; im letzteren Falle wird seine Entwickelung gewöhnlich nach schweren Erkrankungen im Kindesalter, nach vorausgegangenen hydrocephalischen oder meningitischen Erscheinungen, nach Scarlatina, Tussis convulsiva, Meningitis cerebrospinalis epidemica u. s. w. beobachtet. Die Prognose ist bekanntlich bei den congenitalen und acquisiten Formen fast gleich ungünstig. Therapeutische Erfolge liegen nur ganz vereinzelt vor; es gehören dahin die faradisch behandelten Fälle von Duchenne (vgl. §. 178).

§. 177. Galvanische Exploration. Als die häufigste und gewissermassen als die Grundlage aller pathologischen Reactionen ist die von Brenner sogenannte „Formel für einfache Hyperästhesie" zu betrachten. Sie characterisirt sich dadurch, dass dem Erregbarkeitsminimum (E l) bereits geringeren Stromstärken (geringere Widerstände an dem als Nebenschliessung eingeschalteten Rheostat) entsprechen und die Reaction selbst von längerer Dauer und grösserer Intensität ist (bei Kathodenschluss verschärftes und bis zur Stromöffnung anhaltendes Klingen); also im Vergleich zur obigen Normalformel:

Ka S   K' (verschärftes Klingen)
Ka S   K ∞ (permanent)
Ka O   —
A S   —
A D   —
A O   K $>$

Diese „einfache Hyperästhesie" kommt sowohl mit wie auch
ohne anatomische Veränderungen in den zuleitenden Organen vor,
meist bilateral, in gleichem oder ungleichem Grade, selten einseitig;
mit oder ohne subjective Gehörssensationen. Sie ist zwar im Allgemeinen um so markirter, je schwerer und älter das zu Grunde liegende Leiden, findet sich aber in der Regel nicht bei sehr hochgradigen und veralteten Gehörstörungen, weil hier bereits ein Uebergang
zu höheren Abnormitäten (den folgenden Formeln) stattgefunden hat.
Offenbar kann diese abnorme Reactionsformel bei intracraniellen Erkrankungen der Hörnerven vorkommen; sie ist u. A. zuweilen gleichzeitig mit motorischen Innervationsstörungen am Auge (Accommo-
dationsparese, Lähmung der Augenmuskeln, Mydriasis u. s. w.) beobachtet worden.

Eine höhere Alteration zeigt sich in der Hyperästhesie mit
qualitativer Veränderung der Formel. Hier können sehr
mannigfaltige Modificationen eintreten. In der Regel verbindet sich
mit hyperästhetischer Reaction auf die normalen Reizmomente auch
abnorme Reaction auf A S und A D, seltener auf K O, öfters nicht
als Klingen, sondern in Form anderer Geräusche, z. B. Zischen, so
dass folgende Formel entsteht:

Ka S   K'' (sehr verschärftes Klingen)
Ka D   K ∞
Ka O   Z (Zischen)
A S   Z
A D   Z ∞
A O   K' $>$

In anderen Fällen tritt die Reaction auf die normalen Reizmomente
im Verhältniss zu den abnormen immer mehr zurück; sie verschwindet zuletzt ganz, so dass die Reaction auf die abnormen Momente
allein übrig bleibt, und es entsteht dann die Umkehrung der Formel für einfache Hyperästhesie:

Ka S   —
Ka D   —
Ka O   K >
A S   K'
A D   K ∞
A O   —

Sehr bemerkenswerth ist die Hyperästhesie mit paradoxer
Formel des nicht armirten Ohrs. Sie zeigt sich darin, dass
bei einseitiger Galvanisation der Nerv des nicht gereizten Ohrs ebenfalls reagirt und zwar im umgekehrten Sinne, d. h. bei denjenigen
Reizmomenten, welche auf dem gereizten Ohre wirkungslos bleiben
— also als ob er unter den Einfluss der entgegengesetzten Electrode
versetzt wäre! Ist I. das armirte, II. das nicht armirte Ohr, so entwickelt sich demnach folgende Reaction:

	I.	II.
Ka S	K"	—
Ka D	K ∞	—
Ka O	—	K >
A S	—	K'
A D	—	K >
A O	K' >	—

Als ein ziemlich seltener Befund ist die einfache Umkehr
der Normalformel ohne Hyperästhesie zu betrachten. Ich
habe diese Reaction auf beiden Seiten in einem Falle von doppelseitiger Taubheit durch Meningitis scarlatinosa beobachtet, und
zwar in Verbindung mit paradoxer Reaction und mit qualitativer Veränderung (Brausen oder Zwitschern statt Klingen),
so dass folgendes Verhalten resultirte:

	I. (armirtes Ohr)	II. (nicht armirtes Ohr)
Ka S	—	B
Ka D	—	B >
Ka O	B (Brausen)	—
A S	B	—
A D	B >	—
A O	—	B

Endlich können auch anderweitige Veränderungen der Normal-

formel (ohne Hyperästhesie) und Reactionen, welche sich auf verminderte galvanische Erregbarkeit (Torpor) des Hörnerven beziehen, unter verschiedenen pathologischen Bedingungen vorkommen.
Letztere Reaction habe ich u. A. in Verbindung mit einseitiger
Anästhesie und multipler Sinnesnervenlähmung bei einer Hysterischen
in sehr exquisiter Weise beobachtet. (Zuweilen habe ich auch bei
localer Anwendung des faradischen Stromes in pathologischen Fällen
Geräusche, obwohl von viel schwächerer und unregelmässiger Beschaffenheit hervorrufen können).

Die diagnostische und prognostische Bedeutung der galvanischen
Exploration des Hörnerven hat durch die schon oben genannten
Autoren, namentlich durch die zahlreichen casuistischen Mittheilungen
Hagen's[*] und Erb's[**] werthvolle Bestätigungen erhalten. In
prognostischer Hinsicht ist die galvanische Exploration auch insofern
von Interesse, als bei abnormer Reaction die allmälige Wiederher-
stellung der Normalformel zuweilen (nach Brenner) von günstiger
Bedeutung zu sein scheint. Immer ist dies jedoch, wie ich mich viel-
fach überzeugt habe, nicht der Fall, und andererseits kann Besserung der Function auch ohne Wiederkehr der normalen Reaction des
Acusticus stattfinden, womit ja übrigens auch die Resultate der
Lähmungen motorischer Nerven durchaus übereinstimmen.

§. 178. Electrische Behandlung. Der galvanischen Exploration glaube ich am besten die in neuerer Zeit gemachten Versuche
elektrischer Behandlung der Neurosen des Gehörapparates anreihen
zu dürfen.

Die ersten Versuche electrischer, und zwar faradischer, Lokal-
behandlung auf diesem Gebiete rühren von Duchenne[***] her, der
einen zweckmässig eingerichteten Rheophor in den Gehörgang ein-
führte — jedoch nicht in der Absicht, auf den Acusticus zu wirken,
sondern eine locale Faradisation der Chorda tympani und der Bin-
nenmuskeln des Ohrs vorzunehmen. Diese Procedur soll nach Duchenne in Fällen von hysterischer Taubheit, ferner von Taubheit
durch Chiningebrauch und nach acuten Krankheiten günstige Erfolge,
selbst Heilungen erzielt haben. Ausserdem wurden auch 3 Fälle von
congenitaler Taubstummheit durch dieses Verfahren sehr erheblich
(d. h. bis zur theilweisen Herstellung des Hörvermögens) gebessert.

---

[*] Practische Beiträge zur Ohrenheilkunde Leipzig 1869.
[**] Archiv f. Augen- und Ohrenheilkunde. I. 1. p. 156.
[***] Electrisation localisée (1. Aufl. 1855) p. 807. — Bull. de thérapeutique 1858.

Der vielfach interessante Bericht über diese Fälle ist in dem Duchenne'schen Hauptwerke selbst nachzulesen [*]).

Von weit grösserer Tragweite sind die Versuche galvanischer Localbehandlung, welche von Brenner auf Grund der von ihm entdeckten pathologischen Reactionen der Hörnerven in zahlreichen Fällen instituirt wurden.

Hier sind es besonders die Fälle, in welchen sich die Formel für einfache Hyperästhesie, oft in Verbindung mit subjectiven Gehörsempfindungen, zeigt, welche der galvanischen Behandlung ein relativ ergiebiges Terrain darbieten. Brenner beobachtete, dass der galvanische Strom bei subjectiven Gehörsempfindungen, namentlich nervösem Ohrensausen, häufig einen modificirenden Einfluss ausübte, indem das Sausen durch gewisse Reizmomente (A S und A D) zum Verschwinden gebracht, durch A O und Ka S dagegen vermehrt wurde. Man kann nun in solchen Fällen die vermindernden Reizmomente ausschliesslich einwirken lassen, indem die entgegengesetzten Momente durch allmäliges Ein- und Ausschleichen des Stromes umgangen oder auf ein Minimum reducirt werden. — Die Hyperästhesien mit paradoxer Formel des nicht armirten Ohrs und subjectiven Empfindungen wurden von Brenner so behandelt, dass beide Ohren gleichzeitig mit der in zwei Arme getheilten Anode armirt wurden und gaben ebenfalls befriedigende therapeutische Resultate; auch zeigten sich solche bei Schwerhörigkeit mit qualitativer Veränderung der Formel und bei Torpor des Hörnerven. — Auch Hagen und Erb (sowie ich selbst) haben die Brenner'schen Verfahren der localen Galvanisation in zahlreichen Fällen angewandt. Obwohl ich nach meinen bisherigen Erfahrungen noch anstehen möchte, in die allzugünstigen Erwartungen Brenner's und Anderer einzustimmen, so habe ich doch einzelne entschiedene und sehr ermuthigende Erfolge der galvanischen Behandlung in Fällen der obigen Art beobachtet. Selbst bei sehr schweren und veralteten Anacusien kann zuweilen eine überraschende Besserung auftreten. Ein in dieser Beziehung ziemlich lehrreicher Fall ist von mir an anderem Orte ausführlich mitgetheilt worden [**]).

Benedikt wie auch Schulz nehmen an, dass bei den Brenner'schen Galvanisationsweisen der Acusticus nicht direct von Stromschleifen getroffen werde, sondern dass es sich nur um Reflexreizungen von sensibeln Trigeminusästen aus handle.

---

[*] El. localisée (2. Aufl. 1861) p. 988 -- 1030.
[**] Archiv f. clin. Med. Band V. H. 5 u. 6.

Benedikt beruft sich u. A. auf die Versuche von Türck, der wie bei Amaurose
so auch bei Taubheit und Ohrensausen durch Druck auf den Processus mastoides
und den obersten Halswirbel einen bald bessernden, bald verschlimmernden momentanen Effect ausübte. Er empfiehlt sowohl bei nervöser Taubheit als bei Reizungser-
scheinungen im Gebiete des Acusticus aus cerebraler Ursache die Galvanisation durch
den Kopf und am Sympathicus, und will in einzelnen derartigen Fällen bedeutende
Resultate erzielt haben.

Neurosen des Bewegungsapparates.

Lähmungen (Akinesen).

§. 179. Lähmung, Akinesis, lässt sich definiren als nervöse Immobilität, oder als Aufhebung resp. Verminderung der motorischen Innervation musculöser Organe des Körpers.

Diese Definition genügt, um Alles, was die Neuropathologie als wirkliche Lähmungen kennt und bezeichnet, zu subsumiren. Der vulgäre, leider auch in einem grossen Theile der ärztlichen Literatur geduldete Sprachgebrauch leiht jedoch dem Begriffe „Lähmung" eine viel weitere und willkürlichere Ausdehnung. Er identificirt Lähmung mehr oder weniger consequent mit der Aufhebung des physiologischen Bewegungsvermögens, mit Unbeweglichkeit oder Immobilität überhaupt. Diese verwirrende Generalisirung erfasst den Begriff der Lähmung nur in seiner symptomatischen, nicht aber nach seiner genetischen Bedeutung. Die Aufhebung der motorischen Innervation musculöser Organe bedingt allerdings Immobilität, ist aber bei Weitem nicht der alleinige und ausschliessliche Factor der letzteren. Immobilität entsteht ebenso nothwendig, wenn Muskeln bei völliger Integrität der motorischen Innervation die ihnen immanente Verkürzungsfähigkeit eingebüsst haben — oder wenn äussere, von den nächstbetheiligten activen Bewegungsorganen unabhängige Momente das Zustandekommen der Muskelverkürzung mechanisch verhindern. Solche Formen musculärer und passiver, mechanischer Immobilität kann man von den eigentlichen Lähmungen nicht streng genug sondern, wie oft auch leider die Grenzen dieser verschiedenen Gebiete noch unabgesteckt oder künstlich verwischt sind. Wenn ein Kranker den Arm nicht erheben kann, weil sein M. deltoides atrophirt ist —

wenn er die Bauchpresse nicht wirken lässt, weil in Folge von
Typhus die Bauchmuskeln der körnigen oder wachsartigen Degeneration verfallen sind — wenn die Stimmbänder nicht schwingen, weil
sie serös infiltrirt sind — wenn das Auge nicht nach innen rotirt
werden kann, weil eine Contractur des Abducens besteht — wenn
bei Flexionsankylose im Kniegelenk die Streckung des Unterschenkels
unmöglich ist: so sind das Alles nicht Lähmungen des M. deltoides,
der Bauchmuskeln, der Stimmbänder, des Rectus internus und der
Extensores cruris, sondern Zustände musculärer oder mechanischer
Immobilität. Es giebt keine myopathischen oder gar osteopathischen
und arthropathischen Lähmungen; jede wirkliche Lähmung ist neu-
ropathisch.

Noch ein anderer Punkt bedarf einstweilen nur flüchtiger Hin-
deutung. Nicht aufgehobene Innervation der Muskeln schlechtweg,
sondern bloss Aufhebung ihrer motorischen Innervation hat Lähmung
zur Folge. Störungen der sensibeln und trophischen Innervation der
Muskeln können niemals Lähmung herbeiführen, wenn sie auch direct
oder indirect zu Motilitätsstörungen und selbst zu musculärer Immobilität Veranlassung geben.

Eine allgemeine Pathogenese der Lähmungen hat, der voraus-
geschickten Definition gemäss, wesentlich zwei Fragen zu beantworten:

1) Welche Theile des Nervenapparates können der Ausgangspunkt von Lähmungen sein?

2) Welche Processe müssen in diesen Theilen einwirken, um
zur Lähmung zu führen?

Die Antwort auf die erste Frage lautet allgemein ausgedrückt:
Der nervöse Bewegungsapparat oder das motorische Nervensystem,
d. h. der ganze Complex nervöser Elementartheile, welche ihre (willkürlich oder wie sonst immer erzeugten) Erregungen bis zu ihren
Endigungen in contractiler Substanz fortpflanzen und dadurch Contractionen von Muskelprimitivfasern veranlassen. Speciell können wir
in Bezug auf die Lähmungen der quergestreiften, willkürlichen Muskeln des Körpers einen doppelten Entstehungsmodus unterscheiden.

§. 180. Lähmungen derselben können erstens entstehen durch
Aufgehobensein der centralen, willkürlichen Erregungen,
bei Integrität oder Functionsfähigkeit der motorischen
Leitungsapparate. Ein solches Verhältniss kann obwalten, indem
entweder die Production motorischer Willensimpulse, oder ihre Uebertragung auf die motorischen Centralheerde, oder endlich die in letz-

teren stattfindende Umsetzung willkürlicher Erregungen in motorische Action eine Störung erfahren hat. Wir können die Lähmungen dieser Gruppe als Centrallähmungen bezeichnen. Alle Centrallähmungen sind selbstverständlich cerebralen Ursprungs; aber nicht alle Lähmungen cerebralen Ursprungs sind Centrallähmungen, da unter den motorischen Hirntheilen einzelne nur als Leitungsapparate, nicht als Heerde willkürlicher Erregung fungiren. Der Sitz der Centrallähmungen kann nur in solchen Hirntheilen sein, welche der Production und Fortleitung von Willensimpulsen oder der Umsetzung der letzteren in motorische Action dienen. Mit grösster Wahrscheinlichkeit können wir die Lähmungen quergestreifter Muskeln des Körpers, welche bei Affectionen der Grosshirnhemisphären und motorischen Centralganglien (Corpora striata, Nucleus lentiformis) eintreten, vorzugsweise als Centrallähmungen im obigen Sinne betrachten. Unklarer ist die Auffassung derjenigen Motilitätsstörungen, welchen Affectionen der Thalami optici, ferner des Kleinhirns und der corpora quadrigemina zu Grunde liegen, da der Einfluss dieser Hirntheile auf die Entstehung willkürlicher, motorischer Action noch keineswegs endgiltig festgestellt ist. Andere als die genannten Hirntheile können überhaupt nicht als der Sitz von Centrallähmungen im obigen Sinne aufgefasst werden.

Zweitens entstehen Lähmungen, bei fortdauernder, willkürlicher Erregung, durch aufgehobene Leitungsfähigkeit in motorischen Nervenbahnen. Den Centrallähmungen gegenüber können wir die Lähmungen dieser Gruppe als Leitungslähmungen zusammenfassen. Ihr Entstehungsgebiet ist räumlich weit ausgedehnter, als das der Centrallähmungen. Die peripherischen, gemischten oder rein motorischen Nervenstämme, die plexus, die vorderen Spinalwurzeln, die Vorder- und Seitenstränge des Rückenmarks und ihre Fortsetzungen in der Pyramiden- und Hirnschenkelfaserung, überhaupt die einzelnen Abschnitte des Hirnstammes (Medulla oblongata, pons, pedunculi cerebri) können, ihren physiologischen Functionen entsprechend, der Sitz von Leitungslähmungen werden. Die Lähmungen, welche von den genannten Theilen des Nervenapparates ausgehen, sind stets nur Leitungslähmungen, niemals Centrallähmungen. Es giebt also Leitungslähmungen cerebralen, spinalen und peripherischen Ursprungs; die Begriffe „Leitungslähmung" und „peripherische Lähmung" fallen nicht zusammen, oder man muss unter letzterer etwas Anderes verstehen, als eine von peripherischen Nerven ausgehende Lähmung.

Da den Lehren der Physiologie zufolge die Heerde automatischer und reflectorischer Erregungen nicht in centralen Hirntheilen, sondern in der Medulla oblongata, im Rückenmark und in peripherischen Nervenapparaten (sympathischen Ganglien) liegen, so ergiebt sich mit Nothwendigkeit, dass die automatischen und reflectorischen Bewegungen bei reinen Centrallähmungen intact sein müssen, während sie bei cerebralen, spinalen und peripherischen Leitungslähmungen mehr oder weniger beeinträchtigt sein können Leitungslähmungen können also zugleich Erregungslähmungen sein; da aber die willkürliche Erregung bei ihnen fortdauert, sind sie keine Centrallähmungen. Jede Lähmung muss entweder eine Centrallähmung oder eine Leitungslähmung sein; Ausnahmen von dieser Regel sind physiologisch undenkbar.

§. 181. Damit Lähmung zu Stande komme, muss innerhalb des motorischen Nervensystems irgend etwas vorgegangen sein, wodurch die Function einzelner Elementartheile desselben eine Störung erleidet. Indem wir diesen, nach dem Vorhergehenden unzweifelhaften Satz aussprechen, ist derselbe für uns zugleich identisch mit der Voraussetzung, dass jeder Lähmung eine materielle Läsion innerhalb des motorischen Nervenapparates zu Grunde liegt. Es ist schlechterdings undenkbar, dass es Lähmungen giebt, welche unabhängig von jeder materiellen Läsion des motorischen Nervenapparates einhergehen. Der veränderten und aufgehobenen Function muss nothwendig eine veränderte Form und Mischung der functionirenden Gewebsbestandtheile entsprechen. Dieser Satz ist heutzutage ein, keines Beweises bedürftiges Postulat unserer in das Wesen organischer, physiologischer wie pathologischer Lebensvorgänge gewonnenen Einsicht. — Aber es folgt daraus nicht, dass diese materiellen Läsionen in allen Fällen der Art sind, um sich mit den jetzigen Hülfsmitteln macroscopischer und microscopischer Gewebsuntersuchung erkennen und als solche darlegen zu lassen. In der That wird uns die Besprechung der speciellen Pathogenese sofort auf zahlreiche Lähmungsformen führen, bei welchen wir vor der Hand weder den anatomischen Sitz, noch die Qualität der zu Grunde liegenden materiellen Läsion innerhalb des motorischen Nervenapparates festzustellen vermögen. Die Erfolglosigkeit zergliedernder Untersuchungen, die oft bedauerte „Negativität der Befunde" kann zwar wohl auf die Terminologie, nicht aber auf die generalisirende Auffassung der Krankheitsvorgänge einen Einfluss ausüben. Wir wählen, hier wie anderwärts, die von der Functionsstörung hergenommene Bezeichnung, da wir derselben kein allgiltiges anatomisches Aequivalent unterzuschieben vermögen.

§. 182. Je nachdem eine völlige Aufhebung der motorischen Innervation musculöser Organe, oder nur eine pathologische Verminderung und Beschränkung derselben vorhanden ist, unterscheidet man häufig **vollkommene** und **unvollkommene Lähmung** (**Paralysis** und **Paresis**). Auch die Entstehungsbedingungen der Parese lassen sich entweder auf Störungen der centralen, willkürlichen Erregung, oder auf Leitungsstörungen zurückführen. Im ersteren Falle kann die autogene Entstehung von Willensimpulsen, oder die Uebertragung derselben auf die motorischen Centralheerde, die Umsetzung der willkürlichen Erregung in motorische Action erschwert sein; im letzteren Falle müssen Hindernisse in irgend einem Theile der motorischen Leitungsapparate bestehen, welche jedoch nicht unüberwindlicher Natur sind, sondern bis zu einem gewissen Grade eine Ausgleichung (durch Verstärkung des centralen Reizes) und eine Fortpflanzung der centralen Erregung über die Gränzen des Hindernisses gestatten. Dass auch den Paresen überall materielle Läsionen in der Sphäre des motorischen Nervenapparates zu Grunde liegen müssen, ist selbstverständlich.

J. **Müller** und **Henle** haben versucht, dem Ausdruck „Parese" im Gegensatze zur Paralyse eine andere Bedeutung zu vindiciren. Sie bezeichneten mit Parese einen Zustand, wobei die Leitungsfähigkeit in den motorischen Nervenbahnen intact, die neuromusculäre Erregbarkeit (d. h. die Anspruchsfähigkeit der peripherischen Nerven und Nervenenden) normal oder sogar in gewissem Sinne erhöht sein kann, während bei anderen Lähmungen eine Verminderung oder Aufhebung der neuromusculären Erregbarkeit angetroffen wird. Jedoch lässt sich auf diesen Unterschied ein principieller Gegensatz nicht begründen: derselbe hat vielmehr im einzelnen Falle nur eine secundäre Bedeutung. Die Erhaltung oder Störung der neuromusculären Erregbarkeit ist von der Lähmung als solcher ganz unabhängig und ein Product des Zusammenwirkens sehr verschiedener Factoren, die zum Theil noch nicht in genügender Weise festgestellt sind. Die Ergebnisse der elektrischen Exploration bei den einzelnen Lähmungsformen werden uns nach dieser Richtung hin zahlreiche Beispiele darbieten. Wir werden namentlich vielen Formen von Leitungslähmung begegnen, wo dieselbe Ursache, welche die Lähmung erzeugt, auch Störung oder Aufhebung der neuromusculären Erregbarkeit, aber erst secundär und kürzere oder längere Zeit nach der Lähmung

hervorruft, und wir werden die Symptome der veräuderten neuromusculären Erregbarkeit von den eigentlichen Lähmungssymptomen
sorgfältig zu scheiden, wenn auch semiotisch und diagnostisch zur
Kenntniss der causalen Bedingungen der Lähmung und ihrer begleitenden oder Folgezustände mannichfach zu verwerthen haben.

Aufhebung der neuromusculären Erregbarkeit bei völliger Integrität der Leitungsfähigkeit in den motorischen Bahnen würde, falls
sie wirklich vorkäme, zwar immerhin einem Krankheitszustande der
motorischen Faser, aber keineswegs dem entsprechen, was wir unter
Lähmung verstehen. Die Bedingungen des lebenden menschlichen
Körpers gestatten uns aber nur, das Verhalten der neuromusculären
Erregbarkeit gegenüber gewissen Reagentien, namentlich der percutanen Anwendung der Electricität, als Criterium zu benutzen. Wie
schwierig die hier in Betracht kommenden Verhältnisse sind, mag aus
einem bekannten Beispiele hervorgehen. Duchenne, welcher ausschliesslich intermittirende, electrische Ströme als Reagens benutzte,
stellte für gewisse Zustände die Bezeichnung „Paralyse der
electromusculären Contractilität" auf, weil er die Erregbarkeit der Muskeln für Inductionsströme auch nach völliger Herstellung der willkürlichen Motilität erloschen oder stark herabgesetzt
fand. Er rechnete dahin namentlich die Bleilähmungen, sowie manche
traumatische und Facialislähmungen*). Neuerdings hat sich nun die
merkwürdige Thatsache ergeben, dass gerade bei diesen Lähmungsformen die neuromusculäre Erregbarkeit für Reize von bestimmter
Qualität vermindert oder aufgehoben, für andere, selbst physiologisch
schwächer wirkende Reize dagegen gleichzeitig intact oder sogar excessiv sein kann. Beispielsweise kommt es vor, dass die intramusculären Nervenenden auf die stärksten intermittirenden Ströme nicht
reagiren, während sie auf Schliessung und Oeffnung oder auf Dichtigkeitsschwankungen schwacher continuirlicher Ströme mit lebhafter
Zuckung antworten. Aber nicht bloss dem electrischen, auch dem
mechanischen Reize gegenüber können ähnliche Anomalien hervortreten. Es war also nicht gerechtfertigt, wie es bis vor ungefähr
einem Decennium fast allgemein geschah, aus der aufgehobenen Erregbarkeit für intermittirende Ströme auf Erloschensein der neuromusculären Erregbarkeit überhaupt zu schliessen. Es ist unzweifelhaft, dass die neuromusculäre Erregbarkeit, wenigstens für die uns
zu Gebote stehenden Prüfungsmittel, im höchsten Grade veräudert,

---

*) Electrisation localisée. 2. Aufl. p. 329—337.

stark herabgesetzt, ja sogar gänzlich erloschen sein kann, ohne dass complete oder incomplete Lähmung (Paralyse oder Parese) vorhanden zu sein braucht.

§. 183. Den Paresen müssen wir dagegen denjenigen Zustand anreihen, wobei die motorische Innervation willkürlicher Muskeln nicht aufgehoben, aber verlangsamt ist, so dass die intendirten Bewegungen später als bei Gesunden zur Ausführung kommen. Es braucht sich hier a priori nicht nothwendig um eine Verlangsamung der motorischen Leitung — also um eine specielle Form der Leitungslähmung — zu handeln, sondern es ist auch der Fall denkbar, dass das Zustandekommen von Willensimpulsen oder die Uebertragung derselben auf die Centra der Bewegung verzögert ist — dass also eine besondere Form centraler Paresen unter solchen Umständen vorliegt.

Helmholtz und Baxt[*]) haben über die Fortpflanzungsgeschwindigkeit der Reizung in den motorischen Nerven des Menschen wichtige Versuche angestellt. Zur Reizung dienten Oeffnungsinductionsschläge; die Geschwindigkeit wurde nach dem Marey'schen Verfahren durch Aufschreiben von Myographioncuren am Muskeln des Daumenballens, bei Medianusreizung am Oberarm, gemessen. Es ergaben sich als Durchschnittswerthe bei einer Versuchsperson 31,5389 mtr. — bei einer anderen 33,9005 mtr. in der Secunde. — Versuche, welche v. Wittich[**]) an sich und Anderen anstellte, ergaben eine Fortleitungsgeschwindigkeit von 23,8 mtr; 20,37 mtr. und 40 mtr. — im Durchschnitt (als Mittel aus einer grossen Zahl von Einzelbeobachtungen) 30,3 mtr. in der Secunde, was also mit den Helmholtz'schen Resultaten fast genau übereinstimmt.

Eine Verlangsamung und Verspätung der motorischen Innervation ist bisher nur bei cerebralem Sitze der Lähmungsursache in äusserst seltenen Fällen beobachtet worden. Die Fälle von Tabes dorsualis, wo das Eintreten reflectorischer oder auch willkürlicher Bewegungen auf sensible Reize verzögert ist, dürfen nicht hierher gezählt werden, da es sich in diesen Fällen um eine Verlangsamung der centripetalen Leitung in den Hintersträngen des Rückenmarkes handelt. Derartige Fälle, wie sie Cruveilhier, Vulpian, Benedikt und auch ich selbst vielfach beobachtet haben, fallen daher in das Gebiet der Anästhesien. — Mit grösserem Rechte ist ein Fall von Vulpian[***]) hierher zu beziehen, in welchem ausser der Sclerose der Hinterstränge eine Affection der linken Grosshirnhemisphäre und Hämorrhagie im rechten Corpus striatum bestand. In diesem Falle erfolgte auf einmaligen Reiz eine doppelte Reaction, und zwar glaubt Vulpian die erste Reaction als eine spinale, reflectorische, die zweite aber als cerebrale, sensitiv-motorische ansprechen zu müssen. Die erste Reaction bestand bei Reizung des Unterschenkels in einer schwachen Beugung desselben gegen die Oberschenkel. Die zweite trat 2—3 Secunden später

---

[*]) Monatsber. der Berl. Acad. 1867 p. 228; Centralblatt 1867 No. 30.

[**]) Virchow's Archiv, Bd. 46. („Untersuchung des zeitlichen Verlaufes der motorischen Action bei dem Kranken Damerau.")

[***]) Arch. de phys. I 3 p. 463.

ein und bestand in kraftvoller, sehr energischer Beugung, die 4—5 Secunden hin-
durch anhielt. Auch nach Kitzeln und Reiben der Fusssohle erfolgten die beiden
Reactionen. — Noch instructiver ist ein von Leyden*) publicirter Fall, in welchem
es sich wahrscheinlich um eine durch Verletzung (Fractur) herbeigeführte cerebrale
Erweichung oder Hämorhagie handelte. Die Hautsensibilität war hier normal, das
Gefühl für Gleichgewicht und die Empfindung über Stellung und Bewegung der
Glieder dagegen vermindert; der Gang atactisch. Es bestand eine abnorme Langsamkeit der einzelnen Muskelcontractionen, sowie ausserdem ebenfalls
eine doppelte Reaction, indem l'at. die intendirten Bewegungen nicht einfach
ausführte, sondern der ersten noch eine kleinere zweite als Nachschlag folgen liess,
(z. B. beim Aufklopfen mit dem Finger stets ein zweites Mal aufklopfte). —
Die Verlangsamung der einzelnen Muskelcontraction liess sich schon ohne Messung,
durch Vergleich mit Gesunden, constatiren, Sie galt auch für die Sprachbewegun-
gen, so dass Pat z B. nur bis 18 kam, während ein Gesunder bis 40 zählte. Die
Untersuchungen, welche v. Wittich an diesem Kranken vornahm, ergaben, dass die
Fortleitungsgeschwindigkeit in den peripherischen Nerven normal war, dass aber die
centrale Verzögerung zwischen Reiz und Bewegung (durch eine eigenthümliche,
höchst geistreiche Vorrichtung gemessen) um fast 0,1 Secunde grösser war als bei
Gesunden. — Leyden glaubt den Heerd der Erkrankung im Pons, im Kleinhirn
oder den Vierhügeln suchen zu müssen. Die Verdoppelung der Muskelcontraction
erklärt er daraus, dass die Hindernisse, welche der Fortleitung des Willensimpulses
an der erkrankten Stelle entgegenstehen, nur stossweise in Absätzen überwunden
werden und dem einen Willensimpulse daher zwei Contractionen entsprechen. —

Den Paresen lassen sich endlich zum Theil auch gewisse Formen
von Motilitätsstörung anreihen, wobei die betreffenden Muskeln auf
einzelne Willensimpulse sich mit normaler Energie zusammenziehen,
auf andere dagegen entweder gar nicht oder nur ungenügend reagiren.
An den Augenmuskeln, an der Zunge, an der Stimmbandmusculatur
lassen sich diese Erscheinungen oft in besonders auffälliger Weise
beobachten. So können z. B. die associatorischen Bewegungen (die
Seitenblickrichtungen) beider Bulbi völlig aufgehoben sein, während
die accomodativen (Convergenz-) Bewegungen in ganz normaler Weise
stattfinden. Analoge Erscheinungen werden an der Lidmuskulatur,
z. B. bei Morbus Basedowii, beobachtet. Wir werden ferner bei
der articulirenden Glossoplegie, bei der phonischen Stimmbandlähmung, bei den sogenannten functionellen Krämpfen auf ähnliche
Erscheinungen zurückkommen. Zum Theil liegen diese Zustände
schon ausserhalb des Gebietes der Lähmung, dem sie freilich in
der Regel ohne scharfe Sonderung einverleibt werden — insofern es
sich bei ihnen wesentlich um Coordinationstörungen handelt, wobei
die motorische Inervation der einzelnen Muskeln intact und nur die

---

*) Verlangsamte motorische Leitung, Virchow's Archiv Band 47.

central bedingte Synergie derselben zu gemeinschaftlichen Actionen
mehr oder weniger beeinträchtigt ist.

Allgemeine Pathogenese und Characteristik der peripherischen Lähmungen.

§. 184. Peripherische Lähmungen können durch Verletzungen
und organische Erkrankungen der motorischen Nervenstämme, der
Plexus und motorischen Wurzeln der Rückenmarks- und Gehirnnerven herbeigeführt werden.

Insbesondere sind hier traumatische und anderweitige mechanische
Insulte, wahre und falsche Neurome, und Neuritis zu berücksichtigen.

Traumatische Verletzungen, welche die motorischen
Nervenstämme treffen, können durch Continuitätstrennung, durch
Compression, Quetschung, Erschütterung, unter Umständen auch
durch Dehnung und Zerrung zu Lähmungen führen. Am leichtesten
zu beurtheilen ist der Einfluss von Continuitätstrennungen. Sind
dieselben vollständig (mögen sie durch Stich, Hieb, Zerreissung —
wie bei Schussverletzungen u. s. w.) erfolgt sein, so ist natürlich
complete Paralyse im ganzen Gebiete des verletzten Nerven vorhanden. Die Lähmung persistirt und es bilden sich secundäre Veränderungen im peripherischen Nervenstück und den zugehörigen Muskeln.
Ueber diese secundären Veränderungen sind wir besonders durch
Thierexperimente sehr genau unterrichtet. Wie wir aus den Untersuchungen von Waller, Schiff, Bruch, Lent, Hjelt, Valentin,
Neumann, Hertz und Anderen wissen, erfolgt nach Durchschneidung grösserer Nervenstämme bei Warmblütern sehr rasch eine von
der Trennungsstelle centrifugal fortschreitende, stetig zunehmende
Degeneration in den peripherischen Faserabschnitten. Unmittelbar
nach der Durchschneidung, schon nach wenigen Stunden, bemerkt
man eine Anschwellung der beiden Nervenenden, welche von feuchter
grauröthlicher Beschaffenheit, von Blutgefässen meist reichlich durchzogen und zuweilen mit kleinen Ecchymosen durchsetzt ist. Dieselbe
beruht auf einer serösen Transsudation des Neurilems und der Nervenfasern, deren Durchmesser dabei vergrössert erscheint. Später
erfolgt die bekannte Zerklüftung des Markes. In zahlreichen, von

Landois und mir angestellten Experimenten*) fanden wir nach Durchneidung des Ischiadicus und Vagus bei Kaninchen und Hunden schon regelmässig in 3—4 Tagen die Zeichen weit vorgeschrittener Degeneration: krümliche Markgerinnung mit Zerfall in grössere und kleinere Fetttropfen, varicöse Beschaffenheit des Nervenrohrs, Trübung und Verschmälerung des Axencylinders, und stellenweise Unterbrechung desselben an den am meisten eingezogen Stellen der Faser. — Nach neueren Versuchen von Erb**) zeigt sich am gequetschten oder durchschnittenen Nerven ausser der Entartung der Fasern auch eine beträchtliche Zellenanhäufung im Neurilem, aus welcher sich allmälig eine sehr erhebliche bindegewebige Verdickung desselben herausbildet, die bis in die feinsten Zweige hinein auf Querschnitten nachweisbar ist. Nach Neumann***) findet auch eine Wucherung der Kerne der Primitivscheiden bei der Degeneration statt. Die consecutiven Veränderungen am Muskel sind besonders von Erb genauer erforscht worden. An den Muskelfasern selbst zeigt sich nach ihm hochgradige Atrophie neben reichlicher Wucherung der Muskelkerne und undeutlicher werdender Querstreifung. Noch auffallender sind die Veränderungen des interstitiellen Bindegewebes der Muskeln: anfangs sehr erhebliche Zellenanhäufung, allmälige Umbildung derselben in derbes, welliges Bindegewebe. Endresultat aller dieser Vorgänge ist Volumsabnahme der gesammten Muskels, trotz der erheblichen Vermehrung seines Bindegewebes. — Es ist wohl keine Frage, dass diese Nutritonsstörungen des Muskels nicht auf der Paralyse desselben, sondern auf der gleichzeitigen Aufhebung seiner trophischen Innervation, in Folge der Continuitätstrennung der trophischen Muskelnerven beruhen. Sie bilden offenbar nur einen Theil der mannichfaltigen Ernährungsstörungen, die nach Continuitätstrennungen peripherischer Nervenstämme beobachtet werden. Die interessanten Versuche von Mantegazza†) haben neuerdings histologische Veränderungen in den allerverschiedensten Geweben (Bindegewebe, Periost, Knochen, Lymphdrüsen u. s. w.) nach Ischiadicusdurchneidungen erwiesen.

Ueber die Wiedervereinigung und Regeneration der getrennten

---

*) Die Nervennaht, Berl. clin. Wochenschr. 1864. No. 45 und 46.
**) Centralblatt 1868 No. 8.
***) Degeneration und Regeneration nach Nervendurchschneidungen, Archiv der Heilkunde 1868, H. 3
†) Giornale Veneto di scienze mediche ser. 3 t. b, 1867.

Nerven sind wir ebenfalls auf experimentellem Wege sehr genau unterrichtet. Ausser den älteren Beobachtungen von Steinrück*) (1838), Reichert und Bidder, Bruch**) Lent***) Hjelt†) u. s. w. haben besonders die neueren Untersuchungen von Neumann (l. c.) Robin††) Laveran†††) und Hertz*) Licht auf diesem Gebiete verbreitet.

Nach Robin entsteht zuerst die äussere Scheide der Nervenröhren (wie beim Embryo) und zwar aus eiförmigen verlängerten Kernen, die sich reihenweise an einander legen; die Interstitien werden anfangs durch eine blasse feingranulirte Masse (von gleicher Beschaffenheit wie die Kerne selbst) ausgefüllt. Die Zwischenbänder nehmen etwas an Länge zu, indem die Kerne weiter auseinander rücken; ausserdem werden sie breiter, gleichen dann (nach 8—10 Wochen) den Remak'-schen Fasern, und werden zu Nervenröhrenscheiden. — Allmälig verliert sich das feingranulirte Aussehen; die Bänder werden blasser und in der Mitte stärker durchscheinend, zu beiden Seite machen sich zwei blasse und parallele, 0,001 Mmtr. von einander abstehende Linien bemerkbar. Die graue oder Remak'sche Faser ist nunmehr in eine Nervenröhre umgewandelt. Die Kerne bleiben in der Scheide eingeschlossen. Im Centrum tritt zuerst eine homogene, weissliche, stark lichtbrechende Flüssigkeit (das Myelin) auf. Von der neunten Woche an — zuweilen auch schon nach 6 Wochen — kann das Mark sich in Tropfen anhäufen, oder einzelne Stellen der Scheide vorzugsweise erfüllen, wodurch die Röhre varicös wird. Der Axencylinder ist erst in 3—4 Monaten nach der Durchscheidung nachweisbar.

Die Interstitien der beiden Nervenstücke werden, nach Robin, von einem gelb- oder grauröthlichen Zwischengewebe erfüllt, welches aus embryoplastischen Kernen, einer amorphen, fein granulirten Substanz, und Capillaren besteht, und in welchem Robin zuerst nach 16—25 Tagen (bei Kaninchen und Hunden) die Nervenröhren erkannte.

Nach Neumann's Versuchen (am Suralast des N. tibialis bei Kaninchen) beruht die vom centralen Nervenende ausgehende Neubildung von Nervenfasern auf einer endogenen Bildung von Tochterfasern innerhalb der alten Fasern Die Regeneration des peripheren Nervenstückes wird gleichfalls durch eine endogene Bildung neuer Fasern in den degenerirten alten Fasern vermittelt. —

Die neueste Schilderung des Regenerationsvorganges, wie sie Hertz liefert, stimm in mancher Beziehung mit der von Robin und Laveran entworfenen überein. Hertz beobachtete an den Schnittstümpfen in früheren Stadien eine grosse Zahl kleiner, rundlicher, granulirter Zellen; später statt deren mehr ovale, langgezogene und spindelförmige Zellen, die sich neben und hinter einander reihen und mit ihren

*) De nervorum regeneratione. Diss. Berlin 1838.

**) Zeitschr. f. wissensch Zoologie 1854 VI.

***) De nerv. dissect. comment. ac regenerat, Diss. Berlin 1855

†) Ueber die Regeneration der Nerven. Virchow's Archiv XIX. pag. 352.

††) Journal de l'anat. et de la phys. V. 3, 1868.

†††) Thèse, Strasbourg 1868.

*) Ueber Degeneration und Regeneration durchschnittener Nerven, Virchow's Archiv 46, II 3, 1869.

Enden in Verbindung treten. Dies geschieht sowohl an den Schnittflächen, den Stümpfen, als auch im Verlaufe des peripherischen Nervenabschnittes. Allmälig gehen diese Zellenzüge in wirkliche, feinstreifige, endlich auch mit einer Markscheide sich umgebende neugebildete Nervenfasern über — Die erwähnten Zellen werden jedoch von Hertz nicht als Bindegewebszellen oder Abkömmlinge derselben aufgefasst, sondern als emigrirte farblose Blutkörperchen oder als deren directe Abkömmlinge. Auch die Zellen legen sich reihenweise hinter einander und verschmelzen zu bandartigen Streifen, welche Verbindungen mit den alten und den auf andere Art neuentstandenen Nerven (der intermediären Substanz) eingeben.

§. 186. Der Verlauf der traumatischen Lähmungen bei Continuitätstrennungen der Nervenstämme steht mit den successiven Phasen des histologischen Degenerations- und Regenerationsprocesses vollständig im Einklange. Namentlich geht das electrische Verhalten der getrennten Nerven und der zugehörigen Muskeln durchaus parallel mit den im peripherischen Nervenstück und im Muskel stattfindenden Degenerationen. (Vergl. unten). Ebenso sehen wir die Herstellung der Motilität in den getrennten Nerven fast niemals früher erfolgen, als zu einer Zeit, in welcher die Neubildung der Nervenfasern vollendet und der Axencylinder in denselben bereits nachweisbar ist, also frühestens nach 3—4, häufig erst nach 6—7 Monaten und noch später. In einzelnen Fällen soll allerdings eine viel schnellere Herstellung der Motilität stattgefunden haben und ist sogar eine Reunio per primam intentionem der Nervenenden angenommen worden, die jedoch experimentell nicht erwiesen werden kann. Dagegen ist eine beschleunigte Herstellung der Leitung und Regeneration denkbar, wenn die getrennten Nervenfasern mit ihren Schnittflächen in sehr nahem Contact bleiben und die Nerven nur stellenweise zerstört, aber nicht vollkommen in der Continuität getrennt wurden. Die von Hertz geschilderten, aus den Nervenscheidekernen hervorgehenden bandartigen Gebilde können in solchen Fällen vielleicht einen rascheren Heilungsvorgang ermitteln. — In sehr zahlreichen Fällen von Continuitätstrennungen der Nervenstämme kehrt andererseits aus Gründen, welche uns unbekannt sind, die motorische Leitung überhaupt niemals wieder, selbst wenn (an gemischten Nerven) die Entwickelung des Regenerationsvorganges durch die Restitution der sensibeln Leitung documentirt wird. —

Bei einfacher Quetschung der Nervenstämme, ohne Continuitätstrennung, haben Erb und Hertz Erscheinungen beobachtet, welche im Wesentlichen mit den bei der Continuitätstrennung erhaltenen übereinstimmen. Auch hier erfolgt zuerst an der Quetschungsstelle eine Schwellung, welche durch seröse Durchtränkung und Zellenneubildung oder durch massenhafte Emigration farbloser Blutkörperchen bedingt ist. Dann erfolgt die gewöhnliche Degeneration der Markscheide, während der Axencylinder resistenter bleibt und erst später degenerirt. Tritt nun der Fall ein, dass das an der Quetschungsstelle ausgefallene Stück des Axencylinders recht bald ersetzt werden kann und dadurch das centrale Stück mit dem peripherischen wiederum verbunden wird, so degenerirt das unter der Quetschungsstelle gelegene Stück der Axenfaser nicht, sondern bleibt erhalten, und die Function der Nerven kehrt sehr bald wieder zur Norm zurück (Hertz).

Aus diesen Verhältnissen wird der verschiedenartige und inconstante Verlauf der durch blosse Quetschung, ohne Continuitätstrennung, bedingten Paralysen erklärlich. Ebenso verhält es sich auch wahrscheinlich bei mechanischen Insulten, die in anderer Form (durch Erschütterung, Dehnung, Zerrung) auf den Nervenstamm einwirken.

Je nach der Intensität der auf den Nerven ausgeübten Gewalt kann es hier zu totalen oder partiellen, completen oder incompleten, dauernden oder vorübergehenden Lähmungen der motorischen Fasern des Nervenstamms kommen.

Den Traumen dieser Art analog wirkt auch die Compression der Nervenstämme, der Plexus und Wurzeln, welche durch Neubildungen in benachbarten Theilen, Knochenaffectionen, Phlegmonen, Abscesse u. s. w. bedingt wird. Auch in solchen Fällen entstehen Lähmungen von sehr verschiedenem Character, je nachdem eine vollständige oder nur unvollständige Unterbrechung der motorischen Leitung, im ganzen Nervenstamm oder nur in einzelnen Faserbündeln desselben durch die Compression herbeigeführt wird. Das Auftreten solcher Lähmungen kann, wie bei den traumatischen, ein ziemlich plötzliches sein, obwohl die zu Grunde liegende Krankheit (z. B. Neubildung, Knochenaffection u. s. w.) sich sehr chronisch und allmälig entwickelt. Diese Erscheinung beruht offenbar darauf, dass der Nerv sich einem allmälig und langsam auwachsenden Druck ohne merkliche Functionsstörung accommodirt: sobald aber der Druck ein gewisses Maximum überschreitet, oder aus irgend einem Grunde eine acute und plötzliche Steigerung erfährt, hat die Accommodation des Nerven ein Ende, wie wir dies ja auch an den Centralorganen des Nervensystems in analoger Weise beobachten. Solche mehr acute Drucksteigerungen können aber durch die verschiedensten Anlässe. durch ein rascheres Wachsthum der Geschwulst, durch seröse, eiterige oder hämorrhagische Ergüsse, durch regionäre Hyperämien in der

Umgebung von Entzündungsheerden, Neubildungen u. s. w. herbeigeführt werden. — Ebenso variirt die Dauer der Lähmung je nach der
Beschaffenheit der Compressionsursache: verschwindet dieselbe spontan
(z. B. durch Zertheilung einer Phlegmone) oder wird sie künstlich beseitigt (durch Entleerung eines Abscesses, Exstirpation einer Neubildung u. s. w.), so kann sich auch die motorische Leitung im Nerven wieder herstellen und die Lähmung damit cessiren. Jedoch ist
nach anhaltender und intensiver Compression des Nerven auf eine
Herstellung der motorischen Leitung ebensowenig wie bei den Continuitätstrennungen sicher zu rechnen.

§. 187. Weit seltener als Traumen und von aussen einwirkende
Compression geben im Allgemeinen primäre Texturerkrankungen der peripherischen Nerven, wahre und falsche Neurome,
sowie auch Neuritis zu Lähmungen Anlass.

Bei den wahren Neuromen der Nervenstämme liegt, wie
Virchow[*]) mit Recht hervorhebt ein Motiv der Unterbrechung der
Leitung oder Thätigkeit an sich nicht vor; im Gegentheil liesse sich
eher eine gesteigerte Thätigkeit erwarten, da die Zahl der nervösen
Theile durch die Neurombildung vermehrt wird. — Jedoch können
namentlich die partiellen Neurome, mögen sie central, peripherisch
oder lateral aufsitzen, einen Druck auf die unbetheiligt gebliebenen,
ausserhalb der Neuroms verlaufenden Nervenfasern ausüben. Diese
werden gedrückt und gespannt, und wenn sie sich nicht entsprechend
verlängern (was allerdings oft geschieht) in ihrer Function und Ernährung beeinträchtigt. Häufiger als bei wahren Neuromen sehen
wir diese Erscheinungen bei den vom Neurilem ausgehenden
Geschwülsten (Myxomen, Lipomen, Fibromen, Krebsen, syphilitischen Gummositäten u. s. w.) auftreten. Diese führen daher zu
Lähmungen, welche bald die Totalität der motorischen Fasern eines
Nervenstammes, bald nur das Gebiet einzelner Faserbündel einnehmen.
— Die Grösse der Geschwülste ist hierbei, wie wir dies schon bei
den Neuralgien erwähnten, von viel geringerem Belange, als eben der
Sitz und die specielle Art der Einwirkung auf die daneben verlaufenden Fasern. Man hat sehr grosse Geschwülste am Medianus, Ischiadicus u. s. w. ohne Lähmungserscheinungen — dagegen viel kleinere
Geschwülste derselben Nerven mit sehr beträchtlicher Paralyse beobachtet. — Auch bei Neuritis motorischer oder gemischter Nerven
sind Lähmungen eine keineswegs constante, im Gegentheil seltene

---

[*]) Die krankhaften Geschwülste, Bd. III. 1. Hälfte p. 298.

Erscheinung. Sie können hier wahrscheinlich in mehrfacher Weise entstehen; am häufigsten wohl analog wie bei den wahren Neuromen: indem nämlich durch interstitielles Exsudat die einzelnen Faserbündel auseinandergedrängt, gespannt und zum Theil leitungsunfähig gemacht werden. Ausserdem giebt jedoch auch die Schwellung und Verdickung des Neurilems zur Compression und Leitungsunterbrechung Anlass. Endlich können neuritische Lähmungen durch directe Destruction der Nervenfasern entstehen, indem eine Degeneration des Nervenmarks ganz in derselben Weise wie nach traumatischen Continuitätstrennungen (vgl. oben) stattfindet. Aus diesen Differenzen ist auch die sehr verschiedene Intensität, Extensität und Dauer der bei Neuritis vorkommenden Lähmungen ohne Weiteres verständlich.

Den peripherischen Lähmungen müssen, nach der ganzen Art des Auftretens, der Verbreitung, des electrischen Verhaltens u. s. w. auch die Mehrzahl der sogenannten rheumatischen Lähmungen angereiht werden. Wir werden auf dieselben noch in späteren Abschnitten, (namentlich in der speciellen Pathologie der Lähmungen des Facialis, Oculomotorius, Radialis u. s. w.) zurückkommen, müssen aber schon hier darauf hindeuten, dass es sich bei diesen Lähmungen wohl zum Theil um ein den Nerven comprimirendes Transsudat oder Exsudat, zum Theil auch um eine genuine Entzündung des Nervenstamms handelt. — Endlich sind viele der später zu betrachtenden toxischen, sowie der nach acuten Krankheiten zurückbleibenden Lähmungen unzweifelhaft peripherischen Ursprungs, obwohl Sitz und Qualität der veranlassenden Läsion hier meist ungewiss sind.

§. 188. Die Ausbreitung der Lähmung variirt bei peripherischen Lähmungen je nach dem Sitze und der Natur der Krankheitsursache. Handelt es sich um einen einzelnen Krankheitsheerd, der auf einen motorischen Nervenstamm einwirkt, so umfasst die Lähmung nur das Gebiet des betroffenen Nerven oder einzelner Faserbündel desselben; sie verbreitet sich somit über alle oder mehrere, von einem gemeinschaftlichen Nerven versorgte Muskeln und Muskelgruppen. Sind dagegen mehrfache und multiple Heerde vorhanden (wie z. B. bei multiplen Neuromen), so kann sich die Lähmung über das Gebiet verschiedener Nervenstämme, und zwar in sehr ungleicher Weise verbreiten. Ergreift der Krankheitsheerd die Plexus oder die vorderen Rückenmarkswurzeln, so können Lähmungen entstehen, die bald mehr bald weniger als das Gebiet einzelner peripherischer Nervenstämme umfassen. Im Allgemeinen lässt

sich behaupten, dass jene Form der Hemiplegie, die für Cerebrallähmungen so characteristisch ist, bei peripherischen Paralysen niemals angetroffen wird. Dagegen können in einzelnen Fällen Paraplegien, welche mit den spinalen eine mehr oder minder grosse Aehnlichkeit darbieten, durch peripherische Ursachen herbeigeführt werden. Solche Paraplegien entstehen, wenn entweder die Stämme der
cauda equina im Wirbelcanal, oder beider plexus lumbosacrales
gleichzeitig von Lähmungsursachen getroffen werden. Diese peripherischen Paraplegien sind jedoch im Allgemeinen schon durch die geringere Ausbreitung der Lähmung von den spinalen zu unterscheiden.
Da nämlich die Nerven der unteren Extremität in sehr verschiedener
Höhe, der Cruralis z. B. weit höher als der Ischiadicus, vom Rückenmark abtreten, so umfassen peripherische Paraplegien in der Regel
nicht alle Nervenstämme der unteren Extremität gleichzeitig, sondern
nur die höher oder tiefer gelegenen, z. B. das Gebiet beider Nn.
ischiadici oder beider Crurales. Es handelt sich also gewissermassen
um partielle Paraplegien. Zwar können auch spinale Paraplegien, bei
entsprechendem Sitz und Ausdehnung der Lähmungsursachen, ein
analoges Verhalten erkennen lassen; doch gehört dies im Ganzen zu
den Seltenheiten (vgl. spinale Lähmungen). Man hat solche peripherische Paraplegien durch Neurome, welche die Nerven der cauda
equina (also nur die Sacralnerven) comprimirten, im Gebiete der
letzteren beobachtet (Benjamin). Während Lähmungen im Gebiete
eines plexus lumbalis bei acuten und chronischen Eiterungen der
fossa iliaca, Psoitis u. s. w. häufig beobachtet werden, gehört dagegen doppelseitige Lähmung aus gleicher Veranlassung zu den Seltenheiten; in solchen Fällen war gewöhnlich auch Compression der
Medulla selbst (durch Irruption des Abscesses in den Wirbelcanal)
vorhanden.

§. 189. Ausser der Art der Verbreitung ist für die peripherischen Lähmungen besonders die Coincidenz mit Sensibilitätsstörungen und mit vasomotorisch-trophischen Störungen in
hohem Grade characteristisch. Natürlich fehlen die Sensibilitätsstörungen immer bei Lähmungen, welche die rein motorischen Nervenstämme und die vorderen Wurzel treffen, falls nicht Complicationen
vorliegen. Bei Lähmungen gemischter Nervenstämme sind Sensibilitätsstörungen häufig vorhanden und dem Grade der Lähmung entsprechend — jedoch (wie sich schon aus der Pathogenese ergiebt)
keineswegs nothwendig und constant; auch kann bei Continuitätstrennungen und Quetschungen die Wiederherstellung der sensibeln

Leitung bedeutend früher erfolgen, als die der motorischen, worauf schon bei Besprechung der Neurectomien und der traumatischen Anästhesien aufmerksam gemacht wurde. — Vasomotorisch-trophische Störungen fehlen bei completen peripherischen Lähmungen (namentlich durch Continuitätstrennungen) niemals und sind auch bei incompleten Lähmungen grösserer Nervenäste fast stets nachweisbar. Um diese Phänomene richtig zu würdigen, muss man freilich, wie ich dies schon an verschiedenen Stellen urgirt habe, die bei peripherischen Lähmungen eintretenden Nutritionsstörungen der Muskeln nicht als Folge der Unthätigkeit, sondern als Folge der gleichzeitigen Störung der vasomotorisch-trophischen Innervation des Muskels betrachten. Der schlagendste Beweis dieser von mir seit Jahren verfochtenen Anschauung liegt, wie ich glaube, darin, dass bei completen centralen Lähmungen häufig selbst nach langjährigem Bestehen die Nutritionsstörung fehlen oder äusserst geringfügig sein kann, während sie bei schweren peripherischen Lähmungen jeder Art äusserst rasch und in relativ viel höherem Grade zur Entwickelung kommt. Dass es sich in der That so verhält, geht, abgesehen von der directen Beobachtung der zunehmenden Atrophie, auch daraus hervor, dass bei peripherischen (z. B. traumatischen) Lähmungen schon nach verhältnissmässig kurzer Zeit die anomalen electrischen Reactionen eintreten, welche der beginnenden oder fortgeschrittenen Nutritionsstörung des Muskels entsprechen — während dagegen diese Anomalien bei centralen Lähmungen selbst nach vieljährigem Bestehen nicht zur Beobachtung kommen. In Fällen, wo gemischte Nerven von der Lähmungsursache betroffen werden, ergiebt sich überdies, dass die Atrophie der Muskeln nur eine Theilerscheinung der allgemeinen Nutritionsstörungen ist, welche sich in den verschiedensten Geweben (namentlich in den Hautdecken, den Epitelialgebilden u. s. w.) manifestiren — wie dies auch in Bezug auf die tieferen Theile aus den oben citirten Versuchen von Mantegazza und Anderen hervorgeht. Landois und ich haben bei Fröschen, Kaninchen und Hunden schwere Ernährungsstörungen, bei Hunden selbst Brand des Fusses, nach Durchschneidung des Ischiadicus eintreten sehen.

Die nächsten und nothwendigen Folgen einer Leitungsunterbrechung in den vasomotorischen Fasern an der Peripherie müssen in Erweiterung der zugehörigen Blutgefässe und örtlicher Temperaturerhöhung bestehen. Die Experimente von Cl. Bernard, Schiff u. A. ergeben dies auch für die gemischten Nervenstämme der Extremitäten (ganz analog wie für die vasomotorischen Kopfnerven) in

unzweifelhafter Weise. Durchschneidung des Plexus brachialis an der
Stelle, wo derselbe über die erste Rippe fortgeht, erzeugt nach Bernard's Versuchen an Hunden ausser dem Verluste der Motilität und
Sensibilität auch sofortige Gefässerweiterung und Temperatursteige-
rung. Ebenso bewirkt Durchschneidung des Ischiadicus nach Bernard's und Schiff's Versuchen, welche Landois und ich mit demselben Erfolge an Hunden und Kaninchen wiederholten, Röthung des
Gliedes und Temperaturzunahme um 6 — 8° gegen die gesunde
Seite.

Es ist keine Frage, dass auch Continuitätstrennungen des
Ischiadicus und der grossen Armnervenstämme beim Menschen primär
Gefässerweiterung und Temperaturerhöhung zur Folge haben müssen.
Doch ist ein exacter Nachweis bei traumatischen Lähmungen der
Nervenstämme bisher nur selten geliefert. Die meisten Autoren
untersuchten in späteren Stadien, wo sich eine passive Hyperämie
und Circulationsverlangsamung ausgebildet hatte, und constatirten daher statt der ursprünglichen Temperaturzunahme vielmehr eine Abnahme. Hierher gehören u. A. die Fälle von Earle[*]). Einem
Mädchen war wegen Neuralgie der N. ulnaris resecirt worden. Als
man später die Temperatur der Finger untersuchte, fand sich der
kleine Finger kälter als die übrigen Finger der operirten Seite. Das
Thermometer zeigte an der Rückenfläche der Basis des kleinen Fingers 56° F., im Zwischenraume des kleinen und Ringfingers 57, an
der Aussenseite des Index 60, zwischen Daumen und Index in der
Hohlhand 62. Die Temperatur der Hohlhand an der gesunden Seite
war 62, der Finger 60° F. — In einem anderen Falle war in Folge
einer Fractur der Clavicula der linke Plexus brachialis gelähmt. Der
Unterschied der Temperaturen beider Oberextremitäten war hier
ziemlich bedeutend. Am gelähmten Arme hatte die Achsel 92° F.,
der Arm 80, die Hand 71; am gesunden waren die entsprechenden
Werthe 96, 95, 92° F. — Ebenso erwähnt Szymanowski[**]), dass
er nach Resectionen des Ischiadicus und des N. peronaeus eine Temperaturabnahme beobachtet habe, ohne jedoch hinzuzufügen, wie lange
nach der Operation die Untersuchung vorgenommen wurde. Hutchinson[***]) theilt zwei Fälle von Continuitätstrennung der Armnerven mit, in denen keine Steigerung, sondern im Gegentheil eine er-

[*]) Med. chir. Transact. Vol. II. III. VII.
[**]) Prager Vierteljahrsschrift 1865. III. p. 52—71.
[***]) Med. Times and Gaz. 1863. No. 659.

hebliche Abnahme der Temperatur — jedoch erst längere Zeit nach der Verletzung — von ihm constatirt wurde. In dem ersten Falle war dieselbe mit einer Paronychie am 3 Finger verbunden; im zweiten Falle (Durchschneidung des Ulnaris und gleichzeitige Verletzung des Medianus) war noch 3½ Monate nach der Vernarbung der Hand bläulichroth, die Nägel gekrümmt, Paronychie an der Spitze des Ringfingers, die Temperatur um 6° gegen die gesunde Seite verringert. Dagegen haben die amerikanischen Kriegschirurgen Weir Mitchell, Morehouse und Keen[*] auch in 5 Fällen von Zerreissung der Nervenstämme bei Schusswunden eine Temperaturerhöhung beobachtet. Dieselben constatirten ferner in zahlreichen Fällen hochgradige Atrophie der Haut, Secretionsstörungen, Exantheme, Ernährungsstörungen in den Gelenken etc. (vgl. Anästhesien). Nicht immer kommt es allerdings zu so weit gehenden Difformationen. Wohl aber lehrt die gewöhnliche Erfahrung, dass nach längerem Bestehen der Nervenverletzung die Haut an den gelähmten Theilen eine mehr oder weniger livide, cyanotische Färbung darbietet, welche darauf beruht, dass die kleinen venösen Gefässe der Cutis ihren Tonus eingebüsst und eine paralytische Erweiterung erfahren haben — vielleicht auch auf der (durch mangelnden arteriellen Tonus veranlassten) Verlangsamung der Strombewegung in den Capillaren, indem wegen der längeren Stagnation das Blut in denselben reichlicher mit Kohlensäure aus den Geweben gesättigt wird und daher eine mehr venöse Färbung annimmt. — Hervorzuheben ist ferner, dass an Gliedern, deren Hauptnervenstämme traumatisch gelähmt sind, vorzugsweise leicht Frostgeschwüre, Phlegmonen etc. auftreten, Suggillationen oder Extravasate langsam verschwinden und Ergüsse anderer Art schwer resorbirt werden. Man behilft sich für das Verständniss dieser Erscheinungen in der Regel mit dem Ausdruck: „herabgesetzte Vitalität"; es ist aber klar, dass der Zustand, den man hiermit bezeichnen will und auch fernerhin bezeichnen mag, die Folge der darniederliegenden Circulation ist, und dass die Circulation eben darniederliegt wegen der **Lähmung der vasomotorischen Nerven** und der consecutiven **Atonie der Gefässe.**

§. 190. **Das electrische Verhalten** ist bei peripherischen Lähmungen in hohem Grade charakteristisch, und wegen seiner nahen Beziehungen zu den degenerativen Veränderungen in Nerven und Mus-

---

[*] Gunshot wounds and other injuries of nerves. Philadelphia 1864.

keln und andererseits zu den in Nerven stattfindenden Regenerationsvorgängen von ganz besonderem Interesse.

Als Typus können wir auch hier das Verhalten bei traumatischen Lähmungen, und zwar bei vollständigen Continuitätstrennungen oder schweren Quetschungen der Nervenstämme, betrachten.

Der raschen und centrifugal fortschreitenden Degeneration des
peripherischen Nervenstücks entspricht die längst ermittelte Thatsache, dass schon wenige Tage nach der Verletzung die electrische Reizbarkeit des lädirten Nerven für Inductionsströme (unterhalb der Verletzungsstelle) abnimmt und meist im
Laufe oder spätestens gegen Ende der zweiten Woche völlig verschwindet. Dies gilt sowohl von dem verletzten Hauptstamme als
von allen, unterhalb der Verletzungsstelle abgehenden Muskelästen
desselben (bei indirecter extramusculärer Faradisation). So fand ich
bei einem Knaben, dem durch einen Sensenhieb der N. peronaeus in
der Kniekehle gespalten war, bereits am 8. Tage die faradische Nervenreizbarkeit in ganzen Gebiete des verletzten Nerven vollständig
erloschen. Auch die galvanische Nervenreizbarkeit (für
Schliessung und Oeffnung continuirlicher Ströme) erfährt gleichzeitig
eine Abnahme, sinkt jedoch langsamer als die faradische; die Abnahme lässt sich, entsprechend dem Fortschreiten der Degeneration,
allmälig von den Stämmen gegen die kleineren Aeste und Verzweigungen hin verfolgen, so dass zuweilen noch einzelne Muskelzweige
Reaction zeigen, während in allen grösseren Aesten die galvanische
Reizbarkeit bereits völlig aufgehört hat. So constatirte Ziemssen
bei einer operativen Durchschneidung des N. facialis am 20. Tage völliges Erloschensein der galvanischen Nervenreizbarkeit mit alleiniger
Ausnahme eines kleinen Astes für die Kinnmuskeln, in dem jedoch
auch die Reaction bereits erheblich geschwächt war.

Mit diesen Resultaten an verletzten menschlichen Nerven stimmen auch die experimentellen Ergebnisse von Erb[*]), sowie von
Ziemssen und Weiss[**]) überein, insofern sie eine gleichmässige
Abnahme der Erregbarkeit im Nerven gegen beide Stromarten, bis zu
völligem Erlöschen, bekunden. Die Abnahme der Erregbarkeit geht.
nach Erb. genau parallel den degenerativen Vorgängen in den Nervenröhren und schreitet von der Erkrankungsstelle nach der Peri-

[*]) Centralblatt 1868 No. 8.
[**]) Deutsches Archiv f. clin. Med. 1868. IV. p. 579—591.

pherie fort. Nach den Versuchen von Ziemssen und Weiss (am Ischiadicus und Peronaeus von Kaninchen) ist der Nerv schon nach 24—43 Stunden bei diesen Thieren für beide Stromarten völlig unerregbar. Bei kaltblütigen Thieren (Fröschen) wird dagegen, wie Filehne[*] gezeigt hat, vorher eine längere Zunahme der Erregbarkeit am degenerirenden Nerven beobachtet; auch bei Kaninchen fand derselbe nach Umschnürung des N. peronaeus die Erregbarkeit des gelähmten Nerven unmittelbar nach der Operation, und noch einige Stunden nachher, nicht unbeträchtlich erhöht. Es lässt sich hiermit die Thatsache in Parallele stellen, dass auch beim Menschen in ganz frischen Fällen peripherischer Lähmung die Erregbarkeit gegen faradische und galvanische Ströme zuweilen etwas erhöht ist, wie ich dies z. B. in einzelnen Fällen von frischer, sogenannter rheumatischer Faciallähmung beobachtet habe.

Die faradische und galvanische Muskelreizbarkeit erleiden nach den schweren traumatischen Verletzungen ebenfalls eine ziemlich gleichmässige Abnahme. Diese kann allmälig bis zu völligem Erlöschen der faradischen und galvanischen Muskelreizbarkeit fortschreiten. Dieses Stadium wird jedoch in der Regel erst erreicht, nachdem die Reizbarkeit der Nerven für beide Stromarten längst aufgehört hat. Häufig erfolgt überdies das Sinken der electrischen Muskelerregbarkeit nicht gleichmässig gegen beide Stromarten, sondern die galvanische Contractilität erhält sich in allen oder einzelnen Muskeln oft noch lange nach dem gänzlichen Erlöschen der faradischen. Endlich beobachtet man in manchen Fällen, einige Wochen nach dem Entstehen der Lähmung oder schon früher, in den gelähmten Muskeln, eine excessive Reaction für galvanische Ströme neben völliger Reactionslosigkeit für faradische. Die excessive Reaction für galvanische Ströme zeigt sich sowohl in dem Auftreten von Schliessungs- (resp. Oeffnungs-) Zuckungen bei geringeren Stromstärken, wie auch in dem Auftreten lebhafter Zuckungen bei Dichtigkeitsschwankungen des continuirlichen Stromes, bei Anwendung sogenannter labiler Ströme, d. h. beim Streichen mit der Electrode über die den Muskel bedeckende Haut. Dabei zeigen sich ferner neben den quantitativen nicht selten auch qualitative Veränderungen des normalen Zuckungsmodus; die Erregbarkeit wächst nämlich unverhältnissmässig für Anodenschliessung, weiterhin auch für Kathodenöffnung, und es kann die hieraus sich ergebende Abnor-

[*] Berliner clinische Wochenschrift. 1869, No. 30.

mität bis zur Umkehr des normalen Zuckungsgesetzes fortschreiten,
so dass AS eine stärkere Zuckung als KaS, KaO eine stärkere als
KaO in den gelähmten Muskeln hervorruft. Neben diesen quantitativen und qualitativen Veränderungen der Erregbarkeit wird nicht selten auch ein trägerer Charakter der Zuckung im gelähmten Muskel
beobachtet. Die quantitative Steigerung der Galvanocontractilität
im gelähmten Muskel kann sich auch mit einer erhöhten Reizbarkeit
desselben gegen mechanische Reize verbinden. Weiterhin kann
die Erregbarkeit der Muskeln gegen den galvanischen Strom allmälig sinken, nicht bloss bis zur Norm, sondern wiederum unter
dieselbe, und zuletzt bis auf Null. In anderen Fällen sinkt die Erregbarkeit nur bis zur Norm oder höchstens etwas unter dieselbe,
während gleichzeitig eine Wiederkehr der faradischen Contractilität
und der willkürlichen Motilität in den gelähmten Muskeln stattfindet.

§. 191. Ganz analoge Erscheinungen werden nun auch bei den
entsprechenden Thierversuchen beobachtet. Nach experimenteller Nervendurchschneidung oder Quetschung nimmt in den gelähmten Muskeln die Erregbarkeit gegen beide Stromarten in der ersten Zeit
(1 — 2 Wochen) gleichmässig ab, wächst dann aber für den constanten Strom, während sie für den inducirten Strom perpetuirlich
weiter sinkt. Zugleich mit der Steigerung der galvanischen Erregbarkeit sahen Erb, sowie auch Ziemssen und Weiss eine qualitative Aenderung der Reactionsformel eintreten, indem die Erregbarkeit gegen Schliessung mit der Anode verhältnissmässig rascher und
zu höheren Werthen steigt. Gleichzeitig kann auch die mechanische
Erregbarkeit in den Muskeln (und, nach einer Beobachtung von
Ziemssen und Weiss, auch im peripherischen Nervenstück) erhöht
sein. Diese Erscheinungen gehen parallel mit der Ausbildung der
von Erb beschriebenen anatomischen Veränderungen der Muskeln,
und dürfen daher wohl als Folgezustände der letzteren gelten.

Stellt sich die Leitung in den getrennten oder gequetschten Nervenröhren wieder her, finden also die oben geschilderten Regenera-
tionsvorgänge statt, so bekundet sich dies im Allgemeinen beim Menschen nicht nur durch die Wiederkehr der willkürlichen Motilität, sondern auch durch die Retablirung der electrischen Nervenreizbarkeit,
die allmälig und in der Regel gleichmässig gegen beide Stromarten
stattfindet. Wir machen jedoch häufig die Erfahrung, dass die willkürliche Motilität weit früher und vollständiger wiederkehrt, als die
faradische und galvanische Nervenreizbarkeit. Letztere kann sogar

noch fast gänzlich fehlen, während die willkürliche Motilität bereits in einem hohen Grade wieder hergestellt ist.

Eben jetzt befindet sich ein sehr instructiver derartiger Fall in meiner Beobachtung, der überhaupt vollständig als Paradigma für den Verlauf dieser Lähmungen gelten kann. Der Kranke, ein 26 jähriger Weber, griff, am Dampfwebestuhl beschäftigt, zwischen Rad und Schläger, und wurde von dem mit grosser Kraft auffallenden Schläger (einer 4 Fuss langen, dicken Eisenstange) am Oberarm, gerade an der Umschlagstelle des Radialis getroffen. Es entstand complete Paralyse und Anästhesie im ganzen Gebiete des Radialis. Ich sah den Kranken zuerst am 30 Juni, einen Monat nach der Verletzung. Die galvanische und faradische Nervenreizbarkeit waren zu dieser Zeit gänzlich erloschen; die faradische Muskelreizbarkeit hatte ebenfalls aufgehört, dagegen bestand in den vom Radialis versorgten Vorderarmmuskeln excessive galvanische Erregbarkeit: mit 20—10 Elem. erfolgten sowohl kräftige Schliessungszuckungen wie auch labile Zuckungen, namentlich bei aufsteigender Stromrichtung; auf der gesunden Seite dagegen erst bei 30—25 Elementen. — Im Laufe des Juli erfolgte theilweise Restitution der Empfindung, und Anfang August excentrische Sensation in den Fingern bei faradischer Radialisreizung am Oberarm, an der Verletzungsstelle. Ende August fing die excessive galvanische Erregbarkeit an zu sinken, während gleichzeitig die ersten Spuren willkürlicher Motilität in einzelnen Muskeln erschienen. Gegenwärtig (6 Monate nach Entstehung der Lähmung) ist die willkürliche Motilität in allen vom Radialis abhängigen Muskeln beinahe ganz unbehindert, die faradische und galvanische Nervenreizbarkeit fehlen noch vollständig; die galvanische Muskelerregbarkeit ist schwächer als auf der linken Seite, die faradische erst in minimalen Andeutungen entwickelt. —

Für das Ausbleiben der electrischen Nervenreizbarkeit bei wiederkehrender Motilität (welches, in Bezug auf den faradischen Strom, schon Duchenne bekannt war) haben uns die instructiven Thierversuche von Erb den Schlüssel geliefert. Erb zeigte, dass in einem gewissen Stadium der Regeneration die erkrankten Nervenröhren im Stande sind, den Erregungsvorgang fortzuleiten, nicht aber denselben (wenigsten bei electrischer Reizung mit beiden Stromesarten) in sich zu erzeugen. In diesem Stadium der Heilung ist die Fortleitung der Willensimpulse zu den gelähmten Muskeln möglich; es entstehen deshalb wieder willkürliche Bewegungen. Auf electrische Reizung jedoch entsteht Contraction derselben Muskeln (bei blossgelegten Nerven) nur bei Reizung oberhalb, nicht unterhalb der Verletzungstelle. Dieses Stadium ist anatomisch charakterisirt durch das Wiederauftreten äusserst schmaler doppelter Contouren an den sich regenerirenden Fasern. — Bei weiterem Fortschreiten der Heilung sah Erb die Erregbarkeit der Nervenstämme gegen beide Stromarten ziemlich gleichzeitig und gleichmässig wiederkehren.

Es herrscht demnach volle Uebereinstimmung zwischen den Thierversuchen und den pathologischen Beobachtungen, die am Menschen nach Continuitätstrennungen oder nach schweren Quetschungen der Nervenstämme gemacht werden. Weiterhin finden wir aber dieselben Anomalien des electrischen Verhaltens auch bei Lähmungen von sehr differenter Entstehungsweise, die wir grösstentheils als periphersche ausprechen müssen. Das geschilderte Verhalten ist am deutlichsten zu constatiren und in der That am häufigsten und frühesten constatirt worden bei den sogenannten rheumatischen Faciallähmungen; wir finden es aber auch bei anderweitigen rheumatischen Lähmungen, bei saturninen Lähmungen, sowie in manchen Fällen von Lähmung nach acuten Krankheiten und von essentieller Kinderlähmung. Wir werden darauf in der speciellen Pathologie dieser Lähmungen ausführlich zurückkommen.

Allgemeine Pathogenese und Characteristik der spinalen Lähmungen.

§. 192.   Die allgemeine Pathogenese der Spinallähmungen hat zunächst die Frage aufzuwerfen: welche Gebilde des Rückenmarks können durch ihre functionelle Unthätigkeit zu Lähmungen führen? — sodann: welche Krankheitsprocesse können nachgewiesenermassen functionelle Unthätigkeit dieser Gebilde hervorrufen? — Die erste Frage fällt vollständig zusammen mit der anatomisch-physiologischen nach dem Verlaufe der Bewegungsbahnen innerhalb des Rückenmarks. Wir wissen, dass die vorderen Wurzelfasern nach ihrem Eintritt in das Rückenmark zunächst in querer Richtung die weisse Substanz durchsetzen, um sich in Ganglienkugeln der grauen Substanz zu inseriren. Die grossen multipolaren Ganglienzellen der Vorderhörner (namentlich die in der Mitte und dem vordersten Theile der Hörner gelegenen) sind, dem herkömmlichen Ausdruck zufolge, die „Ursprungszellen" der vorderen Wurzelfasern. Aus den multipolaren Ganglien der Vorderhörner entspringen andererseits Fasern, welche longitudinal aufsteigend in den weissen Vorder- und Seitensträngen verlaufen und in den motorischen Centralheerden des Gehirns (zum Theil auch wahrscheinlich schon innerhalb der Medulla oblongata) ihr Ende erreichen. Diese aufstei-

genden Fasern sind also als Communicationen zwischen dem Gehirn
und den Ganglienzellennetzen der Vorderhörner, als virtuelle Fortsetzungen der vorderen Wurzelfasern zu betrachten. Ob dieselben
Ganglienkugeln, in welche die Wurzelfasern sich inseriren, am anderen Pol unmittelbar aufsteigende Fasern entsenden; oder ob, wie
Schröder van der Kolk will, die Wurzelfasern und die aufsteigenden Fasern aus räumlich getrennten Ganglienzellengruppen der
Vorderhörner entspringen, welche aber durch Anastomosen unter einander auf's Innigste zusammenhängen: ist für unsere Zwecke zunächst ohne wesentliche Bedeutung. Für die allgemeine Pathogenese
der Spinallähmungen ergiebt sich jedenfalls das Resultat, dass Unterbrechungen der motorischen Leitung entstehen können:

a) in den querverlaufenden vorderen Wurzelfasern, von ihrem
   Eintritt ins Mark bis zu ihrer Insertion in die grossen
   Ganglienzellen der Vorderhörner;

b) in den vorderen Ganglienzellen der grauen Substanz, resp.
   in den die verschiedenen Zellengruppen unter einander ver-
   bindenden Anastomosen;

c) in den longitudinal aufsteigenden Fortsätzen dieser Zellen,
   welche als markhaltige Fasern innerhalb der weissen Vorder-
   und Seitenstränge verlaufen.

§. 193. Die obigen auf dem Wege der anatomisch-microscopi-
schen Forschung errungenen Thatsachen über den Verlauf der Bewegungsbahnen im Rückenmark sind leider mit den Ergebnissen des
physiologischen Experiments noch nicht völlig in Einklang zu bringen.
gen. Zwar stellen die Thierversuche unzweifelhaft fest, dass die
weissen Vorder- und Seitenstränge der Längsleitung (nicht, wie ehedem Stilling annahm, der Querleitung) von Bewegungen dienen.
Dagegen haben die Experimente von Stilling und Schiff das
merkwürdige Resultat geliefert, dass die Integrität der weissen
Stränge für die Fortleitung cerebraler Bewegungsimpulse nicht nothwendig ist, da die graue Substanz auch nach Zerstörung derselben
in ungeschwächter Weise die Bewegungen leitet. Es war nach dem
obigen Schema vorauszusetzen, dass eine motorische Leitung innerhalb
der vorderen grauen Substanz insoweit stattfindet, als dieselbe von
vorderen Wurzelfäden und Ursprüngen der aufsteigenden Longitudinal-
fasern durchsetzt wird. Ueberraschend aber war schon die von Stilling gefundene Thatsache, dass die willkürliche Bewegung in allen
Theilen unterhalb der Verletzung unversehrt bleibt, wenn nur noch
eine kleine Brücke vorderer grauer Substanz die Verbindung zwischen

den oberen und unteren Rückenmarksabschnitten herstellt. Noch weit
befremdender ist das Resultat der (an Fröschen und Säugethieren
angestellten) Versuche von Schiff, wonach die spontanen Bewegungen auch noch erhalten bleiben, wenn nur irgend ein beliebiges Stück
grauer Substanz (gleichviel ob der vorderen oder hinteren) intact
und das ganze Rückenmark im Uebrigen vollständig durchtrennt ist.
Schiff schliesst bekanntlich aus diesen Versuchen, dass die graue
Substanz in ihrer ganzen Dicke (nicht bloss, wie Stilling annahm,
in ihrer vorderen Hälfte) bewegungsleitend, „kinesodisch" sei, und
dass sie, analog den sensibeln, auch die motorischen Erregungen
nach allen Richtungen hin fortpflanze. Gegen die Schiff'schen Versuche und zumal gegen die von ihm angestrebte Deutung derselben
ist manches nicht ungegründete Bedenken erhoben worden; jedoch
ist meines Wissens bisher kein recht schlagendes Argument (und
noch weniger ein Experiment) dagegen geliefert. Man muss gestehen, dass die Schiff'schen Resultate vielfach unbequem sind
und sich mit dem bekannten anatomischen Verhalten nicht wohl
vereinigen lassen; denn wollten wir selbst für die vordere graue
Substanz die anastomosirenden Ganglienzellengruppen (wie Schiff
es vorschlägt) als Organe der Längsleitung gelten lassen, so fehlt
es uns doch für die hintere graue Substanz an einem analogen
Apparate, wie überhaupt an einem anatomischen Substrate jener
„kinesodischen" Function gänzlich. Indessen das Unerklärliche der
Sache kann wohl nicht im Ernste als ein Einwand gegen die Richtigkeit der von Schiff gefundenen Thatsachen geltend gemacht werden; sind uns doch so manche fundamentalen Ergebnisse der experimentirenden Nervenphysiologie zur Zeit ebenso wenig erklärlich!
Für die Pathogenese der Spinallähmungen ist es aber von grosser
Wichtigkeit, sich den Umfang der hier vorhandenen Lücke deutlich
zu vergegenwärtigen. Die Richtigkeit der Schiff'schen Experimente
und ihrer Deutung vorausgesetzt würde man nämlich zwei, für die
Spinallähmungen äusserst wichtige Sätze daraus ableiten lassen:

    1) dass functionelle Unthätigkeit der aufsteigenden Fasern der
Vorder- und Seitenstränge die motorische Leitung nicht unterbricht;
isolirte Erkrankungen der weissen Vorder- und Seitenstränge könnten
also höchstens insoweit Lähmungen hervorrufen, als die, die weisse
Substanz durchsetzenden vorderen Wurzelfasern dadurch leitungsunfähig würden;

    2) dass vollständige Unterbrechung der motorischen Leitung zu
den tiefer gelegenen Theilen nur dann möglich ist, wenn entweder

sämmtliche vordere Wurzelfasern zerstört sind, oder wenn die graue
Substanz an irgend einer Stelle in der ganzen Dicke ihres Querschnitts in functionelle Unthätigkeit versetzt ist.

Wie wichtig es wäre, diesen beiden Sätzen statt der bloss hypothetischen Form eine Gewissheit im bejahenden oder verneinenden
Sinne beimessen zu können, liegt auf der Hand. Die Physiologie
aber vermag dies, wie gesagt, zur Zeit nicht. Können wir von Seiten
der pathologischen Anatomie eine Aushülfe erwarten? Ihre Befunde,
so werthvoll sie auch sind, werden nur da wahrhaft nutzbar, wo
ihrer Deutung bereits sicher constatirte physiologische Facta zu
Grunde gelegt werden können; nicht aber, wo die physiologische
Functionslehre der kranken Theile selbst noch eine Aufhellung erwartet. Wo letzteres der Fall ist, mögen wir noch so „positive" Befunde vor uns haben: wir werden dennoch, bei einer gewissenhaften
Betrachtung, über die Dignität dieser Befunde, über ihr Verhältniss
zu den voraufgegangenen Krankheitserscheinungen stets im Unklaren
bleiben, da ein sicherer Massstab dafür eben nur aus der Vergleichung mit den physiologischen Daten gewonnen werden kann. Einer
exacten Beurtheilung steht überdies die Schwierigkeit entgegen, dass
krankhafte Veränderungen relativ selten auf die Vorder- und Seitenstränge oder auf die graue Substanz localisirt bleiben, sondern bald
von den Strängen auf die graue Substanz, bald in umgekehrter Richtung irradiiren. Jedoch giebt es einzelne Processe, welche mehr die
Tendenz zu longitudinaler als zu flächenhafter Ausbreitung haben,
wie z. B. die auf die graue Centralsubstanz beschränkte Form der
Myelitis und vor Allem die degenerative Atrophie (graue Degeneration oder Sclerose) der Stränge, welche freilich weit häufiger in
den Hintersträngen als in den Vorder- und Seitensträngen isolirt
angetroffen wird. Auch Blutergüsse können auf die graue Substanz
isolirt sein, und die Tuberkeln des Rückenmarks haben bekanntlich
in der letzteren ihren Lieblingssitz, kommen aber ausnahmsweise
auch auf die weissen Vorder- und Seitenstränge localisirt vor. Die
Thatsachen sprechen nun zunächst zweifellos dafür, dass bei alleiniger
Destruction der grauen Substanz und Integrität der Stränge Paraplegie vorhanden sein kann. Einen sehr merkwürdigen Fall der Art
schilderte schon Ollivier (1837), in dem die graue Substanz vollständig verschwunden war, so dass das Rückenmark nur aus den
an einander gerückten weissen Strängen bestand. In diesem Falle
reichte aber der Schwund der grauen Substanz durch das ganze
Rückenmark von oben bis unten; die Lähmung, welche alle vier

Extremitäten umfasste, erklärt sich also einfach daraus, dass sämmtliche motorische Nervenzellen der Vorderhörner und die von ihnen ausstrahlenden Fortsätze fehlten. Ein Argument für ein Leitungsvermögen der grauen Substanz in dem von Schiff angenommenen Sinne würde sich nur in solchen Fällen ergeben, wo man die graue Substanz zwar auf ihrem ganzen Querschnitte, aber nur in äusserst geringer Verticalausdehnung zerstört fände, während bei Lebzeiten die willkürlichen Bewegungen in allen unterhalb gelegenen Theilen aufgehoben oder erschwert waren. Entscheidende Befunde der Art liegen aber nicht vor; im Gegentheil wird die verticale Diffusion des Processes in der grauen Substanz meist ausdrücklich hervorgehoben. Beispielsweise erinnere ich noch an einen von Jaccoud mitgetheilten Fall, in dem vollständige Paraplegie bestand; hier fand sich ein Bluterguss, der die graue Substanz in ihrer ganzen Dicke und von den obersten Wurzeln des plexus lumbalis bis zum unteren Ende des Rückenmarks herab einnahm. Die Paraplegie erklärt sich also sehr natürlich aus der Zerstörung aller Ganglienzellen der Vorderhörner, welche mit Wurzelfasern der unteren Extremitäten im Zusammenhang standen Ich kann demnach Jaccoud nicht beistimmen, wenn er aus diesen und ähnlichen Befunden schliesst, dass eine isolirte Läsion der vorderen grauen Substanz constant Paraplegie hervorrufe, während eine isolirte Affection der weissen Stränge nur dann diesen Effect habe, wenn sie dieselben in grosser Ausdehnung treffe, so dass eine bedeutende Anzahl von Wurzelfäden mitverletzt werde. Es scheint mir im Gegentheil aus Fällen, wie die obigen, nur der Schluss unmittelbar zulässig, dass isolirte Läsionen der grauen Substanz Paraplegie bewirken, wenn sie die Ursprungszellen der motorischen Wurzelfasern der unteren Extremitäten insgesammt oder in grosser Ausdehnung functionsunfähig machen.

So unzweifelhaft es ist, dass isolirte Läsionen der grauen Substanz bei Integrität der Stränge Lähmungen hervorrufen können, so wahrscheinlich machen es die pathologischen Thatsachen andererseits, dass auch bei isolirten Affectionen der Stränge ohne nachweisbare Betheiligung der grauen Substanz, die Motilität in den unterhalb gelegenen Theilen geschwächt oder aufgehoben sein kann. Namentlich ist dies der Fall bei degenerativen Atrophien der Vorder- und Seitenstränge; da aber auch hier der Process die Stränge meist in grosser Longitudinalausdehnung ergreift, so ist a posteriori nicht zu entscheiden, wieviel die Zerstörung der querverlaufenden vorderen

Wurzelfasern, wieviel die Zerstörung der aufsteigenden Längsfasern zu der Gesammtlähmung beiträgt. Wir müssten auch hier dasselbe Postulat machen, wie bei der grauen Substanz: fänden sich nämlich die Stränge in ihrem ganzen Dickendurchmesser, aber nur in geringer Verticalausdehnung, und wo möglich auf einem nicht von Wurzelfasern durchsetzten Querschnitte, zerstört, und wäre dabei die Motilität in allen unterhalb gelegenen Körpertheilen beschränkt oder aufgehoben, trotz der Integrität der grauen Substanz, so würde hiermit offenbar ein wichtiges Argument gegen die kinesodische Function der letzteren geliefert. Diesen Forderungen ist aber bisher in keiner Weise entsprochen.

Nicht zu umgehen ist bei dieser Gelegenheit der Hinweis auf einige in der Literatur verzeichnete Fälle, wo in Folge von Verletzungen angeblich das Rückenmark in seiner ganzen Dicke vollständig durchtrennt war und die motorische Leitung zu den Unterextremitäten dennoch fortdauerte! Derartige Beobachtungen sind von Desault, Velpeau, Sanson, Magendie, Ollivier mitgetheilt worden. Jaccoud hat die dagegen obwaltenden Zweifel in ebenso präciser als schlagender Weise erörtert. Es ist in den fraglichen Fällen die Abwesenheit von Paraplegien nicht sicher genug constatirt; es können Reflexbewegungen für willkürliche Bewegungen genommen worden sein. Es ist ferner die Möglichkeit nicht ausgeschlossen, dass das Rückenmark während des Lebens nur partiell getrennt war und die vollständige Trennung erst nach dem Tode bei gewaltsamer Oeffnung des Wirbelcanals herbeigeführt wurde. Wären die angeführten Facta richtig, so blieben nach Jaccoud nur zwei Erklärungsmöglichkeiten: entweder die Nervenwurzeln der unteren Extremitäten entsprangen oberhalb der Verletzungsstelle (was allerdings die Schwierigkeit in der einfachsten Weise beseitigen, aber auch zugleich die oben genannten renommirten Beobachter in etwas bedenklicher Weise compromittiren würde) — oder die Leitung fand durch den Gränzstrang des Sympathicus hindurch statt. — Letzterer Weg scheint mir zu abenteuerlich, um ihn, wenn auch nur in hypothetische- Form, überhaupt zu betreten.

Einige Worte sind noch über das Verhältniss der Hinterstränge zur Pathogenese der Spinallähmungen erforderlich. Die Hinterstränge dienen, wie allgemein anerkannt, der Leitung von Bewegungen nicht, stehen überhaupt zu motorischen Elementen in keiner unmittelbaren Beziehung. Functionelle Unthätigkeit der Hinterstränge kann daher niemals zu Spinallähmungen führen. Dennoch sehen wir

bekanntlich bei isolirten Degenerationen der Hinterstränge sehr häufig
schwere Motilitätsstörungen, von eigenthümlicher und characteristi-
scher Art, auftreten. Diese Motilitätsstörungen haben aber nicht den
Character der Lähmung; und wenn sich im weiteren Verlaufe der
Erkrankung wirkliche Paralysen entwickeln, so ist dies geradezu ein
wichtiges Zeichen, dass nicht die Hinterstränge allein, sondern ausser
denselben auch entweder die graue Substanz oder die weissen Vorder-
und Seitenstränge ergriffen sein müssen. Die Motilitätsstörungen,
welche bei reiner Degeneration der Hinterstränge beobachtet werden,
haben den Character der Coordinationsstörung, sei es der wahren
Ataxie, oder der Disproportion in der Innervationsstärke. Sie beruhen wesentlich auf Leitungsstörungen sensibler Bahnen, namentlich
derjenigen, welche das Gefühl für Stellung und Bewegung der Glieder vermitteln, und deren Integrität für das Zustandekommen der
centralen Coordination vor Allem erforderlich ist; zum Theil auch
auf Störungen der von Harless und Cyon entdeckten regulirenden
Hülfsinnervationen, welche in den hinteren Wurzeln und den virtuellen Fortsätzen derselben im Rückenmark verläuft, und ihren Einfluss anscheinend auf centrifugalem Wege entfaltet. Das Nähere hierüber gehört in die Lehre von der grauen Degeneration der Hinterstränge, der Tabes dorsualis.

Einzelne den physiologischen Ergebnissen anscheinend incongruente Befunde
sind mit grossem Misstrauen aufzunehmen. So soll in einem von Topham beschriebenen Falle eine Paralyse sämmtlicher Gliedmaassen und der Intercostalmuskeln bestanden haben, und bei der Section eine complete Erweichung der Hinterstränge in
der ganzen Länge des Dorsalmarks gefunden worden sein. Allein die graue Substanz wurde in diesem Falle nicht untersucht, und überdies fand sich ein die dura
mater comprimirender Bluterguss in der Höhe des 6 – 8 Dorsalwirbels.

§. 194. Wir wenden uns nun zu der zweiten hier zu erörternden Frage: welche Krankheitsprocesse können nachgewiesenermaassen die functionelle Unthätigkeit der motorischen Gebilde des Rückenmarks hervorrufen? — Aus dem
Vorhergehenden folgt, dass eine solche Störung nur das Resultat von
Processen sein kann, welche entweder die Vorder- und Seitenstränge
oder die graue Substanz, namentlich in ihrer vorderen Hälfte, lädiren.
In zahlreichen Fällen ist jedoch die Läsion der genannten Rückenmarkstheile die secundäre Folge von Affectionen der knöchernen und
häutigen Umhüllungen des Wirbelcanals; in anderen ist sie bedingt
durch primäre Erkrankungen des Rückenmarks selbst.

So führen Verletzungen der Wirbelsäule, besonders Fracturen und Luxationen, häufig zu Lähmungen, in Folge der mechanischen Insultation, welcher das Rückenmark theils bei der Verletzung selbst, theils nachträglich (durch Druck der fracturirten und luxirten Wirbelsegmente u. s. w.) ausgesetzt ist. Ebenso bilden Lähmungen eins der häufigsten Symptome der als Malum Pottii oder Spondylarthrocace beschriebenen Caries der Wirbelkörper. Auch diese, durch Pott's Schilderung berühmt gewordenen Lähmungen beruhen zum grossen Theile auf der mechanischn Läsion, welche das Rückenmark durch den Collapsus der afficirten Wirbelkörper und die Einknickung der Wirbelsäule, in äusserst seltenen Fällen auch durch die sogenannte Spontanluxation der Wirbel erleidet. In anderen Fällen scheint dagegen die Lähmung mehr der continuirlichen Verbreitung des entzündlichen Processes auf die Meningen und die vorderen Rückenmarksabschnitte ihren Ursprung zu verdanken. Nicht selten findet man die Lähmung bereits in einem Stadium, wo noch keine äusserlich wahrnehmbare Difformität der Wirbelsäule vorhanden ist. Die Sectionen der am Malum Pottii Verstorbenen ergeben nicht bloss einfache Druckerscheinungen (Atrophie und Abplattung der Vorderstränge und Wurzeln), sondern häufig auch die verschiedensten Stadien von Entzündung und Erweichung, entweder durch die ganze Dicke des Marks oder auf die Vorderstränge beschränkt, in Verbindung mit Exsudation und Ablösung der Rückenmarkshäute, Verdickung derselben und Festlöthung unter einander oder mit dem Periost des Wirbelcanals. — Ganz vereinzelt sind Fälle, in welchen die Lähmung durch Blosslegung des Rückenmarks in Folge tiefdringender ulcerativer Zerstörungen (z. B. bei Elimination eines Wirbelsequesters) entstanden zu sein scheint.

Exostosen und Periostosen der Wirbel können durch Compression zu Lähmungen führen. Sicher constatirte Fälle der Art gehören jedoch zu den Seltenheiten. Vogel und Dittmar haben einen solchen beschrieben, wo durch eine Exostose des 4. Halswirbels Lähmung aller vier Extremitäten bedingt wurde. Manche, anscheinend mit Syphilis zusammenhängende und durch Jodkalium geheilte Paraplegie hat ziemlich willkürlich zur Diagnose syphilitischer Exostosen und Periostosen des Wirbelcanals Anlass gegeben; nur in den seltensten Fällen ist indessen die Existenz der angenommenen Lähmungsursache wirklich erwiesen. So in einem Falle von Minnich, wo eine Exostose des zweiten Dorsalwirbels, und in einem von Piorry, wo eine Periostose oder Exostose am Querfortsatz des dritten Lumbalwirbels äusserlich fühlbar waren, und mit dem Verschwinden der vorhandenen Knochenauftreibung auch die begleitende Lähmung rückgängig wurde. Weit häufiger als durch Exostosen und Periostosen scheinen syphilitische Spinallähmungen das Resultat einer Caries syphilitica der Wirbelkörper zu sein, über welchen Zusammenhang mehrfache exacte Beobachtungen vorliegen.

Erkrankungen der Meningen sind zwar häufig mit Rückenmarksaffectionen verbunden, können aber auch unabhängig von den letzteren zu Spinallähmungen durch Compression der Medulla Veranlassung geben. Bei Meningiten erscheinen daher Lähmungssymptome oft erst spät, wenn die Entzündung zu bedeutender Exsudation, Eiterung oder pseudomembranöser Auflagerung geführt hat. Ebenso treten auch bei Meningealtumoren oft erst nach Monate und Jahre langem Bestehen Lähmungssymptome hinzu, während beträchtliche meningeale Ergüsse, namentlich Blutextravasate, in der Regel von Anfang an mit paralytischen Erscheinungen einhergehen. Hierher gehören auch die Lähmungen in Folge subarachnoidaler Flüssigkeitsansammlungen (Hydrorrhachis externa, acquisita), die sich, wie es scheint, zuweilen aus rheumatischen Ursachen oder nach acuten Krankheiten, namentlich bei schon geschwächten, kachectischen Individuen entwickeln. Als sehr seltene Lähmungsursachen sind thierische Parasiten, namentlich Echinococcen, im Wirbelcanal zu erwähnen; endlich Geschwülste, die, in näheren oder entfernteren Organen entstanden, von aussen in den Wirbelcanal hinein wachsen und ebenfalls durch Compression Lähmung hervorrufen. Ausser den Hydatidencysten gehören dahin Congestionsabscesse und Aneurysmen. Ein Prototyp dieser Lähmungen bildet der berühmte Fall von Laennec, in welchem 24 Stunden vor dem Tode plötzlich Paraplegie auftrat: die Section ergab ein Aneurysma der Aorta descendens, welches die Wirbelkörper zwischen der linken 7. und 8. Rippe gänzlich zerstört und eine mehr als 3 Linien breite Communicationsöffnung zwischen dem Wirbelcanal und dem aneurysmatischen Sacke hergestellt hatte. Das Rückenmark selbst erschien völlig gesund. — Aehnlich ist ein Fall von Chandler; fast noch merkwürdiger aber eine Beobachtung Cruveilhier's, wo eine tuberculöse Lungencaverne durch Perforation in den Wirbelcanal Paraplegie herbeiführte.

§. 195. Primäre Texturerkrankungen des Rückenmarks selbst alteriren die motorische Leitung theils durch directe Destruction der Nervenelemente, theils auch durch secundäre Compression und Atrophie derselben bei interstitiellen Einlagerungen

und Wucherungen des Stützgewebes, der glia. Die Lähmungen bei
den verschiedenen Formen der Myelitis und Erweichung beruhen
augenscheinlich auf dem Untergang, der Verflüssigung und Verfettung
der zelligen und faserigen Elemente an dem Entzündungs- oder Erweichungsheerde; die meist plötzlichen und sehr vollständigen Lähmungen bei Spinal-Apoplexie auf der intensiven Zertrümmerung der
Nervenmasse in dem ganzen Umfange des Extravasates. Anders verhält es sich bei den als „graue Degeneration" und als „Sclerose"
bezeichneten Vorgängen, bei denen es sich theils um einfache degenerative Atrophie, theils um chronisch-irritative Processe, um interstitielle Exsudation und Bindegewebswucherung mit secundärer Atrophie der Nervensubstanz handelt. Diese Processe afficiren zwar bekanntlich mit besonderer Vorliebe die Hinterstränge, können aber
von dort auch auf die Seiten- und selbst auf die Vorderstränge
übergreifen, oder, in seltenen Fällen, von vornherein in den Vorder-
und Seitensträngen localisirt auftreten. Da die Degeneration hier
langsam verläuft und vorzugsweise zu longitudinaler Ausbreitung ten-
dirt, oder, wie bei der eigentlichen Sclerose, in disseminirten Heerden in der ganzen Länge des Rückenmarks auftritt, so entstehen in
solchen Fällen oft schleichende, ungleichmässig vertheilte Lähmungen
von langsam fortschreitendem Charakter, wie sie als chronische aufsteigende Paralysen, als progressive Paralysen der Irren u. s. w. bekannt sind. — Die Lähmungen, welche durch Geschwülste im Rückenmark entstehen, sind theils das Resultat der Compression und fortschreitenden Raumverengerung, theils auch der unmittelbaren Degeneration der Nervenelemente und ihres Aufgehens in die Geschwulst-
masse. Am häufigsten sind Lähmungen beobachtet durch Tuberkeln,
mögen dieselben, wie gewöhnlich, in der grauen Substanz, besonders
an der Lumbalanschwellung, oder in den Vorder- und Seitensträngen
(Jaccoud) ihren Sitz haben; seltener durch Carcinome, melanotische
Ablagerungen (Sander, Virchow), wahrscheinlich auch durch Sy-
philome (M'Dowel, Wagner). Wie durch analoge Zustände des
Gehirns, so können auch durch einfache Hyperämien des Rückenmarks, ohne ostensible Texturveränderung, Lähmungen hervorgerufen
werden, welche wahrscheinlich ebenfalls zum Theil durch die Raumverengerung und den excessiven Druck auf die Nervenelemente, zum
Theil vielleicht auch durch die abnormen Ernährungsverhältnisse der
letzteren bedingt sind. So beschreibt schon Ollivier einen Fall von
aufsteigender Lähmung aller vier Extremitäten, wo bei der Section
die Venen der Rückenmarkshäute sämmtlich erweitert, die austre-

tenden Nerven von einem strotzend gefüllten Venennetz umsponnen
und an der Abgangsstelle deutlich comprimirt waren. Sehr wahrscheinlich ist ein nicht geringer Theil der Paraplegien, welche nach
acuten Krankheiten (z. B. Typhus), nach intestinalen Reizzuständen,
Unterdrückung gewohnter Blutungen, Erhitzung und Erkältung, nach
allgemeinen Convulsionen, heftigen Anstrengungen, nach einem
Fall auf den Rücken u. s. w. auftreten, sowie ein Theil der sogenannten functionellen oder Reflexlähmungen aus vorübergehenden
Congestivzuständen des Marks zu erklären. Bei längerer Andauer
solcher venösen Stasen und noch mehr im Gefolge allgemeiner Hydrämie kann es auch zu seröser Infiltration und ödematöser Erweichung des Marks kommen, wodurch z. B. die terminalen Lähmungen
bei gewissen Cachexien, bei perniciöser Intermittens, Pollagra u. s. w.
bedingt zu sein scheinen.

Seltener als Hyperämien giebt der Mangel arterieller Blutzufuhr
zum Rückenmark zu Lähmungen Veranlassung. Eine solche arterielle
Anämie kann bekanntlich experimentell durch Unterbindung der
Aorta abdominalis (für den Lumbaltheil des Rückenmarks) und nach
Panum auch durch Embolie der Spinalarterien herbeigeführt werden. Beim Menschen sind Fälle der letztern Art noch nicht beobachtet, wohl aber mehrere Fälle, die sich den Bedingungen des
Stenon'schen Experiments nähern; insofern durch eine Obstruction
der Aorta abdominalis (Barth, Hull) oder durch eine Aortitis
(Cummins) Paraplegien bedingt wurden (vgl. §. 215). Auch ein
Theil der nach schweren Blutverlusten oder bei allgemeiner Anämie
auftretenden Lähmungen ist durch die verminderte arterielle Blutzufuhr zum Rückenmark, resp. den verminderten Blutkörperchen-
gehalt des demselben zufliessenden Blutes zu erklären. An die durch
Anämie bedingten Spinallähmungen schliessen sich die dyscrasischen
und toxischen: das veranlassende Moment ist hier die qualitative
Veränderung der Ernährungsflüssigkeit, die Beimischung abnormer
Bestandtheile zu dem im Rückenmark circulirenden Blute. Die hierhergehörigen, ätiologisch sehr mannichfaltigen Lähmungsformen werden bei den dyscrasischen und toxischen Lähmungen specielle Berücksichtigung finden.

Es ist endlich behauptet worden, dass spinale Lähmungen ohne
materielles Substrat durch Ueberfunctionirung motorischer Ganglien
oder durch Erschöpfung derselben auf reflectorischem Wege (durch
Ueberreizung sensibler Nerven) herbeigeführt werden könnten. Wie

es mit diesen Behauptungen steht, werden wir bei Besprechung der sogenannten functionellen oder Reflexlähmungen später erörtern.

§. 196. Verbreitung der Lähmung.

A. Betheiligung der willkürlichen Muskeln.

Die spinalen Lähmungen sind in der weitaus überwiegenden Mehrzahl der Fälle bilaterale, also Paraplegien — sofern wir unter letzterer Bezeichnung überhaupt jede doppelseitige Lähmung, und nicht bloss (wie manche Autoren) die doppelseitige Lähmung der unteren Extremitäten verstehen. Ausnahmen von dieser Regel, spinale Hemiplegien, werden relativ sehr selten beobachtet und zwar unter Bedingungen, welche zuerst von Brown-Séquard experimentell erforscht und auch durch clinische Thatsachen am Menschen bestätigt wurden. Das Experiment lehrt, dass totale Durchschneidung einer Rückenmarkshälfte Lähmung und gesteigerte Empfindlichkeit auf derselben, dagegen Anästhesie auf der gegenüberliegenden Körperhälfte hervorruft. Dem entsprechend können nun auch einseitige Rückenmarksverletzungen ausschliesslich Lähmungen derselben Seite zur Folge haben; und zwar, bei cervicalem Sitze, Lähmung derselben oberen und unteren Extremität (spinale Hemiplegie im engeren Sinne) — bei dorsalem oder lumbalem Sitze, Lähmung derselben unteren Extremität (spinale Hemiparaplegie, nach Brown-Séquard's Bezeichnung). Fälle, welche dem Brown-Séquard'schen Schema entsprechen, sind besonders bei circumscripten Traumen (z. B. Stichverletzungen), doch auch bei Wirbel-Caries, rheumatischen Entzündungen u. s. w. beobachtet worden.

Das Rückenmark enthält die motorischen Nervenröhren sämmtlicher willkürlichen Muskeln des Halses, Rumpfes, der oberen und unteren Extremitäten. Alle diese Muskeln können also an Spinallähmungen participiren. Welche Muskeln im einzelnen Falle betroffen werden, hängt, allgemein ausgedrückt, wesentlich von dem Sitz und der Ausbreitung der Lähmungsursache im Rückenmark ab. Bei näherer Betrachtung ergiebt sich, dass die peripherische Verbreitung der Lähmung sich wesentlich danach richtet, einmal in welcher Höhe und in welcher Längenausdehnung, sodann in welchem Umfange seines Querschnitts das Rückenmark afficirt ist. Nehmen

---

*) Vgl. Brown-Séquard, on spinal hemiplegia, Lancet, 7. und 21. Nov., 12. und 26. Dec. 1868. — Richter, über einen Fall von einseitiger Rückenmarksverletzung, Diss. Berlin 1868.

wir zuerst an, das Mark sei an einer Stelle in der Totalität seines Querschnitts zerstört oder leitungsunfähig: so muss die Lähmung eine um so ausgedehntere, allgemeinere sein, in je grösserer Höhe der zerstörte Rückenmarksquerschnitt gelegen ist, da eine um so grössere Summe von Ganglienzellen und Wurzelfasern ihrer Verbindung mit dem cerebralen Centrum dadurch beraubt wird. Wir brauchen wohl nicht auf die Details in den einzelnen, sich hier ergebenden Fällen einzugehen, da dieselben aus der speciellen anatomischen Verbreitung der motorischen Spinalnerven nothwendig hervorgehen. Das Gesagte gilt aber unbedingt nur für Läsionen, welche das Rückenmark in seiner ganzen Dicke oder wenigstens in der Totalität des Querschnitts seiner motorischen Partien — also der Vorder- und Seitenstränge und der vorderen oder, nach Schiff, der ganzen grauen Substanz — leitungsunfähig machen. Läsionen, welche den Querschnitt des Rückenmarks nicht in dieser Ausdehnung ergreifen, können auch bei viel höherem Sitze dennoch minder umfangreiche Lähmungen bewirken, indem die willkürliche Bewegung nicht in allen unterhalb gelegenen Körperprovinzen nothwendig sistirt wird. Beispielsweise kommt es nicht selten vor, dass Lähmungen, welche vom Cervicaltheil des Rückenmarks ausgehen, die motorischen Nervenröhren der oberen Extremitäten mehr oder minder vollständig betheiligen, die des Rumpfes und der unteren Extremitäten dagegen verschont lassen. Solche Verhältnisse können sowohl bei primären Texturerkrankungen des Rückenmarkes als bei einer das letztere von aussen treffenden Compression (z. B. in Folge von Spondylarthrocace der Halswirbel) vorkommen. Man hat, in Fällen der letzteren Art, irrthümlicherweise daraus den Schluss gezogen, dass die Nervenröhren der unteren Extremitäten — wie auch der Iris (vgl. unten) — in den Vordersträngen minder oberflächlich gelegen und daher einer Läsion weniger ausgesetzt seien als die der oberen Extremitäten. Allein es kommt hier offenbar nicht sowohl der Verlust der Längsleitung in den Vordersträngen, als die Zerstörung der querverlaufenden vorderen Wurzelfasern der letzteren (und häufig auch der Wurzeln selbst) in Betracht; denn, wie wir gesehen haben, können die sämmtlichen aufsteigenden Fasern der Vorderstränge zerstört und die willkürlichen Bewegungen der unteren Extremitäten dennoch intact sein, so lange die Leitungsbahnen der grauen Substanz zu dem motorischen Ursprungszellen und Wurzelfasern der unteren Extremitäten noch offen stehen. Bei einem allmälig und in der Richtung von vorn nach hinten auf das Rückenmark einwirkenden Drucke, wie bei

der Spondylarthrocace der Wirbelkörper, wird natürlich die graue
Substanz in viel geringerer Weise lädirt, wie das auch aus anderweitigen Symptomen (z. B. der öfters vorhandenen Steigerung der
Reflexaction) und aus den Obductionsresultaten entschieden hervorgeht. Heerdweise auftretende Affectionen der Stränge oder der
grauen Substanz mit sehr geringer Tendenz zur Längen- und Flächen-
ausbreitung (wie z. B. bei disseminirter Sclerose) können natürlich
ganz circumscripte, selbst auf einzelne Muskeln oder Muskelgruppen
beschränkte Lähmungen hervorrufen.

§. 197. Eine grosse Verwirrung herrscht heutzutage noch in
der Lehre von den spinalen Blasenlähmungen: sowohl was die
Vorstellungen über den Heerd derselben im Rückenmark wie über die
characteristische Erscheinungsform dieser Lähmungen betrifft. Häufig
begegnet man sogar in chirurgischen und medicinischen Lehrbüchern
der Angabe, dass Verletzungen und Erkrankungen des Rückenmarks
vorzugsweise oder ausschliesslich in seinem unteren (Lumbal- oder
Dorsal-) Theile Blasenlähmung herbeiführen, und dass bei diesen
Blasenlähmungen in der Regel Incontinenz, durch Lähmung des
Sphincter vesicae auftrete; seltener sei die Incontinenz mit Ischurie
verbunden, indem gleichzeitig der Detrusor gelähmt werde, (sogenannte
Ischuria paradoxa). Diese Angaben widersprechen ebenso sehr in
ihrem ersten wie in ihrem zweiten Theile den neueren physiologischen
Forschungen auf diesem Gebiete und zugleich den wirklich beobach-
teten pathologischen Thatsachen so auffällig, dass ein detaillirteres
Eingehen auf diesen semiotisch und therapeutisch so wichtiger Punkt
wohl gerechtfertigt scheint.

Die neueren Untersuchungen von Budge haben bekanntlich ge-
lehrt, dass ein diesen Namen verdienender Sphincter vesicae nicht
existirt, dass alle Muskelfasern der Blase den Harnausfluss befördern,
und dass also Blasenlähmung Ischurie und Ausdehnung der Blase
zur nothwendigen Folge hat. Die motorischen Nerven der Blase
stammen, wie Budge[*]) gezeigt hat, aus dem Pedunculus cerebri,
verlaufen in den Corpora restiformia und den Vordersträngen des
Rückenmarks, und treten mit dem 3. und 4. Sacralnerven aus dem
Rückenmark aus. Die Muskeln, welche an Stelle des nicht existiren-
den Sphincter vesicae dem Harnabfluss entgegenwirken, gehören der

---

[*]) Zeitschr. f. rat. Heilk. XXI. p. 3 und p. 174. Vgl. auch: „Ueber die Reizbarkeit der vorderen Rückenmarksstränge," Pflüger's Archiv für Physiologie, Bd.
II. p. 511.

Harnröhre an: es sind der M. urethralis s. constrictor urethrae,
und der bulbocavernosus. Die Motoren dieser Muskeln stammen
ebenfalls aus dem Pedunculus cerebri, haben gleichen Verlauf wie
die motorischen Blasennerven, und treten zwischen 3 und 5 Sacralnerven in der Bahn des N. pudendus aus dem Rückenmark aus.
Sie stehen, was besonders wichtig, unter dem Einflusse eines vom
untersten Theile des Rückenmarks ausgehenden Reflextonus; die
centripetalen Vermitteler dieses Tonus sind die sensibeln Blasennerv-
ven, welche in den hinteren Wurzeln des 3—5 Sacralnerven verlaufen. Experimentelle Durchschneidung des Rückenmarks
oberhalb dieser Nerven in jeder Höhe bewirkt constant
Ischurie und beträchtliche Ausdehnung der Blase, niemals aber Incontinenz; diese Ischurie rührt, wie Budge bewiesen hat, nicht von der Durchschneidung der motorischen Blasennerven allein her, sondern auch davon, dass nach Rückenmarksdurch-
schneidungen, in Folge der gesteigerten Reflexerregbarkeit, der Reflextonus der Harnröhrenmuskeln beständig erhöht ist. Zur Incontinenz kommt es hier erst secundär, durch mechanische Verhältnisse:
wenn nämlich der excessive hydrostatische Druck in der Blase den
Widerstand des tonisch contrahirten M. urethralis und bulbocavernosus überwindet. Dagegen kann man künstliche Incontinenz durch
experimentelle Durchschneidung der vorderen oder hinteren Wurzeln
des 3—5. Sacralnerven hervorrufen, indem im ersteren Falle die
motorischen, im letzteren die reflexvermittelnden Fasern der Harnröhre vollständig durchtrennt werden.

Mit dieser ebenso klaren wie in allen Einzelheiten präcis durch-
geführten Lehre stehen nun auch die pathologischen Facta, richtig
aufgefasst, in vollster Uebereinstimmung. Als Illustration davon
diene der folgende Fall, den ich auf der chirurgischen Klinik von
Bardeleben in Greifswald beobachtete.

Ein 34jähriger Mann war 3 Wochen vor der Aufnahme aus einem im zweiten
Stock, etwa 20 Fuss hoch gelegenen Fenster auf die Strasse gestürzt. Die unteren
Extremitäten waren bei der Aufnahme im Zustande hochgradiger Parese, die Sensibilität unverändert. Die Harnblase reichte mit deutlich erkennbaren Contouren und
leerem Percussionsschall bis unmittelbar in die Nähe des Nabels; aus derselben
tröpfelte fortwährend ein ziemlich saturirter, trüber, schwach saurer Harn ab. Beim
Catheterismus, der angeblich zum ersten Male seit der Verletzung vorgenommen
wurde, entleerten sich über 1500 CC. Harn von der gleichen Beschaffenheit, wobei
wegen völliger Atonie der Blasenwandungen und mangelnder Energie der Bauchpresse fast die Hälfte durch manuelle Compression nach und nach ausgedrückt
werden musste. Nach einmaliger (und seitdem regelmässig wiederholter) Evacuation

der Blase hörte das Harnträufeln auf, während dagegen Ischurie und offenbar auch Anästhesie der Blase zurückblieb, da Patient weder den Harn willkürlich entleeren konnte, noch auch eine Vorstellung von dem Füllungszustande seiner Blase, und selbst bei übermässiger Ausdehnung derselben kein Bedürfniss zur Harnexcretion hatte. — Der Tod erfolgte 4 Wochen darauf unter septicämischen Erscheinungen, mit Decubitus und einer malignen Entzündung der Harnwege. Die Section ergab eine fast ⅓" betragende Luxation des 1. Lumbalwirbelkörpers nach hinten mit gleichzeitiger seitlicher Dislocation, welche durch eine Fractur und Splitterung des luxirten Wirbelkörpers bedingt war. Das Rückenmark auf der Compressionsstelle abgeplattet, von im Ganzen normaler Consistenz und geringem Durchmesser. Auf dem Durchschnitt erscheinen beide Substanzen sehr weiss, speckartig; die Begränzung der grauen Substanz ist im Bereich der Hinterhörner vollständig verwischt, an den Vorderhörnern nur noch undeutlich erkennbar. Auf höher gelegenen Durchschnitten im Dorsal- und Cervicaltheil zeigt sich im Ganzen dasselbe Bild, nur noch ausgeprägter. Die Begränzung der Vorderhörner ist weiter hinauf ebenfalls gänzlich verwischt, die der Hinterhörner nur an der mehr gallertigen Beschaffenheit der Hinterstränge kenntlich; beide Substanzen von ganz gleichem Aussehen und vermindertem Durchmesser. Bei microscopischer Untersuchung zeigt sich weit vorgeschrittene Degeneration der nervösen Elemente in Form von Atrophie und Fettentartung, sowohl an den Nervenfasern, als an den Ganglienzellen der grauen Substanz, und namentlich in den Vorderhörnern der letzteren sehr hochgradig. Die aus der Compressionsstelle hervorgehenden Nervenwurzeln und die peripherischen Nervenstämme ebenfalls degenerirt und atrophisch. Das Gehirn im Ganzen normal: nur in den Pedunculi cerebri mehrere erbsengrosse Injectionsheerde, in deren Umgebung die Nervensubstanz ein schmutziges, blassgelbliches Aussehen darbietet. Die graue Substanz zwischen den Hirnschenkeln gelockert, sehr weich, und an der Gränze der weissen von mehr gelbweissem Colorit. (Ausserdem der Befund einer croupös-diphterischen Cystitis und Pyelo-Nephritis).

Der bei Aufnahme des Kranken bestehende, fortwährende Harnabfluss konnte den Verdacht erwecken, dass es sich um eine Incontinentia paralytica, eine Blasenlähmung im Sinne der älteren Autoren handelte; die scheinbare Incontinenz hörte aber sofort auf, sobald durch regelmässigen Katheterismus die Füllung der Harnblase regulirt und der hydrostatische Druck auf ein mittleres Mass herabgesetzt war. Vor und nachher bestand dagegen Ischurie, bedingt durch complete Paralyse der Blase und hinreichend characterisirt durch das Unvermögen des Kranken, auch nur einen Tropfen Harn willkürlich zu entleeren, sowie durch die enorme Ausdehnung der Blase vor Einführung des Katheters bei gleichzeitigem (mechanischem) Ueberfliessen des Harns. Die Blasenlähmung fand ihr anatomisches Substrat in der weit hinaufreichende Degeneration der weissen und grauen Substanz, namentlich der Vorderhörner, welche sich durch das ganze Rückenmark und bis in die Pedunculi cerebri erstreckte. Mit der Paralyse war in diesem Falle auch complete oder incomplete Anästhesie der Blase verbunden. Es musste daher auch die willkürliche Innervation des M. urethralis, welche gewohnheitsgemäss nur auf Reizung der sensibeln Blasennerven erfolgt, wegfallen: was also auch bei erhaltenem Reflextonus für die scheinbare Incontinenz, das anfängliche Stillicidium urinae, ein neues begünstigendes Entstehungsmoment darbot.

Wir können unsere Schlussergebnisse dahin formuliren, dass an jeder Stelle des Rückenmars bis zum 3. und 4. Sacralnerven abwärts Verletzungen der motorischen Blasennerven stattfinden können, und dass pathologische Leitungsstörungen dieser Nerven primär ausschliesslich Ischurie und Ausdehnung der Blase über ihr gewöhnliches Volumen zur nothwendigen Folge haben. Zu der Ischurie kann secundär Incontinenz aus rein mechanischer Ursache (durch excessive Steigerung des Flüssigkeitsdrucks in der Blase) hinzutreten. Es kann aber auch Incontinenz, bedingt durch functionelle Schwäche oder Unthätigkeit des M. urethralis und bulbocavernosus, von Anfang an mit der Blasenlähmung coexistiren. Dies ist in geringem Grade der Fall, wenn die spinale Leitung der Willensimpulse auf jene Muskeln unterbrochen ist (also bei eigentlicher Lähmung derselben), oder wenn die centripetale Leitung der sensibeln Eindrücke der Blasenschleimhaut innerhalb des Rückenmarks eine Unterbrechung erfahren hat. In beiden Fällen wirkt zwar der Wille nicht mehr auf die Muskeln der Urethra; es können dieselben aber noch tonisch, und selbst in verstärktem Maasse, contrahirt sein, und dem Abflusse des Harns somit ein immerhin beträchtliches Hinderniss entgegensetzen. Höhere Grade von Incontinenz können und müssen eintreten, wenn das Centrum dieses Reflextonus oder die Leitungswege desselben (3—5. Sacralnerv, und ihre vorderen oder hinteren Wurzeln) vollständig zerstört sind.

Es steht mit den hier vorgetragenen Anschauungen keineswegs im Widerspruche, sondern bestätigt und erweitert sie vielmehr, dass bei manchen Spinalaffectionen, z. B. Tabes, bald Ischurie, bald Incontinenz allein, mitunter auch beide successiv oder abwechselnd vorkommen. Die Ischurie und Incontinenz der Tabeskranken sind nicht, wie dies allerdings vielfach angenommen wird, paralytischen Ursprungs ebensowenig wie andere Bewegungsstörungen dieser Kranken. Sie beruhen vielmehr, gleich der eigentlichen Ataxie, auf Störungen in den Leitungswegen der sensibeln und reflexvermittelnden Fasern der Hinterstränge, wodurch sowohl die willkürliche wie die reflectorische Innervation der Urethralmuskeln in mannigfaltiger Weise alterirt wird. Ischurie kann bei gesteigerter Thätigkeit jener Fasern durch erhöhte Willensinnervation oder erhöhten Reflextonus der Harnröhre — Incontinenz bei geschwächter oder aufgehobener centripetaler Leitung in den sensibeln und Reflexfasern auf die schon erwähnte Weise herbeigeführt werden. Dem entspricht es auch, dass weder Ischurie noch Incontinenz bei der Tabes in der Regel sehr hochgradig oder vollständig zu sein pflegen, und dass in den Anfangsstadien vorzugsweise Ischurie (neben anderweitigen Symptomen gesteigerter Reflexaction), später häufig Incontinenz eintritt. Auf dem analogen Vorgange, wie die Ischurie und Incontinentia urinae der Tabeskranken, beruhen wahrscheinlich auch die im Anfange der Krankheit so häufige Obstipation (die ich bei allen Formen der Tabes fast regelmässig beobachtet habe) und die in späteren Stadien zuweilen eintretende leichte Incontinentia alvi. Auch hier handelt es sich vermuthlich um centripetal oder reflectorisch zu Stande kommende Schwankungen positiver oder negativer Art im dem Innervationszustande des Sphincter ani. Freilich ist ein permanenter Reflextonus für den letzteren noch nicht nachgewiesen, und sind uns überhaupt die directen Leitungswege und die Reflexwege für die Motoren dieses Muskels noch nicht so bekannt, wie es für die Blase und Harnröhre gegenwärtig der Fall ist.

B. Betheiligung der unwillkürlichen Muskeln. (Automatische, rhythmische und tonische Bewegungen.)

1. Die Respirationsbewegungen können bei reinen Spinallähmungen ebenfalls geschwächt oder aufgehoben sein, da die eigentlichen Inspirationsnerven — die Nn. phrenici und intercostales — in dem Cervical-, resp. Dorsaltheile des Rückenmarks verlaufen, und auch die Motoren der wichtigsten accessorischen Inspirationsmuskeln, des Trapezius, Sternocleidomastoideus, der Scaleni (der Ramus ext. accessorii und die entsprechenden Aeste der Cervicalnerven) eine Strecke weit im Halstheile des Rückenmarks liegen. Es kann sich aber hier nur um Leitungslähmungen, nicht um Centrallähmungen der Respiration (wie von der Medulla oblongata aus) handeln. Gänzliche Aufhebung der Athembewegungen kann natürlich nur dann vorkommen, wenn das Mark oberhalb der Abgangsstelle der Phrenici in seiner ganzen Dicke (oder wenigstens in der ganzen Dicke seiner motorischen Bahnen) leitungsunfähig ist. Läsionen unterhalb der Abgangsstelle der Phrenici können wesentliche Störungen der Respiration nicht leicht zur Folge haben, da die Function der einzelnen Intercostales von relativ geringer Bedeutung ist und ihre Unthätigkeit durch vicariirende Action anderer Inspirationsmuskeln ersetzt wird.

2. Die Irisbewegung kann beeinträchtigt werden durch Leitungsstörung in den pupillenerweiternden Fasern, welche im Halstheile des Rückenmarks verlaufen und deren Lähmung bekanntlich Myosis

(paralytica) hervorruft. Ueber den Ursprung und Verlauf dieser
Fasern sind die Angaben nicht ganz übereinstimmend. Nach der
ursprünglichen Angabe von Budge liegt das Hauptcentrum dieser
Fasern (das centrum ciliospinale inferius) in der Höhe des sechsten
Halswirbels und sollen die pupillenerweiternden Fasern durch die
rami communicantes aus dem Rückenmark austreten. Damit conform
sind auch die Angaben von Claude Bernard über das von ihm
so benannte „Centre oculo-pupillaire" in der Höhe des 1. und 2.
Dorsalwirbels. Dagegen behauptet Salkowsky[*] dass das Centrum
ciliospinale oberhalb des Atlas gelegen sein müsse, da die Erregung
dieses Centrums durch Blutveränderung beim Ersticken, (Unterbrechung der künstlichen Respiration bei curarisirten Kaninchen) ausbleibt, wenn das Halsmark durchschnitten wird; selbst wenn mit dem
Schnitt bis über den Atlas hinaufgerückt ist. (Salkowsky, vermuthet auch, wegen des vollkommen parallelen Verhaltens der
pupillenerweiternden und vasomotorischen Fasern, dass erstere nichts
seien als vasomotorische Fasern der Iris). Betrachten wir diese
beiden Punkte noch als unerledigt, so steht jedenfalls soviel fest,
dass Läsionen des Rückenmarks, welche Myosis hervorrufen, oberhalb des 2. Brustwirbels ihren Sitz haben müssen. Die obere Gränze
der betheiligten Zone lässt sich dagegen zur Zeit nicht mit Sicherheit bestimmen. Beispiele von spinaler Myosis paralytica finden sich
sehr häufig in der Tabes cervicalis, ferner auch bei anderen Affectionen des Halsmarks. Durchschneidung des Bernard'schen Centre
oculo-pupillaire hat bei Thieren ausser der Myosis auch Abplattung
der Cornea. Verkleinerung der Lidspalte und Retraction
des Bulbus zur Folge. Die noch nicht ganz befriedigende Erklärung dieser Phänomene wird uns bei anderer Gelegenheit beschäftigen; hier genüge der Hinweis, dass dieselben jedenfalls zum
Theil auf der Lähmung der von H. Müller entdeckten glatten
Muskelfasern der Orbita beruhen, welche also in jener Gegend ihr
Innervationscentrum besitzen. Beim Menschen sind die hierhergehörigen Symptome theils nur in seltenen Fällen mit Sicherheit beobachtet, theils, wo sie vorhanden waren, nicht immer bestimmt auf Läsionen der entsprechenden Rückenmarksregion zurückführbar gewesen,
da es sich möglicherweise auch um eine Leitungslähmung jener Fasern in der Bahn der vorderen Wurzeln, der Rami communicantes

[*] Diss. Königsberg 1867. Centralblatt 1867, No. 31.

oder des Hals-Sympathicus handelte, wie z. B. in einzelnen Fällen von progressiver Muskelatrophie*).

§. 199. 3. Die Herzbewegung kann bei Spinallähmungen theils direct, theils indirect (durch Verminderung des Blutgefässtonus — vgl. den folgenden §.) beeinträchtigt werden. Bekanntlich hat v. Bezold nachzuweisen gesucht, dass in der Bahn des Halsrückenmarks bis zum 2. Brustwirbel herab excitomotorische Fasern des Herzens verlaufen. Diese Angaben haben trotz der dagegen erhobenen Angriffe wenigstens eine theilweise Gültigkeit behauptet, wenn auch v. Bezold später selbst zugeben musste, dass die von ihm anfangs allein auf Rechnung jener excitomotorischen Fasern gesetzten Erscheinungen zugleich auf Mitwirkung des vasomotorischen Nervenapparates beruhten. Die Lähmung der im Halsmark verlaufenden excitomotorischen Fasern hat nach v. Bezold Abnahme der Pulzfrequenz und zugleich Sinken des arteriellen und Steigerung des venösen Blutdrucks zur Folge. (Die excitomotorischen Fasern des Herzens verhalten sich in letzterer Beziehung antagonistisch zu den im Halsmark verlaufenden vasomotorischen Fasern, deren Lähmung eine Druckabnahme im Venensystem zur Folge hat). Die Beschleunigungsnerven des Herzens (Nn. acceleratores cordis) treten, wie bereits erwähnt, grösstentheils oberhalb des 2. Brustwirbels vom Rückenmark ab und gehen besonders in der Radix longa und brevis, s. sympathico-vertebralis zum Ganglion stellatum, und von hier aus im N. cardiacus magnus zum Herzen (v. Bezold und·Bever). Auch Cyon hat diese Angaben im Wesentlichen bestätigt; pathologische Anwendungen davon sind jedoch bisher noch nicht gemacht worden; auch dürften reine hierhergehörige Beobachtungen wegen der meist gleichzeitigen Affection der vasomotorischen Fasern mit besonderen Schwierigkeiten verknüpft sein.

§. 200. 4. Die Gefässbewegung steht unter dem Einflusse von Fasern, welche grösstentheils oder sämmtlich im Rückenmark verlaufen; sie kann daher bei Spinallähmungen in mehr oder minder ausgedehnter Weise mit alterirt werden.

Es ist jetzt keinem Zweifel mehr unterworfen, dass alle oder die meisten Gefässnerven des Körpers in der Medulla oblongata ihr tonisches Innervationscentrum haben und von hier aus zum Theil in den Vorder- und Seitensträngen des Rückenmarks abwärts verlaufen. Die vasomotorischen Nervenfasern des Kopfes treten vom Halsmark

---

*) Vgl. Eulenburg und Guttmann: Die Pathologie des Sympathicus. Griesinger's Archiv. I. 3. p. 686.

durch die Rami communicantes zum Gränzstrang, und zwar zum Theil erst im Niveau des 3. und 4. Dorsalnerven (Cl. Bernard). Lähmung der vasomotorischen Kopfnerven mit ihren Folgezuständen (Gefässerweiterung und Temperaturerhöhung) kann daher Spinalläsionen begleiten, welche oberhalb des 4. Brustwirbels ihren Sitz haben. Eine obere Gränze lässt sich, wie für das Centrum ciliospinale, nicht feststellen, da die früher von Budge vertretene Ansicht, derzufolge die Gefässnerven des Kopfes in der Höhe des 6. und 7. Halswirbels entspringen sollten, nach späteren Versuchen von Budge selbst und von Salkowsky als unsicher erscheinen muss. Die Mehrzahl der Gefässnerven des Körpers verläuft im Dorsaltheil des Rückenmarks abwärts; die für die Unterleibseingeweide bestimmten, der Zahl und Wirkung nach sehr überwiegenden verlassen, wie v. Bezold gezeigt hat, das Rückenmark in der Höhe des 3—11. Dorsalwirbels, um in die Bahnen der Nn. splanchnici überzutreten. Durchschneidung dieser letzteren (resp. Lähmung der spinalen Gefässnerven des Unterleibs) erzeugt, nach v. Bezold, sehr bedeutende Druckerniedrigung, bedingt durch enorme Blutüberfüllung sämmtlicher Unterleibsgefässe und Anämie der übrigen Körpergefässe; eine besondere Einwirkung auf die Pulsfrequenz findet dagegen nicht statt. Nach Goltz sollte Lähmung der Gefässnerven die Pulsfrequenz vermindern, was v. Bezold auf die in den Goltz'schen Versuchen concurrirende Lähmung der excitomotorischen Herznerven zurückführte. — Als clinische Illustration dieser, für die Pathologie im Ganzen noch wenig verwertheten Thatsachen mag die folgende von Vogt[*]) mitgetheilte Beobachtung dienen.

Ein 22jähriger Mann erhielt einen Stich in den Rücken, worauf er zusammensank und nach Hause getragen werden musste. Heftige Unterleibsschmerzen, Lähmung des Unterkörpers, Pulsbeschleunigung; Tod nach 3 Tagen. Bei der Section fand sich eine Messerklinge in der Tiefe der Rückenwunde, welche am Querfortsatze des 7. Brustwirbels eingedrungen war, mit der beinahe 10''' betragenden Breitseite der Klinge den Rückenmarkscanal gänzlich abschloss und das Rückenmark vollständig entzweigeschnitten hatte; die Spitze des Messers stak im 8. Wirbel. Hochgradige Hyperämie sämmtlicher Unterleibsorgane, vorgeschrittene cadaveröse Zersetzung derselben (obwohl die Section bei strenger Winterkälte am 3. Tage p. m. stattfand); sämmtliche Gefässe der Baucheingeweide erweitert und injicirt, sowie von einem breiten dunkelrothen Streifen transsudirten Blutrothes umgeben.

Die vasomotorischen Nervenröhren der Extremitäten endlich treten zum Theil mit den entsprechenden motorischen Wurzeln aus

[*) Würzb. med. Zeitschr. VII. 4. p. 248.

dem Rückenmark aus, wie Schiff (wenigstens für die unteren Extremitäten) nachgewiesen hat. Oertliche Verminderung oder Verlust des arteriellen Tonus kann daher spinale Lähmungen begleiten. Aus diesem Grunde gesellt zich zu spinalen Lähmungen auch häufig Atrophie der Muskeln, und zwar weit öfter als bei cerebralen, aber andererseits keineswegs so constant wie bei peripherischen Lähmungen. Die Beobachtungen, welche die schon früher erwähnten amerikanischen Kriegschirurgen bei Schussverletzungen des Rückenmarks anzustellen Gelegenheit hatten, stehen hiermit vollständig im Einklange. — Ueber die von Mitaffection der vasamotorischen Nerven abhängigen Temperatur-Veränderungen der gelähmten Theile bei reinen (namentlich traumatischen) Spinallähmungen besitzen wir leider erst wenige brauchbare Angaben. Bei traumatischen oder organischen Leitungsunterbrechungen des Rückenmarks muss nothwendig eine primäre Temperaturerhöhung in den gelähmten Theilen eintreten, die jedoch später (aus demselben Grunde wie bei peripherischen Lähmungen) in Temperatur-Erniedrigung übergeht. Die meisten bezüglichen Untersuchungen sind erst in diesem zweiten Stadium angestellt worden. Von besonderem Interesse sind dagegen einige Beobachtungen von Hutchinson[*]) bei Dislocationen und Fracturen der Wirbelsäule mit Verletzung des Rückenmarks. Nach Läsionen in der unteren Dorsal- und Lumbalgegend fand Hutchinson die Unterextremitäten stechend heiss, die Haut derselben trocken, die Artt. tibiales ungewöhnlich leicht zu fühlen, dilatirt und stark klopfend; die Temperatur abhängiger von den umgebenden Medien, und (namentlich im Anfange) beträchtlich erhöht. Thermometrische Messungen zwischen hallux und zweiter Zehe, welche bei Gesunden nach Woodman durchschnittlich 81,50 F. (Extreme 70 und 94) orgeben, zeigten bei einer Fractur der Dorsalwirbelsäule am 2. Tage 101°, bei einer Lumbalfractur in der vierten Woche 100°, in einem dritten Falle 96°. Aehnliche Beobachtungen sind auch von anderen Seiten gemacht worden So fand Billroth[**]) bei einer Zerreissung des Rückenmarks im Dorsaltheile die Temperatur in der paralytischen, rechten Schenkelbeuge 0,3—0,4° höher als in der rechten Achselhöhle! Levior[***]) hat hierher gehörige Fälle von Rückenmarksapoplexie mitgetheilt. Auch Colin konnte bei

---

[*]) On dislocations and fractures of the spine Lond. hosp. reports. III. (1866).
[**]) Beobachtungs-Studien über Wundfieber und accidentelle Wundkrankbeiten. (3. Abth.) v. Langenbeck's Archiv.
[***]) Diss. Bern 1863.

spinaler Hemiplegie (durch Erweichung und Bluterguss im Halsmark)
eine Temperaturerhöhung auf der gelähmten Seite nachweisen. —
Eine Verminderung des arteriellen Tonus in den gelähmten Theilen
braucht jedoch bei Spinallähmungen keineswegs nothwendig vorhanden zu sein, da der grössere Theil der vasomotorischen Nervenröhren
erst durch die Rami communicantes des Sympathicus unterhalb des
Rückenmarks den peripherischen Nervenstämmen und Plexus zugeführt wird. Es kann daher nicht überraschen, dass, wie ich gefunden habe, die sphygmographische Untersuchung bei reinen Spinallähmungen in dieser Beziehung bald positive bald negative Resultate
ergiebt, und dass auch die Temperatur der gelähmten Theile, namentlich in älteren Fällen, oft völlig normal ist.

§. 201. 5. Die unwillkürlichen Bewegungen des Intestinal-
und des Urogenitalapparates können bei Spinallähmungen ebenfalls in Mitleidenschaft gerathen. In dieser Beziehung besitzen wir jedoch
erst mangelhafte physiologische und pathologische Data. So ist z. B.
von den Hemmungsfasern der Dünndarmperistaltik, welche bekanntlich peripherisch in der Bahn des Splanchnicus verlaufen, die wahrscheinlich vorhandene Fortsetzung in der cerebrospinalen Axe noch
nicht ermittelt. Die motorischen Nerven des Uterus stammen nach
Obernier aus dem Lumbaltheil des Rückenmarks und treten durch
die Rami communicantes zu den Lumbal- und oberen Sacralganglien
des Sympathicus; womit auch die bezüglichen Angaben von Köbner
und Frankenhäuser wesentlich übereinstimmen. Wahrscheinlich
aber ist das Centrum der Uterusbewegungen viel höher aufwärts, gar
nicht in Rückenmarks-, sondern erst in Gehirntheilen, gelegen, da
auch Reizung des Cerebellum und der Medulla oblongata noch
schwache Uterusbewegungen hervorruft. Spinale Störungen sind,
meines Wissens, als eine Veranlassung von Wehenschwäche oder
mangelhafter Contraction des Uterus bisher noch nicht urgirt worden,
liegen aber sehr wahrscheinlich in manchen Fällen derartigen Zuständen zu Grunde.

Häufig sind Spinallähmungen bei Männern von Schwäche oder
Verlust des Erectionsvermögens begleitet, und zwar nicht bloss bei
Läsionen in der Gegend des sog. Centrum genitospinale (Budge),
sondern auch bei weit höherem Sitze bis zur Medulla oblongata aufwärts. Es handelt sich dabei wohl mehr um eine Lähmung der quergestreiften Muskeln, welche durch ihre Thätigkeit die Erection unterstützen (des Ischio- und Bulbocavernosus, Sphincter ani, sowie auch

des Cremaster). Dagegen kommt in einzelnen Fällen ein Zustand andauernder oder abnorm häufiger Erection (Priapismus) bei Spinallähmungen vor; dieser ist wahrscheinlich durch Paralyse der Gefässmuskeln und die venöse Blutüberfüllung der Schwellkörper des Penis und der Glans zu erklären.

§. 202. Complicationen mit motorischen Reizerscheinungen, Sensibilitätsstörungen, oder Störungen der Coordination und der Reflexaction sind bei spinalen Lähmungen ausserordentlich häufig. Die motorischen Reizphänomene variiren von leichten Muskelspannungen, Spasmen und Contracturen einzelner Muskeln und Muskelgruppen bis zu allgemeinen tetanischen oder convulsivischen Krämpfen, die meist beiderseitig (zuweilen jedoch, aus derselben Ursache wie die Lähmung, auch einseitig) auftreten. Sensibilitätsstörungen in Form von Hyperästhesien, Paralgien oder Anästhesien kommen natürlich nur dann vor, wenn ausser den motorischen auch die sensibeln Apparate des Rückenmarks oder andere Theile des Empfindungsapparates mit afficirt werden, besonders also bei ausgedehnten Alterationen der Hinterstränge und der grauen Substanz. In solchen Fällen können, ausser der Lähmung, auch Coordinationsstörungen eintreten, da die Coordination, wie wir gesehen haben, durch Degenerationen der aufsteigenden Fasern der Hinterstränge und der hinteren Wurzelfasern indirect beeinträchtigt wird.

Die Reflexaction kann bei spinalen Lähmungen sowohl erhöht als vermindert oder aufgehoben sein. Ersteres ist natürlich nur dann möglich, wenn die Lähmungsursache oberhalb der reflexvermittelnden Apparate ihren Sitz hat und wenn zugleich die Leitung in den sensibeln Bahnen bis zur Abgangsstelle der Reflexbogen intact ist; alsdann kann erhöhte Reflexerregbarkeit neben der spinalen Lähmung bestehen, weil in Folge der spinalen Leitungsstörung der hemmende Einfluss des Gehirns auf das Zustandekommen der Reflexbewegungen wegfällt. Aus diesen Gründen ist u. A. namentlich bei den durch Wirbelcaries bedingten Paraplegien die Reflexerregbarkeit häufig gesteigert: nicht aber, wie man wohl angenommen hat, bloss wegen des allmäligen Zustandekommens der Rückenmarkscompression; man beobachtet die Erhöhung der Reflexaction auch bei plötzlich auf traumatischem Wege (z. B. durch Wirbelluxation oder Fractur) entstandenen Paraplegien. Sitzt dagegen die Lähmungsursache unterhalb der reflexvermittelnden Apparate (also im Allgemeinen unter dem Niveau der eintretenden Wurzelfasern), so können die gelähmten

Muskeln auch nicht zu Reflexbewegungen herangezogen werden; und andererseits können noch bei höherem Sitze der Lähmungsursache keine Reflexe eintreten, wenn gleichzeitig die Leitung in den sensibeln Bahnen unterhalb der Abgangsstellen des Reflexbogens unterbrochen ist.

§. 203. Electrisches Verhalten. Im Allgemeinen ist bei frischeren Spinallähmungen die electrische Reaction der Muskeln und Nerven gar nicht oder verhältnissmässig wenig verändert. Vielfach hört man noch den alten Marshall-Hall'schen Satz citiren, dass bei Spinallähmungen (im Gegensatze zu den cerebralen) die electromusculäre Contractilität herabgesetzt sei — ein Satz, der aber gründlich missdeutet worden ist, da Marshall-Hall unter Spinallähmungen solche verstand, bei denen die Verbindung zwischen den Muskeln und dem Rückenmark unterbrochen war — also vorzugsweise das, was wir jetzt als periphrische Lähmung bezeichnen. Die relative Integrität der electrischen Reaction bei den meisten Spinallähmungen hängt offenbar damit zusammen, dass consecutive, centrifugal fortschreitende Degenerationen in den Nervenstämmen und Muskeln bei Störungen der motorischen Leitung innerhalb des Rückenmarks nicht nothwendig hinzutreten. Wenn man trotzdem bei veralteten, und zuweilen auch bei frischeren Spinallähmungen bedeutenden Anomalien des electrischen Verhaltens, ja selbst völligem Verluste der faradischen und galvanischen Reaction in den gelähmten Theilen begegnet; so sind diese Anomalien nicht auf die motorische Leitungsunterbrechung innerhalb des Rückenmarks, sondern auf die davon unabhängigen trophischen Störungen spinalen oder peripherischen Ursprungs zu beziehen. Man darf nicht vergessen, dass ausser den eigentlichen Akinesen auch primäre Nutritionsstörungen der Muskeln vom Rückenmark ausgehen können, wobei letzteres aber nicht als Organ der Bewegungsleitung, sondern nur als Ursprungs- und Leitungsorgan vasomotorisch-trophischer Nervenröhren in Betracht kommt. Hierher gehören, abgesehen von den progressiven Muskelatrophien, auch manche toxische, essentielle und nach acuten Krankheiten zurückbleibende Spinallähmungen, welche zum Theil den letzteren Namen besser mit der Bezeichnung spinaler Atrophien oder Dystrophien vertauschten. In solchen Fällen können, wenn Lähmung und Nutritionsstörung auf verschiedene Muskeln vertheilt sind, die complet gelähmten Muskeln völlig normale electrische Reaction — andere, anscheinend wenig afficirte Muskeln dagegen merkliche und

stetig zunehmende Reactionsanomalien zeigen, wovon namentlich die
sogenannte spinale Kinderlähmung mit ihren Folgezuständen instructive Beispiele darbietet.

Allgemeine Pathogenese und Characteristik der cerebralen Lähmungen.

§. 204. Die Veränderungen, welche den cerebralen Lähmungen
zu Grunde liegen, bestehen nicht immer in primären Texturerkrankungen des Gehirns, sondern können auch von den knöchernen und
häutigen Umhüllungen desselben ausgehen. In diesen Fällen resultirt
die Lähmung meist aus der Compression motorischer Hirntheile,
welche durch die primitiven Affectionen der Schädelknochen oder
Hirnhäute secundär herbeigeführt wird. Zu den Lähmungsursachen
in diesem Sinne gehören Verletzungen der Schädelwandungen, namentlich Fracturen der Schädelknochen, mit ihren Folgezuständen,
und Eindringen fremder Körper; ferner, obwohl seltener, Caries und
Necrose, Exostosen und Periostosen, und Neubildungen der Schädelwandungen, oder Geschwülste, welche von aussen (z. B. von der Orbita her) in die Schädelhöhle hineinwachsen. Von Seiten der Hirnhäute können zunächst die verschiedenen Formen acuter und chronischer Arachnitis und Pachymeningitis, ferner Apoplexia meningea,
seröser Erguss in den Hirnhäuten (Hydrocephalus externus) und meningeale Neubildungen auch zu Cerebrallähmungen (sowie ausserdem
zu peripherischen Lähmungen der basalen Hirnnerven) Veranlassung
geben.

Primäre Texturerkrankungen des Gehirns können in
verschiedenartiger Weise zu Lähmungen führen. Krankhafte Processe,
die in nicht-motorischen Hirntheilen ihren Sitz haben, können secundäre Compression der letzteren durch Raumverengerung in der ganzen
Schädelhöhle oder in einzelnen Abschnitten derselben bewirken; sie
können ferner die Zufuhr sauerstoffreichen arteriellen Blutes zu den
motorischen Hirntheilen vermindern oder aufheben, und somit entweder durch Compression oder durch arterielle Anämie motorischer
Hirntheile zu Functionsstörung der letzteren Veranlassung geben.
Andererseits können zahlreiche Krankheitsprocesse die motorischen
Hirntheile unmittelbar treffen und Destruction oder Untergang motorischer Erregungs- und Leitungsapparate bedingen. Diese Unter-

schiede sind freilich für das Zustandekommen der Lähmung keine
wesentlichen, sondern nur accidentelle; denn jede Lähmung durch
Compression oder arterielle Anämie ist in letzter Instanz eine De-
structionslähmung — nur dass die Alteration der motorischen Elementartheile dabei nicht primär, sondern secundär durch von aussen
herantretende, mechanische Bedingungen herbeigeführt wird. Es ist
klar, dass diejenigen Texturveränderungen des Gehirns, welche von
den nicht-nervösen Bestandtheilen derselben (von der Glia oder den
Hirngefässen) ausgehen, vorzugsweise auf dem angedeuteten indirecten
Wege zu Lähmungen führen, während bei den primären Alterationen
der Nervensubstanz jene verschiedenen Momente bald einzeln bald
combinirt zur Wirkung gelangen.

Unter den als Ursache von Cerebrallähmungen nachweisbaren
Gehirnaffectionen sind diffuse und particlle Hyperämien, Hämorrhagien, Encephalitis mit ihren Folgezuständen (Abscess, Erweichung),
und Neubildungen besonders zu berücksichtigen. Seltener geben
interstitielle Bindegewebswucherungen (Sclerose) und eigentliche
Hyperplasien der Hirnsubstanz, angeborene Atrophien (Agenesien)
des Gehirns und Hydrocephalus internus zu Lähmungen Anlass.
Endlich können arterielle Anämien der Hirnsubstanz, sei es in Folge
von einfacher Embolie und Thrombose oder von Pigmentobturationen
der Hirnarterien die Ursache bilden.

§. 205.   Geben wir den Einfluss dieser Zustände auf das Zustandekommen cerebraler Lähmungen specieller durch, so ist zunächst
die Wirkungsweise der diffusen Hyperämien des Gehirns nach
dieser Richtung hin noch einigermaassen dunkel. Man hat früher ziemlich allgemein angenommen, dass die Lähmungen bei diffuser Gehirnhyperämie einer Steigerung des Druckes, welchen die Gehirnsubstanz
von Seiten der ausgedehnten Blutgefässe erleidet, ihren Ursprung
verdanken. Diese Anschauung ist namentlich in neuerer Zeit durch
v. Niemeyer erschüttert worden, der mit Recht hervorhebt, dass
der intravasculäre Druck selbst bei den schwersten Formen von Ge-
hirn-Hyperämie bei Weitem nicht den Grad erreicht, welcher erforderlich ist, um Lähmung eines peripherischen Nerven herbeizuführen.
Wahrscheinlich entstehen die paralytischen Symptome vielmehr indem
die Zufuhr von sauerstoffreichem arteriellem Blute zu den Nervenfasern und Ganglien im Verlaufe hochgradiger Gehirn - Hyperämien
beschränkt oder vollständig aufgehoben wird. Bei den Stauungshy-
perämien (durch gehemmten Abfluss des venösen Blutes) ist diese
Wirkungsweise ohne Weiteres verständlich, da das Einströmen arte-

teriellen Blutes in die Capillaren bei einer gewissen Füllung der
Venen schliesslich aufhören muss. Wir wissen ausserdem aus
directen Versuchen von Landois, dass die Stauungs - Hyperämie
durch experimentelle Compression oder Ligatur der Jugularvenen in
ihrer Wirkung mit der arteriellen Anämie des Gehirns völlig übereinstimmt. Schwieriger sind dagegen die Lähmungen bei fluxionären
Hyperämien des Gehirns zu erklären. Hier müssen wir nach v. Niemeyer zu der Hypothese, dass im Verlaufe derselben ein secundäres
Gehirnödem und in Folge dessen ein der ursprünglichen Hyperämie
gerade entgegengesetzter Zustand, eine capillare Anämie, entsteht,
unsere Zuflucht nehmen. Die sehr zahlreichen Nuancen in der Er-
scheinungsweise und Verbreitung der Lähmungen bei Gehirnhyperämie,
wie überhaupt in dem gesammten Krankheitsbilde der letzteren,
können freilich auch durch diese Annahme nur unvollkommen erklärt
werden. Es handelt sich offenbar in vielen Fällen von scheinbar allgemeiner Gehirnhyperämie doch wesentlich um regionäre Differenzen
der Blutvertheilung innerhalb des Gehirns, deren Modus freilich fast
niemals mit Bestimmtheit festgestellt werden kann, weil einerseits
die betreffenden Fälle überhaupt im frischen Zustande nicht leicht
zur Section kommen, andererseits gerade diese regionären Differenzen
der Blutvertheilung durch postmortale Veränderungen meistens ver-
deckt und unkenntlich gemacht werden.

Auf diffuse cerebrale Hyperämien sind u. A. vielleicht manche
Lähmungen zurückzuführen, welche bei acuten Vergiftungen durch
eine Anzahl toxischer Substanzen (Opium und Morphium, Nicotin,
Blausäure u. s. w.), ferner im Verlaufe acuter Krankheiten (z. B.
des Typhus) beobachtet werden.

Partielle, regionäre Hyperämien des Gehirns erscheinen dagegen als Ursache der meisten vorübergehenden Paralysen, welche sich
im Verlaufe chronischer Heerderkrankungen (Encephalitis, Hämorrhagie,
Tumoren u. s. w.) entwickeln. In der Umgebung von Entzündungen,
Blutextravasaten, Neubildungen u. s. w. entstehen Hyperämien theils
durch den örtlichen Krankheitsreiz selbst, theils durch Compression
oder Verschluss grösserer Arterien und Venen: daher bald in Form
collateraler Fluxion, bald in Form von Stauung. Auch diese regionären Hyperämien können in analoger Weise wie die mehr allgemeinen Gehirn-Hyperämien zu Lähmungen führen, indem sie zunächst
zur Entwickelung circumscripter arterieller Anämien, sei es direct
oder indirect auf Grund localen Oedems, beitragen.

§. 206. Hämorrhagien des Gehirns geben in mehrfacher

Weise zu Lähmungen Veranlassung. Einmal können durch den Bluterguss selbst motorische Fasern und Zellen in grösserem oder geringerem Umfange zertrümmert werden; die Lähmung ist also unmittelbare Folge der Destruction. Dies ist namentlich der Fall bei grösseren hämorrhagischen Heerden, welche im Corpus striatum und Nucleus lentiformis oder in der motorischen Hirnschenkelfaserung ihren Sitz haben, und die bekanntlich in der Regel mit Hemiplegie der gegenüberliegenden Körperhälfte verbunden sind. Bei sehr kleinen punktförmigen (sogenannten capillären) Extravasaten entstehen Lähmungen, deren Umfang ein geringerer ist, nicht sowohl durch Zertrümmerung als vielmehr durch Verdrängung, Compression der motorischen Fasern und Zellen, sowie durch die consecutiven Vorgänge in der Umgebung (rothe Erweichung, in Folge der abgeschnittenen arteriellen Blutzufuhr). — Andererseits spielen bei den Lähmungen, welche im Zusammenhange mit grösseren hämorrhagischen Heerden auftreten, ausser der directen Zertrümmerung von Gewebselementen, auch die vorausgehenden oder consecutiven Anomalien der Blutvertheilung eine wichtige Rolle. Die partiellen, meist incompleten und flüchtigen Lähmungen, welche apoplectischen Insulten nicht selten vorausgehen, sind unzweifelhaft von fluxionären Hyperämien, allgemeiner oder localer Natur, abhängig. Ferner ist zu bemerken, dass einigermassen umfangreiche Blutergüsse auch in nicht-motorischen Hirntheilen von Lähmungssymptomen begleitet sein können; und zwar von Lähmungen derselben Art und Ausdehnung, wie wir sie bei den gewöhnlichen Hämorrhagien der motorischen Centralganglien in der Form des apoplectischen Insultes auftreten sehen. Dahin gehören manche Hemiplegien, die bei Hämorrhagien in das Marklager der Grosshirnhemisphären, in die Grosshirnrinde, die corpora quadrigemina und das Cerebellum beobachtet werden. Es ist sehr wahrscheinlich, dass die Ursache dieser Hemiplegien, wie namentlich v. Niemeyer nachzuweisen gesucht hat, in Störungen der Blutcirculation der entsprechenden Schädelhälfte gesucht werden muss, welche durch umfangreichere Blutergüsse secundär herbeigeführt werden. Diese Störungen bestehen in partieller Anämie, bedingt durch die Compression, welche die Capillaren grösserer Gehirnabschnitte durch das Blutextravasat (wie überhaupt durch raumbeschränkende Erkrankungsheerde, Abscesse, Tumoren u. s. w.) erfahren Es können daher Hemiplegien bei dem verschiedensten Sitze von Extravasaten entstehen, falls letztere nur gross genug sind, um eine beträchtliche Raumverengerung in der entsprechenden Schädelhälfte und Compression zahlreicher Capillaren zu bewirken. Endlich liegen den mehr partiellen und vorübergehenden Lähmungen, welche im weiteren Verlaufe von Gehirn-Hämorrhagien eintreten, wahrscheinlich collaterale Fluxionen, Oedeme und Stauungen in der Umgebung des hämorrhagischen Heerdes nicht selten zu Grunde.

§. 207. Bei Encephalitis und ihren Folgezuständen ist das Eintreten von Lähmung wesentlich von dem Sitze und Umfange des Krankheitsheerdes abhängig. Kleinere encephalitische Heerde, Erweichungen und Abscesse können ganz ohne Lähmungserscheinungen verlaufen. Andererseits können Lähmungen von sehr verschiedener Ausdehnung bei Encephalitis vorkommen, wenn die Heerde in motorischen Hirnabschnitten oder in der Nähe derselben ihren Sitz haben. Die encephalitischen Lähmungen sind zum Theil bedingt durch Zerstörung und directen Untergang von Zellen und Fasern (wie die Untersuchung encephalitischer Erweichungsheerde ergiebt); zum Theil auch durch Hyperämien und Oedeme in der Umgebung des Heerdes. Grössere Abscesse bewirken überdies eine, bald rascher bald langsamer zu Stande kommende Raumverengerung mit den oben geschilderten Folgezuständen (Compression der Capillaren und partielle Anämie grösserer Gehirnabschnitte). Aus diesen sehr heterogenen Entstehungsmomenten ergiebt sich, dass nicht bloss der Umfang, sondern auch die Schwere und Stabilität der encephalitischen Lähmungen äusserst variabel sein muss, je nachdem dieselben dem directen Untergange motorischer Elemente, oder einer andauernden, ja zunehmenden Raumbeschränkung des Schädelinhalts, oder endlich leichteren und vorübergehenden Circulationsstörungen in der Umgebung des Heerdes ihren Ursprung verdanken.

Unter 90 Fällen von Hirnabscess waren, nach R. Meyer, 40 mit Lähmungserscheinungen verbunden; dabei wurde 24 mal Hemiplegie (meist in Folge von Perforation in die Seitenventrikel), 1 mal partielle Paraplegie, in den übrigen Fällen nur partielle halbseitige Gesichts- oder Extremitätenlähmung beobachtet. Meist war gekreuzte, nur 6 mal gleichseitige Lähmung vorhanden. Der Intensität nach schwankte dieselbe von den leisesten Graden der Motilitätsstörung bis zu completer Paralyse.

Bei der in disseminirten Heerden auftretenden Sclerose des Gehirns können Lähmungen entstehen, indem durch die vermehrte Neuroglia eine Verdrängung, Compression und Schwund

---

*) Zur Pathologie des Hirnabscesses. Zürich 1867.

der faserigen wie der zelligen Elemente in der nächsten Umgebung
der sclerotischen Partien allmälig herbeigeführt wird. Die Lähmungen zeigen, dieser Entstehungsweise entsprechend, einen ziemlich
pathognomonischen Charakter. Sie befallen fast nie eine ganze Körperhälfte, auch nicht eine ganze Extremität gleichzeitig, sondern sind
höchst ungleichmässig über die einzelnen Muskeln vertheilt, so dass
oft in einem und demselben Nervengebiete einzelne Muskeln gelähmt,
andere dagegen vollkommen frei sind. Die Lähmungen treten schlei-
chend auf, können scheinbar ganz willkürlich von einer Muskelgruppe
zur anderen, von einer Extremität zur anderen, von einer Körperseite
zur anderen überspringen, und zuweilen an einer Stelle spontan wieder verschwinden. Die letztere Möglichkeit, sowie auch der häufig
incomplete Charakter dieser Lähmungen beruht wohl darauf, dass
stellenweise nur eine leichtere Compression der Nervenelemente durch
gewucherte Neuroglia stattfindet. Fast immer scheinen ausser den
Heerden im Gehirn auch inselartige Heerde im Rückenmark zu bestehen, und sich der Process gewöhnlich im letzteren zuerst zu entwickeln. Hierauf dürfte es beruhen, dass die sclerotischen Lähmungen an den unteren Extremitäten in der Regel zuerst auftreten.
Uebrigens ist gerade wegen dieser Multiplicität der Heerde die Abhängigkeit der einzelnen Lähmungen vom Gehirn oder Rückenmark
oft schwer zu entscheiden.

Gehirntumoren. — Die Lähmungen bei Gehirntumoren haben,
gleich denen bei encephalitischen Heerden, einen äusserst verschiedenartigen Ursprung. Einmal können sie als Heerdsymptome auftreten,
d. h. sie werden unmittelbar durch Degeneration und Untergang
motorischer Elemente am Sitze des Tumors oder durch Verdrängung
und Compression derselben veranlasst. Sie können ferner durch die
schon erwähnten Fluxionen, Oedeme und Stauungen, durch secundäre
Entzündungen, Erweichungen und capilläre Hämorrhagien in der
Nachbarschaft des Tumors herbeigeführt werden. Endlich wirkt der
Tumor, bei einiger Grösse, raumbeschränkend, und kann daher Lähmungen durch Compression der Capillaren und partielle Anämie
grösserer Gehirnschnitte veranlassen. Dem entsprechend ist auch das
clinische Bild der Lähmungen im Verlaufe von Gehirntumoren ein
sehr heterogenes. Als Heerdsymptome finden wir vorzugsweise partielle Lähmungen, die sich je nach dem Sitze, Umfange, dem rascheren oder langsameren Wachsthume des Geschwulst allmälig auf
andere Muskelgruppen und Nervengebiete ausbreiten können. Die

Lähmung ist meist einseitig; jedoch werden von Ladame*) auch 11 Fälle von Hirntumoren mit Paraplegie aus der Literatur angeführt. In nicht seltenen Fällen (bei ¼ aller Hirntumoren, nach Ladame) wird jede Motilitätsstörung vermisst. — In Bezug auf die Extensität der Lähmungen ist, wie v. Niemeyer mit Recht hervorhebt, die vorzugsweise Betheiligung der Gehirnnerven in hohem Grade characteristisch. Für die Ursache dieser prävalirenden Betheiligung der Hirnnerven giebt v. Niemeyer folgende ebenso einfache als sachgemässe Erklärung: Bei allen anderweitigen Heerderkrankungen bleibt der Process mit seltenen Ausnahmen auf die Gränze des Gehirns beschränkt, und greift nicht auf die aus dem Gehirn hervortretenden Nervenstämme über. Ganz anders bei den Neubildungen, bei welchen nicht nur ein Uebergreifen vom Gehirn auf die aus demselben entspringenden Nerven überaus häufig ist, sondern welche sogar in zahlreichen Fällen von den Gehirnhäuten oder dem Schädeldach ausgehen und dann nicht selten, ehe sie auf das Gehirn selbst übergreifen, Gehirnnerven zerstören. — Wir werden bei specieller Betrachtung der Lähmungen der einzelnen Hirnnerven zahlreichen Beispielen für die Richtigkeit dieser Sätze begegnen. — Die regionären Circulationsanomalien in der Umgebung der Tumoren können hier, wie bei Hämorrhagien und encephalitischen Heerden, flüchtigere Lähmungen von verschiedenem Umfange veranlassen, während durch die Raumbeschränkung der entsprechenden Schädelhälfte ausgedehnte, namentlich hemiplegische Lähmungen hervorgebracht werden. Die Raumbeschränkung kann ganz plötzlich (z. B. durch Hämorrhagien in der Geschwulst selbst) einen hohen Grad erreichen, und dadurch Hemiplegien in apoplectischer Form, wie bei der gewöhnlichen Hämorrhagie der Centralganglien, veranlassen.

§. 208. Partielle Agenesien des Gehirns können natürlich Lähmungen von sehr verschiedenem Umfange durch den primären Defect motorischer Erregungs- oder Leitungsapparate zum Symptom haben. Gewöhnlich handelt es sich in den bekannt gewordenen Fällen um halbseitige Agenesien, wobei unvollständige Lähmungen der gegenüberliegenden Körperhälfte (mit Contracturen und hochgradigen Atrophien) vorhanden zu sein pflegten.

Acquisiter Hydrocephalus internus kann bei einigermassen bedeutendem Ergusse Lähmungen durch Raumbeschränkung der entsprechenden Schädelhälfte, sowie ausserdem durch hydrocephu-

---

*) Ladame, Symptomatologie und Diagnostik der Hirngeschwülste. 1865.

lische Erweichung in der Umgebung veranlassen. Tritt der Erguss
plötzlich auf oder wird derselbe mit einem Male beträchtlich vermehrt (wie beim acuten Hydrocephalus internus), so können hemiplegische Lähmungen ganz in der Form des apoplectischen Insults
entstehen. Man hat solche Fälle bekanntlich schon längst als Apoplexia serosa der „Apoplexia sanguinea" gegenüber gestellt. — Ist
der Erguss geringfügig oder findet die Ansammlung desselben langsamer statt (wie beim chronischen Hydrocephalus internus), so entstehen oft nur partielle und incomplete Lähmungen, welche durch
die allmälige Compression und Atrophie der an die erweiterten Ventrikel angrenzenden Hirnabschnitte herbeigeführt werden.

Embolie, Thrombose, und anderweitige Obturationen
der Hirnarterien bewirken Lähmungen in Folge der Abschneidung
der arteriellen Blutzufuhr. Erfolgt die Verstopfung eines grösseren
Gefässastes plötzlich und vollständig (z. B. durch einen fortge-
schwemmten Embolus), so kann sofort Hemiplegie in Form des apoplectischen Insults auftreten. Dies geschieht in der Regel bei Embolien der Art fossae Sylvii, welche bekanntlich ganz die Erscheinungen umfangreicher Gehirn-Hämorrhagien vortäuschen können. —
Embolien, Thrombosen oder Pigment-Obturationen kleinerer Hirn-
gefässe können . dagegen mit bloss partieller und incompleter Lähmung, oder auch ganz ohne Lähmungserscheinungen einhergehen.
Dies erklärt sich leicht daraus, dass nur kleine Hirnabschnitte und
auch diese nicht vollständig, oder ausschliesslich nicht-motorische
Hirntheile der arteriellen Blutzufuhr beraubt werden. — Lähmungen
können bei Gefäss-Obliterationen auch secundär und allmälig, durch
collaterale Fluxionen und Oedeme, durch rothe oder gelbe Erweichung in Folge des Infarcts herbeigeführt werden. Die Lähmungen sind daher in solchen Fällen bald flüchtig, bald dauernd, und
von sehr verschiedenem Umfange, je nach Sitz, Grösse und Zahl
der verstopften Gefässäste, und der Art der consecutiven Veränderung der Hirnsubstanz. Bei Obliteration oder Thrombose zahlreicher
kleinerer Arterien, oder bei allmälig anwachsenden Thromben grösserer Gefässtämme, wie wir sie am häufigsten bei senilen marasti-
schen Personen beobachten, entwickeln sich Lähmungen, die sehr
allmälig fortschreiten, und meist mit Contracturen, sowie ausserdem
mit psychischen Störungen (in Form von Demenz) u. s. w. einhergehen.

§. 209. Verbreitung der Lähmung. — Cerebrale Lähmungen treten am häufigsten einseitig, und zwar entweder über eine
ganze Körperhälfte verbreitet (hemiplegisch) oder in Form partieller

Lähmungen, sei es im Gebiete von motorischen Hirn- oder Rückenmarksnerven auf. Aeusserst selten sind bei cerebraler Lähmungsursache Paraplegien, wodurch sich die cerebralen Lähmungen von den spinalen in hervorragender Weise unterscheiden. Paraplegien cerebralen Ursprungs sind fast ausschliesslich bei symmetrischen Läsionen (z. B doppelseitigen Blutergüssen) in den pedunculi cerebri und Centralganglien, sowie bei ausgedehnteren Heerden im Pons und der Medulla oblongata beobachtet worden. Diese Paraplegien gehen aber meist in allgemeine Lähmungen über, und sind von den spinalen schon durch die Betheiligung der motorischen Hirnnerven von vorn herein unterschieden. In einzelnen Fällen soll Paraplegie bei cerebellaren, selbst bei einseitigen Krankheitsheerden bestanden haben (Morgagni, Larrey). Es scheint jedoch in diesen Fällen nicht immer eine genaue Autopsie des Rückenmarks stattgefunden zu haben.

Die cerebralen Hemiplegien, welche von den motorischen Centralganglien ausgehen und als deren Prototyp die Lähmungen bei Hämorrhagie des Corpus striatum und Nucleus lentiformis angesehen werden dürfen, haben eine fast constante und genau umschriebene Begränzung. Es betheiligen sich nämlich daran die Muskeln der Extremitäten und des Gesichts auf der, der Läsion entgegengesetzten Seite, nicht aber die Muskeln der entsprechenden Rumpfhälfte. Die Betheiligung der Gesichtsmuskeln beschränkt sich in der Regel auf die vom Facialis versorgten (mimischen) Gesichtsmuskeln, während die von anderen Hirnnerven (Trigeminus, Hypoglossus u, s. w.) versorgten Muskeln dieser Gegend — die Kaumuskeln, die Muskeln der Zunge und des Gaumensegels — meist intact bleiben. Ferner ist zu bemerken, dass nicht alle vom Facialis versorgten Muskeln, sondern nur diejenigen der unteren Gesichtspartie gelähmt werden, während die oberen Gesichtsäste, die Zweige für den Frontalis, Corrugator supercilii, Orbicularis palpebrarum) fast ausnahmslos verschont bleiben. Die Fasern des Facialis, welche sich zu den oberen Gesichtsmuskeln begeben, scheinen bereits im Pons ihr Centrum zu erreichen und nicht mit der Hirnschenkelfaserung zu den motorischen Ganglien zu verlaufen, (vgl. Lähmungen des Facialis). — Auch die Augenmuskeln bleiben bei den gewöhnlichen Hemiplegien durch Hämorrhagie der Centralganglien in der Regel verschont. Allerdings können unmittelbar nach einem apoplectischen Insulte, oder nach kurzer Zeit (einen oder zwei Tage darauf) gewisse Motilitätsstörungen an den Augen vorhanden sein, die sich in der Regel durch ein Abweichen beider Augen nach der, der

Hemiplegie entgegengesetzten Seite characterisiren,   Diese Abweichung ist oft von einer Drehung des Kopfes um seine Axe (ebenfalls nach der, der Hemiplegie entgegengesetzten Seite) begleitet und
muss, wie es scheint, nicht als Lähmungssymptom, sondern als
motorische Reizerscheinung, als eine Art Zwangsbewegung aufgefasst werden.

Was die Extremitäten betrifft, so ist gekreuzte (d. h. dem Sitze
der Läsion gegenüber befindliche) Lähmung derselben bei einseitigen
Cerebralaffectionen oberhalb der Pyramidenkreuzung überhaupt ein
nothwendiges Postulat, wie aus unzähligen experimentellen und pathologischen Thatsachen unzweifelhaft hervorgeht. Wenn daher in
der Literatur vereinzelte Beobachtungen von „gleichseitigen Hemiplegien“ cursiren, wobei Heerdaffectionen auf der Seite der Lähmung angetroffen wurden, so ist aus derartigen Befunden nur zu
schliessen, dass die Heerdaffection nicht directe Ursache der Extremitäten-Lähmung war — dass letztere vielmehr durch Mitbetheiligung der andern Gehirnhälfte (fluxionäre Hyperämien, Oedem u. s.
w.) herbeigeführt wurde.

Als Beispiel diene ein Fall, den Ambrosi*) aus der Leyden'schen Klinik
mitgetheilt hat. Hier fand sich bei linksseitiger Hemiplegie ein haselnussgrosser
Abscess im vorderen linken Gehirnlappen, und gleichzeitig Oedem der linken wie
der rechten vorderen Hirnpartie. Wahrscheinlich hatte das Oedem der rechten He-
misphäre, indem es sich auf das Corpus striatum dieser Seite erstreckte, die Lähmung verursacht.

Die gekreuzten Extremitätenlähmungen, welche bei Affectionen
der Centralganglien auftreten, sind überdies äusserst häufig nicht
totale, sondern partielle, auf einzelne Muskelgruppen beschränkte,
und mit Contracturen in den nicht gelähmten oder auch selbst in
den gelähmten Muskeln verbunden. Das vorzugsweise Betroffen-
werden bestimmter Muskelgruppen, namentlich der Streckmuskeln,
entspricht übrigens auch einzelnen Experimentalergebnissen, z. B.
der ausschliesslichen Lähmung der Zehenstreckmuskeln, welche von
Schiff bei Eichhörnchen und Meerschweinchen nach Abtragung der
oberflächlichen Sehhügelschicht beobachtet wurde.

§. 110. Hemiplegien, welche sich durch eine von der bisher
besprochenen zum Theil abweichende Ausbreitung der Lähmung
characterisiren, werden bei Processen im Pedunculus cerebri,
im Pons und in der Medulla oblongata beobachtet.

---

*) Ueber gleichseitige Hemiplegie. Diss. Königsberg 1867.

Bei isolirten Herden im Pedunculus cerebri kommen Hemiplegien vor, welche mit gekreuzter Oculomotorius-Lähmung einhergehen. Diese Oculomotorius-Lähmungen sind in der Regel nur partielle und betreffen vorzugsweise die zum levator palpebrae und zum sphincter iridis tretenden Aeste, seltener die eigentlichen Augenmuskeln, unter letzteren besonders den rectus internus; es ist daher häufig Ptosis und Mydriasis, zuweilen auch Strabismus divergens mit den Hemiplegien verbunden (vgl. Lähmung des Oculomotorius.)

Bei Heerden im Pons können zunächst Hemiplegien derselben Art vorkommen wie bei Heerden in den motorischen Centralganglien und im Pedunculus. Ferner kommen Hemiplegien vor, welche nur die Extremitäten betreffen, während der Facialis verschont bleibt, und umgekehrt in einzelnen Fällen isolirte Facialis-Lähmungen ohne Theilnahme der Extremitäten. In diesen letzteren Fällen, wo bei Heerden im Pons die Extremitäten völlig verschont bleiben, sind offenbar nur die queren inneren Faserbündel der Brücke, nicht aber die Längsfasern derselben, welche die Fortsetzung der vorderen Rückenmarksstränge enthalten, an dem Processe betheiligt. In der Regel war in solchen Fällen die Gesichtslähmung nicht gekreuzt sondern auf der Seite des Heerdes, und vielleicht mehr durch Compression oder Mitaffection des peripherischen Facialistammes veranlasst. Am häufigsten kommen jedoch sogenannte alternirende Hemiplegien bei einseitigen Heerden im Pons vor, so dass Gesicht und Extremitäten auf verschiedenen Seiten gelähmt sind. Die Extremitätenlähmung ist immer eine gekreuzte. Die des Gesichts befindet sich dagegen in solchen Fällen auf der Seite des Krankheitsheerdes. Diese Gesichtslähmungen unterscheiden sich von denen bei der gewöhnliche Hemiplegie auch dadurch, dass sie nicht auf die Muskeln der unteren Gesichtspartien beschränkt bleiben, sondern sich auch über den Frontalis, den Orbicularis palpebrarum u. s. w. verbreiten. Man hat die Ursache dieser alternirenden Lähmungen darin finden wollen, dass die Fasern des Facialis sich in der Raphe der Brücke kreuzen; ist daher der Krankheitsheerd in einer Brückenhälfte central von der Kreuzungsstelle gelegen, so müssen Gesicht und Extremitäten auf einer und derselben Seite (gegenüber der Läsion) gelähmt sein; ist dagegen der Sitz peripherisch von der Kreuzungsstelle, so muss der Facialis auf der Seite der Läsion gelähmt werden. Diese Erklärung scheint mir jedoch unbefriedigend, da wir wissen, dass der bei Weitem grössere Theil der Facialisfasern schon

im Facialiskern (somit unterhalb der Brücke) seine Kreuzung erleidet. Ich glaube, dass es sich in vielen Fällen, wo der Facialis auf
der Seite des Heerdes und vollständig gelähmt ist, um eine Compression oder Mitaffection des peripherischen Facialisstammes handelt,
Hierfür spricht u. A. auch das elektrische Verhalten des gelähmten
Facialis, das sich in solchen Fällen dem Verhalten bei peripherischer
Faciallähmung oft ganz analog zeigt.

Zuweilen wurde Diplegie des Facialis bei Heerden im Pons beobachtet. Die Erklärung derselben hat bei doppelseitigen Heerden
im Pons keine Schwierigkeiten — ebenso wenig wie die, unter
solchen Umständen zuweilen vorkommende doppelseitige Extremitätenlähmung (die bereits oben erwähnt wurde). — Es werden
jedoch auch bei einseitigen Heerden im Pons diplegische Gesichtslähmungen berichtet. Diese sind in genetischer Beziehung schwer
verständlich. Man hat geglaubt, sie aus der Annäherung des Heerdes an die Medianlinie und somit an die, in der Raphe stattfindende, Facialis-Kreuzung herleiten zu können. Jedoch ist in den bekannt gewordenen Fällen eine directe oder indirecte Betheiligung
der Facialiskerne in der Medulla oblongata oder des peripherischen
Facinlis nicht immer mit Bestimmtheit auszuschliessen. Wir werden
auf diese Verhältnisse bei der Semiotik und Diagnostik der Faciallähmungen zurückkommen müssen.

Ausser dem Facialis werden bei Heerden im Pons auch andere
motorische Hirnnerven nicht selten von Lähmungen betroffen. Dahin gehören die motorischen Augennerven, namentlich der Oculomotorius und Abducens ungleich seltener der Trochlearis. Die Oculomotorius-Lähmungen, welche bei Ponsheerden vorkommen, sind
oft unvollständig, zuweilen ist nur Ptosis oder Mydriasis vorhanden;
häufig ist der Rectus internus gelähmt, so dass Strabismus divergens
und die entsprechenden diplopischen Erscheinungen entstehen. Weit
häufiger ist jedoch Strabismus convergens, durch Paralyse des
Abducens. Ferner kommen Lähmungen der motorischen Portion des
Trigeminus, sowie Dysphagie, Respirationsstörungen, Stimmbandlähmungen und Störungen der Spracharticulation bei Heerden im Pons
vor. Es muss jedoch dahin gestellt bleiben, ob die letzteren Motilitätsstörungen nicht zum Theil auf Mitaffectionen der basalen Hirnnerven (Glossopharyngeus, Vagus, Accessorius und Hypoglossus) oder
der motorischen Nervenkerne der Medulla oblongata beruhen.

Bei fortschreitenden Krankheitsheerden im Pons (in Folge von
Encephalitis, Tumoren, Sclerose u. s. w.) kann sich die Lähmung

von einer Gesichts- und Körperhälfte auf die andere, sowie auch successiv auf die verschiedenen oben genannten Hirnnerven verbreiten. Die Ponslähmungen unterscheiden sich gerade hierdurch wesentlich von den Lähmungen durch Heerde im Pedunculus cerebri, den Centralganglien und Hemisphären, bei welchen, selbst wenn es sich um fortkriechende Heerde handelt, eine solche Ausbreitungsweise nicht möglich, die Lähmung vielmehr immer nur auf eine Körperhälfte und auf bestimmte Hirnnervengebiete beschränkt ist.

§. 211. Bei Heerden im oberen Theile der Medulla oblongata entstehen fast niemals Hemiplegien in der gewöhnlichen Form; wohl aber können alternirende Gesichts- und Extremitätenlähmung, oder auch bloss Faciallähmung (auf der Seite der Läsion) vorkommen. Die Faciallähmung ist bei diesem Sitze gewöhnlich eine sehr vollständige; ausser der Mitbetheiligung der oberen Gesichtszweige wird auch Schiefstand des Velum palatinum und der Uvula nicht selten beobachtet, was in differenziell-diagnostischer Hinsicht von grosser Wichtigkeit ist. (Vgl. Lähmung des Facialis). Doppelseitige Gesichtslähmungen können auch hier, mit oder ohne Extremitätenlähmung, vorkommen; namentlich bei circumscripten Heerden (kleinen Blutergüssen) in der Gegend der Facialiskerne. Ausser dem Facialis und den Extremitäten werden aber hier die motorischen Hirnnerven, deren Kerne in der Medulla oblongata gelegen sind (Glossopharyngeus, Vagus, Accessorius, Hypoglossus) sehr häufig betheiligt. Es können daher Lähmungen der Zunge, des Gaumens und Schlundes, der Kehlkopfmuskeln; Dysphagie, Respirations- und articulatorische Sprachstörungen bei Heerden im oberen Theile der Medulla oblongata vorkommen. Da die Kerne der meisten dieser Nerven ziemlich nahe bei einander am Boden der Rautengrube (und zum Theil auch in der substantia reticularis der seitlichen Partie des verlängerten Marks) liegen, so können circumscripte Heerde dieser Region ausgebreitete Lähmungen im Gebiete der bulbären Hirnnerven herbeiführen. Handelt es sich um fortschreitende Heerde, so können die genannten Nerven successiv, einseitig und doppelseitig befallen werden; es kann sich ferner durch Fortkriechen des Processes auf die Kerne der weiter nach vorn entspringenden Hirnnerven allmälig Lähmung des Facialis, des Trigeminus, der motorischen Augennerven zu den oben genannten paralytischen Erscheinungen gesellen. Umgekehrt kann ein Process, der an den Kernen der vorderen Hirnnerven beginnt, durch Rückwärtsverbreitung allmälig Lähmungen im Gebiete der bulbären Hirnnerven veranlassen. In dieser Anordnung finden die Krankheits-

bilder, welche man als fortschreitende Lähmung der Gehirnnerven bezeichnet hat (namentlich die Duchenne'sche Paralysis
glossopharyngolabialis) grossentheils ihre Erklärung. Es ist
auch leicht einzusehen, dass solche Heerde, nachdem sie zeitweise
auf die Gegenden der Nervenkerne beschränkt gewesen sind, späterhin auch auf die Pyramidenfaserung und die äusseren Theile der
Medulla oblongata übergreifen, so dass Extremitätenlähmungen und
allgemeine Paralysen entstehen. Werden endlich auch die in der Medulla oblongata gelegenen respiratorischen, vasomotorischen und cardialen regulatorischen Centra durch weiteres Umsichgreifen des Krankheitsprocesses gelähmt, sz erfolgt der Tod entweder asphyctisch oder
auf dem Wege der Circulationsstörung. Man kann ohne Paradoxie
und Uebertreibung behaupten, dass der Tod in letzter Instanz eigentlich immer eine Folge oder ein Symptom von Lähmung des verlängerten Marks sei.

Ausser den oben erwähnten Lähmungsformen können noch alternirende Extremitätenlähmungen bei Heerden in der Medulla oblongata vorkommen, wobei die obere und untere Extremität
auf verschiedenen Seiten befallen sind. Da die Nerven der Extremitäten sich in den Pyramidensträngen des verlängerten Marks kreuzen, so weist eine solche alternirende Lähmung entweder auf multiple Heerde oder darauf hin, dass die Lähmungsursache an einer
tieferen Stelle der Medulla oblongata, an welcher die Pyramidenkreuzung erst theilweise vollendet ist, ihren Sitz hat.

§. 212. Abgesehen von der Art ihrer Verbreitung characterisiren
sich die cerebralen Lähmungen insbesondere durch ihre Coincidenz
mit motorischen Reizerscheinungen, mit Sensibilitätsstörungen und
mit psychischen Störungen. Auch in dieser Hinsicht ist, wo es sich
um umschriebene Heerderkrankungen handelt, die Localität der
Heerde von bedeutendem Einflusse. Lähmungen, die von der Medulla
oblongata und dem Pons ausgehen, sind häufig mit allgemeinen Convulsionen, Muskelzittern, epileptiformen Anfällen, Trismus, beider-
seitigem Tic convulsif u. s. w. verbunden. Dagegen können halbseitige Convulsionen, sowie Krämpfe und Contracturen einzelner Muskeln und Muskelgruppen (namentlich im Gebiete motorischer Hirnnerven) auch Lähmungen begleiten, welche weiter aufwärts in cen-
traleren Abschnitten der motorischen Faserung entstehen. Die Lähmungen, welche von den Centralganglien ausgehen, sind sehr gewöhnlich mit Contracturen in den gelähmten Theilen (namentlich in
den Extremitäten) verbunden. Diese primären Contracturen cerebra-

len Ursprungs sind, wie wir später sehen werden, nicht mit den
secundären passiven, namentlich antagonistischen Verkürzungen zu
confundiren.

Manègebewegungen kommen in äusserst seltenen Fällen bei
Ponslähmungen vor, scheinen aber mehr einem Uebergreifen der
Affection auf die mittleren Kleinhirnschenkel oder auf das Kleinhirn
und die Corpora quadrigemina anzugehören. Ebenso sind statische
Krämpfe, Schwindel, Adynamie Symptome, welche mehr einer Complication mit Erkrankungen des Cerebellum das Wort reden. Coordinationsstörungen gehören ebenfalls Complicationen mit Erkrankungen
der Hinterstrangfaserung, resp. ihrer in die Kleinhirnschenkel übergehenden Fortsetzungen innerhalb des Gehirns an.

Lähmungen, welche von der Medulla oblongata und dem Pons
ausgehen, sind äusserst häufig mit Anästhesien verbunden. Bei einseitigen Ponsheerden ist die Anästhesie gekreuzt, also auf der Seite
der Lähmung. Häufig kommen bei Lähmungen, die von der Medulla
oblongata ausgehen, gleichzeitige Functionsstörungen des Acusticus
vor, dessen Ursprünge zum Theil in der Nähe des Facialiskerns (in
den striae medullares der Rautengrube) und ferner in den Seiten-
theilen der grauen Masse des verlängerten Marks liegen. — Bei
einseitigen Ponsaffectionen hat man auch einseitige Lähmung des
Acusticus neben einseitiger, vollständiger Facialparalyse auf Seite der
Läsion als Symptom angegeben; wahrscheinlich ist jedoch auch diese
Functionsstörung des Acusticus, gleich der des Facialis, meist basalen, peripherischen Ursprungs. — Von der Ausbreitung der cerebralen Anästhesien und ihrem Verhältnisse zu den cerebralen Lähmungen ist bereits in der Pathogenese und Symptomatologie der
Anästhesien die Rede gewesen.

Bei Lähmungen von Seiten der Centralganglien, der motorischen
Hemisphärenfaserung und der motorischen Rindenabschnitte werden
durch Ausbreitungen des Processes auch Störungen der Sinnesfunctionen und der psychischen Thätigkeiten äusserst häufig beobachtet.
Namentlich sind die rechtsseitigen Hemiplegien, welche durch Heerde
in der linken Hirnhälfte entstehen, ungemein oft mit aphasischen
Störungen verbunden, als deren Ursprungsort unzweifelhaft die zweite
und dritte graue Windung, oder die zunächst angränzenden Partien
weisser Substanz, des linken Stirnlappens angesprochen werden
müssen. Die Coincidenz mit psychischen Symptomen lässt auf eine
ausgedehnte, sei es primäre oder secundäre (durch Circulations-

störungen vermittelte) Betheiligung der Grosshirnhemisphären, namentlich der Rindensubstanz, schliessen.

Weit seltener werden im Gefolge von Cerebrallähmungen hochgradige trophische Störungen in den gelähmten Muskeln beobachtet: ein Verhalten, wodurch sich die Cerebrallähmungen von den peripherischen und zum Theil auch von den spinalen Lähmungen in auffälliger Weise unterscheiden. Selbst complete cerebrale Paralysen können viele Jahre hindurch ohne irgend erhebliche Atrophien der gelähmten Muskeln bestehen, während solche bei peripherischen Paralysen oft in kürzester Frist und in äusserst intensiver Weise hervortreten. Auf die Ursache dieser Differenz ist bereits bei der Characteristik der peripherischen Paralysen aufmerksam gemacht worden. Wo musculäre Atrophien bei Cerebrallähmungen sich ausbilden, da sind sie entweder auf ein gleichzeitiges Ergriffensein trophischer Gehirnabschnitte, oder auf secundäre, centrifugal fortschreitende Degenerationen der peripherischen Nervenfaserung zurückzuführen.

§. 213. Erwähnenswerth sind die Veränderungen, welche die Temperatur und überhaupt die Circulationsverhältnisse der gelähmten Glieder nach cerebralen Hemiplegien darbieten. In der Mehrzahl der Fälle gehen Hemiplegien anfangs mit Temperaturerhöhung in der gelähmten Seite einher, die in der Regel weniger, fast niemals mehr als 1° C. beträgt. Charcot will an den Händen Differenzen von 3, 4, selbst 9° constatirt haben, was wohl auf Täuschungen wegen leichter Abkühlbarkeit der Hände beruht. Selten bleibt die Temperatur vollkommen gleich, noch seltener ist eine Erniedrigung wahrzunehmen. Nach erfolgter Heilung der Hemiplegie stellt sich das Gleichgewicht in der Temperatur wieder her; persistirt dagegen die Lähmung, so kann auch die Temperaturdifferenz sich gleich bleiben, kann aber auch — namentlich bei langsam entstandenen Hemiplegien — nach einiger Zeit vollständig verschwinden[*]). Bei sehr langer Dauer der Hemiplegie kommt es immer zur Ausgleichung, oder die Temperatur der gelähmten Seite kann sogar unter die der anderen herabsinken. Beim Herannahen des Exitus letalis findet in der Regel eine Ausgleichung der Temperatur statt; und nach dem Tode sah Lépine die gelähmte Seite in drei Fällen rascher erkalten. In älteren Fällen finden wir oft den Puls an den gelähmten Gliedern kleiner, die Blutwelle und Spannung geringer, die Haut, namentlich an Hand und Fuss, blasser und kühler, als

---

[*]) Folet, gaz. hebdomad. 1867. No. 12. u. 14.

auf der gesunden Seite. Charcot fand in einzelnen Fällen von Hemiplegie auch das Blut aus der Vene des gelähmten Arms röther als das aus der Vene des gesunden Arms — ein Verhalten, welches dem bei Thieren nach einseitiger Durchschneidung des Plexus brachialis gefundenen entspricht[*]). — Wie sind diese Erscheinungen zu erklären? Die anfängliche Temperaturerhöhung in den gelähmten Gliedern beruht unzweifelhaft auf der Lähmung ihrer vasomotorischen Nerven. Diese verlaufen, wie die Versuche von Budge nachgewiesen haben, in den Bahnen der Pedunculi cerebri — müssen also namentlich bei Lähmungsursachen, welche in den Centralganglien und der Hirnschenkelfaserung ihren Sitz haben, vielfach direct oder indirect participiren. Die im späteren Verlaufe der Hemiplegien eintretende Temperaturerniedrigung und die Verminderung der arteriellen Zufuhr ist aus der Circulationsverlangsamung und secundären, passiven Hyperämie des gelähmten Theils ebenso zu erklären, wie wir dies bereits bei den peripherischen und spinalen Lähmungen gezeigt haben. Die Verminderung oder Aufhebung des arteriellen Tonus in den gelähmten Theilen habe ich bei cerebralen Hemiplegien durch vergleichende sphygmographische Untersuchungen des Radialis- und Pediaeapulses der gelähmten und gesunden Seite äusserst häufig nachweisen können[**]). Die Differenzen zwischen dem Pulse der gelähmten und der nicht gelähmten Seite, die bei höherer Entwickelung auch der Palpation zugänglich werden und bestimmte Formen des Pulsus differens liefern, markiren sich sphygmographisch hauptsächlich in Folgenden: An der Radialcurve des gelähmten Arms ist die Amplitude stets viel kleiner, die Ascensionslinie sehr schräg und S förmig gestaltet, indem sich, durch den Verlust der eigentlichen Gipfelzacke, das Gipfelstück unter einem sehr stumpfen Winkel unmittelbar an den primären Abschnitt der Ascensionslinie anschliesst. In der Descensionslinie ist die der zweiten Incisur entsprechende Einbiegung nur wenig entwickelt. Diese Differenzen beruhen auf der Parese oder Paralyse der Gefässwandungen, der Verminderung ihrer activen Contractilität auf der Seite der Lähmung. Die Arterien sind hier schlaff und weit; sie werden durch die ankommende primäre Welle und ebenso durch die späteren secundären Wellen relativ wenig ausgedehnt und nach dem Durchgange derselben wenig ver-

---

[*]) Bricquebec, thèse. Paris 1868.
[**]) Sphygmographische Untersuchungsergebnisse bei Krankheiten der Nervencentra, Berliner clinische Wochenschrift, 1868, No. 28 ff.

engert, wesshalb die einzelnen Wellenberge und Thäler graphisch
überhaupt nur unbestimmt angedeutet erscheinen, und sich die ganze
Curve dem einfachsten monocroten Pulstypus annähert Dieselben
Differenzen wie bei senilen Apoplectikern habe ich auch bei anderweitigen Hemiplegien in Folge chronischer Hirnerkrankung mehrfach
nachweisen können.

§. 214. Electrisches Verhalten. Die faradische und galvanische Reaction der gelähmten Nervenstämme erleidet bei den
meisten cerebralen Lähmungen, auch nach langjährigem Bestehen derselben, keine Verminderung. Dieses Factum ist äusserst wichtig, und
für die cerebralen Lähmungen im höchsten Grade characteristisch.
In Bezug auf Inductionsströme ist die Integrität der electrischen
Reaction bei cerebralen Lähmungen schon längst anerkannt; einen
Beweis dafür liefert der berühmte und so vielfach missverstandene
Satz von Marshall Hall, dass bei cerebralen Paralysen die electromusculäre Contractilität erhöht, bei spinalen vermindert sei. Eine
wirkliche Erhöhung der electromusculären Contractilität ist freilich
bei cerebralen Lähmungen (abgesehen von der bald zu erwähnenden
convulsibeln Reactionsform) keineswegs constant und immer nur in
sehr geringem Grade vorhanden. Noch seltener scheint bei cerebralen Hemiplegien eine leichte Steigerung der electromusculären Contractilität auch auf der nicht gelähmten Körperhälfte vorzukommen.
Dagegen ist die ganz ausserordentlich lange Integrität der faradischen
Reaction bei cerebralen Lähmungen eine ebenso häufige als frappante
Thatsache. Ich habe Hemiplegien von mehr als 20jähriger Dauer
gesehen, die im frühesten Kindesalter, zuweilen unmittelbar nach der
Geburt entstanden waren, bei denen sich die hochgradigsten Difformitäten, krallenförmige Verkrümmungen an Händen und Füssen mit
völliger Immobilität der Theile entwickelt hatten, und bei denen
dennoch auf den faradischen und galvanischen Strom alle Muskeln
— selbst die einzelnen Interossei — vollständig (wenn auch mit
leichter Verminderung) reagirten. Nichts gleicht der staunenden
Bewunderung, womit solche Kranke die auf den faradischen Reiz
eintretenden Zuckungen — für sie die ersten Lebensäusserungen in
ihren, seit vielen Jahren gleichsam abgestorbenen Gliedern — betrachten. Wie mit der faradischen, so verhält es sich auch mit der
galvanischen Reaction.

Diese überaus lange Integrität der faradischen und galvanischen
Reaction ist ein wichtiges Zeichen, dass keine erheblichere Ernährungsstörung in Nerven und Muskeln stattgefunden hat. Wo nach

längerem Bestehen cerebraler Hemiplegien allmälige Herabsetzung der
faradischen und galvanischen Erregbarkeit eintritt, beruht dieselbe
wahrscheinlich meist auf den secundären Degenerationen des Rückenmarks, welche sich (nach den bekannten Versuchen von Türck)
im gleichnamigen Vorder- und im entgegengesetzten Seitenstrange
nach abwärts entwickeln, die jedoch im Allgemeinen frühestens 6 Monate nach dem Eintritt der cerebralen Heerderkrankung zur Ausbildung kommen.[*]

Es giebt jedoch auch cerebrale Lähmungen, bei denen schon in
früheren Stadien die Reaction in Nerven und Muskeln vermindert ist.
Ich sehe hier ab von den Lähmungen basaler Hirnnerven, die
sich (wie zuerst Ziemssen nachgewiesen hat) in electrischer Beziehung vollkommen wie peripherische Lähmungen verhalten und eben
dadurch ein wichtiges differenzial-diagnostisches Criterium liefern.
Auch bei Lähmungen, welche im Hirnschenkel, im Pons und in der
Medulla oblongata ihren Sitz haben, kann nach einiger Dauer
des Processes verminderte Reaction bestehen (Benedikt). Besonders hat M. Rosenthal verminderte electromusculäre Contractilität
im Gebiete des gelähmten Facialis bei Pons-Heerden beobachtet.
Niemals ist dagegen bei frischen, von den Contralganglien oder Hemisphären ausgehenden Paralysen eine Herabsetzung, im Gegentheil
öfter eine leichte Erhöhung der electromusculären Contractilität zu
constatiren.

Paralysen, welche durch Affectionen der Brücke und der Medulla
oblongata bedingt sind, können sich nach Benedikt auch durch gekreuzte Reflexzuckungen characterisiren, d. h. durch Zuckungen,
welche bei Faradisation oder Galvanisation einer gelähmten Gesichts-
oder Körperhälfte in der gesunden Seite, oder umgekehrt bei electrischer Reizung der gesunden auf der kranken Seite auftreten. Eine
Erklärung dieses Phänomens findet Benedikt darin, dass nach
Luys und Meynert die sensibeln Fasern, die zu den Centralganglien
aufsteigen, sich in verschiedener Höhe im oberen Theile der Medulla
oblongata und unteren Theile der Brücke kreuzen — zumal da (nach
Meynert) die sensibeln Fasern während ihres schrägen Verlaufs
von der Gegend der Hinterstränge zu den Pyramiden, in die sie eintreten, mit motorischen Ganglienzellen Verbindungen eingehen.

---

[*] Barth konnte neuerdings in einem Falle von Hemiplegie durch Embolie
der art. fossae Sylvii schon nach 5 Wochen beginnende Verfettung der Gefässe im
gegenüberliegenden Seitenstrang nachweisen (Archiv d. Heilk. 1869. Heft 5).

Oefters werden, namentlich bei Processen in den Hemisphären (jedoch auch in anderen Hirntheilen) gewisse anomale Reactionsformen gefunden, welche Benedikt als Reaction der Convulsibilität und der Erschöpfbarkeit bezeichnet. Die convulsible Reactionsform besteht darin, dass die (im Beginne normale oder verminderte) electromusculäre Contractilität mit der Dauer des Reizes viel rascher und gewöhnlich auch zu einem grösseren Maximum, als im normalen Zustande anwächst. Das Gegentheil davon findet bei der Reaction der Erschöpfbarkeit statt, nämlich Nachlass der Reaction nach einer kurzen faradischen Reizung, während im Beginne die Reaction erhöht, normal oder vermindert sein kann. — Beide Reactionsformen werden am häufigsten bei paralytischer Demenz — die letztere wahrscheinlich im Zusammenhange mit secundären Rückenmarksdegenerationen —, ausserdem jedoch häufig auch bei Heerderkrankungen in den Grosshirnhemisphären beobachtet. Aehnliche Anomalien können, nach Brenner, auch bei der galvanischen Exploration nachgewiesen werden; nämlich einmal Steigerung der secundären Erregbarkeit (d. h. des positiven Zuwachses, welcher durch verlängerte Stromdauer oder wiederholte Kathodenschliessung u. s. w. entsteht); zweitens Herabsetzung der secundären Erregbarkeit oder Steigerung der Erschöpfbarkeit; und drittens eine aus beiden zusammengesetzte Reactionsart, wobei sich zuerst Steigerung der secundären Erregbarkeit bemerklich macht, die rasch von Erschöpfung gefolgt ist.

Ischämische, anämische und toxische Lähmungen.

§. 215. Wir verstehen unter ischämischen Lähmungen solche, bei welchen die motorische Innervationsstörung durch Abschneidung der arteriellen Blutzufuhr zu gewissen Theilen des Nervenapparates bedingt ist. Das physiologische Substrat dieser Lähmungen bildet der zuerst von Stenson (1667) beschriebene Versuch. Compression oder Unterbindung der Bauchaorta bei Säugethieren (Kaninchen), unterhalb der Abgangsstelle der Arteriae renales, bewirkt in wenigen Minuten vollständige Lähmung der hinteren Extremitäten (Paraplegie), die bei kurzdauernder Compression nach einiger Zeit wieder verschwindet. Bei der Deutung dieses

Versuches konnte es sich nur fragen, ob die Lähmung vom Nerven-system oder (wie Stenson selbst, Haller und andere glaubten) von den Muskeln ausgehe; ob durch die Abschneidung der arteriel-len Blutzufuhr die Erregbarkeit, resp. Leitungsfähigkeit in den mo-torischen Nervenbahnen, oder vielmehr die Contractilität der Mus-keln, ihr Reactionsvermögen auf den vom Nervensystem kommen-den Reiz eine Störung erleide. Neuere Untersuchungen (von Lon-get, Stannius, Schiff, Vulpian, und besonders von Schiffer[*]) haben mit grösster Entschiedenheit dargethan, dass in dem Sten-son'schen Versuche die Lähmung in der aufgehobenen Erregbarkeit des Rückenmarks und der peripherischen Nervenstämme ihren Grund hat. Die Erregbarkeit nimmt bei dem Versuche centrifugal, vom Rückenmark nach den intramusculären Nervenenden hin, ab; die Contractilität der Muskeln bleibt noch lange Zeit nach dem Ver-schwinden der Erregbarkeit in den Nervenstämmen und ihren Thei-lungsästen erhalten. Nach Schiff genügt schon eine beträchtliche Ver-minderung der arteriellen Blutzufuhr zum Lumbatheil des Rücken-marks, um die Erregbarkeit der Nerven der unteren Extremitäten aufzuheben, und somit Paraplegie zu bewirken, ohne dass die Lei-stungsfähigkeit der Muskeln gänzlich erlischt. Unterbindung der Aorta abdominalis, welche die arterielle Blutzufuhr zum unteren Rückenmarkabschnitt und den Nerven der cauda equina fast gänzlich beseitigt, bewirkt unfehlbar vollständige Paraplegie; um aber den Muskeltod herbeizuführen, muss man ausser der Aorta noch die art. cruralis unterhalb der Abgangsstelle der epigastrica unterbinden, um den unteren Extremitäten auch das geringe Blutquantum zu entziehen, welches ihnen durch die Anastomosen der epigastrica mit der Mam-maria interna noch zuströmt. Schiffer macht ferner mit Recht darauf aufmerksam, dass bei Compression der Bauchaorta gleichzei-tig mit der Paraplegie auch Anästhesie der Hinterbeine entsteht; diese Anästhesie kann nicht peripherischen Ursprungs (durch Ernäh-rungsstörung der sensibeln Nerven) bedingt sein, denn ein in grosser Ausdehnung isolirter und durchschnittener Ischiadicus bietet noch lange Zeit deutliche Reaction dar. Es muss demnach als Ursache der Lähmung eine spinale Anämie (durch Mitverschluss der spi-nalen Aeste der Lumbalarterie) angesehen werden, zu welcher erst secundär ein centrifugal fortschreitendes Absterben der peripheri-

[*] Ueber die Bedeutung des Stenson'schen Versuchs. Centralblatt 1869. No. 37. u. 38.

schen Nervenstämme durch Abschneidung der arteriellen Blutzufuhr zu denselben hinzutritt. Die Erregbarkeit wird demgemäss in den motorischen Rückenmarksganglien sehr rapid, in den peripherischen Nerven erst allmälig ($\frac{1}{4}$—1 Stunde nach der Circulationsunterbrechung) vernichtet.

§. 216. Die unter pathologischen Verhältnissen bei Menschen beobachteten ischämischen Lähmungen können cerebrale, spinale oder peripherische sein, je nachdem die arterielle Zufuhr zum Gehirn, Rückenmark oder den peripherischen Nervenstämmen eine Beeinträchtigung erleidet.

Ischämische Centrallähmungen sind ein besonders häufiges Symptom von Thrombose und Embolie der Gehirnarterien, und als solches schon bei den cerebralen Lähmungen erwähnt worden. — Auch nach Ligatur der Carotis können durch consecutive Verminderung der arteriellen Blutzufuhr zum Gehirn Lähmungserscheinungen auftreten. Ferner sind die Obliteration von Gefässen durch Pigmentschollen und die, den Blutstrom verlangsamenden oder schwächenden atheromatösen Zustände der Hirnarterien hier zu erwähnen.

· Ob ischämische Paraplegien durch Thrombose und Embolie von Spinalarterien entstehen können ist den Experimenten zufolge zweifelhaft. Panum bezieht darauf die Paraplegien, welche er bei Hunden nach Einspritzung von Pigmentemulsion in das Aortensystem beobachtete. Er fand nämlich bei der Autopsie im unteren Theile des Rückenmarks einige hämorrhagische Heerde mit rother Erweichung und sehr deutliche Reste des künstlichen Embolus. Cohn constatirte bei Wiederholung der Versuche die Paraplegie zwar ebenfalls, aber nicht die von Panum beschriebene Veränderung am Rückenmark; er erklärt daher die Paraplegie nicht aus Embolie der Spinalarterien, sondern aus Obliteration der Arterienstämme der Gliedmaassen. — Pathologische Befunde für Paraplegie durch Embolie der Spinalarterien liegen meines Wissens nicht vor. Dagegen kennen wir einige, allerdings sehr vereinzelte Fälle, die sich in pathogenetischer Hinsicht fast vollständig dem Stenson'schen Experiment annähern. Dahin gehört namentlich der Fall von Barth[*]).

Eine 51jährige Frau in der Pitié empfand vor 4 Jahren zuerst eine Schwäche in der rechten, dann in der linken unteren Extremität, die sich im Laufe von zwei Jahren zu völliger Paraplegie steigerte. Zweimal traten in den gelähmten Theilen Oedeme auf. Sie starb, und man fand die Aorta unterhalb des Abgangs beider renales durch ein festes Coagulum verstopft, welches in die iliacae und ihre Thei-

_____

[*]) Oblitération complète de l'aorte, arch. gén. de méd. 1835.

lungsäste mehrere Fortsätze hineinschickte. Der Kreislauf in den unteren Extremitäten hatte sich durch Anastomosen mit den Arterien der Bauchwandungen und der Coeliaca hergestellt. (Hier verhielt es sich also ganz wie in dem Schiff'schen Versuche).

Aehnlicher Art ist wahrscheinlich ein Fall von Gull[**]), der jedoch nicht zur Section kam, sondern in Besserung überging.

Ein 35 jähriger robuster Zimmermann wurde, nachdem lebhafte Schmerzen in der Lumbalgegend vorangegangen, auf einmal von completer Paraplegie mit Lähmung der Sphincteren und Anästhesie bis zu den Lenden aufwärts befallen. Nach einigen Tagen trat Besserung der Erscheinungen ein, dann plötzliche, diesmal noch heftigere und länger dauernde Wiederkehr derselben Zufälle. Bei der Untersuchung findet sich, dass die Pulsationen in der Bauchaorta und in den Arterien der Unterextremitäten völlig aufgehört haben, während gleichzeitig die Artt. mammariae eine Erweiterung zeigen. Im Laufe der beiden nächsten Monate entwickelt sich ein starker Collateralkreislauf in den oberflächlichen Arterien der Brust- und Bauchwandungen und die Beweglichkeit bessert sich, ohne dass die Pulsationen in der Aorta und den Femorales wieder erscheinen.

Zweifelhafter als diese beiden Fälle ist ein dritter von Cummins, in dem die Paraplegie angeblich durch eine Arteritis (der Aorta) entstanden sein soll.[*]) (Die Aorta wurde bei der Section gar nicht untersucht). — Auch bei Pferden hat man als Ursache von Paraplegien Obliteration der Aorta durch Blutgerinnsel beobachtet (Goubaux).

Häufiger als diese ischämischen Paraplegien sind partielle Lähmungen in Folge von Obliterationen oder Compressionen grösser Arterienstämme. In solchen Fällen kann auch, statt vollständiger und stabiler Lähmung, blosse Parese mit intermittirendem Character auftreten, weil die Erregbarkeit der Nerven zwar durch die ungenügende Blutzufuhr vermindert, aber nicht ganz aufgehoben ist, wie z. B. in dem folgenden, sehr instructiven Falle von Charcot.[*])

Ein Kranker litt an anfallweise auftretender Lähmung des rechten Beins; dieselbe kam, wenn er ungefähr eine Viertelstunde gegangen war, und verschwand jedesmal nach einigen Minuten Ruhe. Bei der Autopsie fand man ein Aneurysma der rechten Iliaca; das untere Drittel des Gefässes war in einen ligamentösen

---

[*]) Paraplegia from obstruction of the abdominal aorta (Guy's hospital reports 1858).

[**]) Case of Paraplegia from Arteritis, Dublin quarterly journal 1856.

[***]) Note sur la claudication intermittente observée dans un cas d'oblitération complète de l'une des artères iliaques primitives, gaz. méd. de Paris 1859.

Strang verwandelt und die beiden Theilungsäste im Vergleich mit denen der anderen Seite beträchtlich verengert.

Analoge Beobachtungen machte Schiff bei Hunden nach Unterbindung der Aorta. Die Thiere konnten, wenn sie nach der Unterbindung ruhig blieben, nach 10 Minuten wieder willkürliche Bewegungen ausführen; sobald sie aber etwas stärkere Anstrengungen der hinteren Extremitäten vornahmen, fielen dieselben auf der Stelle in Unbeweglichkeit zurück und zeigten höchstens noch ein fast unmerkbares Zittern. Der vorhandene geringe Rest von Erregbarkeit wird also durch starke Bewegungsanstrengung sehr leicht verbraucht, erschöpft, wenn das Blut nicht in genügender Weise neues Ernährungsmaterial zuführt. — Auch bei Pferden hat man intermittirendes Hinken durch einseitige ischämische Läsionen beobachtet.

§. 217.   Gleich den quantitativen Verminderungen der arteriellen Blutzufuhr können auch wesentlich qualitative Veränderungen des Blutes zu Lähmungen führen, wenn dadurch der ernährende Einfluss desselben auf die Nervenapparate vermindert wird, oder wenn Stoffe dem Blute beigemischt sind, welche in specifischer Weise deletär auf das motorische Nervensystem einwirken. Ersteres ist der Fall bei den anämischen, letzteres bei den toxischen Lähmungen.

Wir können die Anämie als eine Dyscrasie betrachten, insofern es sich dabei wesentlich um Verminderung der Anzahl rother Blutkörperchen (Oligocythämie, Hypoglobulie) oder um relativ vermehrten Wassergehalt des Blutes (Hydrämie) handelt: Verhältnisse wie man sie bei hohen Graden von Chlorose gewöhnlich beobachtet. Obwohl allgemeine Schwäche und Verminderung motorischer Energie oder die Erscheinungen sog. reizbarer Schwäche zu den constantesten Symptomen der Chlorose gehören, so sind doch wirkliche Lähmungen bei Chlorotischen selten, und die als solche bezeichneten um so zweifelhafter als in der Regel auch hysterische Symptome concomitiren.

Sandras, Dusourd, van Bervliet, Bouchut, Landry, Marcé und Andere haben Paraplegien bei Chlorotischen beschrieben, in welchen durch Eisengebrauch Heilung der Anämie und gleichzeitig der Lähmung herbeigeführt wurde. Man hat angenommen, es solle in hochgradigen Fällen von Chloro-Anämie eine seröse Infiltration der Membranen des Rückenmarks und des letzteren selbst stattfinden, wodurch die Lähmung bedingt werde, doch sind solche Infiltrationen noch nicht nachgewiesen, sondern nur aus der allgemeinen Geneigtheit zu serösen Transsudationen bei Chlorotischen erschlossen.

Zu den anämischen können auch die nach schweren Blutverlusten auftretenden Lähmungen gezählt werden. Man hat dieselben in paraplegischer Form, meist nach profusen Metrorrhagien —
selten nach Epistaxis (Brassavola), Darmblutungen (Moutard-
Martin) und Hämaturie (Rayer) beobachtet.

Auch die Paralysen, welche bei Schwangeren vorkommen, scheinen
öfters das Resultat einer durch die Schwangerschaft bedingten vorübergehenden Chloro-Anämie zu sein. Man hat Paraplegie besonders
bei Erstgebärenden, gewöhnlich in der ersten Hälfte der Schwangerschaft, beobachtet. Dieselbe kann im 8. oder 9. Monate spontan
verschwinden, und also nicht durch Compression verursacht sein;
spätestens verschwindet sie unmittelbar nach der Entbindung, und ist
daher nicht mit den puerperalen Lähmungen zu verwechseln. Doch
kommen auch einzelne Ausnahmen vor, wo die Lähmung persistirte
oder sich weiter ausbreitete, und degenerative Veränderungen im
Rückenmark — Erweichung, in einem Falle von Smoler — zur
Grundlage hatte.

§. 218. Toxische Lähmungen können durch eine grosse
Anzahl organischer und unorganischer Substanzen bei ihrem Hineingelangen in die Blutmasse herbeigeführt werden; doch sind viele
derselben nur Gegenstand experimenteller Forschung. Zu denjenigen
toxischen Lähmungen, welche ein grösseres pathologisches Interesse
darbieten, gehören vor Allem die Bleilähmungen; ferner die Lähmungen durch Arsenik, Quecksilber, Phosphor, Schwefelkohlenstoff, Kohlenoxyd; durch narcotische Alcaloide (besonders Morphium), Curare,
Ergotin, die Pilzgifte, Lathyrus, Saponin, Campher, Alcohol, Blausäure, Nicotin, Copaivabalsam und andere Körper, die sich an die
vorgenannten anlehnen und durch dieselben in ihrer Wirkungsart
mit repräsentirt werden.

Die Bleilähmung gehört zu den hervorragendsten Erscheinungen der chronischen Bleivergiftung, in der Regel jedoch erst zu
den späteren. Fast immer sind schon längere Zeit, oft viele (selbst
20) Jahre hindurch, anderweitige Symptome vorausgegangen, namentlich saturnine Coliken, nicht selten auch paroxysmatische Schmerzen
in der Musculatur und den Gelenkgegenden (Arthralgia saturnina):
auch pflegen Livor am Zahnfleische, kachektische Gesichtsfarbe, allgemeine Anämie und Abmagerung nicht zu fehlen. Die Veranlassungen der Bleilähmung sind im Allgemeinen die schon bei der Bleicolik
erwähnten. Ich bemerke nur beiläufig, dass ich u. A. mehrere exquisite Fälle von Bleilähmung bei Seidenwirkern beobachtete, welche

die an den Webstühlen befindlichen Bleigewichte mit den angefeuchteten Fingern zu berühren pflegten. — Am häufigsten ist das Leiden jedenfalls bei Anstreichern und Malern, wogegen es in Bleiweissfabriken seltener sein soll. Bei der inneren, medicinalen Anwendung von Bleipräparaten wird Lähmung (wie auch bei der acuten Bleivergiftung) nur selten beobachtet.

Ich habe in mehreren Fällen constatirt, dass die Bleilähmung unmittelbar oder doch sehr bald nach einem schweren, anhaltenden und von hartnäckiger Obstipation begleiteten Colikanfall auftrat. Es scheint mir nicht unwahrscheinlich, dass in solchen Fällen die Retention grösserer Bleimengen im Organismus (in Folge der gehemmten Ausscheidung durch den Darm) zu dem fast plötzlichen Auftreten der Bleilähmung Gelegenheit bietet.

Sehr oft gehen längere Zeit hindurch Zuckungen, Zittern, auch Kältegefühl, ziehende Schmerzen und Formicationen der Bleilähmung voraus, oder vielmehr letztere entwickelt sich allmälig, unter motorischen Reizerscheinungen und parallel mit den Symptomen örtlicher Sensibilitäts- und Circulationsstörung. Fast immer werden die Vorderarme und Hände zuerst — in den meisten Fällen sogar ausschliesslich — von der Bleilähmung ergriffen; und zwar sind es ganz besonders die Muskeln der Streckseite, doch auch unter diesen wieder bestimmte Muskeln in genau bestimmter Reihenfolge, die an Bleilähmung erkranken, und eben dadurch ein so überaus typisches, pathognomonisches Bild dieser Affection darbieten. Wir werden hierauf bei Besprechung der Lähmungen im Gebiete des N. radialis ausführlich zurückkommen.

Selten verbreiten sich Bleilähmungen auch auf andere Theile des Körpers, namentlich auf Oberarm- und Rückenmuskeln (besonders deltoides, pectorales, latissimus dorsi, serratus anticus major); zuweilen auch auf die Intercostales und die Halsmuskeln (Sternocleidomastoideus, Trapezius). Nur ausnahmsweise werden die unteren Extremitäten befallen; alsdann sind es wiederum vorzugsweise gewisse Muskelgruppen (Extensor quadriceps, Adductoren und Abductoren des Oberschenkels), die sich an der Lähmung betheiligen. Paraplegien in Folge von Bleivergiftung sind äusserst selten. Tanquerel des Planches fand sie unter 200 Bleilähmungen nur einmal. — Höchst characteristisch für Bleilähmungen sind die rasche Atrophie der befallenen Muskeln, die damit zusammenhängenden bedeutenden Abnormitäten des electrischen Verhaltens (die wir bei den Radialis-Lähmungen berücksichtigen werden) und die Contractur der antagonistischen

Muskeln. Als seltene Formen der Bleilähmung sind auch die von Tanquerel beobachteten saturninen Aphonien und das saturnine Stammeln (durch Lähmung der Stimmbänder, und der articulirenden Sprachmuskeln?) zu erwähnen. Zuweilen wird fortschreitende, allgemeine, mit Atrophie verbundene Lähmung (progressive Muskel-Atrophie) in Folge von Bleiintoxication beobachtet.

Die älteren Autoren nehmen, wie schon bei der Bleicolik erwähnt wurde, allgemein an, dass der Ursprung der Bleilähmungen ein spinaler sei, wie auch der der Arthralgia saturnina. Man erkannte gewissermassen ein stufenweises Fortschreiten der Vergiftung im Centralnervensystem (Sympathicus-Ganglien, Rückenmark und Gehirn) an; diesen verschiedenen Stufen sollten die Erscheinungen der Bleicolik, der Bleilähmung und Arthralgie, endlich der Encephalopathia saturnina entsprechen. Die bisherigen Befunde haben für die Annahme, dass das Rückenmark Ausgangspunkt der Bleilähmungen sei, keine positiven Stützen geliefert. Der chemische Nachweis ergiebt, dass das Blei in allen Theilen des Nervensystems, jedoch besonders in den willkürlichen Muskeln selbst (Gusserow) mit Vorliebe abgelagert wird; und die eigenthümlichen Symptome der Bleilähmung — namentlich die rasche Atrophie, die auffallenden Störungen der electrischen Reaction u. s. w., sowie auch die Localisation auf gewisse Muskeln und Muskelgruppen — machen einen peripherischen Ausgangspunkt des Leidens in hohem Grade wahrscheinlich. Dieser ist wohl nicht in den Nervenstämmen zu suchen, da die einem Stamme (Radialis) angehörigen Muskeln nie auf einmal und immer nur unvollständig erkranken. Es bleiben also nur die intramusculären Nervenenden und die contractile Substanz selbst übrig. Es wäre möglich, dass diese Gewebstheile durch das abgelagerte Blei direct afficirt und functionsunfähig würden, oder auch dass zuerst in Folge der adstringirenden Wirkung des Bleies auf die Gefässmuskeln eine verminderte Blutzufuhr und consecutive Ernährungsstörung im Muskel sich entwickelte. Die Bleilähmung wäre demnach, wofür auch manches Andere spricht, eigentlich keine genuine Paralyse, sondern nur der functionelle Ausdruck der primären Myopathie, der fortschreitende Nutritionsstörung des Mukels. Das vorzugsweise Ergriffensein der Extensoren des Vorderarms wird vielleicht durch gewisse locale Verhältnisse in der Anordnung der Arterien- und Nervenstämme begünstigt, worauf wir bei Besprechung der saturninen Vorderarmlähmung näher eingehen werden.

Die chronische Arsenikvergiftung kann Erscheinungen hervorrufen, welche denen der Bleilähmung im hohen Grade gleichen, z. B. sich auch in isolirtem, doppelseitigen Bafallenwerden der Streckmuskeln der Hand und der Finger manifestiren. Leroy bestreitet eine solche Localisation der Arsenikparalyse mit Unrecht, ich habe dieselbe z. B. bei Blumenarbeiterinnen in exquisiter Weise beobachtet. Auch die Ernährungsstörung und das Verhalten der electrischen Reaction können dem gewöhnlichen Bilde der Bleilähmung völlig entsprechen. — Weit häufiger kommt es jedoch zu Paraplegie, und zwar kann dieselbe sowohl bei acuter als bei chronischer Arsenikvergiftung auftreten (wie auch aus den analogen Experimentalergebnissen von Orfila und Anderen hervorgeht). Aran, Leroy, Krans, Smoler und Andere sahen nach schwerer acuter Arsenikvergiftung Paraplegien zurückbleiben, Christison und Gibb nach chronischer Arsenikvergiftung. Wenn Leroy freilich behauptet, dass bei den Arsenikessern in Süddeutschland die Paraplegie etwas sehr gewöhnliches sei, so ist das ein entschiedener Irrthum. Bei den Arsenikophagen kommen im Gegentheil, wie es scheint, Lähmungen überhaupt nicht vor. Die als Nachkrankheit acuter Arsenikvergiftung zurückbleibenden Lähmungen können mit Atrophie der befallenen Theile und mit Sensibilitätsstöungen, mit Anästhesie oder Gefühl von Taubheit und Ameisenkriechen einhergehen. Der Arseniklähmung muss vielleicht auch die selten beobachtete Anilinparalyse zugerechnet werden. Clemens*) sah nach localer Anilinvergiftung einer kleine Hautwunde in der Hand Paralyse der Finger entstehen. Es handelte sich um rothe Seide, die mit Fuchsin gefärbt war, -welches bekanntlich durch Oxydation des Anilin mit Arsensäure gebildet wird.

Quecksilber kann bei chronischer Vergiftung Paralysen veranlassen, zuweilen in apoplectischer Form (Apoplexin mercurialis) z. B. bei Quecksilberarbeitern, Inunctionsuren früherer Zeit! Partielle Merkuriallähmungen kommen in der Regel mit den weit häufigeren Symptomen des Tremor mercurialis (vgl. Tremor) combinirt vor oder bleiben nach Abnahme und Verschwinden des letzteren zurück. Bell hat einen Fall von Faciallähmung durch Anschwellung einer Lymphdrüse in Folge von Stomatitis mercurialis beschrieben. Acusserst selten sind Paraplegien. — Neuerdings hat man von man-

---

*) Deutsche Clinik 1866 No. 17.

cher Seite her syphilitische Lähmungen, gleich anderen syphilitischen Neurosen, als mercurielle gedeutet, jedoch entschieden mit Unrecht (vgl. syphilitische Lähmungen). Die Behandlung der Mercuriallähmung fällt mit der anderer mercurieller Neurosen namentlich des Tremor zusammen.

Phosphor. Acuter Phosphorimus kann bei letalem Verlaufe in seinem Endstadium mit Lähmungen verbunden sein, oder beim Ausgang in Heilung partielle und paraplegische Lähmung zurücklassen. (Durch Hyperämie oder cerebrale Erweichung?) — Die Phosphorparalysen befallen nach Gallavardin[*]) besonders den Vorderarm, und sind gewöhnlich von tonischen oder clonischen Convulsionen begleitet.

Schwefelkohlenstoff bewirkt, wie Delpech[**]) gezeigt hat, namentlich bei den Arbeitern in Kautschuckfabriken, welche denselben in Dampfform einathmen, Paralysen, die an den unteren Extremitäten beginnen, sich nicht selten mit allgemeinem Muskelzittern, Atrophie, sowie mit Sensibilitäts- und psychischen Störungen verbinden. Die Thierversuche sind hiermit übereinstimmend. Einathmen concentrirter Dämpfe bewirkt bei Kaninchen in wenigen Stunden, nach voraufgegangenen Krämpfen, den Tod unter Anästhesie und Paralyse.

Durch Kohlenoxyd wird in schweren Fällen allgemeine Lähmung, gewöhnlich nach voraufgegangenen Convulsionen, herbeigeführt. Dieselbe ist unzweifelhaft cerebralen Ursprungs und durch die mangelhafte Sauerstoffzufuhr zu den motorischen Nervencentren veranlasst. Zuweilen sieht man Hemiplegien, Sprachstörungen u. s. w. längere Zeit nach Kohlenoxydvergiftung auftreten. Diese Lähmungen sind wohl auf die consecutiven Erweichungen der Hirnsubstanz zu beziehen, welche von Andral und neuerdings von Th. Simon[***]) nach schweren Kohlenoxydvergiftungen am Menschen beobachtet wurden.

Opium und Morphium bewirken bei schweren Vergiftungen Schwäche und Lähmung, namentlich in den Extremitäten. Uebereinstimmend damit sehen wir auch bei einzelnen Säugethieren (Hunden, während Kaninchen bekanntlich eine grosse Immunität besitzen) Parese des Hinterkörpers nach Opium- oder Morphiumvergiftung als eins der

---

[*]) Gaz. des hôp. 1865, No. 32.
[**]) Union méd. 1856. No. 66.
[***]) Archiv f. Psychiatrie und Nervenkrankheiten, Bd. I. H. 2. p. 263.

häufigsten und auffälligsten Symptome. Andere Opiumalcaloide (Codein, Narcein) scheinen diese Wirkung gar nicht oder in geringerem Grade zu theilen.

Bei Fröschen wird durch Opium die Contractilität der glatten und quergestreiften Muskeln sehr rasch vernichtet (Kölliker) während dasselbe auf die peripherischen Nerven vom Blute aus nicht oder erst secundär einwirkt.

Curare bewirkt bekanntlich von der Blutbahn aus allgemeine Lähmungen, indem es die intramusculären Nervenenden in den willkürlichen Muskeln ausser Thätigkeit setzt; erst später wirkt das Gift auf die Centraltheile und Stämme. (Ebenso wirkt nach den Versuchen von Wundt das Coniin.)

Bei der Ergotinvergiftung (der „Kriebelkrankheit") spielen Lähmungen im allgemeinen eine untergeordnete Rolle, gegenüber der Anästhesie und den spasmodischen Erscheinungen. — Unter den giftigen Pilzen bewirkt namentlich der Fliegenschwamm (Amanita muscaria) bei Thieren sehr constant Paralyse des Hinterkörpers, während übrigens beim Menschen die Exaltations- und narcotischen Erscheinungen in den Vordergrund treten.

Lathyrus sativus, sowie auch L. Cicera[*]) können durch ihre, in Theuerungszeiten dem Getreide beigemischten Samen Vergiftungen bewirken, welche sich (nach Chevallier, Virey, Desparanches u. A.) durch convulsivische und paralytische Erscheinungen, namentlich durch Lähmung der Beine characterisiren, und öfters den Tod herbeiführen. Ueber den wirksamen Bestandtheil ist nichts bekannt.

Saponin, ein Bestandtheil vieler Caryophylleen, ausgezeichnet durch seine Eigenschaft, mit Wasser zu schäumen, soll nach Pelikan[**]) örtliche Lähmungen, mit Starrheit der Muskeln und Anästhesie, herbeiführen. Ebenso können nach demselben Autor andere ähnliche Stoffe, narcotische scharfe Gifte, wie Githagin, Senegin u. s. w. örtliche Lähmung an der Einwirkungsstelle bedingen; das Herz und alle übrigen Muskeln bleiben dabei sehr lange erregbar.

Campher. — Bei chronischer Camphervergiftung in Folge habituellen Camphergebrauchs, z. B. durch Tragen von Campher im

***

[*]) Vgl. Schmidt's Jahrbücher 1861. 12.
[**]) Gaz. médicale de Paris 1867. No. 45. — Berliner clinische Wochenschrift, 1867, No. 36.

Munde, als angebliches Präservativ gegen Cholera, hat man paralytische Erscheinungen, Zittern der Hände, Stammeln, Schwäche u. s. w.
beobachtet. [Leroy d'Etiolles*)].

Alcohol. — Die Lähmungen, welche bei chronischer Alcoholvergiftung auftreten, haben den Character der Cerebrallähmungen.
Sie entstehen oft plötzlich unter apoplectischen Erscheinungen — in
anderen Fällen allmälig, nachdem Zittern und allgemeine Schwäche
vorausgingen; sie sind mit den verschiedensten Erscheinungen des
alcoholischen Gehirnleidens (Convulsionen, Zittern, Paralgien und
Anästhesien, Epilepsie, psychischen Störungen u. s. w.) verbunden.
Als Ursache sind atheromatöse Erkrankungen der Hirnarterien,
Hämorrhagie, Encephalitis und Meningitis mit ihren Folgezuständen,
Hydrocephalus u. s. w. erwiesen.

Blausäure und die ihr verwandten Gifte tödten bei grossen
Dosen bekanntlich in apoplectischer Form; bei kleineren Dosen bewirken sie Lähmung erst nach voraufgegangenen Convulsionen, unter
gleichzeitigem Coma und Pupillenerweiterung, im Endstadium der
Vergiftung. Die Lähmung ist offenbar cerebralen Ursprungs. Kölliker**) hat gezeigt, dass das Gift (bei Fröschen) zuerst die Gehirnthätigkeit lähmt, dann Reflex- und Leitungsvermögen im Rückenmark, endlich die motorischen Nerven in centrifugal fortschreitender
Richtung. — Bei acuter Nicotinvergiftung treten nach voraufge-
gangenem Zittern und tetanischen Convulsionen ebenfalls sehr rasch
Lähmungserscheinungen ein, die wahrscheinlich auf Hyperämie des
Gehirns, namentlich der basalen Hirntheile, beruhen. Für die chronische Nicotinvergiftung ist Schwäche und Parese der willkürlichen
Muskeln, neben Neuralgien, Schwindel u. s. w. ein ziemlich constantes
Symptom, welches ich namentlich bei Arbeitern in Cigarrenfabriken
nicht selten beobachtete. — Endlich soll Missbrauch von Copaivbal-
sam in einzelnen Fällen schwere Paralysen hervorgebracht haben***).

---

*) Union méd. 1857. No. 46.
**) Virchow's Archiv 1856. Bd. 10. p. 272.
***) Maestri, gazz. med. italiana 1857.

Functionelle Lähmungen. (Reflexlähmungen. Neurolytische Lähmungen).

Als functionelle Lähmungen hat man alle diejenigen Lähmungen bezeichnen zu müssen geglaubt, für welche eine bestimmte
Ursache in materiellen Veränderungen der Nervenapparate, in qualitativen und quantitativen Veränderungen der Blutmischung nicht nachgewiesen werden konnte. Man subsumirte unter die functionellen
Lähmungen besonders die sogenannten Reflexlähmungen, die Lähmungen nach fieberhaften acuten Krankheiten, die Lähmungen nach
constitutionellen und cachektischen (nicht-dyscrasischen) Krankheiten,
endlich die hysterischen und die sogenannten essentiellen Lähmungen.
— Es ist wohl heutzutage nicht mehr daran zu denken, dass man
den Begriff der „functionellen Lähmungen" etwa in dem Sinne festhalten könnte, als ob diese Lähmungen überhaupt ohne materielle
Veränderungen in motorischen Nervenapparaten einhergingen, nicht
in solchen ihre nächste und unmittelbare Veranlassung hätten. Eine
nähere Betrachtung wird zeigen, dass wir schon jetzt aus der Liste
der functionellen Lähmungen eine nicht geringe Anzahl streichen
können, welche sich bei sorgfältiger anatomischer Untersuchung wie
auch bei exacter Würdigung des clinischen Krankheitsbildes entschieden als cerebrale, spinale, oder peripherische Lähmungen herausstellen. Bei allen ist dies freilich vor der Hand noch nicht möglich;
doch zweifeln wir darum an ihrer Abhängigkeit von materiellen Veränderungen des Nervenapparates so wenig, wie etwa der Astronom
an der Auflösbarkeit ferner Nebelflecke zweifelt, zu deren Auflösung
die vorhandenen telescopischen Apparate noch nicht hingereicht haben.

§. 221. Als sympathische Lähmungen (Whytt und Pro-
chaska), Reflexlähmungen (Romberg), Lähmungen peripherischen Ursprungs (Graves) und neurolytische Lähmungen
(Jaccoud) sind eine Reihe von Lähmungen beschrieben worden,
welche das Gemeinschaftliche darbieten sollen, dass sie ihre Quelle
in einem Reizzustande entfernter Organe haben, welcher durch die
Nerven der letzteren centripetal fortgeleitet und im Rückenmark auf
motorische Fasern übertragen wird, in letzteren aber nicht Reiz-
sondern Lähmungserscheinungen auslöst.

Ehe wir uns in eine Kritik der aufgestellten Theorien der Reflexlähmung einlassen, wollen wir die hierherbezogenen Facta selbst
näher ins Auge fassen.

In der Mehrzahl der Fälle handelt es sich um Paraplegien, welche bei einem Leiden der Urogenitalorgane entstehen (Paraplegia urinaria, uterina): Affectionen der Nieren, der Blase (pyelonephritis und cystitis), der Prostata (Entzündung, Hypertrophie), der Harnröhre (Gonorrhoe, Stricturen), des Uterus und seiner Adnexe (Metritis interna, periuterine Phlegmonen u. s. w.) werden als Ursachen angeführt. Geht man aber die einzelnen Beobachtungen näher durch, so finden sich namentlich viele ältere Fälle, in denen der causale Zusammenhang zwischen dem Urogenitalleiden und der Lähmung in keiner Weise festgehalten werden kann. In einzelnen Fällen ist nicht erwiesen, dass die Urogenitalstörungen der Lähmung vorausgingen; in anderen bestanden gleichzeitig noch sonstige, zur Lähmung disponirende Momente (Fall auf den Rücken, Erkältung, Syphilis); in den meisten wurde die genauere Untersuchung des Rückenmarks u. s. w. ganz vernachlässigt. Neuere Fälle, namentlich von Paraplegia urinaria, in welchen das Rückenmark bei der Obduction untersucht wurde, haben zum Theil positive Resultate ergeben. Schon Stanley fand in zwei Fällen starke Hyperämie der Meningen und des Rückenmarks im Lumbaltheil. Fournier fand in einem Falle, den man nach den Symptomen als Paraplegia urinaria hätte deuten können, einen das Rückenmark comprimirenden Tumor zwischen dura - und pia mater im Anfange der Dorsalgegend; Mannkopf ebenfalls einen Tumor zwischen Wirbeln und dura mater unterhalb der Cervicalschwellung. Gull fand in mehreren Fällen, wo die Paraplegie auf Blennorrhoen, Urethralstricturen, Cystitis und Nephritis gefolgt war, acute Meningitis, Erweichung und Atrophie oder Fettdegeneration der Vorderstränge im unteren Abschnitte des Rückenmarks; Kussmaul (bei Paraplegie im Verlaufe chronischer Cystitis) eine Fettentartung der peripherischen Nervenröhren in beiden Nn. ischiadici und endarteriitis deformans der Beckenarterien; Leyden eine diffuse Myelitis im Centrum genito-spinale. Diesen positiven Befunden stehen allerdings andere, angeblich negative gegenüber, deren Beweiskraft aber wegen der meist sehr ungenügenden Untersuchung der Nervenapparate mehr als zweifelhaft ist.

Eine andere Gruppe von Lähmungen soll auf reflectorischem Wege bei primären Affectionen des Intestinaltractus entstehen. Wurmreiz, Enteritis, Missbrauch drastischer Abführmittel werden als Hauptursachen beschrieben. Schon Mönnich erzählt folgenden Fall: Ein 3jähriges Kind bekommt plötzlich Paraplegie und einige Tage darauf linksseitigen Strabismus. Die Abtreibung einiger zwanzig

Spulwürmer bewirkt fast augenblickliche Heilung! — Gibson sah Lähmung auch bei Trichocephalus dispar. Sectionsergebnisse liegen bei diesen Lähmungen bisher noch nicht vor, die Hypothese hat daher in diesen, manches Märchenhafte darbietenden Fällen angehinderten Spielraum.

Eine dritte Reihe von Lähmungen soll von der Haut aus, durch Einwirkung von Reizen auf die sensibeln Hautnervenenden, entstehen. Namentlich spielt hierbei die Erkältung eine Hauptrolle. Man hat neuerdings angefangen, einen grossen Theil der sogenannten rheumatischen Lähmungen, z. B. der rheumatischen Facialparalysen, als Reflexlähmungen zu deuten. Länger schon betrachtet man die unter rheumatischen Einflüssen entstehenden Paraplegien als reflectorische. Allein einzelne genauer untersuchte Fälle von neuerem Datum liefern den Beweis, dass auch hier oft ungeahnte materielle Veränderungen in den motorischen Nervenbahnen des Rückenmarks die Lähmung bedingten. Walford sah einen Mann, nachdem er mehrere Stunden im Freien mit durchnässten Kleidern geschlafen, nach zwei Tagen von einer aufsteigenden Paraplegie befallen werden, die nach 12 Tagen den Tod herbeiführte. Bei der Autopsie fanden sich disseminirte Erweichungsheerde im Rückenmark. — In einem von Oppolzer beschriebenen Falle folgte Paraplegie auf einen Sturz in eiskaltes Wasser; die Section ergab auch hier spinale Erweichung mit völliger Zerstörung der Nervenelemente, namentlich in den Vorder- und Seitensträngen; an dem Hauptheerde, im Niveau des 6. Dorsalwirbels, waren die Nervenröhren nicht mehr erkennbar, durch moleculare Granulationen und zahllose Fetttröpfchen ersetzt. — Frerichs sah ein Kind, welches mehrere Stunden bei sehr niedriger Temperatur auf einem Stein gesessen hatte, am zweiten Tage paraplegisch werden; es starb nach einigen Tagen, und man fand diffuse exsudative Meningitis in der ganzen Ausdehnung des Wirbelcanals. — In einem von Valentiner berichteten Falle fiel der Anfang der Entwickelung einer Medullarsclerose mit der Einwirkung kalten Wassers auf die unteren Extremitäten zusammen. — Es geht aus diesen Beispielen wenigstens soviel mit Bestimmtheit hervor, dass die sogenannten rheumatischen Paraplegien in materiellen und zum Theil sehr intensiven Veränderungen des Rückenmarks und der Meningen ihren Grund haben können. Es ist also nicht nöthig, zu ihrer Erklärung an das dunkle und umständliche Zustandekommen einer Reflexlähmung zu appelliren. Die Mehrzahl der Fälle von rheumatischen Paraplegien gelangt nicht zur Section, da sie in der Regel in

Heilung übergehen. Dies ist aber offenbar kein Grund, um für dieselben die Möglichkeit geringfügiger und beginnender Veränderungen des Rückenmarks, die jedoch zur Entstehung der Lähmung vollkommen genügten, von der Hand zu weisen. Wir wissen aus dem Vorhergehenden, dass bereits Anomalien der Blutcirculation im Rückenmark, Anämien, fluxionäre Hyperämien desselben, sowie auch seröse Ergüsse in den Arachnoidalsack Paraplegien hervorrufen können, und es liegt nahe, die in Heilung übergehenden Fälle von rheumatischen Paraplegien einer solchen, leichteren und vorübergehenden Form der Störung zuzuschreiben.

Manche haben auch die Lähmungen, welche in Folge von Excessen in Venere, von beträchtlichen Samenverlusten, Onanie u. s. w. auftreten, als reflectorische bezeichnet. Allein gerade in derartigen Fällen findet man bekanntlich nicht selten atrophische oder chronisch - entzündliche Zustände im Rückenmark als Ursache der Lähmung. — Die Lähmungen nach Neuralgien sind noch sehr zweifelhafter Natur; in den speciell als solchen aufgeführten Fällen (Notta, Brown-Séquard) scheint es sich mehr um Muskel-Atrophien als um wirkliche Paralysen gehandelt zu haben.

Nach allem diesem lässt sich nicht verkennen, dass die Zahl der sogenannten Reflexlähmungen zum Mindesten einer wesentlichen Einschränkung bedarf, und ein grosser, wohl der weitaus grössere Theil derselben in primären organischen Veränderungen des Rückenmarks seinen Ursprung findet.

Immerhin bleiben aber noch einzelne Fälle übrig, für welche der Nachweis einer organischen Veränderung in den Nervencentren bisher nicht beigebracht ist, und wir wollen nun die zur Erklärung dieser Fälle aufgestellten Hypothesen kurz zu beleuchten versuchen.

§. 222. Theorie der Reflexlähmung. Zwei Ansichten stehen sich gegenüber: Die von Brown-Séquard und die sogenannte Erschöpfungstheorie (théorie de l'épuisement) von Jaccoud.[*]) Brown-Séquard spricht sich folgendermassen aus: „Die peripherische Erregung, durch die sensibeln Nerven auf das Mark übertragen, bewirkt dort eine Contraction der Blutgefässe dieses Organs oder der Pia; dieser Gefässcontraction und der daraus hervorgehen-

---

*) Die erste Erklärung der Reflexlähmungen hat Romberg gegeben, dieselbe jedoch später wieder zurückgezogen. Danach sollte eine fortdauernde Anregung und Belebung der Motilität durch die hygieinen Thätigkeiten unserer Eingeweide anzunehmen sein, und der Mangel dieser unmerklichen, aber wirksamen Anregung die Lähmung hervorrufen.

den ungenügenden Ernährung muss man den Ursprung der Reflex-
paraplegie zuschreiben." Beiläufig bemerkt, lässt es sich kaum rechtfertigen, eine Lähmung, welche in solcher Weise zu Stande kommt,
eine Reflexlähmung zu nennen; es wäre vielmehr eine Lähmung durch
Reflexcontraction der Blutgefässe — noch genauer, gar keine Lähmung, sondern eine Trophoneurose der Muskeln. Was nun die physiologischen Grundlagen von Brown-Séquard's Theorie betrifft, so
beschränken sich diese auf die bekannten Versuche desselben, wonach
Reizung der Nierennerven (durch Ligatur des hilus renalis) oder der
Blutgefässe und Nerven der Nebenniere Contractionen der (spinalen)
Pia-Gefässe hervorrufen soll. Bei einseitiger Reizung soll die Contraction auf die gereizte Seite beschränkt bleiben oder wenigstens auf
derselben stärker hervortreten. Gull, der diese Versuche an Hunden und Kaninchen wiederholte, fand dieselben in keiner Weise bestätigt; er konnte überhaupt macroscopisch keine contractilen (arteriellen) Gefässe in der Pia spinalis und an der Oberfläche des Rückenmarks nachweisen, und sah die vorhandenen (venösen) Gefässe sich
ohne Grenzunterschiede von einer nach der andern Seite hin ver-
zweigen. — Die Richtigkeit der Brown-Séquard'schen Versuche
vorausgesetzt ist aber in keiner Weise klar, wie aus der reflectorischen Contraction der Pia-Gefässe eine dauernde Paraplegie hervorgehen soll. Am naheliegendsten wäre wohl, an eine dadurch bedingte (ischämische) Anämie des Rückenmarks resp. seiner unteren
Abschnitte als intermediären Vorgang zu appelliren. Allein die Autopsien, welche man von sogenannten Reflexparaplegien besitzt, weisen
keine Anämie, im Gegentheil öfters Hyperämie und Entzündung
der Meningen und des Rückenmarks nach. Ueberdies folgt auf jede
reflectorische Verengerung der Gefässe sehr bald der entgegengesetzte
Zustand der Dilatation, der Erschlaffung; ein permanenter, ununterbrochener Spasmus der Gefässe ist uns wenigstens experimentell
nicht bekannt. Wäre also die Lähmung durch Contraction der Pia-
Gefässe und die consecutive Anämie des Rückenmarks bedingt, so
müsste sie nur eine vorübergehende, bei fortbestehendem oder wie-
derkehrendem Reize allenfalls eine intermittirende sein. Ausserdem
würden locale Gefässcontractionen bei den zahlreichen Anastomosen
und Communicationen der kleinsten Arterien und Capillaren des
Rückenmarks in ihrer Gesammtwirkung auf das letztere sehr bald
ausgeglichen und compensirt werden. — Noch weniger Beweiskraft
als Brown-Séquard's Versuche haben die älteren Versuche von
Combaire und Anderen, die nach Exstirpation der Nieren Para-

plegie eintreten sahen: ein viel zu gewaltsamer und durch die nachfolgenden Functionsstörungen deletär wirkender Eingriff, um mit den pathologischen Reizzuständen der Urogenitalorgane verglichen werden zu können. Raoul Leroy sah bei Reizung der Nieren durch adstringirende oder caustische Injectionen, fremde Körper u. s. w. niemals paraplegische Erscheinungen entstehen.

Die Jaccoud'sche Theorie*) lässt den durch Krankheitszustände peripherischer Organe erzeugten, abnormen Reiz nach dem Rückenmark fortgepflanzt werden und dort (sei es durch excessive Intensität, durch zu lange Dauer oder zu häufige Wiederholung) einen Zustand der Erschöpfung, der Unerregbarkeit in den nervösen Elementen der entsprechenden Rückenmarksabschnitte hervorrufen. Die Schwäche dieser Erklärung liegt hauptsächlich darin, dass dem Erschöpfungsstadium doch erst ein Stadium excessiver motorischer Reizung vorangehen müsste; Jaccoud scheint diesen Einwand vorhergesehen zu haben und fügt seiner Erklärung die Bemerkung hinzu, dass den Lähmungen dieser Form auch öfter convulsivische Zuckungen voraufgingen. Als Prototyp der Reflexlähmungen in seinem Sinne führt er folgende Beobachtung von Echeverria an:

Eine Frau litt an Anteversio uteri und Geschwüren der Vaginalportion; um den Uterus zu redressiren und die Vernarbung der Geschwüre zu beschleunigen, wurde die Electricität angewandt; schwacher Strom, ein Pol aussen, der andere auf das Orificium colli uteri. Sogleich entstanden heftige Schmerzen und convulsivisches Zittern in den unteren Gliedern; der Strom wurde unterbrochen, die Schmerzen verschwanden, aber es blieb eine complete Paraplegie zurück, welche 14 Stunden anhielt.

Hier soll also, nach Jaccoud's Theorie, der centripetal fortgeleitete electrische Reiz die Erregbarkeit erst erhöht und dadurch die convulsivischen Zuckungen bewirkt, alsdann aber die Erregbarkeit erschöpft und so eine (auch nach dem Aufhören des Reizes fortdauernde) Lähmung herbeigeführt haben. — Die physiologischen Argumente, welche Jaccoud beibringt, sind nicht ganz zutreffend; denn sie beweisen nur, dass die Reizbarkeit peripherischer Nerven oder auch centraler Nervenapparate durch einen auf dieselben direct einwirkenden Reiz für längere oder kürzere Zeit erschöpft wird — keineswegs aber, dass diese Erschöpfung auf reflectorischem Wege durch Reizung sensibler Nervenenden erzielt werden kann. Dass im anelectrotonisirten Nerven die Erregbarkeit vermindert ist, oder dass

---

*) Jaccoud, les paraplégies et l'ataxie du mouvement. Paris 1864. p. 353 ff.

das Rückenmark selbst bei Durchleitung eines aufsteigenden constanten Stromes seine Erregbarkeit verliert, steht doch zu dem hier
verhandelten Thema in keiner directen Beziehung. Jaccoud hat für
den nach seiner Ansicht stattfindenden Erschöpfungsvorgang den
Ausdruck „Neurolyse“, für die Reflexlähmung selbst demnach die
Bezeichnung „neurolytische Lähmungen“ vorgeschlagen (eine
Bezeichnung, welche Handfield Jones, besonders für die auf Kälteeinwirkung beruhenden Paralysen, zuerst gebraucht hat).

Die oben erwähnten Reizversuche von Leroy widersprechen der
Theorie von Jaccoud nicht minder wie der von Brown-Séquard.
Niemals sieht man nach Reizung oder Durchschneidung der Nieren-
nerven, niemals nach Reizung oder Zerstörung der (von Budge ge-
nauer verfolgten) sensibeln Blasennerven oder der Nerven anderer
Unterleibseingeweide oder sensibler Hautnerven Paraplegie auftreten.

§. 223. Dagegen hat neuerdings Lewisson*) auf experimentellem Wege einige Thatsachen gefunden, welche geeignet sind, der
neurolytischen Theorie der Reflexlähmungen eine positive psysiologi-
sche Grundlage zu geben. Derselbe constatirte zunächst die Möglichkeit, durch eine starke Reizung sensibler Nerven die Thätigkeit
der Reflexcentra des Frosch-Rückenmarks zu hemmen. Dasselbe
liess sich sodann auch für die willkürliche Bewegung nachweisen.
Umschnürt man die Vorderbeine des Frosches sehr fest mit einem
3''' breiten Kautschoukbande, so entsteht Suspension der willkürlichen Bewegung (auch im Hinterkörper); diese bleibt dagegen völlig
aus, wenn vor der Umschnürung die plexus brachiales durchschnitten wurden. Die centripetal fortgeleitete Reizung sensibler Nerven
beim Umschnüren ist also die Ursache der Lähmung. Aehnlich
wirken, statt der Umschnürung, auch Einklemmen der Vorderbeine
zwischen Schieberpincetten, und der Inductionsstrom. Die Suspension der willkürlichen Bewegungen entsteht nicht durch aufgehobene
Leitungsfähigkeit der motorischen Bahnen in der Medulla; denn dieselbe Stromstärke genügt vor und nach der Umschnürung, um bei
directer Ponsreizung Convulsionen hervorzurufen. Sie kann also nur
als Lähmung des Willens oder wenigstens des Willenseinflusses auf
die motorischen Nerven gedeutet werden. Die sensiblen Nerven
fungiren gewissermassen als Regulatoren für die Thätigkeit der Ner-

---

*) Ueber Hemmung der Thätigkeit der motorischen Nervencentra durch Reizung
sensibler Nerven, Reichert's und du Bois-Reymond's Archiv 1869. p. 255—
266.

vencentra, sowohl der Reflexapparate des Rückenmarks, als der
Ganglien im Gehirn, von denen die motorischen Erregungen ausgehen. Während es für gewöhnlich gerade die sensiblen Fasern sind,
deren Erregungszustand die Thätigkeit der motorischen Centralap-
parate anregt, scheint ein zu hoher Grad sensibler Erregung direct
als Hemmung für die Thätigkeit der motorischen Nervenapparate zu
wirken. (Aehnliches ist ja in Bezug auf die Thätigkeit vasomotorischer Apparate längst durch die bekannten Versuche von Goltz,
Lovèn u. s. w. erwiesen).

Obwohl es auch Lewisson nicht gelang, durch Exstirpation
der Nieren an Hunden Lähmungen, analog der Combaire'schen
Beobachtung, hervorzurufen, so konnte er doch auf andere Weise
durch Reizung der in den Nieren befindlichen centripe-
talleitenden Fasern Lähmungen auf künstlichem Wegen erzielen.
Wird nämlich bei Kaninchen die Niere aus einer angelegten Hautwunde hervorgedrängt und alsdann zwischen den Fingern kräftig
gedrückt, so entsteht vollständige Paralyse der Hinterpfo-
ten, gleichzeitig mit aufgehobener Reflexerregbarkeit derselben,
welche so lange wie der Druck, zuweilen auch noch über denselben
hinaus andauert. Die Pulsationen der Aorta sind dabei nicht geschwächt, die Blutzufuhr zu den unteren Extremitäten intact, die
electrische Reizbarkeit der Ischiadici ganz unverändert. Auch durch
Quetschung des Uterus, der Harnblase und einzelner Darmschlingen konnte Lewisson Paraplegie am Kaninchen hervorrufen.
Die Centralnervenorgane zeigten nach dem, meist an Peritonitis erfolgten Tode der Thiere ein normales Verhalten. Wir haben also
hier experimentelle Beispiele von Reflexlähmungen, welche der Categorie der Paraplegia urinaria, uterina, intestinalis völlig entsprechen
Die Aufstellung der Reflexlähmungen als einer besonderen Gruppe
bleibt danach einstweilen völlig berechtigt. Nur würde die Erklärung
ihres Zustandekommens dahin lauten, dass in gewissen Krankheiten innerer Organe, welche mit einer starken Reizung
sensibler Nerven einhergehen, eine Hemmung in der
Thätigkeit der motorischen Nervencentra die Folge sein
kann. Das spontane Zurückgehen der eigentlichen Reflexlähmungen in Fällen, wo die Ursache der sensibeln Nervenerregung gehoben wird, entspricht ebenfalls den experimentellen Vorgängen. Die
Reflexlähmungen werden überhaupt ausbleiben, wenn entweder
die Erregung nicht intensiv genug ist, oder wenn der Reiz
nicht die nöthige Menge von Fasern trifft; wenn es sich z. B.

um eine allmälige Entstehung des Krankheitsproductes handelt, so
dass in einem Theile der sensibeln Fasern die Leitung schon unterbrochen sein kann, während ein audrer Theil derselben einer frischen
Irritation ausgesetzt wird.*)

Lähmungen nach acuten und nach constitutionellen
Krankheiten.

§. 224. Das Zurückbleiben von Lähmungen nach gewissen
acuten Krankheiten ist bereits älteren Beobachtern nicht entgangen.
Man findet in der früheren Literatur eine ziemliche Anzahl hierher
gehöriger zum Theil aber auch falsch gedeuteter Fälle, wie die Zu-
sammenstellungen von Imbert Gourbeyre**), Ravel***) und Gar-
finkel†) beweisen Erst in der neueren Zeit wurde diesen Lähmungen eine grössere Aufmerksamkeit geschenkt, und zwar kann
man Gubler††) das Verdienst zuschreiben, dieselben wenn auch
nicht zuerst beschrieben, so doch zuerst von einem allgemeineren
Standpunkte aus gewürdigt zu haben. Er stellte sogar die Behauptung auf, dass nach allen fieberhaften Krankheiten, nicht allein

---

*) Während des Druckes dieses Abschnittes erschien von Leyden eine Ab-
handlung über Reflexlähmungen (in Volkmann's Sammlung clinischer Vorträge,
No. 2. Leipzig 1870). Indem Leyden für gewisse Fälle ebenfalls die Lewisson'-
sche Deutung der Reflexlähmungen adoptirt, hält er für andere Fälle, namentlich
von Paraplegia urinaria, daran fest, dass es sich dabei um eine circumscripte Myelitis handelt, die wahrscheinlich einer von den Blasennerven ausgehenden und an der
Eintrittsstelle derselben auf das Rückenmark übergreifenden Entzündung (Neuritis
lumbosacralis) ihren Ursprung verdanke. Als Beweis für das Uebergreifen einer
Neuritis auf das Rückenmark erwähnt er ein Experiment von Tiesner (über Neuritis, Diss. Königsberg 1869). Ein Kaninchen, dem der Ischiadicus insultirt war,
wurde paraplegisch und starb nach 3 Tagen. Bei der Obduction fand sich an der
Stelle, wo der Nerv insultirt war, ein eitriger Entzündungsheerd, und ein zweiter
gerade an der Stelle innerhalb des Wirbelcanals, wo die Wurzeln dieses Ischiadicus
in das Rückenmark eintraten.

**) Recherches historiques sur les paralysies consécutives aux maladies aigues,
Paris 1863.

***) Recherches bibliographiques sur les paralysies consécutives aux maladies
aigues, Cavaillon 1861.

†) Die Neurosen nach acuten Krankheiten, Diss. Berlin 1869.

††) Archives générales 1860; Gaz. méd. 1861.

nach den virulenten oder septischen — wie nach Cholera, Dysenterie, Typhus, exanthematischen Fiebern — sondern auch nach einfachen Entzündungskrankheiten, wie Pneumonie u. s. w. Paralysen auftreten könnten. Er irrte freilich, indem er diese Lähmungen in allen Fällen einer neurotischen Ernährungsstörung in den Muskeln zuschrieb und daher mit dem Namen der „Paralysies amyotrophiques" zu bezeichen vorschlug. Andrerseits wurden wieder viele Fälle als Lähmungen nach acuten Krankheiten (namentlich nach Typhus) angefürt, in denen es sich keineswegs um wirkliche Lähmungen, sondern um primäre Myopathien in der von Zenker, Virchow, Waldeyer, Hoffmann und Anderen beschriebenen Form handelt.

Wir betrachten im Folgenden der Reihe nach die Lähmungen nach exanthematischen Fiebern (Scharlach, Masern, Variola, Erysipelas); nach Infectionskrankheiten (Typhus, Cholera, Dysenterie, Intermittens) und endlich die am häufigsten beobachteten diphteritischen Lähmungen.

§. 225. Lähmungen nach exanthematischen Fiebern. Die hierhergehörigen Lähmungen treten in der Reconvalescenz fieberhafter Exantheme auf. Ueber ihre pathologisch - anatomische Grundlage fehlt beinahe noch jede Erfahrung; jedoch ergeben die clinischen Symptome (namentlich die Ausbreitung der Lähmung, die Berücksichtigung der Complicationen, des elektrischen Verhaltens u. s. w.), dass man es bald mit cerebralen, bald mit spinalen, bald mit peripherischen Processen zu thun hat.

Nach Scharlach ist einige Male Hemiplegie (Kennedy) in anderen Fällen Paraplegie (Revillout, Shepherd) beobachtet worden. Ich selbst habe in mehreren Fällen rechtsseitige Hemiplegie in der Regel nach voraufgegangenen urämischen Erscheinungen, im Reconvalescenzstadium von Scharlach eintreten sehen. Ich will einen dieser Fälle, der wegen Verbindung mit Aphasie ein erhöhtes Interesse darbietet, kurz anführen.

Ein 8jähriger Knabe erkrankte im Mai 1869 am Scarlatina. In der 4. Woche der Krankheit stellte sich allgemeiner Hydrops ein; Gesicht und obere Extremitäten waren besonders stark geschwollen. Nach beinahe 14 tägigem Bestehen des Hydrops wurde Patient eines Morgens von heftigen Convulsionen befallen, die unter vorzugsweiser Betheiligung der rechten Körperhälfte fast den ganzen Tag anhielten; dann lag er zwei Tage hindurch im tiefsten Coma, und war beim Erwachen auf demselben auf der rechten Körperhälfte (incl. des Gesichts) vollständig gelähmt. — Der Urin war noch mehrere Wochen nachher eiweisshaltig. — Nach acht Tagen fing die Lähmung des rechten Facialis an sich zu bessern; später auch die Lähmung der Extremitäten. Mit der Hemiplegie war von vornherein eine fast vollständige Aphasie

verbunden. Die Intelligenz war völlig normal, das coordinirende Wortbildungsver
mögen aber bis auf einzelne Fragmente gänzlich erloschen. Der Knabe war auf
Alles, was um ihn vorging, aufmerksam, und suchte an ihn gerichtete Fragen
augenscheinlich in passender Weise zu beantworten; er vermochte aber nur zwei
einsilbige Wörtchen: „ja" und „ach" deutlich hervorzubringen. Diese benutzte er
so, dass er alle Fragen, welche eine verneinende Replik erforderten, mit „ach" be-
antwortete; alles andere dagegen mit „ja" — also nicht bloss, wenn eine Bejahung
erforderlich war, sondern auch, wenn der Name einer Sache oder eine weitläufigere
Explication von ihm erheischt wurde. — Die electrische Reaction der gelähmten
Theile war vollständig unverändert. Unter electrischer Behandlung machte nun die
Herstellung der Motilität erhebliche Fortschritte, während die Aphasie mehrere
Monate unverändert blieb, dann aber ebenfalls allmälig sich besserte. Zuerst vermochte Patient einsilbige Worte, die ihm vorgesagt wurden, wieder nachzusprechen,
während er sie aus eigener Initiative oder auf Fragen, die an ihn gerichtet wurden,
nicht hervorzubringen im Stande war. Später erlangte er auch die Fähigkeit der spontanen Wortbildung für einsilbige und mehrsilbige Vocabeln allmälig zurück. Sechs
Monate nach dem Ursprunge der Lähmung war die Aphasie — bis auf ein öfteres,
längeres Besinnenmüssen für einzelne Worte — vollständig beseitigt.

Im vorliegenden Falle handelte es sich wahrscheinlich um einen
hämorrhagischen Heerd in der linken Grosshirnhälfte, mit collateralem
Oedem und dadurch bedingter partieller Anämie in der Umgebung,
welche letzteren Veränderungen sich allmälig zurückbildeten. In einem
anderen Falle habe ich rechtsseitige Hemiplegie mit Betheiligung des
rechten Hypoglossus, ebenfalls nach Scharlach, beobachtet.

Nach Masern kann, wie schon Rilliet und Barthez erwähnen, Hemiplegie als Folgekrankheit auftreten. Liégeard hat allgemeine Paralyse während der Reconvalescenz eintreten sehen, die in
Zeit von 3 Wochen wieder vollständig verschwand. Ich habe wiederholt Lähmungen in einzelnen Nervengebieten (z. B. im Peronaeus) beobachtet, die ich als peripherische ansprechen muss, da hochgradige
Atrophie und Verlust der faradischen und galvanischen Contractilität
dabei bestanden. Die Prognose ist bezüglich der Wiederherstellung
der Motilität in solchen Fällen nicht günstig.

Nach Variola sind häufigere und zum Theil sehr hartnäckige
Paralysen beobachtet. Dieselben treten vorzugsweise in paraplegischer
Form auf, und befallen mit Vorliebe die unteren Extremitäten, wie
die Beobachtungen von Gubler, Freind, Leroy d'Etiolles,
Contour, Reynaud, Pidoux u. s. w. beweisen. In einigen Fällen
(Leroy d'Etiolles, Pidoux) war auch Lähmung des Gaumen-
segels, in anderen Lähmung der Blase und des Rectum oder partielle
Lähmung an den oberen Extremitäten vorhanden. Meist war die
Paraplegie von Anästhesie, zuweilen auch anfangs von Hyperästhesie

der unteren Extremitäten begleitet.   Der Sitz ist wahrscheinlich ein
spinaler.   Die angestellten Autopsien (Leroy d'Etiolles, in zwei
Fällen) sollen jedoch keine Veränderungen in den nervösen Central-
theilen ergeben haben.   In einzelnen Fällen (Reynaud, Pidoux,
Freind u. s. w.) erfolgte in 2—6 Monaten vollständige, in anderen
(Contour) nur unvollkommene Genesung.

Ich habe u. A. in einem Falle eine Parese des linken Facialis
sowie Schwäche und Anästhesie beider Mediani nach Pocken zurückbleiben sehen.   Die electrische Reaction war fast unverändert, der
Verlauf günstig.

Nach Erysipelas kommen motorische Paralysen seltener vor
als Affectionen der Sinnesnerven, besonders des Opticus (Amblyopie,
Amaurose), wie verschiedene Fälle von Gubler, ferner von Duroziez, Bourdon u. s. w. beweisen.   Jedoch hat Gubler auch gleichzeitig Oculomotoriuslähmung beobachtet; Andere haben Paraplegie
(Leroy d'Etiolles, Brongniart, Benedikt) oder fortschreitende
Paralyse mit Atrophie (Pirotte) auftreten sehen.   In den mitgetheilten Fällen erfolgte meistens Genesung.

§. 226.   2. Lähmungen nach Infectionskrankheiten.

Nach Typhus sind Lähmungen neben anderen Innervationsstörungen (Hyperästhesien, Anästhesien) ziemlich häufig.   Es können sowohl partielle Lähmungen einzelner Muskeln und Muskelgruppen, wie
auch hemiplegische, paraplegische und allgemeine Lähmungen vorkommen.   So hat man isolirte Lähmungen des Facialis und des Gaumensegels (Gubler), des N. peronaeus (Surmay), des Ulnaris
(M. Meyer) beobachtet.   Ich sah u. A. eine Paralyse der Rückenmuskeln, ferner eine Parese mit Anästhesie im linken Medianus nach
Typhus zurückbleiben.   Hemiplegien sind selten; Martel, Karmin[*]),
Scoresby Jackson[**]) haben solche Fälle mitgetheilt, in denen
Genesung erfolgte; ich habe ebenfalls zweimal rechtsseitige Hemiplegie mit Sprachstörung beobachtet, die günstig verlief.   Häufiger
sind Paraplegien, bald nur der unteren, bald auch (in geringerem
Grade) der oberen Extremitäten, in der Regel nur incomplet, zuweilen mit Lähmung der Blase und des Rectum, mit motorischen
Reizerscheinungen (Contracturen, Zittern) und mit Sensibilitätsstörungen (Anästhesie, Amaurose u. s. w.) verbunden.   Hierhergehörige

---

[*]) Wiener med. Presse 1868, No. 21.
[**]) Edinb. med. journal, Jan. 1867.

Fälle haben u. A. Ollivier, Colling, Brongniart, Gubler, Jaccoud, Murchison u. A. mitgetheilt. Eine aufsteigende allgemeine Paralyse nach Typhus, mit tödtlichem Ausgange, hat Leudet beobachtet. — Die paraplegischen Erscheinungen verschwanden in den meisten Fällen spontan, nach einigen Wochen oder langsamer; in anderen Fällen erfolgte dagegen der Tod. Die Section wurde theils nicht gemacht, theils ergab sie angeblich keine Veränderungen (Leudet). Jedoch wissen wir aus anderweitigen Befunden, dass Congestionen der Gehirn- und Rückenmarkshäute bei Typhus häufig vorkommen; auch hat Beau bei vier Kranken, die unter deutlichen Cerebralerscheinungen starben, eine starke Injection der Meningen und Erweichung der grauen Substanz nachweisen können. Es ist daher sehr wahrscheinlich, dass den hemiplegischen und paraplegischen Lähmungen nach Typhus in der Regel leichtere oder schwerere Hyperämien des Gehirns und Rückenmarks, von bald flüchtiger bald anhaltender Natur, zu Grunde liegen. Ein centraler Ursprung ist jedenfalls in diesen Fällen, nach der Ausbreitung der Lähmung, der Integrität der electrischen Reaction, und den begleitenden Symptomen mit Sicherheit anzunehmen; dass es sich aber um schwere, destructive Vorgänge nicht handeln kann, wird durch die oft ziemlich rasch erfolgende Spontanheilung bestätigt. In den Fällen von partieller Lähmung kann dagegen der Ursprung auch ein peripherischer sein, wie die Beschränkung auf das Gebiet eines einzelnen Nerven, die gleichzeitige Anästhesie im Gebiete desselben Nervenstamms, die Nutritionsstörung und die starke Herabsetzung der electromusculären Contractilität wenigstens in meinem Falle deutlich erwiesen. Auch in solchen Fällen ist jedoch die Prognose bei geeigneter Behandlung nicht ungünstig.

§. 227. Bei Cholera sind von mehreren Autoren, ausser anderen Innervationsstörungen, auch Lähmungen als Nachkrankheit beobachtet worden. Briquet und Mignon erwähnen 3 Fälle von incompleten Paralysen, einmal in den Händen allein, zweimal in den oberen und unteren Extremitäten. Joseph Meyer hat 3 Fälle von unvollständiger Paralyse der Extensoren des Vorderarms beschrieben, welche sich im Beginn der Reconvalescenz einstellte. Aehnliche Beobachtungen sind u. A. neuerdings von Güterbock gemacht worden, nach dessen Beschreibung es sich jedoch mehr um einen tetanischen Kampf der Flexoren, als um eine Paralyse der Extensoren handelt. Fast alle Fälle endeten mit Genesung. — Dagegen haben Landry und Gubler im Reconvalescenzstadium von Cholera schwerere, diffuse Motilitätsstörugen beobachtet, bei denen jedoch zweifelhaft bleibt, ob sie auf wirklichen Paralysen oder vielmehr auf primären Nutritionsstörungen der Muskeln beruhen.

Nach Dysenterie hat schon Fabrice von Hilden (1641) Paraplegien, Zimmermann (1765) Lähmungen des Mundes, der Zunge und der unteren Körperhälfte beschrieben; Fabricius (1750) erwähnt gekreuzte Extremitätenlähmungen als etwas bei Dysenterischen Gewöhnliches. Neuerdings haben sich besonders Montard-Martin, Duroziez und Delioux de Savignac mit den dysentrischen Lähmungen beschäftigt. Der Erstere beschrieb einen Fall von incompleter Paraplegie und Anästhesie der unteren Extremitäten, die sich in vier Monaten allmälig besserte. Duroziez hat aus der Bouillaud'schen Klinik 16 Fälle von Innervationsstörungen nach Dysenterie zusammengestellt; 5 Mal war dabei paralytische Schwäche in den Beinen, 1 Mal in den Händen, 1 Mal incomplete Hemiplegie der rechten Seite vorhanden. Delioux de Savignac endlich behauptet in zwei Fällen von Lähmungen nach chronischer Dysenterie Veränderungen am Rückenmark gefunden zu haben, die einmal in verminderter Consistenz, einmal in deutlicher Erweichung der Hals- und Lumbalanschwellung bestanden.

Nach Intermittens sind Lähmungen ausserordentlich selten. Sie mögen in den vereinzelten Fällen, in denen sie angetroffen werden, vielleicht auf Pigmentembolien in Gehirn- oder Rückenmarksgefässen beruhen. Benedikt erwähnt einen Fall von Hemiplegie, einen von Paraplegie, die wahrscheinlich mit Intermittens zusammenhingen; beide verliefen günstig. Ich habe Lähmungen nach Intermittens bisher nicht beobachtet.

§. 228. 3. Diphteritische Lähmungen. Obwohl schon aus dem vorigen Jahrhundert einige Beobachtungen über diphteritische Paralysen (von Chomel, Chisi, Fothergill, Bard u. s. w.) vorliegen, so scheint doch in neuerer Zeit erst durch Orillard (1837), besonders aber durch Trousseau und Lasègue*) die Aufmerksamkeit auf diese Lähmungen gelenkt worden zu sein. Später haben sich die Mittheilungen ausserordentlich gehäuft, so dass die Literatur der diphterischen Lähmungen sehr umfangreich ist. Ich will nur, als einige der wichtigsten, die Arbeiten von Trousseau**), Bre-

---

*) Union médicale 1851. p. 471.
**) Gaz. des hôp. Juli 1855.

tonneau*), Maingault**), Roger***), Jenner†), Weber††),
Förster†††), Hennig°†) u. s. w. erwähnen.

Die diphteritischen Lähmungen treten gewöhnlich in der zweiten
oder dritten Woche nach der Primärerkrankung, zuweilen aber auch
erst mehrere Monate danach auf. Sie characterisiren sich, wie dies
schon den ersten Beobachtern allgemein auffiel, durch eine bestimmte,
fast constant wiederkehrende Reihenfolge der ergriffenen Theile. Fast
immer beginnt die Lähmung nämlich am Gaumensegel; sie markirt
sich daher durch undeutliche, näselnde Sprache, namentlich der
Gaumenlaute, und durch Schlingbeschwerden. Bei der Inspection
hängt das Gaumensegel schlaff herab und wird auch bei kräftigen
Exspirationen gar nicht oder wenig gehoben; auch auf electrischen
Reiz zeigt sich zuweilen mangelnde Reaction (vgl. unten). Häufig
ist die eine Seite des Gaumensegels stärker betheiligt, als die andere; bloss einseitige Lähmung scheint jedoch nicht vorzukommen.
Selten werden mit dem Gaumensegel auch die Muskeln der hinteren
Pharynxwand, die Zungen- und Kehlkopfmuskeln, noch seltener die
äusseren Gesichtsmuskeln von Lähmung befallen. — Ziemlich regelmässig dagegen gesellen sich zu der primären Lähmung des Gaumensegels alsbald oder nach einigen Tagen Motilitätsstörungen am
Auge. Die häufigsten der hierhergehörigen Phänomene sind die Lähmungen des Sphincter iridis und des Tensor chorioideae, die sich
durch Mydriasis paralytica und durch Accommodationsstörung manifestiren. Die letztere ist das constanteste Symptom, welches ich neben der Gaumensegellähmung fast nie vermisst habe, so
dass man es beim Eintritt der letzteren beinahe mit absoluter Sicherheit voraussagen kann. Immer klagen die Kranken daher nach einiger Zeit über undeutliches Sehen in der Nähe, während sie ferne
Gegenstände meist gut erkennen, namentlich über Unmöglichkeit,
kleinere Schrift in der gewöhnlichen Entfernung oder überhaupt deutlich zu erkennen. Diese Functionsstörungen haben früher zu der
verkehrten Bezeichnung diphteritischer Amaurosen Anlass gegeben. —
Gewöhnlich entwickelt sich bei den Kranken nach Kurzem eine hy-

---

*) Archiv gén. de méd. Jan. und Sept. 1855.
**) De la paralysie diphtérique, Paris 1860.
***) Archiv gén. de méd. 1862.
†) Diphteria, its symptoms and treatment, London 1861.
††) Virchow's Archiv Bd. XXV. (1862). — XXVIII. (1863).
†††) Prager Vierteljahrschrift, Bd. IV. 1864.
°†) Jahrb. f. Kinderkraukh. Jahrg. VI. p. 209—222.

poropische Convergenz beim Fixiren und damit eine scheinbare partielle Herstellung der Accommodation. Mydriasis sowohl wie Accommodationsstörung habe ich niemals rein einseitig, wohl aber häufig auf beiden Seiten successiv auftretend und in ungleichen Dimensionen ausgebildet gefunden. Seltener als der Sphincter iridis und der Accommodationsmuskel werden einzelne der äusseren Augenmuskeln, entweder gleichzeitig oder später, von Lähmung ergriffen. Am häufigsten leidet unter ihnen der Rectus internus, seltener der externus; mit dem ersteren zusammen öfters auch der rectus und obliquus inferior, die übrigen sehr selten. Gewöhnlich ist auch hier keine vollständige Paralyse, sondern nur ein höherer oder niederer Grad von Insufficienz der Muskeln vorhanden. Interessant ist die zuweilen vorkommende, rasche Alternation der Augenmuskellähmung; es kann vorkommen, dass in 24 — 48 Stunden die Lähmung eines Muskels verschwindet und der eines anderen Muskels Platz macht. — Greift die Lähmung noch weiter, so werden fast niemals Gesichtsmuskeln, wohl aber die willkürlichen Muskeln der Extremitäten, in seltenen Fällen auch die Rumpfmuskeln befallen. Aeusserst selten kommt es auch zu Lähmung der Extremitäten ohne voraufgehende Velum-Lähmung. Die Extremitäten-Lähmung ist fast immer eine bilaterale, symmetrische; sie entwickelt sich sehr allmälig, bleibt in der Regel incomplet und ist oft mit Anästhesien in den gelähmten Theilen verbunden. In solchen Fällen kann es zu scheinbaren Coordinationsstörungen, namentlich zu Gehstörungen wie bei Tabes dorsualis kommen, so dass man auf Grund dessen eine besondere „Tabes diphteritica" angenommen hat. Dies ist jedoch ganz unmotivirt, da bei der diphteritischen Gehstörung immer die Leistungsfähigkeit der einzelnen Muskeln, häufig auch die electrische Reaction in denselben stark herabgesetzt ist. Sehr selten werden hemiplegische Formen der Lähmung beobachtet; wohl aber ist die eine Seite oft überwiegend betheiligt. Lähmungen der Blase und des Mastdarms (bei Männern auch der Erection) werden nur in seltenen und besonders schweren Fällen beobachtet.

§. 229. Der Ausgang der diphteritischen Lähmungen ist gewöhnlich günstig. Bleibt die Lähmung auf Velum und Auge beschränkt, so verschwinden häufig die Motilitätsstörungen in Zeit von 1—2 Wochen; doch können auch 2, selbst 6 Monate darüber vergehen. Auch die Extremitätenlähmung kann sich bei geeigneter Behandlung in 3—4 Wochen fast vollständig zurückbilden. Zuweilen ist die Lähmung jedoch sehr resistent und verbindet sich mit

rascher, stetig fortschreitender Atrophie der gelähmten Muskeln, so
dass die Störung — wie ich dies beobachtet habe — in solchen
Fällen ganz das Bild einer progressiven Muskelatrophie, jedoch mit
ziemlich acuter Entwickelung, darbieten kann. In einzelnen Fällen
kann sogar durch Lähmung der Respirationsmuskeln oder des Herzens ein tödlicher Ausgang herbeigeführt werden.

Die electrische Exploration ergiebt in den meisten frischeren
Fällen unveränderte Reaction, in älteren Fällen kann dagegen die
faradische und galvanische Reaction gleichmässig herabgesetzt sein
oder es kann, wie zuerst Ziemssen*) in einem Falle von diphteritischer Pharynxlähmung beobachtete, excessive galvanische Reaction
neben aufgehobener Contractilität für Inductionsströme bestehen.
Leube**) constatirte in einem solchen Falle, dass Zuckungen im
Azygos uvulae bei 8 Elementen, und zwar prompter durch den positiven, als durch den negativen Pol herbeigeführt wurden.

Die Häufigkeit der diphteritischen Paralysen ist offenbar eine sehr
wechselnde, je nach dem epidemischen Verhalten des Uebels. Die verschiedenen Autoren geben daher ganz verschiedene Zahlen an; so beobachtete z. B. Weber unter 190 Fällen von Diphteritis 16 mal Lähmung
(8¼%); Bouillon-Lagrange***) unter 50 Fällen 4 mal; Roger†)
doppelt so oft, nämlich unter 210 Fällen 36 mal (16%). Uebrigens
kann die Häufigkeit des Vorkommens der Lähmung leicht zu gering
angeschlagen werden, namentlich in Krankenhäusern, da sich das
Leiden oft erst nach erfolgter Entlassung der Kranken entwickelt,
zuweilen auch (namentlich bei beschränkter Pharynxlähmung) gar
nicht Gegenstand ärztlicher Behandlung wird. Bei den letzten berliner Epidemien waren und sind diphteritische Paralysen jedenfalls
ziemlich häufig. Sie kommen keineswegs gerade nach solchen Diph-
teritisfällen vor, bei denen schwere Erscheinungen des Diphteritis-
processes im Pharynx oder seinen Nachbartheilen bestanden. Eher
lässt sich gerade das Umgekehrte behaupten. Ich habe z. B. niemals diphteritische Velumlähmungen gleichzeitig mit ulcerösen Defecten an Velum und Uvula, wohl aber ziemlich häufig solche Defecte
ohne consecutive Lähmung beobachtet. Es wiederlegt sich u. A.
schon hierdurch die (auch sonst unhaltbare) Ansicht von Breton-

---

*) Die Electricität in der Medicin, 3. Aufl. (1866). p. 111.
**) Deutsches Archiv f. clin. Med. VI. H. 2. u. 3. p. 271.
***) Gaz. des hôp. 1859. p. 67.
†) Union méd. t. XII. 1861. p. 607.

neau, der die diphteritische Gaumenlähmung für eine rein örtliche Affection, für eine Functionsstörung der Muskelfasern in Folge der vorausgegangenen Entzündung erklärte. Dieser Annahme widerspricht auch der lange Zwischenraum zwischen der Primäraffection und der Lähmung, sowie die Thatsache, dass Gaumenlähmungen auch nach Diphteritis der Haut oder anderer Organe (z. B. der Conjunctiva) in einzelnen Fällen auftreten.

§. 230. Abgesehen von der eben angeführten Ansicht Bretoneau's sind über die Pathogenese die diphteritischen Lähmungen sehr verschiedene Meinungen geltend gemacht worden Trousseau und Andere sahen die Lähmungen bei Diphteritis als Folgen einer Blutvergiftung an, wodurch jedoch die eigenthümliche Localisirung und Irradiation der Lähmung in keiner Weise erklärt wird. Eisenmann betrachtete die Lähmung alsFolge einer Gerinnung in den Arterien. Gull[*]) nahm eine Fortsetzung der Entzündung vom Schlunde auf die anstossenden Wirbel und weiterhin auf die Portio cervicalis des Rückenmarks an. Remak[**]) leitete die diphteritischen Lähmungen — gleich vielen anderen Uebeln — vom Hals-Sympathicus her, da dieser die Accommodation beherrsche, und glaubte eine Infiltration der Ganglia cervicalia superiora als Ursache annehmen zu müssen. Hierfür liegt jedoch kein irgend haltbarer Grund vor; überdies ist die Accommodationsstörung Theilerscheinung andrer am Auge vorkommenden Lähmungen, die nicht mit dem Sympathicus zusammenhängen. Die Mydriasis würde, wenn sie vom Sympathicus abhängt, eine gesteigerte Erregung, nicht aber eine Lähmung desselben anzunehmen nöthigen; sie ist aber viel einfacher und wahrscheinlicher, gleich der Accommodationsbeschränkung, der Insufficienz des rectus int. u. s. w. aus einer Parese der betreffenden Oculomotoriusfasern zu erklären.

Bei dem gänzlichen Mangel an Obductionsbefunden hat die Hypothese hier noch einen weiten Spielraum. Am befriedigendsten scheint mir unter den bis jetzt gegebenen Erklärungsversuchen der von Weber herrührende. Dieser nimmt eine langsam fortschreitende Veränderung der Nerven von der Peripherie (der Aeusserungsstelle der Diphteritis) nach dem Rückenmark an, von welchem letzteren aus dann die Innervationsstörungen eingeleitet werden. Weber vergleicht diese Entstehungsweise mit der des traumatischen Tetanus; beide haben

---

[*]) Lancet 1858 Vol. II. p. 4.
[**]) Berliner clinische Wochenschrift 1865. No. 13.

das gemein, dass ein gewisser, nicht stets gleicher Zeitraum zwischen dem Anfang der peripherischen Verletzung oder Veränderung
und dem Auftreten der centralen Störung liegt; dass ferner, wie
nur selten eine Verwundung zu Tetanus führt, so auch nur auf einzelne Diphteriten paralytische Innervationsstörungen folgen; dass
endlich, wie die kleinsten Wunden Tetanus erzeugen können, so
auch die leichtesten Diphteritisfälle häufig erhebliche Innervationsstörungen bedingen. Sorgfältige, namentlich microscopische Untersuchungen der Nerven an den gelähmten und den vorher diphteritisch
erkrankten Stellen, sowie Untersuchungen des Rückenmarks haben
über die Berechtigung dieser Auffassung und über die Genese der
diphteritischen Lähmungen überhaupt zu entscheiden.

---

§. 231. Den Lähmungen nach acuten Krankheiten schliessen
wir endlich einen Ueberblick derjenigen Lähmungen an, welche im
Gefolge constitutioneller, dyscrasischer und cachectischer
Erkrankungen vorkommen, deren specielle Pathogenese jedoch meist
noch wenig bekannt ist. Am genauesten studirt sind die syphilitischen
Lähmungen. Ueber die anderen Formen liegt dagegen nur ein spär-
liches, clinisches und pathologisch-anatomisches Material vor; die
Necroscopien haben öfters negative Resultate geliefert; die sich auf-
drängenden Fragen nach dem Connex zwischen dem Grundleiden
und der Lähmung, nach dem Sitze und der speciellen Entstehungsweise der letzteren harren zum Theil noch unaufgeklärt ihrer Entscheidung.

Wir wollen der Reihe nach auf die Lähmungen bei constitutionellem Rheumatismus, bei Gicht, Syphilis und bei verschiedenen dyskrasischen und cachektischen Zuständen einen Blick werfen.

Die Lähmungen, welche mit constitutionellem Rheumatismus im
Zusammenhange stehen, sind natürlich wohl von den durch sogenannte rheumatische Noxen entstandenen (z. B. den rheumatischen
Facial- und Radiallähmungen) zu unterscheiden. Man könnte, um
diesen Unterschied schärfer zu präcisiren, Lähmungen der letzteren
Art lieber als refrigeratorische oder atmosphärische bezeichnen,
und nur die mit constitutionellem Rheumatismus zusammenhängenden
als rheumatische. Letztere erscheinen entweder im Verlaufe eines
acuten Gelenkrheumatismus oder nach einem solchen, kürzere oder
längere Zeit nach dem Verschwinden der allgemeinen und Gelenk-
symptome. Im ersteren Falle entwickeln sie sich in der Regel rasch,

oft ausserordentlich rapid — im letzeren Falle meist viel langsamer.
Die Lähmung ist bald eine partielle, auf einzelne Muskeln und
Muskelgruppen beschränkte, bald tritt sie in hemiplegischer oder
paraplegischer Form auf; sie kann in manchen Fällen spontan oder
unter geeigneter Behandlung bald wieder verschwinden, auch plötzlich auf andere Muskeln überspringen; in schwereren Fällen ist sie
mit entschiedenen Symptomen eines Centralleidens verbunden und führt
in der Regel zum tödtlichen Ausgang. Die Section hat in solchen
sehr rapid und letal verlaufenden Fällen von rheumatischer Paraplegie eitrige Meningitis allein (Lebert) oder in Verbindung mit Erweichung und Destruction der weissen Vorderstränge (Jaccoud), in
mehr chronischen Fällen chronische Spinal-Meningitis und Sclerose
des Rückenmarks nachweisen können. Es erscheint daher nicht
nothwendig, mit Eisenmann auch eine bloss functionelle Lähmung
(rheumatische Neurose) für diejenigen Fälle anzunehmen, in denen
nur vorübergehende oder partielle, rasch verschwindende, ihren Ort
wechselnde Lähmungen bestehen. Auch diese beruhen wahrscheinlich auf materiellen Läsionen in den peripherischen Nerven und Nervencentren, deren Sitz und Natur uns einstweilen allerdings noch unbekannt sind. Mit Wahrscheinlichkeit ist anzunehmen, dass die mehr
partiellen, peripherischen Lähmungen öfters mit den schon von
Froriep beschriebenen, von Vogel auch am Neurilem nachgewiesenen rheumatischen Nodositäten in causalem Zusammenhange
stehen, während es sich bei den günstig verlaufenden rheumatischen
Hemiplegien und Paraplegien wahrscheinlich um vorübergehende Con-
gestivzustände in den Hirn- und Rückenmarkshäuten, vielleicht auch um
seröse Ergüsse (die schon von Frank, auch von Trousseau angenommene Hydrorachis rheumatica) handelt.

§. 232. **Lähmungen bei Gicht. (Gichtische, arthritische Lähmungen).** Der Einfluss einer anderen Constitutionskrank-
heit, der Gicht, auf das Entstehen von Lähmungen ist im Grunde
noch wenig bekannt. Vielleicht sind die sog. gichtischen Lähmungen
zum Theil auf die von Garrod behauptete specifisch-gichtische
Entzündung (mit Ablagerung von Uraten) in den Hirnhäuten zu beziehen. Manche Fälle von sog. „anomaler Gicht des Gehirns", die
sich in apoplectischer Form äussern, scheinen auf cerebraler Hyperämie und Hämorrhagie zu beruhen. Unklarer sind die sogenannten
Gichtmetastasen auf das Rückenmark. Graves fand bei zwei
Gichtischen, die unter paraplegischen Erscheinungen starben, beträchtliche Erweichung des Rückenmarks. Ich zweifle, ob dies genügt,

um die Paraplegien und die Rückenmarkserweichung als Folge der
Gicht zu betrachten. Neuritis mit Schwellung und Exsudation längs
der Nervenstämme ist ein bei Arthritischen nicht ganz seltener Zustand, führt aber häufiger zu neuralgischen Affectionen und dadurch
bedingter Immobilität, als zu eigentlicher Lähmung. Erscheinungen
einer Meningitis spinalis können zuweilen dem Ausbruche von Arthritis
vorangehen und paretische, namentlich paraplegische Zustände zurücklassen. In diesen Fällen ist der Zusammenhang ganz unklar; ist die
Arthritis Folge des Spinalleidens? oder hat sich letzteres bereits unter
dem Einflusse constitutioneller Arthritis entwickelt? — In manchen
Fällen sind die Lähmungen, welche sich namentlich in der Umgebung gichtischer oder überhaupt entzündeter Gelenke entwickeln,
(z. B. in den Streckern des Oberschenkels bei Kniegelenksentzündung)
wohl nur Folgen der durch Unthätigkeit bedingten Alteration, nicht,
wie man auch angenommen hat, reflectorisch von den hyperästheti-
schen Gelenknerven aus bedingte Symptome. Was in der balneologischen und ähnlichen Litteratur unter gichtischer Lähmung verstanden wird, ist in der Regel nichts weiter als eine durch das gichtische Gelenkleiden veranlasste Immobilität, arthropatischen oder myopathischen Ursprungs.

§. 233. Lähmungen bei constitutioneller Syphilis.
Unter den syphilitischen Neuropathien gehören Lähmungen zu den
häufigsten. Dieselben betreffen oft nur einzelne Nervengebiete, und
zwar mit besonderer Vorliebe bestimmte, namentlich cerebrale Nervenbahnen (Oculomotorius, Abducens, Trochlearis, Facialis); in anderen
Fällen treten sie in Form progressiver Hirnnervenlähmung, seltener
als apoplectische oder allmälig sich entwickelnde Hemiplegie, noch
seltener als Paraplegie auf. Bei den auf einzelne Nervenbahnen beschränkten Paralysen leiden zuweilen auch nur einzelne Muskeläste,
z. B. nur der vom Oculomotorius versorgte Levator palpebrae superioris, dessen Lähmung (Ptosis paralytica) nach Sandras so häufig
ist, dass er meint, man könne aus dieser Lähmung allein schon einen
Schluss auf syphilitische Kachexie machen. Lähmungen der Blase
und des Sphincter ani sind ebenfalls beobachtet. — Wie es scheint,
können in jedem Stadium der constitutionellen Syphilis Lähmungen
auftreten. Nach einer von Györ (in Christiana) veröffentlichten Zu-
sammenstellung trat Paralyse in 2 Fällen unmittelbar nach dem Ausbruch der constitutionellen Syphilis auf; in 11 Fällen nach einigen
Monaten bis zu einem Jahre; in 8 Fällen bis zu 8 Jahren, in den
übrigen noch später (in einem erst nach 16 Jahren!). Zehn Kranke

wurden, ehe sie paralytisch wurden, wiederholt an Syphilis behandelt, die übrigen dagegen nur einmal, so dass der Einfluss recidivirender Erkrankungen zweifelhaft zu sein scheint.

Die Läsionen, welche den syphilitischen Lähmungen zu Grunde liegen, haben ihren Sitz zum Theil in den knöchernen und häutigen Umhüllungen des Gehirns und Rückenmarks, zum Theil in den Nervenapparaten selbst. Syphilitische Exostosen und Periostosen an der Schädelbasis sind eine ziemlich häufige Ursache von Hirnnervenlähmung; Exostosen im for. stylomastoides oder im meatus auditorius int. können syphilitische Faciallähmung, Exostosen des Wirbelcanals syphilitische Paraplegie veranlassen, die ausserdem auch durch syphilitische Wirbelcaries entstehen kann; eine Exostose der incisura ischiadica major kann, wie Zeissl beobachtete, Lähmung der betreffenden unteren Extremität herbeiführen. In anderen Fällen liegen den syphilitischen Lähmungen irritativ-entzündliche Zustände der Meningen, Verdickung und Synechie der weichen Häute unter einander, mit der dura, und mit dem Gehirn, Arachnitis chronica cerebralis oder spinalis zu Grunde.

Es fehlt hier noch sehr an Sectionsbefunden; doch scheinen solche Erkrankungen der Meningen namentlich denjenigen syphilitischen Lähmungen zu entsprechen, welche bereits in einer früheren Epoche der Syphilis, oft simultan mit Iritis serosa syphilitica, auftreten, da Knochenerkrankungen und Gummata bekanntlich vorzugsweise in späteren Stadien vorzukommen pflegen. — Eine dritte Entstehungsursache syphilitischer Lähmungen ist die Entwickelung specifisch-syphilitischer Producte (Gummata) in den Centren oder in peripherischen Nerven; man hat dieselben im Oculomotorius, Abducens, Facialis u. s. w., ebenso in den verschiedensten Stellen des Gehirns, namentlich auch in den motorischen Centralganglien, in der Cortical- und Markschicht der Hemisphären, nachweisen können. Endlich scheint auch diffuse Sclerose im Gehirn und Rückenmark unter dem Einflusse der Syphilis zu entstehen. — Trotz des Vorhandenseins so zahlreicher und mannichfaltiger Läsionen haben einzelne Autoren doch auch eine davon unabhängige, functionelle oder rein dyscrasische Lähmung im Gefolge von Syphilis annehmen zu müssen geglaubt. Die angeblich negativen Sectionsbefunde, welche zur Stütze dieser Ansicht aufgeführt werden, sind jedoch viel zu lückenhaft, da man in der Regel nur an die Möglichkeit syphilitischer Skeleterkrankungen dachte und dem Verhalten der Meningen und der Nervenapparate selbst keine genauere Beachtung schenkte.

Einzelno haben auch die syphilitischen Lähmungen, wie überhaupt die Neuropathien Syphilitischer, dem Mercurgebrauch zuschreiben wollen: eine Frage, über welche, wie man wohl annehmen kann, die Wissenschaft nachgerade zur Tagesordnung übergegangen ist.

Die Prognose der syphilitischen Lähmungen ist insofern eine günstige, als die ihnen zu Grunde liegenden anatomischen Läsionen, gleich anderen Producten der constitutionellen Syphilis, einer raschen Rückbildung durch Mercur- und Jodkaliumgebrauch fähig sind. Doch scheinen mehr die syphilitischen Skeleterkrankungen (Exostosen, Periostosen, Caries und Necrosen), als die specifischen Krankheiten der Meningen und die eigentlichen Gummata der Nervensubstanz einer verhältnissmässig schnellen und anhaltenden Besserung fähig zu sein; auch sind Recidive syphilitischer Knochen- oder Hirnleiden bekanntlich nicht selten.

§. 234. Tuberculose kann in ihren Endstadien unter eigenthümlichen paralytischen Erscheinungen verlaufen. Benedikt beobachtete in drei Fällen eine ziemlich rasch fortschreitende Hemiplegie mit beginnenden Lähmungen in der anderen Seite, mit bedeutend verminderter electrischer Reaction in der gelähmten und ebenso verminderter Reaction in der anderen Seite. Die Section ergab einmal Hämorrhagie und Tuberculose in der Grosshirnhemisphäre, das zweite Mal graue Degeneration der spinalen Hinterstränge, das dritte Mal Tuberculose und Erweichung der Grosshirnrinde und der umgebenden Markschicht. Diese Befunde sind jedoch, nach Benedikt, zur Erklärung der voraufgegangenen Erscheinungen ungenügend, zumal dieselben unter einander stark differiren und im zweiten Falle sich das Gehirn ganz intact zeigte; die Lähmung scheint vielmehr mit der Cachexie selbst in einem gewissen noch unermittelten Causalnexus zu stehen.

Pellagra ist zuweilen mit Lähmungen, besonders in paraplegischer Form verbunden. Bei der Autopsie solcher Kranken hat man ebenfalls Oedem oder auch eine beträchtliche Vermehrung der Cerebrospinalflüssigkeit nachgewiesen (Gintrac).

Eine Cachexie der Tropenländer, namentlich Ost-Indiens, das Beriberi ist häufig die Ursache paraplegischer Lähmung. Die Untersuchungen von Fonssagrives und LeRoy de Méricourt lassen die überaus starke ödematöse Durchtränkung aller Gewebe als wahrscheinliches Substrat dieser Lähmungen ansehen.

Allgemeine Therapie der Lähmungen.

§. 235. Wie bei den Neuralgien und Anästhesien, ist auch bei
Behandlung der Lähmungen in erster Reihe den vorhandenen Cau-
salmomenten Rechnung zu tragen. Es bezieht sich dies in doppelter
Weise einmal auf das eigentliche pathologisch-anatomische Substrat
der Lähmung (den in irgend einem Theile des Bewegungsapparates
liegenden Krankheitsheerd) — sodann auf die entfernteren ätiologischen Bedingungen und Anlässe, die im concreten Falle bei der
Genese der Lähmung als mitwirkend angesehen werden müssen.
Aus den vorhergehenden Abschnitten ist zu ersehen, dass uns bei
einer grossen Reihe von Lähmungen die Kenntniss des wahren pathologisch-anatomischen Substrats noch mehr oder weniger vollständig
mangelt. Wir können den Sitz des Krankheitsheerdes z. B. bei
vielen toxischen Lähmungen, bei den Lähmungen nach acuten und
constitutionellen Krankheiten oft höchstens mit grösserer oder geringerer Wahrscheinlichkeit vermuthen; die Qualität der in der Nervensubstanz stattfindenden Veränderung entzieht sich in noch zahl-
reicheren Fällen unserer Diagnose gänzlich. Unter solchen Umständen sind die mehr indirecten entfernteren Bedingungen und Anlässe
für die Causalbehandlung in erhöhter Weise massgebend. Wo auch
diese fehlen, oder wo wir aus anderern Gründen auf eine Erfüllung
der Causalindicationen verzichten müssen, da stehen uns allerdings
gerade für die empirisch-symptomatische Behandlung der Lähmungen
noch Mittel zu Gebote, deren Leistungen zum Theil zu den glänzendsten auf dem gesammten Gebiete der Therapie gezählt werden
dürfen.

§. 236. Unter den peripherischen Lähmungen bieten unstreitig
diejenigen einer causalen Behandlung die günstigsten Chancen, welche
durch einen von aussen her auf den Nerv einwirkenden Druck aus
organischer Veranlassung herbeigeführt werden. Ist die Ursache der
Compression entfernbar, wie es z. B. bei Phlegmonen, Abscessen,
Knochenaffectionen, oberflächlichen Neubildungen u. s. w. häufig der
Fall ist, so kann mit ihrer Beseitigung (sei es durch innere Mittel
oder auf mechanischem, operativem Wege) auch die Lähmung oft
zum Verschwinden gebracht werden. Häufig jedoch genügt auch hier
die Beseitigung der Lähmungsursache nicht zur Heilung, weil in
Folge intensiver oder langdauernder Compression secundäre, degenerative Veränderungen in Nerven und Muskeln stattgefunden haben

können. — Ungünstiger gestaltet sich das Verhältniss bei denjenigen
Lähmungen, welche durch vom Nerven selbst ausgehende Geschwülste
(Pseudoneurome oder wahre Neurome) herbeigeführt werden. Diese
Geschwülste sind auf keine Weise zu beseitigen, als durch Exstirpation, wobei aber in der Regel eine vollständige Continuitätstrennung und Resection der Nerven vorgenommen werden muss, so dass
der Erfolg in Hinsicht auf die Motilität äusserst zweifelhafter Natur
ist. In seltenen Fällen ist es allerdings gelungen, solche Geschwülste,
namentlich bei peripherischem oder lateralem Sitze derselben, mehr
zu enucleiren, so dass der eigentliche Nerv oder wenigstens ein Theil
seiner Fasern in unverletztem Zusammenhange blieb (Virchow).

Bei den neuritischen Lähmungen führt eine Behandlung durch
örtliche Blutentziehung, Ableitungen u. s. w. allein nur selten zum
Ziele. Erfolgreicher ist die gleichzeitige Anwendung der Electricität
— namentlich des constanten Stroms (vgl. unten). Bei Lähmungen
durch Traumen der Nervenstämme kann die Beseitigung eingedrungener fremder Körper, die Bekämpfung consecutiver Entzündungen
u. s. w. häufig erheischt werden. Wo Continuitätstrennungen oder
starke Quetschungen der Nervenstämme der Lähmung zu Grunde
liegen, besitzen wir kein einigermassen haltbares Mittel, um das Zustandekommen der Regeneration zu fördern oder zu beschleunigen.
Höchstens könnte man (auf Grund der früher erwähnten Hertz'schen
Beobachtungen) von ruhiger Lage der verletzten Theile und dadurch
bedingter möglichster Coaptation der getrennten Nervenenden eine
Abkürzung erwarten.

§. 237. Unter den Lähmungen spinalen und cerebralen Ursprungs besteht die Erfüllung der Causal-Indicationen obenan bei
denjenigen, welche durch Traumen oder durch eine von aussen
wirkende Compression, durch Entzündung der Häute Hyperämien des
Rückenmarks und Gehirns, und partielle Circulationsstörungen in
der Umgebung von Heerdaffectionen herbeigeführt werden. Wo traumatische Verletzungen oder organische Erkrankungen der knöchernen
und häutigen Umhüllungen des Rückenmarks und Gehirns der Lähmung zu Grunde liegen, kann in vielen Fällen nach Beseitigung des
Grundleidens die Lähmung verschwinden oder wenigstens einem directen Verfahren zugänglicher werden. — Hyperämien des Rückenmarks und Gehirns sind oft Folgezustände entfernter anderweitiger
Erkrankungen (z. B. des Herzens), oder localer Circulationshemm-
nisse (z. B. bei Compression der Jugularvenen) oder endlich allgemeiner Circulationsanomalien, wie bei fieberhaften Krankheiten, In-

toxicationen etc. — die Therapie muss daher hier noch weiter zurückgreifen und sich zum Theil mit der Bekämpfung dieser entfernteren Ursachen beschäftigen. Häufig werden daneben oder gerade zur Erfüllung dieser Aufgaben allgemeine und örtliche Blutentziehungen, die locale Anwendung der Kälte, der Gebrauch von Mitteln, welche die Herzthätigkeit herabsetzen, Ableitungen auf den Darm u. s. w. — vor Allem aber eine vorsichtig regulirte Lebensweise und Diät nicht fehlen dürfen. Wesentlich auf dieselben Verfahren sind wir auch den mehr localen Hyperämien und ihren Folgezuständen gegenüber angewiesen, welche sich in der Umgebung von Heerdaffectionen (Hämorrhagien, Encephalitis und Myelitis, Tumoren u. s. w.) entwickeln. — Um die durch Hämorrhagie zertrümmerte Substanz des Rückenmarks und Gehirns wieder herzustellen, besitzen wir selbstverständlich ebenso wenig geeignete Mittel, wie zur Herstellung der Continuität eines getrennten Nerven. — Ausser der Bekämpfung örtlicher oder allgemeiner Hyperämien und der Verhütung von Recidiven durch eine vorsichtige Lebensweise, hat man auch bei vielen cerebralen und spinalen Lähmungen Verfahren angewandt, von denen man theils in ziemlich unbestimmter Weise eine örtliche Derivation, theils eine Förderung der Resorption vorhandener Exsudate, Extravasate, Bindegewebshyperplasien u. s. w. erwartete. Zu den ersteren Verfahren gehörten vor Allem die Application von Vesicantien, Fontanellen, Haarseilen, die Anwendung der Moxe, des Glüheisens und sonstiger Caustica, die Einreibung von Crotonöl, Ung. tartari stibiati und ähnlichen Dingen. Die Wirkungen dieser Mittel in zahlreichen Fällen zu leugnen, wäre beinahe ebenso vermessen, als die Fälle präcisiren zu wollen, in denen sie Erfolg haben und haben müssen. Das Wenige, was wir über die Wirkung der Hautreize wissen, berechtigt uns wenigstens zu der Annahme, dass diese Mittel durch allgemeine und örtliche Veränderungen der Blutcirculation einen günstigen — freilich bei unpassender Anwendung auch schädlichen — Einfluss ausüben können, wie dies bereits bei der Therapie der Neuralgien mehrfach erwähnt wurde.

Zu denjenigen Mitteln, von denen vorzugsweise eine Resorption oder anderweitige heilsame Gewebsveränderung gehofft wird, gehören die Merkurialien, das Jodkalium, die Kaltwasserkuren, die See-, Sool-, Dampf- und römischen Bäder, die Thermalbäder. Der Nutzen der Merkurialien und des Jodkalium ist bei specifisch syphilitischen Neubildungen in den Centren und ihren Umhüllungen entschieden bewährt; jedoch zeigen sich dieselben Mittel auch bei periostalen und meningitischen Entzündungsproducten und anderweitigen irritativen Gewebsveränderungen zuweilen erfolgreich. Von den balneologischen Heilmitteln wird weiter unten die Rede sein; hier sei nur bemerkt, dass man namentlich von den Thermalbädern und Thermalsoolquellen eine solche resorptionsfördernde Wirkung vorauszusetzen pflegt, und dass diese Meinung besonders durch die günstigen Erfolge der Thermen bei Lähmungen, welche auf abgelaufener Meningitis spinalis und cerebrospinalis beruhen, einigermassen gestützt wird.

§. 238. Bei den ischämischen Lähmungen wäre die Ursache der mangelhaften arteriellen Blutzufuhr zu bekämpfen. Zuweilen verschwindet dieselbe spontan, wie in dem mitgetheilten Falle von Hall; häufiger jedoch ist sie nicht zu beseitigen und führt sogar zum Tode, wie die Fälle von Barth (Obliteration der Aorta), Charcot (Aneurysma und Obliteration der Iliaca u. s. w.) beweisen.

Die auf allgemeiner Anämie und Chlorose beruhenden Lähmungen erfordern ein geeignetes diätetisches Verhalten (Aufenthalt in gesunder Luft, nöthigenfalls in einem climatischen Curorte, kräftigende Nahrung u. s. w.) nebst den inneren Eisenpräparaten und eisenhaltigen Mineralwässern, werden aber durch dieses Verfahren allein nur selten beseitigt. Die Causaltherapie der Bleilähmungen fällt mit der schon früher besprochenen prophylactischen und causalen Behandlung der Bleicolik zusammen; sie richtet jedoch für sich allein hier wenig aus, während die Elektricität auf diesem Gebiete ausgezeichnete Erfolge aufzuweisen hat. Unter den übrigen toxischen Lähmungen weichen diejenigen, welche auf acuten Intoxicationen beruhen, soweit letztere nicht zum letalen Ende führen, oft einer gegen das Grundleiden gerichteten Behandlung. Besteht dagegen die Lähmung nach dem Schwinden der übrigen Vergiftungssymptome fort, oder entwickelt sie sich allmälig im Verlaufe chronischer Vergiftungen, so ist ausser der Causalbehandlung ebenfalls die Anwendung der Electricität oft dringend geboten.

Bei den Reflexlähmungen bildet, soweit diese Bezeichnung überhaupt eine zutreffende ist, die Beseitigung nachweisbarer Krankheitsreize, namentlich in den inneren Organen (Darmkanal, Nieren, Uterus, Ovarien, Urethra u. s. w.) ein nothwendiges Postulat. Es sei hier nur an die hysterischen Lähmungen erinnert, deren Verschwinden man nach Beseitigung primärer Veränderungen am weiblichen Genitalapparat zuweilen beobachtet.

Bei den nach acuten Krankheiten zurückbleibenden Lähmungen ist von einer causalen Behandlung nur selten die Rede, da Sitz und Natur der veranlassenden Läsion meist unbekannt sind. Die Behandlung kann daher fast überall nur eine empirisch-symptomatische sein (Badecuren, Electricität). Viele dieser Lähmungen (namentlich unter den diphteritischen) verschwinden spontan oder, was dasselbe sagen will, unter dem Gebrauche der allerverschiedensten Mittel. Kein Wunder also, dass zahlreiche Specifica sich Ruf erwarben, unter denen ich nur die Empfehlung der Eisenpräparate, des Argentum nitricum, Jodkalium, des Leberthrans, Strichnins u. s. w. bei diphteritischen Paralysen hervorhebe.

Die Lähmungen bei chronischen constitutionellen Krankheiten (chronischem Rheumatismus, Arthritis, Syphilis) erfordern eine gegen das Grundleiden gerichtete, diätetisch-pharmaceutische Behandlung. Häufig führt diese allein freilich nicht zum Ziele, so dass auch hier symptomatische Verfahren (namentlich die Electricität) hinzutreten müssen.

§. 239. Unter denjenigen Heilverfahren, welche nicht sowohl durch specielle Causalindicationen, sondern vielmehr durch die Lähmung als solche bedingt werden, brauchen wir den reizenden Einreibungen, reizenden Localbädern, Douchen etc. — selbst dem als Specificum berühmten Strychnin nur eine flüchtige Beachtung zu schenken. Eingehendere Besprechungen erfordern dagegen die balneotherapeutischen Kurmethoden, sowie vor Allem die Anwendung der Electricität und Gymnastik. Die beiden letzteren Agentien sind recht eigentlich als der Indicatio morbi entsprechend, als antiparalytische Heilverfahren im engeren Sinne zu betrachten. Ihre methodische Ausbildung im Sinne localisirter Application und ihre allgemeinere Anwendung bezeichnen die wichtigsten Fortschritte in der Behandlung der Lähmungen — Fortschritte, welche wesentlich den beiden letzten Decennien angehören, und welche vielleicht glänzender als irgend eine andere Thatsache die oft ausgesprochene Behauptung von der therapeutischen Unfruchtbarkeit unserer Zeit widerlegen. Vergleichen wir die Resultate, welche die Behandlung der Lähmungen heutzutage darbietet mit den vor etwa dreissig Jahren erzielten, wo man ausser einer (durch mangelhafte Diagnostik getrübten) Causalbehandlung nur die reizenden Einreibungen, Strychnin u. dgl. kannte, so muss auch der hartnäckigste Pessimismus diesem überwältigenden Zeugnisse therapeutischen Fortschritts gegenüber verstummen.

Ueber die örtlichen Einreibungen reizender Substanzen (in Gestalt von scharfen ätherischen Oelen, Linimenten, Salben, spirituösen Flüssigkeiten u. s. w.) habe ich mich bereits bei den Anästhesien ausgesprochen. Diese Mittel leisten auch bei den Lähmungen nicht mehr als dort, und ihre Empfehlung entstammt eben einer Zeit, wo man wenig oder nichts besseres besass; traurig aber ist es, diese gänzlich obsoleten Verfahren auch noch heute als Deckmantel therapeutischer Ignoranz oder Trägheit dienen und den besseren Mitteln ihren wohlberechtigten Wirkungskreis schmälern zu sehen. Nicht besser steht es mit den warmen Localbädern, mögen sie nur Wasser oder auch noch einen Zusatz von Salz, Soole u. dgl. enthalten, und mit den berüchtigten Thierbädern. Es sind dies Mittel, deren Nutzen für die Beseitigung von Lähmungen völlig illusorisch ist, und deren Empfehlungen bestenfalls auf Verwechselung von Zuständen passiver Immobiliät der Gelenke, Muskeln u. s. w. mit wirklicher Lähmung beruhen. Auch von der örtlichen Application von Douchen an gelähmten Theilen ist dasselbe zu sagen.

§. 240. Das Strychnin galt ehedem als Specificum und als Hauptmittel gegen Lähmungen, namentlich gegen cerebrale und spinale. Diesen Ruf verdankt es der seit langer Zeit bekannten Thatsache, dass bei Thieren und Menschen unter Einwirkung toxischer Strychnindosen allgemeine tetanische Krämpfe entstehen, die bekanntlich einer gesteigerten Erregbarkeit der medullären Reflexapparate ihren Ursprung verdanken. Man dachte sich nun, dass das Strychnin vom Rückenmark aus heilsame Erregungen in den gelähmten Muskeln hervorrufen könne — zumal da man öfters constatirte, dass die Strychninkrämpfe in gelähmten Muskeln und Gliedern zuerst oder vorzugsweise auftraten. Letztere Erscheinung habe ich selbst mehrere Male beobachtet; sie erklärt sich aber einfach aus dem Umstande, dass eine Combination von Lähmung und örtlicher Erhöhung der Reflexerregbarkeit bestehen kann, und zwar, wie früher erörtert wurde, dann wenn die Lähmungsursache oberhalb der Abgangsstelle der Reflexbogen im Rückenmark gelegen und die centripetale Bahn bis zu letzteren gleichzeitig frei ist. In solchen Fällen ist der hemmende Einfluss des Gehirns auf das Zustandekommen von Reflexen in den gelähmten Theilen ausgeschlossen, und es können daher unter Anwendung von Giften, welche die Reflexerregbarkeit allgemein steigern, da Reflexe bei minimaler Reizstärke in den gelähmten Theilen zuerst oder vorzugsweise auftreten. Die Erregbarkeit der peripherischen Nerven und Muskeln gelähmter Theile wird durch Strychnin nicht nachweisbar gesteigert; ich habe mich wenigstens ganz vergeblich bemüht, durch Messungen mit tetanisirenden Inductionsströmen (mittelst Bestimmung der zuckungerregenden Minimaldistanz) einen positiven Erregbarkeitszuwachs gelähmter Nerven und Muskeln nach örtlicher Strychnin-Injection zu constatiren. Die antiparalytischen Leistungen des Strychnin sind denn auch im Allgemeinen ziemlich zweifelhafter Natur. Den entschiedensten Nutzen sieht man vom Strychnin bei gewissen Motilitätsstörungen der Blase und des Mastdarms (Enuresis, Jncontinenz, Prolapsus recti u. s. w.), die jedoch nicht sowohl auf wirklicher Lähmung, als wahrscheinlich auf einem verminderten Reflextonus dieser Organe beruhen. — Was die Anwendungsweise betrifft, so giebt man innerlich theils die strychninhaltigen Präparate der Nux vomica (Extractum sem. Strychni aquosum zu 0,03—0,18; spirituosum zu 0,01—0,06 pro dosi) — theils das Strychnin selbst, entweder rein oder in schwefelsaurer und salpetersaurer Verbindung (alle drei zu 0,003—0,01, $= \frac{1}{16} — \frac{1}{6}$ Gran pro dosi, am besten in Pillen). Auch hat man früher vielfach das Strychnin epidermatisch in Salben, in öligen Einreibungen, oder endermatisch durch Aufstreuen in Vesicatorflächen zur Anwendung gebracht. Bei letzterem Verfahren ist die Stärke der zur Wirkung gelangenden Dosis und somit des resultirenden Effects überaus unsicher. Weit besser ist in dieser Beziehung die hypodermatische Injection von Strychnin, wobei ebenfalls Strychnium nitricum oder sulfuricum in wässeriger Lösung angewendet wird. Die Dosis darf dabei nur die Hälfte der für den inneren Gebrauch festgesetzten betragen — also 0,0015—0,005 — und muss sehr allmälig steigen, da, wie ich beobachtet habe, nach darüber hinausgehender Dosis (0,006) schon beachtenswerthe Erscheinungen der Strychninintoxication auftreten können: Vibrationen in den Extremitäten, wie beim Fieberfrost, Ziehen und Spannung in den Kaumuskeln, Sensationen verschiedener Art in der Haut, und erhöhte Empfänglichkeit gegen äussere Reize.

Auch die Strychnin-Injectionen haben sich am meisten bei Blasenlähmung (Lorent), bei Incontinenz und Enuresis (Bois, Fronmüller) und Prolapsus recti (Wood, Dolbeau, Foucher u. s. w.) bewährt. Ausserdem liegen Beobachtungen über Erfolge vor bei Faciallähmungen (Courty, Pletzer, Saemann, Lorent) Stimmbandlähmungen (Waldenburg, Neudörfer), partiellen und paraplegischen Extremitätenlähmungen (Béhler, Lorent, Ruppaner, Mader) und bei diffuser diphtheritischer Lähmung (Leube). Neuerdings befürwortet Hunter[*]) die Anwen-

---

[*]) Hunter, british and for med. chir. review, April 1868. p. 445—454.

dung der Strychnin - Injectionen bei apoplectischen Hemiplegien, bei traumatischen, spinalen und peripherischen Lähmungen u. s. w. — Ich habe die Strychnin-Injectionen bei den mannichfaltigsten Lähmungsformen versucht, kann ihnen jedoch einen entschiedenen oder gar mit der Electricität concurrirenden Heileffect nirgends nachrühmen, und halte ihre Anwendung im Ganzen für vollkommen entbehrlich.

§. 241. Die balneotherapeutischen Verfahren spielen in der Behandlung zahlreicher Lähmungsformen eine hervorragende Rolle. Leider ist die vergleichende Beurtheilung ihrer antiparalytischen Leistungen einigermassen erschwert durch die literarische Behandlung, welche diesem Gegenstande bisher im Allgemeinen zu Theil wurde. Ich spreche hier nicht davon, dass in einzelnen Fällen nicht die nöthige Unbefangenheit in der Beurtheilung und Abwägung der Heileffecte stattgefunden hat, dass die Leistungen einzelner Kurorte und Kurmethoden hier und da in ungemessener Weise in den Vordergrund gedrängt und überschätzt wurden. Im Allgemeinen zeigt sich nach dieser Richtung hin neuerdings eine erfreuliche Mässigung. Allein sehr beklagenswerth ist ein anderer Uebelstand, den ich wenigstens bei Durchmusterung der balneologischen und freilich auch anderweitiger Literatur häufig empfunden habe. Es werden unter dem Namen von Lähmungen die allerverschiedensten Motilitätsstörungen, nicht bloss wirkliche Paralysen, sondern auch primäre Myopathien, Zustände passiver Immobilität aus osteopathischer oder arthropathischer Veranlassung, Coordinationsstörungen (wie bei Tabes dorsualis) u. s. w. bunt zusammengeworfen. — (Ich will nur an die häufige Aufführung der Tabes als „progressive Spinalparalyse" erinnern). — Das Endurtheil über die antiparalytischen Leistungen einzelner Kurorte und Kurmethoden muss durch eine solche diagnostische Verwirrung in hohem Maasse getrübt und unbrauchbar gemacht werden.

Die gegen Lähmungen in Ruf stehenden balneologischen Heilmittel sind vorzugsweise: die indifferenten Thermen (Gastein, Wildbad, Teplitz, Wiesbaden, Warmbrunn, Schlangenbad, Ragaz, Pfäffers, Leuk, Plombières); und die Thermalsoolbäder (Rheme, Nauheim) Nächsdem kommen Schwefelbäder, Fichtennadelbäder, Dampfbäder, kalte Sool- und Seebäder und die Kaltwasserkuren zur Anwendung. Obwohl wir für einzelne der genannten Kurorte werthvolle Fingerzeige besitzen (es sei nur an die bezüglichen Publicationen von Schmelkes und Karmin in Teplitz erinnert) — so ist es doch für jetzt äusserst schwierig, mit einiger Bestimmtheit anzugeben, bei welchen Lähmungsformen speciell diese oder jene Kurorte

den Vorzug verdienen. Nur einzelne Formen aus der grossen Masse
der Lähmungen, welche alljährlich Gegenstand balneologischer Behandlung werden, will ich herausheben, weil dieselben ein einigermassen feststehendes, empirisch begründetes Urtheil noch am meisten
gestatten. Vor Allem werden, wie schon erwähnt, die Lähmungen,
welche nach exsudativer, spinaler und cerebro-spinaler Meningitis
zurückbleiben, in den Thermen, den Thermalsoolquellen und auch in
den Kaltwasserheilanstalten nicht selten erfolgreich behandelt. Die
frischeren Fälle scheinen sich für die einfachen warmen Bäder und
Thermalsoolbäder (Rehme) — die älteren, protrahirten für die Anwendung sehr heisser Bäder (Teplitz, Wiesbaden) und energischer
Kaltwasserkuren vorzugsweise zu eignen. Ebenso verhält es sich
auch mit den sogenannten essentiellen Lähmungen der Kinder. —
Bei den apoplectischen Hemiplegien wirken, wie dies jetzt von ein-
sichtsvollen Badeärzten, z. B. den oben genannten Teplitzer Balneo-
logen[*]), ziemlich allgemein anerkannt ist, Bäder von hoher Temperatur entschieden ungünstig. Dagegen ist bei diesen Zuständen der
Aufenthalt in hochgelegenen Gebirgskurorten die Anwendung mässig
warmer indifferenter oder Soolbäder und leichter Kaltwasserkuren,
in Verbindung mit der Electricität, am meisten zu empfehlen.

Auch bei den von chronischen Heerderkrankungen im Gehirn
und Rückenmark abhängigen Lähmungen dürfen nur Bäder von
niedriger Temperatur (24—26°) und von kurzer Dauer (ca. 10 Minuten) in Verbindung mit der Electricität zur Anwendung kommen.
Bei den Lähmungen im Gefolge von Anämie und Chlorose, ferner
bei den schwereren Lähmungsformen, welche im Reconvalescenzstadium acuter Krankheiten oder bei constitutionell-dyscrasischen
Krankheiten entstehen, sind vor Allem der Aufenthalt in südlicher
gelegenen klimatischen Kurorten, ferner auch indifferente laue Bäder,
Soolbäder, Schwefel- und Fichtennadelbäder oft von günstiger Wirkung. — Die hysterischen Lähmungen, auf welche wir bei specieller
Besprechung dieser Krankheit zurückkommen, erfahren auch in den
Thermal- und Soolbädern nicht selten Besserung. Die peripherischen
namentlich traumatischen und rheumatischen Lähmungen werden sowohl durch Kaltwasserkuren, als durch warme Bäder und Dampfbäder häufig gebessert, in anderen Fällen dagegen ganz erfolglos be-

---

[*]) Vgl. Schmelkes Sedimente meiner Praxis an den Thermen zu Teplitz,
Berlin 1867. — Karmin, die Resultate der combinirten balneo-electrischen Behandlung in Teplitz, Wien 1870.

handelt; was nicht befremden kann, wenn man die so sehr verschiedene Intensität der primären Läsion sowohl, wie auch der secundären Veränderungen in Nerven und Muskeln, wie sie sich durch die Resultate der electrischen Exploration kundgeben, mit in Betracht zieht. Für die schwereren Fälle verspricht jedenfalls die neuerdings besonders in Teplitz cultivirte Combination der thermalen und electrischen Behandlung weit rascheren und solideren Erfolg, als die einfache Thermalkur*).

––––––––––

§. 242. Die Electricität ist heutzutage wohl als das wichtigste, am allgemeinsten und erfolgreichsten angewandte Antiparalyticum zu betrachten. Das Verdienst, dieses Heilagens für die Therapie der Lähmungen systematisch verwerthet und durch eine ausgebildete Methodik der localen Application nach allen Seiten hin zugänglich gemacht zu haben, knüpft sich vor Allem an die Namen zweier Männer von weit auseinander gehender Richtung, Duchenne und Remak. — Allein es wäre ungerecht, nicht der Versuche zu gedenken, die schon vor diesen Beiden zu einer electrischen Behandlung der Lähmungen gemacht wurden. Abgesehen von den schon dem vorigen Jahrhundert angehörenden Benutzungen der Reibungs-Electricität (durch Kratzenstein, Cavallo und Andere) haben schon Humboldt, Reil, Pfaff u. A. die Wirksamkeit des kaum entdeckten Galvanismus bei Lähmungen geahnt; methodische Versuche mit der Volta'schen Säule wurden von Loder, Grapengiesser, Hers, Hallé und Anderen angestellt, aber bald wieder verlassen. Erst die glänzende Entdeckung der Inductions-Electricität durch Faraday (1831) veranlasste neue Versuche mit den zahlreich construirten magneto-electrischen und den späteren Volta-electrischen Inductionsapparaten; die grossen Namen Magendie und Marshall Hall, sowie auch Pétrequin (als Entdecker der Electropunktur) sind hier unter den Vorläufern zu nennen. Erst Duchenne jedoch erhob (seit 1847) den Inductionsstrom in der von ihm besonders sorgfältig angebauten Therapie der Lähmungen zum Range eines lange Zeit fast souverainen, localen Heilmittels. Ziemssen und Remak haben durch die methodische Ausbildung der extramusculären Faradisation zur Vervollkommnung des Duchenne'schen Ver-

––––––––––

*) Vgl. u. A. Karmin, balneo- und electro-therapeutische Beiträge zu den Motilitätsstörungen, Wiener med. Presse 1868, No. 16—21.

fahrens wesentlich beigetragen. Dann begannen seit 1855 die Bestrebungen Remak's in Bezug auf den constanten Strom, welche dieses lang vernachlässigte und fast vergossene Mittel oben an in der Reihe der antiparalytischen Heilverfahren gestellt haben.

§. 243. Wirkungsweise des electrischen Stroms bei Lähmungen. So zahlreich die physiologischen Versuche über die Wirkungen electrischer Ströme auf Bewegungsnerven, Muskeln und die Centraltheile des Nervensystems — so zahlreich ferner die therapeutischen Beobachtungen am Menschen auch sind: so müssen wir doch gestehen, dass hinsichtlich der Heilwirkungen der Electricität bei Lähmungen noch grosse Unklarheit herrscht, und ein volles Verständniss weder für die antiparalytischen Leistungen der intermittirenden, noch der continuirlichen Ströme auch nur annähernd erzielt ist.

Die Inductionsströme rufen bekanntlich, bei intramusculärer oder extramusculärer Reizung, klonische und (bei gehäuften Unterbrechungen) tetanische Zuckungen der gereizten Muskeln hervor. Liegt in diesen klonischen oder tonischen Zuckungen selbst ein wesentlicher Heilfactor? Man hat das in der Regel als selbstverständlich vorausgesetzt, von der Annahme ausgehend, dass ein gelähmter Muskel in secundäre Entartung und Atrophie verfalle, eben weil er gelähmt, also der ihm physiologisch gebührenden Thätigkeit beraubt sei, und dass die electrische Reizung hier, gleichsam für die fehlende Willenserregung vicariire. Wir wissen aber jetzt, dass ein Muskel atrophirt, nicht nur weil er gelähmt, also unthätig ist, sondern auch aus besonderen, von der Lähmung als solcher ganz unabhängigen Anlässen; hauptsächlich wenn ausser der motorischen auch seine trophische Innervation vermindert oder gestört ist. Die Atrophie wird daher durch die Faradisation keineswegs verhütet, falls die ursächlichen Verhältnisse ihren Eintritt begünstigen. Man mag z. B. bei einer Lähmung durch Continuitätstrennung, resp. schwere Quetschung eines peripheren Nervenstammes oder in den schweren Fällen von sogenannter rheumatischer Faciallähmung die Muskeln vom ersten Tage an noch so eifrig faradisiren: man wird dadurch die centrifugale Degeneration der Nerven, die consecutiven Ernährungsstörungen im Muskel und den endlichen Verlust der electromusculären Contractilität keineswegs ausschliessen. Andererseits wird man bei einer apoplectischen Hemiplegie keine erhebliche Atrophie eintreten sehen, mag man die Muskeln und Nerven faradisiren oder nicht: weil hier die trophische Innervation der Muskeln meist ungestört ist. Dass

der Inductionsstrom ferner den Blutzufluss zu den gereizten Theilen
offenbar vermehrt, dass er, wie Ziemssen[*]) nachgewiesen hat, durch
die hervorgerufenen Contractionen eine Temperatur- und Volumszunahme in den gereizten Muskeln hervorruft — und zwar, nach Heidenhain,[**]) durch die im contrahirten Muskel stattfindenden Oxyda-
tionsvorgänge: dies Alles kann wohl die günstige Wirkung des Stromes bei primären Myopathien und bei secundären Degenerationen der
Muskeln, nicht aber den eigentlichen antiparalytischen Effect einigermassen veranschaulichen. Wichtig ist dagegen in letzterer Hinsicht der von v. Bezold[***]) und Engelmann geführte Nachweis,
dass schwache Inductionsströme die gesunkene Erregbarkeit eines
Nerven, während sie denselben durchfliessen, steigern, ohne ihn vorher
zu erregen oder ihn zu polarisiren.

§. 244. Bei den antiparalytischen Leistungen des constanten
Stroms sehen wir zunächst ab von dem zweifelhaften unmittelbaren
Heileffecte der Zuckungen, welche durch Schliessung, Oeffnung,
Stromwendung, oder durch geringere Dichtigkeitsschwankungen bei
geschlossener Kette (galvanotonische und labile Zuckungen) hervorgebracht werden. Dagegen kommen die erregenden polaren Wir-
kungen des Stroms auf motorische Nerven wesentlich in Betracht.
Bekanntlich entsteht am Froschnerven der Erregungsvorgang beim
Schliessen und bei geschlossener Kette nur an der Kathode, beim
Oeffnen dagegen an der Anode. Dies gilt, wie Brenner gezeigt
hat, auch für die menschlichen Bewegungsnerven bei percutaner Galvanisation insofern, als Schliessungszuckungen und Zuckungen bei
geschlossener Kette (Remak's Galvanotonus) ausschliesslich von der
Einwirkung der Kathode, Oeffnungszuckungen ausschliesslich von der
Einwirkung der Anode bedingt sind. Dabei ist jedoch zu berücksichtigen, dass im Bereiche jeder einzelnen Electrode die dieser zukommenden Wirkungen nicht rein auftreten; dass vielmehr im Bereiche der einen auch in geringerem Grade die Wirkungen der anderen Electrode Platz greifen. Die im Bereiche der Anode auftretende Schliessungszuckung rührt von einem Uebergreifen der Katho-
denwirkung her; die im Bereiche der Kathode auftretende Oeffnungs-

---

*) Die Electricität in der Medicin, 3. Aufl. p. 26—39.
**) Mechanische Leistung, Wärmeentwickelung und Stoffumsatz bei der Muskel-
thätigkeit. Ein Beitrag zur Theorie der Muskelkräfte. Leipzig 1864.
***) Sitzung der Würzb. phys. med. Ges. vom 5. Mai 1866.

zuckung ist dagegen auf die von der Anode her fortgeleitete Veränderung des Nerven zu beziehen.

Speciell haben wir für das Vorständniss der antiparalytischen Heileffecte, die sogenannten centripetalen, die electrotonisirenden, modificirenden und katalytischen Wirkungen des Stromes zu berücksichtigen.

Die centripetalen Stromwirkungen, auf welche Remak besonders aufmerksam gemacht hat, charakterisiren sich durch gewisse Phänomene, die jedoch nur unter pathologischen Verhältnissen zur Beobachtung kommen. Dahin gehören namentlich die sogenannten galvanotonischen Reflexzuckungen, denen Remak für die Behandlung centraler Lähmungen (apoplectische Gehirn- und Rückenmarkslähmungen), Lähmung paralytischer Contracturen u. s. w. eine grosse Wichtigkeit zuschrieb. Es sind dies Zuckungen, welche bei Reizung peripherischer (sensibler oder gemischter) Nerven in gelähmten Muskeln eintreten sollen, und denen Remak einen sehr erheblichen Nutzeffect für die Verbesserung der Leistungsfähigkeit der motorischen Nerven und Muskeln vindicirte, während er den directen Zuckungen durch Inductions- und constante Ströme eine analoge Wirksamkeit absprach. — Hieran schliessen sich gewisse Erscheinungen, welche Remak als „centrale Alternativen" bezeichnet, und welche darin bestehen, dass auf Reizung derselben Nerven bei veränderter Stromrichtung antagonistische Contractionen entstehen, z. B. auf Reizung des ramus superficialis N. radialis bei einer Stromrichtung Extension, bei der anderen Flexion, oder abwechselnde Pronation und Supination. Ich habe ähnliche Phänomene zuweilen bei Lähmungen im Gebiete des Radialis und Peronaeus beobachtet. — Man kann diesen tonischen Reflexbewegungen und centralen Alternativen auch die von Remak*) später geschilderten diplegischen Zuckungen anreihen, welche nach ihm nur durch Reizung von Sympathicus-Ganglien uns entstehen sollten, und denen er ebenfalls einen sehr beträchtlichen therapeutischen Nutzeffect, namentlich eine Volumszunahme atrophischer Muskeln etc. zuschrieb. Neuere Beobachtungen von Fieber**) haben gezeigt, dass ähnliche Zuckungen auch durch den inducirten Strom ausgelöst werden können, und ich habe Zuckungen gelähmter Muskeln, an deren reflecto-

---

*) Remak, application du courant constant au traitement des névroses, Paris 1865.

**) Berliner clinische Wochenschrift 1866. No. 23 ff.

rischer Entstehung nicht gezweifelt werden kann, bei Bleilähmung
von den verschiedensten Körperstellen aus sowohl mit galvanischen,
wie auch (schwächer) mit faradischen Strömen erhalten.[*]   Ein wesentlicher therapeutischer, namentlich antatrophischer Nutzeffect kommt
ihnen jedoch, wenn überhaupt, schwerlich in höherem Grade zu, als
den directen galvanischen und faradischen Zuckungen.

Die electrotonisirenden Wirkungen lassen sich insofern
hierher beziehen, als dabei im Bereiche der Kathode eine Erhöhung
der Erregbarkeit im polarisirten Nerven (intra- und extrapolarer
Katelectrotonus) stattfindet.   Der absteigende extrapolare Katelectrotonus ist von mir[**]) und Erb[***]) auch an oberflächlich liegenden Bewegungsnerven des Menschen (Accessorius, Ulnaris, Medianus, Pero-
nneus) nachgewiesen worden.   Die Phase gesteigerter Erregbarkeit
scheint jedoch nach den Versuchen von Erb nur an der Stelle der
grössten Stromdichtigkeit, unmittelbar unter der Kathode selbst zu
bestehen, während in geringer Entfernung davon (wegen rascher Abnahme der Stromdichtigkeit) bereits der Zustand des Anelectrotonus
eintritt; und umgekehrt an der Anode.   Beide Arten des Electrotonus hinterlassen beim Menschen positive Modification (positiven Zuwachs der Erregbarkeit); der am ausgeschnittenen Nerven vorhergehende Zustand negativer Modification beim Verschwinden des Kate-
lektrotonus lässt sich dagegen beim Menschen nicht deutlich erweisen. — Eine Steigerung der Erregbarkeit kann also am menschlichen
Bewegungsnerven sowohl mit der Kathode wie mit der Anode herbeigeführt werden.†)   Prüft man diesen Erregbarkeitszuwachs durch
Schliessen und Oeffnen der Kette, so zeigt sich dabei, dass die
Schliessungszuckungen durch eine vorhergehende Schliessung der
Kette in entgegengesetzter Richtung verstärkt werden, und dass die
Oeffnungszuckungen der Länge der voraufgegangenen Stromesdauer
proportional anwachsen.   Diese Erscheinungen stimmen überein mit

---

[*]) Ueber diplegische Contractionen gelähmter Muskeln, Centralblatt 1868,
No. 3.

[**]) Ueber electrotonisirende Wirkungen bei percutaner Anwendung des constanten Stroms auf Nerven und Muskeln, deutsches Archiv f. clin. Med. Bd. III.
p. 117.

[***]) Ueber electrische Erscheinungen am lebenden Menschen, ibid. p. 513.

†) Brückner (deutsche Klinik 1868, No. 41. u. 43.) hat gefunden, dass
unter Umständen auch die Erregbarkeit an der Kathode vermindert werden kann. —
Vgl. ferner die neueste Arbeit von Runge, der Electrotonus am Lebenden (deutsches
Archiv f. clin. Med. 1870. VII. Heft 3. u. 4.)

dem von J. Rosenthal gefundenem Gesetze, wonach durch jede Stromesrichtung die Erregbarkeit für Schliessung des entgegengesetzten und Oeffnung des gleichgerichteten Stromes erhöht wird.

Von besonderer Wichtigkeit sind für das Verständniss der antiparalytischen Wirkung die Modificationen der Erregbarkeit in ermüdeten Nerven und Muskeln: die zuerst von Heidenhain nachgewiesenen erfrischenden Wirkungen des Stromes. Die durch Misshandlung oder Ermüdung gesunkene Erregbarkeit kann restituirt werden, wenn ein Muskel längere Zeit von einem constanten Strome durchflossen wird, wobei der aufsteigende Strom sich wirksamer erweist als der absteigende, und die Erregbarkeit zuerst für Oeffnung des gleichgerichteten und Schliessung des entgegengesetzt gerichteten Stromes wiederhergestellt wird. — Endlich kommen auch hier vielfach die sogenannten katalytischen Wirkungen des Stromes in Betracht, von denen bereits in früheren Abschnitten die Rede gewesen ist. Wir wollen hierher auch die vorläufig schwer definirbaren, aber empirisch feststehenden Heilwirkungen rechnen, welche bei spinalen und cerebralen Lähmungen durch die Galvanisation an der Wirbelsäule, am Kopfe und am Hals-Sympathicus ausgelöst werden. — Aber auch die antiparalytischen Effecte der peripherischen Galvanisationsmethode beruhen wohl grösstentheils auf örtlichen katalytischen Wirkungen, die theils in directen elektrolytischen Gewebs-Veränderungen, theils in einem (durch die Gefässnerven vermittelten) Einflusse auf die örtlichen Circulationsverhältnisse bestehen. Zu diesen katalytischen Wirkungen muss auch die von Remak[*]) zuerst beobachtete Verdickung der Muskeln durch constante Ströme gezählt werden. Diese wurde von ihm auch experimentell an Fröschen durch Anwendung labiler Ströme auf die Nervenstämme des Beins an den Oberschenkelmuskeln hervorgerufen und hat ihren Grund in einer vorübergehenden Hyperämie, welche durch Erschlaffung der Blutgefässe in den Muskeln bedingt ist. Diese Erscheinungen sind namentlich für das Verständniss der Stromwirkung bei primären oder secundären Nutritionsstörungen der Muskeln von grösserer Bedeutung.

§. 245. Methoden der antiparalytischen Behandlung. In dieser Beziehung muss auf die Specialschriften verwiesen werden; nur ein kritisches Zusammenfassen ist hier am Platze. Die Methoden der faradischen Behandlung bestehen in der directen und in-

---

[*]) Deutsche Klinik 1857, No. 45.

directen Faradisation, d. h. der Strom wird mittelst angefeuchteter
Rheophoren entweder auf die gelähmten Muskeln selbst, oder auf die
eintretenden Nervenzweige, die peripherischen Nervenstämme und
Plexus geleitet. Der Modus der Anwendung muss im Allgemeinen durch
den Sitz der Erkrankungsursache bestimmt werden; die directe Faradisation verdient also bei primären Myopathien, die indirecte bei
peripherischen Lähmungen der einzelnen Muskeläste, Stämme und
Plexus im Ganzen den Vorzug. Bei Affectionen der Wurzeln, bei
spinalen und cerebralen Lähmungen, wo die Faradisation den Sitz
der Lähmungsursache selbst nicht erreichen kann, ist die indirecte
Faradisation ebenfalls vorzuziehen. Die Abwechselung schnellschlägi-
ger, abwechselnd gerichteter Ströme der äusseren Spirale vertritt
alle dem Inductionsstrom überhaupt zukommenden antiparalytischen
Wirkungen in kräftigster und vollkommen ausreichender Weise.
Duchenne's ursprüngliche Vorliebe für den Extracurrent und für
langsamschlägige Ströme bei Motilitätsstörungen ist daher weder
aus physiologischen, noch aus empirisch-therapeutischen Gründen genügend gerechtfertigt; und wenn einzelne Autoren noch neuerdings
bei manchen Lähmungsformen dem Extracurrent und den selteneren
Unterbrechungen besondere Vorzüge haben einräumen wollen, so gehört dies zu den Fictionen, an welchen die Literatur der Electrotherapie leider so reich ist. Eins kann dagegen nicht dringend
genug hervorgehoben werden: dass nämlich überall, wo es sich um
wirkliche, complete oder incomplete Lähmungen und nicht etwa
um Zustände passiver Immobilität handelt, bei directer wie bei indirecter Faradisation nur eine sehr mässige Stromstärke in
Anwendung gebracht werden darf. Das Hervorrufen kräftiger tetanischer Zuckungen, welches so vielen Aerzten als das beglückende
Hauptziel elektrotherapeutischer Bestrebungen erscheint, ist eine völlig untergeordnete, nebensächliche, zum Theil sogar positiv schädliche
Nebenerscheinung. Wir sehen, dass der Inductionsstrom auch in solchen Fällen hülfreiche Dienste leistet, wo es in Folge degenerativer
Ernährungstörungen (wie bei Bleilähmung, bei schwerer rheumatischer
Faciallähmung u. s. w.) gar nicht zur Auslösung von Zuckungen
kommt; dass ferner die willkürliche Motilität hergestellt werden
kann, ehe noch die electromusculäre Contractilität und die faradische
Nervenreizbarkeit überhaupt wiedergekehrt sind. — Aber auch wo
der faradische Reiz Zuckungen hervorruft, braucht derselbe nur in
solcher Intensität zur Verwendung zu kommen, dass minimale Contractionen, nicht aber erschöpfende tetanische Zuckungen dadurch

ausgelöst werden. In vielen Fällen sind die letzteren allerdings nur
überflüssig, nicht gerade (wie Remak mit Uebertreibung für alle
Zuckungen durch Inductionsströme behauptet) positiv nachtheilig; in
manchen Fällen schaden die starken Zuckungen direct, indem sie die
Ausbildung secundärer Contracturen in den gelähmten Muskeln begünstigen. Auch eine zu lange Dauer der Sitzungen und zu häufige
Wiederholung sind aus demselben Grunde verwerflich. Tägliche einmalige Faradisationen von durchschnittlich 5 bis höchstens 10 Minuten genügen.

§. 246. Für die galvanische Behandlung der Lähmungen
kommen zunächst in Betracht: die peripherische Galvanisation der
Muskeln, der Nervenstämme und Plexus, die man als Nerv-Muskel-
ströme (N. M.), Plexusnervenströme (Pl. N.), Plexusmuskelströme
(Pl. M.) u. s. w. zu bezeichnen pflegt. Die Anordnung der Elektroden entspricht dabei gewöhnlich der aufsteigenden Stromrichtung,
d. h. der negative Pol befindet sich dem Centrum näher, wofür der
Grund nach den obigen Erörterungen über die erregenden und modificirenden Wirkungen einleuchtend ist, und ausserdem der Umstand
in Betracht kommt, dass die Erregbarkeit der motorischen Nerven
centripetal zunimmt. Die erregende Wirkung wird erhöht, wenn
wir bei geschlossener Kette Dichtigkeitsschwankungen einführen.
Dies geschieht entweder durch Einschaltung variabler Widerstände,
z. B. durch Streichen mit der Elektrode über die äussere Hautoberfläche, (die von Remak vorzugsweise benutzten labilen Ströme);
oder durch Abstufungen in der Intensität und Quantität der Strom-
quellen selbst (Frommbold's schwellende Ströme). Stärkere Erregungen durch gehäufte Unterbrechungen, Stromwendung u. s. w.
sind therapeutisch im Allgemeinen zu vermeiden, können aber freilich zu diagnostischen Zwecken Anwendung finden. — Ausser diesen
peripherischen Methoden kommen ferner zur Anwendung: für spinale
Lähmungen die Galvanisation längs der Wirbelsäule, die Anwendung
sogenannter Rückenmarkswurzelströme (R. W.), Rückenmarksnerven-
ströme (R. N.) u. s. w. — für cerebrale Lähmungen die Galvanisation durch den Kopf und am Sympathicus. Als empirische Regel
müssen wir hinsichtlich der Auswahl unter den verschiedenen Methoden festhalten, dass die Behandlung im Allgemeinen möglichst in
loco morbi stattfinden muss; dass aber ferner bei spinalen und cerebralen Lähmungen die Galvanisation längs der Wirbelsäule, am Kopfe
oder am Sympathicus allein oft nicht genügt, sondern durch die

gleichzeitige peripherische Galvanisation wirksam unterstützt wird.
— Auch der galvanische Strom darf nicht in übertriebener Stärke
und Dauer angewandt werden. Im Allgemeinen können bei peripherischen Methoden stärkere Ströme benutzt werden, als bei den centralen, bei der Galvanisation an der Wirbelsäule stärkere, als bei
Galvanisation am Kopfe und am Sympathicus. Durchschnittlich
kommen etwa bei peripherischen, labilen Strömen 30, an der Wirbelsäule 30—20, am Kopfe höchstens 20—10 Elemente (einer Siemens-
Remak'schen Batterie) zur Anwendung. Was die Dauer der Sitzungen betrifft, so sind 5—10 Minuten in der Regel ausreichend. Die
Galvanisation am Kopfe erfordert kürzere Dauer als die übrigen
Verfahren und ausserdem oft die schon früher erwähnten Cautelen
(Einschaltung einer graduirten Nebenschliessung; Ein- und Ausschleichen des Stromes).

§. 247. Häufig sind die antiparalytischen Leistungen des inducirten und des constanten Stromes gegeneinander abgewogen und in
Parallele gestellt worden. Gewöhnlich ist man davon ausgegangen,
den Heileffect der einen Stromart auf Kosten der andern herabzusetzen oder einseitig zu erheben. Die unerquicklichen Controversen
zwischen Remak und Duchenne, die unberechtigten Angriffe Remak's
gegen Ziemssen u. s. w. sind bekannt genug, und bedürfen keiner
Auffrischung. Die vielfach behauptete Superiorität in den antiparalytischen Leistungen des constanten Stromes stützt sich theoretisch
wesentlich auf die oben geschilderten centripetalen, elektrotonisirenden
modificirenden und catalytischen Wirkungen derselben, und ferner
auf die Möglichkeit einer directen Galvanisation der nervösen Centraltheile. Gegen diese Motivirung liesse sich freilich mancher Einwand erheben. So kommen z. B. modificirende und centripetale Wirkungen unzweifelhaft auch den Inductionsströmen zu, obwohl diese
Eigenschaft derselben noch weniger allgemeine Beachtung gefunden
haben. Ich erinnere nur an die Auffrischung der Erregbarkeit durch
schwache Inductionsströme (v. Bezold); ferner an die Thatsache,
dass, wie schon erwähnt, diplegische Zuckungen von Fieber und
mir auch mit faradischen Strömen beobachtet wurden. Hinsichtlich
des katalytischen Effectes muss man die eigentlichen electrischen und
die durch Vermittelung der Blutgefässe eintretenden Wirkungen unterscheiden. Die electrolytischen Leistungen der voltaelectrischen
Inductionsapparate stehen allerdings weit zurück hinter denen einer
constanten Batterie. Es ist aber doch ein etwas willkürlich gewählter

Standpunkt, wenn man, wie Remak*) es thut, ausschliesslich die electrischen Leistungen zum Massstabe des therapeutischen Werthes electrischer Vorrichtungen erheben will — so lange nicht festgestellt ist, dass gerade diese electrolytischen Leistungen, und sie ausschliesslich, es sind, welche den therapeutischen Effect electrischer Ströme vermitteln. Die directen und reflectorischen Einwirkungen auf die Blutgefässe dagegen fallen intermittirenden Strömen in ähnlicher Weise zu wie den continuirlichen. Was endlich die Application auf die Centralorgane betrifft, so kann man eigentlich nur sagen, dass der constante Strom durch Remak's glückliche Initiative dieses ganze Gebiet als eine ihm ausschliesslich angehörige Domaine occupirt hat. Es lässt sich aber kein einigermassen haltbarer Grund angeben, um intermittirenden Strömen jede therapeutische Einwirkung auf die Centralorgane des Nervensystems abzusprechen, oder ihre Anwendung auf dieselben absolut zu verbieten.

Es ist ehedem von anderen Autoren und auch von mir selbst die Ansicht vertheidigt worden, dass bei ungleicher Reaction der Muskeln gegen beide Stromarten derjenige Strom therapeutisch der wirksamere sei, für welchen der Muskel allein oder vorzugsweise noch Reaction zeige. Diese Ansicht ist, wie ich mich später überzeugt habe, nicht unbedingt richtig. Ich habe wiederholt Fälle von peripherischen, traumatischen und rheumatischen, sowie auch von saturninen Lähmungen beobachtet, in welchen die faradische Contractilität herabgesetzt oder erloschen, die galvanische Muskelerregbarkeit intact oder sogar abnorm erhöht war, und welche dennoch unter ausschliesslich faradischer Behandlung günstig verliefen; ja sogar einen Fall von Drucklähmung der Interossei, in welchem die Erregbarkeit für den constanten Strom allein noch (in geringem Maasse) erhalten war, der faradische Strom sich aber dennoch therapeutisch unverkennbar als wirksamer herausstellte. Man darf also im einzelnen Falle aus der Integrität der galvanischen Reaction bei aufgehobener faradischer keine absolute Indication für die ausschliessliche Anwendung des constanten Stromes herleiten. Häufig ist die combinirte, alternirende Anwendung der peripherischen Faradisation und Galvanisation zweckmässig (vgl. z. B. Lähmung des Facialis), oder es wird mit der centralen Galvanisation die peripherische Faradisation der gelähmten Nerven und Muskeln verbunden.

---

*) Deutsche Klinik 1857, No. 50.

§. 248. Die gymnastische Behandlung besteht in der methodischen Anwendung activer und passiver Bewegungen im Gebiete der Lähmung. Die Verwerthung solcher Bewegungen bei mancherlei Motilitätsstörungen ist gewissermassen instinctiv geboten und findet sich daher auch bereits in den ältesten uns überkommenen medicinischen Ueberlieferungen. In neuerer Zeit hat man besonders auf dem Gebiete der orthopädischen Krankheitsformen die Gymnastik als ein Hauptmittel anerkannt und sie eben zum Unterschiede von der hygienischen Gymnastik, welche von uns Deutschen vulgo „Turnen" genannt wird, als „medizinische Gymnastik" bezeichnet.

In den letzten 30 Jahren hat von Schweden aus diese medizinische Gymnastik eine wesentliche wissenschaftliche Reform erfahren und hat sich in dieser unter dem Namen „Heilgymnastik" Anerkennung und Verbreitung erworben. H. P. Ling in Stockholm (gest. 1839), der Erfinder dieses neuen Systems, legte der Gymnastik und besonders der zu Heilzwecken benutzbaren die Anatomie und Physiologie des willkürlichen Muskelapparates zu Grunde. Es handelt sich daher bei ihm in der Heilgymnastik nicht mehr, wie bei unserem Turnen, um Reck-, Barren-, Stütz-, Hantel-, Sprung-, Schwing- oder dgl. begrenzten oder allgemeinen Körperübungen, sondern darum, diesen oder jenen Muskel, diese oder jene Muskelgruppe Behufs eines vorschwebenden Heilzweckes in übende Thätigkeit zu versetzen. Um dies überall thun zu können, um überall die wünschenswerthe örtliche Begrenzung und eine dem Heilzwecke entsprechende graduelle Intensität der Uebungen zu erzielen, waren die bis dahin bekannten activen Uebungen nicht ausreichend. Ling hatte den glücklichen Gedanken, zu dem Zwecke eine neue Bewegungsform einzuführen, die s. g. duplicirte oder Widerstandsbewegung. Mittelst dieser ist man nämlich im Stande, die meisten willkürlichen Muskeln in isolirte Action zu versetzen, bei gänzlich ausgeschlossener Mitwirkung ihrer Antagonisten.

Die Wichtigkeit dieser duplicirten Bewegungen für die Therapie der Paralysen leuchtet sofort ein, wenn man daran denkt, dass besonders an den Extremitäten gewöhnlich nur die von einem Nervenstamme aus versorgten Muskeln, z. B. die Extensoren gelähmt, die Flexoren dagegen völlig intact sind. Aber auch von den Muskeln der Scapula und der Wirbelsäule finden sich oft einzelne gelähmt bei völliger Integrität ihrer Antagonisten. So z. B. ist der Serratus anticus major meistens allein gelähmt, während seine Antagonisten, mm. rhomboidei und levator anguli scapulae normal fungiren. Ausser der Gebrauchsstörung, welche die betreffenden Theile durch diese isolirte Paralyse einzelner Muskeln oder Muskelgruppen erleiden, liegt in der dadurch gesetzten Störung des Antagonismus zwischen den gelähmten und den gesunden Muskeln die primäre Ursache zur Entstehung der mannichfachsten Deformitäten. Ich erinnere hier nur an die verschiedenen Formen des paralytischen Pes varus, an die Deviationen der Scapula, an die musculären Kyphosen und Scoliosen u. s. w. Zur Herstellung des normalen Muskel-Antagonismus sind nun aber die rein activen Uebungen nicht geeignet. Wir wissen, dass überall, wo einzelne Muskelgruppen z. B. die Extensoren eines Gliedes in Thätigkeit gesetzt werden sollen, selbst bei der exactesten Intention die betreffenden Antagonisten, also die Beuger, mit fungiren müssen. Die Einen verhalten sich bei jeder rein activen Bewegung als die Regulatoren der Kraft und Geschwindigkeit der Anderen. Ohne diese regulirende Mitwirkung des Antagonisten würde die Bewegung nur stossweise vollzogen werden können. Auch der Gesunde ist nicht im Stande, durch eine rein active Uebung einen einzelnen Muskel oder eine einzelne Muskelgruppe für sich allein mit Ausschluss der Antagonisten in Thätigkeit zu setzen. Wo einzelne Muskeln gelähmt sind, folgt der Intention des Kranken auf den gelähmten Muskeln einzuwirken, stets eine vorzugsweise oder gar ausschliessliche Einwirkung auf die gesunden Muskeln. Jedermann kann sich von dieser Thatsache beim paralytischen Klumpfusse überzeugen. Ja darin liegt sogar das wesentlichste Moment für die Steigerung derartiger Deformitäten.

Dieser Uebelstand wird nun mittelst der duplicirten oder Widerstandsbewegungen vermieden. Durch den seitens eines technisch geschulten Individuums angebrachten Widerstand wird die regulirende Mitwirkung der Antagonisten ausgeschlossen. Hinsichtlich der Technik dieser Bewegungen muss ich auf die speciellen Schriften über Heilgymnastik verweisen, da ihre Detail-Erörterung hier so wenig Raum finden kann, wie die der pharmaceutischen Heilmittel.

Die Benutzung der duplicirten Bewegungen findet selbstverständlich ihre Grenze bei vollständiger Paralyse eines Muskels. Ihr eigentliches Terrain sind die paretischen Zustände einzelner Muskelgruppen, bei denen also eine mehr oder weniger bedeutende Verminderung, aber keine gänzliche Aufhebung der willkürlichen Innervation stattfindet.

Dagegen können in jenen Fällen, wo die gesammte Musculatur

eines Gliedes eine gleichmässige Abnahme der Energie, nicht deren
gänzlichen Verlust erfahren hat, auch die rein activen Bewegungen
mit Erfolg benutzt werden. Ja sie verdienen unter Umständen selbst
wegen ihrer Einfachheit und wegen der dabei gestatteten Entbehr-
lichkeit fremden Beistandes in solchen Fällen den Vorzug vor den
duplicirten. So ist z. B. bei gleichmässiger Energieverminderung der
Musculatur der Unter-Extremitäten das Gehen selbst die nützlichste
Heilgymnastik. Das sind die Fälle, wo die s. g. Zimmergymnastik
erfolgreich verwerthet werden kann, während sie bei den musculären
Difformitäten nur schaden muss, aus den oben angeführten Gründen.
Für jede Art der beiden Bewegungsformen, der activen und duplicirten, muss es leitender Grundsatz sein, dass dabei Rücksicht zu
nehmen ist auf das ursächliche Wesen der Krankheit, auf die pathologisch-anatomischen Verhältnisse, auf die Leistungsfähigkeit der
kranken Muskeln, auf die Verhütung von Ueberanstrengung. Kurz,
es muss dabei sachverständig methodisch verfahren werden,
wenn man Erfolge erzielen will.

§. 249. Wir haben noch der passiven Bewegungen zu erwähnen. Sie finden vorzugsweise Anwendung bei jenen accessorischen
und consecutiven Motilitätsstörungen, welche früher oder später sich
zu vielen Paralysen hinzugesellen. Zu diesen accessorischen Störungen gehören namentlich die sogenannten Contracturen und Pseudo-
Ankylosen der Gelenke. In Folge der Paralyse einzelner Muskeln
oder Muskelgruppen tritt nothwendig secundär eine Verkürzung der
antagonistischen gesunden Muskeln ein. Ja die längere Immobilität
veranlasst an sich consecutive Veränderungen in den das betheiligte
Gelenk constituirenden Knochen, Knorpeln, Synovial-Häuten, Fascien
und Ligamenten. In Folge der mangelhaften Functionirung des Ge-
lenkes werden die Knochen und Knorpel der Epiphysen an der con-
tracten Seite durch Druck-Usur atrophisch, an der entgegengesetzten
theils hypertrophisch, theils anderweitig verändert. Die Synovialhäute
büssen einen Theil ihrer Secretions-Function ein, die Fascien und
Ligamente werden rigide u. s. w. Hier muss erst durch methodisch
und sachgemäss angewendete passive Beugungen, Streckungen, Ro-
tationen, Supinationen und Pronationen, Adductionen und Abductionen
u. s. w. die oft schon bis zur Ankylosis spuria vorgeschrittene Immobilität der betreffenden Gelenke beseitigt werden, bevor man zur
erfolgreichen Behandlung der paralysirten Muskeln mit Electricität
und duplicirten oder rein activen Uebungen fortschreiten kann. Durch
geduldige und stufenweise Anwendung dieser Mittel ist oft selbst in

veralteten und äusserst schweren Fällen noch ein überraschender Erfolg zu erzielen.

Die Anwendung passiver Bewegungen geschieht entweder vermittelst mechanischer Apparate, wie sie für fast sämmtliche Gelenke von Bonnet erfunden und in seinem „Traité de thérapeutique des maladies articulaires. Paris 1853" beschrieben und abgebildet sind; oder mittelst der Hände technisch geschulter Gymnasten. Welche von diesen beiden Methoden im invividuellen Falle den Vorzug verdienen, das hängt theils von der Oertlichkeit, theils von der anatomischen Beschaffenheit, theils auch von dem Umfange der Gelenkmetamorphose ab. Bisweilen wird man sich selbst wegen Ermangelung geschickter Gymnasten für Benutzung der Apparate entscheiden müssen. Es genügt in schwierigen Fällen nicht, dass man dem Kranken kurzweg den Gebrauch der Heilgymnastik empfiehlt. Der Erfolg hängt vielmehr hier, wie überall in der Therapie, nicht nur von der richtig gestellten Indication, sondern auch von der richtigen Ausführung ab. Unzweckmässig ausgeführte Bewegungen der Heilgymnastik, seien diese passive oder active, gleichen in ihrem Werthe ganz den unrichtig zubereiteten pharmaceutischen Präparaten.

§. 250. Die Wirkungsweise der activen Bewegungen (auch die sogenannten duplicirten gehören zu diesen, denn sie sind nichts Anderes, als durch exacte Localisation potenzirte active Muskelübungen) fällt zum Theil mit der der localisirten Faradisation und Galvanisation zusammen. Sie steigern zunächst auf centrifugalem Wege die Innervation und können ferner durch die örtlichen Veränderungen der Circulation und Ernährung, welche mit der gesteigerten Muskelthätigkeit verbunden sind, einen günstigen Einfluss auf peripherische Krankheitsursachen entwickeln. Möglich ist es auch, dass sie, wie gewisse galvanische Applicationsweisen, auf centripetalem Wege einen alterirenden Einfluss bei centralen Lähmungsursachen ausüben; doch kann ich auf die zum Theil sehr kühn formulirten Hypothesen heilgymnastischer Specialisten nicht weiter eingehen. Das günstigste Feld bieten der heilgymnastischen Behandlung unzweifelhaft diejenigen Lähmungen dar, welche als Residuen abgelaufener peripherischer oder centraler Krankheitsprocesse fortbestehen, wie es z. B. bei vielen rheumatischen und traumatischen Lähmungen, bei paraplegischen Zuständen in Folge von Meningitis spinalis, bei apoplectischen Hemiplegien, bei vielen Lähmungen nach acuten Krankheiten und bei den sogenannten essentiellen Lähmungen häufig der Fall ist. Ich habe Beispiele von inveterirter completer Paralyse beider Unter-Extremitäten beobachtet, welche nach vergeblicher Anwendung sonst bewährter Kurmittel durch consequente heilgymnastische Behandlung zur Heilung gelangten.

Ferner habe ich ganz ausserordentlichen Erfolg von dieser Behandlungsweise bei den hysterischen Lähmungen geschen. Man darf den Erfolg bei dieser Art von Paralysen neben der Regulirung der motorischen Nervenleitung auch wohl auf Rechnung der vortheilhaften Wirkung schreiben, welche die täglichen körperlichen Uebungen auf den Stoffwechsel und das Allgemeinbefinden ausüben. — Unersetzlich aber ist die gymnastische Behandlung bei den aus particller Lähmung hervorgegangenen paralytischen Deformitäten. Hierher müssen auch diejenigen Deformitäten gerechnet werden, welche aus einem vernachlässigten Gebrauche einzelner Muskelgruppen und dadurch bedingten anomalen Stellungen einzelner Skelettheile hervorgegangen und unter der Bezeichnung „habitueller Scoliose und Kyphose" bekannt sind. — Begreiflicher Weise wäre es vergeblich, die Heilung dieser paralytischen Deformitäten von der Anwendung mechanischer Hülfsmittel (orthopädischer Apparate), sei es mit oder ohne vorangegangene operative Eingriffe, zu erwarten. Diese letzteren haben ihren Werth nur in der Verhütung der weiteren Deformation, in der Erleichterung der Prothese bei Klumpfüssen etc., also als Palliative und Präservantia. Zur radicalen Heilung bedarf es der Herstellung der normalen Muskelenergie und unter den uns dafür zu Gebote stehenden Mitteln ist der Heilgymnastik nächst und neben der Electricität die wichtigste Rolle zu vindiciren. Ja die Erfahrung lehrt, dass bei derjenigen Energielosigkeit der Muskeln, welche von gewohnheitswidriger Vernachlässigung von Jugend auf entstanden ist, die mit ernster und beharrlicher Anregung der Willensenergie verbundene heilgymnastische Behandlung auch der electrischen entschieden vorangeht.

Specielle Pathologie und Therapie der Lähmungen.

Lähmung des N. oculomotorius.

§. 251. **Aetiologie.** — Rheumatische Schädlichkeiten führen nicht selten zu Lähmungen im Gebiete des N. oculomotorius, wobei die veranlassende Läsion oft in einzelnen peripherischen Zweigen, z. B. dem Levator-Ast, localisirt zu sein scheint; in selteneren Fällen scheint der Stamm des Oculomotorius innerhalb der Schädelhöhle durch eine acut entwickelte rheumatische Läsion (circumscripte basilare Periostitis?) betroffen zu werden.

Orbitalaffectionen, namentlich Geschwülste lähmen den N. oculomotorius durch Compression oder Miterkrankung; ebenso Verletzungen der Orbita, wobei der Nerv entweder durchrissen oder durch Blutextravasat u. s. w. gequetscht wird. Tiefere, mit Amblyopie einhergehende Netzhautleiden sind oft mit isolirter Parese des Rectus int. verbunden, deren Zusammenhang noch unaufgeklärt ist. Isolirte Lähmung des Sphincter iridis scheint zuweilen durch functionelle Ueberreizung, z. B. grelles Licht, zu Stande zu kommen.

Im Verlaufe constitutioneller Syphilis kommt es relativ häufig zu Lähmungen im Gebiete des N. oculomotorius, so dass dieselben (nach **Kussmaul**) in der Frequenzscala der von Syphilis abhängigen Neurosen überhaupt obenan stehen. Der Angriffspunkt dieser Lähmungen kann in verschiedenster Höhe der peripherischen und centralen Faserung liegen; bald kann es sich um Compression durch syphilitische Knochengeschwülste oder basale Arachnitis syphilitica, bald um gummöse Bildungen im Nerven selbst oder in der Gehirnsubstanz handeln. Von der Häufigkeit partieller Oculomotorius-Lähmungen nach Diphteritis, deren localer Heerd noch unbekannt ist, war bereits in einem früheren Abschnitte die Rede.

Zu intracraniellen, basalen Lähmungen können, ausser den schon erwähnten rheumatischen und syphilitischen Producten, besonders idiopathische Meningitis, traumatische Pachymeningitis mit oder ohne Fracturen, und vor Allem Geschwülste Gelegenheit geben. Eine besonders hervorzuhebende Veranlassung sind Aneurysmen der Basalarterien. Lebert*) hat die Häufigkeit von Oculomotorius-Lähmungen bei Aneurysmen der Carotis interna und besonders des Communicans posterior statistisch erwiesen. — Cerebrale Oculomotorius-Lähmungen spielen besonders bei Heerdaffectionen im Pons und Pedunculus cerebri eine hervorragende Rolle; relativ seltener (doch wahrscheinlich oft übersehen) kommen sie bei Krankheiten der Centralganglien, z. B. den gewöhnlichen apoplectischen Hämorrhagien, und der Grossbirnhemisphären vor. Auch bei cerebralen Heerderkrankungen sind Oculomotorius-Lähmungen beobachtet; die Beziehung derselben ist zweifelhaft, doch finden sie ein Analogon in den anomalen Augenstellungen, welche bei Thieren (Kaninchen) nach experimenteller Verletzung des Kleinhirns, der crura cerebelli und corpora quadrigemina eintreten. Cerebralen Ursprungs sind jedenfalls auch die Oculomotorius-Lähmungen, welche in Folge geistiger Ueberanstrengung (Haynes Walton**) oder von abusus spirituosorum beobachtet werden. Die im Verlaufe von Tabes dorsualis so häufigen Oculomotorius-Lähmungen scheinen auf einem Aufwärtsschreiten der Degeneration nach der Gegend des Oculomotoriuskerns zu beruhen.

§. 252. Allgemeine Uebersicht und Analyse der Symptome.

1. Lähmung der äusseren Augenmuskeln. Vorbemerkungen. Die Symptomatologie der eigentlichen „Augenmuskellähmungen" ist, abgesehen von ihrer speciellen semiotischen Bedeutung, auch clinisch von allgemeinem Interesse als Typus der verschiedensten Nuancirungen paretischer und paralytischer Zustände überhaupt, wie wir sie mit gleicher oder auch nur annähernder Genauigkeit an keinem anderen Abschnitte der Körpermusculatur zu unterscheiden vermögen. Die Momente, welche selbst den leisesten Anfängen und quantitativ verschiedensten Graden von Augenmuskellähmung ein so

---

*) Ueber die Aneurysmen der Hirnarterien, Berl. clin. Wochenschr. 1866.
**) British med. journal, 28. April 1866.

charakteristisches Gepräge verleihen, lassen sich wesentlich auf die theils antagonistischen, theils associatorischen Functionen der äusseren Augenmuskeln zurückführen. Die vier recti und zwei obliqui eines jeden Auges stellen zusammen drei Antagonistenpaare dar, deren jedes eine gemeinschaftliche und genau bekannte Drehungsaxe besitzt, um welche der eine Muskel eine positive, der andere eine negative Drehung ausführt*). Die Lähmung jedes einzelnen Muskels bewirkt daher für das betroffene Auge primär einen Defect der absoluten Beweglichkeit in der Richtung des paralytischen Muskels, während secundär in der Richtung des nicht gelähmten Antagonisten excessive Beweglichkeit eintreten kann. Ausserdem aber erfolgen bekanntlich die beim binocularen Sehen nothwendigen Augenbewegungen vermöge einer eigenthümlichen Coordination des beiderseitigen Muskelapparates, wodurch die in permanentem Associationsverhältnisse befindlichen Muskeln beider Augen, z. B. der Rectus int. der einen und ext. der anderen Seite, stets gleichzeitig und mit proportionaler Innervationsstärke in Thätigkeit gesetzt werden. Diese simultane und proportionirte Thätigkeit der associirten Muskeln ist es bekanntlich, welche die harmonische Einstellung beider Augenaxen auf das Object, die gemeinschaftliche Fixirung desselben — damit auch die Identität der getroffenen Netzhautstellen und die Verschmelzung der Netzhautbilder, das Einfachsehen vermittelt. Jede noch so geringe Disproportion in der Innervation der associirten Muskeln führt daher unvermeidlich zum Zurückbleiben des schwächer innervirten Auges bei den associatorischen und accommodativen Bewegungen, als dessen weitere Consequenzen das Vorbeischiessen der Augenaxe (Strabismus paralyticus) und Doppelsehen (Diplopie) auftreten. Die beiden letzteren Symptomgruppen sind es besonders, welche durch ihre äusserst feine Differenzirung der Symptomatologie der Augenmuskellähmungen einen so unvergleichlichen Grad von Vollkommenheit verleihen und der Specialdiagnostik dieser Zustände als wesentliche Grundlage dienen.

Prüfen wir die im Vorstehenden berührten Hauptsymptome der Augenmuskellähmungen etwas genauer, so ergiebt sich, dass das

---

*) Die Drehungsaxe des Rectus ext. und int. steht senkrecht zum horizontalen Meridian; die des Rectus sup. und inf. geht von vorn innen nach hinten aussen und bildet mit der sagittalen Blicklinie einen Winkel von fast 70°; die Axe der beiden Obliqui geht von vorn aussen nach innen hinten, so dass sie mit der Blicklinie einen Winkel von 35° bildet.

erste derselben, der Defect absoluter Beweglichkeit in der
Richtung des paralytischen Muskels, am wenigsten Anspruch
hat, als constantes und pathognomonisches Symptom aller Grade
von Augenmuskellähmungen zu gelten. Einerseits ist dieser Factor
einer genauen Abschätzung überhaupt wenig zugänglich: es lässt
sich nur ein mittleres Durchschnittsmass für die physiologischen
Drehbewegungen des Bulbus im Allgemeinen feststellen, und kleinere
Defecte werden daher leicht übersehen, und, wenn sie auf unvollkommener Parese beruhen, durch eine das Leitungshinderniss compensirende Verstärkung des centralen Willensimpulses unsichtbar gemacht. Der Defect der absoluten Beweglichkeit kann also bei vorhandener Parese minimal oder anscheinend null sein. Andererseits
kann ein ziemlich grosser Beweglichkeitsdefect ohne Lähmung bestehen, vorzugsweise durch relative Insufficienz bei primärer Contractur der Antagonisten, bei concomitirendem Schielen, bei Anomalien des Refractionsapparates und bei mechanischer Behinderung
durch die verschiedensten Zustände in der Umgebung des Auges.
Defect der absoluten Beweglichkeit ist daher ein zwar werthvolles,
aber keineswegs allein massgebendes Symptom von Augenmuskellähmung, und die abschätzbare Grösse des Defects steht zu dem
Grade der vorhandenen Innervationsstörung in keiner proportionalen
Beziehung.

Anders verhält es sich mit den Symptomen der relativen
Immobilität, dem Strabismus und der Diplopie, wo ein Auge gewissermassen beständig zur Controle des anderen benutzt wird und
daher auch die geringsten Asymmetrien bei genauer Untersuchung
nicht unentdeckt bleiben. — Für die Symptome der Associations-
störung gilt als Grundsatz, dass dieselben um so stärker hervortreten, je mehr die Synergie des gelähmten Muskels in Anspruch genommen wird: also nicht gleichmässig beim Sehen in allen Theilen
des Blickfeldes, sondern vorzugsweise an den Grenzen desselben und
zwar nach der Seite hin, welche der Wirkungssphäre des gelähmten
Muskels entspricht. Die Symptome nehmen daher zu, je weiter sich
das Object, nach welchem gesehen wird, in der Richtung des gelähmten Muskels bewegt, während sie bei Bewegung in umgekehrter
Direction abnehmen. Im ersteren Falle tritt die Disharmonie in der
Einstellung der Augenaxen, das paralytische Schielen, entweder unmittelbar hervor — oder sie bekundet sich durch die Ablenkung des
kranken Auges, wenn dasselbe durch Verdecken des gesunden gezwungen wird, die Fixirung allein zu übernehmen. Diese primäre

Ablenkung des kranken Auges führt, wie beim concomitirenden Schielen, zu einer secundären Ablenkung des gesunden Auges im Sinne des associirten Muskels; die primäre und secundäre Ablenkung (der primäre und secundäre Schielwinkel) sind aber nicht, wie beim concomitirenden Schielen, einander gleich, sondern der secundäre Schielwinkel ist wegen des auf dem kranken Auge bestehenden Innervationshindernisses grösser als der primäre. Auch das Excessive und Gewaltsame dieser Bewegungen (welches durch das erschwerte Ansprechen des paretischen Nerven bedingt ist) unterscheidet dieselben bereits von den beim concomitirenden Schielen auftretenden, und ist zugleich die Ursache des für solche Kranken charakteristischen Schwindelgefühls, welches durch die ungewöhnlich scheinbare Ortsveränderung der Gegenstände im Gesichtsfelde bedingt wird.

Der semiotische Werth der Diplopie bei Augenmuskellähmungen beruht darauf, dass jeder einzelnen Muskellähmung ein ganz bestimmter Bezirk des Doppeltsehens, sowie ein ebenso bestimmtes Lageverhältniss der Doppelbilder zu einander entspricht, welche vermittelst gewisser einfacher Hülfsvorrichtungen zu evidenter und selbst messbarer Anschauung gebracht werden. Diese Vorrichtungen bestehen bekanntlich in der Anwendung verschieden gefärbter Gläser, welche eine sichere Unterscheidung der von beiden Augen herrührenden Doppelbilder gestatten, und vertical brechender Prismen, durch welche zugleich einer etwa vorhandenen Fusionstendenz bei lateraler Bilderstellung (vgl. unten) entgegengewirkt wird.

Diplopie ist nicht bloss bei Lähmungen, sondern — wenn auch seltener — beim concomitirenden Schielen u. s. w. vorhanden; der Schluss auf eine zu Grunde liegende Lähmung ist also nur dann gerechtfertigt, wenn die Erscheinungen der Diplopie nach einer bestimmten Region des Gesichtsfeldes hin, der Wirkungssphäre bestimmter Muskeln gemäss, progressiv zunehmen.

Bei vorhandener Lähmung wächst im Allgemeinen der Abstand der Doppelbilder bei Bewegung des Objects in der Bahnrichtung des gelähmten Muskels, während er bei umgekehrter Direction abnimmt und über eine gewisse Grenze hinaus null wird, so dass jenseits dieser Grenze einfach gesehen wird. Welche Erscheinungen aus diesem allgemeinen Gesetz für die einzelnen Muskellähmungen resultiren, werden wir sogleich näher erörtern.

Die mit dem Doppeltsehen verbundene Unbehaglichkeit veranlasst die Kranken, entweder durch Schliessen eines Auges das eine

Bild ganz zu unterdrücken, oder die Lage der Bilder auf der Netzhaut durch eigenthümliche und zum Theil pathognomonische Kopf-
haltungen zu verändern, sie wenden nämlich, allgemein ausgedrückt,
den Kopf so, dass das Object in denjenigen Theil des Gesichtsfeldes
geräth, woselbst noch einfach gesehen und eine Thätigkeit des gelähmten Muskels beim Sehact nicht beansprucht wird. Aber auch,
abgesehen davon, vermögen manche Kranke das Doppeltsehen zu beseitigen, indem sie beide Bilder zu einem verschmelzen: ein als
„Fusion" bezeichneter Vorgang, dessen Zustandekommen noch viel
räthselhaftes darbietet. Wir müssen nämlich zur Erklärung desselben voraussetzen, dass es den Kranken, trotz der Lähmung, gelingt,
beide Bilder auf identische Netzhautstellen zu projiciren; das setzt
aber wieder voraus, dass sie bei den associatorischen und accommodativen Augenbewegungen dem paretischen Muskel ein einseitiges
Plus centraler Innervation bis zur Compensation des vorhandenen
Leitungshindernisses zukommen lassen, und somit gegen das Gesetz
der associatorischen Bewegungen (wonach den associirten Muskeln
stets proportionale Bewegungsimpulse mitgetheilt werden) verstossen.
Die Fusionstendenz scheint übrigens nur bei lateralen, nicht auch
bei verticalen Doppelbildern (also nur bei Lähmungen des rectus int.
und ext.) zur Herrschaft zu kommen und im concreten Falle von
sehr verschiedenen Bedingungen beeinflusst zu werden; namentlich
wird sie durch schon präexistirende Störungen des binocularen Sehens, durch Incongruenz der Netzhautbilder (Trübungen des brechenden Median, Refractionsanomalien u. s. w.) begünstigt.

    In anderen Fällen, wo eine Fusion nicht stattfindet, entsprechen
zuweilen die Ausdehnung der Diplopie und die Lageverhältnisse der
Doppelbilder gegen einander dennoch nicht den durch die vorhandene Muskellähmung gesetzten Bedingungen und dem Grade der
Innervationsstörung. Es zeigt sich in derartigen Fällen bald ein
Plus, bald ein Minus der zu erwartenden Anomalien. Diese Ausnahmen sind freilich stets nur scheinbare, und dass auch sie streng
gesetzmässig zu Stande kommen, ja, richtig gedeutet, dem Gesetz
zur wesentlichen Stütze dienen, hat besonders v. Graefe[*]) mit ge-
nialem Scharfsinn erwiesen. Oft sind es präexistirende, mit Refrac-
tions- und Accommodationsstörungen oder selbst mit gewissen ge-
wohnheitsmässigen Blickrichtungen verbundene dynamische Ablenkungen, welche einen bald secundirenden, bald opponirenden Einfluss auf

---

[*]) Symptomenlehre der Augenmuskellähmungen, Berlin 1867.

die der Paralyse angehörigen Symptome ausüben. Ausserdem aber kommt noch ein wesentliches Moment dabei in Betracht: die secundären Functionsstörungen der gesunden (namentlich der antagonistischen) Muskeln. Der Antagonist des gelähmten Muskels verfällt mit der Zeit in eine Art von Contractur, welche nun ihrerseits die Lage der Doppelbilder modificirt und das Gebiet des Doppelsehens über die ursprünglichen Grenzen (über die Mittellinie des Gesichtsfeldes hinaus) erweitert. Beim Zustandekommen dieser secundären Contracturen spielen verschiedene Momente (Accommodationsanstrengungen, die Tendenz des Einfachsehens, cerebrale Reizzustände und spastische Muskelzusammenziehungen etc.) eine wichtige Rolle.

Aus diesen Andeutungen ergiebt sich, wie die Hauptsymptome der Muskellähmungen, welche aus den Defecten der absoluten und relativen (associatorischen) Beweglichkeit entspringen, im concreten Falle einzeln in sehr ungleicher Weise entwickelt, und sogar das eine oder das andere davon ganz abwesend sein können, während ein drittes anscheinend excessiv vorhanden ist, so dass z. B. hochgradiger Defect der absoluten Beweglichkeit ohne Strabismus und Diplopie, oder umgekehrt, und selbst bedeutender Strabismus ohne Diplopie oder ausgebreitete Diplopie mit geringem Strabismus vorkommen. Die Analyse derartiger Fälle bietet im Einzelnen oft grosse Schwierigkeiten dar, deren wenigstens zum Theil befriedigende Lösung wir, wie das meiste auf diesem Gebiete, den classischen Arbeiten v. Graefe's [*]) verdanken.

§. 253. Nach diesen orientirenden Vorbereitungen, welche selbstverständlich sich nicht bloss auf Oculomotoriuslähmungen, sondern in gleicher Weise auf die von Trochlearis und Abducens abhängigen äusseren Augenmuskeln erstrecken, ist die Symptomatologie der einzelnen Augenmuskellähmungen ohne Weiteres verständlich, so dass ich mich hier auf die Hauptzüge desselben beschränke. —

Isolirte Lähmung des rectus internus. Defect der absoluten Beweglichkeit nach der Nasalseite hin. Stellung des Auges nach aussen (durch Contractur des externus). Die Axe des gelähmten Auges schiesst nach aussen vorbei, daher Strabismus divergens. Die Doppelbilder stehen freilich nebeneinander und sind gekreuzt, d. h. das Bild des gelähmten Auges liegt nach der gesunden Seite hin und umgekehrt — weil das Bild des Objects im gelähmten Auge

---

[*]) Vgl. ausser der oben citirten Monographie auch die Abhandlungen im Archiv Ophtalmologie I. Abth. 1. p. 1 (1857); Abth. 2. p. 313.

auf eine mehr nach aussen befindliche Stelle der Netzhaut fällt und
daher im Raum weiter nach der gesunden Seite zu projicirt wird.
Der laterale Abstand der Doppelbilder wächst bei Bewegung des
Objects nach der gesunden Seite, während er bei umgekehrter Bewegung abnimmt, und nach aussen hin einfach gesehen wird. Der
Kranke dreht den Kopf um die Verticalaxe nach der gesunden Seite,
um die Objectbilder auf den äusseren Theil der Netzhaut des kranken Auges zu bringen und einfach zu sehen. —

    Isolirte Lähmung des rectus superior. Defect der abso-
luten Beweglichkeit nach oben (beschränkte Erhebung der Blicklinie);
Tieferstellung des Bulbus durch das Uebergewicht der abwärtssteigen-
den Muskeln. Die Augenaxe schiesst nach unten vorbei: Strabismus deorsum vergens. Die Doppelbilder stehen vertical übereinander und zugleich etwas gekreuzt; ihre Verticaldistanz wächst
bei Erhebung des Objects, während sie bei Senkung desselben verschwindet und in der unteren Region einfach gesehen wird. Der
Kopf wird nach hinten geneigt, um das Bild in einen tieferen Abschnitt der Netzhaut zu bringen.

    Isolirte Lähmung des rectus inferior. Alle Symptome
verhalten sich hier umgekehrt. Immobilität nach oben, höherer
Stand des Bulbus. Strabismus sursum vergens. Ueber einander stehende, etwas gekreuzte Doppelbilder, deren Vertikaldistanz
bei Erhebung des Objects ab-, bei Senkung desselben zunimmt;
Einfachsehen im oberen Gesichtsfelde. Der Kopf wird nach vorn
geneigt.

    Isolirte Lähmung des Obliquus inferior. Die Immobi-
lität (nach oben aussen) ist hier nur gering, weil der intacte rectus
sup. und ext. vereint vicariiren; auch Strabismus zeigt sich nur in
geringem Grade, als leichtes Schielen nach einwärts und abwärts bei
Hebung der Objecte. Den sichersten Aufschluss giebt die Diplopie:
die Doppelbilder sind übereinander stehend und gleichnamig, zugleich
schiefstehend, das kranke Bild über dem gesunden und nach oben
hin divergirend; die Höhendifferenz wächst nach der Seite des gesunden Auges (beim Blick nach oben innen) während sie nach der
Seite des kranken Auges (beim Blick nach oben aussen) abnimmt;
umgekehrt wächst die Schiefheit der Bilder nach der Seite des kranken Auges, während sie nach der gesunden Seite hin abnimmt.

    §. 254. Combinirte Lähmungen der vom Oculomotorius
innervirten, äusseren Augenmuskeln. Sind zwei oder mehrere der vorerwähnten Muskeln gelähmt (z. B. was besonders häufig,

rectus int. und inf. zusammen, mit oder ohne Betheiligung des Obliquus inf.) so zeigt sich Immobilität in mehrfacher Richtung, nach innen und unten, während nach oben normale oder excessive Beweglichkeit stattfindet; Strabismus nach aussen und oben; Diplopie in einem grösseren Bereiche des Gesichtsfeldes, so dass nur im oberen und äusseren Theile desselben einfach gesehen wird. Die Stellungsverhältnisse der Doppelbilder gegen einander componiren sich ebenfalls in entsprechender Weise, so dass z. B. bei Lähmung des rectus int. und inf. laterale und übereinander stehende, gekreuzte Doppelbilder vorkommen, deren Seitenabstand nach der gesunden Seite hin wächst, während die Verticaldistanz nach den unteren Abschnitten des Blickfeldes hin zunimmt; bei gleichzeitiger Lähmung des Obliquus inf. ist ausserdem Schiefheit der Bilder vorhanden, welche beim Sehen nach der kranken Seite (nach oben aussen) maximal wird.

Bei gleichzeitiger Paralyse der sämmtlichen, vom Oculomotorius innervirten äusseren Augenmuskeln ist die Beweglichkeit des Bulbus nach innen, nach oben und gerade abwärts sehr beschränkt oder aufgehoben, während nach aussen durch den Abducens und nach aussen unten durch den Trochlearis freie oder selbst excessive Beweglichkeit stattfindet. Sind bereits secundäre Contracturen der allein verschonten Muskeln eingetreten, so erscheint der senkrechte Meridian des Bulbus nach aussen und unten gedreht, und das Auge bewahrt auch beim ruhigen Geradaussehen diese veränderte Stellung. Auch zeigt sich eine leichte Prominenz des Bulbus (durch das Uebergewicht des Trochlearis). Doppelbilder erscheinen im grösseren Theile des Gesichtsfeldes; nur nach aussen und aussen unten wird einfach gesehen. Die Bilder sind gekreuzt, dabei vertical verschoben (das kranke über dem gesunden, zugleich nach oben hin convergirend und mit seinem oberen Ende dem Antlitz genähert); die Lateraldistanz wächst nach der gesunden Seite hin, die Höhendistanz bei Erhebung des Objects, die Schiefheit der Bilder erreicht wiederum beim Sehen nach oben aussen ihr Maximum. — Die subjectiven Erscheinungen des Schwankens der erblickten Gegenstände, das Schwindelgefühl sind bei den combinirten Lähmungen besonders hochgradig, und die Kranken sind daher auch besonders geneigt, das Bild des gelähmten Auges gänzlich zu unterdrücken.

§. 254. 2) **Lähmung des Levator palpebrae superioris.** Diese als „Ptosis paralytica" bezeichnete Lähmung bewirkt schlaffes Herabhängen des oberen Lides, wodurch die Lidspalte geschlossen erhalten wird. Kranke, deren Levator gelähmt ist, vermögen oft dennoch die Lidspalte willkürlich bis zu einem gewissen Grade (etwa 2—3 Linien) zu öffnen. Dies rührt jedoch nicht, wie Ruete und Arlt annehmen, von der willkürlich herbeigeführten Erschlaffung des Orbicularmuskels her; denn eine solche, durch Willensintention herbeigeführte Muskelerschlaffung ist physiologisch fast undenkbar. Wenn man sieht, mit welcher Anstrengung Kranke, deren Levator gelähmt ist, zum Behufe des besseren Sehens die Stirn runzeln, die Haut in der Gegend der glabella in Falten legen u. s. w., so überzeugt man sich unschwer, dass sie die fehlende Wirkung des Augenlidhebens durch energische Action des Frontalis und Corrugator supercilii, wobei das obere Lid mechanisch mit emporgerissen wird, theilweise ersetzen. (Häufig nehmen solche Kranke auch zur Hebung des oberen Augenlides den Finger zu Hilfe.

3) Lähmung des Sphincter iridis. Lähmung der vom Oculomotorius versorgten Circularfasern der Iris führt zu andauernder Pupillenerweiterung (Mydriasis paralytica). Die Erweiterung ist auch bei vollständiger Oculomotoriuslähmung nur eine mittlere (ca. 2;''''); sie wird durch Atropin-Instillationen noch bis zu ihrem Maximum gesteigert, und ebenso bewirkt Calabar — obwohl langsamer als gewöhnlich — Verengerung: Vorgänge, die bekanntlich im physiologischen Experiment (bei alleiniger Oculomotorius-Durchschneidung) ihr allseitiges Analogon finden. Die Reaction auf Lichtreiz ist bei nur paretischen Zuständen noch vorhanden, obwohl in der Regel träger als auf dem gesunden Auge; bei völliger Paralyse dagegen erloschen. Die Kranken sehen daher undeutlicher wegen der auf der Netzhaut entworfenen Zerstreuungskreise, und werden durch helles Licht leichter geblendet.

4) Lähmung des Accomodationsmuskels. Nicht selten kommen bei Oculomotoriuslähmungen, ohne anderweitige Complicationen, mehr oder minder hochgradige Accommodationsbeschränkungen oder selbst Accommodationslähmung vor. In der Regel ist nur ein Hinausrücken des Nahepunktes auf 8, 10'' u. s. w. vorhanden. Diese Zustände hängen nicht, wie namentlich Arlt*) zu erweisen suchte, mit der gleichzeitigen Lähmung der äusseren Augenmuskeln zusammen, denn sie können auch bei völliger Lähmung der letzteren ganz fehlen; ebenso sind dieselben auch unabhängig von der Mydriasis, welche allerdings an sich Accommodationsbeschränkung verursacht. Es kommt vielmehr die Innervationsstörung des M. ciliaris dabei in

---

*) Krankheiten des Auges, 1869 Band III.

Betracht, dessen Motoren aus dem ganglion ciliare und indirect aus dem Oculomotorius herstammen. Die directe Beeinflussung des Accommodationsactes durch den N. oculomotorius hat neuerdings Trautvetter durch Thierversuche (Messung der Sanson'schen Spiegelbilder; Verkleinerung, resp. Verschiebung des Reflexbildes der vorderen Linsenfläche nach Oculomotoriusreizung) bei Tauben und Hühnern experimentell erwiesen. Bei Hunden, Katzen und Kaninchen hatte dagegen die Oculomotoriusreizung keinen Effect, und scheinen diese Thiere überhaupt eine nachweisbare Accommodation nicht zu besitzen.

Mit der Accommodation scheint zuweilen auch die Sehschärfe bei Oculomotoriuslähmungen eine (zeitweise) Veränderung zu erfahren. Die Kranken sehen Objecte innerhalb der deutlichen Sehweite, kleiner, und entfernte Objecte minder deutlich, als mit dem gesunden Auge. Arlt glaubt dieses Phänomen auf die geringere Spannung der Netzhaut (in Folge der aufgehobenen Action des Muskelapparates) zurückführen zu können. Wahrscheinlicher handelt es sich aber bei dem ersteren Phänomen um subjective Täuschungen in der Beurtheilung; die Kranken müssen, um für die Nähe zu accommodiren, stärkere Willensimpulse auf den Accommodationsapparat einwirken lassen; und da wir gewöhnt sind, grössere in der Nähe befindliche Gegenstände mit geringer Accommodationsanstrengung zu erreichen, so erscheinen ihnen die gesehenen Objecte deswegen kleiner. Bei Lähmung oder Insufficienz der recti interni kann sich überdies consecutive Myopie und Staphyloma posticum entwickeln.[*] Die meist incompleten und transitorischen Accommodationsbeschränkungen, welche im Gefolge von Zahnaffectionen vorkommen, scheinen, wie H. Schmidt[**] dargethan hat, nicht auf einer Oculomotoriuslähmung, sondern auf intraoculärer Drucksteigerung von den vasomotorischen Augennerven aus zu beruhen.

§. 255. Specielle Symptomatologie und Verlauf der einzelnen Lähmungsformen. Rheumatische Lähmungen befallen am häufigsten den Levator palp. sup. allein, seltener auch die übrigen vom Oculomotorius innervirten Muskeln. Noch viel seltener sind

---

[*] Vgl. Giraud-Teulon, annales d'oculist. (9. ser. 6) p. 261, Nov. und Dec. 1866.

[**] Ueber Accommodationsbeschränkungen bei Zahnleiden, Archiv f. Ophtalmologie, XIV. 1. p. 108.

bilaterale Oculomotoriuslähmungen, oder combinirte Lähmungen des
Oculomotorius und anderer Augennerven, wobei es sich dann um ein
rasch entstandenes rheumatisches Knochenleiden an der Basis cranii
zu handeln scheint (vgl. combinirte Augennervenlähmung). Die rheumatischen, wie überhaupt die peripherischen Oculomotoriuslähmungen
werden keineswegs leicht spontan rückgängig, sind vielmehr oft sehr
hartnäckig; dies gilt sowohl von der Ptosis, als den Lähmungen der
äusseren Augenmuskeln, bei welchen namentlich die Diplopie häufig
fortdauert, während die absolute Beweglichkeit sich allmälig wieder
etwas verbessert. Diese Lähmungen sind, wie die rheumatischen
Faciallähmungen, oft von heftigen Schmerzempfindungen (im Auge
oder innerhalb des Kopfes) begleitet.

Die durch Orbitalaffectionen bedingten Lähmungen betreffen bald
den Ramus sup. (Levator palp. und Rectus sup.), bald den ramus
inf. allein, bald beide Aeste des N. oculomotorius. In der Regel
werden auch noch andere in der Orbita verlaufende Nervenstämme
(ausser den motorischen der Opticus und ramus I. N. trigemini) aus
gleicher Veranlassung betroffen.

Bei den syphilitischen Lähmungen ist wiederum der Levator
palp. sup. Lieblingsobject, so dass Sandras geradezu behauptet,
man könne aus der Ptosis allein einen berechtigten Schluss auf syphilitische Kachexie machen! Ausserdem kommen aber auch partielle
und totale Oculomotoriuslähmung, sowie bilaterale und combinirte
Augennervenlähmung im Gefolge von Syphilis vor. — Bei den diphteritischen Lähmungen, die meist erst nach voraufgegangener Gau-
men- oder Pharynxlähmung zur Erscheinung kommen, leidet auffallend
häufig die Accommodation, meist jedoch nur vorübergehend; auch
Mydriasis kommt oft vor; nächstdem besonders Parese des Rectus
internus. Ein spontanes Verschwinden dieser Lähmungen (oft schon
in wenigen Tagen, seltener erst nach Wochen) ist im Allgemeinen
die Regel.

Von den intracraniellen Oculomotoriuslähmungen sind die
basilaren selten auf den genannten Nerven beschränkt und unilateral; dies ist relativ am häufigsten der Fall bei kleinen, ziemlich
unveränderlichen Geschwülsten, welche gerade dem Stamm des Oculomotorius aufliegen, z. B. Aneurysmen von Aesten der Art. fossae
Sylvii und kleinen Exostosen an der basis cranii. In der Mehrzahl
der Fälle sind noch Lähmungssymptome anderer, namentlich benachbarter Hirnnerven auf derselben oder auf beiden Seiten, und anderweitige Störungen der Hirnfunctionen vorhanden. Complete Diplegie

des N. oculomotorius ist bei Basalleiden nicht selten. Andererseits können auch einzelne Muskelzweige (z. B. der für den rectus sup. allein oder der gemeinschaftliche Ast für levator palp. und rectus sup.) isolirt getroffen werden. Bei langsam wachsenden Tumoren an der Basis cranii entwickelt sich die Lähmung oft successiv in allen vom Oculomotorius der einen Seite abhängigen Muskeln und greift dann auf den anderen Oculomotorius oder auf benachbarte Hirnnerven über. In einem Falle, wo zuerst Parese des Levator palp., rectus inf. und int. rechts, dann des rectus int. und allmälig völlige Oculomotoriuslähmung linkerseits auftraten, konnte v. Graefe[*] nichts als eine leicht spongiöse Beschaffenheit der Knochenoberflächen in beiden sulci carotici als wahrscheinliches Entstehungsmoment nachweisen.

Bei den cerebralen Lähmungen besteht wieder sehr oft Ptosis allein; oft auch isolirte Lähmung anderer Muskeln (z. B. rectus int. und inf.) oder isolirte Mydriasis paralytica. Diese Lähmungen können als Begleiterinnen und anscheinend als Prodrome bei chronischen Hirnerkrankungen (Tumoren, Erweichungen, Hydrocephalus u. s. w.) vorkommen; oft gehen ihnen indessen excentrische Sensationen, zuweilen auch Sinnesstörungen, Schwindel und dergl. voraus, die aber nicht selten übersehen oder kaum beachtet werden, und erst durch einen plötzlich hinzutretenden Strabismus, Diplopie u. s. w. an Bedeutung gewinnen. In anderen Fällen kommt Oculomotoriuslähmung in Verbindung mit anderweitigen Paralysen und mit Hemiplegien plötzlich in Form apoplectischer oder apoplectiformer Insulte zu Stande.

Die Oculomotoriuslähmungen cerebralen Ursprungs sind fast immer gekreuzt, d. h. sie manifestiren sich auf der dem Krankeitsheerde gegenüberliegenden Seite. Dies ist sowohl bei den im Gehirnstamme als bei den noch weiter centralwärts bedingten Lähmungen der Fall, und bleibt einstweilen um so räthselhafter, als uns bisher eine Kreuzung der Oculomotoriusfasern weder von den Kernen aus, noch an irgend einer anderen Stelle anatomisch bekannt ist.

Die Oculomotoriuslähmungen, welche vom Pedunculus cerebri aus entstehen, sind gewöhnlich auch mit gekreuzten Facial- und Extremitätenlähmungen verbunden. Bei Ponsaffectionen kann dagegen auch der Facialis derselben Seite (ungekreuzt) paralysirt sein. — Bei den

---

[*] Bemerkungen über doppelseitige Augenmuskellähmungen basilaren Ursprungs, Archiv f. Ophtalm. XII. 2. Abth. 1867.

gewöhnlichen apoplectischen Hemiplegien besteht ein, namentlich von
neueren französischen und englischen Beobachtern [Prevost,[*]) Reynolds, Humphry, Jackson, Broadbent, Clarke[**])] hervorge-
hobenes Symptom in der seitlichen Ablenkung der Augen, und zwar
in der Weise, dass beide Augen starr, nach der nichtgelähmten, zuweilen auch nach der gelähmten Seite gerichtet sind. Dieses Phänomen tritt unmittelbar oder bald nach dem hemiplegischen Insult
ein, und ist meist nur vorübergehend. In einem Falle von Humphry, wo bei linksseitiger Lähmung die Augen starr nach rechts
gerichtet waren, wurde ein Bluterguss im vorderen Theile des rechten Corpus striatum gefunden. Es ist sehr wahrscheinlich, dass es
sich hierbei nicht, wie die meisten Beobachter annahmen, um partielle Muskellähmung, sondern um eine — vielleicht durch das vordere Vierhügelpaar vermittelte — Reizerscheinung handelt, da nach
Versuchen von Adamick der linke vordere Hügel die Seitenbewegungen nach rechts, der rechte die Seitenbewegungen nach links vermittelt. Für diese Auffassung spricht auch der Umstand, dass man
bei einseitigen epileptiformen Anfällen ein ganz analoges Verdrehen
der Augen nach der Seite der Convulsionen beobachtet.

Bei den mit Tabes einhergehenden Oculomotoriuslähmungen besteht meist mehr oder minder hochgradige Parese einzelner Muskeln,
bald uni-, bald bilateral, und im letzteren Falle bald symmetrisch,
bald unsymmetrisch. Defect der absoluten Beweglichkeit und Diplopie sind hier oft, wenigstens zeitweise, relativ erheblich, ohne dass
auffälliger Strabismus vorhanden ist; übrigens können auch diese, oft
schon in den Anfangsstadien der Tabes bemerkbaren Symptome sich
im weiteren Verlaufe bessern oder spontan wieder verschwinden. Am
häufigsten wird der rect. int. mit oder ohne den inf., seltener der
sup., fast niemals der levator palp. sup. befallen. Oft ist auch Mydriasis vorhanden; in anderen Fällen ist die Pupille normal oder sogar (durch herabgesetzten Einfluss des Centrum ciliospinale?) auf
der gelähmten Seite gleichzeitig verengert, oder es kann Mydriasis
auf dem einen, und Myosis auf dem anderen Auge bei bilateraler
Muskellähmung bestehen.

§. 256. Für die Diagnose der Oculomotoriuslähmungen an
sich und die Unterscheidung der im concreten Falle afficirten Muskeln sind in der Symptomatologie die nöthigen Anhaltspunkte ent-

---

[*]) Union médicale 1866. 64.
[**]) Lancet 1866. 1. No. 11, 12, 16, 18, 20.

wickelt. Namentlich können für die Lähmungen der äusseren Augenmuskeln Verwechselungen mit einfacher Insufficienz in Folge von concomitirendem Schielen, primärer Contractur der Antagonisten, mechanischen Behinderungen der Muskelthätigkeit, dynamischen Ablenkungen bei Refractions- und Accommodationsstörungen u. s. w. in Betracht kommen, welchen nur durch genaue Prüfung der Diplopie und überdies durch allseitige functionelle Untersuchung des Sehapparates mit Sicherheit vorgebeugt wird.

Von prognostischer und therapeuthischer Wichtigkeit ist besonders die Bestimmung der Ursache und des Sitzes der Lähmung welche jedoch mit vielfachen Schwierigkeiten verbunden sein kann. Das bei anderen Lähmungen so werthvolle Hülfsmittel der electrischen Exploration fehlt in Bezug auf die äusseren Augenmuskeln insofern, als es nicht rathsam ist, electrische Ströme zur Hervorrufung sichtbarer Contractionen derselben zu benutzen. Dagegen kann das electrische Verhalten der Iris eine Untersuchung gestatten. In einem, von Wilhelm[*]) mitgetheilten Falle syphilitischer Oculomotoriuslähmung soll der Sphincter pupillae anfangs keine Reaction auf faradische, wohl aber auf galvanische Ströme gezeigt haben, während die faradische Erregbarkeit im Verlaufe der Heilung sich wiederherstellte. Einige, doch sehr schwankende Anhaltspunkte gewährt der Umfang der Lähmung. Isolirte Lähmung des ganzen Ramus sup. (Levator palp. und rectus sup.) oder des ganzen Ramus inf. (Rectus int., inf. und Obliquus inf. nebst Mydriasis) auf einer Seite spricht im Allgemeinen für einen orbitalen — totale Oculomotoriuslähmung auf einer oder auf beiden Seiten für einen basalen Ursprung; doch sind in beider Beziehung Ausnahmen nicht selten. Ptosis allein kann bei dem mannichfaltigsten Sitze der Erkrankung vorkommen; ebenso isolirte Lähmung eines oder mehrerer von den äusseren Augenmuskeln, und isolirte Mydriasis. Die sichersten Aufschlüsse werden durch die Complicationen geliefert. Die Betheiligung anderer in der Orbita verlaufender Nervenstämme ist für Orbitalleiden — die Ausbreitung auf benachbarte Hirnnerven derselben oder gegenüberliegenden Seite für Basalaffectionen — die Verbindung mit Facial- und Extremitätenlähmungen für Processe im Pons und Gehirnschenkel besonders charakteristisch.

§. 257. Die Prognose der rheumatischen Oculomotoriuslähmungen ist in frischen Fällen und bei sofort eingeleiteter geeigneter

---

[*]) Ungar. med. chirurg. Presse 1869, No. 6.

Behandlung fast absolut günstig; in veralteten Fällen ist dagegen nicht mit Sicherheit auf Heilung zu rechnen. Bei den durch Orbital-affectionen und Verletzungen entstandenen Oculomotoriuslähmungen richtet sich die Prognose nach der Natur der Ursache; ist letztere zu beseitigen, oder hat (in traumatischen Fällen) nur eine leichte Quetschung durch Blutextravasat u. s. w. stattgefunden, so ist die Prognose meist gut — anderenfalls dagegen ungünstig.

Die syphilitischen Lähmungen werden unter geeigneter Behandlung meistens geheilt; die diphteritischen verlieren sich auch ohne Behandlung häufig spontan. Misslich ist dagegen im Allgemeinen die Prognose der von anderweitigen Ursachen abhängigen basalen und cerebralen Lähmungszustände; nur bei den mit apoplectischer Hemiplegie oder Tabes einhergehenden Augenmuskellähmungen wird, wie schon erwähnt, oft spontanes Wiederverschwinden beobachtet. Die prodromalen und comitirenden Lähmungen bei chronischen Hirner-krankungen können zwar ebenfalls schwinden, recidiviren aber eben so leicht oder lassen ein Ueberspringen auf andere Augenmuskeln befürchten.

§. 258. Therapie. — Die rheumatischen Oculomotoriuslähmungen werden durch die sogenannten antirheumatischen, wie auch durch antiphlogistische und diaphoretische Mittel wohl selten gebessert. Das sicherste und namentlich in frischen Fällen unbedingten Erfolg verheissende Heilverfahren ist, wie bei den rheumatischen Faciallähmungen, die Anwendung der Electricität. Die Grundzüge für die entsprechende Localisation der letzteren bei Augenmuskel-lähmungen sind durch die trefflichen Arbeiten von Duchenne[*), Schulz[**), Benedikt[***), Szokalski[†) und Anderen festgestellt worden. Ich muss bezüglich der näheren technischen Angaben auf die Specialwerke verweisen, und bemerke hier nur, dass die zur Verwendung kommenden Ströme, seien es intermittirende oder continuirliche, nur schwach sein dürfen und die Electroden in der Regel auf die geschlossenen Augenlider oberhalb der Insertionsstellen der zu erregenden Muskeln aufgesetzt werden. Ich be-

---

[*) Electrisation localisée, 2. Aufl. p. 694.

[**) Ueber Anwendung der Electricität bei Paralyse der Augenmuskeln, Wiener med. Wochenschrift 1862, No. 16.

[***) Electrotherapeutische und physiologische Studien über Augenmuskellähmungen, Archiv f. Ophtalmologie, X. 1864. p. 97. — Electrotherapie p. 289.

[†) Electrisch-gymnastische Behandlung der Augenmuskel-Paresen, Monatsschr. f. Augenheilk. III. p. 226. Juli 1865.

diene mich vorzugsweise des constanten Stroms bei Augenmuskellähmungen, und zwar labiler Ströme von durchschnittlich 8 — 12
Elem., nöthigenfalls mit Rheostat. Die Application geschieht am
häufigsten in der von Benedikt angegebenen Weise, indem der
Zinkpol bei Lähmungen des Rectus sup. gegen den oberen, bei Lähmungen des Rectus inf. gegen den unteren Orbitalrand, bei Lähmungen des Rectus int. und Obliquus inf. am inneren Augenwinkel
in der Nähe des Lig. palp., bei paralytischer Ptosis auf das obere
Lid von aussen angedrückt oder streichend bewegt wird. Mit dem
Kupferpol wird auf der Stirn oder im Nacken geschlossen. Benedikt glaubt, dass es sich bei diesen Verfahren um galvanische Reflexreizungen der Augenmuskeln von einzelnen Trigeminusästen aus
handle. Uebrigens habe ich auch die directe epibulbäre Application, sowohl mit schwachen faradischen als mit schwachen galvanischen Strömen (2—3 Elem.) ziemlich häufig und ohne jeden Nachtheil vorgenommen, indem ich einen geknöpften kathetorförmigen
Rheophor gegen die den Muskelinsertionen entsprechenden Stellen
der Sclera 1—2 Minuten lang andrückte. Der Erfolg giebt sich bei
einer wie bei der anderen Applicationsweise meist durch eine vorübergehende Steigerung der absoluten Beweglichkeit und durch Beschränkung des Gebietes der Doppelbilder momentan zu erkennen.

Zur localen Erregung des Sphincter iridis empfahl Duchenne
die Faradisation mittelst Application eines oder beider Rheophoren
auf die Sclerotica, in geringer Entfernung vom Cornealrande. Diese
Verfahren rufen allerdings oft schon bei schwachen Inductionsströmen
intensive Pupillenverengerung hervor, sind aber sehr schmerzhaft und
überdies nicht ungefährlich. Besser bedient man sich auch 'hier des
constanten Stromes, wobei (nach Benedikt) der Kupferpol auf das
geschlossene Lid aufgesetzt und mit dem Zinkpol rings um das Auge
gestrichen wird. Auch die gleichzeitige Galvanisation des Sympathicus ist nach Benedikt bei Mydriasis oft von eclatantem Erfolge. —

Die durch Orbitalaffectionen und Traumen bedingten Oculomotoriuslähmungen erfordern eine den Causalindicationen entsprechende
Behandlung; syphilitische Lähmungen die Darreichung von Mercurialien oder Jodkalium. Ausserdem verdient jedoch sowohl bei diesen
wie auch bei den cerebralen Oculomotoriuslähmungen die örtliche,
symptomatische Anwendung der Electricität das meiste Vertrauen.
Bei den intracraniell bedingten Augenmuskellähmungen wird auch
die centrale Galvanisation (durch den Kopf, oder am Sympathicus)

empfohlen, wovon ich jedoch bisher keine evidenten Erfolge gesehen habe.

Neben der Electricität ist die Anwendung einer methodischen localisirten Gymnastik für die Lähmungen des Levator palp. sup. und der äusseren Augenmuskeln nicht zu vernachlässigen. Mit besonderem Vortheil kann man sich dabei der Krecke'schen Augenprismen bedienen*). Für die Mydriasis paralytica und die auf Parese beruhende Accommodationsbeschränkung kann die örtliche Anwendung des Calabar in einzelnen Fällen wenigstens vorübergehenden Nutzen gewähren**).

Ist die Function der paretischen Muskeln durch secundäre Contractur ihrer Antagonisten gehindert, so kann die Durchschneidung dieser letzteren erforderlich werden.

Lähmung des N. trochlearis.

§. 259. Trochlearislähmungen kommen selten aus rheumatischen Veranlassungen vor, häufiger durch orbitale und basilare Processe, wobei in der Mehrzahl der bekannt gewordenen Fälle Syphilis zu Grunde zu liegen schien. Cerebrale Trochlearislähmungen finden sich wenig erwähnt: vielleicht nur weil dieselben öfters übersehen, oder neben wichtigeren Symptomen ignorirt werden.

Die Lähmung des einzigen vom Trochlearis versorgten Muskels, des Obliquus superior, bewirkt bei isolirtem Vorkommen folgende Symptome: Relativ geringer Defect der absoluten Beweglichkeit des

---

*) Die Anwendung der Prismen beruht bekanntlich darauf, dass der ein Prisma durchdringende Strahl nach der Basis desselben abgelenkt wird. Je nach der Einsetzung des Prisma und dem Brechungsgrade desselben erfährt also das Bild eine Abweichung nach einer anderen Stelle der Netzhaut. Man bedient sich der in Brillengestelle gefassten Prismen bei Muskelparesen, um das Bild des kranken Auges der Macula lutea zu nähern und die Doppelbilder möglichst zu beseitigen; es muss also das Prisma mit der Basis nach der Seite des paretischen Muskels eingesetzt werden.

**) Erfolge davon sahen u. A. Laurence (Opht. hosp. rep. IV. 1. p. 129, 1863) bei traumatischer Mydriasis; Workman (ibid. p. 112), Hirschler (Wiener med. Wochenschr. XIII. 42, 1863), Schelske (Monatsbl. f. Augenheilk. I. p. 380, Aug. 1863) bei spontaner oder mit allgemeiner Oculomotoriuslähmung complicirter Mydriasis.

Bulbus nach unten aussen, (wobei die intacten Recti sup. und ext. vereint eine theilweise Compensirung übernehmen). Beschränkung des Gesichtsfeldes nach innen unten, leichtes Ein- und Aufwärtsschieben bei Senkung der Objecte. Diplopie im unteren Gesichtsfelde; übereinanderstehende und gleichnamige Doppelbilder, zugleich schiefstehend, das kranke Bild unter dem gesunden und mit seinem unteren Ende von dem Antlitz entfernter, also nach oben hin convergirend. Der Höhenabstand der Doppelbilder nimmt nach der Seite des gesunden Auges zu, nach der kranken Seite dagegen ab; umgekehrt verhält es sich mit der Lateraldistanz und der Schiefstellung der Bilder.

Ziemlich characteristisch ist, zumal bei dem Mangel anderweitiger objectiver Symptome, die Kopfhaltung der Kranken. Anfangs tragen sie den Kopf nach vorn geneigt, um die Objecte in den oberen Theil des Gesichtsfeldes zu bringen; später drehen sie den Kopf zugleich um die verticale Axe (nach der gesunden Seite), namentlich bei bereits ausgebildeter Secundärcontractur des Obliquus inferior, um die Objecte auch in der mit dem kranken Auge gleichnamigen Seitenhälfte des Gesichtsfeldes zu sehen, weil sie sich hier im Einfachsehen am sichersten fühlen. — Wesentliche Störungen der Accommodation und des Sehvermögens kommen bei isolirter Trochlearislähmung nicht vor.

Für Diagnose, Prognose und Therapie gelten dieselben Gesichtspunkte, wie bei den Oculomotoriuslähmungen. Die locale Faradisation oder Galvanisation des Obliquus sup. wird durch Andrücken der Electrode gegen die Spina oder Fovea trochlearis, resp. durch Streichen mit der negativen Electrode längs des inneren Augenwinkels verrichtet.

Lähmung des N. abducens.

§. 260. Die Aetiologie der peripherischen Abducenslähmungen stimmt im Allgemeinen mit der der peripherischen Oculomotoriuslähmungen überein. Rheumatische Lähmungen befallen zuweilen den Abducens isolirt, oder in Verbindung mit anderen Augennerven oder auch mit dem Facialis. Seltener sind Abducenslähmungen durch Orbitalaffectionen oder Traumen bedingt, wobei der Zusammenhang oft unklar ist, z. B. in einem Falle von Leared[*]), wo nach einem Schlage gegen das linke Scheitelbein Paralyse des rechten Abducens und Facialis aufgetreten sein soll. Ziemlich häufig entstehen Abducenslähmungen, sowohl ein- als doppelseitig, unter dem Einflusse von Syphilis, wobei der Krankheitsheerd, wie bei syphilitischen Oculomotoriuslähmungen, in verschiedenster Höhe der Nervenbahn gelegen sein kann.

Cerebrale Abducenslähmungen kommen besonders bei Processen in der Nähe des 4. Ventrikels, am Boden der Rautengrube, vor (als Lähmungen des Abducenskerns), woraus sich u. A. die bei Tabes und bei der multiplen Hirnnervenlähmung beobachteten Paralysen erklären. Ausserdem jedoch können Abducenslähmungen auch bei Heerdaffectionen in entfernteren Theilen (Grosshirnhemisphären, Cerebellum), wahrscheinlich in Folge secundärer Circulationsstörungen, zur Erscheinung gelangen.

Von den eigentlichen Abducenslähmungen zu trennen sind jene Zustände relativer Insufficienz durch ausschliessliche Erschlaffung des Rectus ext., welche, wie zuerst Bell gezeigt hat, eine der häufigsten Veranlassungen von Strabismus conv. darstellen. Zur Erklärung dieser Zustände hat man sich darauf bezogen, dass dem Abducens ausser den motorischen auch sympathische Fasern beigemischt sind, die aus dem Hals-Sympathicus und Plexus caroticus stammen. Nach Durchschneidung des Hals-Sympathicus wird, wie schon Petit gefunden hat, der Bulbus nach innen gezogen, woraus man geschlossen hat, dass mit Beseitigung des sympathischen Einflusses auch die motorische Function des Rectus ext. eine Verringerung erleide.

§. 261. Isolirte Lähmungen des Rectus ext. gewähren folgende Erscheinungen: der Bulbus steht beim ruhigen Gradaussehen entweder in der Mitte der Lidspalte, oder ist bei bereits ausgebildeter Contractur des Rectus int. nach innen verzogen. Die absolute Beweglichkeit ist ausschliesslich nach der Temporalseite bin mehr oder weniger beschränkt. Die Axe des gelähmten Auges schiesst nach innen vorbei, es entsteht also Strabismus convergens und Diplopie im äusseren Teile des Gesichtsfeldes. Die Doppelbilder sind lateral und gleichnamig (also das linke dem linken, das rechte dem rechten Auge angehörig); ihre Lateraldistanz wächst beim Sehen nach der Seite des kranken Auges hin, während sie nach der gesunden Seite abnimmt und jenseits der Mittellinie einfach gesehen wird (falls nicht durch Secundärcontractur des Rectus int. das Gebiet des Doppeltsehens eine Erweiterung erfahren hat). Die Patienten wenden den

---

[*]) Lancet, 6. März 1869.

Kopf um die verticale Axe nach der kranken Seite hin, um die Objecte möglichst auf die Seite des afficirten Auges zu bringen.

Leichte Paresen des Abducens kommen besonders dann zur Erscheinung, wenn man das Auge für die Nähe accommodiren lässt. So wird z. B. ein vor dem Kranken gradaus liegender entfernter Gegenstand mit beiden Augen richtig fixirt, während bei Annäherung desselben auf dem erkrankten Auge pathologische Convergenz eintritt. Ebenso wirken Concavbrillen, die einen höheren Brechzustand des Auges herbeiführen; nach dem Aufsetzen derselben sieht man oft bei gleichbleibender Stellung des Objects die pathologische Ablenkung eintreten oder eine schon vorhandene zunehmen.

Die cerebralen Abducenslähmungen sind öfters gekreuzt, zuweilen dagegen auch auf der gleichnamigen Seite, wie z. B. in einem von Arlt beschriebenen Falle rechtseitiger Abducenslähmung, wo die Section eine von der Med. oblong., und zwar von der Gegend des corpus rhomboid. und olivare dextrum ausgehende, fibröse Geschwulst als Ursache nachwies. Die Ursache dieses differenten Verhaltens ist noch unaufgeklärt, da eine Kreuzungsstelle der Abducensfasern bisher nicht nachgewiesen ist. — Wie Oculomotoriuslähmungen, so treten auch Abducenslähmungen häufig als initiale oder scheinbar prodromale Symptome bei chronischen Hirnerkrankungen (namentlich Geschwülsten) auf. Ich selbst kenne einen Fall, in welchem ein 24 Tage vor dem Tode auftretender Strabismus convergens das erste und noch längere Zeit einzige Krankheits-Symptom bildete, und die Section eine Tuberkelentwickelung an der Basis cerebelli als Ursache nachwies.

Diagnose, Prognose und Therapie verhalten sich analog den entsprechenden Formen von Oculomotoriuslähmung. Die locale Electrisation des Rectus ext. wird durch Andrücken oder Streichen mit dem Zinkpol längs des äusseren Augenwinkels vollzogen.

Combinirte Augenlähmung. Fortschreitende Lähmung der Augenmuskeln. (Ophtalmoplegia progressiva).

§. 262. Gleichzeitige Lähmungen mehrerer Augennerven auf derselben oder auf beiden Seiten sind bereits seit längerer Zeit bekannt; doch ist neuerdings (besonders durch v. Graefe) auf eine characteristische Form dieser combinirten Augennervenlähmungen aufmerksam gemacht worden, die man als fortschreitende Lähmung der Augenmuskeln bezeichnen und mit der fortschreitenden Lähmung der Zunge und des Gaumensegels in Parallele stellen kann.

Die Veranlassung der combinirten Augennervenlähmung scheint zuweilen eine rheumatische zu sein; in anderen Fällen scheint dieselbe auf Syphilis zu beruhen; in der Mehrzahl der Fälle lassen sich bestimmte ätiologische Momente nicht nachweisen. Auch über Natur und Sitz der veranlassenden Läsion ist noch wenig bekannt; doch lassen die Symptome in der Regel auf einen basilaren oder jedenfalls intracraniellen Krankheitsprocess schliessen.

§. 263. Die Symptome der combinirten Augennervenlähmungen ergeben sich einfach aus der Summation der von den befallenen Nerven herrührenden Einzellähmungen, welche in den vorausgehenden Abschnitten besprochen sind. Ist complete Lähmung aller drei motorischen Augennerven vorhanden, so steht der Bulbus ganz unbeweglich nach vorn gerichtet in der Mitte der Lidspalte, von dem herabgesunkenen oberen Augenlide bedeckt. Doppelbilder zeigen sich bei unilateraler Lähmung, und wenn mit dem gelähmten Auge überhaupt gesehen wird, in allen Richtungen des Gesichtsfeldes. Die Pupille ist mässig erweitert, die Accommodation für die Nähe meist beschränkt oder aufgehoben. In der Regel ist ein leichter Exophtalmus vorhanden (der wahrscheinlich durch den vom Hals-Sympathicus innervirten, glatten Orbitalmuskel bedingt ist).

Zuweilen sind nicht alle Augennerven und die befallenen selbst nur partiell oder unvollständig gelähmt. Es können die verschiedensten Combinationen vorliegen, so dass z. B. Oculomotorius und Abducens zugleich, oder Oculomotorius und Trochlearis zugleich, oder auf der einen Seite der Trochlearis, auf der anderen der Abducens allein (v. Graefe) gelähmt werden. In zwei von v. Graefe[*] mitgetheilten Fällen traten die Lähmungserscheinungen am Tage nach einer starken Erhitzung mit schneller Abkühlung ein: hier zeigte sich im ersten Falle rechts vollkommene Oculomotorius- und Trochlearislähmung, unvollkommene Abducenslähmung, so dass das Auge bis auf eine Auswärtsdrehung von 1‴ völlig immobil war, links vollkommene Lähmung des Oculomotorius mit Ausnahme des Levator und Lähmung des Trochlearis; im zweiten beiderseitige fast vollkommene Oculomotoriuslähmung mit linksseitiger Trochlearis- und Abducenslähmung. In beiden Fällen war Schmerz beim Anschlagen

---

[*] Archiv f. Ophtalm. XII. 2. Abth. 1867.

des Schädels in der Richtung der Basis, ohne anderweitige Hirnsymptome, vorhanden.

Die eigentlich progressiven Formen der Augenmuskellähmung entwickeln sich ganz allmälig in Zeit von Wochen und Monaten, zuweilen unter lancinirenden Kopfschmerzen, Schwindel und Fiebererscheinungen, welche Phänomene bald remittiren, bald wieder exacerbiren. Oefters werden zuerst alle Muskeln des einen Bulbus successiv bis zu völliger Immobilität und dann erst der andere Bulbus befallen; oder die Lähmung erreicht in einzelnen Muskeln den höchsten Grad, während sie sich in anderen wieder etwas bessert. Zuweilen scheinen auch andere Hirnerven (motorische Portion des Trigeminus, Facialis) an der Lähmung zu participiren; eine bestimmte Tendenz zum Fortschreiten auf andere, basilar benachbarte Hirnnerven macht sich jedoch verhältnissmässig nur selten bemerkbar.

§. 264. Die Prognose der combinirten Augennervenlähmungen ist zum Theil mit den entsprechenden Formen der Einzellähmung (rheumatische, syphilitische Augenmuskellähmungen u. s. w.) identisch. Was speciell die progressive Lähmung der Augenmuskeln betrifft, so ist die Prognose derselben nach den hisher vorliegenden Erfahrungen im Ganzen nicht ungünstig.

Die Behandlung ist wesentlich dieselbe, wie bei den Einzellähmungen. Die Erfüllung der vorhandenen Causalindicationen ist fast nur bei Syphilis ausführbar; doch ist das hier vorzugweise wirksame Jodkalium auch immerhin bei anderen Lähmungsformen (z. B. beim Verdacht auf basale rheumatische Periostitis oder chronische Meningitis) zu versuchen.

Die Anwendung der Electricität geschieht auch hier theils örtlich auf die gelähmten Muskeln, theils zugleich central (Galvanisation durch den Kopf oder an den Sympathici).

Bei den oben erwähnten rheumatischen Lähmungen beobachtete v. Graefe unter Antiphlogose, Jodkalium, Electricität in 1—2 Monaten Heilung. Bei der progressiven Ophtalmoplegie kam letztere ebenfalls zuweilen in Zeit von mehreren Monaten vollständig oder mit Zurücklassung geringer Residuen zu Stande.

In einem von Fleming[*] mitgetheilten Falle von completer Lähmung des Oculomotorius, Trochlearis und Abducens der rechten Seite wurden durch Jodkalium und Chinium ferro-citricum die Lähmungen der äusseren Muskeln vollständig beseitigt, während dagegen Mydriasis und Accommodationsstörung zurückblieben.

---

[*] British med. journal, 10. Oct. 1868.

Lähmung der motorischen Portion des N. trigeminus.

§. 265. Wegen der tiefen und verborgenen Lage der motorischen Trigeminusäste werden dieselben auf ihrem extracraniellen Verlaufe weit seltener als andere Gesichtsnerven paralysirt. Die Veranlasungen der motorischen Trigeminuslähmung sind gewöhnlich intracranielle und zwar entweder basilare oder centrale. In ersteren Falle geben meist comprimirende Knochenwucherungen, Geschwülste oder Extravasate zu der Lähmung Gelegenheit. Häufiger sind noch centrale Ursachen, die besonders an der Ursprungsstelle der motorischen Trigeminuswurzel (am Boden der Rautengrube) oder im Pons ihren Sitz haben. Auch die bei der multiplen Hirnnervenlähmung vorkommenden Paralysen der Kaumuskeln gehen wahrscheinlich von dieser Region aus.

§. 266. Einseitige Lähmung der motorischen Trigeminusportion äussert sich durch die Cessation der Kaubewegungen auf der afficirten Gesichtshälfte. Der M. temporalis, masseter, die beiden pterygoidei, der mylohyoides und (zum Theil) der digastricus sind an der Lähmung betheiligt. Lässt man die Kranken eine Kaubewegung machen und legt die Finger beiderseits in die Gegend des Masseter oder Temporalis auf, so fühlt man auf der gesunden Seite das Hartwerden der sich contrahirenden Muskeln, während dieselben auf der gelähmten Seite vollkommen schlaff bleiben. Die Kranken kauen daher ausschliesslich mit der gesunden Seite und wälzen den Bissen mittelst der Zunge nach dieser Seite hinüber. Ist nur Parese vorhanden, so vermögen die Kranken nicht kräftig zu beissen und die Kiefer nicht fest auf der kranken Seite gegen einander zu pressen. — Zuweilen werden bei der Kaumuskellähmung wie bei manchen Formen von Faciallähmung, secundäre Contracturen und Atrophie in den gelähmten Muskeln beobachtet. In den sehr seltenen Fällen von Diplegie der Kaumuskeln sind die masticatorischen Bewegungen auf beiden Seiten geschwächt oder gänzlich behindert.

Ueber das electrische Verhalten der gelähmten Muskeln besitzen wir keine Untersuchungen; ausser der Seltenheit der bezüglichen Lähmungen ist daran auch der Umstand Schuld, dass die motorischen Trigeminuszweige wegen ihrer tiefen Lage der extramusculären Reizung gänzlich entgehen und auch die intramusculäre Faradisation oder Galvanisation nur bei einzelnen Muskeln (Temporalis, Masseter) vorhanden ist.

Die basalen Kaumuskellähmungen sind häufig mit Anästhesien im Gebiete des Trigeminus, namentlich des ramus III., oder mit Störungen benachbarter Hirnnerven complicirt. Die central bedingten Lähmungen scheinen gewöhnlich gekreuzt zu sein, und sind ebenfalls meist mit Alterationen anderer Hirnnerven oder anderweitigen Symptomen verbunden. Diplegische centrale Kaumuskellähmung und dadurch bedingtes Herabsinken des Unterkiefers kommt bei Menschen wie bei Thieren als ein gewöhnliches Agoniesymptom vor. —

Ausser den Kaumuskeln werden vom Trigeminus noch der Tensor veli palatini und der Tensor tympani innervirt. Einseitige Lähmung des Tensor veli palatini müsste Schiefstand des Gaumensegels (Höherstand auf der gelähmten Seite durch antangonistische Wirkung des Levator) hervobringen, scheint jedoch bisher in Verbindung mit Kaumuskellähmungen nicht beobachtet zu sein. Auch über etwa comitirende Functionsstörungen des Tensor tympani fehlt es an Erfahrungen; doch will Romberg bei einem seiner Kranken eine vielleicht darauf zu beziehende Schwerhörigkeit auf der kranken Seite beobachtet haben.

Die Diagnose der Kaumuskellähmung ist ohne Schwierigkeit. Der Sitz lässt sich nur aus den Complicationen ermitteln. Die Prognose ist im Allgemeinen, wegen des fast stets intracraniellen Ursprungs, ungünstig; speciell richtet sie sich nach der veranlassenden Ursache.

Die Behandlung ist der letzteren entsprechend. Die örtliche Anwendung der Electricität (Faradisation der Kiefermuskeln mit starken Strömen) soll in einem Falle von Benedikt rasch bedeutende Besserung zur Folge gehabt haben.

Lähmung des N. facialis.

§. 267. Aetiologie. Die Ursachen von Faciallähmungen sind sehr mannichfaltiger Art, da der langgestreckte Verlauf der Gesichtsnerven, seine grösstentheils oberflächliche Lage, sein Durchtritt durch enge Knochenkanäle zu zahlreichen Läsionen Gelegenheit bieten. Unter den ätiologischen Momenten spielen atmosphärische Schädlichkeiten eine hervorragende Rolle; die durch sie veranlassten Gesichtslähmungen können als die häufigste und gewissermassen typische Form der rheumatischen (oder richtiger, atmosphäri-

schen, Paralysen überhaupt gelten. Der Zusammenhang zwischen
der krankmachenden Potenz und der Paralyse ist hier oft zeitlich
und örtlich sehr bestimmt ausgesprochen; so z. B. wenn eine Dame
am offenen Fenster eines Eisenbahnwaggons auf der vom Zugwind
getroffenen Gesichtsseite von Lähmung befallen wird (Duchenne);
wenn ein Mensch, der durch ein Schiebfenster aus der heissen Stube
in einen Schneesturm hinausgesehen hat, schon nach wenigen Stunden Facialparalyse bekommt (Hasse); oder wenn ein Postbote, der
bei scharfem Ostwinde ein Dorf erhitzt verliess, eine halbe Stunde
darauf im nächsten Dorfe mit complet gelähmten Facialis anlangt
(Ziemssen). Aehnliche Beobahtungen habe ich oft gemacht. Besonders häufig beobachtet man, dass Leute der ärmeren Volksclassen
nach dem Schlafen in zugigen Räumen, bei offenen oder schlecht schlies-
senden Thüren und Fenstern, am Morgen mit der Lähmung erwachen.
Andererseits werden freilich auch Fälle genug als rheumatische aufgeführt, in denen jeder oder wenigstens jeder exacte Nachweis des
ursächlichen Moments fehlt.

Der Sitz und die Qualität der primären Läsion, die unter dem
Einflusse rheumatischer Schädlichkeiten zu Stande kommt, sind bei
dem gänzlichen Mangel objectiver Befunde nur vermuthungsweise bestimmbar. Die Symptomatologie macht es wahrscheinlich, dass die
rheumatischen Lähmungen ihren Sitz bald innerhalb, bald unterhalb
des canalis Fallopii, immer aber im peripherischen Verlaufe des
Facialisstammes haben. Es ergiebt sich ferner, dass dabei mehr oder
minder rasch consecutive Ernährungsstörungen in den motorischen
Zweigen der Antlitzmuskeln und in letzteren selbst auftreten, die
in vielen Fällen leichser und reparationsfähiger Natur sind — in
anderen dagegen zu schwerer, centrifugal fortschreitender Desorganisation der Nervenfasern und der Muskulatur Veranlassung geben.
Diejenigen rheumatischen Lähmungen, deren Ursprung mit grosser
Wahrscheinlichkeit nicht unterhalb, sondern innerhalb des Fallopischen
Canals liegt, gehören in der Regel zu den schwereren: vielleicht weil
dabei eine Einschnürung oder stärkere Compression der Nerven durch
ein in den engen Knochencanal gesetztes plastisches Exsudat stattfindet. —

Dass die Entstehung rheumatischer Faciallähmungen durch eine
gewisse Prädisposition begünstigt werden kann, beweist das wiederholte Befallenwerden derselben Individuen und das Intactbleiben
Anderer, die sich den gleichen Schädlichkeiten ungestraft exponiren.
Ich behandelte einen jungen Oeconom, der zweimal auf der rechten
und dreimal auf der linken Seite von rheumatischen Faciallähmungen

sehr hartnäckiger Art heimgesucht wurde; der junge Mann sah sich
dadurch veranlasst, seine Stellung ganz aufzugeben, und ist jetzt als
Beamter in einem Bureau thätig. Durch einmaliges Befallensein
wird übrigens die Neigung zu Recidiven auf derselben Gesichtshälfte
entschieden gesteigert.

§. 268. Affectionen der Parotis und der benachbarten Theile können durch Uebergreifen des Krankheitsprocesses oder
durch Druck auf den Facialisstamm, resp. die Aeste des Pes anserinus Lähmungen veranlassen. Intumescirte Lymphdrüsen, Abscesse
oder Infiltrationen des Bindegewebes in der Nähe des for. stylomastoides; Entzündungen, Abscesse, namentlich Neubildungen der Parotis; tiefgreifende Ulcerationen und Narben scrofulöser oder anderweitiger Geschwüre sind als ätiologische Momente beschrieben. —

Traumatische Läsionen können an verschiedenen Stellen,
entweder durch Druck, Quetschung u. s. w., oder durch Continuitätstrennung (Zerreissung, Durchschneidung) des Nervenstammes,
resp. seiner einzelnen Zweige zu Faciallähmungen führen. Zu den
partiellen und am meisten peripherischen Formen der Drucklähmung
gehören die Faciallähmungen der Neugeborenen, auf die Osiander
und Landouzy zuerst aufmerksam gemacht haben, und die in der
Regel durch Druck der (zu tief angelegten) Zangenlöffel, selten durch
anderweitige Geburtshindernisse, Cephalämatom u. s. w. bedingt zu
sein scheinen. Bei Erwachsenen hat man nach einem Fall oder
einem Schlage auf die Backe (Brodie) Faciallähmung beobachtet.
Continuitätstrennungen hat man durch die verschiedensten Gelegenheitsursachen zu Stande kommen sehen: durch das Horn eines Och-
sen (Bell), durch Messerstich (Romberg), durch Schussverletzungen
(Bell, Mitchell, Morehouse, Keen und Stromeyer), endlich
— last, not least — durch akiurgische Eingriffe. Unter den letzteren geben bekanntlich am häufigsten die Operationen tiefliegender
Geschwülste, namentlich Parotis-Tumoren, zum Experimentiren über
die Folgen der Facialisdurchschneidung am Menschen Gelegenheit;
ehedem auch die Gensoul'schen und Velpeau'schen Resectionen
des Oberkiefers, die (wenigstens in Deutschland) durch die mediane
Schnittführung Dieffenbach's in den Hintergrund gedrängt wurden.

Nicht selten hat man Faciallähmung nach schweren, mit allgemeiner Erschütterung verbundenen Traumen (z. B. nach einem Sturz
aus beträchtlicher Höhe) beobachtet. Die Symptome und die anatomischen Befunde lassen die Deutung dieser Lähmungsform noch
zweifelhaft; wir wissen nicht, ob die Läsion des Facialis dabei aus-

schliesslich durch Fracturen des Felsenbeins mit Blutung in den canalis Fallopii, oder durch gleichzeitige centrale Blutergüsse (am Boden der Rautengrube, Benedikt) bedingt ist.

§. 269. Unter den Collectivbegriff der durch Otitis interna
veranlassten Faciallähmungen subsumirt man in der Regel eine Reihe
von Fällen, welche chronischen, meist destructiven Processen des
Felsenbeins oder inneren Gehörorgans ihren Ursprung verdanken.
Die Art der Beeinträchtigung des. N. facialis bei diesen Zuständen
ist noch wenig ermittelt. Caries und Necrose des Felsenbeins, eiterige Trommelhöhlencatarrhe u. s. w. scheinen in der Mehrzahl der
Fälle Anätzung des canalis Fallopii und Zerstörung oder tiefgreifende
Degeneration des Nerven zur Folge zu haben. Ehrmann*) fand
dagegen bei Caries die Paukenhöhle die knöchernen Wandungen des
Canalis Fallopii unverändert; den N. facialis nur im Canalis Fallo-
pii unter dem Neurilem mit Eiter bedeckt, am Eintritt in das for.
acust. int. normal beschaffen. Es handelte sich hier wahrscheinlich
um eine von der Paukenhöhle auf die Scheide des Facialis fortgepflanzte
Entzündung (Perineuritis). In anderen Fällen, namentlich bei vielen
Otorrhoeen der Kinder, scheint es nur zu einer Hyperämie oder
Transsudation in den canalis Fallopii und leichterer Mitaffection des
Nerven zu kommen.

Selten kommen isolirte Faciallähmungen nach acuten Krankheiten (Diphteritis, Variola) vor; häufig dagegen im Verlaufe constitutioneller Syphilis: die durch letztere bedingten Gesichtslähmungen dürften, nächst denen des Oculomotorius und der übrigen
Augennerven, in der Häufigkeitsscala der syphilitischen Nervenerkrankungen obenan stehen. Die zu Grunde liegende Läsion hat ihren
Sitz in vereinzelten Fällen im Gesicht oder im canalis Fallopii; in
der Mehrzahl der Fälle handelt es sich um einen intracraniellen Ursprung durch Periostitis, Exostosen, chronische Meningitis und Arachnitis an der Schädelbasis, oder syphilitische Gummata der Gehirnsubstanz selbst. In einem von Ziemssen mitgetheilten Falle syphilitischer Diplegia facialis fanden sich Residuen chronischer Entzündung der Pia mit Exsudat und Bindegewebsbildung, dessen Schrum-
pfung Compression und hochgradige secundäre Entartung des Nerven
bedingt hatte.

Intracranielle Processe sind in der verschiedensten Höhe

---

*) Beiderseitige Otitis, Paralyse des Facialis, Wiener med. Wochenschrift, 1863,
No. 24.

des Faserverlaufes als Ursachen von Gesichtslähmungen nachgewiesen. Nach den Hauptstationen der Faserung können wir unterscheiden: 1) Lähmungen durch Basalaffectionen (u. A. durch Druck und Ruptur von Basalaneurysmen, namentlich der Carotis int. und Cerebralis media); 2) durch Erkrankungen des Pons, des Facialiskerns am Boden der Rautengrube und der Facialisursprünge in der Medulla oblongata; 3) durch Heerderkrankungen im Gehirnschenkel, den Centralganglien, Hemisphären, und endlich der Gehirnrinde. Die Faciallähmungen, die im Verlaufe spinaler Krankheitsprocesse (Tabes, Myelitis) auftreten, scheinen auf einem Aufwärtsgreifen der Degeneration nach der Medulla oblongata und dem Pons zu beruhen. Unbestimmter und vieldeutiger ist der Sitz derjenigen Gesichtslähmungen, die man im Verein mit psychischen Störungen (Demenz) bei der progressiven Paralyse der Irren, ferner bei angeborener oder acquisiter Chorea universalis der Kinder, bei der multiplen Hirnnervenlähmung, bei Paralysis ascendens u. s. w. beobachtet.

§. 270. **Allgemeine Uebersicht und Analyse der Symptome.**

1) **Lähmung der äusseren Gesichtsmuskeln.** — Die Lähmung der äusseren, von Facialis innervirten Antlitzmuskeln liefert das bekannte, von Bell und Romberg in so classischen Zügen entworfene Bild, das namentlich bei totaler einseitiger Gesichtslähmung (Hemiplegia facialis) in frappanter Weise hervortritt.

Wegen der Inactivität des M. frontalis ist die gelähmte Stirnhälfte glatt, scheinbar höher als die andere, und kann nicht in quere Runzeln gelegt werden; ebenso verschwinden die durch Wirkung des Corrugator supercilii unterhaltenen Schrägfalten in der Nähe der Glabella. Die Lähmung des Orbicularis palpebrarum lässt das untere Augenlid herabhängen; die Lidspalte ist geöffnet (paralytischer Lagophtalmos) und der völlige willkürliche Verschluss derselben unmöglich; sie steht nicht in gleicher Horizontalebene mit der der anderen Seite, sondern tiefer, und schräg gerichtet von unten aussen nach oben innen, weil der innere Umfang des oberen Augenlids durch den Levator palpebrae superioris etwas gehoben wird. Die Lähmung der Nasenmuskeln, besonders des Dilatator narium ant. et post., manifestirt sich durch Einsinken des betreffenden Nasenflügels, mangelnde Hebung desselben beim Rümpfen, Schnauben, Einriechen (Schnüffeln) und bei tiefen Inspirationen. Die Zygomatici, die Levatores labii superioris und die sämmtlichen am Mundwinkel conflui-

renden Muskeln bewirken durch ihre Lähmung ein Verstrichensein
der Nasolabialfalten und Deviation des Mundes nach der gesunden
Seite mit Schrägstellung der Mundspalte, indem letztere von den
symmetrischen Muskeln der gesunden Gesichtshälfte aufwärts und
zugleich nach ihrer Seite verzerrt wird. Auch die Nasenspitze und
Kinnspitze erscheinen durch die einseitige Action der gesunden Muskeln nach der nicht gelähmten Seite verschoben. Wegen Lähmung
des Buccinator und der übrigen Wangenmuskeln erscheint die Wange
schlaff, legt sich lockerer an den Kiefer und die obere Zahreihe an,
und wird bei starker Exspiration wie ein schlaffes Segel hervorgetrieben. Die halbseitige Lähmung des Orbicularis erschwert den
völligen Verschluss der Mundöffnung, so dass Speichel und Getränk
leicht auf der gelähmten Seite herausfliessen. Beim Versuche, den
Mund zu spitzen, bleibt die betreffende Lippenhälfte zurück, und
verschiedene, damit zusammenhängende Acte, wie das Pfeifen, Blasen,
Saugen, Ausspucken, das Aussprechen der Labiallaute u. s. w. sind
erschwert oder unmöglich.

Da die aufgeführten Muskeln sämmtlich am Zustandekommen
des mimischen Gesichtsausdrucks einen hervorragenden Antheil nehmen, so fehlt bei der Hemiplegia facialis das Mienenspiel in der paralytischen Gesichtshälfte gänzlich. (Daher die von Romberg gebrauchte Bezeichnung dieser Gesichtslähmung als „mimische" im
Gegensatz zu der „masticatorischen".) Wenn der Kranke spricht,
in Affect geräth, weint oder lacht u. s. w., so gehorchen dem auf
bilaterale symmetrische Action gerichteten Bewegungsimpulse nur die
Muskeln der gesunden Gesichtshälfte, und es entstehen hierdurch die
seltsamsten Verzerrungen. Wahrscheinlich ist die habituelle Wiederkehr dieses einseitigen Muskelspiels die Ursache der stationären,
auch bei ruhiger Physiognomie fortdauernden Difformitäten (wie die
oben beschriebene Deviation der Mundspalte u. s. w.), die keineswegs, wie man angenommen hat, durch eine tonische, antagonistische Verkürzung der symmetrischen gesunden Muskeln bedingt zu
sein brauchen.

§. 271. Unter den obigen Symptomen bedürfen die Motilitätsstörungen der Augenlider und einige damit zusammenhängende Erscheinungen noch einer kurzen Erörterung. Der Lagophtalmos bei
Faciallähmungen ist, wie schon Bell hervorhob, nicht bloss im wa-
chen Zustande, sondern ebenso auch während des Schlafes vorhanden. Mit der Fähigkeit zum willkürlichen Lidverschluss ist zugleich
in den peripherischen Lähmungsfällen auch die Möglichkeit des Blin-

zelns, als reflectorischer Reaction auf Conjunctivalreizung erloschen.
Um so mehr muss es befremden, dass beim Versuche, das Lid zu
schliessen, die Kranken auch bei scheinbar completen Faciallähmungen doch häufig eine gewisse Verengerung der Lidspalte und ausgiebigere Bedeckung des frei gebliebenen Scleraltheils zu Stande
bringen. Bereits Bell erwähnt, dass bei jedem Versuche des willkürlichen Lidschlusses durch eine associatorische Bewegung der Bulbus nach oben gerollt und somit die Cornea vollständiger bedeckt
werde. Dieses Aufwärtsrollen des Bulbus ist, wie Bell hervorhebt,
überhaupt eine durch den Trochlearis vermittelte, constante Mitbewegung beim Lidschlusse (wovon man sich sowohl durch das Gefühl
als durch Augenschein überzeugen kann), und demnach auch während des Schlafes permanent zu beobachten. Indessen es handelt
sich bei dem obigen Phänomen nicht bloss um eine umfangreichere
Bedeckung der Cornea durch das allerdings concurrirende Aufwärts-
steigen des Bulbus, sondern um eine wirkliche Verengerung der Lidspalte. Hasse hat daher eine andere Erklärung versucht. Nach
ihm resultirt der Lagophtalmos nicht bloss aus der Lähmung des
Orbicularis, sondern zugleich aus der antagonistischen Verkürzung des
Levator palpebrae superioris, und bei versuchtem Lidschlusse erziele
der Kranke zwar nicht die beabsichtigte Contraction des Orbicularis
— erschlaffe aber den Levator, so dass das obere Lid, seiner
Schwere folgend, etwas herabsinke. — So plausibel diese Erklärung
auch ist, so scheint mir dieselbe doch der physiologischen Erfahrung
zu widersprechen, dass, soweit uns bekannt, der Willensreiz unmittelbar überall nur Contractionen, nicht aber Relaxationen von Muskeln zu Stande bringt, und bei jeder intendirten Kraftanstrengung
eines Muskels auch die Antagonisten desselben in erhöhte, nicht aber
in verminderte Thätigkeit versetzt werden. Eine befriedigende Erklärung des in Rede stehenden Phänomens ist demnach zur Zeit unmöglich; doch muss schon hier darauf verwiesen werden, dass die
Lähmung der obersten Gesichtsmuskeln, und besonders des Orbicularis palpebrarum, in sehr zahlreichen Fällen der Affection aller übrigen Muskeln nicht proportional ist und sowohl bei peripherischen als
centralen Faciallähmungen oft ganz fehlt (vgl. §. 274.)

Mit dem Lagophtalmos verbindet sich gewöhnlich ein geringer
Grad von Epiphora, da die Vertheilung der Thränenflüssigkeit über
den freien Theil des Bulbus und die Fortschaffung des Ueberschusses
derselben in den Thränennasengang im normalen Zustand durch den
Lidschlag vermittelt wird. Fehlt dieser, so laufen die Thränen über

die Wange; die entsprechende Nasenhöhle ist daher relativ trocken, (wodurch, im Verein mit der mangelhaften Erweiterung des Nasenflügels, eine Beeinträchtigung der Geruchsempfindung auf dieser Seite entstehen kann). — Die Lähmung des unteren Lids führt häufig, namentlich bei älteren Leuten, zum Ectropium paralyticum; aber auch ohne dasselbe erscheint die Conjunctivalschleimhaut mehr oder minder vascularisirt und als Sitz eines oft hartnäckigen Catarrhs (dessen Existenz schon Bell auch bei Thieren, namentlich Eseln und Hunden, nach experimenteller Facialis-Durchschneidung besonders hervorhebt.) Tiefere Nutritionsstörungen des Bulbus: Chemose, Trübung und Ulceration der Cornea, Amblyopie u. s. w. nach Analogie der neuroparalytischen Ophtalmie bei Trigeminuslähmung hat man nach Faciallähmungen nur ausnahmsweise beobachtet. —

Ausser den im Vorstehenden aufgeführten Gesichtsmuskeln können noch der Stylohyoides und Digastricus, die willkürlichen Ohrmuskeln und der M. occipitalis an der Lähmung participiren. Die Lähmung dieser Muskeln, obwohl von einer bisher wenig beachteten diagnostischen Wichtigkeit, ist ohne erhebliche functionelle Bedeutung und verräth sich auch in der Regel nicht durch unzweideutige objective Erscheinungen; jedoch habe ich bei einigen Kranken, welche die Ohren willkürlich zu bewegen im Stande waren, den Verlust dieses Vermögens auf der gelähmten Seite nachweisen können. In anderen Fällen kann die Mitlähmung der genannten Muskeln nur aus dem electrischen Verhalten zuweilen sicher diagnosticirt werden. Dasselbe gilt von der Lähmung des Platysma, das überdies, ausser vom N. facialis, auch vom N. cervicalis III. innervirt wird.

Die eigentlichen Kaumuskeln nehmen (abgesehen von der ziemlich irrelevanten Leistung des Stylohyoides und Digastricus) an der Faciallähmung keinen Antheil, und die Kaufunctionen gehen daher im Allgemeinen ungehindert von statten. Doch treten auch hier zuweilen gewisse Störungen ein, welche durch die mangelnde Synergie der Lippen- und Wangenmuskeln, namentlich des Buccinator bedingt werden. Die Bissen werden schlecht zwischen den Zahnreihen fixirt und fallen leicht in den Raum zwischen Wange und Zahnfleisch, von wo der Kranke sie oft mittelst des Fingers entfernen muss (wie auch Katzen nach Facialis-Durchschneidung zu gleichen Zwecken von ihren Vorderpfoten Gebrauch machen); ausserdem kann bei Kaubewegungen die schlaffe Mundschleimhaut zwischen die Zähne hineingetrieben, und dadurch Verletzungen ausgesetzt werden.

Sind beide Faciales gleichzeitig und in allen ihren äusseren Aesten gelähmt (Diplegia facialis), so fallen natürlich die Difformitäten weg, welche bei einseitiger Lähmung durch das Muskelspiel der gesunden Seite entstehen. Die Mundspalte erscheint daher horizontal; Nasen- und Kinnspitze weichen nicht von der Profillinie ab, und bei ruhiger Physiognomie fehlt ausser dem permanenten Lagophtalmos fast jede Spur von Entstellung Sobald der Kranke dagegen spricht oder in Affect geräth, ist die völlige Abwesenheit des mimischen Ausdrucks, die unveränderliche Starrheit der Gesichtszüge um so auffallender; die Kranken lachen und weinen, nach Romberg's treffender Bezeichnung, wie hinter einer Maske. Die Beschwerden beim Kauen, das Ausfliessen von Getränk und Speichel, die Sprachstörungen u. s. w. sind hier natürlich intensiver als bei einseitiger Lähmung: und die gleichzeitige Lähmung aller vom Facialis versorgten accessorischen Inspirationsmuskeln kann bei Kranken, wo die Mitwirkung derselben aus anderweitigen Gründen unerlässlich ist, zu nicht unerheblichen dyspnoetischen Erscheinungen Veranlassung geben.

§. 272. 2) Verhalten der Zunge. Beim Herausstrecken der Zunge soll dieselbe, einigen Autoren zufolge, bei Hemiplegia facialis eine Deviation nach der gesunden (mit der Spitze nach der kranken) Seite hin darbieten. Diese Deviation wäre, wenn vorhanden, bei isolirter Faciallähmung ganz unerklärbar, da der Facialis zur motorischen Innervaton der Zunge in gar keinen Beziehungen steht. Die bezüglichen Angaben beruhen aber, wie es scheint auf einer incorrecten oder irrig gedeuteten Beobachtung. Die Zunge wird grade herausgestreckt; ihre Ränder stehen jedoch beiderseits nicht in gleicher Entfernung von den entsprechenden Mundwinkeln, sondern ihr Abstand ist auf der gelähmten Seite grösser als auf der gesunden, so dass dort ein grösserer (dreieckiger) Raum zwischen Mundwinkel und Zungenrand frei bleibt. Diese Asymmetrie beruht offenbar auf der einseitigen Erschlaffung der Lippen- und Wangenmusculatur und dem weiten Klaffen der Mundöffnung auf der paralytischen Seite. Eine wirkliche Deviation der Zungenspitze, eine Incurvation der Zunge wie bei Hemiplegia linguae habe ich bei reinen Faciallähmungen niemals auch nur angedeutet gesehen.

3. Lähmung des weichen Gaumens. In einzelnen Fällen von einseitiger Faciallähmung hat man neben der Lähmung der äusseren Gesichtsmuskeln eine Motilitätsstörung des Velum palatinum und der Uvula („Hemiplegie das Gaumensegels") beobachtet. Die nähern Angaben darüber stimmen jedoch keineswegs überein. Nach

Einigen ist das Gaumensegel seitlich, und zwar nach der gesunden Seite, verschoben; nach Anderen (Davaine*), Sanders**) findet dagegen nur eine Verschiebung in verticaler Richtung statt, indem das Velum auf der Seite der Gesichtslähmung tiefer herabhängt als auf der gesunden Seite. Auch Diplegie des Gaumensegels ist bei doppelseitiger Faciallähmung (z. B. von Davaine) beobachtet worden. Ich habe so exquisite Anomalien in der Ruhestellung des Gaumensegels niemals wahrnehmen können: wohl aber kleine functionelle Ungleichheiten, indem beim tiefen Inspiriren, Schlucken u. s. w. die Gaumenhälfte der gelähmten Seite etwas zurückblieb. — Ebenso widersprechend lauten die Angaben hinsichtlich der Deviation der Uvula. Die meisten so z. B. (Duchenne) lassen die Spitze des Organs nach der gesunden Seite hin abweichen; Andere (Romberg, Davaine, Sanders u. s. w.) sahen dagegen umgekehrt die Spitze nach der gelähmten Seite gerichtet, während das ganze Zäpfchen eine Krümmung mit der Convexität nach der entgegengesetzten (gesunden) Seite hin bildet. Ich habe unter einem sehr grossen Contingent von Faciallähmungen ziemlich häufig bald die eine, bald die andere Abweichung beobachtet. So weit das Thatsächliche. Was die Deutung dieser Phänomene betrifft, so hat man seit Romberg dieselben von einer Mitlähmung des N. petrosus superficialis major hergeleitet, dessen Fasern durch den hiatus canalis Fallopii zum ganglion geniculi treten, und den zuerst Bidder***) als einen vom Facialis zum gangl. sphenopalatinum verlaufenden, motorischen Ast des Gaumensegels auffasste. Den Mechanismus der oben geschilderten verticalen Abweichung erklären Davaine und Sanders durch einseitige Lähmung des M. levator veli palatini, indem dieser Muskel vorzugsweise oder ausschliesslich vom Facialis (der Tensor dagegen vom motorischen Theile des Quintus) versorgt werde. Freilich ist dagegen einzuwenden, dass nach Angabe anatomischer Autoritäten (Hyrtl, Schlemm) auch der Muskelast des Levator nicht vom Facialis, sondern vielmehr aus dem ramus pharyngobasilaris des Glossopharyngeus herstammt. — Die Deviation der Uvula wird gewöhnlich auf halbseitige Lähmung des M. azygos uvulae zurückgeführt. Diese Erklärung passt

---

*) Gaz. méd. 1852. No. 46 ff.

**) On paralysis of the palate in facial palsy, Edinb. med. journal 1865. Aug. p. 141.

***) Neurologische Beobachtungen. 1836. p. 40.

†) Rüdinger erwähnt hiervon nichts; nach ihm geben vielmehr einzelne Facialzweige in den Stamm des Glossopharyngeus über, aus denen wahrscheinlich u. A. der Ramus stylopharyngeus des letzteren entspringt.

aber nur auf die Fälle, in denen die Spitze nach der gesunden, nicht nach der kranken Seite hin abweicht. In den Fällen der letzteren Art ist nach Sanders die Ursache der Deviationen vielmehr in der verstärkten Wirkung des M. pharyngopalatinus zu suchen. Dieser kann, weil sein Antagonist (der levator veli palatini) gelähmt ist, einen kräftigeren Zug auf die Uvula ausüben, als der pharyngopalatinus der gesunden Seite, welchem durch seinen Levator das Gleichgewicht gehalten wird. Da die Fasern des pharyngopalatinus sich an die Uvula etwas unterhalb ihrer Basis inseriren, so wird durch ihre Contraction die Krümmung des Zäpfchens mit der Convexität nach der gesunden und mit der Spitze nach der kranken Seite erklärlich. Uebrigens ist wohl auf die Abweichung der Uvula in der einen oder anderen Richtung ein erhebliches symptomatisches Gewicht schon desswegen nicht zu legen, weil man abnorme Krümmungen und Schiefstand der Uvula auch ohne alle sonstigen Lähmungserscheinungen, namentlich bei etwas zu langem Zäpfchen oder nach voraufgegangenen Anginen, nicht selten beobachtet.

§. 273. 4) Störungen des Geschmacks und der Speichelsecretion. Oefters kommen subjective Alienationen der Geschmacksempfindung im Gefolge von Faciallähmungen, und zwar bei Hemiplegien auf die gelähmte Seite beschränkt, vor. Die erste derartige Beobachtung rührt von Roux[*]) her, der in der Beschreibung seiner eigenen Facialparalyse einen metallischen Geschmack auf der entsprechenden Zungenhälfte als Vorläufer und Begleiter der Lähmung hervorhebt. Auch Romberg beschreibt einen säuerlichen „Metallgeschmack", Remak einen „widrigen" Geschmack bei Faciallähmung. Häufiger als dergleichen perverse Geschmackssensationen ist Abnahme oder Verlust der Geschmackswahrnehmung auf der ganzen Seite oder im vorderen Theile der betreffenden Zungenhälfte. Ich selbst habe in der hiesigen Universitäts-Policlinik eine ziemliche Anzahl von Fällen beobachtet, in welchen die Kranken spontan angaben, dass sie seit dem Bestehen der Lähmung auf der paralytischen Seite nichts mehr schmeckten, und wo diese Angaben auch durch genaue vergleichende Geschmacksprüfungen mit bitteren, sauern, süssen Gegenständen, sowie durch Untersuchung des elektrischen Geschmacks objectiv bestätigt wurden. Es zeigte sich hierbei in der Regel die Abnahme des Geschmacks auf die beiden vorderen Drittel der betreffenden Zungenhälfte beschränkt, während sie im hinteren Drittel des Zungenrückens

---

[*]) Vgl. Descot, dissertation sur les affections locales des nerfs, Paris 1825.

normal war. Claude Bernard[*]) erklärte zuerst die Geschmacksverminderung auf der kranken Seite aus Mitlähmung der Chorda tympani; die Function des letzteren deutete er dahin, dass dieselbe die
Zungenpapillen erigire und dadurch die Empfänglichkeit für schmeckbare Gegenstände erhöhe. Diese Deutung ist jedoch mehr als problematisch, und die Ergebnisse der neueren Experimentalphysiologie
hinsichtlich des Einflusses der Chorda tympani auf die Geschmacksfunctionen tragen leider nichts dazu bei, das bisherige Dunkel zu
lichten. Abweichend von Bernard fanden schon Biffi und Mor-
ganti, dass bei Thieren nach Trennung der Chorda die Geschmacks-
wahrnehmungen nur an Geschwindigkeit, nicht aber an Intensität
einbüssten. Während Lussana und Inzoni, sowie Neumann[**]) die
Chorda für den alleinigen Geschmacknerv der vorderen Zungenhälfte
erklären, vindicirt Schiff[***]) nach seinen neuesten Untersuchungen
diese Function vielmehr dem Lingualis, und lässt nur einen Theil
der bezüglichen Fasern dem Lingualis durch die Chorda tympani
zugeführt werden (vgl. §§. 149 und 153). Nicht anders verhält es
sich mit den Anomalien der Speichelsecretion, welche zuweilen die
Geschmacksverminderung begleiten, zuweilen aber auch ohne dieselbe
vorkommen. Arnold†) constatirte zuerst eine Secretionsverminderung
auf der gelähmten Seite, und schrieb dieselbe ebenfalls der Lähmung
des Chorda tympani zu. Romberg fand in einem Falle von (traumatischer) Diplegia facialis die untere Zungenfläche und das Kiefer-
bassin ungewöhnlich trocken; der Kranke selbst klagte über ein
lästiges Gefühl von Trockenheit in der Mundhöhle, das er durch
Anhalten von Wasser und Ausspülen vergebens zu lindern suchte.
Die vorausgesetze Beziehung dieser ohnehin ziemlich unsicheren
Symptome zur Chorda tympani ist durch neuere Untersuchungen
über das Verhältniss der Chorda und des Facialis überhaupt zur
Secretion der grossen Speicheldrüsen noch viel zweifelhafter geworden.
Beispielsweise ist nach Bidder††), der aus der Chorda tympani stam-
mende Drüsenast der glandula submaxillaris Hemmungsnerv dersel-
ben im Gegensatz zum Sympathicus; und nach von Wittich†††) ist

        [*]) Recherches anat. et phys. sur la corde du tympan, Paris 1843.
       [**]) Königsberger med. Jahrbücher, IV. 1—22; 340—344
      [***]) Moleschott's Untersuchungen, X. p. 406—422.
         †) Untersuchungen im Gebiete der Anat. und Phys., 1. Band. Zürich 1838.
        ††) Untersuchungen über die Nerven der Glandula submaxillaris des Hundes,
Archiv f. Anat. und Phys. 1866 p. 321—359; 1867 p. 1—30.
       †††) Ueber den Einfluss des Sympathicus-Reizung auf die Function der Glan-

auch für die Parotis der Hals-Sympathicus als der wesentliche Se
cretionsnerv zu betrachten. — Ich glaube, dass die relative Trockenheit der Mundhöhle bei einseitiger und noch mehr bei doppelseitiger
Faciallähmung vielleicht mit dem Umstande zuzuschreiben ist, dass
wegen der halben oder totalen Lähmung des Orbicularis oris der
Mund weniger vollständig geschlossen werden kann, daher unter dem
Einflusse des durchpassirenden Luftstroms mehr Flüssigkeit verdun-
stet als im gewöhnlichen Zustande. Sehen wir ja doch auch bei
comatösen oder stark fiebernden Kranken, die mit meist geöffnetem
Munde lange Zeit daliegen (wie z. B. in schweren Typhusfällen) die
höchsten Grade vonn Trockenheit aller Mundtheile sich ausbilden! —
Ob die relative Trockenheit ihrerseits wieder mit der Geschmacksverminderung zusammdnhängt, indem die schmeckbaren Körper
wegen des geringen Flüssigkeitsgehalts (und zugleich auch wegen
der geringeren Bewegung) der Mundtheile weniger gelöst und daher
auch schwächer percipirt werden, wage ich nicht zu entscheiden. Es
spricht aber dafür jedenfalls die Analogie mit den vorhandenen ein-
oder doppelseitigen Geruchstörungen, die in der grösseren Trockenheit und verminderten Bewegung der Nasentheile ihren nächstliegenden
Grund haben.

5) Störungen des Gehörs. Wir sehen hier ab von den oft
sehr intensiven Gehörestörungen, welche sich in Folge der sehr häufigen Complicationen des Facialleidens mit Erkrankungen des inneren
Ohrs oder des Acusticus herausstellen. Wir haben es hier nur mit
gewissen Alienationen der Gehörsempfindung zu thun, welche, wie es
scheint, auf die Faciallähmung direct bezogen werden müssen. Dahin
gehört die von Roux an sich selbst, später auch von Landouzy[*]
Deleau, Wolff[**] u. A. gemachte Beobachtung einer Art von

_____

dula parotis, Virchow's Archiv, XXXVII. p. 93 — 100. Vgl. auch Eckhard in
Henle und Pfeufer's Zeitschr. (3.) XXVIII. p. 120 und XXIX. II. 1. und von
Wittich in Virchow's Archiv, XXXIX. p. 184. — Dagegen stammen nach
Nawrocki (die Innervation der Parotis, Studien des phys. Inst. zu Breslau, H. 4.
125 — 145) die Secretionsnerven der Parotis sowohl vom Sympathicus als auch vom
Facialis; vom Facialis sollen die wirksamen Fasern der Submaxillaris und Sublin-
gualis in der Bahn der Chorda tympani, der Parotis dagegen in der Bahn des Pe-
trosus superficialis minor zugeführt werden. (Vgl. §. 46).

[*] De l'altération de l'ouie dans paralysie faciale, gaz. méd. de Paris 1851.
No. 7. und Discussion in der acad. de méd. vom 28. Januar 1851 ff.

[**] Nervenkrankheiten des Ohres (Th. 3. von Linke's Handbuch der Ohrenheilk.) 1845; über Oxyokoia durch Paralysis des Facialis, Deutsche Klinik 1851.
No. 22.

Hyperakusis: einer verschärften oder lästigen Empfindung im Innern des Ohrs bei einigermassen heftigen Geräuschen (von Wolff mit dem Ausdruck „Oxyokoia" bezeichnet). Dieses Phänomen, und die in anderen Fällen ohne complicirendes Ohrleiden beobachtete Schwerhörigkeit hat man auf den angeblich von der Chorda zum M. tensor tympani tretenden Facialast beziehen wollen, dessen Lähmung Unthätigkeit des genannten Muskels und dadurch Vernichtung der adäquaten Spannung des Trommelfells herbeiführe. Es ist jedoch kaum fraglich, dass der Tensor tympani überhaupt gar nicht vom Facialis und der Chorda, sondern vom Quintus aus innervirt wird.[*]) Dass der allerdings vom Facialis entspringende N. stapedius zu dem fraglichen Phänomen in bestimmter Beziehung stehe, ist ebenso wenig erwiesen. Ganz abenteuerlich klingt die von Remak aufgestellte Hypothese, dass die Chorda durch ihre Schwellung die Gehörknöchelchen in ihrer Thätigkeit störe! — Lucae[**]) fand in zwei Fällen rheumatischer Faciallähmung, ohne Otitis interna, dass die Kranken auf der gelähmten Seite sowohl die höchsten als die tiefsten Töne stärker hören als auf der gesunden. Das Stärkerhören der höchsten Töne (einer Physharmonika) erklärt er durch erhöhte Spannung des Trommelfells, indem der M. tensor tympani über seinen gelähmten Antagonisten, den M. stapedius, das Uebergewicht hat. Auch das Besserhören der tiefsten Töne scheint auf der vermehrten Contraction des Tensor tympani und der daraus resultirenden Druckerhöhung im Labyrinth zu beruhen. — In einem von Hitzig[***]) beobachteten Falle von peripherischer Faciallähmung hörte der Kranke bei jedem Innervationsversuche des Frontalis einen tiefen Ton, der so lange anhielt, als der Innervationsversuch dauerte. Auch dieses Phänomen ist nach Hitzig wahrscheinlich auf eine, in Folge der Stapedius-Lähmung eintretende Mitbewegung im Tensor tympani zu beziehen.

§. 274. Specielle Symptomatologie und Verlauf der einzelnen Lähmungsformen.

Die rheumatischen Lähmungen treten bald anscheinend

---

[*]) Rüdinger (Anatomie der menschlichen Gehirnerven, München 1868, p. 41) konnte die angeblich von der Chorda zum Trommelfell gehenden Nervenlaste niemals constatiren.

[**]) Ueber Gehörstörungen bei Facialislähmung, Archiv f. Ohrenheilk. Bd. II. 1866, p. 134.

[***]) Berliner clinische Wochenschrift 1869. No. 2.

ganz plötzlich, bald allmälig im Verlaufe mehrerer Tage ein; zuweilen (namentlich in schwereren Fällen) gehen Schmerzen und Zuckungen in der betreffenden Gesichtshälfte, auch Kopfschmerzen, Ohrensausen u. s. w. voraus. In der Regel ist die Lähmung einseitig, doch fehlt es auch nicht an Fällen von Diplegia facialis aus unzweifelhaft rheumatischer Veranlassung, wobei dann die Lähmung nicht immer synchronisch in beiden Gesichtshälften auftritt; schon Romberg erwähnt einen Fall, wo durch Einwirkung der Zugluft auf das erhitzte Gesicht erst die rechte und nach zwei Tagen die linke Seite durch Lähmung afficirt wurde.

Bei rheumatischen Lähmungen sind meist sämmtliche motorische Zweige der äusseren Gesichtsmuskeln betheiligt. Doch ist nicht immer die Motilitätsstörung in allen complet oder von gleicher Intensität, sondern graduell verschieden; namentlich ist sie oft in den oberen Gesichtsmuskeln und, worauf schon früher hingewiesen wurde, besonders im Orbicularis palpebrarum geringer als in den übrigen Muskeln. Diese Differenz dürfte vielleicht darin ihren Grund haben, dass die vom Pes anserinus zu den obersten Gesichtsmuskeln verlaufenden Facialzweige durch die Kopfbedeckung oft gegen rheumatische Einflüsse in etwas höherem Grade geschützt werden. In einzelnen Fällen konnte ich die Mitbetheiligung der willkürlichen Ohrmuskeln, sowie auch des M. occipitalis durch die Functionsstörung und besonders mit Hülfe der electrischen Exploration (vgl. unten) nachweisen. Die Stellung des Gaumensegels und der Uvula ist in der weit überwiegenden Mehrzahl der rheumatischen Faciallähmungen unverändert. In einzelnen Fällen wird jedoch die oben geschilderte verticale oder laterale Verziehung des Gaumensegels — noch häufiger Abweichung des Zäpfchens in der einen oder anderen Richtung beobachtet. Ausserdem können die im vorigen Abschnitte beschriebenen Störungen des Geschmacks, der Speichelsecretion und der Gehörsempfindung vorkommen; doch gehören derartige Fälle immer nur zu den Ausnahmen. Noch seltener ist in entschieden rheumatischen Fällen ein höherer Grad von Schwerhörigkeit oder Taubheit auf der gelähmten Seite vorhanden.

Was den Verlauf der rheumatischen Faciallähmungen betrifft, so gehört ein spontanes vollständiges Verschwinden derselben zu den Seltenheiten, so zuversichtlich dasselbe auch in manchen Lehrbüchern und von Seiten vieler Practiker in Aussicht gestellt wird. Häufiger kömmt es allerdings vor, dass die Motilität sich in Zeit von Wochen und Monaten etwas bessert, dass namentlich die Fähigkeit willkür-

licher Einzelbewegungen wieder einigermassen wächst, die Störungen
beim Sprechen, Kauen u. s. w. sich ausgleichen — während jedoch
fast immer eine mehr oder weniger erhebliche Difformität und Beeinträchtigung des mimischen Gesichtsausdrucks auf der leidenden Seite
zurückbleibt. In noch anderen Fällen werden im Gegentheil die vorhandenen Beschwerden, und namentlich die Defiguration, durch die
mit der Zeit eintretenden secundären Contracturen, Krämpfe
und Atrophien noch bedeutend gesteigert.

Die zuerst von Duchenne hervorgehobenen und auf Grund
einer reichen Erfahrung geschilderten Contracturen in der gelähmten
Seite, die sich durch Härte und Retraction der betreffenden Gesichts-
theile kenntlich machen, haben ihren Sitz bald nur in einzelnen Muskeln (Zygomatici, Quadratus menti, Orbicularis palpebrarum u. s. w.),
bald in fast allen paralytischen Muskeln gleichzeitig. Oefters zeigen
sich als Vorläufer derselben spastische Zuckungen bei electrischer
oder mechanischer Reizung (durch leichte Friction oder Knetung).
Noch häufiger treten später bei längerem Bestehen oder spontanem
Nachlass dieser Contracturen Muskelkrämpfe an ihre Stelle, die anscheinend spontan oder auf leichteste äussere Reize (z. B. Tempera-
turwechsel) Zuckungen in den retrahirten Muskeln veranlassen. Das
Bild einer veralteten und vernachlässigten rheumatischen Lähmung
wird auf diese Weise vielfach modificirt und verwischt, indem Lähmung, Krampf und Contractur in denselben oder verschiedenen Mus-
kelpartieen gleichzeitig bestehen. In einem von Remak beschriebenen Falle wurden bei einseitiger Gesichtslähmung beide Seiten,
und zwar vorzugsweise die gesunde, von Muskelkrämpfen heimgesucht, während die Contracturen ausschliesslich auf die gelähmte
Gesichtshälfte beschränkt waren. Remak meint, dass hierbei der
Reizzustand in den motorischen Fasern der kranken Seite centripetal
fortgepflanzt und im Centrum auf homologe Theile der andern Seite
übertragen werde.

Verhältnissmässig rasch kommt es bei rheumatischen wie überhaupt bei peripherischen Faciallähmungen zur Atrophie, und zwar
nicht bloss der Muskeln, sondern auch der übrigen Weichtheile der
gelähmten Gesichtshälfte. Nach 1—3 Monaten ist die Differenz in
der Ernährung beider Seiten oft schon ziemlich auffallend und selbst
dem Laien imponirend. Dass diese Atrophie keineswegs bloss eine
Folge der Lähmung, der erzwungenen Muskeluntätigkeit ist (wie
gewöhnlich angenommen wird), geht daraus hervor, dass bei central
bedingten Gesichtslähmungen selbst nach langjährigem Bestehen in

der Regel fast jede Ernährungsstörung ausbleibt. Wir wissen aus
Versuchen von Schiff, Samuel und Anderen, dass dem Facialis
und seinen einzelnen Aesten an der Peripherie trophische, resp. vasomotorische Fasern beigemischt sind, deren Mitverletzung eine sehr
natürliche Erklärung für die bei peripheren Faciallähmungen eintretende Atrophie darbietet.

§. 275. Ein hohes Interesse gewähren in allen Fällen und auf
allen Stadien rheumatischer Faciallähmung die durch electrische
Exploration, und zwar durch parallele Untersuchung mit
Inductions- und galvanischen Strömen erlangten Befunde.
Sie sind diagnostisch, prognostisch und therapeutisch im concreten
Falle von so einschneidender Bedeutung, dass ohne sie die Aufnahme
des Krankheitsbildes lückenhaft, und ein durchsichtiges Verständniss
desselben nicht angebahnt ist.

Duchenne hat zuerst darauf aufmerksam gemacht, dass nicht
nur in älteren, sondern selbst in ganz frischen Fällen rheumatischer
Faciallähmung die faradische Contractilität in den gelähmten Muskeln
ein sehr inconstantes Verhalten darbietet. Ganz intact fand er dieselbe niemals, während sie aber in einer Reihe von Fällen auch nach
längerer Dauer von der Lähmung nur unwesentlich vermindert war,
erschien sie in anderen Fällen bereits vor Ablauf der ersten Woche
bedeutend geschwächt oder sogar ganz aufgehoben. Duchenne
glaubte, die Fälle der letzteren Categorie, auch wenn dieselben in
ätiologischer und symptomatischer Hinsicht sonst nichts Specifisches
darboten, auf Grund des obigen electrischen Verhaltens stets als
schwerere und prognostisch ungünstigere auffassen zu müssen. —
Eine wesentliche Erweiterung und Bereicherung erfuhren die Ergebnisse Duchenne's seit der durch Remak bewirkten Einführung
des constanten Stroms in die electrodiagnostische Methodik. Baier-
lacher*) machte zuerst (1859) die Beobachtung, dass in einem
Falle, wo der Inductionsstrom nur höchst geringe Reaction auslöste,
der Strom einer Batterie von 15 Elementen kräftige Zuckungen in
allen gelähmten Muskeln zur Folge hatte. Schulz**) beobachtete
bald darauf, dass bei gänzlicher Wirkungslosigkeit des Inductionsstromes ein sehr schwacher Batteriestrom (von 6—8 Elementen) deut-

---

*) Beiträge zur therapeutischen Verwerthung des galvanischen Stroms, bair.
ärztl. Intelligenzbl. No. 4.

**) Ueber das Verhalten der Muskeln bei Paralysis N. facialis, Wiener med.
Wochenschrift 1860. No. 27.

liche Schliessungs- und Oeffnungszuckungen auf der gelähmten Seite
hervorrief, während derselbe auf der gesunden Seite keine Contractionen auslöste. Diese Befunde wurden seitdem von M. Meyer*),
Neumann**), Ziemssen***), mir†), Runge††), Erdmann†††),
Erb*†) und Anderen ergänzt und vervielfältigt. Ich habe im Laufe
der letzteren Jahre häufig Fälle gesehen und demonstrirt, wo die
schwächsten, fast minimalen Batterieströme (2 Siemens'sche Elemente) lebhafte Schliessungs- und Oeffnungszuckungen, sowie auch
labile Zuckungen bei geschlossener Kette in den gelähmten Muskeln
hervorbrachten — während die symmetrischen Muskeln der gesunden Seite erst durch ungleich stärkere Ströme, von 12—20 Elementen, zu schwachen Schliessungs-, resp. Oeffnungszuckungen incitirt
wurden. Fast noch auffallender war ein anderer Unterschied, den ich
in mehreren Fällen in der exquisitesten Weise beobachtete. Die gelähmten Muskeln verfielen nämlich beim Schliessen der Kette nicht
bloss in momentane, sondern in verlängerte, auch bei geschlossener
Kette noch eine Zeit lang anhaltende (galvanotonische) Contractionen.
Der Galvanotonus trat bereits bei einer Stromstärke ein, bei welcher
noch keine Oeffnungszuckungen in den gelähmten Muskeln erschienen.
Verstärkte man den Strom so weit, dass Oeffnungszuckungen eintraten, so erfolgten auch diese zuweilen in Gestalt eines verlängerten Oeffnungstetanus — während auf der gesunden Seite stets nur
momentane Schliessungs- und Oeffnungszuckungen bestanden. Ich
erhielt alle diese Phänomene, indem ich eine Electrode im Nacken,
die andere über dem zu reizenden Muskel (Levator, Quadratus, Triangularis menti — Zygomaticus, levator labii superioris alaeque nasi,
orbicularis palp. u. s. w.) aufsetzte: und zwar sowohl bei intramusculärer Application der negativen als der positiven Electrode; die
Wirkung der letzteren war im Allgemeinen mindestens gleich stark
wie die der Kathode, zuweilen sogar stärker.

Im Anschluss an die neuere Auffassung und Terminologie von

---

*) Deutsche Klinik 1864, No. 2.

**) Ibid. 1864 No. 7.

***) Die Electricität in der Medicin, 2. Aufl. (1864); 3. Aufl. (1866).

†) Zur Therapie der rheumatischen Facialparalysen, Deutsches Archiv f. clin.
Med. 1866. Bd. II. Heft 1.

††) Facialislähmung und constante Strom, Deutsche Klinik 1867 No. 34.

†††) Beiträge zur Electrotherapie, deutsches Archiv f. clin. Med. 1867 Bd. III.
Heft 4.

*†) Verhdlg. des naturh. Vereins zu Heidelberg, Bd. IV. p. 114. 1867.

Brenner würde man diese Abweichungen vom normalen Zuckungsmodus so definiren können, dass in den gelähmten Muskeln
die Erregbarkeit für alle galvanischen Reizmomente mehr
oder weniger erhöht ist: am stärksten für Anodenschliessung und Anodendauer, dann für Kathodenschliessung
und Kathodendauer; am wenigsten für Anodenöffnung und
Kathodenöffnung. Diese Erhöhung der galvanischen Muskelcontractilität zeigt sich in Fällen, wo sowohl die faradische als die galvanische Reizbarkeit des Facialisstammes und seiner Aeste völlig zerstört sind. — Eine
Deutung dieser anfangs völlig räthselhaften Phänomene ist zuerst
von Neumann,[*] auf Grund experimenteller Analogien, angestrebt
worden. Er fand, dass bei Nerven und Muskeln, die im Absterben
begriffen waren, der Effect einer electrischen Erregung wesentlich
von der Zeitdauer der Erregung abhing. In einer gewissen Periode
des Absterbens, die dem völligen Erlöschen der Erregbarkeit vorher-
ging, reagirten dieselben nicht mehr auf starke Ströme von momentaner Dauer — wohl aber auf Schliessung und Oeffnung schwächerer
continuirlicher Ströme von einer über das Momentane hinausgehen-
den Dauer.

In Uebereinstimmung damit fanden Neumann selbst, ferner
Brückner[**] und Ziemssen, dass bei Lähmungen, welche die obige
Erregbarkeitsdifferenz zeigten, auch die galvanischen Zuckungen aus-
blieben, wenn durch geeignete Vorrichtungen die jedesmalige Dauer
des Batteriestroms zu einer annähernd momentanen herabgesetzt
wurde. Ziemssen schloss daraus weiter, dass die verschiedenen
Modi der faradogalvanischen Reaction verschiedenen Graden der Ernährungsstörung in Nerven und Muskeln entsprächen. Bei den leichtesten Graden ist die Erregbarkeit für beide Stromarten normal oder
gleichmässig herabgesetzt; bei den schwereren die faradische Erregbarkeit erloschen, die galvanische entweder in Nerven und Muskeln
oder nur in letzteren erhalten; bei den schwersten die Erregbarkeit
für beide Stromarten völlig geschwunden. — Diese Annahmen haben

---

[*] Ueber das verschiedene Verhalten der Nerven und Muskeln gegen den constanten Strom während ihres Absterbens. Königsb. med. Jahrb. 1864. Bd. IV. p. 93.

[**] Ueber das Ausbleiben der Zuckung gelähmter Nerven und Muskeln bei momentaner Unterbrechung des constanten electrischen Stromes, deutsche Klinik 1865.
No. 30.

durch die schon erwähnten Experimente von Erb,[*] sowie von
Ziemssen und Weiss[**] über periphere traumatische Lähmungen
eine weitere Ausführung erfahren. ˙Erb zeigte, dass bei artificiellen
traumatischen Paralysen die Erregbarkeit der gelähmten Muskeln in
der ersten Zeit gegen beide Stromarten gleichmässig sinkt, später
aber gegen den constanten Strom einseitig wächst, während sie gegen den inducirten immer mehr abnimmt, und dass gleichzeitig hochgradige Ernährungsstörungen (Atrophie, Wucherung der Muskelkerne
und des Bindegewebes) in den Muskeln auftreten. Die Uebertragung
dieser Resultate auf die rheumatischen Faciallähmungen liegt um so
näher, als man die gleichen Erregbarkeitsdifferenzen, wie bei letzteren, auch bei traumatischen und anderen peripherischen Paralysen
am Menschen beobachtet. Besonders aber spricht dafür auch der
gewissermassen typische Ablauf der electrischen Reactionsanomalien,
den ich wenigstens in Fällen, die von Anfang an beobachtet werden konnten, constant angetroffen habe: die Erhöhung der galvanischen Muskelcontractilität ist immer erst längere Zeit nach dem Entstehen der Lähmung (durchschnittlich nach 3—4 Wochen oder noch
später) deutlich ausgesprochen. Immer geht ihr der Verlust der faradischen und galvanischen Erregbarkeit in den Nervenstämmen
voran; und zwar verliert sich zuerst die faradische, dann etwas langsamer die galvanische Erregbarkeit; der Verlust schreitet centrifugal
vom Stamme auf die musculären Verzweigungen fort, so dass z. B.
einzelne kleine Kinnmuskeläste zuweilen nach mehreren Wochen noch
eine schwache Reaction gaben, während sie in allen grösseren Aesten
längst aufgehört hatte. Auch in den Muskeln geht dem Stadium der
erhöhten galvanischen Erregbarkeit stets ein Stadium verminderter
faradischer und galvanischer Contractilität deutlich voraus, und erst
dann erfolgt, wie in den Erb'schen Versuchen, das einseitige Anwachsen der letzteren ziemlich allmälig.

Mit der im Vorstehenden acceptirten Begründung und Deutung der fraglichen
Erregbarkeitsdifferenzen stehen in scheinbarem Widerspruch die Versuche von Bärwinkel, wonach Froschmuskeln, deren Nerveneinfluss durch Curare eliminirt ist,
beim Absterben selbst bis zur Todtenstarre auf faradische und galvanische Reizung
gleich gut, auf erstere anscheinend noch besser, reagiren. Bärwinkel schliesst

---

[*] Beiträge zur Pathologie und pathologischen Anatomie peripherischer Paralysen, Centralbl. f. d. med. Wissensch. 1868, No. 8.
[**] Die Veränderungen der electrischen Erregbarkeit bei traumatischen Lähmungen, Archiv f. clin. Med. IV. p. 579.

daraus, dass der Grund der Differenz nicht in einer vorgeschrittenen Ernährungsstörung des Muskels zu suchen sein könne; vielmehr sucht er für die rheumatischen
Gesichtslähmungen speciell die Ursache in der leichteren oder stärkeren Compression
des N. facialis durch ein bald seröses, bald plastisches Exsudat (oder Extravasat)
innerhalb des canalis Fallopii. — Abgesehen von dem Hypothetischen dieser letzteren
Annahme würde sich zwar der Verlust der faradischen, nicht aber die einseitige Erhöhung der galvanischen Erregbarkeit daraus erklären. Nach neueren Versuchen
von Brücke[*]) zeigen sich ennervte curarisirte Muskeln auch gegen kurzdauernde
Unterbrechungen constanter Ströme schwerer erregbar — also analog den abster-
benden Muskeln in den Neumann'schen Experimenten.

Hitzig[**]) und Erb haben darauf aufmerksam gemacht, dass mit der erhöhten
galvanischen Contractilität auch eine Erhöhung der mechanischen Erregbarkeit der
gelähmten Muskeln (Tetanus auf Druck, Reibung u. s. w.) verbunden sein kann.
Diese Erhöhung der mechanischen Contractilität hat, wie oben erwähnt, bereits Duchenne bei rheumatischer Faciallähmung beobachtet und als Vorläufer von Contracturen beschrieben. Sie ist übrigens keineswegs immer bei erhöhter galvanischer
Contractilität vorhanden und schliesst andererseits die Integrität der faradischen
Reaction nicht aus. Die Bedingungen ihres Zustandekommens sind somit noch unklar — jedenfalls aber nicht mit denen der erhöhten galvanischen Contractilität
identisch. Ich werde hierauf später bei Gelegenheit der Bleilähmung, wo ich dieses
Phänomen zuerst beschrieben habe, zurückkommen.

Runge fand in einem Falle, wo nur Reaction auf den constanten Strom bestand, dass galvanische Zuckungen auf der gelähmten Seite nur von gewissen
Punkten aus eintraten, welche vorzugsweise den Austrittsstellen von Trigeminusästen
entsprachen. Ich habe einen analogen Fall in der hiesigen Poliklinik beobachtet,
und halte die Annahme eines reflectorischen Ursprungs dieser Zuckungen für nicht
unwahrscheinlich. — Auf gekreuzten Reflexen beruhen vielleicht die von Conca o[***])
in einem Falle rheumatischer Faciallähmung beobachteten Zuckungen, die bei Faradisation der gesunden Muskeln in den symmetrischen Muskeln der gelähmten Seite
— nicht aber umgekehrt — auftraten!

Die faradische und galvanische Reaction können beim Vorhandensein der obigen Erregbarkeitsdifferenzen sich im weiteren Verlaufe noch in verschiedener Weise verändern. Entweder nämlich
sinkt die erhöhte galvanische Contractilität der Muskeln allmälig,
ohne dass die faradische Contractilität derselben, sowie auch die
faradische und galvanische Nervenreizbarkeit sich wiederherstellt, bei
fortdauernder Lähmung. Oder aber es findet mit wiederkehrender
Motilität auch eine allmälige Restitution der faradischen Contractilität
und überhaupt Rückkehr zur normalen Reaction statt. In einer dritten
Reihe von Fällen endlich sehen wir auch bei schon wiederherge-

---

*) Sitzungsber. d. Wiener Acad. 2. Abth. LVIII. p. 125—128.

**) Ueber die mechanische Erregbarkeit gelähmter Muskeln, Virchow's Archiv,
Bd. LL p. 301.

***) Sulla emiplegia facciale reumatica, Rivist. clin. di Bologna 1867, No. 12.

stellter Motilität die faradische Erregbarkeit nicht selten aufgehoben
oder für längere Zeit geschwächt; die abnorm erhöhte galvanische
Erregbarkeit kann in solchen Fällen entweder persistiren oder allmälig wieder bis zur Norm und selbst unter dieselbe herabsinken.
Ich habe in der Regel ein längeres Fixirtbleiben der pathischen Reaction auch bei völlig wiederhergestellter Innervation der gelähmten
Muskeln beobachtet.

§. 276. Die Lähmungen durch Affectionen der Parotis
und der benachbarten Theile bieten, abgesehen von den complicirenden Momenten des Grundleidens, in symptomatischer Hinsicht
nichts Specifisches. Ist durch angeschwollene Lymphdrüsen, Abscesse
(wie namentlich bei scrofulösen Kindern) oder tief dringende Narben
der Facialisstamm in der Nähe seiner Austrittsstelle am for. stylomastoides betroffen, so ist in der Regel complete Lähmung aller
äusseren Gesichtsmuskeln die Folge; diese kann nach Beseitigung
des Grundübels wiederum schwinden. Bei Entzündungen und Abscessen im Gewebe der Parotis oder in der Umgebung derselben, wie
sie z. B. im Reconvalescenzstadium des Ileotyphus vorkommen, sind
die Faciallähmungen meist partiell und betreffen nur einzelne (namentlich die mittleren und unteren) Zweige des Pes anserinus, während die oberen (Frontal- und Orbicular-) Aeste in der Regel verschont bleiben. Die electromusculäre Contractilität kann dabei vermindert oder aufgehoben sein. Nach Beseitigung der Ursache (Zertheilung einer Parotitis, Durchbruch oder Entleerung von Abscessen
u. s. w.) kann auch hier Spontanheilung eintreten.

§. 277. Traumatische Lähmungen. Die durch Zangendruck
u. s. w. entstandene Faciallähmung der Neugeborenen verräth sich
in der Ruhe fast nur durch den einseitigen Lagophtalmos, da im
Uebrigen meist jede Unsymmetrie fehlt. Desto stärker tritt letztere
jedoch hervor, wenn die Kinder zu schreien oder zu weinen anfangen.
Auch das Saugen kann gestört sein (West) — geht aber in der
Regel unbehindert von statten. Immer scheinen diese Lähmungen
innerhalb der ersten 14 Tage spontan zu verschwinden.

Die Continuitätstrennungen des Facialisstammes in Folge von
Durchschneidung oder Zerreissung dicht am For. stylomastoides, wie
sie am reinsten und häufigsten durch Geschwulstoperationen in dieser
Region bedingt werden, liefern das Bild einer completen Lähmung
aller äusseren Gesichtsmuskeln. Sind dagegen nur einzelne Hauptäste
des Pes anserinus verletzt, so ist die Lähmung eine partielle. Die
electrische Exploration liefert in allen Stadien der traumatischen

Lähmung wichtige, diagnostisch und prognostisch entscheidende Criterien. Ziemssen constatirte zuerst in einem Falle von operativer Durchschneidung (bei Exstirpation eines Parotis-Sarcoms) bereits am 20. Tage gänzlichen Verlust der faradischen Erregbarkeit in Nerven und Muskeln; auch auf den Batteriestrom reagirten die Nervenzweige (mit Ausnahme eines einzigen kleinen Labialastes) nicht mehr, die gelähmten Muskeln dagegen mit ungewöhnlich träger und verlangsamter Zuckung, welche während der Schliessungsdauer anhielt und an die idiomusculären Contractionen curarisirter oder durch Coniindämpfe entnervter Muskeln (Wundt) erinnerte. Auch Rosenthal[*]) sah in den ersten Wochen nach der Durchschneidung die faradische Erregbarkeit der Nerven und Muskeln und die galvanische Nervenerregbarkeit zu Grunde gehen, während die gelähmte Musculatur für den galvanischen Strom intacte oder sogar erhöhte Erregbarkeit zeigte. Letzteres Verhalten entspricht deutlich dem von Erb an Thieren nach experimenteller Nervendurchschneidung beobachteten Stadium der beginnenden Muskelentartung, in welchem die Contractilität auf galvanische Reize einseitig wächst, nachdem sie vorher gegen beide Stromarten gleichmässig abgenommen hatte. Bei noch längerem Bestehen der Lähmung findet man die electromusculäre Contractilität sowohl für faradische als auch für galvanische Ströme völlig erloschen.

Was den Verlauf und Ausgang dieser Fälle betrifft, so findet in der Regel eine Wiederherstellung der Leitung im durchtrennten Nerven nicht statt und die Lähmung ist daher eine dauernde. Jedoch ist die Möglichkeit eines Regenerationsvorganges nach mehreren einschlägigen Beobachtungen (z. B. von Romberg, Rosenthal, Benedikt) nicht zu bezweifeln. In den bekannt gewordenen Fällen waren hierzu 2—5 Monate erforderlich; die electromusculäre Contractilität kehrte entweder langsamer als die Motilität, oder mit letzterer zugleich wieder.

Die wenigen ausführlich mitgetheilten Fälle von Schussverletzung des Facialis verliefen mit Symptomen, welche eine höher hinaufreichende, das innere Gehörorgan oder den Acusticus mit betreffende Läsion annehmen lassen (Taubheit auf der paralysirten Seite). In zwei amerikanischen Fällen, wo die Kugel gegen den meatus auditorius ext. gedrungen war und den proc. mastoides zerbrochen

---

[*]) Ueber Characteristik der verschiedenen Arten von Gesichtslähmungen, Wiener med. Presse 1868.

hatte, waren ausserdem auch Geschmacksalterationen vorhanden, und
die electromusculäre Contractilität gänzlich erloschen. Die Motilität
kehrte in diesen Fällen nicht wieder; wohl aber in einem dritten
Falle, wo die unter dem äusseren Gehörgang eingedrungene und
hinter dem Unterkiefer liegen gebliebene Kugel vielleicht nur Quetschung, nicht Continuitätstrennung des Nerven bewirkt hatte.

Bei den Faciallähmungen in Folge schwerer, mit Erschütterung
verbundener Traumen, namentlich in Folge von Sturz aus bedeutender Höhe, sind in der Regel Bluterguss aus dem äusseren Gehörgang, Schwerhörigkeit oder Taubheit auf der gelähmten Seite vorhanden. Es liegt am nächsten, hier an eine Blutung in den canalis
Fallopii als anatomisches Substrat der Faciallähmung zu denken.
Dem widerspricht aber die von Benedikt einmal beobachtete Erhöhung der galvanischen Reaction, welche bei den durch Otitis bedingten Lähmungen äusserst selten und dann nur vorübergehend vorkommt; ausserdem die öftere Complication mit entschiedenen Zeichen
einer Affection der Medulla (gekreuzte Reflexe, Paraplegie, Doppeltsehen). Benedikt meint daher, dass es sich in derartigen Fällen
um eine doppelte Hämorrhagie, am Boden der Rautengrube (in der
Gegend der Facialis- und Acusticuskerne) und im äusseren Gehörgang handle. Eine Besserung scheint bei dieser Lähmungsform nicht
leicht einzutreten.

§. 278. Bei den Lähmungen durch Otitis interna sind in
der Regel alle äusseren Gesichtsäste betheiligt. Das Zäpfchen steht
meist normal, oder nach der gelähmten Seite; Benedikt fand dasselbe nur in einem einzigen Falle, der überdies mit cerebralen Symptomen complicirt war, schief nach der gesunden Seite: Henoch fand
in zwei Fällen von unzweifelhafter Felsenbein-Caries mit Ausstossung
necrotischer Knöchelchen etc. die Uvula vollkommen gerade. Die
vereinzelt vorhandenen Beobachtungen von Abweichung des Velum
palatinum, Alterationen oder partiellem Verlust der Geschmacksempfindung u. s. w. beziehen sich auf ätiologisch meist sehr unsichere
oder unvollständig wiedergegebene Fälle. Dagegen ist Beeinträchtigung des Gehörs bei fast allen hierhergehörigen Lähmungen vorhanden, aber unabhängig von der Faciallähmung, als Folge der Causal-
erkrankung, die in der Regel erhebliche Schwerhörigkeit oder Taubheit der gelähmten Seite hervorruft.

In einzelnen Fällen war die Lähmung von Muskelkrämpfen auf
der gelähmten Seite (Rosenthal) begleitet. Die faradische und
galvanische Nervenerregbarkeit, sowie auch die electromusculäre Con-

tractilität sind vermindert oder aufgehoben; und ganz im Anfange
zeigt die galvanische Erregbarkeit, nach Benedikt, zuweilen eine
vorübergehende Erhöhung. Eine spontane Heilung oder Besserung
gehört bei dieser Lähmungsform zu den Seltenheiten; höchstens
scheint dieselbe bei Kindern vorzukommen, wo ein eiteriger Trom-
melhöhlencatarrh zu Grunde liegt und nach dem Ablaufen desselben
öfters auch die Faciallähmung sich wieder zurückbildet.

§. 279. Die im Verlaufe constitutioneller Syphilis auftretenden Faciallähmungen zeigen je nach dem Sitze und der Natur der
anatomischen Läsion ein sehr verschiedenes symptomatisches Verhalten: sie sind complet oder incomplet, total oder partiell, isolirt
oder mit Lähmungen anderer Hirnnerven und mit anderweitigen Ge-
hirnsymptomen verbunden. Die electromusculäre Contractilität fand
Ziemssen*), bei basalem Krankheitsheerde, in den complet gelähmten Muskeln erloschen, in den nur paretischen erheblich vermindert. Rosenthal fand in einem Falle, wo es sich wahrscheinlich
um einen syphilischen Process im inneren Ohr handelte, die faradische Nerven- und Muskelerregbarkeit ebenfalls erloschen, die galvanische Reaction von Seiten des Nervenstammes wesentlich vermindert, in den Muskeln dagegen erhalten.

Was die Faciallähmungen nach acuten Krankheiten betrifft,
so war in einem von Rosenthal beschriebenen Falle diphteritischer
Facciallähmung die Affection ausschliesslich auf die unteren (Naso-
labial-)Zweige begränzt; die faradische Contractilität war erloschen,
die galvanische dagegen intact, und es blieb dieses Verhalten auch
bei wiederkehrender Motilität bis zu dem (bald darauf erfolgenden)
Tode des Kindes unverändert.

In einem von mir beobachteten Falle einseitiger Faciallähmung
nach Variola war die Lähmung ebenfalls partiell und betraf vorzugsweise die Muskeln der Ober- und Unterlippe; die faradische und
galvanische Nerven- und Muskelerregbarkeit waren trotz zweimonat-
lichem Bestehen der Lähmung fast unvermindert.

§. 280. Lähmungen durch intracranielle Processe. Das
symptomatische Bild dieser Lähmungen ist, auch abgesehen von den
natürlich sehr mannigfaltigen Complicationen, ein ziemlich variables;
es wird wesentlich bestimmt durch die anatomische Lage der Lähmungsursache in verschiedener Höhe der Faserung.

Bei basalem Krankheitssitze können sämmtliche äusseren Ge-

---

*) Virchow's Archiv Bd. XIII. 1858. p. 213.

sichtszweige gelähmt sein. Die Lähmung ist bald complet, bald incomplet; die electrische Reaction kann ganz aufgehoben oder vermindert sein (wie z. B. in dem oben erwähnten Falle von Ziemssen). In der Regel sind gleichzeitig mit dem Facialis noch andere, namentlich benachbarte Hirnnerven (Acusticus, Abducens, Trigeminus, Trochlearis u. s. w.) derselben oder zugleich der gegenüberliegenden Seite von Lähmung befallen.

Bei den vom Pons ausgehenden Faciallähmungen ist die Paralyse ebenfalls meist total, incl. der Orbicularzweige. Mit der Gesichtslähmung ist gewöhnlich Lähmung der Extremitäten combinirt, und zwar auf der dem Hirnleiden gegenüberliegenden Seite; selten [wie in einem Falle von Ponsabscess, Meynert*)] fehlt die Extremitätenlähmung gänzlich. Der Facialis selbst kann bei Ponsaffectionen entweder auf der Seite des Krankheitsheerdes, oder auf der gegenüberliegenden Seite [„Paralysie alterne" von Gubler**)] gelähmt sein; es kann endlich auch eine bilaterale Lähmung zu Stande kommen, je nachdem der Heerd sich unter- oder oberhalb, oder gerade im Niveau der Facialkreuzung befindet. Die electromusculäre Contractilität kann bei Ponslähmungen — abweichend von dem gewöhnlich angegebenen Verhalten centraler Lähmungen! — verringert, ja selbst aufgehoben sein, wie Rosenthal***) und Duchek†) in mehreren, auf Sectionsbefunde gestützten Beobachtungen nachwiesen.

Bei den isolirten Lähmungen des Facialiskerns, auf welche zuerst Benedikt aufmerksam gemacht hat, kann die Lähmung ebenfalls alle äusseren Gesichtsäste umfassen; auch kann Schiefstand des Zäpfchens, bald mit der Spitze nach der kranken, bald nach der gesunden Seite hin, vorkommen. Pathognomonisch ist aber das Vorhandensein ungewöhnlicher oder gekreuzter Reflexe von Seiten des Trigeminus, indem entweder bei electrischer Reizung der kranken Seite Zuckungen auf der gesunden auftreten oder umgekehrt; zuweilen können auch gekreuzte Reflexe im Gesicht bei electrischer Reizung an den Extremitäten auftreten. (Benedikt diagnosticirte aus diesem Verhalten bei einem 60jährigen Manne eine Hämorrhagie des Facialkerns mit Ausbreitung auf die benachbarten Trigeminus-

---

*) Oesterr. Zeitschr. f. prakt. Heilk. 1863, No. 24.
**) De l'hémiplégie alterne etc. Paris 1856; mémoire sur les paralysies alternes, Paris 1857.
***) Wiener med Halle 1863, No 6—9.
†) Studien über Hirnkrankheiten, med. Jahrbücher 1865, II. 1. p. 99.

Ursprünge; die durch einen frischen Insult ermöglichte Section bestätigte diese Annahme).

Bei Faciallähmungen, welche im Gehirnschenkel oder den Centralganglien ihren Ursprung haben, ist die Lähmung stets eine dem Krankheitsheerd gegenüberliegende und fast immer eine partielle, indem die oberen Gesichtszweige (namentlich die Frontal- und Orbicularäste) intact bleiben. Bei Affectionen der Centralganglien ist gewöhnlich Extremitätenlähmung auf derselben Seite mit der Gesichtslähmung vorhanden; letztere kann jedoch auch isolirt vorkommen, wie z. B. in zwei Fällen von Duplay*) (einmal Bluterguss im Corpus striatum, einmal im Thalamus opticus). Bei Affectionen des Gehirnschenkels ist ausser der gekreuzten Hemiplegie häufig auch Oculomotoriuslähmung vorhanden. Die faradische und galvanische Nervenerregbarkeit, sowie die elektromuskuläre Contractilität können in derartigen Fällen ausserordentlich lange intact bleiben und sogar zeitweise erhöht sein. In einem hierher gehörigen Falle, wo seit 18 Jahren Gesichts- und Extremitätenlähmug auf der rechten Seite bestanden, fand ich die elektrische Reaction (gegen beide Stromarten) in sämmtlichen gelähmten Gesichtsmuskeln unvermindert, in einigen sogar etwas stärker als auf der gesunden Seite.

Die bei anderweitigen cerebralen Symptomencomplexen (Dementia, Chorea universalis u. s. w.) vorhandenen Gesichtslähmungen sind meist unvollkommen und partiell, häufig auch bilateral; im letzteren Falle können nur einzelne Muskelgruppen, und zwar nicht nothwendig symmetrische (z. B. die Muskeln der Oberlippe auf der einen und der Unterlippe auf der anderen Seite) afficirt sein. Vorherrschend manifestirt sich die Lähmung durch Störungen des mimischen Ausdrucks, die, zumal wenn sie doppelseitig sind und in frühester Jugend zu Stande kommen, z. B. nach Eclampsie und Chorea, der Physiognomie selbst bei vorhandener Intelligenz einen fast blödsinnigen Typus aufdrücken. Das electrische Verhalten fand ich auch bei veralteten Paresen dieser Art (nach 7, resp. 10 Jahren) noch unverändert.

Die Faciallähmungen bei multipler Hirnnervenlähmung (progressiver Paralyse der Gehirnnerven) sind in der Regel ebenfalls partiell, auf die unteren Gesichtsmuskeln beschränkt, und bald ein-, bald doppelseitig; sie characterisiren sich durch ihre Combination mit Lähmungen anderer Hirnnerven, besonders des Hypoglossus, der

*) Union médicale 1854, No. 100—102.

motorischen Portion des Quintus, des Glossppharyngeus, Vagus und Accessorius. Die electromusculäre Contractilität kann normal oder auch mässig herabgesetzt sein. — Auch die im Gefolge spinaler Krankheitsprocesse (Tabes, Myelitis) und bei allgemeiner fortschreitender Paralyse der Irren auftretenden Faciallähmungen sind partiell, auf die unteren Zweige localisirt, und gewöhnlich mit Lähmung anderer Hirnnerven oder mit anderweitigen Störungen der Hirnfunctionen verbunden. Die faradische Contractilität kann dabei normal oder etwas erhöht sein.

§. 281. Die Diagnose einer Faciallähmung an sich bietet keine Schwierigkeit. Auch ob die Lähmung complet oder incomplet, total oder partiell, ist leicht zu bestimmen. Soll die Diagnose jedoch exact sein und brauchbare therapeutische und prognostiche Anhaltspunkte liefern, so muss dieselbe über drei Momente befriedigende Auskunft geben: 1) Ursache, 2) Sitz der anatomischen Läsion, 3) Grad der consecutiven Ernährungsstörung in Nerven und Muskeln.

Die Feststellung des ätiologischen Moments ergiebt sich zum Theil anamnestisch (rheumatische, traumatische, syphilitische Lähmungen u. s. w.) — zum Theil coincidirt dieselbe mit der Erforschung des anatomischen Krankheitssitzes, wie bei den Lähmungen durch Parotisaffectionen, Otitis und vor Allem durch intracranielle Processe.

Die genaue Localisirung des Krankheitssitzes bildet in zahlreichen Fällen von Faciallähmung die schwierigste Aufgabe der Diagnostik, und ist bei dem jetzigen Stande unserer Kenntnisse keineswegs mit Sicherheit durchzuführen. Die früher angenommenen differenzialdiagnostischen Criterien sind durch neuere Untersuchungen und Beobachtungen zum Theil wankend geworden. Ich habe bereits in den vorangehenden, symptomatischen Abschnitten darauf hingewiesen, dass der vorausgesetzte Zusammenhang zwischen den Anomalien der Zäpfchenstellung, den Störungen des Geschmacks und der Speichelsecretion, und den Geschmacksalterationen mit den im canalis Faltopii abgehenden Facialästen ein sehr unsicherer ist, und wir keineswegs in der Lage sind, auf einzelne oder mehrere jener Symptome eine haltbare Localdiagnostik zu stützen. Aehnlich verhält es sich im gewissen Sinne selbst mit der electrischen Exploration. Das so einfache ältere Schema, welches bei peripherischen Lähmungen (incl. der basalen) die electromusculäre Contractilität vermindert oder erloschen, bei centralen normal oder erhöht sein liess, ist in dieser Gestalt den complicirten neueren Befunden gegenüber ganz unmöglich geworden. Wir haben beispielsweise gesehen, dass bei peripheren rheumatischen Lähmungen die galvanische Contractilität abnorm gesteigert — bei centralen Lähmungen (im Pons) dagegen die electromuskuläre Contractilität verringert , oder aufgehoben sein kann. Was wir aus dem electrischen Verhalten auf den Krankheitssitz schliessen können, ist in seinen Hauptzügen etwa Folgendes: Bei erhöhter faradischer und galvanischer Nervenreizbarkeit ist der Sitz nur central oberhalb des Pons —; bei bedeutend herabgesetzter oder aufgehobener Reaction gegen beide Stromarten nur vom Pons (incl. desselben) abwärts zu suchen. Einseitig erhöhte galvanische bei erloschener faradischer Contractilität der Muskeln spricht (indirect) für einen peripherischen Ursprung der Lähmung. Im Zusammenhang damit ist auch bei vorgeschrittener Atrophie der Muskeln und anderer Gesichtsweichtheile ein peripherischer Sitz wahrscheinlicher als ein centraler.

Die wichtigsten Aufschlüsse über den Krankheitssitz verdanken wir zum Theil der grösseren oder geringeren Ausbreitung der Lähmung — noch mehr aber den Complicationen derselben.

Sind sämmtliche äussere Gesichtszweige gelähmt, so kann, nach den vorliegenden Erfahrungen, die Lähmung nicht höher hinauf als im Pons oder Facialiskern ihren Sitz haben. Sind dagegen die oberen (Frontal- oder Orbicular-) Zweige völlig verschont und nur die Muskeln der unteren Gesichtspartie gelähmt, so ist der Sitz möglicherweise auch in höheren Abschnitten der Faserung (Gehirnschenkel, Centralganglien u. s. w.) zu suchen. Sind der M. occipitalis und die willkürlichen Ohrmuskeln mit gelähmt — was freilich nicht überall mit Sicherheit bestimmbar — so kann der Sitz nicht unterhalb der Abgangsstelle des Ramus auricularis post. sein. Findet man in solchen Fällen gleichzeitig laterale oder verticale Verschiebung des Gaumensegels, Deviation der Uvula, einseitige Geschmacksverminderung und Gehörsalterationen, so macht der Complex dieser Symptome den Sitz der Läsion innerhalb des canalis Fallopii in hohem Grade wahrscheinlich. Sind die früher erwähnten Phänomene von Mitlähmung des M. stapedius vorhanden (was jedoch keineswegs häufig der Fall ist), so ist der Sitz jedenfalls nicht unterhalb des Stapedius-Astes zu suchen.

Diplegie beweist an sich gar nichts für den Ort der Lähmung; sie kann bei ganz peripheren (z. B. rheumatischen und traumatischen), bei basalen und bei ganz centralen Lähmungen vorkommen. Beiderseitige, successive, particielle Paralyse oder Parese spricht jedoch mit grösserer Wahrscheinlichkeit für einen centralen; complete, totale

und gleichzeitig auftretende Diplegie für einen peripherischen Ursprung.

Was die Complicationen betrifft, so ist auf die Bedeutung derselben für einzelne Formen von Faciallähmung bereits in den vorhergehenden Abschnitten aufmerksam gemacht worden. Die diagnostisch am meisten in Betracht kommenden Complicationen sind:

1. Functionsstörungen des Acusticus: Schwerhörigkeit, Taubheit, subjective Gehörsempfindungen derselben Seite sprechen für den
Sitz der Läsion im Meatus auditorius internus — falls nicht anderweitige Cerebralsymptome oder Otitis interna vorliegen. (Auch der
von Brenner*) in mehreren Fällen von Faciallähmung gemachte
Befund abnormer galvanischer Reaction von Seiten des Acusticus ist
hier zu verwerthen.)

2. Otorrhoe, Perforation oder Narben am Trommelfell mit Ge-
hörverminderung, anderweitige objective Befunde am Gehörorgan —
in traumatischen Fällen Blutung aus dem äusseren Ohr u. s. w. begünstigen die Annahme einer Läsion innerhalb des canalis Fallopii.
Eine Ausnahme bilden jedoch die schon früher erwähnten Lähmungen nach schweren Traumen mit Erschütterung, wobei trotz der
gleichzeitigen äusseren Blutung der Sitz wahrscheinlich central ist.

3. Mitbetheiligung anderer Hirnnerven, hemiplegische Extremitätenlähmung auf derselben oder gegenüberliegenden Seite und anderweitige functionelle Hirnstörungen der verschiedensten Art begründen und specialisiren die Diagnose eines intracraniellen Krankheitssitzes, worüber das Wesentliche bereits früher bemerkt ist.

Ueber den Grad der consecutiven Ernährungsstörung giebt zum
Theil schon der äusserliche Befund (das Volumen der gelähmten
Muskeln etc.) Aufschluss. Am belangreichsten und massgebendsten
sind jedoch gerade nach dieser Richtung hin die Resultate der electrischen Exploration, wie das bereits bei Besprechung der rheumatischen und traumatischen Gesichtslähmungen eingehend hervorgehoben wurde. Frische und ältere Fälle sind dabei wesentlich zu unterscheiden. Findet man in frischen Fällen im Laufe der ersten
2—3 Wochen die faradische und galvanische Nervenerregbarkeit erheblich geschwächt, oder aufgehoben, die electromusculäre Contractilität gegen beide Stromarten vermindert: so ist eine schwere Nutritionsstörung des Nerven anzunehmen; in traumatischen Fällen starke

---

*) Petersb. med. Zeitschr. Bd. X. 1866. (Verein Petersburger Aerzte, 22. Febr.
1866).

Compression oder Continuitätstrennung, mit centrifugal fortschreitender Degeneration der peripherischen Fasersegmente. Sinkt weiterhin die faradische Muskelcontractilität immer mehr, während die galvanische einseitig steigt, so ist auf beginnende Degeneration der Muskeln zu schliessen, deren Fortschritte oder Rückschritte ebenfalls aus den weiteren Anomalien des electrischen Verhaltens erkannt werden können. In älteren Fällen lässt sich bei normaler oder selbst etwas erhöhter electrischer Reaction das Vorhandensein schwerer Ernährungsstörungen ausschliessen.

§. 282. Die Prognose der Faciallähmungen bestimmt sich im Allgemeinen nach den ätiologischen Momenten; überdies differirt dieselbe nach Sitz und Dignität der anatomischen Läsion, nach dem Grade der consecutiven Ernährungsstörung, und (was oft damit zusammenhängt) nach der Dauer der Lähmung.

Die rheumatischen Gesichtslähmungen geben, sich selbst überlassen, eine durchaus zweifelhafte Prognose. Aber selbst bei geeigneter Behandlung und in ganz frischen Fällen ist die Prognose keineswegs günstig. Man muss vielmehr, wie sich dies schon aus der früheren Darstellung ergiebt, leichtere und schwerere Fälle unterscheiden. Ob ein Fall aber zu den ersteren oder zu den letzteren gehört, ist in den ersten Tagen noch gar nicht mit Bestimmtheit zu entscheiden; hierüber kann erst der Verlauf des electrischen Verhaltens (ungefähr vom 4. Tage ab bis gegen Ende der zweiten Woche) sicheren Aufschluss ertheilen. In den leichteren Fällen erfolgt die Heilung oft überraschend schnell, in Zeit von 1—3 Wochen. Die schwereren Fälle werden zwar auch häufig geheilt, erfordern aber gewöhnlich eine Behandlung von mehreren Monaten. Zuweilen ist das Resultat sogar trotz der zweckmässigsten und consequentesten Behandlung nur ein sehr unvollkommenes. Dies beruht auf der vorgeschritteneren centrifugalen Degeneration des Nerven und der consecutiven Ernährungsstörung der Muskeln. Bei normaler oder nur wenig und gleichmässig verminderter Reaction gegen beide Stromarten ist daher die Prognose besser, als bei aufgehobener Erregbarkeit für den Inductionsstrom und einseitig gesteigerter galvanischer Contractilität; am schlechtesten natürlich bei ganz erloschener Erregbarkeit gegen beide Stromarten und hochgradiger Atrophie der paralytischen Muskeln.

Die Lähmungen durch Affection der Parotis und der umgebenden Theile richten sich in prognostischer Hinsicht nach der Entfernbarkeit des Grundleidens.

Von den traumatischen Lähmungen geben nur die durch Zangendruck bedingten Lähmungen der Neugeborenen eine ganz gute Prognose. In anderen Fällen, wo die Paralyse von vorübergehendem Druck oder Quetschung abhängt, ist bei nicht ganz unterbrochener Leitung die Prognose günstig, anderenfalls dagegen sehr zweifelhaft. Bei den von Continuitätstrennung abhängigen Lähmungen ist die Prognose im Allgemeinen ganz ungünstig mit Rücksicht darauf, dass eine Regeneration und Rückkehr der Motilität zu den seltensten Ausnahmen gehören. Im concreten Falle ist auch hier das electrische Verhalten massgebend.

Die Lähmungen durch Otitis sind prognostisch ungünstig, besonders bei Erwachsenen. Im einzelnen Falle richtet sich die Prognose nach der Schwere des Grundleidens, resp. der davon zurückgebliebenen Residuen; ferner nach dem Alter der Lähmung und dem Grade der Ernährungsstörung, mit Rücksicht auf die oft erwähnten Criterien.

Die syphilitischen Lähmungen und die Lähmungen im Gefolge acuter Krankheiten gestatten im Allgemeinen eine nicht ungünstige Prognose; speciell hängt dieselbe bei den syphilitischen Lähmungen von Sitz und Qualität der anatomischen Läsion ab.

Auch bei den intracraniell bedingten Lähmungen richtet sich die Prognose wesentlich nach der Qualität des Grundleidens (Tumor, Extravasat, Erweichung u. s. w.); ferner nach dem Sitze desselben. Die Lähmungen bei Hämorrhagien der Centralganglien verhalten sich relativ am günstigsten, und können häufig spontan nach kurzer Zeit wieder verschwinden.

§. 283. Die Therapie der peripherischen, besonders der rheumatischen Faciallähmungen war ehemals eine sehr massive. Bell verordnete Blutegel und Vesicantien hinter dem Ohre, reizende Einreibungen, drastische Abführmittel und Dec. Sassaparillae. Andere sahen mit Rücksicht auf den rheumatischen Character Emetica, Tinct. oder Vin. sem. Colchici, permanente Vesicatore zwischen proc. mastoides und Kieferwinkel, Dampfbäder und die verschiedensten Diaphoretica als indicirt an. Obwohl es ganz und gar an Beweisen fehlt, dass durch diesen grandiosen Apparat der Causalindication oder der Indicatio morbi, zumal in rheumatischen Fällen, wirklich entsprochen wird, so mag man doch in ganz frischen Fällen von localen Blutentziehungen und der Application eines Vesicans in der Nähe des Pro. stylomastoides Gebrauch machen; in älteren und protrahirten Fällen ist wenig oder nichts davon zu erwarten, und wird mit solchen schablonenmässigen Verordnungen nur eine für den Kranken kostbare Zeit unnütz verschwendet. Noch mehr als von den oben aufgezählten Mitteln, deren Anwendung sich in der Regel doch nur über einen kurzen Zeitraum erstreckt, gilt das eben Gesagte von der leider noch sehr beliebten Darreichung des Jodkalium. Es ist wahrhaft unglaublich und verdient die ernsteste Rüge, wenn (wie ich dies wiederholt gesehen habe) Aerzte Monate lang fort und fort neue Flaschen dieses unseligen Medicaments verordnen, während die Lähmung auch nicht die geringste Besserung zeigt, wohl aber das Terrain für die später in Anspruch genommene electrische Behandlung ausserordentlich erschwert wird! Manche verfahren freilich noch bequemer, indem sie den Kranken einfach auf das baldige Selbstverschwinden des Uebels vertrösten — eine Hoffnung, die leider allzuoft auch trotz des geduldigsten Ausharrens nicht realisirt wird.

Wo die Antiphlogistica, die Derivantien, Antirheumatica und Diaphoretica im Stich liessen, schritt man ehedem vielfach zur Anwendung des Strychnin, innerlich oder endermatisch (in eine kleine Vesicatorfläche vor dem Ohre). Neuerdings wollte Courty[*]) mit der hypodermatischen Injection dieses Mittels in drei frischen Fällen sehr eclatante Wirkungen erzielt haben; 3—6 Injectionen in loco (zwischen For. stylomastoides und Unterkiefer) brachten die Lähmung in 10—14 Tagen ganz zum Verschwinden. Auch Pletzer[**]), Saemann[***]) und Lorent[†]) berichten ähnliche Erfolge. Ich habe das Verfahren nur in einem, allerdings ein wenig älteren Falle geprüft — hier aber ganz unwirksam gefunden.

§. 284. Das souveraine und gleichsam adäquate Mittel bei den rheumatischen Faciallähmungen, das, mit richtigem Verständniss angewandt, alle sonstigen Medicationen überflüssig macht, ist die Electricität. Hauptsache ist freilich das Wie? ihrer Anwendung, worüber hier nur die allgemeinsten Andeutungen gegeben werden können. Für die Majorität der rheumatischen (wie überhaupt der peripherischen) Faciallähmungen reicht der so vielen Practikern jetzt zu Gebote stehende Strom eines Inductiosapparates vollkommen aus. Man muss sich aber von der fixen Idee los machen, als ob es nöthig sei, starke Ströme anzuwenden, welche schmerzhaft sind und energische Zuckungen hervorrufen (wodurch im Gegentheil vielleicht

---

[*]) Gaz. méd. 1863, p. 686; bull. de l'Acad. (XXIX.) p. 28.
[**]) Schuchardt's Zeitschrift f. pract. Heilk. II. 3. p. 253, 1864.
[***]) Deutsche Klinik 1864, No. 45.
[†]) Die hypodermatischen Injectionen nach clinischen Erfahrungen, Leipzig 1865.

dem Entstehen secundärer Contracturen Vorschub geleistet wird).
Die Faradisation geschieht daher am besten auch direct, successiv
auf die einzelnen Muskeln, und nur kurze Zeit auf jeden derselben.
Leichtere und frische Fälle können unter dieser Behandlung schon
nach 4, 6, 8 Sitzungen rückgängig werden. Verzögert sich der Erfolg, so ist es gerathen, die Anwendung des Inductionsstromes mit
der des constanten Stromes zu combiniren, indem man beide alternirend in denselben oder in aufeinanderfolgenden Sitzungen einwirken lässt. — In denjenigen Fällen, wo die faradische Contractilität
völlig erloschen ist, habe ich wenigstens von der fortgesetzten Anwendung des Inductionsstromes keinen Nutzen gesehen; doch wollen
Andere auch solche Fälle mittelst Faradisation geheilt haben (Erd-
mann, Rubis*). Dagegen hat der Gebrauch des constanten Stromes gerade in solchen Fällen, wo bei verloren gegangener faradischer
Erregbarkeit die galvanische Contractilität intakt oder einseitig
erhöht ist, zuweilen überraschende Wirkung. Ein solcher Fall wurde
von mir, nachdem der Inductionsstrom 40 Tage lang vergebens an-
wandt war, durch den constanten Strom schon in 7 Tagen erheblich
gebessert und durch 19 Sitzungen vollständig geheilt. In einem anderen Falle wo die faradische Reaction schon 8 Tage nach der Lähmung
gänzlich aufgehoben war, und die galvanische Muskelreizbarkeit seitdem fortdauernd anwuchs, kehrten unter galvanischer Behandlung in
Zeit von zwei Monaten die Motilität und die faradische Reaction wieder, während die excessive galvanische Reaction gleichzeitig abnahm.

Die Galvanisation geschieht mit mässigen stabilen oder labilen
Strömen, durch Application der Kathode auf die gelähmten Gesichtsmuskeln, oder auf die Zweige und den Stamm des Facialis. Das
Eintreten starker Zuckungen ist auch hier zu verhüten. In einzelnen
Fällen, namentlich bei ganz erloschener Erregbarkeit der Nervenstämme und Muskeln, soll die Galvanisation des Hals-Sympathicus
zur Herstellung der galvanischen Contractilität von besonderem und
fast augenblicklichem Nutzen gewesen sein (Remak). In mehreren
Fällen habe ich den Vorschlag von Bärwinkel nützlich gefunden,
bei Lähmungen, deren Sitz wahrscheinlich innerhalb des canalis Fallopii ist, den Strom vom äusseren Ohre, vor oder hinter der Muschel
zur entsprechenden Schlundseite zu leiten.

Auch die secundären Contracturen und Krämpfe weichen am

---

*) Emiplegia facciale curata colla faradizzazione, gazz. med. ital. Lombard. 1866.
No. 39.

besten der Anwendung des constanten Stromes, während der Inductionsstrom (wie schon Duchenne fand) dieselben verschlimmert.

Uebrigens darf man auch den constanten Strom keineswegs als Panacee betrachten, und am wenigsten in sehr inveterirten und vernachlässigten Fällen auf einen raschen und definitiven Erfolg rechnen. Zuweilen hat selbst eine vielmonatliche Behandlung keine oder nur sehr unerhebliche Besserung zur Folge. Landois und Mosler wollen in einem veralteten Falle, nachdem die gewöhnlichen Behandlungsweisen versagten, mit der combinirten gleichzeitigen Anwendung des inducirten und constanten Stromes (faradische Elektricität im electrotonischen Zustande") einen sehr günstigen Erfolg erzielt haben.*)

§. 285. Die Lähmungen durch Affection der Parotis und der umgebenden Theile erheischen zunächst eine causale Behandlung, welche meist der Chirugie angehört (Zertheilung oder Exstirpation von Lymphdrüsen, Oeffnung von Abscessen, operative Beseitigung von Neubildungen u. s. w.); später ist die Anwendung der Electricität nach den obigen Grundsätzen am Platze.

Von den traumatischen Lähmungen bedarf die durch Druck entstandene Gesichtslähmung der Neugeborenen keiner Behandlung — höchstens einer Prophylaxe, welche in den geburtshülflichen Operationscursen zu erlernen ist.

In den mit völliger Leitungsunfähigkeit, resp. Continuitätstrennung einhergehenden Formen ist die Electricität erst dann von therapeutischer Wichtigkeit, wenn spontaner Wiederbeginn der Motilität oder electromusculären Contractilität die Regeneration der verletzten Nerven ankündigen. Für das Zustandekommen des Regenerationsvorganges selbst besitzen wir keine begünstigenden Mittel.

Bei den durch schwere Traumen mit Erschütterung veranlassten Lähmungen waren die Behandlungsversuche bisher meist erfolglos.

Die Lähmungen durch Otitis fordern vor Allem Bekämpfung des Grundleidens durch geeignete topische und allgemeine Behandlung. Ist der zu Grunde liegende Process sistirt, so scheint die Anwendung der Electricität in einzelnen Fällen Nutzen zu bringen.

Die syphilitischen Lähmungen erfordern eine entsprechende Allgemeinbehandlung (Jodkalium, Mercur u. s. w.). In dem von mir

---

*) Neuropathologische Studien, I. Berl. clin. Wochenschr. 1868, No. 34.

beobachteten Fälle von Faciallähmung nach **Variola** bewirkte die Electricität in kurzer Zeit Heilung.

Bei den intracraniellen Lähmungen kann ausser der peripherischen Faradisation und Galvanisation auch noch die centrale Galvanisation (durch den Kopf, oder auf die Sympathici) Anwendung finden. Die bisherigen Erfolge dieser Methoden in unzweifelhaft centralen Lähmungsfällen sind jedoch noch sehr problematisch. Im Uebrigen ist die Behandlung auch hier gegen das Grundleiden gerichtet, falls die Natur desselben (z. B. bei Hämorrhagien) der Therapie überhaupt Angriffspunkte darbietet.

Lähmungen im Gebiete des Plexus pharyngeus und oesophageus.

I. Lähmung des Gaumensegels.

§. 286. Von den particllen, meist halbseitigen Lähmungen des Gaumensegels, welche bei peripherischen Facialparalysen vorkommen, ist im vorhergehenden Abschnitt die Rede gewesen. Sehr häufig sind jedoch Lähmungen des Gaumensegels, bei denen kein anderes Symptom von Faciallähmung vorhanden ist und welche überhaupt nicht auf die Bahn eines einzelnen Nerven zu beziehen sind, da sie sich in der Regel über verschiedene Innervationsgebiete oder die ganze Musculatur des Gaumensegels und meist auch über benachbarte oder entferntere Organe verbreiten. Besonders häufig treten diese Lähmungen nach vorausgegangener Diphteritis (faucium) auf, so dass die „diphteritischen Gaumensegellähmungen" eine specifische Berühmtheit erlangt haben. Ausserdem kommen Gaumensegellähmungen oft im Gefolge der progressiven Hirnnervenparalyse und zuweilen bei progressiver Muskelatrophie, ferner halbseitig in Verbindung mit apoplectischer Hemiplegie vor.

Die Symptome der Gaumensegellähmungen sind verschieden, je nachdem es sich um particlle, auf einzelne Muskeln beschränkte, oder um totale und vollständige Lähmungen des Gaumensegels handelt. Die Ersteren verrathen sich besonders durch gewisse Abnormitäten in der Stellung des weichen Gaumens, während die Letzteren integrirende Functionsstörungen, namentlich Alteration des Sprech- und Schlingactes zur Folge haben.

Die Symptomatologie der einzelnen Muskellähmungen des Gaumensegels ist, obwohl namentlich Duchenne dieselbe mit grossem Scharfsinn zu entwickeln bemüht war, dennoch eine sehr schwankende, wovon schon das vorhergehende Capitel ausreichende Beweise geliefert hat. Ich gebe im Folgenden kurz die Resultate von Duchenne, welche derselbe auf Vergleiche mit den Resultaten der localen Faradisation der einzelnen Muskeln begründet; kann jedoch nicht umhin, die Möglichkeit einer so exacten faradischen Isolirung der Gaumenmuskeln etwas zu bezweifeln.

§. 287. 1) Lähmung des M. azygos uvulae. Halbseitige Lähmung bewirkt Deviation der Uvula nach der entgegengesetzten Seite; bilaterale Lähmung hat keine Deviation zur Folge, das Zäpfchen ist aber verlängert (?) und reagirt nicht auf Reize, z. B. Kitzeln. Die einseitige Lähmung bewirkt keine merkbaren Störungen bei der Phonation und Deglutition; die doppelseitige dagegen erzeugt leicht Reizung der Zungenbasis und unwillkürliche Schluckbewegungen, wie beim Vorhandensein eines fremden Körpers im Schlunde. Zuweilen ist leichtes Näseln oder Regurgitation von Getränk durch die Nasenhöhlen vorhanden.

2) Lähmung des Levator veli palatini bewirkt Tiefstand des Gaumensegels auch während der Ruhe; bei Reizung des Zäpfchens (welche reflectorische Contractionen aller Gaumensegelmuskeln hervorrufen soll) beschreibt das Gaumensegel bei vorhandener Lähmung des Levator nicht die gewöhnliche Krümmung mit nach unten gerichteter Concavität, sondern wird nur in querer Richtung gespannt durch Action des Tensor, und zugleich mit seinem hinteren Rande durch den Pharyngopalatinus etwas nach unten gezogen. — Die Angaben Duchenne's sind übrigens um so problematischer, als er selbst hinzufügt, dass er ganz isolirte Lähmungen des Levator nicht beobachtet habe. Bei gleichzeitiger Lähmung des Levator und Tensor veli palatini soll das Gaumensegel noch tiefer stehen, als bei blosser Lähmung des Levator (?) und bei Reizung des Zäpfchens gar nicht mehr gehoben werden. In diesen Fällen sind auch die Phonations- und Deglutitionsstörungen (näselnde Sprache, Regurgitation von Getränk aus der Nasenhöhle) viel bedeutender, als bei isolirter Affection des Levator.

3) Lähmung des Pharyngopalatinus. Diese Lähmung verräth sich besonders durch veränderte Gestalt des Isthmus faucium, das Auseinanderweichen der hinteren Gaumenbögen und die Immobilität derselben. Isolirte Lähmung der Pharyngopalatini glaubt

Duchenne einmal beobachtet zu haben: Reizung der Uvula rief dabei noch Verkürzung der letzteren, Tension und Elevation des Gaumensegels hervor, aber die Annäherung der hinteren Gaumenbögen an einander und die Bildung eines vorhangartigen Diaphragma zwischen Buccal- und Nasalpartie des Pharynx blieben ganz aus; die Sprache war nicht näselnd, die Deglutition dagegen etwas beeinträchtigt.

Sind alle Muskeln des Gaumensegels beiderseitig gelähmt, so hängt dasselbe ohne erkennbare Verziehung schlaff herab und wird weder bei tiefen Inspirationen, noch bei Phonations- und Deglutitionsbewegungen in Thätigkeit gesetzt. Die Beschwerden erreichen daher einen ziemlich hohen Grad; die Sprache hat stark näselnden Character oder ist ganz unverständlich: flüssige und weiche Ingesta werden zum grossen Theil durch die Nasenhöhle ausgestossen, um so mehr, als in solchen Fällen auch die Pharynxmusculatur oft gleichzeitig gelähmt ist und daher der Constrictor pharyngis sup. nicht einen wenigstens theilweisen Abschluss gegen die Choanen ermöglicht.

Das electrische Verhalten der gelähmten Muskeln ist bisher, wie es scheint, nur selten geprüft worden. Duchonne giebt zwar im Allgemeinen an, dass er bei diphteritischen Lähmungen die electromusculäre Contractilität niemals herabgesetzt gefunden habe, ohne aber der Lähmungen des weichen Gaumens speciell zu erwähnen. In den Fällen von diphteritischer Gaumensegellähmung, welche ich zu behandeln Gelegenheit hatte, habe ich die faradische Contractilität in ganz frischen Fällen oft unverändert, in älteren Fällen dagegen häufig sehr beträchtlich vermindert gefunden. Ziemssen hat einen Fall mitgetheilt, wo die faradische Exploration in den Muskeln des Gaumensegels und im Constrictor pharyngis sup. gänzlich negativ ausfiel, während schwache galvanische Ströme von 8—10 S. Elementen — die an den Gesichtsmuskeln wirkungslos blieben — kräftige Zuckungen im Azygos uvulae, etwas schwächere im M. glosso- und pharyngopalatinus, sowie im Constrictor pharyngis sup. auslösten (vgl. „diphteritische Lähmungen").

§. 268. Die Diagnose hat zunächst Lähmungen des Gaumensegels von vorübergehender oder dauernder Immobilität durch mechanische oder organische Veranlassung zu unterscheiden. Eine solche Verwechselung ist jedoch bei gründlicher Ocular-Inspection nicht leicht möglich.

Der Sitz der Lähmung ist aus der Anamnese, den Complica-

tionen und eventuell aus dem Verhalten der electrischen Contractilität
zu beurtheilen.

Die Prognose ist bei den diphteritischen Lähmungen des Gaumensegels entschieden günstig; diese können sogar öfters ohne Behandlung spontan rückgängig werden. Bei den übrigen Formen richtet sich
die Prognose nach dem Grundleiden, und wird daher durch die
Schwere des letzteren in der Regel ungünstig.

Die Therapie besteht, abgesehen von der Bekämpfung des
Grundleidens, wesentlich in localer Anwendung der Electricität.
Duchenne empfahl zu diesem Behufe die Faradisation des Gaumensegels, wobei er den Strom erster Ordnung und seltene Unterbrechungen benutzte. Ich habe bei den diphteritischen Lähmungen von der
Anwendung galvanischer Ströme zum Theil raschere und zuverlässi-
gere Wirkung gesehen als von der Faradisation. In dem oben erwähnten Falle von Ziemssen bewirkte ebenfalls der constante
Strom völlige Heilung (wobei die Erregbarkeitsdifferenz gegen continuirliche und intermittirende Ströme keine Veränderung erfuhr).

II. Lähmung des Pharynx und Oesophagus (Schlingläh-
mung, Dysphagia paralytica).

§. 289. Es handelt sich hier um Lähmungen im Gebiete dreier Nerven: des
Glossopharyngeus, Vagus und Accessorius. Nach den neuesten genauen Versuchen
von Jolyet[*] (an Hunden) ruft Reizung der oberen Wurzelfäden des Glossopharyngeus, der Ursprungsfasern des Vagus und der (vom Vagus untrennbaren) oberen
Wurzelfasern des Accessorius Contractionen des Pharynx und Oesophagus hervor.
Die vom Glossopharyngeus ausgehenden Contractionen hält Jolyet jedoch für reflectorische. Facialisreizung bewirkt nur oberhalb des Verbindungsastes zum Ramus
auricularis des Vagus Contractionen im Pharynx und oberen Theile des Oesophagus.
Reizung des Hypoglossus und der Cervicalnerven ist ohne Einfluss.

Lähmungen der Musculatur des Pharynx und Oesophagus scheinen überaus selten das Resultat peripherer Nervenerkrankungen zu
sein. Fast in allen Fällen handelt es sich dabei vielmehr um centrale Processe, welche entweder auf das coordinatorische Centrum
der Schlingbewegungen, oder auf die Ursprünge der Nn. glossopharyngei, vagi und accessorii (in der substantia reticularis der seitlichen
Markstränge oder am Boden der Rautengrube) einwirken. Die
Schlinglähmungen, welche besonders häufig bei der sog. progressiven
Gehirnnervenparalyse, ferner in den Endstadien der progressiven

---

[*] Thèse, Paris 1866; Journal de l'anat. et de phys. 1867. p. 308.

Muskelatrophie und in selteneren Fällen bei Tabes dorsalis auftreten, ferner die Dysphagie bei Typhus (Fritz) sowie die sehr gewöhnliche Schlinglähmung Agonischer scheinen insgesammt in jener Region ihren Ursprung zu nehmen. Selten wird halbseitige Schlundlähmung in Verbindung mit apoplectischer Hemiplegie bei Hämorrhagien in den Centralganglien beobachtet.

Partielle, meist auf den Constrictor pharyngis sup. beschränkte Lähmungen der Schlundmusculatur kommen, nach Diphteritis, mit diphteritischer Gaumensegellähmung und anderen Paralysen combinirt, vor.

§. 290. Das pathognostische Symptom dieser Lähmungen ist: Erschwerung oder Sistirung der Schlingbewegungen. Wenn die Functionsstörung auf die Schlingmuskeln beschränkt und nicht mit Lähmungen der äusseren Mundtheile, der Zunge, des Gaumensegels u. s. w. verbunden ist, so manifestiren sich die Wirkungen erst im Momente des eigentlichen Schlingacts (der Deglutition). Festere Bissen passiren also den Zungenrücken, bleiben aber auf der Zungenwurzel, in der fossa glosso-epiglottica oder über der Epiglottis selbst liegen, und müssen, wenn ihre Weiterbeförderung in keiner Weise gelingt, der entstehenden Dyspnoe wegen mittelst der Finger entfernt werden. Flüssigkeiten gerathen leicht in den Larynx und rufen dort die bekannten Suffocationsanfälle hervor; der Kranke macht daher instinctiv die grössten Anstrengungen, indem er den Kopf stark nach rückwärts beugt, den aditus oesophageus zu erweitern und zugleich der Zungenwurzel möglichst zu nähern. Ist die Lähmung nur halbseitig, so sind die Kranken nicht im Stande, den auf der gelähmten Seite des Pharynx gleitenden Bissen zu schlucken, wie u. A. Romberg in 2 Fällen nach apoplectischen Insulten auf der linken Seite beobachtete.

Ist nur Parese oder partielle Lähmung der Pharynxmuskeln vorhanden, so sind die Erscheinungen geringer, das Schlingen nur erschwert oder verzögert. Ist die Lähmung auf den Constrictor pharyngis sup. beschränkt, so kann ein Theil des Genossenen (namentlich Flüssigkeit) durch die Nasenhöhle regurgitiren, da dieser Muskel durch seine Contraction den Rachen beim Durchgange des Bissens gegen die Nasenhöhle hin absperren hilft. Dies Symptom ist am stärksten ausgeprägt, wenn zugleich das Gaumensegel gelähmt ist, wie z. B. bei den diphteritischen Lähmungen. Bei letzteren kann auch die betheiligte Pharynxmusculatur das im vorigen Abschnitt characterisirte electrische Verhalten darbieten.

Bei Lähmungen des Oesophagus, die zuweilen isolirt, ohne Betheiligung der Schlundmuskeln, vorkommen, gelangt der Bissen noch in den Anfangstheil der Speiseröhre, rückt aber hier wegen Ausbleibens der peristaltischen Contractionen nicht weiter fort und bleibt entweder im Halstheile des Oesophagus stecken oder wird durch Würge- und Brechbewegungen entfernt: im ersteren Falle kann auch, durch Compression des Larynx, Dyspnoe nebst den sonstigen Erscheinungen fremder Körper im Oesophagus auftreten. Grosse Bissen und sehr feste Substanzen können oft noch geschluckt werden, während kleinere oder durch Schmelzung an Volum verlierende Körper leicht stecken bleiben. Bei unvollkommener Lähmung können die Kranken durch aufrechte Stellung (Geradrichtung der Speiseröhre) und Nachspülen von Getränk das Hinabgelangen des Bissens in den Magen einigermaassen befördern.

§. 291. Die Symptome der Schlinglähmung können zu Verwechselung mit den verschiedensten Zuständen Veranlassung geben, bei welchen mechanische Impedimente oder Structurveränderungen im Pharynx und Oesophagus für die Fortbewegung der Ingesta ein Hinderniss darbieten. Eine specielle Aufzählung dieser Zustände wäre um so überflüssiger, als es zu ihrer Exclusion und somit zur Vermeidung diagnostischer Irrthümer nur ein einziges, aber auch unfehlbares Criterium giebt: negativen Befund bei der genauesten pharyngoscopischen Untersuchung und bei Sondirung des Oesophagus! — Der Sitz der Schlinglähmung lässt sich nur aus den Antecedentien und den meist vorhandenen Complicationen ermitteln.

Die Prognose ist fast nur bei den partiellen diphteritischen Lähmungen günstig. Die central bedingten Lähmungen sind meist schon wegen der Schwere des Grundleidens und der Dignität der befallenen Region (in der Nähe der vitalen Nervencentra) von schlechter Prognose; ausserdem erwächst auch, namentlich bei completer Schlinglähmung, die Gefahr der Inanition durch fehlende oder unzureichende Nahrungszufuhr und der Suffocation durch Steckenbleiben der Bissen in den Luft- oder Nahrungswegen, sowie acuter nutritiver Veränderungen der Lungen (lobuläre pneumonische Infiltration u. s. w.), welche wahrscheinlich durch Hinabgelangen der Ingesta in die feineren Bronchialverzweigungen bedingt werden.

Die gegen das Grundleiden zu richtende Behandlung ist selten von Erfolg. Symptomatisch empfahlen schon die Alten die Anwendung örtlicher Reizmittel: ätherische Oele, das Kauen scharfer Stoffe, Einführung einer an einem Drath befestigten silbernen Kugel — oder die Anwendung von Strychnin. In neuerer Zeit ist von Duchenne und Anderen die Faradisation der Pharynxmuskeln in Fällen von incompleter Paralyse mit günstigem Erfolg angewandt worden. Benedikt empfiehlt die Galvanisation in der Weise, dass der Kupferpol einer Batterie auf die Wirbelsäule aufgesetzt und mit dem Zinkpol am pomum Adami und an benachbarten Stellen gestrichen wird. Bei diesem Verfahren soll es hauptsächlich auf die Auslösung reflectorischer Schlingbewegungen (20—30 in einer Sitzung) ankommen. Jede Stelle erschöpft sich rasch, so dass es immer nur einzelne Male gelingt, von einer Stelle aus solche Reflexe hervorzurufen. Benedikt will Schlinglähmungen, die im Gefolge progressiver Gehirnnervenlähmung auftreten, durch diese Behandlung beseitigt haben. — Palliativ ist natürlich bei completer Schlinglähmung die Ernährung mittelst des Schlundrohrs erforderlich.

* * *

Lähmungen im Gebiete der Rami laryngei. (Lähmung der Kehlkopfmuskeln; Stimmlähmung, Aphonia paralytica).

§. 292. Die motorischen Nerven des Kehlkopfs stammen aus dem Vagus und Accessorius und sind in der Bahn des N. recurrens und des Ramus laryngeus sup. enthalten. Der Recurrens versorgt die Mm. crico-arytaenoidei postici, die Erweiterer der Stimmritze, und ist dadurch von besonderer functioneller Wichtigkeit; er entsendet ausserdem auch Fasern an den M. arytaenoideus transversus und die obliqui, welche die Giesskannenknorpel einander nähern und dadurch Verengerung, resp. Schluss der Glottis herbeiführen.

Der Laryngeus superior verbreitet sich mit seinem schwächeren Ramus externus in dem M. cricothyreoideus, welcher Ring- und Schildknorpel einander nähert und dadurch vermehrte Spannung der Stimmbänder herbeiführt.

Der Ramus internus sendet nach der gewöhnlichen Angabe einige Fäden zum Arytaenoideus transversus, nimmt also an der Verengerung der Stimmbänder Antheil, und versorgt ausserdem die Musculatur des Kehldeckels (Mm. thyreo- und aryepiglottici). Nach Longet und v. Luschka*) sollen dagegen die Rami arytaenoidei durchaus sensibler Natur sein; von Luschka werden überhaupt die sämmtlichen, aus dem Zerfalle des Ramus internus hervorgehenden Zweige als ausschliesslich sensible betrachtet, so dass demnach vom Laryngeus superior aus überhaupt nur der M. cricothyreoideus motorisch innervirt würde. Alle übrigen Kehlkopfmuskeln erhalten, nach Longet und Luschka, ihre Motoren vom N. recurrens; und zwar sind hierbei besonders zu berücksichtigen (auch für die locale Electrisation):

* * *

*) Luschka, die Nerven des menschlichen Stimmorganes, Vierteljahrschrift f. prakt. Heilk. Bd. 103, 1869, p. 36.

die Nn. crico-arytaenoidei postici, N. arytaenoideus transversus, N. crico-arytaenoideus lateralis, Nn. thyreo- und ary-epiglottici und N. thyreo-arytaenoideus. Der recurrens enthält, nach Luschka, nur motorische Fasern.

Die Frage über das specielle Verhalten des Vagus und Accessorius zur Kehlkopfmuskulatur ist vielfach Gegenstand experimenteller Untersuchungen gewesen, welche jedoch bisher ebensowenig zu befriedigenden Ergebnissen geführt haben, wie die analogen Versuche in Betreff der motorischen Innervation des Pharynx und Oesophagus. Nach den äusserst problematischen Resultaten von Bernard sollen die Verengerer der Stimmritze aus dem Accessorius, die Erweiterer aus dem Vagus herstammen; jener soll als der Stimmnerv, dieser als der Respirationsnerv des Kehlkopfs zu betrachten sein. Ohne auf die vielfachen Unwahrscheinlichkeiten und inneren Widersprüche einer solchen antagonistischen Sonderung einzugehen, erwähne ich nur die ganz abweichenden Resultate von Schiff, wonach der Accessorius als alleiniger Stimm- und Respirationsnerv des Kehlkopfs anzusehen ist und Durchschneidung der Accessorii für den Kehlkopf dieselben Folgen wie Durchschneidung der Nn. recurrentes herbeiführt. Umgekehrt behauptet wiederum Kempen, dass schon die Wurzeln des Vagus motorische Fasern für den Kehlkopf enthalten, der Accessorius dagegen nur sensible Fasern dem Vagus beimische.

§. 293. Unter den peripherischen Lähmungsursachen spielen Geschwülste, welche auf den Vagus in seinem Hals- oder Brusttheil drücken, eine hervorragende Rolle. Theils sind es Neoplasmen der seitlichen Halsgegend, intumescirte Lymphdrüsen, Strumen, Aneurysmen der Carotis und Subclavia; theils und vorzüglich intrathoracische, in der Nähe der oberen Brustapertur sitzende Geschwülste, Anschwellungen und Degenerationen (besonders die bei Kindern so häufige Tuberculose) der Bronchialdrüsen, Aneurysmen der grossen intrathoracischen Gefässstämme, pleuritische Schwarten in der Umgebung der Lungenspitzen, Neubildungen (namentlich Carcinome) des Oesophagus, der Trachea u. s. w., welche entweder auf den Vagusstamm oder noch weit häufiger auf die Rami recurrentes einseitig oder doppelseitig einwirken. So sah Türck[*]) doppelseitige Recurrenslähmung in Folge von substernalem Carcinom der Schilddrüse, Baeumler[**]) in Folge eines grossen pericardialen Exsudates, Ziemssen[***]) durch Epitelialkrebs des Oesophagus entstehen.

Auch einseitige Recurrenslähmungen bei hochsitzenden Carcinomen des Oesophagus wurden von Türck und Ziemssen beschrieben. Der erstere hat in 2 Fällen rechtsseitige, der letztere ebenfalls

---

[*]) Klinik der Krankheiten des Kehlkopfes, p. 528.
[**]) Deutsches Archiv f. clin. Med. Bd. II. p. 550 ff.
[***]) Laryngoscopisches und Laryngotherapeutisches, deutsches Archiv f. clin. Med. Bd. IV. p. 383.

in 2 Fällen linksseitige Recurrenslähmung beobachtet. Wahrscheinlich muss auch ein Fall von Fraser[1]) hierher gezählt werden. Eine Lähmung des rechten Recurrens durch ein comprimirendes Fibrom im Mediastinum anticum hat v. Pastau[4]) beschrieben. Heller[2]) hat eine carcinomatöse Entartung des rechten Vagus und Recurrens selbst als Ursache gefunden.

Compressionslähmungen durch Struma haben Türck, Ziemssen, besonders aber Gerhardt[3]) beobachtet. Gerhardt unterscheidet permanente und transitorische Stimmbandlähmungen der Kropfkranken. Erstere fand er bei sehr umfangreichen Strumen oder bei kleineren eines Seitenlappens, dessen Spitze noch unter dem Sternum eingeklemmt war: letztere beim Hinzutreten acuter Catarrhe zu mässig umfangreichen, jahrelang bestehenden Strumen. Er erklärt sich diesen Vorgang in der Weise, dass bei den häufigen Hustenbewegungen, die der Catarrh mit sich brachte, die gefässreiche Struma acut anschwoll und dadurch plötzlich eine für den benachbarten Recurrens drückende Grösse erlangte.

Eine besondere pathogenetische Berühmtheit haben die Aneurysmen des Aortenbogens erworben, bei denen — wie zuerst Traube[5]) gezeigt hat — linksseitige Stimmbandlähmung in Folge von Compression des linken Recurrens als ein wichtiges, unter Umständen pathognostisches Symptom auftreten kann. — Derartige Fälle sind seit der ersten Traube'schen Publication von Munck[6]), Lewin[7]), Johnson[8]), Hughlings Jackson[9]), Türck[10]), Potain[11]), Schnitzler[12]), Bäumler[13]), Seidel[14]) und Ziemssen[15]) mitge-

1) Lancet, 1862. No. 17.
2) Virchow's Archiv 1865. Bd. 34. p. 236.
3) Deutsches f. clin. Med. VI. H. 2. u. 3. p. 277.
4) Jenasche Zeitschrift f. Med. 1868.
5) Deutsche Klinik 1860 No. 41.
6) Ibid. 1861. No. 27.
7) Inhalationstherapie, II. Aufl. 1865. p. 404.
8) Med. Times and Gaz. 1864. p. 33.
9) Ibid. 11. Juni 1864.
10) Klinik der Krankheiten des Kehlkopfes, p. 536.
11) Gaz. hebdomad. 1865, No. 35.
12) Wiener med. Presse, 15. Dec. 1866.
13) L. c.
14) Deutsche Klinik 1868, No. 1. u. 3. (aus der Gerhardt'schen Klinik).
15) L. c. p. 388.

getheilt worden. Mackenzie*) hat auch rechtsseitige Stimmbandlähmung durch ein Aneurysma der Carotis communis dextra beobachtet. Beiderseitige Recurrenslähmung in Folge von Aneurysmen
des Aortenbogens haben Munck und Bäumler beschrieben.
Ziemssen hat dieselbe in Folge von gleichzeitigem Aneurysma des
Aortenbogens, des Truncus anonymus und der rechten Subclavia
beobachtet.

Selten haben traumatische Läsionen, z. B. Schussverletzungen,
welche den Halstheil des Vagus treffen (Demme, Stromeyer),
oder operative Verletzungen des Vagus und Recurrens Stimmbandlähmung zur Folge. So in einem von Kappeler**) aus der Billroth'-
schen Klinik mitgetheilten Falle, wo bei Operation einer Halsge-
schwulst ein 1' langes Stück des rechten Vagus mit excidirt wurde.

Nicht selten sind rheumatische Anlässe, besonders Zugluft; die
Art des Hergangs ist uns hier so dunkel, wie bei anderen rheumatischen Lähmungen. Ferner wird functionelle Ueberanstrengung (anhaltendes lautes Sprechen, Schreien oder Singen) in einzelnen Fällen
als Ursache beschuldigt. Oertliche, intralaryngeale Processe, namentlich catarrhalische Laryngitis, werden häufig als ätiologische Momente
bezeichnet; doch ist es wohl sehr fraglich, ob es sich in derartigen
Fällen um wirkliche Innervationsstörungen, und nicht vielmehr um
mechanische oder organische Functionshindernisse, z. B. seröse
Durchtränkung der Stimmbandmusculatur, handelt.

Stimmbandlähmungen werden zuweilen nach acuten Krankheiten
(Typhus, Diphteritis), ferner bei chronischer Blei- und Arsenikintoxi-
cation und bei allgemeiner Anämie beobachtet. Eine der häufigsten
Ursachen ist Hysterie, und unter den Lähmungen Hysterischer ist
Stimmbandlähmung eine der gewöhnlichsten. Entschieden central bedingte Stimmbandlähmungen sind auffallend selten und kommen u. A.
zuweilen im Verlaufe von Tabes und bei der progressiven Gehirnnervenlähmung vor, wahrscheinlich von den Ursprüngen des Vagus
und Accessorius ausgehend. Zuweilen habe ich mit apoplectischen
Hemiplegien einseitige Stimmbandlähmung verbunden gesehen.

§. 294. Allgemeine Uebersicht und Analyse der
Symptome.

1. Phonationsstörungen. Bei den meisten Muskellähmungen

---

*) Med. Times and Gaz. 15. Dec. 1866.
**) Archiv der Heilkunde, 1864. II. 3. p. 271.

des Kehlkopfs sind Phonationsstörungen in Form von Heiserkeit oder
Aphonie vorhanden, jedoch in sehr verschiedenem Grade, was theils
von der Intensität der Lähmung, theils von der Ausbreitung oder
Isolirung derselben auf einzelne Abschnitte der Kehlkopfmusculatur
abhängt. Lähmungen derjenigen Muskeln, welche die Verengerung
und Spannung der Stimmbänder bewirken, geben vorzugsweise zu
aphonischen Zuständen Veranlassung, während bei Lähmung der die
Stimmritze erweiternden Muskeln (der crico-arytaenoidei postici) die
Aphonie relativ gering ist. Bei Lähmung der Mm. thyreo-arytaenoidei,
welche Spannung und gleichzeitige Verkürzung der Bänder herbeiführen, erscheint wegen der nunmehr stattfindenden Verlängerung
der Stimmbänder der Ton tiefer und von einförmigerem Timbre (Mo-
notonie). Bei einseitiger Stimmbandlähmung, wo das gesunde Band
normal, das gelähmte nur mit der Randzone schwingt, kann die
Stimme dauernd den Falsetcharacter annehmen.

2. **Respirationsstörungen** können selbst bei völliger bilateraler Stimmbandlähmung während der Ruhe vollständig fehlen.
Nur bei aufgeregter und beschleunigter Respiration kann Dyspnoe
eintreten und zugleich ein stertoröses oder striduöses inspiratorisches
Geräusch, indem der verstärkte Inspirationsstrom die relaxirten Bänder in unregelmässige Schwingungen versetzt. Ein solches Geräusch
kann auch bei Lähmung der Cricoarytaenoidei postici eintreten, wenn
durch die überwiegende Action ihrer Antagonisten eine fast völlige
Verschliessung der Glottis herbeigeführt wird.

Die wichtigsten Symptome der Stimmbandlähmung ergeben sich
bei der **laryngoscopischen Untersuchung.** Sie beruhen im
Allgemeinen auf der verminderten Beweglichkeit und Excursionsfähigkeit der Stimmbänder. Letztere erschliessen wir vorzugsweise
aus dem Verhalten der Stimmbänder bei den phonatorischen und
respiratorischen Bewegungen, wobei wiederum, je nach Sitz und
Ausdehnung der Paralyse, die wichtigsten Differenzen hervortreten.

Bei completer doppelseitiger Stimmbandlähmung finden wir die
rima glottidis, wie am unverletzten Kehlkopf der Leiche, mässig oder
kaum klaffend, und sowohl bei In- und Exspiration als auch bei in-
tendirter Phonation ziemlich unverändert. Deutliche phonatorische
Vibrationen der Bänder sind nicht zu bemerken. Das Fehlen der
phonatorischen Vibrationen bei Stimmbandlähmungen kann, worauf
neuerdings Gerhardt[*]) aufmerksam machte, schon äusserlich durch

---

[*]) Ueber Tastwahrnehmung der fortgeleiteten Stimmbandschwingungen, Wiener
med. Presse 1868, No. 18.

die in der Kehlkopfgegend aufgelegte Hand bemerkt und zur Diagnose der Lähmungen benutzt werden. Bei der Inspiration werden die relaxirten Bänder durch den Luftstrom etwas nach abwärts getrieben, während sie bei der Exspiration nach aufwärts gewölbt und zugleich ein wenig von einander entfernt werden.

Bei completer halbseitiger Stimmbandlähmung erscheint der Aryknorpel der gelähmten Seite und das Stimmband selbst ohne jede Bewegung, der freie Rand des Bandes von der Mittellinie mehr oder weniger entfernt — während das gesunde Stimmband allein bei der Phonation und Respiration die gewohnten Bewegungen ausführt. (Eine zu Täuschungen Anlass gebende Verschiebung des gelähmten Aryknorpels kann bei tiefer Inspiration mechanisch durch die Ausdehnung der hinteren Larynxwand herbeigeführt werden.)

Bei incompleten (uni- oder bilateralen) Lähmungen ist die Excursionsfähigkeit der Bänder nicht aufgehoben, sondern nur vermindert, und namentlich eine trägere oder mangelhafte Bewegung derselben beim phonatorischen Schluss der Stimmritze vorhanden.

Sehr häufig kommen Fälle vor, welche sich im laryngoscopischen Bilde dadurch characterisiren, dass bei den phonatorischen Bewegungen die Stimmritze mehr oder weniger weit offen bleibt und nur sehr geringe Vibrationen der Stimmbänder stattfinden — während dagegen bei starken Exspirationsanstrengungen, z. B. beim Husten, noch vollständiger Verschluss der glottis zu Stande kommt. Tobold[*]) hat solche Fälle (zu denen ganz besonders die hysterischen Aphonien gehören) als „phonische Lähmungen" bezeichnet, und unterscheidet mehrere Grade derselben, je nachdem bei der Phonation vollständiges Klaffen der ganzen glottis, oder nur partielles Klaffen derselben, oder endlich bloss verminderte Vibration der Stimmbänder stattfindet.

Bei dem bloss partiellen Offenbleiben der glottis kann

a) die pars ligamentosa derselben klaffen, während Juxtaposition der Aryknorpel stattfindet. Dieser Zustand lässt auf isolirte Parese oder Insufficienz der Thyreo-arytaenoidei interni schliessen; — oder

b) die pars ligamentosa klafft, in Form einer ziemlich breiten Ellipse, während zugleich auch die Aryknorpel nicht vollständig schliessen (Parese der Mm. crico-arytaenoidei und thyreo-arytaenoidei); — oder

c) die pars ligamentosa schliesst grösstentheils, während die Ary-

---

[*]) Die chronischen Kehlkopf-Krankheiten, Berlin 1866, p. 144 ff.

Knorpel von einander entfernt bleiben (Parese des Arytaenoideus transversus).

Aphonie kann in allen diesen Fällen vorhanden sein; sie ist aber am grössten in denjenigen, welche mit einem Klaffen der Aryknorpel verbunden sind, während bei normalem Schluss der Knorpel und Klaffen der übrigen Glottis fast intacte Stimmbildung vorhanden sein kann.

§ 295. Specielle Symptomatologie und Verlauf der einzelnen Lähmungsformen.

1) Leitungslähmungen im Gebiete des N. laryngeus superior. Isolirte Lähmungen des Laryngeus superior sind jedenfalls äusserst selten, oder überhaupt nicht mit Sicherheit beobachtet. Sie würden zunächst den M. cricothyreoideus betreffen, dessen Paralyse jedoch bei Integrität der übrigen Kehlkopfmuskeln kaum sicher zu erkennen ist. Ausserdem hat man die Lähmungen des Kehldeckels (der Mm. aryepiglottici und thyreo-epiglottici) auf den ramus internus des N. laryngeus superior bezogen (vgl. oben). Der Kehldeckel ist bei Lähmung dieser Muskeln, deren Function in der Senkung des Kehldeckels besteht, aufgerichtet und gegen die Zunge zurückgelehnt. Hierdurch können erhebliche Schlingstörungen hervorgebracht werden, da Speisen und Flüssigkeiten in das Kehlkopf-Innere hinein gelangen und dort heftige Hustenparoxysmen hervorrufen, mittelst welcher sie aus Mund oder Nase wieder herausbefördert werden.

Eine isolirte Lähmung des Kehldeckels, bei Integrität der übrigen Kehlkopfmuskeln, wurde u. A. von Leube[*] in Folge von Diphteritis beobachtet, und zwar in Verbindung mit gänzlicher Anästhesie des Cavum laryngeum superius. Leube schliesst daher auf eine peripherische Lähmung der Laryngei superiores; diese Annahme bleibt jedoch mit Rücksicht auf die oben erwähnten Untersuchungsergebnisse Luschka's durchaus fraglich.

2) Leitungslähmungen des N. recurrens. Die durch Compression, Degeneration oder Verletzung des Recurrens (und des Vagus oberhalb der Abgangsstelle des Recurrens) herbeigeführten Lähmungen bieten ein verschiedenes Bild dar, je nachdem beide Recurrentes oder nur einer derselben, und zwar vollständig oder unvollständig gelähmt sind.

Am genauesten hat sich neuerdings Ziemssen mit der differenziellen Symptomatologie dieser Lähmungen beschäftigt. Er bezeichnet

---

[*] Deutsches Archiv f. clin. Med. Bd. VI. H. 2. u. 3. p. 266.

als Symptome beiderseitiger completer Recurrenslähmung
folgende: Cadaverstellung beider Stimmbänder und Aryknorpel; absolute Stimmlosigkeit; enorme Luftverschwendung bei Phonations-
und Hustenversuchen und übermässige Anstrengung der Exspirationsmuskeln; Unmöglichkeit kräftigen Hustens und Exspirirens. Dyspnoe
ist, wenigstens bei Erwachsenen, nicht vorhanden.

Einseitige complete Recurrenslähmung (wie sie z. B.
bei Aorten-Aneurysmen auf der linken Seite gewöhnlich stattfindet)
bewirkt: Cadaverstellung des Stimmbandes und des Aryknorpels auf
der gelähmten Seite; klangarme, durch Schwebungen unreine Stimme,
bei angestrengt lautem Sprechen leicht in Falset umschlagend;
phonisches Ueberschreiten der Medianlinie von Seiten des Stimmbandes und des Aryknorpels der gesunden Seite, dabei häufig Verdrängung des gelähmten Aryknorpels und Ueberkreuzung der Santorini-
schen Knorpel. — Die Motilität des M. arytaenoideus und thyreo-
epiglotticus bleibt dabei, wegen ihrer doppelten Innervation vom N.
laryngeus inf. und sup., ganz oder theilweise erhalten.

Wenn der Recurrens auf der einen Seite vollständig, auf der
anderen unvollständig gelähmt ist (wie es bei Aneurysmen, Oeso-
phagus-Carcinomen u. s. w. vorkommen kann), so entstehen folgende
Symptome: Cadaverstellung des einen, träge und ungenügende Bewegung des anderen Stimmbandes bei Phonation etc.; tiefe, mono-
tone, durch Schwebungen unreine oder brüllende Stimme ohne Ausdauer; beträchtliche Luftverschwendung beim Husten und Phoniren;
bedeutende Erschwerung des Hustens, der Expectoration und lebhafte Anstrengung der Bauchmuskeln.

Häufig sind bei den Compressionslähmungen des Recurrens zuerst die Erscheinungen incompleter, alsdann completer Lähmung vorhanden, zu welcher unter Umständen eine Parese oder Paralyse des
anderen Recurrens allmälig hinzutritt. Die electrische Erregbarkeit
für inducirte und constante Ströme kann in den gelähmten Muskeln
und Recurrenszweigen aufgehoben sein, wie Ziemssen — der uner-
reichte Virtuos auf diesem Gebiete — durch locale intralaryngeale
Reizversuche gezeigt hat. Der Verlust der electrischen Reaction
hängt offenbar mit der bei peripherischer Recurrenslähmung eintretenden Fettdegeneration des gelähmten Nerven zusammen, welche
Ziemssen u. A. bei der durch Aorten-Aneurysmen herbeigeführten
Compression microscopisch nachwies.

Da die Ursachen der Compression gewöhnlich andauernder oder
sogar stetig fortschreitender Natur sind, so ist die Lähmung ge-

wöhnlich eine permanente. Unter welchen Umständen bei Struma
auch transitorische Recurrenslähmungen auftreten können, ist bereits
oben erwähnt worden. Der neuropathische Ursprung dieser Lähmungen ist jedoch (wegen der zugleich bestehenden Catarrhe) nicht
völlig gesichert.

3) Die sogenannten rheumatischen Stimmbandlähmungen
sind in der Regel einseitig, und entweder incomplet oder complet;
zuweilen auch doppelseitig. Oft handelt es sich hier nur um Paresen
einzelner Muskeln, z. B. der Thyreo-arytaenoidei interni, so dass
unvollständiger Verschluss der pars ligamentosa stattfindet. Häufig
sind in solchen Fällen gleichzeitig catarrhalische Erscheinungen, Hyperämie und Schwellung der Schleimhaut u. s. w. vorhanden, so dass
es nahe liegt, die Motilitätsstörung nicht als Lähmung, sondern als
passive Immobilität, als Folgezustand der catarrhalischen Affection
zu betrachten.

Lähmung und Catarrh scheinen jedoch in keinem causalen Connex
mit einander zu stehen, sondern beide gemeinschaftliche Wirkungen
derselben Ursache zu sein, da die Lähmungserscheinungen unter geeigneter Behandlung oft weit früher als der Catarrh vollständig verschwinden.

4) Die hysterischen, sowie auch die durch Ueberanstrengung
erworbenen und überhaupt die meisten übrigen Stimmbandlähmungen
bewegen sich in den oben geschilderten Formen der phonischen Lähmung. Die hysterische Aphonie scheint ganz besonders häufig bedingt zu sein durch Parese des M. arytaenoideus transversus, so
dass bei Obliteration der übrigen Glottis die Aryknorpel nicht vollständig schliessen; auch kommt ausschliesslicher Mangel der phonatorischen Vibrationen bei völligem oder ziemlich vollständigem Glottis-
verschluss vor. Eine häufige Eigenthümlichkeit der hysterischen
Stimmbandlähmungen besteht in ihrem paroxysmenweisen Auftreten,
welches man daher auch wohl als Aphonia intermittens bezeichnet. Die Remissionen und Exacerbationen sind öfters fast typisch; so bei einer von Tobold behandelten Patientin, welche sieben
Jahre lang regelmässig vom Erwachen bis gegen 10 Uhr kräftig und
klar sprach, dann aber ohne jede Veranlassung (und bisweilen schon
vorher bei geringer körperlicher oder psychischer Erregung) die
Stimme für den ganzen Rest des Tages einbüsste. In solchen Fällen
ist während der freien Intervalle auch laryngoscopisch vollständig
normale Excursionsfähigkeit und Vibration der Stimmbänder vorhanden.

§. 295. Die Diagnose der Stimmbandlähmungen stützt sich
ausschliesslich auf den laryngoscopischen Befund, da ganz gleichar-
tige functionelle (namentlich phonatorische) Störungen bei den verschiedensten anderweitigen Larynxaffectionen vorhanden sein können.

Die Diagnose des Sitzes und Grades der Lähmung kann, der
obigen Darstellung zufolge, ebenfalls zum Theil aus dem laryngoscopischen Befunde im Verein mit den vorhandenen Functionsstörungen u. s. w. erschlossen werden.

Die Prognose richtet sich hauptsächlich nach der Aetiologie
resp. dem Grundleiden. Sie ist daher am günstigsten bei den rheumatischen oder den durch catarrhalische Laryngiten u. s. w. entstandenen Lähmungen. Auch die hysterischen und durch Ueberanstrengung entstandenen, oder die nach acuten und chronischen Krankheiten zurückgebliebenen Lähmungen geben bei geeigneter Behandlung meist eine gute Prognose. Dagegen ist letztere in der Regel
schlecht, in den Fällen, wo eine Compression oder Degeneration der
Nervenstämme durch Geschwülste u. s. w. bedingt ist, da die causa
morbi gewöhnlich nicht gehoben werden kann, wie auch bei Verletzungen, wo der Vagus oder Recurrens in ihrer Continuität getrennt
sind, und endlich auch bei den Centrallähmungen.

§. 296. Therapie. — Aeltere Autoren empfahlen bei Stimmbandlähmungen, abgesehen von der gegen das Grundleiden gerichteten
Behandlung, Antiphlogistica und die verschiedensten Hautreize am
Halse oder im Verlaufe des Vagus, namentlich die Einreibung von
Crotonöl; ferner auch Brechmittel, Nauseosa, Gargarismen und die
endermatische Anwendung von Strychnin. Die Einbürgerung der
Laryngoscopie hat fast alle diese theils unwirksamen, theils nur indirect wirksamen Encheiresen vollständig verdrängt und durch exactere, auf der Basis einer gesicherten Diagnostik ruhende Methoden
der Localbehandlung ersetzt, unter welchen die Anwendung der
Electricität den ersten Platz einnimmt.

Die electrische Localbehandlung der Stimmbandlähmungen (deren erste Anwendung von Duchenne herrührt) wird am
besten unter Führung des Kehlkopfspiegels vorgenommen, indem
man den einen Pol in den hinteren Larynxraum einführt und mittelst
des anderen aussen am Halse den Strom schliesst. Zur intralaryngealen Reizung kann man entweder die von v. Bruns und Mackenzie
beschriebenen, mit Unterbrecher versehenen Laryngo-Electroden, oder
auch eine entsprechend gebogene, cachirte und mit Schwamm oder Pla-
tinknopf versehene sondenartige Electrode benutzen. In der Regel

begnügt man sich mit Application der intralaryngealen Electrode auf die Stimmbänder und Aryknorpel. Ziemssen[*]) hat genaue Vorschriften gegeben, um bei isolirten Muskellähmungen die afficirten Muskeln einer isolirten, directen Faradisation zu unterwerfen; es ist ihm die ganz localisirte Erregung für den arytaenoideus transversus, cricoarytaenoides lateralis, thyreoarytaenoides ext. und int., cricoarytaenoides post., sowie für die Muskeln des Kehldeckels gelungen. Ein einziges Muskelpaar (die cricothyreoidei recti und obliqui) kann auch von aussen her durch Eindrücken der Electroden zu beiden Seiten des lig. conoides in nachweisbare Erregung versetzt werden.

Viele Autoren glauben die intralaryngeale, faradische oder galvanische Erregung der gelähmten Muskeln entbehren zu können, oder verwerfen dieselbe, wegen der damit verbundenen Schwierigkeiten und Schmerzhaftigkeit für den Kranken, gänzlich und bedienen sich lediglich der percutanen Verfahren. Einzelne (z. B. M. Meyer[**]) ziehen den inducirten — andere (Tobold[***]), Benedikt[†]) den constanten Strom für die percutane Application vor. Nach Benedikt wird bei Anwendung des constanten Stroms der Kupferpol auf die Halswirbelsäule gesetzt und mit dem Zinkpol längs des N. laryngeus sup. oder Recurrens am Halse gestrichen.

Ich bin der Ansicht, dass die intralaryngeale Faradisation oder Galvanisation in allen Fällen, wo sie überhaupt ausführbar ist, vor der percutanen im Allgemeinen den Vorzug verdient (was auch aus den verschiedensten Analogien hervorgeht). Die einzige Ausnahme bilden vielleicht die hysterischen Stimmbandlähmungen; hier kommt man mit der percutanen Behandlung oft ebenso rasch und sicher zum Ziele, wie mit der intralaryngealen, und ist sogar die blosse electrocutane Hautreizung mittelst des faradischen Pinsels in der Gegend des Kehlkopfes oder an den seitlichen Regionen des Halses oft von überraschendem Effecte. Selbst veraltete hysterische Aphonien schwinden bei letzterem (wie übrigens auch bei anderen) Verfahren zuweilen sofort im Verlaufe der ersten Sitzung, so dass die Kranken seit Jahren zum ersten Male wieder mit lauter, deutlicher Stimme zu sprechen vermögen. Meist ist dieser erste Erfolg ein sehr vorübergehender, oft nur wenige Minuten dauernd; doch werden

---

[*]) Die Electricität in der Medicin, (3. Aufl. 1866), p. 201—207.
[**]) Berliner clinische Wochenschrift 1865. No. 25.
[***]) Ibid. No. 22, 27, 29.
[†]) Elektrotherapie p. 309

die Remissionen nach und nach länger, und es erfolgt mit der Zeit oft völlige Heilung. —

Auch bei der rheumatischen, sowie bei der durch Ueberanstrengung oder nach acuten Krankheiten entstandenen Stimmlähmung giebt die Electricität meist rasche Erfolge, während sie bei den übrigen Formen, namentlich bei cerebralen Aphonien (z. B. bei Tabeskranken und Apoplectischen) in der Regel wenig ausrichtet.

§. 297. Unter den anderweitigen örtlichen Verfahren verdienen die v. Bruns'sche Heilgymnastik, die Reizung mit der Sonde und endlich die subcutanen Injectionen von Strychnin specielle Erwähnung.

Die von v. Bruns[*]) empfohlene und in sieben Fällen (sowie in einem von Rossbach[**]) geprüfte Methode besteht darin, die Kranken zuerst einfache Vocale, dann Diphtongen in verschiedener Tonhöhe, dann letztere langgezogen und mit angehängten Consonanten, immer aber mit möglichster Gewalt aussprechen oder wenigstens das Aussprechen intendiren zu lassen. In 2 Fällen hatte dieses Verfahren Heilung, in den übrigen nur vorübergehende Besserung zur Folge. Weit schwächer vermag die Reizung des Kehlkopf-Inneren mit der eingeführten Sonde zu wirken, welche jedenfalls der intralaryngealen electrischen Reizung bedeutend nachsteht.

Subcutane Strychnin-Injectionen haben in einem wahrscheinlich rheumatischen Falle von Waldenburg[***]) (Lähmung der Cricothyreoidei), sowie auch in zwei, pathogenetisch unsicheren Fällen von Nendörfer[†]) und Saemann[††]) gute Resultate geliefert, während Tobold, Hermann[†††]) und Nawratil[*†]) von denselben keinen Erfolg sahen. Der Fall von Waldenburg ist auch dadurch bemerkenswerth, dass die vorher längere Zeit versuchte endermatische Anwendung des Strychnins ganz ohne Resultat war. Ich habe die Strychnin-Injection bei halbseitigen Stimmbandlähmungen Tabeskranker und Apoplectischer versucht; jedoch ohne positives Ergebniss. Dagegen hat neuerdings Leube in dem oben erwähnten Falle von diphteritischer Lähmung der Mm. aryepiglottici und thyreoepiglottici

---

*) Die Laryngoscopie und die laryngoscopische Chirurgie, Tübingen 1865.
**) Beiträge zur Diagnose und Therapie der Stimmbandlähnungen, Würzb. med. Zeitschr. VII. H. 2. p. 117.
***) Med. Centralzeitung 1864 No. 81; 1866 No. 15.
†) Handbuch der Kriegschirurgie, Leipzig 1864, p 332.
††) Deutsche Klinik 1864, No. 45.
†††) Zur hypodermatischen Injection, Wiener med. Wochenschrift 1868 No. 20
*†) Ueber Stimmbandlähnungen, Berl. clin. Wochenschrift 1869 No. 38.

durch zehntägige Strychnin-Injectionen (täglich ½ Gran) Heilung beobachtet. — Bei den Lähmungen des Kehldeckels ist überdies die palliative Anwendung der Schlundsonde zur Ernährung der Kranken
erforderlich.

_____

Lähmung des N. hypoglossus. (Zungenlähmung, Glossoplegie).

§. 298. Lähmungen der Zungenmuskeln sind in der Regel centralen Ursprungs. Peripherische Lähmungen des einen oder beider
Hypoglossi sind zuweilen basal und durch Compression der Nerven
an ihrer Austrittsstelle im for. condyl. post. bedingt, z. B. in einem
Falle von Gendrin, wo eine Hydatidencyste den linken Hypoglossus
nebst seinen Nachbarnerven comprimirte. Zu den entschieden centralen Formen gehören die Zungenlähmungen, welche als Theilerscheinung der progressiven Gehirnnervenparalyse (vgl. diese), zuweilen
bei progressiver Muskelatrophie oder im Gefolge von Tabes dorsualis
sowie bei acuten Krankheiten (Typhus) vorkommen und wahrscheinlich in der Gegend des Hypoglossuskerns, am Boden der Rautengrube,
oder in den Ursprungsfasern des Hypoglossus in der substantia reticularis ihren Ausgangspunkt haben. Affectionen der fossa rhomboidea,
z. B. encephalitische Heerde, sind überhaupt häufig von Zungenlähmung begleitet. Die bei Verletzungen des Rückenmarks durch Wir-
belbrüche u. s. w. beobachteten Zungenlähmungen finden von hier
aus ebenfalls ihre Erklärung. Andererseits kommt Zungenlähmung
halbseitig und gekreuzt in Verbindung mit Hemiplegie nach apoplectischen Insulten, durch Hämorrhagie der Centralganglien, oder anderweitige Heerdaffectionen ziemlich häufig zu Stande. Ich habe einseitige Zungenlähmung auch in Verbindung mit Hemiplegie bei
Hysterischen, nach acuten Krankheiten u. s. w. beobachtet.

§. 299. Bei completer, bilateraler Lähmung der Zungenmuskeln
liegt die Zunge ganz bewegungslos am Boden der Mundhöhle, hinter
der Zahnreihe, gerad ausgestreckt. Bei partiellen Lähmungen zeigen
sich entsprechende Abnormitäten in der Stellung und Bewegung der
Zunge. Bei der am häufigsten vorkommenden Hemiplegia linguae
zeigt die Zunge bei ruhiger Lage innerhalb der Mundhöhle meist
keine Abweichung, beim Herausstrecken dagegen Abweichung mit
der Spitze nach der gelähmten Seite hin. Diese (auch bei Thieren
experimentell beobachtete) Erscheinung ist schwierig zu erklären.

Nach Bidder beruht sie auf der einseitig aufgehobenen Action derjenigen Muskeln, welche das Zungenbein heraufziehen. Indem bei intendirtem Geradausstrecken der Zunge die Thätigkeit der Zungenbeinheber nur auf der gesunden Seite stattfindet, erlangt das Zungenbein und in Folge dessen auch die Zunge eine schiefe Stellung zur Mundhöhle, wodurch jene scheinbare Abweichung bedingt wird. In diesem Falle müsste aber auch der Zungenrand auf der gelähmten Seite tiefer stehen als auf der gesunden, was nicht deutlich zu bemerken ist. Correcter scheint mir die von Schiff gegebene Erklärung, wonach jenes Phänomen in dem Uebergewicht des gesunden Genioglossus seinen Grund hat, der, indem er die Zunge aus der Mundhöhle herausführt, die Spitze zugleich nach der entgegengesetzten (gelähmten) Seite zu schiebt.

Bei bilateralen Lähmungen scheinen öfters die Styloglossi allein intact zu bleiben, wärend die übrigen Muskeln gelähmt sind, so dass die Zunge bei jedem Versuche des Hervorstreckens sogleich wieder spontan zurückgezogen wird. Isolirte bilaterale Lähmungen der Vor- und Rückwärtszieher scheinen selten vorzukommen. In einem von Romberg nach Epilepsie beobachteten Falle war nur die Vorwärtsbewegung der Zunge (durch die Genioglossi) etwas beeinträchtigt, im Uebrigen nach allen Seiten völlig freie Beweglichkeit. Man darf die Fälle nicht hierher rechnen, wo in Folge operativer Eingriffe die vorwärtsziehenden Muskeln (Geniohyoidei, Genioglossus, Mylohyoides) ihre Insertionen verloren haben und durch ihre Antagonisten (Stylohyoides, Styloglossus) die Zunge nach rückwärts gezogen wird: Fälle in denen es sich nicht um Lähmungen, sondern um mechanische Gleichgewichtsstörungen der Muskelaction handelt.

Die masticatorischen Störungen sind bei totaler Zungenlähmung sehr erheblich. Da die Bildung des Bissens und das Einspeicheln desselben eine Ortsbewegung der Ingesta innerhalb der Mundhöhle erfordern, welche grösstentheils durch die Zungenmuskeln vermittelt wird, so gehen diese Acte bei Lähmung der Zungenmuskeln nur sehr unvollkommen vor sich. Ebenso fehlt die Fähigkeit zur Fortschaffung der Speisen und Getränke durch den Mundrachencanal; feste Speisen bleiben daher auf dem Zungenrücken (oder, bei Hemiplegien, auf der gelähmten Zungenseite) liegen und das Schlucken von Getränk ist ebenfalls erschwert. Da die gelähmte Zunge den Isthmus faucium nicht mehr vollständig verschliesst, so können Speisereste und Flüssigkeiten, wenn sie selbst in die Pharynxhöhle gelangt sind, bei eintretender Contraction der Schlundmuskeln nach der Mundhöhle

35*

hin ausweichen und somit theilweise regurgitiren. Ausserdem wird
der Kranke durch den sich im Mundbassin ansammelnden Speichel,
dessen Vertheilung und Entleerung schwierig ist, in hohem Grade
belästigt; auch pflegt der Geschmack secundär etwas zu leiden, weil
die Ingesta nicht bewegt und also nur mit einem beschränkten Theile
des Zungenrückens in Berührung gebracht werden.

Die durch Zungenlähmung bedingten Störungen des articulirten
Sprechens sind bald mehr, bald minder hochgradig; sie zeigen sich
bei nur geringen und partiellen Paresen vorzugsweise beim Aussprechen der eigentlichen Zungenlaute, während totale Glossoplegien zu
ganz undeutlicher, lallender und unarticulirter Sprache Veranlassung
geben. Ein solcher Zustand kann aber auch in Fällen vorkommen,
wo die masticatorischen und willkürlichen Bewegungen der Zunge
äusserst wenig oder gar nicht gelitten haben; es handelt sich in derartigen Fällen eben nicht um eigentliche Lähmungen, sondern um
wesentlich coordinatorische und associatorische Störungen, wovon wir
ja bei den Augenmuskellähmungen und den sogenannten phonischen
Glottislähmungen bereits Analogien gehabt haben. Niemals ist übrigens durch blosse Glossoplegien wahre Stummheit, d. h. Tonlosigkeit
bedingt, ebensowenig wie einseitige oder partielle Zungenlähmung
mit dem Stottern in nachweisbarem Zusammenhange steht. Dagegen
wird bei Zungenlähmungen nicht bloss das articulirte Sprechen, sondern auch das Singen (namentlich die Intonation von hohen und
Falsettönen) stark beeinträchtigt, da, wie bereits Bennati gezeigt
hat, sowohl das Angeben von hohen Tönen als von eigentlichen Falsettönen bestimmte Mitbewegungen der Zunge nothwendig erfordert.

§. 300. Die Diagnose der Zungenlähmung ist ohne Schwierigkeit. Der Sitz der Lähmung ist hauptsächlich aus den Complicationen zu bestimmen.

Die Prognose ist fast immer ungünstig, weil gewöhnlich schwere
centrale Leiden die Grundursache bilden. Auch in denjenigen Fällen,
wo halbseitige Zungenlähmung als Theilerscheinung allgemeiner Hemiplegie nach apoplectischen Insulten auftritt, ist die Prognose nicht
günstig, da selbst beim allmäligen Zurückgehen der übrigen Lähmungssymptome die Zungenlähmung sich in der Regel nicht bessert
und namentlich die Articulationsstörung fortdauert.

Die Therapie besteht zunächst in Behandlung des Grundleidens.
Als allgemeiner Nervenreiz wurde früher das Strychnin, als örtlicher
Reiz das Kauen scharfer und flüchtiger Substanzen empfohlen. Ueber
die locale Anwendung der Electricität liegen erst wenige Erfahrun-

gen vor. Ich habe bei apoplectischer Zungenlähmung und dadurch
bedingter Articulationsstörung häufig die locale Faradisation und Galvanisation angewandt, sowohl in Form directer (intramusculärer) Reizung als indirect vom N. hypoglossus aus; die Resultate waren jedoch auch bei längerer Fortsetzung dieser Verfahren ziemlich unbefriedigend. Ebensowenig habe ich von der centralen Galvanisation
bei dieser oder bei anderen Formen von Zungenlähmung Erfolge gesehen.

**Paralysis glosso-pharyngo-labialis (paralysie musculaire pro-
gressive de la langue, du voile du palais et des lèvres, Duchenne). Fortschreitende Bulbärparalyse (Wachsmuth).**

§. 301. Duchenne hat 1860[*] zuerst den typischen Symptomencomplex der „Paralysie musculaire progressive de la langue, du
voile du palais et des lèvres" als selbständige Erkrankung hingestellt, nachdem er, seit 1852, 13 Fälle mit wesentlich übereinstim-
mendem Verlauf beobachtet hatte. Die Priorität Duchenne's ist
bei dieser Krankheit unzweifelhaft, obwohl andere Autoren (z. B.
Trousseau 1841) früher schon ähnliche Fälle fortschreitender Lähmung beobachteten und Dumesnil[**] einen solchen sogar vor Duchenne publicirt hat, wo freilich die in Rede stehende Lähmung
nicht als selbständiges Leiden, sondern im Verlaufe progressiver
Muskelatrophie auftrat. Wachsmuth,[***] dessen Krankheitsbeschrei-
bung allerdings einzelne von der Duchenne'schen abweichende Züge
trägt, verlegte den Sitz des Leidens zuerst in die motorischen Nervenkerne der Medulla oblongata, betrachtete (freilich nur hypothe-
tisch) eine fortschreitende Destruction der Nervenkerne und consecutive centrifugale Degeneration der peripherischen Stämme als materielles Substrat des Processes, und brachte für letzteren die Bezeichnung: „progressive Bulbär-Paralyse" in Vorschlag. Neuerdings ist es vielfach üblich geworden, den präcisirenden Bezeichnungen
Duchenne's und Wachsmuth's die allgemeineren: „progressive

---

[*] Paralysie musculaire progressive de la langue, du voile du palais et des
lèvres, maladie non encore décrite, arch. gén. de méd. Sept. u. Oct. 1860; électrisation localisée, 2. Aufl. p. 621—649 u. p. 1031.

[**] Gazette hebdomadaire Juni 1859, p. 390.

[***] Ueber progressive Bulbär-Paralyse und Diplegia facialis, Dorpat 1864.

Paralyse der Gehirnnerven" oder „multiple Hirnnervenlähmung" zu substituiren. In der That handelt es sich ja wesentlich um eine successive, in bestimmter Reihenfolge und gleichsam nach bestimmtem Typus fortschreitende Lähmung der meisten motorischen Hirnnerven, resp. ihrer bulbären Ursprungsfasern und Kerne, wie sowohl die physiologische Analyse der Symptome, als auch einzelne neuere Obductionsbefunde fast unzweifelhaft machen. Eine Gruppe der motorischen Hirnnerven, und zwar der am meisten nach vorn gelegenen (der Augenmuskelnerven), wird jedoch bei der in Rede stehenden Krankheit nur ausnahmsweise betheiligt, während andererseits in dieser Nervengruppe isolirte und ebenfalls fortschreitende Lähmungen vorkommen, die wir als „progressive Augenmuskellähmung" in einem früheren Abschnitte characterisirt haben. Die progressive Augenmuskellähmung und die Paralysis glossopharyngolabialis bilden also gewissermassen zwei sich ergänzende Formen eines Krankheitsvorganges, den man klinisch als „multiple Hirnnervenlähmung" oder „progressive Hirnnervenlähmung" bezeichnen könnte, so dass es nicht ganz gerechtfertigt erscheint, diese an sich entsprechenden Benennungen der von Duchenne beschriebenen Krankheit ausschliesslich zu vindiciren.

§. 302. Das zuerst erscheinende Symptom ist, in der weit überwiegenden Mehrzahl der Fälle, die Zungenlähmung. Sie ist (nach Duchenne) zugleich das wichtigste, weil durch sie in ihren höchsten Graden unmittelbar das Leben bedroht wird. Sie äussert sich in ganz allmälig auftretenden und fortschreitenden Störungen der Articulation sowohl als der Deglutition. Die Aussprache gewisser Consonanten wird zuerst schwierig, weil die Zungenspitze nicht mehr an die obere Zahnreihe angelegt und die Rückenfläche der Zunge nicht gegen das Gaumengewölbe angedrückt werden kann. Man kann sich von der Beschaffenheit dieser initialen Sprachstörungen leicht einen Begriff machen, wenn man bei herabgedrückter und gegen den Boden der Mundhöhle fixirter Zunge zu articuliren versucht; die Aussprache der meisten Consonanten, namentlich der sogenannten Gaumen- und Zungenlaute, wird dann um so unmöglicher, je mehr man Elevationsbewegungen der Zunge verhütet, und alle Consonanten, deren Aussprache intendirt wird, nehmen einen gleichmässigen Ch-Klang an. — Die Sprache der befallenen Individuen wird dadurch nach und nach ganz unverständlich. Gleichzeitig leidet die Deglutition, namentlich das Verschlucken von Getränk, und der Mund füllt sich mit einem zähen, klebrigen Speichel, der unaufhörlich ausgespieen wird. Duchenne leitet diese Erscheinung bloss davon ab, dass der abgesonderte Speichel nicht mehr, wie gewöhnlich, verschluckt werden kann; es wäre aber wohl denkbar, dass gleichzeitig eine vermehrte oder chemisch veränderte Secretion stattfände, wofür die ganz ungewöhliche Viscosität des Speichels einen Fingerzeig darbietet. Diese ist oft so gross, dass der Kranke Mühe hat, den anhängenden Speichel von den Wandungen der Mundhöhle loszumachen und sich denselben mit Fingern oder Taschentuch fortwährend abwischt.

Allmälig wird auch das Schlucken fester Gegenstände erschwert oder bei völliger Bewegungslosigkeit der Zunge gänzlich unmöglich. Zuweilen zeigen sich in der Zunge fibrilläre Zuckungen, die sogar bis zu einer unaufhörlichen wogenden Bewegung der Zungenmusculatur fortgehen können. Dieses Symptom scheint namentlich den Fällen eigen zu sein, in welchen sich relativ rasch eine erhebliche Atrophie der Zunge entwickelt, was besonders in den Fällen geschieht, die sich mit allgemeiner progressiver Atrophie (in den Extremitäten- und Rumpfmuskeln) verbinden. Bei fortschreitender Atrophie nehmen die fibrillären Zuckungen allmälig ab oder bleiben nur noch in einzelnen Zungenpartieen vorzugsweise lebhaft.

Während die Zungenlähmung fortschreitet, gesellen sich nun weiter Störungen hinzu, welche auf der Lähmung der Gaumensegelmuskeln beruhen. Die Articulationsstörung wird dadurch grösser. Die sogenannten Lippenlaute, deren Aussprache vorher noch intact geblieben war, können jetzt ebenfalls nicht mehr articulirt werden; p und b klingen wie m, f oder w. Die undeutliche Aussprache der Lippenlaute schreibt Duchenne dem Umstande zu, dass wegen der Lähmung des Gaumensegels und des Constrictor pharyngis sup. die Choanen nicht geschlossen werden, und daher beim Sprechen ein Theil der Luftsäule nach der Nasenhöhle entweicht, so dass der Rest nicht mehr Kraft genug besitzt, um die Lippen in der erforderlichen Weise in Schwingungen zu setzen. Die Stimme nimmt daher zugleich den characteristischen Nasalklang an, und Getränke oder flüssige Nahrungsmittel können zum Theil aus den Nasenhöhlen regurgitiren.

Abnormitäten in der Gaumenstellung fehlen in der Regel, weil die Lähmung meist gleichmässig auf beiden Seiten fortschreitet; jedoch fand z. B. Huber[*] das Zäpfchen etwas nach rechts gerichtet;

[*] Beiträge zur klinischen Geschichte der Paralysis glosso-pharyngolabialis, Deutsches Archiv f. clin. Med. Bd. 11. H. 4. u. 5. p. 520.

Samuelson*) das Gaumensegel besonders rechterseits schlaff herabhängend. Beim Kitzeln des Zäpfchens treten oft Reflexcontractionen des Gaumens und Pharynx ein, und man kann daher die Lähmung der Gaumenmuskeln leicht verkennen. Dass aber das erschwerte Aussprechen der Labiallaute in der That in der obigen Weise, durch Lähmung des Gaumensegels zu Stande kommt, ist einfach zu beweisen: drückt man nämlich dem Kranken in dem Moment, wo er die Lippenbuchstaben auszusprechen versucht, die Nasenlöcher zusammen, so gelingt das Aussprechen jener Buchstaben viel deutlicher, weil nun die ganze Luftsäule gezwungen wird, ihren Weg mit grösserer Kraft durch die Mundhöhle zu nehmen.

Zu den Lähmungen der Zunge und des Gaumensegels gesellt sich demnächst eine Paralyse einzelner Lippenmuskeln, besonders des M. orbicularis oris, welche die Sprachstörung noch vermehrt, indem sie allmälig auch das Aussprechen der Vocale unmöglich macht. Zuerst können O und U nicht mehr deutlich ausgesprochen werden; die Lippen sind dabei nach Duchenne's treffender Bezeichnung „wie von Frost erstarrt", und daher auch das Spitzen des Mundes beim Pfeifen u. s. w. unmöglich. Auch die Pronunciation von E und I kann später erschwert werden, indem sich auch die Muskeln der Unterlippe, Triangularis und Quadratus, sowie auch der Levator menti an der Lähmung betheiligen. Dagegen scheinen die übrigen Gesichtsmuskeln, namentlich die Heber der Oberlippe, der Orbicularis palpebrarum, Buccinator u. s. w. meist verschont zu bleiben. Wegen dieser vorzugsweisen Lähmung des Orbicularis oris werden die Mundwinkel durch die Oberlippenheber auswärts und aufwärts gezogen, die Mundspalte also in transversaler Richtung verflacht; die Nasolabialfalten werden tief ausgehöhlt und die ganze Physiognomie erhält dadurch einen weinerlichen Anstrich. In einzelnen Fällen ist jedoch auch eine totale Lähmung der vom Facialis innervirten äusseren Gesichtsmuskeln, mit gänzlichem Verlust der mimischen Bewegungen, paralytischem Exophtalmus u. s. w. vorhanden.

Im weiteren Verlaufe treten auch Respirationsstörungen hinzu, besonders in Form dyspnoetischer Anfälle, die entweder bei Anstrengungen (z. B. beim Gehen), oder auch ohne jede nachweisbare Veranlassung auftreten. Eine eigentliche Lähmung der Respirationsmuskeln entwickelt sich in der Regel nicht; jedoch können die dyspnoe-

---

*) Verein f. wiss. Heilk. in Königsberg, 14. April 1868; vgl. Berl. clin. Wochenschrift 1868, No. 27.

tischen Anfälle mit der Zeit schwerer und häufiger werden und plötzlich unter asphyctischen Erscheinungen den Tod der Kranken herbeiführen — Oefters gesellen sich dagegen zu den Lähmungen der Zunge, des Gaumensegels und der Lippen auch Lähmungserscheinungen im Gebiete der Larynxmuskeln hinzu. Dieselben zeigen sich zunächst in der zunehmenden Ermüdung des Kranken beim Sprechen, im Schwächerwerden der Stimme, zuweilen in völliger Aphonie. Duchenne vermochte wegen mangelnder laryngoscopischer Untersuchung noch keine genauere Explication dieser Erscheinungen zu geben. Dagegen constatirte Ziemssen*) doppelseitige Glottisparalyse; Fauvel (in einem von Fournier**) publicirten Falle) eine Parese der Stimmbänder, sowie ausserdem lebhafte Röthung der Kehlkopfschleimhaut und eine starke Schleimanhäufung im Kehlkopfeingange. Letztere Erscheinungen könnten vielleicht mit dem, durch Lähmung der Zunge und der Mm. glosso-epiglottici bedingten, häufigen Hineingelangen von Speiseresten, Getränken, und Speichel in den Introitus laryngis im Zusammenhang stehen. v. Bruns überzeugte sich in einem Falle laryngoscopisch, dass, wenn er den Kranken in Pausen kleine Löffel Flüssigkeit (Milch) nehmen liess, die geschluckte Portion zuerst in den hinter dem Kehlkopf gelegenen Schlundtaschen sitzen blieb. Stieg das Niveau der Flüssigkeit, durch weitere Zufuhr, über den Grund des Einschnitts zwischen beiden Aryknorpeln (den Anfang der rima glottidis posterior), so floss durch diesen Einschnitt die weisse Flüssigkeit in die Larynxhöhle hinein, was augenblickliche Hustenanfälle u. s. w. hervorrief.

Was die allgemeinen Erscheinungen betrifft, so ist die Krankheit niemals von Fieber begleitet; der Puls zuweilen sogar abnorm verlangsamt (durch Vagus-Reizung?). Die Digestion bleibt dabei normal, der Appetit der Kranken ist unglücklicherweise nie zu stillen, so dass dieselben wahre Tantalusqualen erdulden. Die unvollkommene Nahrungsaufnahme (vielleicht auch der Verlust grosser Mengen von Speichel) führt zu den Erscheinungen der Inanition, zu rapider Abnahme der Muskelkraft, Abmagerung, Schwäche der Extremitäten, aber ohne eigentliche Lähmung derselben. Intelligenz und Geisteskräfte bleiben völlig intact; doch sieht man bei manchen Personen, namentlich Frauen, in Folge der Sprachstörung einen Zustand

---

*) Deutsches Archiv f. clin. Med. Bd. IV. p. 373.
**) L'union 1867. No. 51. u. 53.

psychischer Depression (leichte Rührung, Neigung zu Thränen u. s. w.)
zur Entwickelung kommen.

§. 303. Von der im Vorstehenden geschilderten Reihenfolge der
Erscheinungen finden nur seltene Abweichungen statt. Doch sah
Duchenne selbst in einem Falle Lähmung des Gaumensegels und
des Orbicularis oris der Zungenlähmung voraufgehen. In einem von
mir beobachteten Falle entwickelte sich ebenfalls zuerst die Schlinglähmung zu beträchtlicher Höhe, während erst gegen Ende des Lebens successiv die Lähmung der Zunge, der Lippen und die Respirationsstörung hinzutraten.

In einzelnen Fällen hat man die Gesichtslähmung bloss auf eine
Seite beschränkt gefunden. — Die electromusculäre Contractilität der
gelähmten Gesichtsmuskeln fand Rosenthal in 2 Fällen normal, in
einem dritten merklich geschwächt. Tommasi[*]) und Huber fanden die Reaction auf Inductionsströme in den gelähmten Gesichtsmuskeln erhalten; Benedikt in letzteren tief herabgesunken, während sie in den Zungenmuskeln lange intact blieb. Die Auslösung
von Schlingbewegungen auf reflectorischem Wege durch galvanische
Reizung (vgl. Schlinglähmung) ist, nach Rosenthal und Benedikt,
unverändert.

Andere Hirnnervengebiete, als die bisher erwähnten, werden
selten ergriffen; doch sahen einzelne Beobachter auch Störungen der
motorischen Trigeminusportion, erschwerte Augenbewegungen (Benedikt) und paralytische Verengerung der Pupillen (Stein) hinzutreten, und ich selbst sah in einem Falle eine rechtsseitige Ab-
ducensparese und zunehmende Schwerhörigkeit den classischen
Erscheinungen der Krankheit voraufgehen. Oefters treten nach und
nach Lähmungen der oberen und der unteren Extremitäten, zuletzt
auch Lähmungen der Rumpfmusculatur ein, während die Sphincteren
bis ans Ende intact bleiben. Während im Allgemeinen ein stetiger
und langsamer Fortschritt in den Erscheinungen die Regel ist, kommen doch auch Fälle vor, in welchen die anfangs sehr unbedeutenden Symptome eine plötzliche, anfallsweise Steigerung erfahren.
Nicht ganz selten gesellt sich die Krankheit zu einer vorher bestehenden progressiven Muskelatrophie. Einen derartigen Fall hat zuerst Dumesnil beschrieben; auch Duchenne beobachtete einen
solchen, und hebt hervor, dass man die Erscheinungen der Zungenlähmung dabei von denen der Zungenatrophie sondern müsse, welche

*) L'union 1862 No. 114.

letztere für sich allein ohne Lähmung im Endstadium der progressiven Muskelatrophie angetroffen wird. Andererseits kann aber auch die Krankheit den gewöhnlichen Verlauf nehmen, namentlich mit Glossoplegie beginnen, und sich secundär mit einer progressiven Atrophie der Extremitäten- und Rumpfmuskeln verbinden, wie u. A. der interessante Fall von Stein[*] beweist, in dem auch eine hochgradige Atrophie der Zunge beobachtet wurde. Benedikt fand in einem Falle Paralysis glossopharyngolabialis und progressive Muskelatrophie zugleich mit Dementia paralytica, in einem anderen mit Aphasie, Agraphie und Alexie verbunden. Hamburger erwähnt einen Fall von Paralysis glossopharyngolabialis, wobei ebenfalls aphasische und agraphische Störungen bestanden[**].

Der Verlauf der in Rede stehenden Krankheit ist meist ein chronischer; nach Duchenne ein bis drei Jahre. Nach der weitaus überwiegenden Mehrzahl der bisherigen Erfahrungen, denen sich auch die meinigen anschliessen, ist das Leiden keiner Umkehr fähig und bleibt auch niemals stationär; sein einziger Ausgang ist der Tod, der entweder durch allmälige Inanition oder plötzlich während eines Erstickungsanfalles erfolgt. Nur wenige Autoren wissen von Besserungen oder gar Heilungen (Tommasi, Coppette, Benedikt) zu berichten.

§. 304. Necroscopische Befunde liegen bisher nur in ziemlich geringer Zahl vor. In den meisten derselben war überdies die Untersuchung eine unvollständige, da die Centraltheile entweder gar nicht oder nur macroscopisch untersucht wurden. Unter diesen Umständen ist auf sogenannte negative Befunde nur wenig zu geben. Dagegen haben sich in einzelnen Fällen sehr entschiedene sowohl macroscopische als microscopische Veränderungen im Pons, der Medulla oblongata und den Vorder-Seitensträngen des Rückenmarks — noch öfter ausgesprochene Veränderungen (Atrophie, Fettentartung) in den vorzugsweise betheiligten Hirnnerven gefunden.

1) Fall von Duchenne. Frau von 42 Jahren, auf Trousseau's Abtheilung. Ganz reiner Verlauf, ohne Complicationen. Tod asphyctisch. Section von Dumont-Pallier. — Sämmtliche Hirntheile hatten normale Consistenz, die Gehirnhäute normal, die Basalarterien zeigten atheromatöse Ablagerungen. Der N. hypoglossus zeigte beiderseits von seinen Ursprüngen bis zu seinen Hauptverzweigungen in der Zunge nach Volum und Consistenz völlig normale Verhältnisse. Die Zungenmuskeln hatten

---

[*] Deutsches Archiv für clin. Med. Bd. VI. H. 5. u. 6. p. 593.
[**] Oesterr. Zeitschr. f. pract. Heilk. 1869, p. 905.

gute Farbe und normale Structur, mit ganz unveränderter Querstreifung, ohne Spuren von Fettanhäufung. Auch die Muskeln des Gaumensegels und der Lippen normal. Somit also ganz negativer Befund; microscopische Untersuchung der Centraltheile fehlte. Jedenfalls ist die Annahme eines primären Muskelleidens schon durch dieses Sectionsresultat ausgeschlossen.

2) Fall von Dumesnil. Dies ist der früher erwähnte Fall, in welchem die Paralysis glosso-pharyngolabialis zu vorher bestehender progressiver Muskelatrophie hinzutrat. Es fanden sich die der letzteren Krankheit eigenthümlichen Veränderungen, namentlich Atrophie der vorderen Rückenmarkswurzeln im Cervicaltheil und des N. hypoglossus; doch ist hieraus, wie Duchenne mit Recht hervorhebt, nichts für das uns beschäftigende Leiden zu schliessen.

3) Fall von Huber. Reine Entwickelung der Lähmung; später Extremitätenlähmung, Tod durch Respirationsstörung. — Gehirn, Pons Varoli und Rautengrube normal, ebenso die Med. oblong. auf einem Durchschnitte unterhalb der Oliven und letztere selbst; die Nervenstämme an der Basis alle rein weiss. Die microscopische Untersuchung wurde nach dem Verf. nur flüchtig vorgenommen und ergab im N. hypoglossus „nicht seltene körnig entartete Fasern, sonst meist Fasern mit scholligem und krümligem Inhalt;" ähnlich verhielt sich auch der N. facialis, im Gegensatz zum normalen N. trigeminus; der N. vagus, etwas verdünnt, zeigte wenig erhaltene Fasern, meist breite, streifige Bündel. Rückenmark und seine Nerven, ebenso die Muskeln nicht untersucht. Basalarterien normal.

4) Fall von Rosenthal. Mann von 50 Jahren, ziemlich reine Symptome; auch Extremitätenparese und Verlust der Potenz. Die ausserhalb vorgenommene Section liess, wie es heisst, in den Centralorganen macroscopisch nichts nachweisen. (Der von Rosenthal citirte Fall von Meynert, in dem ein linksseitiger Ponsabscess vorhanden war, der nach der Rautengrube hin perforirte, entspricht nach Symptomatologie und Verlauf durchaus nicht dem Bilde der Duchenne'schen Lähmung.)

5) Fall von Dumesnil. Kein reiner Fall, sondern wahrscheinlich auch progressive Muskelatrophie mit zum Theil eigenthümlichen Erscheinungen und finaler Paralysis glosso-pharyngolabialis. Die Befunde im Rückenmark (Schwund der Wurzeln, besonders der hinteren, und Degeneration der grauen Substanz) sind unter diesen Umständen werthlos; Medulla oblongata, Pons und basale Hirnnerven wurden nicht zur Untersuchung gezogen.

6) Fall von Gerhardt. 63jähriger Mann, vorausgegangene Kopfverletzung. Hinterhauptschmerz, unvollständige rechtsseitige Extremitätenlähmung; Verlauf in einem Jahre, Tod unter Erstickungsanfällen und Sopor. Leichte Pachymeningitis interna, Gefässe normal, N. abducens, facialis, acusticus, vagus und hypoglossus rechts etwas schmaler und dünner als links. Corpus callosum und fornix weiss erweicht (cadaverös?); linke Seitenhälfte der Med. obl. etwas schmaler als die rechte, aber macroscopisch unverändert; auf dem Querschnitte des obersten Theiles des Rückenmarkes die graue Substanz undeutlich, rechts vorn ein ca. 2"' breiter Erweichungsheerd, diffus grau-röthliche Färbung der Hinter- und Seitenstränge. Im Pons Varoli ½ Ctm. vom hinteren Rande, 1 Ctm. vom vorderen entfernt eine erbsengrosse, etwas weichere, braunviolet gefärbte Stelle, an der bereits mit blossem Auge blaurothe Gefässzüge und Punkte erkennbar. Microscopisch daselbst wenig erhaltene Nervenfasern, viele Myelinformen, einzelne Hämatoidincrystalle und eine Masse theils spindelförmig, theils ampullär erweiterter Capillaren. Die gelähmten Muskeln gut gefärbt

und ernährt, nur an der Zunge links etwas blässer als rechts. — G. betrachtet die Veränderungen des Pons als Ursache der Lähmung.

7 — 9) Drei Fälle von Leyden, wovon zwei mit progressiver Muskelatrophie der Hände verbunden, der dritte auf Zunge, Lippen und Gaumen beschränkt waren. Ueber den Befund giebt Leyden folgende Mittheilung: „In allen drei Fällen wurde Atrophie der betreffenden Hirnnerven, N. Hypoglossus, Facialis und Accessorius constatirt. Das Rückenmark zeigte nur in einem Falle deutliche macroscopische Veränderungen in der Cervicalpartie, im zweiten geringe Verfärbung und Abplattung einer Pyramide; im dritten gar nichts. In allen drei Fällen wurde die Anwesenheit von Fettkörnchen-Conglomeraten constatirt. Die Ausdehnung des Processes war sehr verschieden. Im letzten Falle am beschränktesten, wurde er nur in den Pyramiden neben den Oliven, und theilweise in ihrer Centralsubstanz nachgewiesen, Spuren davon noch im hinteren Theile des Pons erkannt. Die grösste Ausdehnung hatte der Process im ersten Falle, nahm hier das ganze Rückenmark ein und erstreckte sich bis in den Pons hinauf. Im dritten Falle war der Process von geringerer Inund Extensität, durch die Medulla oblongata nach oben bis in den Pons und hinab in die obere Partie des Rückenmarks zu verfolgen. In allen Fällen waren die vorderen motorischen Partien ergriffen, in der Medulla oblongata die Pyramiden, weiter abwärts die vorderen Stränge in verschiedener, nach unten abnehmender Intensität, ausserdem im Rückenmarke selbst die seitlichen und besonders die hinteren Partien der Seitenstränge, ebenfalls nach unten abnehmend. Die Hinterstränge sind überall frei.

Der Process ist characterisirt durch das Auftreten von Fettkörnchen - Conglomeraten, Verbreiterung der Nerven-Interstitien, Auftreten sternförmiger Körperchen, geringer Veränderung in den Gefässen; Atrophie, Verdünnung und fettige Degeneration der Nervenfasern. Die Atrophie des Hypoglossus lässt sich tief in die Substanz der Medulla oblongata hinein verfolgen."

§. 305. Den Symptomen und dem clinischen Verlaufe nach ist von vorn herein die Annahme unabweisbar, dass es sich bei der in Rede stehenden Affection nicht um einen peripheren, neuropathischen oder myopathischen, sondern um einen ursprünglich centralen Krankheitsprocess handelt. Das Leiden ergreift bei der gewöhnlichen Reihenfolge der Erscheinungen successiv die motorischen Gebiete beider Hypoglossi, beider Accessorii, Vagi, Glossopharyngei, und eines oder beider Faciales, zuweilen auch des Trigeminus und Abducens; es bewirkt schwere Functionsstörungen der sprachlichen Articulation der Deglutition, zum Theil auch der Phonation und Respiration; es complicirt sich öfters mit Extremitätenlähmung, oder gesellt sich zu vorausbestehenden progressiven Atrophien.

Der Ausgangspunkt so mannichfacher und diffuser Innervationsstörungen ist a priori schwerlich in den peripherischen Nervenstämmen und Muskeln zu suchen, sondern in einem Centraltheile, wo die Ursprungsfasern und Kerne der oben genannten Hirnnerven in engster

Nachbarschaft beisammen liegen und mit den Coordinationscentren der
Sprache, der Schlingbewegungen und Respirationsbewegungen, sowie
mit der motorischen Rückenmarksfaserung in nahe Verbindung gesetzt
sind. Die Symptome weisen fast mit zwingender Gewalt auf die fossa
rhomboidea und die nächst-anliegenden Abschnitte der
Medulla oblongata als Ausgangspunkt hin. Da die untere Hälfte der
Rautengrube die Kerne des Hypoglossus, Accessorius, Vagus und Glossopharyngeus, die obere Hälfte auch die Kerne des Facialis, weiterhin der motorischen Portion des Trigeminus und des Abducens enthält: so sind hier sämmtliche an der Lähmung participirende Hirnnerven
im engsten Raume miteinander vereinigt, während sie zugleich von
hier aus durch Communicationsfasern mit den in der Medulla oblongata
angenommenen Coordinationsorganen (dem Sprachcentrum in den Oliven, dem Centrum der Schlingbewegungen und der rhythmischen Respiration) in Verbindung stehen. So erklären sich die Lähmungen der
sprachlichen Articulation, der Deglutition, Phonation und Respiration,
während die öfters hinzutretende Extremitätenlähmung im Uebergreifen
des krankhaften Processes auf die Pyramidenfaserung ihre Veranlassung findet.

Der gewöhnliche Gang der clinischen Krankheitsbilder lässt annehmen, dass in der Mehrzahl der Fälle der zu Grunde liegende
Krankheitsprocess in der unteren Rautengrube, in der Gegend des
Hypoglossuskerns, beginnt und sich von hier aus weiter über die
zunächst liegenden Vagus-, Glossopharyngeus-, und Accessoriuskerne
verbreitet, worauf die Zungenlähmung und Gaumensegellähmung (sowie auch die Respirations- und Phonationsstörungen) beruhen. Von
hier strahlt die Krankheit vermuthlich über die medullären Ursprungsfasern des Facialis, vielleicht nach der Stelle des Facialiskerns in
der oberen Hälfte der Rautengrube hin, aus. So erklärt es sich,
dass meist beide Faciales, zuweilen nur der eine befallen werden,
und dass bei noch weiterem Vordringen des Krankheitsprocesses
auch der noch weiter aussen liegende Trigeminuskern und der,
zwischen Trigeminus und Facialis liegende Abducenskern afficirt
werden können.

Die hier gegebene, im Wesentlichen zuerst von Wachsmuth
ausgesprochene Deutung der Erscheinungen wird durch einzelne
Obductionsbefunde (namentlich von Gerhardt und Leyden) in
befriedigender Weise unterstützt. Sie scheint dagegen im Widerspruch
mit denjenigen Fällen, wo die Section entweder ganz negative Befunde oder ausschliessliche Veränderungen in den peripherischen

Nervenstämmen (Hypoglossus, Facialis u. s. w.) ergab. Die negativen Befunde bei macroscopischer Untersuchung in den Fällen von Duchenne, Huber u. s. w. beweisen jedoch hier wie bei anderen Erkrankungen des Nervenapparates nur die Abwesenheit gröberer, nicht aber feinerer und dennoch zur Auslösung selbst der schwersten Symptome völlig genügender Alterationen.

Was die „Gelegenheitsursachen" betrifft, so liefert die bisherige Casuistik dafür nur spärliche Ausbeute. Angaben von Erkältungen etc. fehlen selbstverständlich nicht. In einem Falle glaubte Duchenne einen Zusammenhang mit schweren Gemüthsbewegungen nachweisen zu können, zweimal waren tertiärsyphilitische Erscheinungen vorhanden. In dem schon erwähnten Falle von Stein betraf das Leiden einen 53jährigen Weber, der zugleich als Musiker auf der Clarinette und dem Bombardon thätig war. Dieser Mann wurde, nachdem er in einer Nacht auf zwei weit auseinander gelegenen Dörfern seine anstrengenden Instrumente geblasen und dazwischen einen mehrstündigen Marsch bei strenger Kälte gemacht hatte, in den folgenden Tagen von den Sprach- und Schlingbeschwerden befallen. — In der Mehrzahl der Fälle lässt sich dagegen auch nicht die geringste nachweisbare Veranlassung entdecken; ganz gesunde Individuen von anscheinend vortrefflicher Constitution und grosser Muskelkraft wurden von der Krankheit befallen. Das mittlere Alter zwischen 40 und 60 Jahren wird, bei beiden Geschlechtern, vorzugsweise ergriffen; doch habe ich die Krankheit auch einmal bei einem 76jährigen, bis dahin ganz rüstigen Manne beobachtet.

§. 306. Die Diagnose kann im Anfange, wenn beginnende Sprachstörung das einzige Symptom bildet, nicht mit Sicherheit gestellt werden. Später, wenn die Krankheit den oben geschilderten typischen Verlauf nimmt, ist eine Verkennung oder Verwechslung derselben bei sorgfältiger Controle aller Erscheinungen beinahe unmöglich. Bei Vernachlässigung einzelner Symptome dagegen oder in den seltenen Fällen, wo die Krankheit in den Lippenmuskeln beginnt und später erst auf Zunge und Gaumensegel übergreift, wäre eine Verwechselung mit Hemiplegia oder Diplegia facialis allerdings möglich, zumal auch bei Faciallähmungen leichte Sprachstörung und Motilitätsstörungen des Gaumensegels bestehen. Indessen schon das fast exclusive Befallenwerden einzelner Gesichtsmuskeln, namentlich des Orbicularis oris und der Kinnmuskeln, bei gänzlichem Verschontbleiben der übrigen unterscheidet diese Form der Gesichtslähmung von den meisten anderen in sehr auffälliger Weise. Auch sind reine

Faciallähmungen, wie wir gesehen haben, niemals von verminderter Motilität der Zunge und von Deglutitionsstörungen begleitet. Endlich ist auch die sehr schleichende, allmälige Entwickelung hier characteristisch. — An eine Verwechselung mit einfacher (z. B. diphteritischer) Gaumen- oder Pharynxlähmung ist bei der zeitlichen Aufeinanderfolge der verschiedenen Erscheinungen noch weniger zu denken.

Schon Duchenne stellte die Prognose absolut ungünstig, sowohl in Bezug auf die Lähmung, wie auch quoad vitam, da einerseits durch die Deglutitions-, andererseits durch die Respirationsstörungen der letale Ausgang unvermeidlich bedingt werde. Die meisten Beobachter stimmten dieser Auffassung bei. Dagegen will Tommasi in einem seit 8 Monaten bestehenden Falle bereits in wenigen Wochen durch Faradisation bedeutende Besserung erzielt haben, und zweifelt nicht an der völligen Heilung. Auch Coppette will einen Fall geheilt haben, und Benedikt spricht von bedeutenden Erfolgen und Heilungen durch Galvanisation. Diese Erfahrungen sind noch zu wenig zahlreich und die Angaben über die einzelnen gebesserten oder geheilten Fälle zu wenig eingehend, um eine Milderung der Prognose im concreten Falle zu motiviren. Die von mir beobachteten Fälle verliefen insgesammt tödtlich.

§. 307. Die von Duchenne eingeschlagene Behandlung bestand in der localen Faradisation. Diese soll nach ihm selbst in vorgerückten Fällen wohl vorübergehende Besserungen der Sprache und der Deglutition, somit auch der Ernährung, niemals aber einen wirklichen Stillstand der Lähmung herbeigeführt haben. Auch Andere (Trousseau, Fournier, Huber, Rosenthal und ich selbst) sahen von der Faradisation ebensowenig Erfolge. Dagegen constatirte Tommasi in dem vorerwähnten Falle bei faradischer Behandlung schon nach einigen Tagen Besserung des Tonus der gelähmten Muskeln, nach 3 Wochen Herstellung der willkürlichen Beweglichkeit, wesentliche Besserung des Schluckens und der Sprachstörung, so dass nur das R noch nicht rein ausgesprochen und der Nasalklang nicht völlig beseitigt wurde; auch zwei Monate darauf hatte sich, bei fortgesetzter Faradisation, dieser Zustand erhalten.

Benedikt empfiehlt die Galvanisation am Sympathicus und den processus mastoidei, in Verbindung mit der reflectorischen Auslösung von Schlingbewegungen (in der §. 291. geschilderten Weise). Selbst in vorgeschrittenen Fällen wurden einzelne lebensgefährliche Symptome, z. B. die Schlinglähmung, durch dieses Verfahren gehoben.

Die Anwendung medicamentöser Mittel (Strychnin, Eisen) und einer tonisirenden Allgemeinbehandlung zeigte sich auf den Verlauf der Krankheit bisher ohne Einfluss. Die Schlingbeschwerden können natürlich die Einführung der Schlundsonde und eine künstliche, wenn auch sehr ungenügende Ernährung (z. B. durch Clysmata) erheischen; auch ist, so lange die Kranken wenigstens noch Einzelnes zu schlucken vermögen, bei der Wahl der Nahrungsmittel die geeignete Auswahl zu beobachten. Es kommt vor, dass die Kranken consistentere Sachen (einen dicken Mehlbrei, Eigelb, auch etwas Fleisch) noch hinunterbringen, Flüssigkeiten dagegen nicht mehr. Gegen die im Endstadium der Krankheit besonders quälenden Respirationsbeschwerden und die davon abhängige Schlaflosigkeit sind Narcotica und Hypnotica unentbehrlich. Hypodermatische Morphium-Injectionen und neuerdings kleine Dosen von Chloralhydrat mit Morphium haben sich mir in derartigen Fällen höchst wohlthätig erwiesen.

Lähmung der Rumpfmuskeln.

1. Lähmung des M. sternocleidomastoides.

§. 308. Die motorische Innervation des M. sternocleidomastoides geschieht durch den Ramus externus N. accessorii und durch Zweige des plexus cervicalis. Druck oder Verletzung, auch athmosphärische Schädlichkeiten sind zuweilen Ursache der Lähmung; die rheumatische Entstehung beobachtete ich z. B. sehr evident bei dem Portier einer Fabrik, der bei winterlicher Kälte und Zugluft die linke Seite anhaltend dem geöffneten Thorweg zugekehrt hatte und von linksseitiger Torticollis paralytica befallen wurde. Selten kommen central bedingte Lähmungen isolirt vor.

Bei einseitiger Lähmung des Kopfnickers findet man den Kopf nach der entgegengesetzten (gesunden) Seite geneigt, das Kinn mit der Spitze nach der kranken Seite gerichtet; der Abstand zwischen den Ursprüngen des Muskels und seiner Insertion am proc. mastoides ist demnach auf der gelähmten Seite vergrössert, auf der anderen verkleinert. Giebt man dem Kranken auf, den Kopf nach der gesunden Seite zu beugen oder zu rotiren, so vermag er dies gar nicht oder (bei vorhandener Parese) nur in beschränktem Grade. Passiv

lässt sich dagegen der Kopf leicht redressiren, sinkt aber, sich selbst
überlassen, von Neuem in die fehlerhafte Stellung zurück.   Bei längerem Bestehen des Leidens entwickelt sich allmälig eine antagonistische Verkürzung des symmetrischen gesunden Muskels, wodurch
die Difformität noch vermehrt und die passive Beweglichkeit des
Kopfes nach der gelähmten Seite beschränkt wird.

Die electrische (faradische und galvanische) Reaction fand ich
in frischen rheumatischen Fällen fast unverändert; in sehr lange bestehenden Fällen stets mehr oder weniger herabgesetzt (niemals jedoch ganz aufgehoben), meist bei deutlich ausgeprägter Atrophie des
paralytischen Muskels.

Die Diagnose hat besonders Verwechselungen mit anderweitig
bedingter Torticollis, namentlich mit Torticollis spastica (durch primären Krampf oder Contractur eines Sternocleidomastoides) zu verhüten.   Die Aufhebung der activen Beweglichkeit bei passiv ungehin-
derter Geradstellung des Kopfes ist hier in frischeren Fällen das
wichtigste Zeichen.

Die Prognose ist in frischen rheumatischen Fällen meist günstig.   In veralteten, ätiologisch unklaren und bereits mit antagonistischer Verkürzung einhergehenden Fällen lässt sich zwar meist Besserung der Difformität, aber nur selten völlige Heilung erzielen.

Therapie.   Bei frischeren Lähmungen ist die locale Faradisation oder Galvanisation (entweder intramusculär oder vom N. accessorius aus) oft ausreichend.

Von grosser Wichtigkeit ist ausserdem, namentlich in älteren
und schwierigeren Fällen, die Anwendung zweckmässig localisirter
gymnastischer Bewegungen: zunächst passiver, um die Entwickelung
dauernder Difformitäten durch Verkürzung des gesunden Antagonisten
möglichst zu verhüten; sodann bei wiederkehrender Motilität der früher
geschilderten duplicirten oder halb-activen Bewegungen der schwedi-
schen Gymnastik.   Bei unnachgiebiger Verkürzung des symmetrischen
gesunden Muskels kann die vorherige Tenotomie desselben nebst entsprechender orthopädischer Nachbehandlung, oder Dehnung in Chlo-
roformnarcose erforderlich werden.

2) Lähmung des M. cucullaris.

§. 309.   Motorische Nerven erhält der M. cucullaris aus dem
Endast des Ramus externus accessorii und aus dem Plexus cervicalis.
Traumatische Verletzungen dieser Nerven können Lähmungsursache

sein, wie z. B. in einem Falle von Quetschwunde des Halses, den
Duchenne mittheilt. Auch rheumatische Lähmungen kommen vor;
sodann werden isolirte Lähmungen des Cucullaris bei Kindern (zuweilen nach Keuchhusten) beobachtet.

Die Lähmungen des Cucullaris sind selten total; in der Regel
werden nur einzelne grössere Bündelabschnitte dieses umfangreichen
Muskels befallen. Besonders häufig sind Lähmungen der oberen
(Clavicular-) Portion, welche sich durch verminderte Elevationsfähig-
keit der Schulter (verminderte Annäherung des Acromioclavicular-
gelenks an das Hinterhaupt) kundgeben. Bei diesen Lähmungen
kann es vorkommen, dass die zur Ausführung willkürlicher Bewegungen unfähige Muskelportion noch als accessorischer Respirations-
muskel bei starken Inspirationsanstrengungen sichtbar contrahirt
wird. Es ist das eine Erscheinung, welche sich auch bei anderen
Schulter- und Brustmuskeln, namentlich beim Serratus ant. magnus,
wiederholt, und wovon wir auch bei Lähmungszuständen im Gebiete
der Hirnnerven, z. B. bei Augenmuskellähmungen, bei der phonischen
Stimmbandlähmung, bei Glossoplegien die mannichfaltigsten Analoga
gefunden haben; es beweist nichts weiter, als dass Reize vom Coor-
dinationscentrum der inspiratorischen Bewegungen aus ungeschwächt
auf die Motoren des Muskels wirken, während die Verbindung mit
dem willkürlichen Bewegungscentrum unterbrochen oder alterirt ist.
Ganz mit Unrecht hat man daraus auf eine doppelte Innervation,
eine motorische und respiratorische, der Athemmuskeln geschlossen,
und es ist speciell für den Cucullaris auch (bereits von Charles
Bell) eine solche Trennung versucht worden; indem man behauptet
hat, dass bei blosser Lähmung der Cervicalnerven nur die willkürliche Action der oberen Muskelbündel, bei gleichzeitiger Lähmung
des Ramus externus N. accessorii aber auch die Theilnahme derselben
am Respirationsact aufhöre [Bell, Stromeyer,[*]) Duchenne[**])].
Eine solche Trennung beider Functionen ist bisher physiologisch und
pathologisch gänzlich unerwiesen.

Bei Lähmungen der mittleren und unteren Bündel besteht das
Hauptsymptom darin, dass in der Ruhestellung die Scapula auf der
gelähmten Seite tiefer steht, als auf der gesunden, und dass zugleich
ihr vorderer Rand und innerer Winkel weiter von der Wirbelsäule

---

[*]) Paralyse der Inspirationsmuskeln, Hannover 1836.
[**]) Recherches électrophysiologiques et pathologiques sur les muscles de l'épaule,
Paris 1853. Electrisation localisée. 1. Aufl. p. 2⁵5; 2. Aufl. p. 762.

entfernt sind, als im normalem Zustande. Die willkürliche Elevation
der Scapula ist zwar beschränkt, aber noch in einem gewissen Grade
möglich, indem hierbei die Clavicularportion des Cucullaris und, falls
auch diese gelähmt ist, der Levator anguli scapulae und die Rhomboidei zum Theil vicariiren. Auch bei Adduction des vorderen Randes der Scapula an die Wirbelsäule wird der Cucullaris durch die
letztgenannten Muskeln etwas unterstützt; es kann daher eine geringe Adductionsfähigkeit auch bei völliger Lähmung des Cucullaris
fortbestehen, und lässt die gänzliche Aufhebung derselben in der
Regel auf Mitbetheiligung des Levator anguli scapulae und der
Rhomboidei schliessen. Im weiteren Verlaufe so hochgradiger Lähmungen wird die Scapula durch Contraction der antagonistischen
Muskeln, namentlich des Serratus ant. magnus, und durch das Gewicht des Arms noch weiter nach vorn, abwärts und zugleich nach
aussen gezogen.

Die electrische Reaction ist in frischen Fällen gar nicht oder
wenig herabgesetzt; in älteren Fällen häufig vermindert. Die Diagnose kann in zweifacher Richtung Schwierigkeiten darbieten. Die
meisten Fälle von Cucullarislähmung (mit oder ohne gleichzeitige
Lähmung des Levator anguli scapulae und der Rhomboidei) sind in
früherer Zeit verkannt und als Contracturen des Serratus ant. angesehen worden. In der That ist die Stellung der Scapula bei letzterem Leiden die nämliche. Vor Verwechslungen schützt aber eine
genaue Prüfung der Function, namentlich der activen und passiven
Beweglichkeit der Scapula in dem oben gedeuteten Sinne. Sodann
kann man primäre Atrophien des Cucullaris, welche äusserst häufig
in den unteren Bündeln dieses Muskels namentlich als erstes Symptom der progressiven Muskelatrophie vorkommen, mit Lähmung verwechseln. Die Entscheidung darüber ist oft schwierig und kann sich
nur im weiteren Verlaufe des Falles mit Sicherheit herausstellen.

Die Prognose ist, namentlich in frischeren Fällen und bei unvollkommenen oder partiellen Lähmungen, meist günstig. Die Behandlung besteht, wie bei den Lähmungen des Sternocleidomastoides, wesentlich in localer Anwendung der Electricität und Gymnastik. Beiläufig sei erwähnt, dass schon Stromeyer lange vor
Duchenne die locale und sogar die extramusculäre Faradisation bei
Cucullarislähmungen vorschlug und benutzte.

3. Lähmung des M. pectoralis (major und minor).

§. 310. Die Motoren der Mm. pectorales stammen aus den Nn. thoracici anteriores der pars supraclavicularis des plexus brachialis. Isolirte Lähmung der pectorales scheint selten vorzukommen; sie würde sich hauptsächlich durch die verminderte oder aufgehobene Adduction des Arms an den Thorax verrathen. Dagegen können Schwächezustände der Pectorales gemeinschaftlich mit ähnlichen Zuständen des Serratus ant., der Intercostales u. s. w. besonders im kindlichen Alter auftreten und ein Entstehungsmoment der als Pectus carinatum paralyticum bekannten Difformität bilden.

Nicht zu verwechseln mit diesen Lähmungen sind angeborene, meist einseitige Defecte der Pectorales, wie solche von Ziemssen*), Bäumler**), und Anderen beobachtet wurden.

4. Lähmung des Serratus anticus magnus.

§. 311. Die Lähmungen des Serratus ant. magnus waren bereits Bell bekannt; sie haben besonders durch Stromeyer eine Art von historischer Berühmtheit erhalten, indem derselbe einseitige Serratuslähmung als Ursache der gewöhnlichen Form von Rückgratsverkrümmung (Scoliosis habituualis) auffasste. Neuerdings haben sich Duchenne, M. Eulenburg, Busch, Neuschler, Wiesner, v. Niemeyer eingehender mit dieser Lähmung beschäftigt.

Auch der Serratus anticus hat, gleich dem Kopfnicker und Cucullaris, eine doppelte Innervation: aus dem N. thoracicus longus der pars supraclavicularis des plexus brachialis und aus den Nn. intercostales. Bell und nach ihm Stromeyer glaubten den erstgenannten Nerven als ausschliesslichen Respirationsnerven auffassen zu müssen (daher der von Bell gegebene Name: N. respiratorius thoracicus externus inferior): eine Ansicht auf welche Stromeyer seine bekannte Scoliosentheorie gegründet hat, welche aber (wie ich schon bei den Paralysen des Cucullaris erwähnt habe) jeder inneren Nothwendigkeit ebensowohl als des exacten physiologischen und pathologischen Nachweises ermangelt.

---

*) Electricität in der Medicin, p. 223.
**) Beobachtungen und Geschichtliches über die Wirkungen der Zwischenrippenmuskeln, Diss. Erlangen 1868.

Einseitige Lähmungen des Serratus sind nicht ganz selten, in der Regel jedoch nicht völlig isolirt und namentlich mit Lähmung des unteren Drittels des Cucullaris (Duchenne, angeblich in 50 Fällen) oder anderen Brustmuskeln verbunden. Häufiger kommen in beiden Serrati zugleich, z. B. nach Keuchhusten, paretische Zustände vor, welche in Verbindung mit Schwäche anderer Brustmuskeln zu den Erscheinungen des Pectus carinatum paralyticum Veranlassung geben. Bilaterale vollständige Serratuslähmung ist selten; ein solcher Fall ist von Busch*) genauer beschrieben.

Die Aetiologie der meisten Serratuslähmungen ist dunkel; zuweilen werden rheumatische Einflüsse (z. B. in Busch's Fall das Schlafen auf feuchter Erde) oder Ueberanstrengung beschuldigt. In dem Falle von Neuschler war eine traumatisch (durch Fall) entstandene Geschwulst am Halse vorausgegangen, wobei möglicherweise der N. thoracicus longus verletzt war. In einem Falle von v. Niemeyer**) bekam ein Zimmermann, welcher schwere Balken auf der rechten Schulter zu tragen pflegte, zuerst rechtsseitige Serratuslähmung; als er darauf anfing, die Balken auf der linken Schulter zu tragen, begann sich auch eine Lähmung des linken Serratus bei ihm zu entwickeln. — Jedenfalls ist der Ursprung der Lähmung meist ein peripherischer und hat seinen Sitz in den von der pars supraclavicularis des plexus brachialis abtretenden Aesten. Wiesener und v. Niemeyer heben mit Recht hervor, dass der N. thoracicus longus durch seine anatomische Lage und die Perforation des M. scalenus medius gegen Druck, Erkältung etc. vorzüglich exponirt ist.

§. 312. Der Entwickelung von Serratuslähmungen gehen öfters neuralgische Schmerzen im Gebiete des plexus brachialis voraus. In einem, letzthin von mir beobachteten Falle waren 14 Tage hindurch heftige, paroxysmatisch auftretende Schmerzen vorhanden, die über die Schultergegend und den Oberarm ausstrahlten. Auch Wiesner führt vorausgehenden Schmerz in der fossa supraclavicularis als characteristisches Symptom an.

Bei isolirter Serratuslähmung fällt zunächst in der Ruhestellung des Kranken die Deviation der Scapula auf der gelähmten Seite ins Auge. Dieselbe ist in der Art um ihre Längsaxe gedreht, dass

---

*) Ueber die Function des Serratus ant. major, Archiv f. clin. Chirurgie, Bd. IV. 1863. p. 39.

**) Lehrbuch (7. Aufl.) Bd. II. p. 377.

***) Zur Pathogenese und Aetiologie der Serratuslähmungen, Archiv f. clin. Med. V. 1. 1868.

ihr äusserer Rand mehr nach unten und der untere Winkel nach
innen (gegen die Wirbelsäule) gerichtet ist. Diese Stellung der
Scapula beruht auf der antagonistischen Verkürzung des Levator
anguli scapulae und der Rhomboidei, sowie auch der mittleren und unteren Bündel des Cucullaris. Wenn in dem Duchenne'schen und
einigen anderen Fällen jene characteristische Stellungsanomalie der
Scapula, namentlich die Senkung ihres äusseren Winkels und äusseren Randes bei Erhebung des inneren Winkels, nicht angetroffen
worden ist, so beruht dies, wie ich glaube, darauf, dass in jenen
Fällen die Serratuslähmung mit particller Paralyse des Cucullaris
(wie Duchenne selbst angiebt) und vielleicht auch des Levator
anguli scapulae und der Rhomboidei complicirt war.

Unter den Functionsstörungen tritt besonders die behinderte
Elevation des Armes hervor. Die Art der Mitwirkung des Serratus
bei Elevation des ganzen Arms (bis zur Verticalen) ist bekanntlich
noch streitig; jedenfalls ist soviel sicher, dass der Serratus dabei
mitwirkt, indem er durch seine Verkürzung die Scapula nach aussen
und unten dreht, und so erst die Erhebung des Arms über die
Horizontalebene hinaus ermöglicht. Daher sieht man, dass Kranke,
welche einen gelähmten Serratus haben, den Arm höchstens bis zur
Horizontalen zu erheben vermögen. Bringt man aber passiv das
Schulterblatt in die zur weiteren Elevation erforderliche Stellung,
indem man so gewissermassen die Action des Serratus ersetzt: so
können die Kranken, bei fixirter Scapula, ihren Arm durch Wirkung
des pectoralis major, deltoides u. s. w. frei bis zur Verticalen erheben. Es geht hieraus hervor, dass der Serratus nicht, wie man
vielfach behauptet hat, wirklicher Hebemuskel des Arms ist, sondern
eben nur indirect durch Ab- und Auswärtsführung der Scapula zu
jener Elevation beiträgt.

Auf ein anderes Symptom der Serratuslähmung hat Busch
aufmerksam gemacht. Bei Abduction des Arms nämlich, resp. bei
der meist unbehinderten Erhebung bis zur Horizontalen, rückt die
Scapula allmälig auf der Thoraxwand nach der Wirbelsäule hin, und
es springt zwischen ihrem inneren Rande und den Dornfortsätzen
ein starker Muskelwulst vor. Dies beruht darauf, dass bei der
Abduction des Arms die Scapula für gewöhnlich durch den Serratus
einerseits, den Cucullaris (nebst Levator anguli und Rhomboidei)
andererseits fixirt wird. Ist der Serratus gelähmt, so treten die Muskeln
der letzteren Gruppe allein in Wirksamkeit, wodurch eben jene Adduction der Scapula an die Wirbelsäule und das Vorspringen des Muskelwulstes

bedingt ist. Natürlich fehlen diese Erscheinungen, wenn mit dem Serratus gleichzeitig auch der untere Theil des Cucullaris und die übrigen Antagonisten des Serratus gelähmt sind.

Respirationsstörungen werden bei Lähmungen des Serratus niemals beobachtet, und ebenso wenig wird durch dieselben zur scoliotischen Abweichung der Wirbelsäule Veranlassung gegeben. Die electromusculäre Contractilität, sowie auch die faradische und galvanische Reizbarkeit seines N. thoracicus longus fand ich bei länger bestehenden Serratuslähmungen immer, und zwar ziemlich gleichmässig, vermindert oder selbst erloschen; auch kommt es allmälig zur Atrophie des paralytischen Muskels und zu secundären Contracturen seiner mehrfach genannten Antagonisten.

§. 313. Bei isolirten Lähmungen des Serratus ist zwar die Stellung der Scapula eine ziemlich characteristische: doch können Verwechslungen mit primärer Contractur der Antagonisten, namentlich des Levator anguli scapulae und der Rhomboidei vorkommen, wobei die Scapula eine ähnliche Position einnimmt. Eine solche Verwechslung wurde z. B. offenbar von Debout[1]) begangen in einem Falle von angeblicher Contractur des Levator anguli, die er durch Faradisation des Serratus geheilt haben will! Hier ist besonders die passive Beweglichkeit entscheidend: lässt sich die Scapula leicht in die normale Stellung zurückführen, so ist Contractur auszuschliessen, während bei primären Contracturen das Redressement gar nicht oder nur unvollständig ausführbar ist.

Die Prognose ist, namentlich in frischen Fällen, bei geeigneter Behandlung günstig. Auch ältere Fälle werden meist noch geheilt, erfordern jedoch oft eine weit längere (mehrmonatliche) Behandlung.

Therapie. — Die locale Faradisation, allein oder in Verbindung mit passiven und später activen Bewegungen liefert in der Mehrzahl der Fälle sehr befriedigende Resultate. Auch vom constanten Strom (dem v. Niemeyer bei protrahirten und hartnäckigen Fällen den Vorzug vindicirt) habe ich sehr gute Erfolge gesehen, und erst kürzlich eine seit 3 Monaten bestehende complete Serratuslähmung durch zweimonatliche Galvanisation vollständig beseitigt. Abgesehen von dem Verschwinden der Difformität waren auch die Function und electrische Reaction des Muskels zur Norm zurückge-

---

*) Union méd. 23. Febr. 1853. Vgl. M. Eulenburg, med. Centralzeitung 1853, No. 36.

kehrt*). — Caspari**) will einen Fall, in dem es sich jedoch wahrscheinlich um beginnende progressive Atrophie handelte, durch Galvanisation des Sympathicus geheilt haben. Anderweitig empfohlene Verfahren (in frischen Fällen örtliche Blutentziehungen und Ableitungen, in älteren Fällen Einreibungen, Frictionen, Bäder u. s. w.) sind neben der Electricität und Gymnastik jedenfalls entbehrlich, wahrscheinlich auch nutzlos.

5. Lähmung des M. latissimus dorsi.

§. 314. Den Lähmungen dieses Muskels (dessen motorische Nerven aus einem Aste der Nervi subscapulares, dem r. thoracico-dorsalis herstammen) ist bisher wenig Beachtung geschenkt worden. Jedoch können vollständige und ganz isolirte Lähmungen im Latissimus vorkommen, deren Ursache zuweilen übermässige Anstrengung (übermässige Dehnung des Muskels beim Heben schwerer Lasten oder des Körpergewichts bei ausgestrecktem Arme?) zu sein scheint. In derartigen Fällen besteht eine höchst characteristische Difformität: die Scapula der kranken Seite steht, bei herabhängendem Arme, flügelförmig vom Thorax ab, und zwar soweit, dass man mehrere Finger oder die ganze Hand in den zwischen Thorax und Scapula gebildeten, taschenförmigen Raum bequem einführen kann. Die Bewegung des Arms der kranken Seite nach rück- und abwärts ist gleichzeitig beeinträchtigt. Passiv, oder auch durch electrische Contraction des gelähmten Latissimus lässt sich in der Regel sowohl Normalstellung der Scapula als auch Rück- und Abwärtsbewegung des Arms herbeiführen. [In einem von meinem Vater 1857 beobachteten Falle zeigte sich das eigenthümliche Phänomen, dass die Scapula nach einmaliger Faradisation des Latissimus dauernd in der normalen Stellung verblieb. Nach beinahe zwei Jahren trat in Folge eines Falles beim Stelzenlaufen ein Recidiv ein, wobei wiederum die einmalige Faradisation des paralytischen Latissimus, wie ich mich damals selbst überzeugte, dauernde Normalstellung der Scapula und Verschwinden der sehr auffälligen Difformität herbeiführte]***).

---

*) Vgl. M. Eulenburg, Fall von Paralyse des M. serratus anticus major Berl. clin. Wochenschrift 1869, No. 42.

**) Beiträge zur electrotherapeutischen Casuistik, Archiv f. clin. Med. 1868.

***) Sitzung des Vereins Berliner Aerzte vom 30. März 1859.

6. Lähmung der Inspirationsmuskeln.

§. 315. Totale, complete Lähmung der Inspirationsmuskeln kann nur durch aufgehobene Action des inspiratorischen Centrums in der Medulla oblongata bedingt werden. Wir sehen eine solche zuweilen plötzlich durch traumatische Einflüsse, namentlich Fracturen und Luxationen des 1. und 2. Halswirbels mit Blutextravasat oder Continuitätstrennung der Medulla oblongata, oder nach und nach in Folge organischer Veränderungen zu Stande kommen; so u. A. bei fortschreitenden spinalen Processen, im Endstadium der progressiven Muskelatrophie und progressiver allgemeiner Paralysen, (sowie auch der Paralysis glosso-pharyngolabialis). Ebenso folgt Inspirationslähmung auf die functionelle Ueberreizung jenes Centrums, wie sie in Folge zunehmenden Sauerstoffmangels und gleichzeitiger Kohlensäureüberladung des Blutes, im Agoniestadium der verschiedensten Krankheiten vorkommt; oder sie kann unmittelbar durch Aufnahme toxischer, lähmend auf jenes Centrum einwirkender Substanzen herbeigeführt werden.

Ausser dieser centralen, coordinatorischen Inspirationslähmung können aber auch partielle Lähmungen der Inspirationsmuskeln vorkommen, die durch peripherische Leitungsstörungen der Nervenbahnen (der Cervicalzweige für die Scaleni, der Nn. intercostales, des N. phrenicus u. s. w.) bedingt sind. Partielle Lähmungen der einzelnen kleineren Inspirationsmuskeln (z. B. der Intercostales im Gefolge von Pleuritis, worauf schon Laennec hinwies), brauchen keine auffallenden Functionsstörungen zur Folge zu haben. Dagegen sind die am häufigsten isolirt vorkommenden Lähmungen des grössten und wichtigsten Inspirationsmuskels, des Zwerchfells, von erheblicher symptomatologischer und klinischer Bedeutung und erfordern daher eine gesonderte Besprechung.

§. 316. Stokes[*]) hat zuerst darauf aufmerksam gemacht, dass Lähmungen des Zwerchfells im Gefolge chronischer Entzündungen der Pleura und besonders beim Empyem zu Stande kämen. Aran, Duchenne[**]) und Kneic[***]) haben diese Beobachtung mehrfach

---

[*]) Dubl. journ. und arch. gén. de méd. 2. sér. 1836. t. X. p. 343.

[**]) Recherches électrophysiologiques, pathologiques et thérapeutiques sur le diaphragme, union médicale 1853, No. 101, 105, 109, 149, 155, 162, 173; électrisation localisée, 2. Aufl. p. 718.

[***]) Traité de diagnostik médical, 2. Aufl. Paris 1859, p. 87.

bestätigt. Aran will auch bei Peritonitis und Hydropneumothorax Zwerchfellslähmung gefunden haben; als Ursache derselben ergaben sich in dem ersteren Falle Pseudomembranen an der unteren Fläche des Zwerchfells und Eiteransammlung auf der oberen Fläche der Leber. Duchenne und Racle fanden in einem Falle von bedeutendem pleuritischem Exsudat, ausser Auflagerung pleuritischer Pseudomembranen, eine vorgeschrittene Atrophie und Entartung des Muskels mit Verlust der Querstreifung u. s. w. namentlich auf der Seite des Exsudates, weniger auch auf der gesunden Seite. Es scheint demnach sich in derartigen Fällen nur um myopathische, mit Atrophie und Degeneration verbundene Veränderungen, nicht aber um primäre Innervationsstörungen des Zwerchfells zu handeln.

Ebenso zweifelhaften Ursprungs sind die Motilitätsstörungen des Zwerchfells, welche man bei progressiver Muskelatrophie und bei chronischer Bleiintoxication antrifft. Dagegen können bei Hysterischen wirkliche Paralysen des Zwerchfells, von wahrscheinlich centralem Ursprunge, auftreten. Endlich werden, ohne nachweisbare Veranlassung, isolirte Zwerchfellslähmungen, bei Integrität der übrigen Inspirationsmuskeln — vielleicht als Leitungslähmungen des N. phrenicus — beobachtet.

§. 317. Die characteristischen Symptome der Zwerchfellslähmung hat zuerst Duchenne genauer bestimmt. Stokes glaubte als pathognostisches Symptom (z. B. bei der pleuritischen Lähmung) die Hervorwölbung der Bauchwandungen durch die Depression der Baucheingeweide ansehen zu müssen, welches Criterium jedoch geradezu unrichtig ist, da bei Lähmung des Zwerchfells dasselbe im Allgemeinen höher steht und höchstens mechanische Verhältnisse, wie eben z. B. der Druck pleuritischer Exsudate, eine Depression des Zwerchfells herbeiführen könnten. Die Hervorwölbung der Bauchdecken fehlt also bei reinen uncomplicirten Zwerchfellslähmungen vollständig.

Die Symptome, wodurch sich letztere markirt, treten vor Allem beim Respirationsact hervor. Im Momente der Inspiration findet eine Einziehung des Epigastrium und der Hypochondrien statt, während der Thorax sich dilatirt; bei der Exspiration zeigt sich gerade der entgegengesetzte Vorgang.

Ist die Paralyse unvollständig, so bemerkt man bei ruhiger Athmung keinen auffallenden Unterschied von der Norm, während derselbe bei aufgeregter und stürmischer Respiration deutlich hervortritt. Bei bloss einseitiger Lähmung ist die Synergie der beiden

Zwerchfellshälften gestört und man beobachtet dann nur auf der gelähmten Seite die obigen Phänomene. Bei bloss partieller Zwerchfellslähmung scheinen dem entsprechend circumscripte, nur bei tiefer Inspiration auftretende Hervorwölbungen des Abdomen ein pathognomonisches Symptom abzugeben. Contrahiren sich die einzelnen Zwerch-
fellsbündel nicht gleichzeitig, sondern successiv, so entstehen wellenförmige Bewegungen während der Inspiration, wovon die zweite unten
mitgetheilte Beobachtung einen interessanten Beleg darbietet.

Gewöhnlich ist bei Zwerchfellslähmungen die Athemfrequenz auch
in der Ruhe etwas beschleunigt; Dyspnoe dagegen besteht auffallenderweise gar nicht, und es wird auch keiner der accessorischen Inspirationsmuskeln in Thätigkeit versetzt, so dass Scaleni und Intercostales allein das Einathmen vermitteln. Sobald der Kranke aber
in psychische Erregung geräth, eine Anstrengung macht, geht oder
spricht, steigt die Respirationsfrequenz selbst auf 40—50, die sämmtlichen Hülfsmuskeln gerathen in Thätigkeit; der Kranke fühlt sich
wie zum Ersticken und muss sich, wenn er geht, nach einigen
Schritten ausruhen, wenn er spricht, Athem schöpfen, um den an-
gefangenen Satz zu beenden. Kranke dieser Art athmen stets nur
kurz; beim langen Athemholen bekommen sie Erstickungsnoth und
fühlen selbst, wie ihnen „die Eingeweide in die Brust hinaufsteigen
und sie ersticken." Ihre Stimme wird schwächer, ohne dass die
Phonation selbst leidet. Alle Exspirationsanstrengungen (Husten,
Niesen, Expectoration, Defäcation u. s. w.) gehen schwierig von
statten, weil wegen der Immobilität und des habituellen Höhen-
standes des Zwerchfells das Zustandekommen der Bauchpresse
wesentlich gestört ist. Die electrische Reaction, die man allerdings
nur bei indirecter Reizung vom N. phrenicus aus prüfen kann,
scheint bei Zwerchfellslähmungen meist normal zu bleiben; jedoch
fand ich dieselbe auch in einem (weiter unten berichteten) Falle sehr
erheblich vermindert.

Das Leben wird, solange keine Complication besteht oder hinzutritt, durch die Zwerchfellslähmung allein nicht gefährdet, weil die
Intercostales in genügender Weise die Expansion der unteren Lun-
genabschnitte vermitteln. Bekommen solche Kranke aber einen Catarrh oder eine anderweitige leichte Affection des Respirationsapparates, so schweben sie in grosser Gefahr, weil die Expectoration
durch die Zwerchfellslähmung erschwert oder unmöglich gemacht ist.

§. 318. Die Diagnose unterliegt bei genauer Untersuchung
und Constatirung der angeführten, pathognostischen Symptome keinem

Zweifel. Nur ob Paralyse oder Atrophie und myopathische Desorganisation des Zwerchfells besteht, ist aus der Functionsstörung allein nicht zu entscheiden; hier sind der Verlauf, die ätiologischen Momente und zum Theil die electrische Reaction massgebend. Die bei chronischer Bleiintoxication vorkommenden Motilitätsstörungen des Zwerchfells sind öfters verkannt und als asthmatische Beschwerden („Bleiasthma") aufgefasst worden.

Die Prognose der Zwerchfellslähmungen ist im Allgemeinen nicht günstig, wegen der Seltenheit einer Heilung und der Gefahr, in welcher die Kranken bei jeder hinzutretenden Respirationsstörung schweben. Nur bei der saturninen Lähmung wird zuweilen spontane Besserung beobachtet.

Die Therapie besteht in der localen Galvanisation oder Faradisation der Nn. phrenici, die in der bekannten Weise am Halse vorgenommen wird. Duchenne, welcher die Faradisation als das einzige Mittel in Vorschlag bringt, spricht jedoch nicht von damit erzielten Erfolgen. Bei der Seltenheit isolirter Zwerchfellslähmungen überhaupt und ihrer Heilungen insbesondere, glaube ich den folgenden von mir beobachteten Fall kurz anführen zu dürfen.

Ein 23jähriger Oeconom, Wilhelm T., spürte vor vier Wochen Morgens beim Erwachen einen tiefen Schmerz unter dem Brustbein und den falschen Rippen beiderseits, der sich beim Athemholen steigerte. Er hatte sich neun Tage vorher einer heftigen Erkältung ausgesetzt, indem er, von der Reise kommend und stark schwitzend, bei heftigem Frost ein ihm verdächtig scheinendes Individuum verfolgte, was eine mehrere Tage anhaltende Schmerzhaftigkeit und Steifigkeit im Nacken zur Folge hatte. — Die heftigen Schmerzen in der Zwerchfellsgegend wichen bald unter Application einiger Schröpfköpfe und Blutegel; aber Pat. fand sich genöthigt, häufiger und kürzer Athem zu holen, hatte bei der geringsten Anstrengung ein Gefühl von Beengung und ermüdete fast nach jeder Bewegung. Die Gesichtsfarbe war blass, abwechselnd mit fliegender Hitze und Kältegefühl in den Extremitäten. — Als ich (am 15. Januar 1866) den Pat. untersuchte, war weder spontan noch auf Druck Schmerz in der Zwerchfellsgegend vorhanden; auch liess sich jede Erkrankung der Brustorgane ausschliessen. Bei ruhiger Respiration dehnte sich der Thorax in normaler Weise aus, während die Bauchdecken in der Regio epigastrica und beiden Hypochondrien eine Einziehung machten; umgekehrt verhielt es sich beim Ausathmen, wo namentlich der untere Theil des Abdomen stark hervorgetrieben wurde. Die Frequenz der Athemzüge wechselte zwischen 24 und 32. Gab man dem Pat. auf, eine lange und tiefe Inspiration vorzunehmen, so contrahirte er unter ostensibler Beängstigung und Dyspnoe die Mehrzahl der inspiratorischen Hülfsmuskeln, namentlich die Sternocleidomastoidei beiderseits, sehr stark. Die isolirte faradische Reizung der Nn. phrenici beiderseits erschien gänzlich effectlos; die gewöhnlichen Reizeffecte, namentlich die Hervortreibung der Oberbauchgegend bei der Inspiration und das subjective Contractionsgefühl in der Zwerchfellsgegend blieben vollständig aus, während locale Faradisation sämmtlicher Brust- und Bauchmuskeln die normale Wirkung hervorbrachte.

Als ätiologisches Moment gab Pat. später noch an, dass er seit längerer Zeit stets einen Riemen in der Regio epigastrica sehr fest um den Leib getragen und denselben erst seit einigen Tagen abgelegt habe.

Ich diagnosticirte eine Paralyse des Zwerchfells, wahrscheinlich peripheren — vielleicht myopathischen — Ursprungs, und behandelte den Kranken täglich mit Faradisation der Nn. phrenici. Der Effect war nach wenigen Sitzungen ein auffallender; die Inspiration wurde nämlich mit jeder Sitzung, anfangs vorübergehend, dann auf längere Zeit, mehr und mehr abdominell. Die inspiratorische Einziehung in der Regio epigastrica hörte auf, und die Oberbauchgegend wurde im Gegentheil beim Inspiriren deutlich hervorgetrieben: auch gelangen tiefe Inspirationen leichter und es trat dabei keine Dyspnoe ein. Starke faradische Reizung der Phrenici bewirkte ebenfalls die normale Hervorwölbung der Bauchdecken und war von seufzendem Geräusche durch gewalsames Einstürzen der Luft in die Glottis begleitet.

Am 28. Jan. bereits wünschte Pat., da alle Beschwerden sich gemildert hatten. in seine Heimath entlassen zu werden, wo er die Faradisation noch einige Zeit fortsetzte. Am 17. März desselben Jahres, also zwei Monate nach der ersten Untersuchung, stellte er sich noch einmal vor; er athmete jetzt in normaler Weise, ermüdete aber leicht, und empfand namentlich bei längerem Gehen, Treppensteigen oder Sprechen noch eine gewisse Beengung.

Ich reihe hieran eine Beobachtung von wahrscheinlich partieller Zwerchfellslähmung, die in der hiesigen Universitäts-Poliklinik gemacht wurde, und über welche ich meinem Collegen Dr. Guttmann folgende Notizen verdanke:

Der ca. 10jährige Kranke, bei welchem die Anamnese keinen bestimmten Aufschluss gab, zeigte folgende Phänomene: Mitunter fehlte bei oberflächlicher Inspiration die Hervorwölbung des Abdomen völlig; bei tiefer Inspiration pflegte nach der Erweiterung des Thorax gewöhnlich eine ganz eigenthümliche Bewegung am Abdomen einzutreten. Man sah nämlich partielle Hervorwölbungen am oberen Theile des Bauches, die hinter einander wellenförmig folgten. Bei der Exspiration verschwanden die wellenförmigen Erhebungen und Einsenkungen der Reihe nach, wie sie entstanden waren. Patient hatte diese sonderbaren Respirationsphänomene schon seit längerer Zeit bemerkt, in den letzten Wochen häufiger und stärker; er fühlte dabei seinen Athem beengt; sonst war nicht die geringste Abnormität nachweisbar. (Die Diagnose einer Zwerchfellsparese wurde auch von Prof. J. Meyer gestellt; eine fortgesetzte Beobachtung des Kranken konnte leider nicht stattfinden).

7. Lähmung der Rückenmuskeln.

§. 319. Mehr oder weniger diffuse Lähmungen der Rückenmuskeln kommen zuweilen bei der sogenannten essentiellen Kinderlähmung, mit oder ohne gleichzeitige partielle Extremitätenlähmungen, und nach acuten Krankheiten (Typhus) zu Stande. Auch bei chronischen Spinalleiden, namentlich Tabes, können lähmungsartige Zustände der Rückenmusculatur vorkommen; ebenso bei chronischen aufsteigenden und universellen Paralysen. Im Ganzen jedoch sind wirkliche Lähmungen der Rückenmuskeln entschieden selten, wogegen Zustände herabgesetzter motorischer Energie in denselben ausserordentlich häufig und ohne nachweisbare Veranlassung auftreten, und eins der gewöhnlichsten Entstehungsmomente der Rückgratsverkrümmungen, namentlich vieler Formen von Kyphosis und Scoliosis, darstellen.

Völlige, bilaterale Lähmung aller oder der wichtigsten Rückenstreckmuskeln (namentlich also des Longissimus und Sacrolumbalis, nebst dem Multifidus spinae, den Interspinales und Intertransversarii) bewirkt die als Kyphose („Kyphosis paralytica") bezeichnete Verkrümmung. Die Wirbelsäule bildet dabei, namentlich in ihrem Dorsaltheil, eine mit der Convexität nach hinten gerichtete grosse Curve; die Kranken stehen oder sitzen zusammengefallen, mit vorübergebeugtem Kopfe und Halse, und vermögen eine active Streckung und Aufrichtung der Wirbelsäule nicht vorzunehmen, fallen auch bei passivem Redressement sofort wieder in die difforme Stellung zurück. Auch die willkürliche Rotation der Wirbelsäule ist, durch die Lähmung der kleinen Rotatoren, in der Regel unmöglich. — Im weiteren Verlaufe kann es auch zu hochgradiger Atrophie und entsprechender Abnahme der electromusculären Contractilität in der paralytischen Rückenmusculatur kommen; während die Difformität durch antagonistische Verkürzung der an der vorderen Seite der Wirbelsäule angreifenden Muskeln (der als „Beuger der Wirbelsäule" fungirenden Bauchmuskeln und Ileopsoae) immer mehr zunimmt.

Besteht keine Lähmung, wohl aber Schwäche oder verminderte Innervation der Rückenmuskeln, so entstehen diejenigen Formen von Kyphose, welche man wohl als atonische und habituelle bezeichnet, und wobei noch eine willkürliche Einwirkung auf die geschwächte Rückenmusculatur stattfindet, so dass sich die Kranken vorübergehend gerade zu richten vermögen. Ebenso entstehen bei mehr einseitiger Schwäche und Anenergie bestimmter Abschnitte der Rückenmusculatur (der seitlichen Beuger und Rotatoren der Wirbelsäule in gewissen Rückgratssegmenten) die so überaus häufigen Formen der atonischen oder habituellen Scoliose. Es genügt einfach, auf diese Erscheinungen zu verweisen, da ein Zusammenhang derselben mit dem Nervensystem zwar wiederholt (z. B. von Remak) vermuthet und nach physiologischen und pathologischen Analogien nicht unwahrscheinlich, bisher aber noch von keiner Seite necroscopisch erwiesen worden ist, und jede neuropathische Theorie der Kyphosen und Scoliosen vorläufig fast noch luftiger dasteht, als die vielfach unternommenen Versuche, die Deutung jener Krankheitszustände auf statischen, osteopathischen oder myopathischen Momenten allein zu begründen.

§. 320. Die Diagnose einer Lähmung der Rückenmuskeln hat namentlich Verwechslungen mit anderen, nicht paralytischen Formen der Kyphose und Scoliose (den durch Contractur, Rachitis, Malum Pottii, Spondylitis deformans u. s. w. bedingten Difformitäten) zu vermeiden. Als differenzielles Criterium ist, abgesehen von den anamnestischen Momenten und Complicationen, besonders die Leichtigkeit einer passiven Streckung der Wirbelsäule bei gänzlich aufgehobener oder sehr beschränkter Extensions- und Rotationsfähigkeit zu betrachten.

Die Prognose ist, namentlich bei inveterirten und umfangreichen Lähmungen, im Ganzen ungünstig; doch führt eine lange, unter Umständen Jahre hindurch fortgesetzte, consequente Behandlung auch in scheinbar verzweifelten Fällen mitunter noch zu erheblichen Besserungen.

Die Behandlung besteht wesentlich in gymnastischen Bewegungen, die anfangs passiv, dann bei wiederkehrender oder wachsender Motilität vorzugsweise activ mit grosser Ausdauer und in entsprechender Stärke und Localisirung ungewandt werden müssen. Die locale Faradisation und Galvanisation vermag bei den Lähmungen der Rückenmuskeln, wegen tieferer Lage und Unzugänglichkeit derselben, nur in geringerem Grade unterstützend zu wirken. Alle anderen Verfahren, die sich den Namen örtlicher oder allgemeiner Stärkungsmittel vindiciren, Bäder der verschiedensten Art, Einreibungen, Douchen; innere, örtliche und hypodermatische Anwendung von Strychnin u. s. w. sind völlig nutzlose und durch den Zeitverlust gefährliche Spielereien. — Bei Erfolglosigkeit derjenigen Verfahren, welche auf eine Herstellung der normalen Muskelfunctionen abzielen, bleibt eine palliative, orthopädisch-mechanische Behandlung der Difformität durch Horizontallage und geeignete Apparate allein übrig.

8. Lähmung der Bauchmuskeln.

§. 321. Lähmungen der Bauchmuskeln sind (abgesehen von den entschieden myopathischen, auf Structurveränderung beruhenden

Functionsstörungen derselben, wie sie z. B. im Verlaufe von Ileo-typhus etc. vorkommen) äusserst selten. Manche Formen von Lumbal-Lordose scheinen auf einer Schwäche oder Lähmung der Bauch-muskeln zu beruhen, wobei aber der Zusammenhang mit einer In-nervationsstörung und der Sitz der letzteren noch ganz unbestimmt ist. Andererseits leiden viele Menschen an habitueller Trägheit und Schwäche der Bauchpresse (nicht diaphragmatischen Ursprungs), de-ren Aetiologie und Connex mit dem Nervensystem ebenfalls unauf-geklärt sind. Gymnastik und Faradisation der Bauchmuskeln haben in solchen Fällen manche Erfolge geliefert.

Lähmungen der oberen Extremitäten.

1. Lähmung des M. deltoides, subscapularis, teres minor und infraspinatus. (Lähmung des N. axillaris).

§. 322. Die ätiologischen Momente, welche isolirte Lähmungen der obigen Muskeln hervorrufen, sind am gewöhnlichsten traumati-scher Natur: Quetschungen oder Erschütterungen der Schultergegend durch Fall u. s. w., Fracturen, ganz besonders aber Luxationen des Humerus; seltener Schussverletzungen, Compression durch Ge-schwülste, Krückendruck und ähnliche Ursachen. Bei den gewöhnli-chen Motilitätsstörungen nach Luxatio humeri erscheint es zum Theil zweifelhaft, ob dieselben neuropathischen oder myopathischen Ur-sprungs sind, da man in solchen Fällen die Sehnen des Subscapu-laris, Teres minor, Supra- und Infraspinatus häufig zerrissen, den Subscapularis besonders durch das perforirende Caput humeri zer-quetscht und mit Blutextravasaten durchsetzt findet. Allein im M. deltoides haben solche directe Verletzungen nicht stattgefunden, und doch befindet sich gerade dieser nach Schulterverrenkungen in einem besonders auffallenden paretischen oder paralytischen Zustande. Man muss zur Erklärung desselben unzweifelhaft darauf recurriren, dass bei der Verrenkung des Caput humeri der N. axillaris in der Ach-selhöhle oder an der Umschlagsstelle um den Humerus einer Com-pression und Zerrung in mehr oder minder hohem Grade ausgesetzt wird. Ausserdem sind natürlich Lähmungen im Gebiete des Axillaris als Theilerscheinung von Plexuslähmungen oder von central bedingten Lähmungen der oberen Extremität ausserordentlich häufig.

§. 323. Das Hauptsymptom der Deltoideslähmung besteht
in der beschränkten oder aufgehobenen Elevation des Arms. Der
Deltoides ist der wichtigste Elevationsmuskel des Arms; seine
Function beschränkt sich nicht, wie man häufig hört, auf die Erhebung des Arms bis zur Horizontalen, um von dort ab der Hebewir-
kung anderer Muskeln, namentlich des Serratus ant. magnus, Platz
zu machen. Wir haben das Irrthümliche dieser Auffassung zum Theil
schon bei Besprechung der Serratuslähmung erörtert. Wäre sie richtig, so müsste bei isolirter Deltoideslähmung die weitere Elevation
des Arms, wenn man denselben passiv bis in die Horizontalstellung
gebracht hat, in normaler Weise erfolgen. Dass dies nicht der Fall
ist, davon kann man sich bei jeder isolirten Deltoideslähmung leicht
überzeugen.

Die Schulter hängt bei Deltoideslähmung schlaff herab, und bei
jeder intendirten Erhebung des Arms durch den Kranken fühlt man
das Schlaff- und Weichbleiben der Regio deltoidea, während auf der
gesunden Seite das Anschwellen und Hartwerden des Muskelbauchs
deutlich hervortritt. Bei Leitungslähmungen des N. axillaris erhält
übrigens der M. deltoides noch eine partielle motorische Innervation
aus den Nn. thoracici anteriores; diese scheinen sich aber wesentlich
auf die vorderen Bündel des Muskels (den von Duchenne als M.
deltoides anterior bezeichneten Theil desselben) zu beschränken und
sind daher unfähig, die Elevation des Armes wesentlich zu unterstützen, da jene Bündel allein mehr adductorisch, als Hülfsmuskeln
der Pectorales, fungiren.

Die Lähmung der Einwärtsroller oder Auswärtsroller des Humerus
verräth sich durch Aufhebung der für diese Muskeln characteristischen
Functionen. Von besonderer Dignität ist, nach Duchenne, die Lähmung des Infraspinatus, weil dieselbe schwere Störungen im Gebrauche des Armes zur Folge hat. Duchenne fand, dass ein Kranker. der an gleichzeitiger Lähmung des Deltoides und Infraspinatus
litt, nicht schreiben und keine gerade fortlaufende Linie zeichnen
konnte, während ein Anderer, bei dem nur der Deltoides gelähmt
war, diese Actionen ganz ohne Störung vollführte. Dies erklärt sich
daraus, dass beim Schreiben und Zeichnen in fortlaufender Linie eine
continuirlich zunehmende Rotation des Armes von innen nach aussen
erforderlich ist, welche eben durch jenen Muskel (und den Teres
minor) vermittelt wird. Bewirkt man bei Kranken, deren Auswärts-
rollen für den Willenseinfluss unempfänglich sind, eine künstliche
Auswärtsrollung des Armes durch Faradisation des M. infraspinatus,

so geht das Zeichnen weit besser von Statten. — Ebenso können Kranke, deren Deltoides allein gelähmt ist, noch ganz gut Handarbeiten, wie Nähen, Sticken u. s. w. verrichten; ist aber gleichzeitig der Infraspinatus oder auch nur letzterer allein gelähmt, so ist das aus dem oben erwähnten Grunde nicht mehr möglich. Ist der Infraspinatus gelähmt, der Deltoides aber intact, so ermüden die Kranken beim Nähen ausserordentlich leicht, weil sie den Deltoides ausschliesslich und in ungewohnter Weise zur Abduction des Arms in Anspruch nehmen müssen, und können daher die Arbeit nur kurze Zeit fortsetzen.

Sind die Einwärtsroller (Subscapularis, Supraspinatus und Teres major) gelähmt, was übrigens viel seltener der Fall zu sein scheint, so sind die Functionen der oberen Extremität in anderer Weise beschränkt; die Kranken vermögen nämlich den gelähmten Arm nicht mehr auf die gegenüberliegende Seite des Rumpfes und Kopfes zu bringen, wodurch, wie leicht ersichtlich, die mannichfaltigsten Störungen bedingt werden. Versetzt man den Arm passiv in Rotation nach aussen, so kann derselbe von den Kranken nicht activ nach innen rotirt werden. Das Umgekehrte gilt natürlich für die Lähmung der Auswärtsroller: des Infraspinatus und Teres minor.

Die electrische Exploration ergiebt bei den traumatischen Deltoideslähmungen, welche wahrscheinlich als Leitungslähmungen des N. circumflexus zu betrachten sind, in ganz frischen Fällen unverminderte faradische und galvanische Reaction, falls nicht die Wahrnehmung derselben durch vorhandene Complicationen, Oedem, Extravasat, Entzündungsgeschwulst u. s. w. erschwert ist. In älteren Fällen ist dagegen, wie ich dies namentlich nach Schulterluxationen sehr häufig beobachtet habe, die faradische und galvanische Reaction gleichmässig und in einer Weise vermindert, deren Intensität der Dauer der Lähmung und der meist rasch fortschreitenden, sicht- und fühlbaren Atrophie des Muskels proportional ist. In einzelnen Fällen habe ich jedoch zeitweise Steigerung der galvanischen bei Erloschensein der faradischen Reizbarkeit in den Muskeln beobachtet. Es scheinen dies Fälle zu sein, welche einer schweren Quetschung des N. axillaris mit consecutiver Degeneration der Muskeln entsprechen, und in welchen öfters auch noch analoge Störungen im Gebiete anderer Armnerven vorliegen.

§. 524. Die Diagnose ergiebt sich aus den Symptomen. Lähmung des Deltoides kann unmöglich verkannt werden. Lähmung der Auswärtsroller könnte mit Contractur der Einwärtsroller verwechselt werden, und umgekehrt, lässt sich aber durch die passive Beweglichkeit im Sinne der gelähmten Muskeln meist unterscheiden.

Die Prognose hängt wesentlich von der Schwere der Läsion ab, welche sich namentlich durch die Resultate der electrischen Exploration, sowie eventuell durch Ernährungsstörungen der gelähmten Muskeln kundgiebt. Ausserdem ist natürlich bei veralteten, therapeutisch vernachlässigten Lähmungen die Prognose weit schlechter, als in frischen Fällen, und eine Hoffnung auf völlige Herstellung der Brauchbarkeit des Armes kaum jemals vorhanden.

Die Therapie muss, abgesehen von der (meist chirurgischen) Behandlung des Grundleidens, namentlich schleunigster Reduction des luxirten Humerus, in der localen Electrisation und vorsichtigen Anwendung passiver, später activer Bewegungen bestehen. Mit diesen Mitteln ist in traumatischen Fällen, sobald die örtlichen Entzündungserscheinungen schwinden und eine Wiederkehr der Luxation nicht zu befürchten ist, ungesäumt zu beginnen. Eine über Gebühr ausgedehnte Retention, namentlich die lange unterhaltene Anlegung fixirender und immobilisirender Verbände, stiften bei den Lähmungen nach Schulterluxation oft unersetzlichen Schaden.

2. Lähmung des N. musculo-cutaneus.

§. 325. Lähmungen im Gebiete des Musculo-cutaneus kommen höchst selten isolirt, und selbst in Verbindung mit anderweitigen Armnervenlähmungen nicht häufig vor. Sie characterisiren sich wesentlich durch beschränkte oder aufgehobene Flexion des Vorderarms gegen den Humerus, da der Biceps und Brachialis internus in ihren Functionen gestört sind. Der Brachialis internus erhält, ausser vom Musculo-cutaneus, auch einen Zweig vom Radialis; es braucht also bei isolirter Lähmung des N. perforans seine Action nicht ganz ausgeschlossen zu sein, und es kann demnach auch eine geringe Beugung des Vorderarms (sowie ausserdem mit Hülfe des M. supinator longus) fortbestehen.

3. Lähmung des N. radialis.

§. 326. Unter allen Armnerven wird der Radialis am häufigsten von isolirten Lähmungen befallen. Noch allgemeiner kann man sich dahin ausdrücken, dass im Innervationsgebiete des Radialis motorische Schwächezustände weit häufiger vorkommen, als in anderen Armnervenbezirken, wobei es sich freilich oft nicht sowohl um eigentliche

Paralysen, als um neuropathische Atrophien und primäre Myopathien zu handeln scheint; Zustände, deren Sonderung bisher nicht immer erfolgreich durchgeführt werden konnte. Immerhin lässt sich als feststehend betrachten, dass nicht nur peripherische Leitungslähmungen des N. radialis auffallend häufig sind, sondern dass auch bei central bedingten und diffusen Lähmungszuständen, wie z. B. der hemiplegischen Extremitätenlähmung, das Gebiet des N. radialis mit besonderer Vorliebe afficirt wird.

Periphere, isolirte Lähmungen des N. radialis kommen sehr häufig aus rheumatischer Veranlassung, besonders bei Leuten, die in feuchten Wohnungen oder auf kaltem Erdboden schlafen und ihren Arm der Kälte oder Zugluft aussetzen, zu Stande; z. B. bei Arbeitern, die in zugigen Schuppen oder Remisen übernachten; bei Leuten, die im Freien, auf dem Rasen u. s. w. einschlafen, oder ausser dem Bette, zum Theil transpirirend, von Zugwind getroffen werden. Duchenne sah die Lähmung bei einer Portierfrau, die nach der Wäsche mit noch feuchten, über der Brust gekreuzten Armen neben dem Ofen in ihrer Loge eingeschlafen war, und bei einem Haarkünstler, der in Hemdsärmeln, ebenfalls die Arme über der Brust, Siesta hielt.

Häufig werden ferner isolirte Leitungslähmungen des N. radialis durch sehr verschiedenartige traumatische Läsionen hervorgerufen. Abgesehen von den Continuitätstrennungen durch Schussverletzungen u. s. w. gehören hierher die, vorzugsweise oder ausschliesslich den Radialis betreffenden Lähmungen, welche durch den Gebrauch von Krücken entstehen, indem, wie Laféron*) nachwies, die Nerven zwischen dem Querstück der Krücke und dem Humerus in der Achselhöhle comprimirt werden, wobei der am meisten nach hinten und unten gelegene Radialis vorzugsweise exponirt ist. — Ich habe ferner öfters ganz isolirte Lähmungen des Radialis bei Leuten beobachtet, welche ihren Arm längere Zeit über einer Stuhllehne herabhängen liessen, und noch weit häufiger bei Leuten, welche mit einem Arme unter dem Kopfe eingeschlafen waren. In derartigen Fällen ist es offenbar die Umschlagsstelle des Radialis im unteren Theile des Oberarms, welche von der einwirkenden Compressionsursache vorzugsweise getroffen wird. Von derselben Stelle aus sah ich eine sehr schwere und complete Radialislähmung durch den Schlag eines Windmühlenflügels gegen den Oberarm (bei einem Studenten, der in

---

*) Thèse, Paris 1868.

animirter Stimmung unter der sich drehenden Windmühle hindurch-
zugehen für gut fand) entstehen. Einen anderen Fall, der durch Auf-
treffen des Schlägers eines Dampfwebstuhles veranlasst war, habe
ich in §. 161. beschrieben. Mehrfach habe ich nach Fracturen im
unteren Drittel des Humerus durch Druck des knöchernen Callus
incomplete oder complete Radialislähmungen zurückbleiben sehen.

Acusserst häufig sind ferner hysterische Lähmungen im Gebiete des Radialis, deren Ausgangspunkt, wie bei den hysterischen
Lähmungen überhaupt, ziemlich dunkel ist. Eine ganz besondere
Rolle spielen endlich die im Gebiete des Radialis vorzugsweise auftretenden toxischen, namentlich saturninen Lähmungen. Ich
habe bereits früher (§. 188) darauf hingewiesen, dass es sich hier
nicht um reine Lähmungen, sondern vorzugsweise um neurotische
Atrophien, nach Analogie der progressiven Muskelatrophie und mancher Formen von sogenannter essentieller Kinderlähmung, handeln
kann. Das Gleiche gilt auch von den selteneren arsenicalen und anderweitigen toxischen Lähmungen, die im Gebiete des Radialis mit
Vorliebe auftreten. In Bezug auf das eigenthümlich circumscripte
Auftreten der saturninen Vorderarmlähmung ist neuerdings auf gewisse, begünstigende Momente in der localen Anordnung der Blutgefässe aufmerksam gemacht worden. Hitzig*) beobachtete in einzelnen Fällen von Bleilähmung Erweiterungen und Varicositäten der
Venen an der Dorsalfläche des Vorderarms, und sieht daher eine
Prädisposition zur Lähmung der Extensoren in den localen Verhältnissen der Venenvertheilung gegeben, welche Stauungen an der Dorsalfläche und damit eine reichlichere Ausscheidung des Bleies in der
Extensorengruppe begünstigen. Bärwinkel**) sucht dagegen die
Ursache der Circulationsstörung nicht in den Venen, sondern in den
Arterien. Die Dorsalfläche des Vorderarms wird nur von einer Arterie (Interossea externa) versorgt, während die Beugefläche drei
grosse Stämme besitzt. Behinderungen der arteriellen Blutzufuhr
müssen sich daher in den Extensoren weit schneller und intensiver,
als in den Flexoren, documentiren. Auch der Durchtritt der Arterie
durch das Lig. interosseum ist dabei vielleicht nicht ohne Bedeutung.

§. 327.   Allgemeine Symptomatologie der Radialis-
lähmungen.

---

*) Studien über Bleivergiftung, Berlin, 1868.
**) Schmidt's Jahrbücher 1868 (Band 139) p. 118.

Der N. radialis versorgt am Oberarm den Trieps (und mit einem
Zweige den Brachialis internus); am Vorderarm die sämmtlichen
Muskeln auf der Dorsalseite (Supinatoren, Extensoren und Abductor
pollicis logus).

Lähmung des Trieps, welche selten bei peripherischen Radialis-
lähmungen vorkommt, bewirkt leichte Beugestellung des Vorderarms
im Ellenbogengelenke durch einseitige Action der Flexoren und Unmöglichkeit activer Streckung des Vorderarms. Bei Lähmung des
Supinator longus leidet nicht sowohl die Supination, als die mit
Pronation verbundene Flexion des Arms; denn darin besteht, wie
zuerst Duchenne nachgewiesen hat, die Function dieses unrichtig
benannten Muskels. Bringt man den Vorderarm in halbe Pronation und Flexion, so vermag der Kranke bei gelähmtem Supinator
longus eine weitere Flexion nicht vorzunehmen. Bei Lähmung des
Supinator brevis kann der Kranke den Arm nicht supiniren, wenn
derselbe in Pronation und Extension steht, ohne eine gleichzeitige
Beugung (durch den Biceps) vorzunehmen; denn der Supinator brevis
ist der eigentliche Supinationsmuskel, der Biceps bewirkt zugleich
Supination und Flexion. Die Behinderung der Flexion (durch Innervationsstörung des Supinator longus und Brachialis internus) kommt
nicht wesentlich in Betracht, da bei isolirter Radialislähmung der
Verlust durch vicariirende Thätigkeit des Biceps und des intact gebliebenen Theiles des Brachialis internus ausreichend gedeckt wird.

Die Symptome der Lähmung der Streckmuskeln der Hand und
der Finger, sowie des Abductor pollicis longus bedürfen keiner weit-
läufigen Auseinandersetzung. Die Hand steht bei völliger Lähmung
der Streckmuskeln in Flexion, theils ihrer Schwere, theils der Zug-
wirkung der vom Medianus und Ulnaris versorgten Beugemuskeln
folgend; willkürliche Extension im Carpalgelenk ist unmöglich. Die
Kranken vervollständigen daher bei Lähmungen des Supinator brevis
die Supination, indem sie den Humerus mittelst des Infraspinatus
nach aussen drehen und den Ellbogen dem Rumpfe nähern. Bei
Lähmung des Extensor carpi radialis und ulnaris sind ausser der
einfachen Extension im Carpalgelenk auch die lateralen Bewegungen
der Hand behindert; lässt man letztere auf einer horizontalen Unterlage fest aufruhen, so vermag der Kranke die Hand weder nach der
Radial-, noch nach der Ulnarseite hin zu bewegen. Bei Lähmung der
Extensores pollicis und des Abductor pollicis longus ist der Daumen
durch die intact gebliebenen Antagonisten (Opponens, Adductor und
Flexor) leicht gebeugt und dem Handteller genähert; die übrigen

Finger sind in der Metacarpo-Phalangealgelenken gebeugt, in den
anderen Phalangengelenken aber können sie die gewöhnliche Streck-
oder leichte Mittelstellung beibehalten, da die Action des Ext. dig.
comm. sich nur durch Extension des ersten Phalanx bei Beugung
der übrigen kund giebt (deren Streckung durch die, nicht vom Radialis innervirten Mm. interossei stattfindet). Die Kranken können
daher bei Radiallähmungen in der Regel noch die Finger in der 2.
und 3. Phalanx strecken. Eine Ausnahme bildet häufig der Zeigefinger, da, wie es scheint, der Interosseus ext. 1. öfters vom N. radialis mit innervirt wird.

Die Beschwerden, welche in Folge von Lähmung der Hand-
und Finger-Extensoren entstehen, sind sehr bedeutend. Namentlich
ist die gleichzeitige Lähmung des Abductor pollicis longus und der
beiden Extensoren des Daumens von grösster Dignität; sie verhindert den Kranken, irgend einen Gegenstand mit der Hand zu ergreifen, und macht die meisten Beschäftigungen, besonders Schreiben, Zeichnen, Nähen und die verschiedensten Handarbeiten, fast
völlig unmöglich. Ebenso verursacht die Lähmung des Extensor
carpi radialis erhebliche Hindernisse, weil die Kranken in Folge derselben die Hand gar nicht oder nur sehr schwer mit der Vorder-
fläche des Körpers in Berührung bringen können; sie vermögen daher nicht die Finger an den Mund oder in's Gesicht zu führen, sich
einen Hut aufzusetzen, eine Cravatte umzubinden und Aehnliches.
Die Lähmung der übrigen Muskeln (Ext. carpi ulnaris, Palmaris
longus, der Supinatoren) verursacht an sich keine so wesentlichen
Beschwerden, verstärkt aber die oben geschilderten, falls alle vom
Radialis abhängigen Muskeln gleichzeitig und vollständig gelähmt
sind. In solchen Fällen kann auch die Difformität durch Contractur
der Flexoren und Pronatoren bis zu den höchsten Graden fortschreiten, welche mit undehnbarer Retraction der antagonistischen
Muskeln, krallenartigem Eingeschlagensein der Finger in der Palma
manus und gänzlicher Unbrauchbarkeit der Hand und des Armes einhergehen.

§. 328. Specielle Symptomatologie und Verlauf der
einzelnen Lähmungsformen.

Die rheumatische Lähmung des N. radialis entsteht, analog
der rheumatischen Faciallähmung, oft ganz plötzlich, ohne Prodrome;
die Kranken erwachen z. B. Morgens mit einem eigenthümlichen Gefühl von Taubheit und Kribbeln in den Fingerspitzen, und sind nicht
im Stande, die Finger auszustrecken oder die Hand im Carpalgelenk

zu erheben. Bei näherer Untersuchung zeigt sich, dass alle vom N.
radialis versorgten Muskeln des Vorderarms — also alle unterhalb
der Umschlagsstelle am Humerus abgehenden Aeste — vollständig
gelähmt sind. Ausser der leicht zu erkennenden Lähmung der
Strecker u. s. w. ist auch, was differenziell besonders wichtig ist,
Lähmung der Supinatoren (longus und brevis) vorhanden, deren
Symptome ich oben auseinandergesetzt habe. Dagegen sind alle nicht
vom Radialis abhängigen Muskeln, namentlich auch die Interossei
(vgl. die Symptomatologie ihrer Lähmung bei den Paralysen des N.
ulnaris) völlig intact; die Kranken können daher die letzten Phalangen strecken und bei fester Horizontallage der Hand die einzelnen
Finger gegen einander adduciren und abduciren. Dennoch ist der
Gebrauch der Hand bei den meisten Beschäftigungen so gut wie
vernichtet.

Die electromusculäre Contractilität ist bei den rheumatischen
Lähmungen anfangs intact, wie bei den rheumatischen Faciallähmun-
gen. Sehr häufig tritt aber allmälige Verminderung der faradischen
und meist auch der galvanischen Reaction ein. Es ist nicht richtig,
wenn Duchenne behauptet, dass die rheumatischen Lähmungen der
Extremitäten (und besonders die des Radialis) sich von der rheumatischen Faciallähmung durch die Integrität der electromusculären
Contractilität unterscheiden; es widerspricht dies auch seiner eigenen
Angabe, dass eine Abmagerung und auf die Dauer beträchtliche
Atrophie der Muskeln bei der rheumatischen Radiallähmung stattfindet. Die electromusculäre Sensibilität soll bei letzterer, nach Duchenne, erhöht sein.

Die cutane Sensibilität im Gebiete des N. radialis ist in der
Regel bei den rheumatischen Lähmungen vermindert, jedoch keineswegs proportional der Intensität der Lähmung: ein Verhältniss, dem
wir auch bei anderweitigen Lähmungen gemischter Nervenstämme
ziemlich häufig begegnen.

§. 329. Die traumatischen Lähmungen sind in der Regel
von gleicher Ausdehnung mit den rheumatischen; der Triceps bleibt
demnach meist verschont, die Supinatoren und Extensoren werden
dagegen sämmtlich, und meist von completer Paralyse befallen. Der
Grund liegt offenbar darin, dass die meisten derartigen Lähmungen,
wie schon oben erwähnt wurde, von der Umschlagstelle des Radialis
am Oberarm ausgehen. Sensible Störungen sind in der Regel gleichzeitig vorhanden. Die durch Krückendruck in der Achselhöhle erzeugten Lähmungen entwickeln sich ganz allmälig in Form zuneh-

mender Schwäche, meist nach dem Voraufgehen sensibler Reizerscheinungen (Formicationen, Einschlafen der Finger); zuweilen jedoch
auch plötzlich, wie in einem von Duchenne beobachteten Falle,
wo der Kranke vor Schreck das Querstück der Krücke heftig zwischen Arm und Brustkorb eingepresst hatte. In den Fällen, welche
durch Schlafen auf dem Arme etc. entstehen, erwachen die Kranken
zuweilen schon mit völlig ausgebildeter Lähmung, während sich dieselbe in anderen Fällen erst in Zeit von einigen Stunden oder selbst
Tagen allmälig entwickelt.

Die electrische Exploration ergiebt, wie bei traumatischen Lähmungen überhaupt, in den ersten Tagen völlige Integrität der electromusculären Contractilität.   In Fällen von leichter Compressionsläh-
mung, z. B. bei den meisten Lähmungen durch Krückendruck, kommt
es überhaupt nicht zu einer merklichen Alteration des electrischen
Verhaltens in Nerv und Muskeln. In schweren Fällen (Continuitätstrennung, starke Quetschung oder Erschütterung) kann sich im Laufe
der ersten 8—14 Tage die neuromusculäre Erregbarkeit, sowie auch
die faradische Contractilität der Mukeln, und gleichzeitig oder etwas
später die galvanische Muskelcontractilität völlig verlieren. In späteren
Stadien, bei fortschreitender Degeneration der Nervenfasern und consecutiver Ernährungsstörung der Muskeln, kann die Erregbarkeit der
letzteren für den galvanischen Reiz einseitig anwachsen, sowie auch
die früher besprochenen qualitativen Veränderungen darbieten.

§. 330. Die saturninen Lähmungen im Gebiete des N. radialis sind meist bilaterale, und treten entweder gleichzeitig oder
successiv, aber meist nur mit geringer Zwischenpause, beiderseits
auf. Eigenthümlich und pathognostisch ist die Ausbreitung der Lähmung und die Reihenfolge der afficirten Muskeln. Regelmässig wird
zuerst und am vollständigsten der Extensor dig. comm. gelähmt, sodann (oder gleichzeitig) der Ext. dig. minimi, Ext. indicis und Ext.
pollicis longus, somit die sämmtlichen, vom Radialis versorgten Streckmuskeln der Finger ausser Ext. pollicis brevis. Alsdann wird, meist
in geringerem Grade, der Extensor carpi radialis (longus und brevis — und zwar letzterer zuerst und stärker) befallen; später, und
in noch schwächerer Weise, der Ext. carpi ulnaris und Abd. pollicis
longus, sowie Ext. pollicis brevis. Die Supinatoren bleiben, was besonders merkwürdig ist, auch bei hochgradigen und inveterirten
Bleilähmungen fast ausnahmslos völlig intact; ebenso der Triceps
(und der Anconaeus quartus). — Zuweilen überschreitet die Lähmung
auch das Gebiet des Radialis; alsdann wird fast immer der Deltoides

zunächst befallen, dessen Lähmung in ganz seltenen Fällen (Duchenne) auch der Extensorenlähmung voraufgeht. Die von mir
nicht selten constatirte Lähmung des ersten Interosseus (ext.) ist
wahrscheinlich noch auf den Radialis zu beziehen; die anderen Interossei werden weit seltener, andere Handmuskeln (z. B. die des
Daumenballens) nur ausnahmsweise betheiligt.

Die electrische Exploration ergiebt bei dieser Lähmungsform
vielfach eigenthümliche, aber in hohem Grade inconstante Befunde.
Die faradische Muskelcontractilität schwindet in vielen Fällen von
Bleilähmung ausserordentlich früh, so dass schon nach 1—2 Monaten
jede Spur von Reaction auf den Inductionsstrom in einzelnen oder
sämmtlichen oben genannten Muskeln vollständig fehlen kann, und
zwar ist die oben aufgestellte Reihenfolge auch hier maassgebend.
Fast immer verlieren also zuerst der Ext. dig. comm. und die übrigen Fingerextensoren, darauf der Ext. carpi radialis u. s. w. ihre
faradische Contractilität, während die Supinatoren vollständig verschont bleiben. In anderen Fällen habe ich aber auch die faradische
Contractilität bei Bleilähmungen ungewöhnlich lange erhalten, und
wenig oder kaum vermindert gefunden. In der Regel scheint dieselbe
sich dem Grade der nutritiven und functionellen Störungen proportional zu verhalten. — Die galvanische Muskelcontractilität ist in
manchen Fällen in entsprechender Weise vermindert; in anderen
Fällen kann aber, worauf ich zuerst aufmerksam gemacht habe, bei
Bleilähmungen die faradische Contractilität aufgehoben und die galvanische entweder unverändert oder sogar excessiv sein.

In einem von mir anderweitig ausführlicher mitgetheilten Falle[*] war die faradische Contractilität völlig erloschen, die galvanische dagegen in solcher Weise gesteigert, dass die schwächsten labilen Ströme (von 2 S. El.) bereits merkliche und
Ströme von 6—10 Elementen sehr energische Zuckungen in den gelähmten Muskeln
des Vorderarms auslösten.

In diesem Falle beobachtete ich, gleichzeitig mit der excessiven galvanischen
bei aufgehobener faradischer Contractilität, noch zwei äusserst interessante Phänomene: nämlich excessive mechanische Contractilität und Reflexerregbarkeit der paralytischen Muskeln. Dieselben reagirten bei leichter mechanischer Reizung (Fingerdruck, Reiben und Streichen mit einem kantigen Gegenstande u. s. w.) mit deutlicher und genau localisirter Zuckung. Ausserdem aber liessen sich durch electrische
sowie auch durch anderweitige (mechanische) Reizung mit Leichtigkeit Reflexe in
den gelähmten Vorderarmextensoren hervorrufen, die bei beträchtlicherer Reizstärke

---

[*] Beiträge zur Galvanopathologie und Therapie der Lähmungen, Berl. clin.
Wochenschrift 1868 No. 2.

auch noch über andere Muskelgebiete, den Gesetzen der Reflexverbreitung gemäss, irradiirten.

Die geschilderten Abnormitäten der electrischen Reaction bleiben im weiteren Verlaufe, selbst wenn die Lähmung gebessert oder geheilt wird, oft ganz unverändert. Bereits Duchenne beschrieb Fälle von Bleilähmung, in denen bei wiederkehrender Motilität die faradische Contractilität dennoch erloschen blieb. Ich habe eine gleiche Persistenz auch hinsichtlich der galvanischen Reaction der Nerven und Muskeln beobachtet. In dem oben geschilderten Falle, wo die galvanische Contractilität erhöht, und mit excessiver mechanischer und Reflexreizbarkeit verbunden war, blieben diese Phänomene auch nach hergestellter Motilität unverändert.

Die Bleilähmung geht in der Regel von Anfang an mit Atrophie der befallenen Muskeln einher, die oft rasch zu bedeutenden Dimensionen heranwächst. Die Abmagerung kann so stark werden, dass auf der Dorsalseite des Vorderarms nichts mehr von Musculatur zu fühlen ist; die Condylen des Humerus und die Epiphysen des Vorderarmknochen springen stark vor, während das Spatium interosseum tief eingesunken erscheint. — Zuweilen zeigen sich ausserdem an den Sehnen der Fingerstrecker unscheinbare cylindrische oder spindelförmige Anschwellungen der Sehnen und Sehnenscheiden, in den Anfangsstadien weicher und einer Rückbildung fähig, später härter und persistenter. Gubler[*]), welcher diese Veränderungen bei Bleilähmung zuerst beschrieb und als Tenosynitis hyperplastica oder hypertrophica bezeichnete, fand später dieselbe Erscheinung auch bei Lähmung der Streckmuskeln in Folge apoplectischer Hemiplegie, und glaubt sie von Atonie der Gefässnerven herleiten zu können.

§. 331. Die Diagnose einer Radiallähmung an sich ist ohne Schwierigkeit. Verwechslungen mit Contracturen der Beugemuskeln und Pronatoren werden namentlich durch die passive Beweglichkeit der Hand und Finger leicht ausgeschlossen. — Die Differenzialdiagnose der einzelnen Formen beruht, abgesehen von der Anamnese und den etwa vorhandenen Complicationen, wesentlich auf der Ausbreitung der Lähmung, der Abstufung derselben in den einzelnen Muskeln, und dem electrischen Befunde. Bei ausschliesslicher Betheiligung der Extensoren und völliger Integrität der Supinatoren,

---

[*]) Union méd. 1868. No. 105. — Vgl. auch Nicaise, gaz. méd. de Paris 1868 No. 20. u. 21.

hochgradiger Atrophie der gelähmten Muskeln und gänzlicher Aufhebung der faradischen Contractilität ist ein rheumatischer Ursprung auszuschliessen; hier ist, falls nicht bestimmte anderweitige (z. B. traumatische) Momente vorliegen, nur an Bleilähmung zu denken. Die traumatischen Radiallähmungen characterisiren sich in der Regel durch Mitbetheiligung der Supinatoren gegenüber der Bleilähmung, durch Verlust der electrischen Erregbarkeit und gleichzeitige Sensibilitätsstörung im Gebiete des Radialis gegenüber der rheumatischen und centralen Lähmung. Die centralen, wie auch die hysterischen Lähmungen sind meist schon aus den Complicationen mit Sicherheit zu diagnosticiren; ferner ist der Triceps in der Regel mit afficirt, die Sensibilität meist frei, das Gebiet anderer Armnerven mehr oder weniger betheiligt, keine Atrophie, die electromusculäre Contractilität fast ganz unverändert.

Die Prognose richtet sich zumeist nach der Ursache. Bei den rheumatischen Lähmungen ist sie fast absolut günstig; auch leichtere Drucklähmungen des Radialis verlaufen unter geeigneter Behandlung gut, wogegen schwerere traumatische Fälle und Continuitätstrennungen mit seltenen Ausnahmen keine Heilung erwarten lassen.

Die Prognose der Centrallähmungen hängt von der Natur des Grundleidens ab; die der Bleilähmungen ist in frischen Fällen nicht ungünstig und auch in veralteten Fällen nicht hoffnungslos, falls die Kranken den schädlichen Einflüssen entzogen und einer geeigneten Behandlung andauernd unterworfen werden, was freilich selten genug ist. Im einzelnen Falle sind der Grad der Abmagerung der paralytischen Muskeln und der electrische Befund für die Prognose besonders zu berücksichtigen.

§. 332. Therapie. Die Causalindication ist bei den verschiedenen Formen der Radiallähmung nur selten zu erfüllen. Bei den rheumatischen Lähmungen sind die sog. antirheumatischen Verfahren, wie bei der rheumatischen Faciallähmung, überflüssig und nutzlos. Traumatische Fälle erfordern im Anfange geeignete chirurgische Behandlung; auch später kann eine solche unter Umständen von Wichtigkeit sein, wenn z. B. die Lähmung durch eine den Radialisstamm comprimirende Geschwulst, durch Callus u. s. w. herbeigeführt wird. Jedoch schwindet nach längerem Bestande der Compression die Lähmung meist nicht zugleich mit der Ursache, und bedarf mindestens noch einer directen örtlichen Behandlung. — Bei Bleilähmungen ist vor Allem die gänzliche Fernhaltung der schädlichen

Einflüsse, namentlich also bei begünstigender Profession die Einstellung der letzteren, eine conditio sine qua non völliger Heilung.

Die Faradisation der gelähmten Muskeln bewirkt bei rheumatischen und leichten traumatischen Lähmungen oft in sehr kurzer
Zeit Heilung. Wo die Continuität des Nervenstammes durch
schwere Quetschung oder Zerreissung aufgehoben ist, kann natürlich
von der electrischen Behandlung kein Erfolg erwartet werden.

Bleilähmungen werden sehr häufig durch Faradisation allein geheilt, wie dies schon die zahlreichen und eclatanten Erfolge Duchenne's bewiesen. Duchenne benutzte bei Bleilähmungen einen
Strom erster Ordnung, mit zahlreichen Unterbrechungen, und von
möglichster Intensität. Die von ihm gerühmten Vorzüge des sog.
primären Inductionsstromes — namentlich die hervorgehobene, mäch-
tigere Wirkung auf die Muskelernährung — sind weder physiologisch
motivirt noch empirisch gerechtfertigt. Das absprechende Urtheil
Remak's über den Erfolg der Inductionsströme ist auch hier eben
so wenig begründet, als die auf wenigen und mangelhaften Versuchen
beruhenden Misserfolge Duchenne's mit dem constanten Strome
ihrerseits etwas gegen die von Remak gepriesenen Wirkungen des
letzteren zu beweisen vermögen. Nach meinen zahlreichen Erfahrungen liegt die Sache so, dass in der Mehrzahl der Fälle die Bleilähmungen sowohl bei faradischer als bei galvanischer Behandlung
gebessert, resp. geheilt werden. Unzweifelhaft giebt es jedoch einzelne durch ihr electrisches Verhalten characterisirte Fälle von
Bleilähmung, in welchen (analog wie bei den schweren rheumatischen
Faciallähmungen) der inducirte Strom von Anfang an keinen Nutzen
bringt, und unter dem Gebrauche desselben sowohl die Motilität wie
die faradische Contractilität immer mehr abnehmen. Es sind dies
offenbar Fälle, in welchen von vornherein die Tendenz zu intensiver
Ernährungsstörung der Muskelsubstanz (vielleicht durch vorzugsweise
Betheiligung der trophischen, resp. vasomotorischen Nervenröhren)
obwaltet, und in deren Verlaufe sich rapide Abmagerung der Musculatur, sowie auch die oben beschriebenen Erscheinungen excessiver
galvanischer Reaction u. s. w. ausbilden. Diese Fälle, wie überhaupt diejenigen, in welchen bei gänzlich erloschener faradischer
Contractilität die galvanische Erregbarkeit normal geblieben ist,
können häufig noch durch den constanten Strom gebessert oder selbst
geheilt werden. Immerhin pflegt jedoch in veralteten und mit bedeutender Atrophie einhergehenden Fällen eine mehrmonatliche gal-

vanische Behandlung nothwendig zu sein, um die Gebrauchsfähigkeit des Arms einigermassen zu restituiren.

4. Lähmung des N. medianus.

§. 333. Rheumatische Lähmungen sind im Medianus weit seltener als im Radialis. Dagegen kommen öfters isolirte traumatische Lähmungen vor, aus sehr mannichfacher Veranlassung. Einmal beobachtete ich eine Medianus-Lähmung, die nach einem Aderlass in der Ellenbeuge (an der V. mediana basilica) zurückgeblieben war; in einem anderen Falle durch eine Verletzung mit Flaschenscherben, welche den Medianus über dem Handgelenk getroffen und gleichzeitig die Art. radialis daselbst zerrissen hatten. Schussverletzungen, schwere Luxationen des Humerus, Compression durch Geschwülste in der Achselhöhle oder am Halse können ebenfalls zu Medianus-Lähmungen Veranlassung geben; ferner habe ich isolirte Lähmungen des Medianus nach acuten Krankheiten (Variola, Typhus) beobachtet.

Die vom Medianus versorgten Muskeln sind die Pronatoren (teres und quadratus), Flexor dig. profundus und sublimis, Flexor carpi radialis, Palmaris longus, die Muskeln des Daumenballens (ausser dem adductor) und die 3 ersten Lumbricales.

Bei Lähmung des Medianusstammes ist daher zunächst die Pronation des Vorderarmes erheblich beschränkt, jedoch nicht ganz aufgehoben, da bei Inactivität des Pronator teres und quadratus noch der Supinator longus als Pronationsmuskel (unter gleichzeitiger Beugung des Arms) fungiren kann, wie Duchenne gezeigt hat. Der Kranke bemüht sich dann, die Pronation zu vervollständigen, indem er den Humerus durch Wirkung des Subscapularis etwas nach innen dreht und den Ellbogen etwas vom Rumpfe entfernt.

Bei Lähmung des Flexor sublimis und profundus (an deren Innervation übrigens auch der Ulnaris einen gewissen Antheil hat) ist die Fähigkeit zur Beugung der 2. und 3. Phalanx aufgehoben; nicht aber zur Beugung der ersten Phalanx, welche bekanntlich durch die Mm. interossei bewirkt wird. Fungiren aber letztere allein, so ist mit der Beugung der ersten Phalanx stets zugleich Streckung in den beiden anderen Phalangen verbunden, wie man dies bei isolirten Medianus-Lähmungen leicht beobachten kann. Giebt man dem Kranken auf, die Finger kräftig zu beugen oder die Hand zu schliessen, so vollführt er stets nur die eben beschriebene, aus Beugung und Extension gemischte Bewegung. Schliesslich kann sich

in Folge der einseitigen Thätigkeit der Interossei eine Hyperextension in den beiden letzten Phalangen, eine Art von Subluxation derselben nach der Dorsalseite entwickeln. — Ist der Flexor profundus
allein gelähmt, was selten vorkommt, so ist nur die Beugung der
letzten Phalanx beeinträchtigt. Duchenne beobachtete diese isolirte
Lähmung bei einem Pianisten, der in Folge dessen zwar fortspielen
konnte, aber die Kraft des Anschlages verlor, weil bei Berührung
der Tasten die letzten Phalangen die oben beschriebene abnorme
Stellung gegen die vorhergehenden einnahmen.

Bei Lähmung des Flexor pollicis brevis, Opponens und Abductor
brevis pollicis ist besonders die Opposition des Daumens, welche
durch diese 3 Muskeln gemeinschaftlich vermittelt wird, gestört Die
Berührung der anderen Finger mittelst des Daumens, das Fassen und
Halten von Gegenständen zwischen Daumen und Zeigefinger sind
dann sehr erschwert oder unmöglich. Bei blosser Lähmung des
Abductor brevis (der nichts weniger als ein Abductor ist) können
die Kranken den Daumen zwar noch opponiren, aber den opponirten
nicht mehr mit der Spitze anderer Finger, sondern höchstens noch
mit der zweiten Phalanx der letzteren in Contact bringen. Auch
vermögen sie Gegenstände nur in der Weise zwichen Daumen und
Zeigefinger zu fassen, dass sie die ersten Phalangen in Extension
bringen, die übrigen dagegen beugen, was ebenso anstrengend als
ungeschickt und für viele feinere Beschäftigungen ganz insufficient
ist. — Sind alle drei obigen Muskeln gelähmt, so stellt sich der
Daumen, dem Zuge seines Extensor longus folgend, in Extension
und Adduction, so dass das Os metacarpi I in gleiche Ebene mit
den übrigen Metacarpalknochen zu liegen kommt und die Pulpa des
Daumens, wie die der übrigen Finger, nach vorn (d. h. nach der
Volarseite) gerichtet ist. Der wesentlich characteristische und specifische Character der Menschenhand als solcher (die halbe Opposition des Daumens in der Ruhestellung der Hand) geht hierdurch
verloren; die Hand bekommt Aehnlichkeit mit den zum Kriechen
auf allen Vieren eingerichteten Platthänden der Quadrumanen.

Diagnose, Prognose und Therapie der Medianus-Lähmungen verhalten sich analog den entsprechenden Formen der Radiallähmung.

5. Lähmung des N. ulnaris.

§. 334. Isolirte Ulnarislähmungen kommen selten rheumatisch oder nach acuten Krankheiten (Typhus, Cholera), häufiger aus traumatischer Veranlassung vor. Schusswunden, schwere Maschinenverletzungen, Fracturen und Luxationen, Krückendruck in der Achselhöhle — zuweilen auch operative Eingriffe, z. B. Resectionen im Ellbogengelenk — wobei bekanntlich das v. Langenbeck'sche Verfahren speciell die Schonung des N. ulnaris zum Zweck hatte — können als Gelegenheitsursachen fungiren. Wiederholt habe ich isolirte, durch Druck bedingte Lähmungen der Mm. interossei beobachtet, bei denen es in einzelnen Fällen mir zweifelhaft blieb, ob der Druck direct auf die Muskelsubstanz, oder auf die motorischen Nervenfäden derselben, oder — was vielleicht am Wahrscheinlichsten — auf beide gleichzeitig einwirkte. So sah ich bei einem Herrn, welcher lange Zeit mit einer Hand auf die Brüstung einer Loge gelehnt und den anderen Ellbogen auf den Handrücken gestützt dagesessen hatte, eine sehr hartnäckige complete Lähmung der meisten Interossei mit Sensibilitätsstörungen im Bereiche der gelähmten Finger zur Ausbildung kommen. In einem anderen Falle war ein Sturz auf die Hand Ursache der Lähmung.

§. 335. Der Ulnaris versorgt den Flexor carpi ulnaris und (zum Theil) den Flexor dig. profundus; ausserdem den Palmaris brevis, den Adductor pollicis, die Muskeln des Kleinfingerballens, und die Mm. interossei.

Bei Ulnarislähmungen leidet daher die mit Flexion verbundene Adductionsbewegung der Hand im Carpalgelenk, und die Hand erhält auch während der Ruhe eine mehr abductorische (nach dem Radialrande gerichtete) Stellung durch das Uebergewicht des Flexor carpi radialis. Lähmung des Adductor pollicis verhindert die Annäherung des Daumens an das Os metacarpi des Zeigefingers; die wichtigsten Beschäftigungen sind dabei zwar noch ausführbar, aber der Kranke ermüdet z. B. beim Schreiben sehr leicht, und vermag nur einen geringen Druck zur Fixirung der zwischen die Finger genommenen Gegenstände in Anwendung zu bringen. Die Lähmungen des Adductor, Flexor und Opponens digiti minimi verrathen sich leicht durch die, den Namen dieser Muskeln entsprechenden Motilitätsstörungen, wogegen die Lähmung des Palmaris brevis kein sicheres functionelles Criterium darbietet.

Von besonderem Interesse sind die der Lähmung der Interossei entsprechenden Erscheinungen. Allgemein ausgedrückt leidet zunächst die Ad- und Abduction der Finger gegen einander; überdies die Fähigkeit zur Beugung in den ersten und zur Streckung in den beiden letzten Phalangen der Finger. Mit der Zeit gerathen die Finger daher in einen Zustand hochgradiger Difformität: eine Art von Hyperextension oder Subluxation nach hinten in der ersten Phalanx bei gleichzeitiger Flexion der zweiten und dritten Phalanx, wodurch die Finger krallenartig gegen die Vola gerichtet und die Spitzen zuletzt förmlich in die Hohlhand eingebohrt werden können. Diese Difformität kommt durch das Uebergewicht zu Stande, welches die Antagonisten der Interossei — einerseits der Ext. dig. comm. auf die erste, andererseits der Flexor dig. sublimis und profundus auf die zweite und dritte Phalanx — erlangen. Bei so hochgradigen secundären Contracturen wird die Hand natürlich vollständig unbrauchbar, und dient schliesslich mehr zur Last als zum Nutzen der Kranken. Aber auch vor der Ausbildung derartiger Contracturen werden durch die Lähmung der Interossei an sich die alltäglichsten kleinen Verrichtungen, welche ein geschicktes Zusammenspiel der Finger erfordern, (z. B. das Drehen eines Schlüssels u. s. w.) unmöglich und der Gebrauch der Hand dadurch in ausserordentlichem Grade beeinträchtigt.

Die electrische Reaction habe ich in einzelnen Fällen von Drucklähmung der Interossei für faradische Ströme gänzlich erloschen gefunden, während die stärksten galvanischen Reize (Stromwendung bei Strömen von 40—60 Elementen u. s. w) noch minimale Contractionen hervorriefen.

§. 336. Die Diagnose bietet bei completer Ulnarislähmung keine Schwierigkeit. Dagegen kann die isolirte Lähmung der Interossei verkannt und mit Flexionscontracturen der Finger aus anderweitiger Veranlassung, z. B. durch neugebildete Bindegewebsstränge in der Hohlhand oder durch Paralyse der Extensoren verwechselt werden. Hier schützt zunächst die passive Beweglichkeit, die aber in sehr veralteten Fällen, mit starren antagonistischen Verkürzungen, im Stich lässt; sodann die genauere functionelle Prüfung und häufig der electrische Befund in den Mm. interossei, resp. in den übrigen concurrirenden Muskeln

Die Prognose ist bei der rheumatischen, traumatischen u. s. w. Ulnarislähmung entsprechend den analogen Formen der Radiallähmung. Die Prognose der isolirten Drucklähmung der Interossei ist nach meinen Erfahrungen nicht ungünstig; jedoch erfolgt die völlige Herstellung der Gebrauchsfähigkeit in der Regel erst nach längerer, mindestens mehrmonatlicher Behandlung.

Die Therapie entspricht dem Verfahren bei anderen Armnervenlähmungen. In den schwereren Fällen von isolirter Drucklähmung der Interossei habe ich von alternirender Anwendung galvanischer und faradischer Ströme relativ den günstigsten Erfolg gesehen.

Lähmungen der unteren Extremitäten.

1. Lähmung des N. cruralis.

§. 337. Isolirte Lähmungen im Gebiete des N. cruralis sind nicht selten, und kommen besonders häufig bei der essentiellen Kinderparalyse, ferner auch aus traumatischer Veranlassung (z. B. bei Entbindungen), und nach acuten Krankheiten vor. Bekanntlich werden unter den Oberschenkelmuskeln der Ileopsoas, der Extensor quadriceps, sowie auch der M. sartorius und tensor fasciae vom Cruralis innervirt. In Folge der Lähmung dieser insgesammt so wichtigen Muskeln vermögen die Kranken nicht mehr sicher aufrecht zu stehen oder zu sitzen, und den Rumpf nicht aus der sitzenden Stellung zu erheben, weil dabei eine Fixirung des Beckens oder eine Beugung desselben gegen den Oberschenkel durch den Ileopsoas erforderlich ist. Noch mehr sind die Locomotionsbewegungen des Körpers, das Gehen, Laufen, Springen u. s. w. beeinträchtigt, da hierbei wechselweise Beugungen des Oberschenkels gegen den Rumpf (oder umgekehrt) durch den Ileopsoas, und Streckbewegungen im Kniegelenk durch den Extensor quadriceps ausgeführt werden müssen. Das Bein ist daher bei dieser Lähmung völlig unbrauchbar, und wenn dieselbe auf beiden Seiten gleichzeitig besteht, so ist die Fortbewegung des Körpers überhaupt unmöglich — ein Zustand traurigster Verkrüppelung.

Die Therapie besteht in localer Anwendung der Electricität und Gymnastik. Ist es unmöglich, die Function der gelähmten Muskeln wiederherzustellen, so ist nur eine orthopädische Prothese am Platze, welche dem Bein und Becken eine entsprechende Stütze gewährt und das aufrechte Stehen und Gehen einigermassen ermöglicht.

2. Lähmung des N. obturatorius.

§. 338. Lähmungen des Obturatorius werden selten und nicht leicht isolirt beobachtet, häufiger dagegen mit Lähmung des N. cruralis verbunden, bei essentieller Kinderlähmung oder nach Verletzung des Plexus lumbalis (z. B. bei Entbindungen).

Der Obturatorius versorgt, ausser den kleinen gleichnamigen Muskeln, die Adductoren des Oberschenkels nebst dem Gracilis und Pectineus. Bei seiner Lähmung ist daher hauptsächlich die Adduction des Oberschenkels, in geringerem Grade auch die Rotation desselben nach aussen (durch die Mm. obturatorii) behindert. Die Functionsstörungen beim Stehen und Gehen sind natürlich weit unerheblicher, als bei Lähmung des N. cruralis; dagegen vermögen die Kranken nicht, im Sitzen oder Liegen einen Schenkel über den andern zu schlagen und den Körper vom Rücken auf die Bauchseite oder in umgekehrter Richtung zu drehen.

3. Lähmung der Nn. glutaei.

§. 339. Der N. glutaeus sup. versorgt den M. glutaeus medius und tertius, sowie (theilweise) den Tensor fasciae latae; der N. glutaeus inf. den M. glutaeus magnus. Lähmungen dieser Nerven werden nicht leicht isolirt, wohl aber als Theilerscheinung ausgedehnter oder allgemeiner Paralysen, auch nach acuten Krankheiten (z. B. Typhus) beobachtet. Sie bekunden sich theils durch Störungen der Rotation des Schenkels nach innen (wegen Lähmung des Glutaeus medius, minimus und Tensor fasciae latae) und nach aussen (Glutaeus magnus) — theils durch aufgehobene oder beschränkte Abduction des Schenkels, welche durch den Glutaeus magnus und medius in Verbindung mit der Aus- und Einwärtsrollung vermittelt wird. Die Functionsstörung tritt aber nicht bloss bei Bewegungen, sondern auch beim einfachen Aufrechtstehen hervor, namentlich wenn der N. glutaeus inf. gelähmt ist, da der Glutaeus magnus beim Aufrechtstehen das Becken nach hinten auf den Oberschenkelköpfen fixiren und den Rumpf gegen die Unterextremitäten gestreckt erhalten muss. Fehlt die Wirkung dieses Muskels, so wird durch antagonistische Thätigkeit des Ileopsoas das Becken und der ganze Rumpf nach vorn herüber gezogen.

4. Lähmung des N. ischiadicus.

§. 340. Die Lähmungen des N. ischiadicus und seiner beiden grossen Endäste (des N. peronaeus und tibialis) gehören zu den häufigsten und wichtigsten Lähmungen der unteren Extremitäten. Sie kommen zuweilen aus rheumatischer Veranlassung vor, namentlich im N. peronaeus, der überhaupt weit häufiger isolirt befallen wird, als der N. tibialis, und häufiger als der Stamm des Ischiadicus. Die rheumatischen Lähmungen können auch auf einzelne Muskeläste beschränkt sein; so hat Duchenne z. B. isolirte Lähmungen des M. peronaeus longus bei Personen, die lange in kaltem Wasser gestanden hatten, beobachtet. — Demnächst spielen Compression des Nerven durch Geschwülste in der Beckenhöhle und traumatische Momente eine hervorragende Rolle. Lähmungen des Ischiadicus werden u. A. in Folge schwerer Entbindungen, wobei der Nerv durch den Kindskopf oder durch instrumentelle Handgriffe gequetscht wurde, beobachtet. Ferner gehören hierher die nicht ganz seltenen Fälle von Verletzungen durch operative Eingriffe, wie sie z. B. am N. peronaeus bei Tenotomien der Bicepssehne, an deren innerem Rande er verläuft, von Bonnet und Anderen mehrfach constatirt wurden. Ich habe Lähmungen in Folge von Peronaeus-Verletzung auch nach Kniegelenksresectionen und nach Spaltung eines Abscesses in der Kniekehle gesehen. Ferner habe ich isolirte Lähmungen des N. peronaeus beobachtet, welche durch einen Sensenhieb in der Kniekehle und durch Zerreissung in einer Dreschmaschine herbeigeführt waren. Schussverletzungen des Ischiadicus, Peronaeus und Tibialis haben Stromeyer und Andere beschrieben — Auch die angebornen Lähmungen im Gebiete des Ischiadicus, namentlich des N. peronaeus, scheinen häufig traumatischen Ursprungs zu sein und durch Dehnung und Zerrung des Nerven, namentlich bei Wendung und Extraction an den Füssen, vielleicht auch durch intrauterine Compression in Folge anomaler Lagerungsverhältnisse des Foetus veranlasst zu werden. — Häufig werden endlich isolirte Lähmungen im Gebiete des Ischiadicus nach acuten Krankheiten, ferner bei essentieller Kinderlähmung, bei den verschiedensten Spinal- und Cerebralaffectionen beobachtet. Auch in allen diesen Fällen, wird das Gebiet des N. peronaeus vorzugsweise betheiligt.

§. 341. Der Ischiadicusstamm versorgt zunächst die an der hinteren Seite des Oberschenkels liegenden Muskeln: Biceps, Se-

mitendimosus und Semimembranosus (sowie den M. popliteus). Lähmung dieser Muskeln ist äusserst selten. Sie verräth sich durch die
aufgehobene Beugung des Unterschenkels gegen das Femur, welche
jedoch, bei isolirter Lähmung der genannten Muskeln, noch in geringem Grade fortbestehen kann, da zum Theil auch die Gastrocnemii als Beugemuskeln des Unterschenkels fungiren. — Die häufige
Integrität der genannten Muskeln erklärt sich daraus, dass ihre motorischen Zweige bereits hoch oben vom Ischiadicus abgehen und von
der Tiefe her in die Muskeln eintreten, somit weit weniger als die
Endäste des Ischiadicus äusseren (rheumatischen und traumatischen)
Insulten exponirt sind.

§. 342. Lähmung des N. peronaeus. Dieser Nerv versorgt mit motorischen Zweigen den M. tibialis anticus, peronaeus
longus, brevis und tertius, ext. dig. comm. longus und brevis nebst
ext. hallucis longus.

Isolirte Lähmung des M. tibialis anticus bewirkt wesentliche
Beschränkung der Beugung (Dorsalflexion) und gleichzeitige Adduction des Fusses. Eine geringe Dorsalflexion kann, wenn der Tibialis ant. allein gelähmt ist, noch durch den Ext. dig. comm. longus
stattfinden, wobei aber der Fuss gleichzeitig in Adduction versetzt
wird; andererseits kann auch eine geringe Adduction noch durch
den Ext. hallucis vermittelt werden, welcher ebenfalls einigermassen
als Flexor vicariirt. Auf die Dauer sind jedoch diese Muskeln, bei
gänzlicher Unthätigkeit des Tibialis anticus, unfähig, den antagonistischen Extensoren (Plantarflexoren) des Fusses das Gleichgewicht zu
halten, und sieht man in Folge dessen bei isolirter Lähmung des
Tibialis anticus eine Spitzfussstellung (Pes equinus paralyticus) zur
Ausbildung kommen.

Isolirte Lähmung des Ext. dig. comm. longus bewirkt verminderte Fähigkeit zur Beugung (Dorsalflexion) und gleichzeitige Abduction des Fusses; der Kranke kann also zwar den Fuss noch gut
beugen, aber nicht ohne ihn zugleich in Adductionsstellung, durch das
Uebergewicht des Ext. hallucis, zu bringen. Auch hier erlangen auf die
Dauer, und namentlich beim Gehen, die Extensoren das Uebergewicht,
so dass mit der Fussspitze aufgetreten wird, wobei zugleich eine
geringe Adduction und Einwärtsrotation des Fusses stattfindet; also
ein leichter Grad von Pes varo-equinus. Bei Lähmung des Ext.
dig. comm. longus können überdies die ersten Phalangen der Zehen,
bei Lähmung des Ext. hallucis die erste Phalanx der grossen Zehe
nicht activ gestreckt werden. Auf die Extension der übrigen Zehen-

phalangen sind die genannten Muskeln ohne Einfluss, da diese Function hier wie an den Fingern durch die Mm. interossei versehen
wird.

Sehr eigenthümlich sind die Erscheinungen, welche den häufig
isolirt vorkommenden Lähmungen der Mm. peronaei entsprechen.
Der Peronaeus longus streckt den Fuss, indem er ihn zugleich abducirt und nach aussen dreht, er ist ferner bekanntlich derjenige
Muskel, welcher wesentlich die Wölbung des Fussgewölbes unterhält,
indem er durch seine Contraction das capitulum metatarsi I, sowie
die angränzenden Fusswurzelknochen (os cuneiforme I und sca-
phoides) niedergedrückt hält, welche gewissermassen den vorderen
Pfeiler des Fusswurzelgewölbes darstellen. Ist der Peronaeus longus gelähmt, so leidet die Abduction des Fusses, es ist nur Abduction mit Flexion (durch den Ext. comm.) möglich; vor Allem aber
verschwindet die characteristische Wölbung der Fusswurzel und es
entsteht das Bild des Plattfusses (Pes planus). Zugleich aber entsteht anfangs Pes varus: die Kranken suchen nämlich die fehlende
Plantarwölbung einigermassen zu ersetzen, indem sie den Adductor
und Flexor brevis pollicis energisch contrahiren; sie halten daher den
Fuss nach einwärts gerichtet und berühren beim Stehen oder Gehen
nur mit dem äusseren Rande des Vorderfusses den Boden. Die
Kranken ermüden dabei sehr leicht im Gehen und klagen über lebhafte Schmerzen namentlich in der Gegend des Malleolus externus;
ausserdem entwickeln sich allmälig secundäre Contracturen im Peronaeus brevis und Ext. dig. comm., wodurch der Fuss immer mehr
nach aussen gedreht und diejenige Difformität herbeigeführt wird,
welche Duchenne als „pied plat valgus douloureux" beschrieben
hat. Diese allmälig eintretende Abductionsstellung des Fusses und
die begleitenden Schmerzen im Fussgelenk werden durch den Einfluss der Körperschwere und der einseitigen Action der starken
Wadenmuskeln unterstützt; erstere bewirkt namentlich Abduction
des Fusses in der articulatio talo-calcanea, und der auf die Gelenkflächen bei der excessiven Abduction geübte Druck ist die Ursache
des von den Kranken empfundenen Schmerzes. (Die hier gegebene
Darstellung der Lähmung des M. peronaeus longus rührt von Duchenne*) her; sie wurde von Delore**) und Bonnet***) bestritten,

---

*) Electrisation localisée, 2. Aufl. p. 803—816.
**) Du pied plat douloureux, bull. gén. de thér. t. 104. p. 480 u. 536.
***) Traité de thérapeutique des maladies articulaires, Paris 1853, p. 491 ff.

aber von Duchenne mit überwiegenden Argumenten und auf Grund einer reichen Erfahrung aufrecht erhalten).

Ganz anders wirkt isolirte Lähmung des M. peronaeus brevis. Die reine Abductionsbewegung des Fusses wird dadurch unmöglich, die Kranken können nur noch abduciren, indem sie zugleich flectiren (mittelst des Ext. comm.) oder extendiren (mittelst des Peronaeus longus). Der Fuss nimmt die Varusstellung an, indem der Antagonist des Peronaeus brevis, der Tibialis posticus, Adduction im Gelenke zwischen Talus und Calcaneus herbeiführt.

Fassen wir die vorstehend beschriebenen Symptome dieser Einzellähmungen zusammen, so geht daraus hervor, dass bei gleichzeitiger Lähmung mehrerer oder aller vom Peronaeus abhängigen Muskeln die Störungen, und namentlich die entstehenden Difformitäten des Fusses bald grösser, bald geringer ausfallen können, indem sich die Effecte bei den combinirten Lähmungen nur theilweise summiren, theilweise aber compensiren. Letzteres ist z. B. in gewissem Sinne der Fall, wenn Ext. dig. comm. und Ext. hallucis longus zugleich gelähmt sind, indem alsdann weder die Tendenz zur Abduction noch zur Adduction vorwiegt; ähnlich stehen auch Peronaeus longus und brevis, ferner der Peronaeus einerseits und Tibialis ant. und Ext. comm. andererseits mit einander zum Theil in antagonistischen, zum Theil in secundirenden Verhältnissen. Sind die sämmtlichen vom Peronaeus abhängigen Muskeln gelähmt, wie ich dies besonders rein nach den traumatischen Durchschneidungen und Zerreissungen dieses Nervenstammes in der Kniekehle beobachtet habe, so stellen sich die Zehen in den ersten Phalanxgelenken in Flexion; der Fuss steht im Sprunggelenk in Extension (Plantarflexion) durch überwiegende Wirkung der Wadenmuskeln, im Gelenk zwischen Talus und Calcaneus in Adduction durch die (nach Lähmung der Peronaei, des Tibialis ant. und Ext. comm. noch allein fortdauernde) Wirkung des Tibialis posticus. Es entsteht somit ein Pes varo-equinus, welcher um so hochgradiger ist, als die adducirende und einwärts rotirende Wirkung der Muskeln noch durch den Einfluss der Fussschwere beim Liegen wesentlich unterstützt wird, so dass die Kranken späterhin oft nur noch mit einem Theile des äusseren Fussrandes oder selbst mit dem äusseren Theile des Fussrückens den Boden berühren.

§. 343. Lähmung des N. tibialis. Dieser Nerv versorgt den Triceps surae (Gastrocnemii und Soleus), den Tibialis posticus, die Flexoren der Zehen nebst dem Adductor und Abductor hallucis und die Interossei. Von functioneller Bedeutung sind besonders die, auch isolirt beobachteten Lähmungen der Wadenmuskeln, des Tibialis posticus und der Interossei, welche desshalb einer speciellen Analyse bedürfen.

Isolirte Lähmung des Triceps surae macht die Extension (Plantarflexion) des Fusses beinahe unmöglich; dieselbe kann nur noch mit geringer Kraft durch den Peronaeus longus und Flexor dig. comm. longus, kaum bis zum rechten Winkel, vorgenommen werden, und es fehlt die bei dieser Bewegung die sonst leicht erkennbare Spannung der Achillessehne gänzlich. Da der Triceps zugleich als Adductor der Fusses wirkt, so müssen bei seiner Lähmung die abducirenden Muskeln (namentlich die Peronaei) das Uebergewicht erlangen. Hieraus ergiebt sich die Difformität, in welche der Fuss bei Lähmung der Wadenmuskeln versetzt wird; es ist dies eine Art von Valgus, welche zugleich mit abnormer Senkung der Ferse, mit einer excessiven Steigerung der Plantarwölbung verbunden ist, und welche man daher als Hohlfuss (talus pied creux) bezeichnet. Auch kann durch das Uebergewicht der Flexoren und gleichzeitigen Abductoren, namentlich also des Ext. comm. longus, die Fussspitze in die Höhe gezogen werden, was den sog. Pes calcaneus veranlasst. Die Lähmung und die dauernd gewordene Difformität ziehen erhebliche Veränderungen in den Gelenken, im Gelenk zwischen Talus und Fuss einerseits, Talus und Calcaneus andererseits, endlich auch in den mittleren Fussgelenken, namentlich stellenweise Usur der überknorpelten Gelenkflächen und Bildung abnormer intracapsulärer Knochenflächen (Hüter) nach sich.

Lähmung des Tibialis posticus vermindert die Adduction des Fusses und die Erhebung des inneren Fussrandes, und bringt denselben in die Stellung des Pes valgus. Diese Lähmung scheint nicht leicht allein, aber zuweilen mit Lähmung des Peronaeus brevis zusammen als Ursache von paralytischem Pes valgus vorzukommen.

Lähmung der Flexoren der Zehen bewirkt, wie bei den Fingern, Verlust der Flexion in den beiden letzten Phalangen; Lähmung der Interossei dagegen Verlust der Flexion in der ersten und der Extension in den beiden andern Phalangen, sowie ausserdem der seitlichen Bewegungen der Zehen gegen einander. Duchenne hat es sehr wahrscheinlich gemacht, dass gleichzeitige isolirte Lähmung der Interossei, des Adductor und Flexor brevis hallucis als Ursache einer Difformität zu betrachten ist, die er als Krallenfuss (griffe

pied creux) bezeichnet, indem unter dem Einflusse des Ext. comm.
und Flexor comm. longus etc. eine Hyperextension in den ersten
Phalangen (eine Art von Subluxation nach der Dorsalseite hin) und
Flexion in den beiden anderen Phalangen stattfindet. Die Krümmung des Fussgewölbes ist dabei in abnormer Weise gesteigert,
weil die capitula des Metatarsalknochen durch die subluxirten ersten
Zehenphalangen herabgedrückt werden. Die Function wird dabei
weit weniger gestört, als bei den homologen Lähmungszuständen an
der Hand; nur längeres Stehen und Gehen sind schmerzhaft, weil
die Abrollung des Fusses von der Ferse zur Spitze im ersten Tempo
des Ausschreitens nicht mehr in gewohnter Weise vor sich geht,
und die Theile der planta, welche unter den Köpfen der Metatarsalknochen liegen, einer andauernden Compression durch die letzteren
ausgesetzt werden.

Ist der ganze N. tibialis gelähmt, so ist der Fuss fast ausschliesslich dem Einflusse der Flexoren und Abductoren unterworfen,
da die Extension nur noch durch den Peronaeus longus, die Adduction nur durch den Ext. hallucis vertreten wird. Es kann also ein
ziemlich hoher Grad von Hohlfuss und gleichzeitiger Abduction und
Erhebung des äusseren Fussrandes (Pes valgus) die Folge sein; das
ist allerdings bei liegenden Kranken nur in relativ geringem Grade
der Fall, weil die Fussschwere der Zugrichtung der antagonistischen
Muskeln entgegenwirkt. Die übrigen Effecte der Tibialislähmung
sind aus der Symptomatologie der einzelnen Muskellähmungen leicht
zu componiren.

§. 344. Die Diagnose hat besonders Verwechslungen mit
primären spastischen Zuständen oder Contracturen der Antagonisten
auszuschliessen, wobei die Prüfung der passiven Beweglichkeit zum
Theil maassgebend ist. — Die Prognose hängt von der Ursache
ab; bei den peripheren, rheumatischen und traumatischen Lähmungen richtet sie sich zum Theil nach dem electrischen Verhalten und
dem Grade der secundären Ernährungstörung in den Muskeln.
Ferner ist auch der Grad von Ausbildung consecutiver Difformitäten,
namentlich am Fusse, von wesentlicher Bedeutung.

Therapie. Zur Herstellung der normalen Function in den
gelähmten Muskeln sind auch hier die Hauptmittel: locale Anwendung der Electricität und Gymnastik. Ausserdem erfordern jedoch
häufig die consecutiven Deformitäten eine besondere Berücksichtigung,
auf welche wir, um Wiederholungen zu vermeiden, bei Besprechung
der essentiellen Kinderlähmung näher eingehen werden.

Paralysis ascendens acuta. Acute aufsteigende Paralyse.

§. 345. Unter dem Namen „Paralysie ascendante aigue" wurde zuerst von Landry (1859) ein Symptomencomplex beschrieben, welcher sich durch progressive, von den unteren zu den oberen Körpertheilen fortschreitende Lähmung, durch äusserst acuten, zum Tode führenden Verlauf, und durch den Mangel erklärender necroscopischer Befunde characterisirte. Aehnliche Lähmungsformen wurden von Duchenne unter den Begriff seiner „Paralysie générale spinale sans aliénation" subsumirt, wohin jedoch nicht bloss Fälle von acuter, sondern auch von chronischer aufsteigender Paralyse (durch chronische Myelitis, Erweichung u. s. w.) gehören. Andere Autoren haben Fälle, die nach Symptomen und Verlauf mit der Landry'schen Lähmung völlig übereinstimmen, als Myelitis acuta (meist jedoch ohne Obductionsbefunde) beschrieben. Neuerdings sind jedoch auch einzelne Sectionsergebnisse bekannt geworden, welche, im Widerspruch mit den früheren, durchweg negativen Befunden von Landry, Duchenne, Laveran u. s. w. eine acute Veränderung des Rückenmarks in grosser Ausdehnung nachwiesen.

Dem ersten Auftreten der Lähmungssymptome gingen in einzelnen Fällen leichte Schmerzen in den Gliedern oder Gefühl von Taubheit und Ameisenkriechen in den unteren Extremitäten voraus. Die Motilitätsstörung selbst beginnt mit einer allmälig zunehmenden Schwäche in den unteren Extremitäten. Zuerst ist nur eine leichte Ermüdung vorhanden, alsbald jedoch können die Kranken nicht mehr gehen und stehen, die Beine knicken unter der Last des Körpers zusammen, während in horizontaler Rückenlage Bewegungen der Unter- und Oberschenkel noch zum Theil ausgeführt werden. Die Erscheinungen können sich im Verlaufe mehrerer Tage oder auch selbst eines Tages bis zu völliger Paralyse der Unterextremitäten steigern, worauf der Zustand dann wieder einige Tage anscheinend stabil bleiben kann. In Kurzem treten jedoch auch Störungen im Gebrauche der oberen Extremitäten hinzu, anfangs ebenfalls nur in geringem Grade: die Kranken können mit den Händen nur noch schwach drücken; Bewegungen der Hände, der Vorder- und Oberarme werden zwar noch ausgeführt, aber nicht so weit, um die Kranken beim Aufsitzen oder Umwenden im Bette zu unterstützen. Gleichzeitig oder schon vor dem Befallenwerden der oberen Extre-

mitäten zeigen sich Motilitätsstörungen in den Muskeln des Rumpfes.
Namentlich werden die Bauchmuskeln betheiligt: der Exspirationsact
ist daher sehr erschwert und mühsam, die Expectoration behindert;
die Kranken machen wegen mangelnder Wirkung der Bauchpresse
nur sehr unvollkommene Defäcationsanstrengungen und leiden deshalb
oft an hartnäckiger Verstopfung. Weiterhin werden die Intercostalmuskeln, namentlich die unteren, gelähmt; auch die Inspiration ist
daher sehr erschwert und wird vorzugsweise durch das Zwerchfell,
sowie durch die accessorischen Inspirationsmuskeln (Scaleni, Sternocleidomastoidei u. s. w.) vermittelt, bis schliesslich auch diese ihre
Function einstellen. Ehe es zum völligen Stillstande der Athembewegungen kommt, können auch leichte Störungen der sprachlichen
Articulation, Schluck- und Schlingbeschwerden hinzutreten. Zuweilen
wurde kurz vor dem Tode Incontinenz der Blase und des Rectum
beobachtet.

Die electromusculäre Contractilität ist in den gelähmten Muskeln
meist erhalten; Duchenne fand dieselbe jedoch in einzelnen Fällen
beträchtlich vermindert. Dieses verschiedene Verhalten erklärt sich
wahrscheinlich aus der ungleichen Dauer der einzelnen Fälle und
den secundären Nutritionsstörungen der Muskeln. (Vgl. unten die
Beobachtung von Hayem).

Die Hautsensibilität kann in den gelähmten Theilen vollkommen
intact bleiben [wie z. B. in einem durch die Autopsie wichtigen
Falle von Harley und Clarke[*])]; in anderen Fällen [Laveran[**])]
war dagegen parallel mit der Motilitätsstörung eine fortschreitende
Anästhesie der unteren Extremitäten, der Bauchhaut und der oberen
Extremitäten zu constatiren. Schmerzen in den gelähmten Theilen
fehlen meist vollständig; auch Schmerz in der Wirbelsäule fehlt, die
Dornfortsätze sind auf Druck nicht empfindlich. Nur in einzelnen
Fällen waren schmerzhafte Muskelzuckungen, namentlich Waden-
krämpfe vorhanden.

Das Allgemeinbefinden leidet fast gar nicht; Appetit und Ver-
dauung der Kranken sind gut, die psychischen Functionen bis zum
Tode völlig ungestört. Die Krankheit verläuft fieberlos; die Temperatur ist nicht erhöht, während kurz vor dem Tode zuweilen eine
beträchtliche Vermehrung der Pulsfrequenz beobachtet wird. Der
Tod erfolgt unter allmäliger Zunahme der Dyspnoe, Eintritt cyano-

---

*) Lancet, 30. October 1868.
**) Gaz. hebd., 2. Dec. 1864.

tischer Erscheinungen, asphyctisch, bei völliger Integrität des Bewusstseins. Die gesammte Dauer der Krankheit vom Eintritt der ersten Lähmungserscheinungen an pflegt bald nur wenige Tage, bald 2 — 3 Wochen, selten 1 — 1½ Monate zu betragen.

§. 346. Der Verlauf und die Symptome dieser schrecklichen Krankheit machen einen spinalen Ursprung der Lähmung in hohem Grade wahrscheinlich. Wir werden zu der Annahme gedrängt, dass es sich um einen acuten Process handelt, der in den unteren Rückenmarksabschnitten beginnt und sich namentlich im Gebiete der Vorderseitenstränge und der vorderen grauen Substanz rasch nach aufwärts verbreitet, zuweilen auch unter intensiverer Betheiligung der gesammten grauen Substanz und der Hinterstränge, wodurch sich das verschiedene Verhalten der Hautsensibilität in den gelähmten Theilen erklärt. Die angeblich negativen Befunde der meisten Autoren bieten für eine genaue Untersuchung der Centralorgane des Nervensystems keine Garantie dar.

Der oben erwähnte Fall von Harley und Lockhart Clarke (17jähriger Mann, Tod am 7. Tage) ergab als wesentliches Resultat eine exsudative, entzündliche Erweichung in den Vordersträngen und der vorderen grauen Substanz, die im oberen Lumbal- und unteren Dorsaltheil am stärksten entwickelt war und sich von hier aus bis zum oberen Cervicaltheil aufwärts erstreckte. Vom unteren Theile des 8. Dorsalbis zum 1. Lumbalnerven zeigte die Oberfläche der vorderen Stränge an zahlreichen Stellen kleine, halbkugelförmige, erweichte Hervorragungen von Senfkorngrösse, theils vereinzelt, theils in Gruppen stehend. Eine Partie der erweichten Oberfläche der vorderen Stränge zeigte unter dem Microscope ausserordentlich zerstörte Nervenfasern, so dass mit wenigen Ausnahmen der Axencylinder von der Markscheide sich nicht unterscheiden liess, letztere theils uneben, runzelig und faltig, theils granulirt oder stellenweise abgestreift vom Axencylinder erschien. In der Höhe des 12. Dorsalnerven war die graue Substanz in der Umgebung eines Blutgefässes an der rechten Seite des Canals zu einer körnigen flüssigen Masse geworden, und einige Schnitte höher aufwärts ergaben dasselbe an dem entsprechenden Theile der linken Seite. Die Oberfläche der Hinterstränge war etwas erweicht; die Pia verdickt und blutüberfüllt. In der Höhe des 10. Dorsalnerven bestand die Hauptstörung in Erweichung der Oberfläche der vorderen Stränge an der Eintrittstelle der vorderen Wurzeln; die graue Substanz erschien blutreich, übrigens ohne Structurveränderung. Am 9. Dorsalnerven zeigten sich jedoch in der grauen Substanz seitlich am Centralkanal und an der Basis der Hinterhörner die obigen Veränderungen auf's Neue, während die Oberfläche aller weissen Stränge, besonders der vorderen, viel weicher sich ausnahm. Diese Veränderungen nahmen nach oben zu rasch ab, so dass die beiden oberen Drittel der Dorsalgegend nur leicht afficirt waren. Der grössere Theil der Halsanschwellung bot keine Abweichung, nur Congestion und stellenweise körnige Exsudation an den Vordersträngen in der Umgebung der Wurzeln. Am oberen Drittel dieser Gegend waren mehrere Blutgefässe beiderseits am Centralcanal und in der hinteren Commissur von runden und länglichen Höfen körniger und flüssiger Exsudation umgeben, was in der Höhe des 2. Cervicalnerven noch zunahm. In derselben Ausdehnung zeigten sich auch die tieferen Partien der Hinterstränge zwischen den Hörnern in beträchtlicherem Grade erweicht, und die vorderen Nervenwurzeln in eine von der Oberfläche der Pia ausgehende Exsudation eingeschlossen. Vom 1. Halsnerven aufwärts war nichts Auffälliges; Med. oblong. und 4. Ventrikel ganz unverändert.

In einem auf Oulmont's Abtheilung beobachteten Falle, welchen Hayem[*] mittheilt (32 jähriger Mann, Tod nach 1½ Monaten), ergab die Section eine röthliche Färbung der grauen Substanz des Rückenmarks, um so intensiver, je näher an der Medulla oblongata, und in letzterer selbst am stärksten. Die weisse Substanz dagegen normal; die Pia um dieselbe herum sehr fein injicirt. (Keine microscopische Untersuchung). — Die Muskeln erschienen macroscopisch normal; unter dem Microscop zeigten sich die Primitivfasern varicös, unregelmässig gestreift, auch wächsern degenerirt; hier und da Wucherung der Kerne. — Untersuchungen der peripherischen Nervenstämme und des Sympathicus liegen noch nicht vor.

§. 347. Die Aetiologie der Krankheit ist vollständig dunkel. Das Leiden kann bei völlig gesunden Personen, ohne nachweisbare Prädisposition und Gelegenheitsursachen, auftreten. Die Mehrzahl der befallenen Individuen bestand aus Männern jugendlichen Alters. In einem Falle von Leiblinger[**] wurde eine plötzliche Abkühlung bei erhitztem Körper als Ursache beschuldigt.

Die Diagnose hat Verwechslungen mit anderen Formen acuter aufsteigender Spinalparalyse zu vermeiden, was unter Umständen schwierig sein kann. Sehr ähnliche Symptome wurden u. A. von Leudet[***] nach heftigen Anstrengungen oder einem Sturz auf den Rücken beobachtet, und einer traumatischen Rückenmarkscongestion zugeschrieben. Hier waren jedoch auch mässige Schmerzen an der Wirbelsäule, den Gelenken und im Verlaufe der Nervenstämme vorhanden; die sämmtlichen Symptome schwanden unter localer Antiphlogose in 3—50 Tagen. Auch unter dem Einflusse der Syphilis können ähnliche Krankheitsbilder entstehen, wie ein Fall von O. Bayer[†] beweist, der unter antisyphilitischer Behandlung geheilt wurde. Endlich zeigten auch manche, als geheilte Myelitis acuta beschriebene Fälle anfangs ganz übereinstimmende Symptome. Eine völlige Sicherheit in diagnostischer Hinsicht kann daher erst aus den finalen Störungen der Schling-, Sprach- und Inspirationsbewegungen

---

[*] Gaz. des hôp. 1867. No. 102.
[**] Wiener med. Wochenschrift 1868, 15.
[***] Archiv gén. 6. sér. I. p. 257, Mai 1863.
[†] Archiv d. Heilkunde 1869, Heft I.

geschöpft werden. In solchen Fällen ist die Prognose nach den vorliegenden Erfahrungen absolut ungünstig. Die Therapie (örtliche Blutentziehungen, Derivantien und Cauterien an der Wirbelsäule; Strychnin, Electricität) zeigte sich bisher gänzlich erfolglos.

Paralysis essentialis infantilis. Paralysie essentielle de l'enfance (Rilliet — Barthez). Spinale Kinderlähmung (Heine). Paralysie atrophique graisseuse de l'enfance (Duchenne).

§. 348. Man versteht unter essentieller Kinderlähmung eine mehr oder weniger ausgebreitete Lähmung, die im kindlichen Alter plötzlich, in der Regel nach voraufgegangenen Convulsionen, mit oder ohne Fieber entsteht (von Andern daher auch als „idiopathische" oder "primitive" Lähmung bezeichnet). Die Autoren, welche diese Ausdrücke einführten, haben damit ursprünglich kundgeben wollen, dass sie die in Rede stehende Lähmung als unabhängig von bestimmten materiellen Veränderungen der Nervencentra betrachteten, speciell, dass dieselbe nichts zu thun habe mit jener Lähmung, welche nach Apoplexie, Hyperämie oder Entzündung des Gehirns und Rückenmarks consecutiv auftrete. Wir finden also hier wieder die oft gerügte, falsche Unterscheidung zwischen bloss functionellen und materiellen Störungen: im vorliegenden Falle sollten rein functionelle Störungen der Nervencentren vorhanden sein, daher eben die Lähmung das Essentielle — nicht blos des clinischen Krankheitsbildes, sondern der Krankheit selbst — ausmachen. Dieser von Rilliet und Barthez, West, Bouchut u. A. aufgestellten oder getheilten Anschauung steht die ältere Auffassung von Heine gegenüber, welche als materielles Substrat der Krankheit einen entzündlichen Process im Rückenmark oder dessen Häuten supponirt, und daher auch dieselbe nicht als essentielle oder idiopathische, sondern schlechtweg als spinale Kinderlähmung bezeichnet. Wir werden uns mit dieser wichtigen Frage sogleich weiter zu beschäftigen haben, nachdem wir zunächst die Symptomatologie und den Verlauf der Krankheit in Kürze geschildert.

Zuerst scheint Michel Underwood, Arzt in London, die Krankheit in seiner Abhandlung über Kinderkrankheiten — 1784 — beschrieben zu haben. Dann

Shaw, Badham, besonders aber Heine 1840, der sich die grössten Verdienste erwarb; nach ihm haben sich Kennedy, Wut, Richard, Rilliet und Barthez, Bouchut, Duchenne (Vater und Sohn), M. Eulenburg, Brünniche, Volkmann besonders eingehend mit der Pathologie und Therapie dieser Krankheit beschäftigt.

§. 349. Die Krankheit befällt meist Kinder im Alter von $\frac{1}{2}$ bis 3 Jahren, jedoch auch nicht selten darüber hinaus. Die vorher ganz gesunden Kinder werden plötzlich von Hitze, grosser Unruhe, Fieber befallen, das in der Regel mehrere Tage, zuweilen auch nur einen Tag, selbst noch kürzere Zeit dauert, mitunter auch einen intermittirenden Verlauf darbietet. Meist einige Zeit nach dem Ausbruche des Fiebers erfolgen Convulsionen, die einen allgemein eklamptischen Charakter darbieten, von Bewusstlosigkeit begleitet sind und oft mehrere Stunden andauern. Diese wiederholen sich zuweilen noch einmal, selten jedoch öfter, so dass im Ganzen ein oder zwei Krampfanfälle stattfinden. Auch können die Convulsionen plötzlich ohne vorausgegangene Fiebererscheinungen zum Vorschein kommen; oder umgekehrt, das initiale Fieberstadium kann ohne Convulsionen verlaufen. In der Regel wird die zurückbleibende Lähmung erst bemerkt, wenn Fieber und Convulsionen verschwunden sind und die ganze Krankheit beseitigt zu sein scheint. Die Kinder zeigen dann oft vorübergehend eine grosse allgemeine Bewegungsschwäche, die sich aber in .Tagen oder Wochen wieder verliert und eine auf einzelne Extremitäten, Muskeln oder Muskelgruppen begrenzte andauernde Lähmung zurücklässt. Oder es ist sogleich von vornherein ein bestimmtes Muskelgebiet, namentlich eine oder beide unteren Extremitäten befallen. Charakteristisch ist, dass gewisse Nerven- und Muskelgebiete mit besonderer Vorliebe betroffen werden, andere dagegen in der Regel verschont bleiben. So leiden an den Unterextremitäten die Muskeln der Unterschenkel häufiger als die der Oberschenkel; unter jenen wieder am meisten die vom Peronaeus versorgten Muskeln, besonders die Mm. peronaei; unter den vom Tibialis versorgten Muskeln der Triceps suralis. Am Oberschenkel leiden am häufigsten die Extensores cruris, seltner der Ileopsoas; die Flexores cruris fast niemals. Der Zustand ist bald bilateral und alsdann meist auf symmetrische Muskeln der Unterextremitäten verbreitet, bald wird nur eine der beiden unteren Extremitäten von Lähmung ergriffen. Selten sind Fälle, in denen alle Muskeln einer Unterextremität bis zum Becken herauf total gelähmt werden. Noch seltener werden mit den Unterextremitäten zugleich die Rumpfmuskeln (theil-

weise) gelähmt, bei Integrität der oberen Extremität. So können
die sämmtlichen Rückenstreckmuskeln, die Glutaei, Interspinales, Multifidus spinae, Semispinales und Rotatores dorsi gelähmt sein, während
die Respirationsmuskeln, die Arm- und Schultermuskeln intact sind.
In anderen Fällen nehmen auch die Oberextremitäten Theil, in
sehr verschiedener Ausdehnung. Es können beide Arme, ganz oder
partiell, afficirt sein; es kann der Arm der einen und das Bein der
anderen Seite gelähmt sein; es kann nur ein Arm, ganz oder theilweise, gelähmt sein; es kann endlich allgemeine Lähmung — in
allen 4 Extremitäten — bestehen, oder letztere geht voran und
hinterlässt nach baldigem Verschwinden (in einigen Stunden oder Tagen) eine auf einzelne Extremitäten begränzte, bleibende Lähmung.
Der letztere Fall ist verhältnissmässig am häufigsten, während allgemeine Lähmungen äusserst selten persistiren. Diese spätere Begränzung einer anfangs diffusen Lähmung ist überhaupt für die
Krankheit charakteristisch: denn auch wo dieselbe von vornherein
nur eine einzige Extremität befällt, erscheint die Lähmung der letzteren anfangs oft als totale, während nach kurzer Zeit einzelne Muskeln
ihre normale oder fast normale Function wieder gewinnen und somit
nur die partielle Form der Extremitätenlähmung zurückbleibt. Diese
Fälle nähern sich somit denjenigen, welche von Kennedy und
Andern als temporäre Lähmung beschrieben wurden, und bei denen
die unter analogen Erscheinungen auftretende Lähmung sich überall
sehr rasch und vollständig, in Zeit von 2 — 10 Tagen, wieder zurückbildet.

Es zeigt sich im Allgemeinen, dass die Lähmung derjenigen
Muskeln, welche nicht in der oben angegebenen Zeit ihre Function
spontan wieder erlangen, überhaupt stationär bleibt. Jedoch wird
in einzelnen Fällen eine Rückkehr der Motilität in gewissen Muskeln
noch nach mehreren Wochen, selbst nach Monaten beobachtet. Insbesondere gilt dies von den Muskeln der oberen Extremität, während
in den Beinen die Lähmung meist hartnäckiger ist, und sich auch
rascher und häufiger mit hochgradiger Nutritionsstörung der Muskeln
verbindet. Was die letztere betrifft, so ist sie keineswegs immer
der Lähmung proportional, und markirt sich vielmehr in durchaus
selbständiger Weise. Es macht oft den Eindruck, dass alle Muskeln
ursprünglich in gleichem Grade gelähmt, aber in sehr ungleichem Grade
von Ernährungsstörung befallen werden, und dass die in ihrer Ernährung nicht gestörten Muskeln es sind, welche in kurzer Zeit ihre
Motilität spontan wieder erlangen, während in den übrigen die Läh-

mung stationär bleibt. Zu den, der Ernährungsstörung am meisten
exponirten Muskeln scheinen an der oberen Extremität namentlich
gewisse Schultermuskeln (Deltoides, Infraspinatus) — an der, unteren Extremität die Extensores cruris und die Peronaei zu gehören.
Doch kann die Ernährungsstörung sich, gleich der Lähmung, auch
fast über alle Muskeln einer oder mehrerer Extremitäten in sehr weitem Umfange verbreiten; so sah Duchenne alle Muskeln der beiden
unteren Extremitäten, mit alleiniger Ausnahme einzelner Bündel des
Tensor fasciae latae, zerstört werden. Einen totalen Schwund der
Musculatur an einer unteren Extremität bis zur betreffenden Beckenhälfte herauf (mit Einschluss der Glutaei) habe ich in mehreren
Fällen von essentieller Kinderlähmung eintreten sehen.

Die electrische Exploration ergiebt in den ersten Tagen
nach dem Entstehen der Lähmung ein völlig unverändertes Verhalten
der afficirten Muskeln. Kehrt in denselben die willkürliche Motilität
sehr bald und spontan wieder, so kann die electrische Reaction überhaupt gänzlich intact bleiben. Persistirt dagegen die Lähmung und
tritt Atrophie der Muskeln hinzu, so zeigt sie sich in der Regel
proportional der Ernährungsstörung.

Die letztere bedingt Abnahme der elektro-muskulären Contractilität
(für Inductionsströme) die mehr oder weniger rasch fortschreitet. Es
kann vorkommen, dass nach 4 Wochen bereits in einem Muskel die
faradische Contractilität erloschen ist; in der Regel ist dies auch
nach Jahresfrist nicht gänzlich der Fall, sondern die faradische Contractilität ist nur (entsprechend der langsameren Ernährungsstörung)
vermindert. Ich habe gefunden, dass auch bei dieser Krankheit die
galvanische Nerven- und Muskelcontractilität länger erhalten bleibt
als die faradische. Auch Salomon konnte bei mehr als zweimonat-
lichem Bestehen der Lähmung noch träge galvanische Zuckung in
Muskeln erhalten, deren faradische Reaction bereits aufgehört hatte.
Bei mehrjährigem oder auch selbst bei einjährigem und kürzerem
Bestehen des Leidens habe ich andererseits öfters die Erregbarkeit
für beide Stromarten völlig erloschen gefunden.

§. 350. Die Sensibilität ist bei der essentiellen Kinderlähmung
in den afficirten Theilen fast ausnahmslos ungestört; auch die Reflexerregbarkeit bleibt unverändert. Höchst auffällig sind dagegen die
trophischen Störungen, welche in den gelähmten Gliedmaassen — und
zuweilen auch über die Grenzen derselben hinaus — oft in rapider
Weise zur Entwickelung kommen. Der afficirte Theil magert ab,
seine Temperatur ist vermindert (nach Heine zuweilen bis auf 14°R.),

die Farbe blass oder livid, oder eigenthümlich marmorirt. Die Haut erscheint welk, trocken, wie bei Frost und Entzündungen; das Fettpolster schwindet, wodurch, in Verbindung mit der Muskelatrophie, die Vorsprünge der Knochen und Gelenke schärfer hervortreten. Auch das Knochensystem bleibt in seiner Ausbildung zurück; die Röhrenknochen sind nicht nur dünner, sondern auch in ihrem Längenwachsthum erheblich gestört. Bei einseitiger Affection erscheint daher das betreffende Glied nicht nur in seiner Circumferenz erheblich vermindert, sondern auch entschieden kürzer als das gesunde. Diese Verkürzung schreitet jedoch nur bis zu einem gewissen Grade fort und bleibt dann stationär, so dass sich im erwachsenen Alter oft Verkürzungen von $\frac{1}{2}$ — 1 Zoll — selten darüber hinaus — deutlich nachweisen lassen. Mit Recht hebt Volkmann hervor, dass diese Ernährungsstörungen auch in Fällen beobachtet werden, welche Kennedy's temporärer Lähmung entsprechen, wo also die Lähmung in Kurzem spontan wieder verschwindet, der afficirte Theil aber in Ernährung und Wachsthum dauernd zurückbleibt. Ferner ist zu bemerken, dass auch bei circumscripter Lähmung einzelner Muskeln und Muskelgruppen die Ernährungsstörung oft das ganze Glied ziemlich gleichmässig afficirt, ja wohl noch über die Grenzen desselben auf Becken, Schulter, selbst auf eine Kopfhälfte hinausgreift. Manche Fälle von im Kindesalter entstandener halbseitiger Gesichtsatrophie sind wahrscheinlich hierher zu beziehen.

§. 351. Eine besondere Berücksichtigung erheischen die Difformitäten, welche sich im Gefolge der essentiellen Kinderlähmung entwickeln. Diese Difformitäten erscheinen an der unteren Extremität in der Regel als Pes varus oder varo-equinus, selten als valgus, calcaneus und calcaneo-valgus; an der oberen Extremität als dauernde Flexion der Hand und der Finger. Seltener erscheinen Difformitäten an der unteren Extremität an Knie- und Hüftgelenken, an der oberen in Ellbogen- und Schultergelenken, doch wird auch an den nicht difformirten Gelenken die Beweglichkeit häufig beschränkt, und kommt es zu jenen Formen passiver Immobilität, die man als paralytische Contracturen oder in ihren höheren Graden als Pseudo-Ankylosen bezeichnet. Am Rumpfe kann es zur Ausbildung der verschiedensten Deviationen der Wirbelsäule (Scoliose, Kyphose, Lordose) und zu dauernden Stellungsveränderungen der Scapula, am Kopfe zu der als Caput obstipum bezeichneten Difformität kommen.

Ueber den Entstehungsmodus dieser secundären oder paralytischen Difformitäten sind sehr verschiedenartige Ansichten aufgestellt

worden. In der Regel hat man dieselben, in Rücksicht auf den meist
partiellen Character der Lähmung, durch die secundäre Verkürzung
der nicht gelähmten Antagonisten zu erklären gesucht. Hierbei
wurde häufig das Missverständniss begangen, dass man diese secundäre Verkürzung als bedingt ansah durch einen vom Rückenmark
ausgehenden, permanenten Tonus, welcher in den gelähmten Muskeln
aufgehoben, in den nicht gelähmten Antagonisten aber intact oder
wohl gar erhöht sei. Ein solcher Tonus ist jedoch physiologisch für
die willkürlichen Muskeln ganz unerwiesen, und seine Annahme auch
für die Entstehung der paralytischen Difformitäten in keiner Weise
erforderlich.   Noch weniger Berechtigung hat · die Theorie von
Adams*), wonach die Difformitäten aus einer allmäligen Atrophie
der Antagonisten der von Paralyse betroffenen Muskeln hervorgehen
sollen — einer Atrophie, welche sich Adams dadurch entstanden
denkt, dass die betreffenden Antagonisten nicht mehr in ihrer normalen Länge erfordert werden und sich der nunmehr beanspruchten
Länge accommodiren, also kürzer und kleiner werden (angepasste
Atrophie, adapted atrophy). — Die secundären Verkürzungen der
Antagonisten bei paralytischen Difformitäten entstehen weder aus einer
activen, tonischen Contraction der Antagonisten, noch aus einer an-
gepassten Atrophie derselben; sondern sie sind zunächst und vor
Allem bedingt durch die mechanische, passive und andauernde Annäherung ihrer Insertionsenden, also durch unfreiwillige Verkürzung.
Beim Functioniren der Theile vermag der Kranke durch seinen
Willen nur noch in gewissen Muskeln und Muskelgruppen Bewegungen hervorzurufen. Diese Contractionen fallen einmal leicht excessiv aus, weil der regulirende Widerstand der Antagonisten fehlt;
andererseits bleiben die contrahirten Muskeln nach dem Aufhören
des innervirenden Willensreizes verkürzt, kehren nicht zu ihrer normalen Länge zurück, weil sie nicht durch Contractionen ihrer Antagonisten wieder ausgedehnt werden. So entstehen die verschiedensten
fehlerhaften Stellungen durch Lähmungen einzelner Muskelgruppen
und secundäre Verkürzungen anderer, wie dies in Bezug auf die
Gelenkverkrümmungen überhaupt und die Pathogenese der paralytischen Fussdeformitäten insbesondere von M. Eulenburg**) in eingehender Weise dargethan ist. Der paralytische Pes equinus entsteht

---

*) Journal f. Kinderkrankh. 1856. II. 11 u. 12. p. 370.
**) Virchow's Archiv 1856. Bd. IX. H. 4. — Journal f. Kinderkrankh. 1858.
H. 1 u. 2. — Virchow's Archiv 1860. Bd. XVII. H. 1 u. 2. p. 177.

bei verminderter oder aufgehobener Energie derjenigen Muskeln, welche den Fuss gegen die vordere Fläche des Unterschenkels beugen (Tibialis anticus, Peronaei, öfters auch Extensor hallucis und dig. comm. longus); der paralytische Varus bei Lähmung der den äusseren Fussrand erhebenden Muskeln, der Peronaei; der paralytische Valgus bei Lähmung der den inneren Fussrand erhebenden Muskeln, des Tibialis anticus und posticus; der Pes calcaneus bei Lähmungen der Gastrocnemii und des Soleus. — Noch deutlicher und schlagender als bei den Fussdeformitäten tritt die grosse Wichtigkeit der antagonistischen Verkürzungen bei den Deformitäten beweglicherer Skelettheile, z. B. der Scapula hervor; so bei Lähmungen des Serratus anticus magnus, wo durch antagonistische Verkürzung der Rhomboidei und des Levator anguli scapulae eine Drehung der Scapula um ihre Längsaxe entsteht, so dass der äussere Rand nach unten, der untere Winkel der Scapula nach innen und oben gestellt wird. Dieses letztere schlagende Beispiel widerlegt zugleich die Anschauungen derjenigen, welche die paralytischen Deformitäten einseitig aus mechanischen, statischen Momenten herleiten wollen. Freilich ist mit der primären Paralyse und der unfreiwilligen antagonistischen Verkürzung noch nicht die eigentliche Deformität, sondern nur eine gewissermassen provisorische Verschiebung oder Verkrümmung der Theile gegeben. Die dauernde Deformität entsteht erst durch secundäre Veränderungen, welche auf Grund der beständigen fehlerhaften Stellung in der Structur der verkürzten Muskeln sowohl, wie auch der gelenkbildenden Theile (Knochen, Knorpel, Synovialhäute und Bänder) herbeigeführt werden. Die andauernd verkürzten Muskeln verfallen gewissen Veränderungen ihres Molecularzustandes, wodurch sie schliesslich zur Wiederverlängerung überhaupt unfähig — in starke Retraction versetzt werden. Die Knochen werden durch den permanenten Druck an der Concavität, durch die Entlastung an der Convexität der Verkrümmung in ihrer Structur wesentlich verändert. Dort sehen wir Druckschwund, Usur, hier Hyperplasie des Knochengewebes (Hyperostosen, Neubildung intracapsulärer Knochenflächen) zur Erscheinung gelangen. In ähnlicher Weise verändern sich die Gelenkknorpel und Synovialhäute. Die Sehnen, Ligamente und Fascien in der Umgebung der Gelenke werden an der Convexität der Verkrümmung gedehnt und verdünnt, an der Concavität dagegen kürzer und dicker. Alle diese Veränderungen müssen nothwendig um so bedeutender und folgenschwerer sein, je jünger das Individuum zur Zeit der eintretenden Lähmung war, je länger die letztere bestand, und je mehr der nachtheilige Einfluss des gestörten Muskelantagonismus auch durch mechanische, statische Momente (Schwere des afficirten Theils, Belastung beim Functioniren) gefördert und unterstützt wird. Die grosse Wichtigkeit dieser mechanischen Momente hat für die Pathogenese der einzelnen Fussdeformitäten Hueter*) in besonders scharfsinniger Weise erörtert. So hängt z. B. die ausserordentliche Häufigkeit einer bestimmten Deformität, des paralytischen Pes varo-equinus, damit zusammen, dass der gelähmte und sich selbst überlassene Fuss bei horizontaler Rückenlage des Kranken vermöge seiner eigenen Schwere von selbst in Pronation, Adduction und Supination, also gerade in die für jene Deformität characteristische Stellung gebracht wird. Bei kleinen Kindern, welche noch beständig liegen, verharrt der Fuss daher permanent in dieser anomalen Stellung, welche durch consecutive Veränderungen der Gelenkflächen, Ligamente, Muskeln u. s. w. schliesslich zu einer bleibenden wird. — Wenn man somit sagen kann, dass die Fussschwere beim Liegen die Entwickelung des Pes varo-equinus entschieden begünstige, so wirkt umgekehrt ein anderes mechanisches Moment, nämlich der Einfluss der Körperlast beim Stehen, jener Dislocation des Fusses entgegen, und befördert vielmehr die Entwickelung der entgegengesetzten Deformität, des paralytischen Pes valgus. Wir sehen daher Valgusstellung des Fusses öfters bei Kindern eintreten, welche zur Zeit der Lähmung bereits etwas älter waren, selbständig herumgingen, und das Gehen auch einige Zeit nach Eintritt der Lähmung wieder aufnahmen. Namentlich bringen die Kinder bei doppelseitigen schweren Paraplegien, wenn sie noch ohne Krücken herumzugehen vermögen, den Fuss beim Gehen in die Valgusstellung, indem sie mit der vollen Sohle den Boden berühren und durch das Körpergewicht, ohne Hinderniss von Seiten der gelähmten Muskeln, den Fuss bis an die Grenze der physiologischen Hemmung nach aussen umknicken lassen. — Bei häufiger Wiederkehr dieser Stellung geben die abnorm belasteten Bänder schliesslich nach und der Knochen wird auf der gedrückten Seite in seinem Wachsthum zurückgehalten, wodurch die anfangs nur temporäre Difformität zuletzt dauernd fixirt wird.

Eine ziemlich seltene Fussdeformität, der Pes calcaneus, entsteht, bei Lähmung der Wadenmuskeln, zum Theil ebenfalls in Folge der

---

*) Zur Aetiologie der Fusswurzelcontracturen, v. Langenbeck's Archiv, Bd. IV. p. 125 ff., 475 ff.

Belastung beim Auftreten, indem der Kranke mit dem hintern Theile der Hacke den Boden berührt, und beim Versuche, den gelähmten Fuss als Stütze zu benutzen, der von den Wadenmuskeln nicht festgehaltene Calcaneus nach vorn umknickt.

Auch die an der oberen Extremität gewöhnlich vorkommende Difformität (dauernde Flexionsstellung der Hand und der Finger) ist theilweise auf mechanische Verhältnisse zurückzuführen. Sie entspricht nämlich der natürlichen Mittellage der Finger, welche durch die elastische Spannung der Bänder und Muskeln, die Stellung der Gelenkflächen u. s. w. bedingt wird, und welche wir daher auch am Cadaver noch antreffen. Diese Stellung wird beim Nichtgebrauch der Hand allmälig fixirt durch secundäre Veränderungen der Gelenkflächen, der Ligamente und Muskeln. Die an der Concavität liegenden Beugemuskeln verfallen auch hier, in Folge der beständigen passiven Annäherung ihrer Insertionsenden, zuletzt in undehnbare Verkürzung, selbst wenn sie ursprünglich zur Zahl der gelähmten Muskeln gehörten.

Die sogenannte atonische Luxation der Schulter, welche wir bei essentieller Kinderlähmung häufig antreffen, entsteht ebenfalls vorzugsweise durch die Schwere des Arms, bei Lähmung der von Scapula, Thorax und Clavicula zum Arm gehenden Muskeln. Der Arm zieht alsdann beständig an dem Kapselbande, welches nachgiebt und den Gelenkkopf herabsinken lässt, so dass er zuweilen ein tiefes Eindringen mit den Fingern in die Gelenkpfanne des Acromion gestattet.

Wir sehen demnach, dass bei der Entstehung der paralytischen Difformitäten sehr mannichfaltige Factoren zusammenwirken: die eigene Schwere der gelähmten Theile, die normale Mittelstellung der Gelenke (d. h. die Anordnung und Vertheilung der Körpermasse, namentlich der Muskeln, in ihrer Umgebung) und der Einfluss des Körpergewichts beim Functioniren der gelähmten Theile; vor Allem aber bei partieller Lähmung die fehlende Wiederausdehnung willkürlich contrahirter Muskeln in Folge der Unthätigkeit ihrer Antagonisten. Alle diese Umstände bewirken und begünstigen die Ausbildung der paralytischen Difformität oder, wie man sich häufig ausdrückt, der „paralytischen Contractur", worunter jedoch immer im Anfange wenigstens eine noch dehnbare und nachgiebige, passiv zu überwindende Verkürzung zu verstehen ist. Erst wenn secundäre Veränderungen der Gelenkflächen, der Bänder und Muskeln entstanden sind, erst wenn namentlich die letzteren ihre passive Dehnbarkeit völlig

eingebüsst haben, wird die Difformität dauernd fixirt und entwickelt
sich der als Retraction bezeichnete Zustand starrer unnachgiebiger
Verkürzung. — Wohl zu unterscheiden sind endlich Fälle, in denen
die Difformität nicht sowohl durch primäre Lähmung mit ihren eben
geschilderten Folgezuständen, als vielmehr durch eine primäre Contractur, durch andauernd erhöhte Innervation gewisser Muskeln bedingt wird: Zustände, auf welche wir bei Besprechung der Contracturen zurückkommen werden.

§. 352. Pathologische Anatomie. Schon Lobstein, ferner
Bouvier, Broca, namentlich aber Meyron*) Duchenne**) (Vater
und Sohn) fanden die Muskeln macroscopisch dünn, blass, atrophisch
und meistens fettig. Auch microscopisch zeigten dieselben alle Stadien
der Fettumwandlung bis zu völligem Verschwinden der Querstreifung und
Ersatz derselben durch Fettkörnchen und Bläschen. Die von beiden
Duchenne's aufgestellte Behauptung, dass der Grad der Lähmung
stets genau der Intensität der Fettmetamorphose in den Muskeln
entspreche, ist jedoch keineswegs für alle Fälle gerechtfertigt. R.
Volkmann***) fand beim Ausschneiden kleiner Stücke total gelähmter Muskeln (nach mehrjähriger Dauer) niemals ausgesprochene Fettmetamorphose; höchstens zeigten sich die Primitivbündel wie fein
bestäubt, zuweilen die Kerne vermehrt. Gewöhnlich fand sich nur
das interstitielle Fettgewebe sehr vermehrt und ein Theil der Bündel ganz auffallend schmal geblieben (z. B. Bündel von 0,003—0,006
und 0,0075 Mm. Durchmesser). Ueber das Verhalten der nicht gelähmten, passiv verkürzten Muskeln fehlt es noch sehr an speciellen
Untersuchungen: öfters scheinen sich auch hier leichtere Grade von
Fettmetamorphose zu entwickeln.

Ueber den Zustand der Nervencentra, des Rückenmarks und
Gehirns, liegt begreiflicherweise nur ein sehr geringes Material vor,
da die Krankheit an sich fast niemals letal verläuft und die Untersuchung nur in einzelnen veralteten oder durch zufällige Complication tödtlichen Fällen ausgeführt werden konnte.

---

*) On granular and fatty degeneration of the voluntar muscles, med. chir.
transact. vol. XXXV. p. 72.

**) Paralysie atrophique graisseuse de l'enfance. mém. adressé à l'Acad. de
méd. 5. Sept. 1854 (gaz. hebd. 1855). — électrisation localisée. 2. Aufl. p. 275. —
Archiv gén. 1864. II. p. 28 ff., 184 ff., 441 ff.

***) Ueber Kinderlähmung und paralytische Contracturen, Sammlung clinischer
Vorträge, No. 1. Leipzig 1870.

Hierher gehört ein Fall von Rilliet und Barthez[*]: plötzlich, ohne Fieber und Convulsionen, aufgetretene Paralyse der obern Extremitäten; Tod nach einem Monate durch lobuläre Pneumonie. In diesem Falle, sowie auch noch in einem zweiten, sollen Gehirn, Rückenmark, Plexus und Nervenstämme keine Veränderung gezeigt haben. In einem anderen Falle von Armlähmung fand sich nach Flies eine einfache Congestion der Rückenmarkshäute in der Höhe des Plexus brachialis. Berend und Remak[**] fanden in einem Falle von Pes varus paralyticus, bei einem 5jährigen Knaben, das Gehirn normal, dagegen Verdickungen der Arachnoidea spinalis durch phlegmasische Ablagerungen, welche auf das Rückenmark einen solchen Druck ausübten, dass dasselbe beim Durchschneiden der Pseudomembranen durch die Schnittöffnung hervorsprang; die lamellösen Exsudate erstreckten sich bis zur Cauda equina und auf die Nervenwurzeln der gelähmten Glieder. Offenbar handelte es sich hier um eine von den alten Läsionen unabhängige, frische Arachnitis spinalis, welche den Tod herbeiführte; der Befund kann also für die Pathogenese der Lähmung nicht verwerthet werden. In einem anderen Falle von infantiler Paraplegie fand v. Recklinghausen, nach Berend, Tuberkeln im Rückenmark. — Heine[***] citirt noch zwei Sectionsbefunde, von Longet und Hutin. In Longet's Fall (8jähriges Mädchen, rechtsseitiger Pes varus paralyticus, Tod durch Variola) fand sich das Mark gesund; die Wurzeln der rechten Seite, welche zum Ischiadicus beitragen, waren fast auf ein Viertel ihres normalen Volumens (im Verhältniss zur linken Seite) reducirt. Hutin's Fall gehört gar nicht hierher; er betrifft einen 40jährigen Mann, der seit 7 Jahren paraplegisch war und an Dysenterie starb; es fand sich eine Atrophie des unteren Theils der Medulla. — Endlich hat Laborde[†] in zwei Fällen von essentieller Kinderlähmung spinale Veränderungen beschrieben, welche in „Sclerose", d. h. Exsudation mit Compression und Schwund der Nervenelemente, bestanden haben sollen.

§. 353. Wie wir sehen, ist mit diesen dürftigen Angaben für die generalisirende Auffassung der intra vitam beobachteten Erscheinungen ein gesicherter Standpunkt nicht zu gewinnen. Zwei Theorien stehen sich, wie schon im Eingange hervorgehoben wurde, schroff gegenüber: Die von Rilliet und Barthez einerseits, und von Heine andererseits, welchem Letzteren sich auch Vogt, Duchenne und Andere anschliessen. Wenn nun auch die pathologisch-anatomischen Befunde eine definitive Entscheidung nicht zulassen, so kann man sich bei unbefangener Analyse der Symptome und des Verlaufes doch wohl kaum der Annahme eines centralen — sei es

---

[*] Traité clinique et pratique des maladies des enfants. !Paris 1853. t. II. p. 335.

[**] Deutsche Klinik 1863, No. 5. (Sitzung der Berliner med. Gesellschaft vom 17. Dec. 1862).

[***] Spinale Kinderlähmung, 2. Auflage. Stuttgart 1860; on infantile paralysis. med. Times and Gaz. 1863.

[†] De la paralysie dite essentielle de l'enfance, thèse, Paris 1864.

bulbär-cerebralen oder spinalen — Grundleidens erwerben. Dafür
sprechen u. A. die oft voraufgehenden, mit Bewusstlosigkeit, Coma,
Fieber verbundenen Convulsionen; das häufige bilaterale und symmetrische Auftreten der Lähmung, namentlich in Form von Paraplegie der unteren Extremitäten; in anderen Fällen das Auftreten
hemiplegischer und gekreuzter Extremitätenlähmung. Auch das plötzliche Auftreten der Lähmung, ihre anfängliche Diffusion und spätere
Beschränkung auf einzelne Muskeln und Muskelgruppen bei rascher
Wiederkehr der Motilität in anderen, anscheinend ebenso schwer betroffenen Muskeln — alle diese Erscheinungen schliessen die Annahme eines peripherischen Ursprungs beinahe vollständig aus, und
machen einen centralen Sitz der Erkrankung wenigstens in hohem
Grade wahrscheinlich. Anders verhält es sich, wenn man zu der
Frage übergeht, ob man die Lähmung mit Heine als eine spinale
betrachten — ob man sie κατ' ἐξοχήν als spinale Kinderlähmung
aufführen solle. Unter den Fällen, welche in der für die essentielle
Kinderlähmung characteristischen Weise auftreten, befinden sich
manche, welche nach der Verbreitung der Lähmung mehr auf einen
spinalen — andere, welche nach demselben Criterium mehr auf
einen cerebralen Ursprung hinweisen. Ich brauche nur an die paraplegischen und hemiplegischen Formen zu erinnern. Für eine partielle Mitbetheiligung des Gehirns lassen sich auch die voraufgehenden allgemeinen Convulsionen und das Coma aufführen; ferner sei
hier an die Verwandtschaft mit dem ebenfalls plötzlich auftretenden
Symptomencomplex erinnert, welchen man als Hemiplegia spastica
infantilis bezeichnet, und bei welchem es sich um primäre centrale
Contracturen, mit oder ohne gleichzeitige Paralysen, handelt. Wenn
man ehedem aus den Ergebnissen der faradischen Exploration, aus
dem raschen Sinken oder Verluste der electromusculären Contractilität, auf einen spinalen Ursprung der Lähmung schliessen zu können
glaubte, so beruht das theils auf dem schon erörterten Missver-
ständnisse des Marshall-Hall'schen Satzes — theils überhaupt
auf falschen Voraussetzungen über die Bedingungen, welche zu Störungen der faradischen Contractilität der Muskeln führen. Das Erlöschen der electromusculären Contractilität ist bedingt durch die
schwere trophische Störung, welche, wie wir sahen, ganz unabhängig von der Lähmung und sehr rapid bald in gelähmten, bald sogar
in nicht gelähmten Muskeln zur Entwickelung kommt. Diese schwere
trophische Störung bildet einen integrirenden und gleichberechtigten
Theil des Krankheitsbildes, wenn wir den Symptomencomplex auch

a potiori oder a priori als Paralyse bezeichnen; und sie kann ihrerseits ebensowohl von Störungen der trophischen Centren in Gehirn und Rückenmark, wie von primären Erkrankungen der peripherischen Nervenstämme und Muskeln herrühren, ist also an sich für den Ausgangspunkt der Affection in keiner Weise entscheidend. — Noch weniger als über den ursprünglichen Sitz der Läsion lässt sich über die Qualität der letzteren eine genügende Auskunft ertheilen. Nach Heine's Annahme besteht ein Congestionszustand mit Erweiterung der Gefässe und Exsudation; letztere kann später resorbirt werden, worauf aber eine Atrophie des unteren Theiles der Medulla (und vielleicht Bindegewebswucherung) zurückbleibt. Diese Annahme gründet sich wesentlich auf die oben citirten Fälle von Longet und Hutin, die freilich nur eine sehr unsichere Stütze gewähren.

§. 354. Die Diagnose der essentiellen Lähmung (wenn man dieselbe überhaupt eine Diagnose nennen will) bietet an sich keine Schwierigkeit. Ob es sich um eine „temporäre Lähmung" im Sinne Kennedy's oder um eine der schweren stationären Lähmungsformen handelt, entscheidet der Verlauf innerhalb der ersten 1—2 Wochen. Hauptsache ist, die In- und Extensität der Lähmung, sowie die Schwere der complicirenden Nutritionsstörung zu bestimmen; die Resultate der functionellen und electrischen Einzelprüfungen sind dabei vorzugsweise maassgebend.

Die Prognose ist ganz unabhängig von der Heftigkeit der initialen Erscheinungen, auch von der anfänglichen Ausdehnung der Lähmung; diese kann anfangs fast allgemein sein, sich aber später auf sehr wenige Muskeln beschränken; andererseits kann sich, wie wir gesehen haben, zu einer sehr circumscripten Lähmung umfangreiche Atrophie in Verbindung mit anderweitigen schweren Nutritionsstörungen und mit paralytischen Deformitäten gesellen. Eine bestimmte Prognose kann daher immer erst einige Zeit nach dem Auftreten der Lähmung, und auch dann nur mit Vorsicht gestellt werden. Sie richtet sich alsdann wesentlich nach dem electrischen Verhalten und der Ernährungsstörung der gelähmten Muskeln. Ferner ist sie bedingt durch die Dignität der befallenen Muskeln: Lähmung und Atrophie einzelner Muskeln bewirkt oft, durch gestörten Antagonismus, viel schlimmere Difformität, als Lähmung ganzer Gliedmaassen; so z. B. Paralyse des Triceps suralis, der Extensores cruris, des Ileopsoas; am Arm des Deltoides, der Beuger des Vorderarms, der Daumenmuskeln — wodurch der Gebrauch der leidenden Glieder fast ganz vernichtet wird.

§. 355. Therapie. Im Beginne des Leidens sind antiphlogistische Mittel (trockene und blutige Schröpfköpfe, Vesicatore etc. in der Nähe der Wirbelsäule) empfohlen. Allein wir werden schwerlich bei einem Kinde, welches fiebert ohne anderweitige Erscheinungen darzubieten, oder auch während eines eingetretenen Convulsionsanfalles von diesen Mitteln Gebrauch machen. Ob sie aber nachher nützen, nachdem, wie wir annehmen müssen, ein Exsudat schon gesetzt ist, bleibt doch wohl sehr problematisch. Später hat man Ableitungen auf Haut und Darmkanal, Calomel (Kennedy), besonders aber die Präparate der Nux - vomica (Heine) in Vorschlag gebracht. Ich habe unter dem Gebrauche von subcutanen Strychnin-Injectionen und von Jodkalium in einzelnen frischen Fällen die Lähmung zurückgehen sehen — konnte mich aber nicht überzeugen, dass der Erfolg jenen Mitteln zuzuschreiben sei, da wir ja eine spontane Rückbildung oder Begränzung der Lähmung in den ersten Tagen und Wochen so häufig beobachten. In älteren Fällen sind jene, sowie auch die verschiedensten sonst angewandten Medicamente völlig erfolglos. Die beim Publicum vielfach beliebte Anwendung reizender Einreibungen, Bäder u. dgl. ist eine ganz mässige Spielerei, wenn nicht durch den Zeitverlust schädlich. Das ganze Heil der Patienten ist von der möglichst frühzeitig einzuleitenden electrischen und gymnastischen Behandlung der gelähmten Muskeln und von der sorgfältigen Prophylaxe der Difformitäten durch mechanische Hülfsmittel zu erwarten.

Die Anwendung der Electricität ist in keiner Weise durch das Alter der Patienten beschränkt; man kann dieselbe, natürlich mit gehöriger Vorsicht, bei den zartesten Kindern innerhalb des ersten Lebensjahres, ja selbst in den ersten Tagen nach der Geburt, unbedenklich anwenden.

Nach Duchenne sollen alle essentielle Lähmungen, wobei die electrische Contractilität bloss vermindert aber nicht erloschen ist, durch die Faradisation ziemlich rasch und ohne Atrophie und Difformität geheilt werden, wenn die Lähmung nicht älter als einige Monate ist. Besteht die Lähmung seit einem halben Jahre oder seit 1—2 Jahren, so erfolgt unter gleichen Umständen auch noch Heilung, aber mit Abmagerung der Glieder und (an den Füssen) mit zurückbleibender Difformität. — Diese Angaben sind jedoch keineswegs auf alle Fälle übertragbar.

Ist sehr lange Zeit seit dem Beginn der Lähmung verstrichen und ergiebt die Exploration keine Spur von electrischer Contractilität in den gelähmten Muskeln, so kann dennoch die electrische Behandlung, wenn sie mit grosser Ausdauer lange Zeit fortgesetzt wird, einen für die Ernährung der Muskeln und der ganzen Glieder günstigen Erfolg haben. Duchenne meint, dass, wenn in einem Muskel noch einige gesunde Fasern vorhanden, aber in Fett eingebettet sind, diese unter Anwendung der Faradisation den Ausgangspunkt einer neuen Bildung von Muskelfasern und Bündeln abgeben könnten. Dies ist freilich nur eine Hypothese. Ich habe in Fällen der Art niemals mit Entschiedenheit eine Wiederkehr der electrischen Contractilität beobachtet; was dagegen spricht, dass eine Neubildung von Muskelfasern in den atrophirten Muskeln stattfand. Dagegen ist die Besserung in Ernährung, Volumen, Temperatur, Wachsthum der atrophischen Extremitäten oft auffallend; nur muss, wie gesagt, die Behandlung lange genug (ein bis zwei Jahre und noch länger) in solchen inveterirten Fällen fortgesetzt werden. — Ueber die Methodik und Erfolge passiver und halbactiver gymnastischer Bewegungen ist bereits in früheren Abschnitten (§. 248—250) das Nöthige bemerkt worden. Auch dieses Mittel muss in schweren Fällen oft Jahre hindurch consequent fortgesetzt werden.

§. 356. Neben der electrischen und gymnastischen Behandlung der gelähmten Muskeln ist die Aufmerksamkeit wesentlich auf die Verhütung schwerer paralytischer Difformitäten zu concentriren. Der Ausbildung der häufigsten Difformität, des Pes varo-equinus, kann, nach den obigen Erörterungen über den Entstehungsmodus derselben, zum Theil dadurch vorgebeugt werden, dass man das Kind sobald wie möglich zum Gehen, und zwar zum Auftreten mit der ganzen Fusssohle, veranlasst. Dies gelingt selbst in den schwersten Fällen fast immer mit Hülfe von Schienen und articulirten Stützmaschinen, während der Gebrauch von Krücken auf jede Weise verhindert werden muss. Der einfachste und zweckentsprechendste Apparat ist ein Schnürstiefel mit einer federnden Stahlschiene an der äusseren Seite, und einer nach Aussen hin erhöhten Korksohle. Für das Liegen handelt es sich besonders darum, dem schädlichen Einflusse der Fussschwere entgegenzuwirken, was durch Gypsverbände, durch Lagerungsapparate nach dem Typus der Stromeyerschen Klumpfussmaschine erreicht werden kann; noch einfacher, indem man den Fuss auf einem dünn mit Watte gepolsterten Fussbrettchen mittelst einer Flanellbinde befestigt und den Fuss selbst

mittelst Heftpflasterstreifen gegen den Unterschenkel heraufzieht.
Sehr zweckmässig sind Apparate nach Art der von Bonnet beschriebenen (zur Selbstbewegung), welche gleichzeitig die Vornahme
passiver Bewegungen ermöglichen. Wo das Alter der Kinder und die
Art der Lähmung die Ausbildung anderweitiger Difformitäten befürchten
lässt, ist denselben ebenfalls mittelst entsprechend modificirter Vorrichtungen entgegenzuwirken; dem Pes valgus z. B. durch Schnürstiefel
mit einer federnden Stahlschienen an der inneren Seite und einer
nach Innen erhöhten Korksohle. Die Ausbildung eines Pes calcaneus
bei Lähmung der Wadenmuskeln empfiehlt Volkmann durch einen
Gummizug zu verhindern, der unten an einer, der Insertion der
Achillessehne entsprechenden Stelle der Hacke des Schuhes in einer
Oese, oben unter dem Knie an einer schmalen Halbrinne von gepol-
stertem Eisenblech befestigt ist, welche letztere mit einer längs der
inneren Seite herablaufenden Schiene verbunden ist. Ein weiteres Eingehen auf diesen Gegenstand würde uns zu sehr auf das Gebiet der
orthopädischen Mechanik führen, welcher auch — im Verein mit der
operativen Chirurgie — die Behandlung der ausgebildeten Deformitäten grösstentheils anheimfällt.

Hyperkinesen und Parakinesen.

— —

Wechselkrämpfe. Tremor. Convulsionen. Tonischer Krampf. Contractur.

§. 357. Der motorischen Innervation musculöser Organe, welche Bewegung, d. h. Muskelcontraction zur Folge hat, liegen im physiologischen wie im pathologischen Zustande nothwendig Reize zu Grunde, die an irgend einem Abschnitte des nervösen Bewegungsapparates angreifen, sei es an den intramusculären Nervenenden (die von den Muskelfibrillen selbst untrennbar sind), sei es im peripheren Verlauf der motorischen Fasern, oder an ihren verschiedenen Insertionsstellen in Nervenkörper der peripherischen Ganglien, des Rückenmarks und Gehirns. Diese Reize lassen sich nicht sowohl nach ihrer Qualität, als vielmehr nach ihrem Angriffspunkte innerhalb des motorischen Nervenapparates in drei grosse Categorien bringen. Die erste derselben bilden die bewussten Willensimpulse, welche von den Rindenschichten der Grosshirnhemisphären aus durch die Leitungsbahnen des Marklagers auf die cerebralen Centralheerde der motorischen Action einwirken. Die zweite Klasse von Reizen wirkt von den sensibeln Fasern und ihren Insertionszellen aus durch die Reflexbogen, welche jene mit den Insertionszellen motorischer Fasern, in den peripherischen Ganglien, in der grauen Substanz des Rückenmarks und in einzelnen Hirntheilen, namentlich der Medulla oblongata, verknüpfen. Eine dritte Klasse von Reizen wirkt unmittelbar, ohne Vermittelung der Leitbahnen des Willens und der Reflexbogen, auf die motorischen Fasern und Zellen, und kann daher an den verschiedensten Abschnitten des Bewegungsapparates angreifen. Wir bezeichnen diejenigen Bewegungen, welche durch die erste Klasse von Reizen entstehen, als willkürliche — die anderen als unwillkürliche; und zwar diejenigen, welche der zweiten Klasse von Reizen entsprechen, als Reflexbewegungen, — diejenigen, welche der dritten Klasse entsprechen, als automatische Bewegungen. Welches nun auch die Natur und der Angriffspunkt des primären Reizes sei und unter welchem Bilde wir uns die primäre oder secundäre Erregung von Elementen des Bewegungsapparates dabei vorstellen mögen, immer steht diese Erregung, und somit auch der motorische Innervationsvorgang selbst, zu dem ursprünglichen Reize in einem bestimmten quantitativen Verhältnisse. Das Quantum motorischer Innervation, welches einem Muskel zu Theil wird, ist die Componente zweier Factoren: einmal der primären Reizstärke und sodann der Erregbarkeit der angesprochenen Elemente des Bewegungsapparates. Bei gleichbleibender mittlerer Erregbarkeit der letzteren ist also die Innervationsstärke direct proportional der Reizstärke. Dass dies aber im gesunden Organismus fortdauernd, wenigstens mit relativ geringen und unmerklichen Schwankungen, der Fall ist; dass also Innervationsstärke und Reizstärke in einem Verhältnisse von annähernd constanter Proportionalität zu einander stehen, dafür liefert eben das Zustandekommen der verschiedensten physiologischen Bewegungen überzeugende Beweise. Durch die Intensität des angewandten Willensimpulses intoniren wir einen Ton in beliebiger Höhe und Stärke, heben wir die Hand bis zur beabsichtigten Höhe und den Fuss bis zum Niveau der zu erreichenden Stufe. Das Sichere und Unfehlbare in der Realisirung der gewollten Bewegungen wird eben nur dadurch ermöglicht, dass, während die einwirkenden Willensimpulse fort und fort wechseln, die mittlere Erregbarkeit der angesprochenen Elemente des Bewegungsapparates nahezu unveränderlich ist. Dasselbe gilt auch für die unwillkürlichen Bewegungen und die ihnen zu Grunde liegenden Reize. Der regelmässige Rhythmus der Athembewegungen, der Herzbewegungen, und alle durch organische Muskelbewegung vollzogenen Thätigkeiten des gesunden Organismus überhaupt sind nur unter jener Voraussetzung denkbar. — Ist nun in Folge materieller Krankheitsprocesse die Erregbarkeit irgend welcher Abschnitte des motorischen Nervenapparates erheblich und andauernd alterirt, so ist selbstverständlich jene Proportionalität zwischen Reizstärke und Innervationsstärke in den betroffenen Bewegungsbahnen nicht mehr vorhanden. Es besteht demnach ein Missverhältniss zwischen der Reizstärke und der dadurch hervorgerufenen Reaction, der resultirenden Bewegung, und zwar ist entweder ein Plus der Reaction gegenüber dem einwirkenden Reize, oder ein Minus der Reaction — entweder Hyperkinese oder Akinese vorhanden.

Hyperkinesen sind demnach Symptome von Neurosen des Bewegungsapparates mit irritativem Character, d. h. wobei durch den einwirkenden Reiz excessive, die normale Proportion übersteigende motorische Reactionen ausgelöst werden.

Akinesen sind Symptome von Neurosen des Bewegungsapparates mit depressivem Character, d. h. wobei die Reaction auf den einwirkenden Reiz in irgend einer Weise defect (vermindert, verlangsamt oder vollständig null) ist.

§. 358. Dem Vorhergehenden gemäss kann es sich bei den Hyperkinesen um eine excessive Reaction sowohl auf den bewussten Willensreiz, wie auf Reflexreize und den automatischen Bewegungsreiz handeln. Es gehören hierher sehr verschiedene Formen derjenigen Zustände, welche man im Allgemeinen wohl als krampfhafte — als tonische und clonische Krämpfe, convulsivische und spastische Neurosen — bezeichnet. Bei den pathologischen Mitbewegungen z. B. und den darauf basirten choreatischen Krampfformen werden durch den normalen Willensreiz Contractionen nicht bloss in denjenigen Muskeln und Muskelgruppen hervorgerufen, auf deren Bethätigung der Wille gerichtet ist; sondern es werden auch die Motoren anderer, synergischer, antagonistischer, ja sämmtlicher willkürlichen Muskeln des Körpers in die Action hineingerissen: es ist eine abnorme Diffusion der Erregung, eine mehr labile Gleichgewichtslage der Nervenmolekeln in jenen Abschnitten des Bewegungsapparates vorhanden, in welchen die Umsetzung von Willensimpulsen in motorische Action stattfindet. Ist hier die Reaction auf den Willenzreiz excessiv, so ist es die Reaction auf den Reflexreiz bei den sogenannten Reflexkrämpfen. — Die Entstehung pathologischer Reflexe kann zunächst durch eine excessive Erregbarkeit in den reflexvermittelnden Apparaten des Rückenmarks und der Medulla oblongata, oder durch eine verminderte, resp. aufgehobene Thätigkeit der reflectorischen Hemmungsapparate bedingt sein. Hierher gehören vorzugsweise die Reflexkrämpfe, welche durch gewisse toxische Substanzen (Strychnin, Picrotoxin — bei Thieren zum Theil auch durch Opium, Alcohol u. s. w.) herbeigeführt werden. Wir wissen, dass Strychnin die Reflexerregbarkeit des Rückenmarks, Picrotoxin die des verlängerten Marks steigert; ferner ist es [nach Setschenow und Malkiewicz[*])] sehr wahrscheinlich, dass Strychnin, Opium und Alcohol lähmend

*) Henle und Pfeufer's Zeitschr. 1864. p. 230.

auf die cerebralen Hemmungsapparate der Reflexaction einwirken.
Vielleicht sind auch die von Nothnagel*) kürzlich im Frosch-
rückenmark nachgewiesenen bewegungshemmenden Mechanismen dabei nicht ohne Einfluss.

Reflexkrämpfe können ferner durch eine excessive Erregbarkeit
der mit Reflexganglien zusammenhängenden, centripetal leitenden
Fasern herbeigeführt werden. Der Sitz der Läsion muss dabei nothwendig unterhalb der Abgangsstelle der Reflexbogen gelegen sein,
welche die betreffenden sensibeln Fasern mit den reflexvermittelnden
Ganglienzellen verknüpfen. Die Ausdehnung der Reflexe richtet sich
dabei wesentlich einmal nach dem Sitze, sodann aber auch nach der
Intensität des veranlassenden Reizes. Der reflexmotorische Impuls
erfolgt nämlich zunächst selbstverständlich in denjenigen motorischen
Bahnen, welche mit den primär betheiligten centripetalen Bahnen in
unmittelbarem reflectorischem Zusammenhang stehen; bei gesteigerter
Intensität des einwirkenden Reizes aber auch in anderen Bewegungsbahnen und selbst in der gesammten Muskelmasse des Körpers. Die
von Pflüger experimentell aufgefundenen Gesetze der Reflexbewegungen — das Gesetz der gleichseitigen Leitung für einseitige Reflexe, das Gesetz der Reflexionssymmetrie, der in-
tersensitiv-motorischen Bewegung und der Reflexirradiation — sind auch für die pathologischen Reflexerscheinungen
beim Menschen unzweifelhaft massgebend.

Demnach können auch bei localen peripherischen Reizen eben
sowohl circumscripte wie diffuse, ja selbst allgemeine Reflexkrämpfe
zur Beobachtung kommen. Die Zahl der circumscripten peripherischen Reflexkrämpfe ist selbstverständlich eine sehr grosse, da
von den verschiedensten centripetalen Nervenbahnen aus Reflexkrämpfe
in einzelnen Muskeln des Körpers ausgelöst werden können. So
können isolirte, clonische oder tonische Reflexkrämpfe im Orbicularis
palpebrarum, in den Gesichts- und Kaumuskeln, in den vom Accessorius versorgten Muskeln von den verschiedensten Stellen in der
peripheren Ausbreitung des Trigeminus und der sensibeln Cervicalnerven aus hervorgebracht werden. Reflexe, welche von sensibeln
Muskelnerven selbst, oder von sensibeln Nerven der Knochen und
Gelenkflächen ausgehen, liegen wahrscheinlich manchen Formen von
Beschäftigungskrämpfen und von statischen Krämpfen zu Grunde. Reflexkrämpfe in den die Glottis verengernden Muskeln, im Zwerchfell,

---

*) Centralblatt 1869. No. 14.

in den verschiedensten In- und Exspirationsmuskeln können nicht
nur von gewissen Bezirken der Larynx- und Bronchialschleimhaut,
sondern auch von der Schleimhaut entfernter Organe, ja von den
sensibeln Hautnerven ausgehen. Aehnlich können auch circumscripte
Reflexkrämpfe in organischen Muskelgebieten (z. B. in den Bronchialmuskeln, in den Muskeln der Blutgefässe, des Darms, des Urogeni-
taltractus u. s. w.) entstehen. — Zu den diffusen oder allgemeinen
Reflexkrämpfen, welche in Folge excessiver Erregbarkeit einzelner
sensibler Nervengebiete auftreten, müssen u. A. viele Fälle von
traumatischem Tetanus von spinaler oder peripherischer Epilepsie
und Eclampsie, von hysterischen Convulsionen gezählt werden. Ein
experimentelles Analogon dafür liefern u. A. die sogenannten pro-
vocirten Epilepsien der Meerschweinchen. Brown-Séquard, welchem wir die Entdeckung derselben verdanken, beobachtete sie ursprünglich nach partiellen oder totalen Durchschneidungen des
Rückenmarks, einige Wochen nach der Verletzung, auf Reizung bestimmter Hautpartien des Halses und des Gesichtes. Thiere, welchen das Rückenmark auf beiden Seiten durchschnitten war, zeigten
Convulsionen bei Berührung beider Seiten des Gesichtes und Halses,
während bei Thieren, wo nur die eine Seite durchschnitten war, sich
Convulsionen nur bei Berührung der Haut auf der operirten Seite
einstellten. Spätere Untersuchungen von Brown-Séquard selbst
und von Westphal haben gezeigt, dass schon Verletzungen peripherischer Nerven (z. B. des Ischiadicus), ja selbst Hautwunden oder
mehrmaliges Aufschlagen des Kopfes zur Provocation künstlicher
Epilepsien bei Meerschweinchen genügen.

§. 359. Nicht alle Krankheitszustände, welche man als motorische Reizerscheinungen, Krämpfe, als Spasmen, Convulsionen u. s. w.
bezeichnet, fallen unter den obigen Begriff der Hyperkinesen — so
wenig wie alle Reizerscheinungen der Gefühlsnerven unter den Begriff
der Hyperalgien. Ja, die Feststellung derjenigen Krampfformen,
welche als wirkliche und ausschliessliche Hyperkinesen in der obigen
Bedeutung des Wortes gelten dürfen, ist sogar ausserordentlich
schwierig und bei sehr vielen Affectionen gänzlich unmöglich. Wie
wir den Begriff der Hyperalgien durch den der Paralgien vervoll-
ständigten, so müssen wir, um der Gesammtheit der motorischen
Reizerscheinungen gerecht zu werden, den Begriff der Hyperkinesen
durch den der Parakinesen nothwendig ergänzen.

Wir verstehen unter Parakinesen anomale Bewegungsreactionen,
welche nicht durch eine gesteigerte Erregbarkeit — sondern viel-

mehr durch Einwirkung abnormer, pathologischer Reize auf einzelne
Theile des motorischen Nervenapparates hervorgebracht werden.
Wenn der normale Gasgehalt des zur Medulla oblongata strö-
menden Blutes, direct oder reflectorisch, den regelmässigen Rhyth-
mus der Athembewegungen unterhält, so sehen wir bei vermindertem
Sauerstoffgehalt und vermehrtem Kohlengesäuregehalt des arteriellen
Blutes dyspnoetische Athembewegungen und schliesslich allgemeine
Convulsionen auftreten. Hier haben wir es offenbar mit abnormen
Reizen zu thun, welche, in Folge der quantitativen Veränderungen
im Gasgehalte des Blutes, auf das Respirationscentrum der Medulla
oblongata und das Krampfcentrum im Pons einwirken. Es handelt
sich demnach bei jenen dyspnoetischen Athembewegungen und ago-
nischen Convulsionen nicht um eine Hyperkinese im engeren Sinne,
sondern um eine Parakinese.

Wenn in Folge mässigen, permanenten Druckes einer Halsge-
schwulst auf den Stamm des N. sympathicus cervicalis oder colla-
birter Wirbelkörper auf das Centrum ciliospinale des Rückenmarks
eine Mydriasis spastica entsteht, so handelt es sich hier in keiner
Weise um ein Missverhältniss zwischen Reizstärke und motorischer
Reaction; letztere ist vielmehr der adäquate Effect des abnormen
pathologischen Reizes, so gut wie die experimentell an Thieren herbeigeführte Mydriasis durch Tetanisation des Halsympathicus oder
der Regio ciliospinalis. Der in solcher Weise entstehende Krampf
des Dilatator pupillae ist also eine Parakinese.

§. 360. Wir haben bei den Neuralgien die Erfahrung gemacht,
dass die Einwirkung abnormer pathologischer Reize auf die Elementartheile des Empfindungsapparates meist nicht durch einen continuirlichen Schmerz von gleichbleibender Intensität beantwortet wird,
sondern durch mehr oder minder ausgeprägte Schmerzparoxysmen,
in welchen selbst wiederum ein wellenförmiges Ebben und Fluthen
der Erregung sich durch abwechselnde Remissionen und Exacerbationen des Schmerzes bekundet. Ganz dasselbe lässt sich auch bei
der Mehrzahl der motorischen Reizzustände beobachten. Die Einwirkung abnormer pathologischer Reize auf die Elementartheile des
Bewegungsapparates führt in der Regel nicht zu einer continuirlichen
gleichbleibenden Verkürzung der Muskeln, wobei dieselben das Gefühl
unveränderter Starre darbieten (tonischer Krampf), sondern zu
einer sichtbaren Aufeinanderfolge abwechselnder Contractionen und
Relaxationen, welche wir als Wechselkrämpfe oder clonische
Krämpfe bezeichnen.

Es sind ausserdem noch die Ausdrücke „Spasmen" und „Convulsionen" in Gebrauch, welche zwar nicht ausschliesslich aber doch vorzugsweise auf clonische Krampfformen angewandt werden. Gewöhnlich verstehen wir unter Spasmen (σπάω ziehen) die clonischen Krämpfe einzelner Muskeln und Muskelgruppen, unter Convulsionen dagegen mehr diffuse, auf zahlreiche oder alle willkürlichen Muskeln des Körpers verbreitete. Die auf einzelne grössere Muskeln beschränkten, mit Schmerz verbundenen Spasmen, namentlich an den Extremitäten, werden nicht selten als Crampi bezeichnet. Dem Gebiete clonischer Krampfformen gehört u. A. das Muskelzittern (Tremor) — dem der tonischen die Contractur an.

§. 361. Das Phänomen des Zitterns entsteht am einzelnen Muskel dadurch, dass Contractionen kleinerer Muskelbündel rasch mit einander abwechseln, so dass, während die zuerst contrahirten Bündel erschlaffen, andere sich contrahiren. Wie Schiff*) gezeigt hat, lässt sich das Zittern an Muskeln, welche durch experimentelle Eingriffe dem Willenseinflusse entzogen worden sind, sehr häufig beobachten. In exquisitester Weise zeigt sich dasselbe an der Zungenmusculatur nach Durchschneidung des Hypoglossus bei Hunden. Man erkennt hier durch den Schleimhautüberzug hindurch deutlich ein Flimmern der Muskelbündel, und zwar bei einseitiger Durchschneidung nur auf der gelähmten Seite, welches sowohl bei vorgezogener wie auch bei ruhig in der Mundhöhle liegender Zunge wahrnehmbar ist. Hat die Zusammenziehung eines Muskelbündels aufgehört, so beginnt die eines benachbarten: man bemerkt aber kein regelmässiges Fortschreiten der Zuckungen und keine durch sie bedingte Ortsveränderung des Organs. — In ähnlicher Weise kann man bei Kaninchen nach Durchschneidung des Facialis ein beständiges Flimmern der Barthaare, bei Vögeln nach Oculomotoriusdurchschneidung ein Zucken der (mit quergestreiften Fasern versehenen) Iris beobachten. Ebenso zeigt sich das Zittern an den blossgelegten Muskeln eines Gliedes, dessen Nerven von ihrem Zusammenhange mit dem Centralorgan getrennt sind. Das Phänomen entsteht jedoch nicht unmittelbar nach der Nervendurchschneidung, sondern erst einige Tage darauf, erreicht gegen Ende der ersten Woche allmälig sein Maximum, und kann dann Monate und selbst über ein Jahr hindurch anhalten; es bildet somit nur eine secundäre Wirkung der Nervendurchschneidung. Es ist daher wahrscheinlich als ein Sym-

*) Lehrbuch der Physiologie, Bd. I. p. 176—182.

ptom der centrifugal fortschreitenden Degeneration im peripherischen
Nervenstück (und in den Muskeln) zu betrachten. Die von der Degeneration herrührenden Veränderungen im Molecularmechanismus des
gelähmten Nerven können eine erhöhte Erregbarkeit desselben zur
Folge haben, wobei schon die leichtesten und sonst unwirksamen organischen Reize (z. B. die durch den Blutlauf und die Ernährungsvorgänge bedingten Schwankungen) zur Auslösung motorischer Reactionen genügen.

Mit den experimentellen Ergebnissen bieten auch die Beobachtungen über die Entstehung des Tremor am Menschen vielfache Be-
rührungspunkte, insofern wir den Tremor besonders bei aufgehobenem
oder geschwächtem Willenseinflusse, in gelähmten oder atrophischen
Muskeln, auftreten sehen. Der Name der Paralysis agitans bezeichnet
einen Symptomencomplex, welcher aus den Erscheinungen des Zitterns und gleichzeitiger Bewegungsschwäche zusammengesetzt ist.
Hierher gehört ferner das Zittern nervöser Personen, deren Willenseinfluss vorübergehend oder dauernd alienirt ist, und seniler Individuen, welche in Folge centraler oder peripherischer Nutritionsstörungen nicht mehr die normale Herrschaft über ihre Muskeln besitzen. Wir sehen Muskelzittern ferner bei tief eingreifenden Trophoneurosen (bei Paralysis glosso-pharyngolabialis mit gleichzeitiger Ernährungsstörung der Zunge, bei progressiver Muskelatrophie, Arthritis nodosa, Bleilähmung) auftreten; endlich unter dem Einflusse
gewisser toxischer Substanzen, welche theils die centrale Innervation,
theils die peripherische Ernährung der Muskeln in mehr oder minder
hohem Grade beeinträchtigen: Alcohol, metallische Gifte, besonders
die Blei- und Quecksilberpräparate (Tremor potatorum, Tremor saturninus und mercurialis). Ueberall haben wir also hier einen Zustand des Bewegungsapparates vor uns, wobei es sich um Störungen
der willkürlichen Innervation und um degenerative Veränderungen,
sei es im centralen, sei es im peripherischen Theile des motorischen
Nervenapparates handelt. Während der Einfluss des Willensreizes,
welcher an den centralen Heerden motorischer Action angreift, vermindert ist, besteht eine gesteigerte Erregbarkeit der motorischen
Nervenelemente in allen oder einzelnen Theilen des Bewegungsapparates, in Folge deren die leichtesten und physiologisch unwirksamen Reizmomente (z. B. schon die gewöhnlichen Circulations- und
Ernährungsvorgänge) jene characteristische Form der Reaction in
den willkürlichen Muskeln auslösen. Häufig sehen wir in solchen
Fällen auch die Muskeln auf periphere, electrische Reizung ihrer

Nerven in der Form fibrillärer oder richtiger bündelweiser Zuckungen antworten.

§. 362. Für die Entstehung jener heftigeren und diffusen Form von clonischen Krämpfen der willkürlichen Muskeln, die wir als allgemeine Convulsionen bezeichnen, bietet das physiologische Experiment ebenfalls mehrfache Anhaltspunkte, sowohl hinsichtlich der Localität des Erregungsheerdes, wie hinsichtlich der Beschaffenheit der veranlassenden Reize. In ersterer Beziehung hatten die früheren bekannten Versuche von Schröder van der Kolk dazu geführt, vorzugsweise die Medulla oblongata als Ausgangspunkt allgemeiner Convulsionen zu betrachten. Neuerdings hat Nothnagel*) gezeigt, dass die Erregung allgemeiner Convulsionen auf eine umschriebene Partie am Boden des vierten Ventrikels beschränkt ist. Die untere Gränze dieses Bezirks liegt am oberen Ende der Alae cinereae, die obere liess sich bis etwas oberhalb des Locus coeruleus verfolgen, die innere Gränze wird durch den äusseren lateralen Rand der Eminentiae teretes gebildet, die äussere oben etwas nach Aussen vom lateralen Rande des Locus coeruleus; weiter abwärts entspricht sie dem inneren Rande des Tuberculum acusticum und unten dem Fasciculus gracilis. Die durch Reizung dieses Bezirks hervorgerufenen Krämpfe sind aber nur eine reflectorische Erscheinung. Der Substanz der Medulla oblongata muss die Function, als centraler Heerd der Krämpfe zu dienen, abgesprochen werden; der centrale Ausgangspunkt allgemeiner Convulsionen, das eigentliche Krampfcentrum, ist vielmehr in die Substanz des Pons zu verlegen.

§. 363. Was die Natur der einwirkenden Reize betrifft, so haben die berühmten Versuche von Kussmaul und Tenner bekanntlich zuerst erwiesen, dass Verminderung oder Abschneidung der arteriellen Blutzufuhr zum Gehirn, arterielle Anämie des letzteren, allgemeine Convulsionen hervorruft. Die genannten Forscher bewirkten bei Thieren allgemeine Convulsionen sowohl durch Verminderung der gesammten Blutmenge (Verblutung), wie auch durch Unterbindung der das Gehirn versorgenden Arterienstämme · und durch electrische Reizung der Kopfgefässnerven mit consecutiver tetanischer Verengerung der Kopfgefässe. Die Versuche von Landois haben gezeigt, dass nicht bloss arterielle Anämie, sondern auch venöse Hyperämie des Gehirns durch Unterbindung der sämmtlichen, das Blut zurückführenden Venenstämme bei Säugethieren allgemeine

---

*) Virchow's Archiv, Bd. 44. H. 6. p. 1—12.

Convulsionen hervorzurufen vermag. Zu analogen Ergebnissen gelangte neuerdings auch L. Hermann[*]). Derselbe sah bei Katzen, wenn durch Unterbrechung der venösen Abflüsse vom Gehirn durch das Rückenmark und Compression der Cava superior eine vollständige Blutstagnation im Gehirn herbeigeführt wurde, genau dieselben Erscheinungen, jedoch ein wenig später, wie nach Arteriencompression eintreten. — Wahrscheinlich sind es in beiden Fällen nicht sowohl die quantitativen Schwankungen der Blutzufuhr, sondern die qualitativen Veränderungen, die Störungen im Gaswechsel des Blutes, welche als Reiz auf die Nervencentren einwirken. Allgemeine Convulsionen werden, wie schon oben erwähnt wurde, auch experimentell durch Erstickung der Thiere veranlasst, wobei der Sauerstoffgehalt des Blutes vermindert und der Kohlensäuregehalt desselben gleichzeitig vermehrt ist. Ob die Convulsionen bei der Erstickung wie auch bei arterieller Anämie auf Rechnung des Sauerstoffmangels oder der Kohlensäure-Anhäufung allein zu setzen sind, ist bekanntlich eine noch vielfach ventilirte Streitfrage. Neuere Versuche von Nasse[**]) sprechen dafür, dass Sauerstoffmangel allein keine Krämpfe hervorruft, und dass die bei Verblutung eintretenden Convulsionen auf Reizung durch abnorme Stoffwechselproducte, namentlich durch die vermehrte Kohlensäure, beruhen, wie dies zuerst schon Brown-Séquard vermuthete. — Ausser der Kohlensäure können auch andere Gase, dem Blute beigemischt, allgemeine Convulsionen hervorrufen, z. B. Kohlenoxyd, wobei allerdings zugleich die Verdrängung und der Mangel des Sauerstoffs wirksam sein mögen. Auch anderweitige toxische Substanzen, z. B. Blausäure, Nicotin, Coniin tödten nach voraufgegangenen Convulsionen, sowohl bei directer Injection ins Blut, wie auch bei anderen Formen der Anwendung.

Die Erklärung der beim Menschen vorkommenden convulsivischen Neurosen ist vielfach aus diesen Experimenten geschöpft worden. Namentlich gilt dies von den epileptischen, eclamptischen und den sogenannten urämischen Convulsionen. Während Schröder van der Kolk bei der Epilepsie bekanntlich die circumscripten Gefässerweiterungen der Medulla oblongata, namentlich der Corpora olivaria, in den Vordergrund stellte, glaubte man nach den Versuchen von Kussmaul und Tenner die epileptischen Convulsionen von einer

---

[*]) Tagebl. der 43. Versammlung deutscher Naturforscher und Aerzte in Insbruck 1869.

[**]) Centralblatt 1870 No. 18.

vorübergehenden arteriellen Anämie des Gehirns herleiten zu müssen.
Die Art des Zustandekommens der arteriellen Anämie blieb jedoch
für viele Fälle unerklärt, bis Nothnagel*) durch Versuche an
Thieren gezeigt hat, dass auf reflectorischem Wege durch Reizung
sensibler Nerven (z. B. des Ischiadicus) eine Contraction der Pia-
Arterien herbeigeführt werden könne. Bedenken wir, dass nicht
bloss Gefässverengerung, sondern — wie die Versuche von Lovén
und Andern gezeigt haben — auch Gefässerweiterung durch Reizung
sensibler Körpernerven reflectorisch zu Stande kommen kann, so
scheint hiermit eine Erklärung der epileptischen Convulsionen bei
peripherischen Reizungszuständen gegeben. Man kann die Mehrzahl
der Fälle von Epilepsie, welche der Reizung peripherischer Nerven
ihren Ursprung verdanken und daher oft mit einer deutlichen Aura
ausgerüstet sind, als vasomotorische Reflexneurosen betrachten. Die
Reizung der sensibeln Nerven pflanzt sich zum Centralorgan fort
und von letzterem geht die Erregung auf die vasomotorischen Röhren
über. Bewirkt die Reizung sensibler Nerven Gefässverengerung oder
Erweiterung in der Medulla oblongata, so können in Folge der consecutiven Anämie oder Hyperämie epileptische Convulsionen entstehen, gerade so gut, wie wir sie durch mechanisch erzeugte Anämie
oder Hyperämie im Experiment zu bewirken vermögen.

Ob sich auch die epileptischen Convulsionen, welche in Folge
von Reizungszuständen oder Verletzungen des Rückenmarks eintreten,
hierher ziehen lassen, ist zweifelhaft; wenigstens fand A. Schultz**)
Reizung oder Durchschneidung des Rückenmarks (sowie auch des
Sympathicus) ohne Einfluss auf die Arterien der Pia. — Dagegen
ist in vielen Fällen von Epilepsie, welche auf einer directen Hirn-
reizung beruhen, eine Betheiligung der vasomotorischen Nerven bei
Entstehung der Anfälle nicht unwahrscheinlich. Die vasomotorischen
Nerven haben, wie wir wissen, ihr Centrum im verlängerten Marke
und aufwärts bis zum Pedunculus cerebri. Eine directe Reizung
dieser Theile erregt also auch die Gefässnerven eben derselben Centraltheile, und eine somit entstehende Anämie oder paralytische Hyperämie der Centren kann den Einfluss der directen Irritation unterstützen.

Auch die urämischen Convulsionen, welche man sich früher

---

*) Virchow's Archiv, Bd. 40. Heft 1 u. 2. 1867.
**) Petersb. med. Zeitschr. XI. Heft 2. p. 122. 1866.

theils durch die reizende Wirkung des Harnstoffs, theils seines Zer-
setzungsproductes, des kohlensauren Ammoniaks, im Blute bedingt
dachte, hat bekanntlich Traube von einer arteriellen Anämie des
Gehirns hergeleitet, welche durch voraufgehendes Gehirnödem und
verstärkten Druck innerhalb der Schädelhöhle herbeigeführt werde.
Diese Auffassung hat durch Sectionsresultate und durch die Versuche
von Munck, Zalesky und Anderen vielfache Bestätigung erhalten.
Nicht alle Fälle von urämischen oder überhaupt von eclamptischen
Convulsionen sind jedoch aus einer arteriellen Anämie des Gehirns
zu erklären; im Gegentheil scheinen in manchen Fällen umgekehrt
vorübergehende passive Hyperämien des Gehirns zu Grunde zu
liegen.

Neuerdings hat Mantegazza bei Kaninchen, welche durch Curare der willkürlichen Bewegung beraubt waren, nach Harnstoffinjection in die Jugularis Convulsionen beobachtet. Diese Versuche würden allerdings einer directen Reizwirkung
des Harnstoffs das Wort reden. Ob die eintretenden Convulsionen aber, wie Mantegazza meint, idiomusculären Ursprungs sind, ist wohl sehr zu bezweifeln; der
angeführte Umstand wenigstens, dass beim Eintauchen ausgeschnittener Froschmuskeln in Harnstofflösung Convulsionen entstehen, beweist dafür nicht das Geringste.

§. 364. Die clonischen Krämpfe, wobei Verkürzungen und Relaxationen der Muskeln sichtbar mit einander abwechseln, und die
tonischen, wobei anscheinend continuirliche Zusammenziehungen der
Muskeln stattfinden, sind ihrer Entstehung nach keineswegs wesentlich und qualitativ, sondern nur quantitativ von einander verschieden.

Zur Entstehung des tonischen Krampfes ist es nothwendig,
dass die einzelnen Verkürzungen auf einander so rasch folgen, dass
beim Eintritt jeder neuen Verkürzung der Muskel von der vorhergehenden noch nicht oder wenigstens nicht vollständig erschlafft ist.
Dies kann geschehen, wenn Reize entweder continuirlich oder wenigstens in sehr rascher Aufeinanderfolge auf den Bewegungsnerven
einwirken. Das naheliegendste und anschaulichste Beispiel dieser
Verhältnisse liefert uns die electrische Reizung der Nerven mittelst
intermittirender Ströme.

Wenn man, z. B. durch ein Zahnrad, wie es sich an den älteren Rotationsapparaten und am Duchenne'schen Apparate befindet,
die Zahl der Unterbrechungen sehr erheblich herabsetzt, so vergeht
zwischen den zwei Inductionsschlägen eine relativ beträchtliche Zeit,
während deren der Muskel von jeder Zusammenziehung vollständig
erschlafft. Die einzelnen Zusammenziehungen und Relaxationen bilden

eine Curvenfolge, deren Ordinaten jedesmal wieder bis zur Abscissen-axe abfallen: das Bild eines clonischen Krampfes. — Häuft man über die Zahl der Unterbrechungen durch raschere Bewegung des Rades oder besser durch das Spiel des Hammers am du Bois'schen Schlitten-Magneteleetromotor: so werden die Ruhepausen zwischen den einzelnen Schlägen klein und immer kleiner; die entsprechenden Erschlaffungen sind unvollständig oder verschwinden endlich ganz. Die Muskelcurve bildet entweder eine schwache Wellenlinie mit sehr geringen, weit über dem Niveau der Abscissenaxe bleibenden Hebungen und Senkungen, oder endlich eine vollständig gerade Linie über der Abscissenachse. Der Muskel zeigt dem entsprechend das Bild des Tetanus, des tonischen Krampfes.

Die wesentliche Bedingung für die Entstehung tonischer Krämpfe ist also eine rapide Aufeinanderfolge von Erregungen, so dass die dazwischen liegenden Erregungspausen nicht zur Wahrnehmung gelangen. Am stärksten muss die Wirkung begreiflicherweise ausfallen, wenn die neue Erregung eintritt, ehe die vorhergehende den Muskel in das Maximum der Verkürzung versetzt hat, indem alsdann durch jede neue Erregung eine Verstärkung der schon vorhandenen, eine Summation der Effecte herbeigeführt wird. Es ist daher erklärlich, dass die tonischen Krämpfe die stärksten überhaupt möglichen Bewegungsausschläge darbieten, wie wir u. A. beim Trismus, bei den tetanischen und zum Theil bei den hydrophobischen Krämpfen beobachten.

§. 365. Welche Muskeln im einzelnen Falle an dem tonischen Krampfe participiren, hängt natürlich davon ab, ob die krankhaften Reize, welche jene Zustände hervorrufen, auf peripherische oder centrale Abschnitte des Bewegungsapparates in grösserer oder geringerer Ausdehnung einwirken. Beschränkt sich z. B. die anomale Erregung auf die motorischen Trigeminuskerne am Boden der Rautengrube, so kann isolirter, tonischer Krampf in den Kaumuskeln, Trismus, entstehen. Diffundirt sie auf grössere Massen motorischer Elemente, so kann es auch zu diffusem, ja fast allgemeinem tonischem Krampfe der Körpermusculatur kommen. Das Bild tetanischer Anfälle setzt sich, abgesehen von dem tonischen Krampfe der Kaumuskeln, wesentlich zusammen aus tonischen Krämpfen einzelner Muskelgruppen, deren isolirten Tetanus wir als Opisthotonus, Emprosthotonus und Pleurotonus bezeichnen, wovon jedoch der erstgenannte bei Weitem am häufigsten vorkommt. Beim Opisthotonus handelt es sich um krampfhafte Streckung der Wirbelsäule, wobei dieselbe zugleich nach hinten concav ausgebogen wird; beim Emprosthotonus um krampfhafte Beugung der Wirbelsäule. Jene Form wird durch die an der Rückseite des Rumpfes liegenden Muskeln, namentlich durch die Nackenmuskeln und tieferen Rückenmuskeln — diese durch die an der vorderen Rumpfseite liegenden Muskeln, namentlich Bauchmuskeln und Ileopsoas vermittelt. Die soviel bedeutendere Masse und Wirkung der an der hinteren Rumpfseite liegenden Muskeln erklärt die überwiegende Häufigkeit des Opisthotonus. Hier, wie beim Emprosthotonus, wirken die Muskelmassen beider Körperhälften gleichmässig, während beim Pleurotonus nur die Musculatur an einer Körperhälfte sich an den tonischen Krämpfen betheiligt und der Rumpf daher nach einer Seite hinübergebeugt wird. Bei der meist reflectorischen Entstehung des Tetanus und der innigen Verknüpfung zwischen den Motoren beider Rumpfhälften erklärt es sich, dass Pleurotonus verhältnissmässig selten und fast nur nach einseitigen Verletzungen des Rückenmarks oder peripherischer Nerven beobachtet wird.

Wie am Rumpfe, so überwiegen auch an den Extremitäten im Allgemeinen die Streckmuskeln an Masse über die Beugemuskeln; man sieht daher als Resultante eines vom Rückenmark ausgehenden tonischen Krampfes aller willkürlichen Körpermuskeln vorzugsweise Streckung in den Extremitäten in Verbindung mit Opisthotonus auftreten. Dem entsprechen auch die an Säugethieren und Fröschen (z. B. unter dem Einflusse von Strychnin) beobachteten tetaniformen Krämpfe. Wo Beugekrämpfe in den Extremitäten eintreten, da scheint eine schwächere Reizung oder Druckwirkung im Rückenmark zu bestehen. Wenigstens sprechen hierfür einzelne Versuche von Schiff, demzufolge bei Säugethieren häufig erst Beugung, dann Streckung in den Hinterbeinen entsteht, wenn das Rückenmark im Dorsaltheil mit allmälig verstärkten electrischen Strömen gereizt oder mit einem Drahte zerstört wird.

Starrkrämpfe (tonische Krämpfe) gehen oft nach einiger Dauer in die verschiedenen Formen des clonischen Krampfes über. Dies zeigt sich sowohl bei den tetanischen und hydrophobischen Krämpfen am Menschen, wie auch bei den experimentell herbeigeführten Krämpfen der Thiere (z. B. an Fröschen bei electrischer Rückenmarkreizung oder Nervenreizung mit Inductionsströmen). Statt des tonischen Krampfes sieht man dann ein Flimmern und Oscilliren der einzelnen Muskelbündel eintreten, analog dem oben geschilderten Zittern nach Nervendurchschneidung. Bei zunehmender Ermüdung

der Nerven und Muskeln schwindet auch dieses Zittern, welches
also offenbar einem Absinken der Erregbarkeit (bei Fortdauer der
abnormen Reizung) entspricht. Auch beim Menschen sehen wir so
nach längerer Dauer des tonischen Krampfes einzelne stossweise
Vibrationen und endlich zitternde, fibrilläre Oscillationen in den contrahirt gewesenen Muskeln folgen. Es geht auch hieraus hervor,
dass die Wechselkrämpfe, und unter ihnen besonders das Zittern,
einen weit schwächeren Grad der Erregbarkeit oder der einwirkenden Reizung zu ihrer Entstehung benöthigen, wie die tonischen
Krämpfe.

§. 366. Den tonischen Krämpfen reihen sich gewisse Formen
der Contractur an, mit welchem letzteren Namen man freilich sehr
verschiedenartige Zustände bezeichnet, die nur das Gemeinschaftliche
haben, dass es sich dabei um permanente Verkürzungen der Muskeln
(d. h. um eine über die normale Mittellage hinausgehende Annäherung ihrer Insertionsenden) handelt.

Wir haben bereits an früheren Stellen (§. 249 und 351) ausführlich von der Entstehungsweise der sogenannten paralytischen
Contracturen gesprochen, welche in Folge primärer Paralyse theils
durch mechanische, statische Momente, theils durch unfreiwillige antagonistische Verkürzung herbeigeführt werden, und welche sich wenigstens im Anfange stets durch die passive Dehnbarkeit des verkürzten Muskels characterisiren. Im weiteren Verlaufe können sich,
wie wir sahen, die dehnbaren Verkürzungen in unnachgiebige Retrac-
tionen verwandeln, indem die fehlerhafte Stellung einerseits durch
secundäre Degeneration der verkürzten Muskeln selbst, andererseits
durch consecutive Veränderungen an den Ligamenten und Gelenkflächen (Druckschwund an der Concavität, Hyperostosenbildung, Neubildung intracapsulärer Knochenflächen an der Convexität der Krümmung) dauernd fixirt wird.

Die paralytischen Contracturen mit unfreiwilliger antagonistischer Verkürzung
entsprechen vollständig demjenigen Krankheitsbilde, welches Blasius ehedem als
„tonische Stabilitätsneurose" bezeichnete, insofern er dabei einerseits eine
ursprünglich dehnbare Beschaffenheit der Contractur, andererseits eine gleichzeitige
„Atonie" der Antagonisten als characteristisch hervorhob. Blasius wurde durch die
damals vorherrschende Tonuslehre bestimmt diesen Zustand gewissermassen als eine
Neurose sui generis zu betrachten. Er nahm an, dass in den verkürzten Muskeln
eine permanente Steigerung des normalen Tonus, in ihren Antagonisten gleichzeitig
eine entsprechende Tonus-Verminderung bestehe; zu welcher Annahme, wie zu der
eines Tonus der willkürlichen Muskeln überhaupt, kein zwingender Grund, und nicht
einmal eine genügende physiologische Berechtigung vorliegt.

Abgesehen von diesen secundären, ursprünglich dehnbaren Verkürzungen giebt es nun zweitens eine Klasse primärer, undehnbarer
Verkürzung, welche wesentlich myopathischen Ursprungs, d. h.
durch genuine Gewebsveränderungen innerhalb der afficirten Muskeln
bedingt ist, während die motorische Innervation derselben in völlig
normaler Weise erfolgt. Derartige Verkürzungen entstehen am häufigsten auf Grund rheumatischer, atmosphärischer Schädlichkeiten,
ferner in Folge constitutioneller Lues — als rheumatische und
syphilitische Contracturen. Aus den Untersuchungen von
Froriep und von Virchow wissen wir, dass es sich bei den rheumatischen Contracturen um entzündliche Veränderungen mit Binde-
gewebs-Hyperplasie (Froriep's „rheumatische Schwiele") der Muskeln handelt. Eine solche acute rheumatische Myositis wird am häufigsten in einzelnen Halsmuskeln und Rückenmuskeln, bei den als
Torticollis rheumatica, Lumbago, und im Allgemeinen als
acuter Muskelrheumatismus bezeichneten Zuständen beobachtet.
Auch bei den syphilitischen Contracturen handelt es sich, wie Virchow gezeigt hat, zunächst um interstitielle Bindegewebs-Hyper-
plasie, in Folge deren es weiterhin zur Atrophie der eigentlichen
Muskelsubstanz kommen kann. — In diese Klasse mögen endlich
auch die saturninen Contracturen gehören, welche, unabhängig
von der Bleilähmung, in mehr oder minder zahlreichen Muskeln auf
Grund schwerer Bleicachexie eintreten' und wahrscheinlich ebenfalls
directen Structurveränderungen der Muskeln ihren Ursprung verdanken.

Endlich giebt es drittens eine Klasse primärer, undehnbarer
Verkürzungen, welche unzweifelhaft neuropathischen Ursprungs sind,
und auf einer gesteigerten motorischen Innervation der Muskeln beruhen. Wir können dieselben daher als Contracturen im engeren Sinne oder als primäre neuropathische Contracturen
bezeichnen.

Derartige Zustände können sowohl bei krankhaften Vorgängen
im peripherischen wie im centralen Theile des motorischen Nervenapparates zur Ausbildung kommen. Contracturen werden u. A. in
Folge traumatischer Läsionen der Nervenstämme, bei Reizung derselben durch Narben oder Druck von Geschwülsten, bei Pseudoneuromen und wahren Neuromen, bei genuiner Neuritis aus atmosphärischen Anlässen beobachtet. In solchen Fällen beschränkt sich die
Contractur natürlich auf das Gebiet der vom Reize betroffenen
Stammfasern, und ist, wenn es sich um gemischte Nerven handelt,

häufig auch mit sensibeln Reizerscheinungen, Paralgien und neuralgischen Sensationen verbunden. Ferner können Contracturen, gleich anderen Krampfformen, auf reflectorischem Wege durch abnorme Erregungen centripetal leitender Nerven hervorgebracht werden. (Reflexcontractur). Hierher scheinen nicht nur viele Contracturen bei traumatischen Läsionen (z. B. bei Fracturen, durch Reiz der Bruchenden) und bei Gelenkentzündungen, sondern auch manche Contracturen der Tabes - Kranken und Hysterischen (vgl. unten) zu gehören. Die meisten neuropathischen Contracturen, namentlich die diffusen, über multiple Nervengebiete verbreiteten Formen derselben werden jedoch durch primäre centrale, besonders cerebrale Krankheitsprocesse veranlasst.

§. 367. Die cerebralen Contracturen werden vorzugsweise repräsentirt durch die sogenannten Contracturen der Hemiplegischen, welche nach apoplectischen Insulten (besonders nach Hämorrhagie der Centralganglien) auf der von Hemiplegie betroffenen Körperhälfte auftreten — deren Verhältniss zur Hemiplegie indessen keineswegs einfacher und constanter Natur ist. Diese Contracturen werden fast immer in ganz bestimmten Muskeln und Muskelgruppen der Extremitäten beobachtet. An der oberen Extremität nämlich afficiren sie vorwaltend die Beugemuskeln des Vorderarms, der Hand und der Finger, sowie auch die Pronatoren, so dass Flexion in Ellbogen-, Hand- und Fingergelenken, sowie Pronationsstellung des Vorderarms dadurch entstehen. An der unteren Extremität befallen sie ebenfalls die Beugemuskeln des Unterschenkels und die Plantarflexoren des Fusses, so dass Unterschenkel und Fuss gebeugt, letzterer in die Stellung eines Pes varo-equinus versetzt wird. Diese charakteristische Wiederkehr ganz bestimmter Contracturen und Difformitäten könnte zu der Meinung veranlassen, dass die sogenannten Contracturen der Hemiplegischen nichts weiter seien, als secundäre passive Verkürzungen, sei es in Folge rein statischer Momente, oder von primärer Paralyse der Antagonisten. Die Sache verhält sich jedoch hier wesentlich anders. Wenn man nämlich den Verlauf solcher Fälle aufmerksam und von Beginn an verfolgt, so constatirt man, dass die Contractur häufig primär, gleichzeitig mit der Hemiplegie auftritt — ja dass es sich in vielen Fällen in Wahrheit nicht sowohl um halbseitige Lähmung, als vielmehr um halbseitige Contractur handelt; dass die angebliche Lähmung nur eine Folge der durch die Contractur gesetzten mechanischen Immobilität ist. Aber auch in Fällen, wo der apoplectische Insult entschieden mit halbseitiger Lähmung einhergeht, sehen wir, dass Lähmung und Contractur keineswegs in einem proportionalen Verhältnisse zu einander stehen; dass vielmehr die Lähmung sehr gering und die Contractur sehr beträchtlich sein kann; dass letztere auch dann eintritt, wenn die Lähmung spontan wieder rückgängig wird; dass sie auch in Muskeln eintritt, deren Antagonisten ihre willkürliche Motilität bereits in hohem Grade wiedererlangt haben oder gar .niemals verloren hatten: und dass endlich die Contractur hier oft in relativ kurzer Zeit einen Grad erreicht, welchen sie bei der secundären passiven Verkürzung überhaupt niemals, oder erst nach viel längerem Bestehen annehmen kann. So sehen wir bei den cerebralen apoplectischen Contracturen z. B. oft in wenigen Tagen rechtwinklige oder spitzwinklige, vollkommen unnachgiebige Flexion des Arms im Ellbogengelenk auftreten. Dies kann geschehen, obwohl der Triceps gar nicht oder nur in sehr geringem Maasse gelähmt ist. Nie wird man dagegen etwas Aehnliches bei peripherischer, completer Lähmung des Triceps oder Atrophie desselben beobachten. Dieses Beispiel zeigt eben, dass es sich hier in Wahrheit um Einwirkung abnormer Reize auf die motorischen Fasern der Beugemuskeln handelt, welche die Relaxation des Muskels, das Zurückziehen desselben auf seinen normalen Molecularzustand verhindern. Diese Annahme schliesst nicht aus, dass nicht in der That in vielen Fällen von hemiplegischen Contracturen das Zustandekommen derselben einmal durch Parese oder Paralyse der Antagonisten, andererseits durch die mehrfach erwähnten statischen Momente (Schwere, natürliche Mittelstellung der Gelenke u. s. w.) wesentlich gefördert wird, welche letzteren z. B. die Flexionsstellung der Hand und Finger, die Varoequinus-Stellung des Fusses oft in hohem Grade begünstigen. Ein unterscheidendes Moment für die cerebralen hemiplegischen Contracturen ist aber ausser ihrer rapiden Entwickelung und grossen Intensität auch der rasche Wechsel der letzteren, so dass zuweilen mit hochgradiger Verkürzung eine plötzliche Erschlaffung oder wenigstens ein starker Nachlass der Contractur in einzelnen Muskeln, umgekehrt in anderen ein plötzlicher Eintritt oder eine plötzliche Verstärkung der Contractur stattfindet.

Dasselbe wie von den Contracturen nach apoplectischen Insulten gilt im Allgemeinen auch von den Contracturen, welche ohne voraufgegangenen Insult im Verlaufe cerebraler Heerdaffectionen (Encephalitis, Sclerose, Tumoren) zur Erscheinung gelangen. Diese Contracturen treten jedoch oft nur sehr circumscript, in einzelnen discreten Muskeln oder Muskelgruppen einer Gesichtshälfte oder einer Extremität auf; bei multiplen Heerden, z. B. disseminirter Sclerose, sowie bei Heerdaffectionen des Pons und der Medulla oblongata zuweilen auch bilateral, symmetrisch oder unsymmetrisch. Auch hier kommen Intermissionen und Remissionen, oder eben so acute Verstärkungen der Contractur vor. Bei Meningitis basilaris der Kinder sind namentlich Contracturen der Nackenmuskeln ein sehr gewöhnliches Symptom; dieselben entstehen, wie schon Griesinger vermuthete und neuerdings Colberg*) bestätigt hat, durch Hydrocephalus acutus ventriculorum, auch ohne jede Betheiligung der Basilarmeninx. Bei Hysterischen werden nicht selten Contracturen im Gebiete einzelner Hirnnerven (besonders in einzelnen Augenmuskeln, Kaumuskeln, in den vom Accessorius versorgten Halsmuskeln) beobachtet.

§. 368. Intracraniellen Ursprungs sind wahrscheinlich auch manche, angeboren oder erworben im kindlichen Alter vorkommende Contracturen, welche zum Theil irrthümlicher Weise mit der sogenannten essentiellen Kinderlähmung in Verbindung gebracht werden. Wir haben die Quelle der „paralytischen Contracturen" bei letzterer Krankheit bereits in §. 351. ausführlich erörtert. Im Gegensatz zu diesen paralytischen Contracturen und den von ihnen abhängigen paralytischen Difformitäten werden jedoch auch Fälle beobachtet, in welchen von vornherein nicht nur Lähmung, sondern auch Contractur einzelner Muskeln besteht, oder in welchen überhaupt nur primäre Contracturen und gar keine Lähmungen zur Entwickelung kommen. Man hat diese Fälle, in welchen man von der Annahme eines cerebralen Blutergusses ausging, als Haemorrhagia infantilis oder Hemiplegia spastica infantilis beschrieben. Ganz ähnliche Zustände werden auch nach acuten Krankheiten, besonders nach Masern, Scharlach und Typhus beobachtet. In manchen Fällen sehen wir Contracturen bei Kindern als Residuen allgemeiner convulsivischer (eclamptischer) Anfälle zurückbleiben. Wie es scheint, müssen manche angeborene und erworbene Difformitäten der Kinder auf Contracturen in Folge primärer Centralaffectionen zurückgeführt werden. Bekanntlich hat man in der Pathogenese der Difformitäten mit diesem Factor in sehr ausgebreitetem Umfange gerechnet; es gab eine ganze Schule von Orthopäden, worunter die berühmtesten Namen (Duverney, Delpech, Méry, Jalade-Lafond, Béclard,

---

*) Steudener, deutsches Archiv f. clin. Med. Bd. V. p. 560.

Guérin, Lonsdale und Andere), welche die verschiedensten Verkrümmungen der Wirbelsäule und der Extremitäten vorzugsweise auf
Contracturen an der concaven Seite der Krümmung basirten, und
namentlich die congenitalen Fussverkrümmungen grossentheils auf
intrauterine Convulsionen in Folge fötaler Cerebralerkrankungen zu-
rückführten. Diese Anschauung erhielt eine besondere Berechtigung
dadurch, dass man nicht selten ein gleichzeitiges Vorkommen von
angeborenen Fussverkrümmungen und von mangelhafter Entwickelung
des Gehirns (bei den sogenannten acephalen Missgeburten) nachweisen konnte. Doch ist auch bei dieser Coincidenz von Acephalie
und Fussverkrümmungen die Möglichkeit nicht ausgeschlossen, dass
beide Missbildungen von einer Bildungshemmung abhängig sind, ohne
unter einander im Causalnexus zu stehen.

Wie bei Krankheitszuständen des Schädelinhalts, so kommen
auch bei Erkrankungen der Wirbelsäule, der Rückenmarkshäute und
bei primären Rückenmarksaffectionen Contracturen vor, welche meist
bilateral und symmetrisch auftreten, häufig die Rumpfmuskeln (Hals-,
Schulter- und Rückenmuskeln) befallen, und an den Extremitäten
zuweilen auch die Streckmuskeln, oder letztere ausschliesslich, betheiligen. Den spinalen Contracturen können vielleicht auch die Contracturen der Tabes-Kranken und manche hysterische Contracturen
zugezählt werden. Die letzteren treten bald als Residuen allgemeiner
convulsivischer Anfälle in einzelnen Muskeln, namentlich der unteren
Extremität, auf; bald entwickeln sie sich ohne voraufgegangene Insulte, und scheinen alsdann öfters reflectorischen Ursprungs zu sein,
da sie nicht selten mit Hyperästhesie oder gesteigerter Reflexerregbarkeit in den betroffenen Theilen coincidiren. Ich habe derartige
Contracturen namentlich an den Fingerflexoren, bilateral und symmetrisch, in Verbindung mit hyperalgischen und neuralgischen Erscheinungen beobachtet.

Krämpfe der motorischen Augennerven.

§. 369. Im Gebiete der motorischen Augennerven kommen verschiedene, tonische und clonische Krampfformen vor, welche sich
bald auf einzelne Nervengebiete und Muskeln beschränken, bald in
mehreren derselben gleichzeitig oder abwechselnd auftreten.

Wir müssen Krämpfe in dem vom Oculomotorius versorgten
Lidmuskel (Levator palpebrae superioris) — in den äusseren Augen-
muskeln — und endlich in den inneren Augenmuskeln (d. h. in der
Musculatur der Iris und im Tensor Chorioideae) unterscheiden.

Im Levator palpebrae superioris kommen clonische
Krämpfe fast niemals, tonische ziemlich selten isolirt vor. Letztere
bewirken den als Lagophthalmus spasticus bezeichneten Zustand,
wobei das obere Augenlid permanent erhoben und der willkürliche
Verschluss der Lidspalte unmöglich ist, sowie auch im Schlafe ein
völliger Verschluss des Auges nicht stattfindet. Die Ursache dieses
Krampfes scheint bald in einer durch periphere (rheumatische, traumatische) Einflüsse herbeigeführten Contractur des Muskels, bald in
centralen Reizzuständen zu liegen; bald endlich scheint der Krampf,
wie der tonische Blepharospasmus, auf reflectorischem Wege zu Stande
zu kommen. Die Behandlung ist demgemäss auch vorzugsweise eine
causale.

§. 370. In den äusseren Bulbusmuskeln kommen zunächst
tonische Krämpfe einzelner Muskeln vor, welche sich durch abnorme
Stellung des Bulbus, Incongruenz der Sehaxen, Störung der associatorischen und accommodativen Bewegungen (Strabismus spasticus) manifestiren. Die so entstehenden Strabismusformen sind
einerseits von dem paralytischen Strabismus (vgl. §. 252 u. ff.), andererseits von den Hauptformen des Strabismus concomitans, dem durch
fehlerhafte Beschaffenheit des Auges selbst (Trübungen der durch-
sichtigen Medien, Amblyopie; relative Kurz- und Weitsichtigkeit
u. s. w.) bedingten Schielen (Strabismus opticus) zu unterscheiden.
Es gehören hierher manche Fälle von vorübergehendem Strabismus,
die als Prodromalerscheinung oder als Symptom cerebraler Heerderkrankungen, als Theilerscheinung diffuser cerebraler Krampfformen,
ferner unter dem Einflusse schwerer Gemüthsaffecte, durch Nachahmung (bei Kindern), sowie bei psychischen Krankheitszuständen,
Idiotie u. s. w. auftreten; vielleicht auch die Fälle von intermittirendem Strabismus, die unter Malaria-Einfluss als Ersatz regelmässiger Intermittens-Anfälle beobachtet wurden. Manche Fälle von vorübergehendem Strabismus entstehen wahrscheinlich auf reflectorischem
Wege durch Reize, welche von der Peripherie aus auf die innerhalb
der Corpora quadrigemina und Grosshirnhemisphären belegenen Centra
der Augenbewegungen einwirken. So erklären sich die Strabismen,
die bei Zahn- oder Intestinalaffectionen der Kinder, oft gleichzeitig
mit Krampf im Gebiete anderer Hirnnerven (Trigeminus, Facialis,

Accessorius) auftreten, sowie auch vielleicht manche Fälle von hysterischem Strabismus convergens und divergens. Dass auch bei prosopalgischen Anfällen öfters Strabismus internus neben anderweitigen Reflexerscheinungen entsteht, wurde bereits in §. 46. erwähnt.—Die Behandlung der tonischen Augenmuskelkrämpfe fällt mit der des Grundleidens, und, wo sich Contractur und continuirliches Schielen entwickelt, mit der des concomitirenden Strabismus zusammen.

Die clonischen Krämpfe der äusseren Bulbusmuskeln werden als Nystagmus bezeichnet. Dieser Zustand characterisirt sich durch unwillkürliche Bewegungen der Bulbi, welche entweder oscilirend um die äquatoriale Axe des Bulbus gerichtet sind, oder rotatorisch um eine vom vorderen zum hinteren Pole des Auges verlaufende Axe, oder endlich ein Gemisch aus beiden Bewegungsrichtungen darstellen. Jene erste Form des Nystagmus oscillatorius scheint durch successive alternirende Contractionen und Relaxationen der Recti interni und externi; der Nystagmus rotatorius dagegen durch vorzugsweise Betheiligung der Obliqui zu entstehen. Als Ausgangspunkt der beim Nystagmus stattfindenden Augenbewegungen scheint, nach den Versuchen von Adamük, das vordere Hügelpaar der Corpora quadrigemina betrachtet werden zu müssen. Immer ist der Nystagmus bilateral, selbst wo völlige Erblindung oder Phthisis eines Bulbus besteht. — Der Nystagmus wird fast niemals als protopathisches Leiden beobachtet, gewöhnlich ist er mit anderweitigen Abnormitäten des Auges (angeborenen oder acquisiten Sehstörungen, Trübungen im dioptrischen Apparate, retinaler Amblyopie u. s. w.) verbunden; in anderen Fällen werden peripherische Reize in entfernten Organen — Zahnleiden, Uterinaffectionen, Helminthen, Erkältung u. s. w. — als Ursache beschuldigt. Zuweilen endlich wird Nystagmus durch intracranielle Processe (Meningitis basalis, Hydrocephalus u. s. w.) veranlasst. — Die Therapie richtet sich nach der Ursache; namentlich ist bei gleichzeitig vorhandener Sehstörung die Beseitigung der letzteren anzustreben, da mit Entfernung des Sehhindernisses auch der Nystagmus häufig verschwindet. Ein Mittel gegen den Nystagmus selbst giebt es nicht; die früher versuchte Myotomie erwies sich erfolglos.

§. 371. Krämpfe in dem vom Oculomotorius versorgten Sphincter iridis sind entweder clonischer oder tonischer Natur. Der clonische Krampf der Irismuskeln wird als Hippus bezeichnet. Es handelt sich dabei um einen raschen Wechsel von Myosis und Mydriasis, welcher durch alternirende Contractionen und Relaxationen des

Sphincter iridis herbeigeführt wird (vielleicht unter activer Mitbetheiligung des vom Sympathicus innervirten Radialmuskels?). Leichtere Grade dieses Uebels können oft ohne Sehstörungen und daher unentdeckt längere Zeit fortbestehen; höhere Grade scheinen meist auf Reizzuständen der Retina („Retinal-Erethismus") zu beruhen, und erfordern daher auch die Beseitigung derselben zu ihrer Heilung.

Tonischer Krampf des Sphincter iridis (Myosis spastica) ist eine der häufigsten Symptome von Reizung des Oculomotorius in jedem Abschnitte seiner centralen oder peripherischen Faserung. Er ist daher häufig auch mit tonischer Contraction anderer vom Oculomotorius innervirter Muskeln (z. B. des Rectus internus) verbunden. Ohne diese Complication wird er, wie Hippus, öfters durch Ermüdung des Auges (anhaltende Beschäftigung mit sehr feinen Arbeiten), Retinalaffectionen, Nyktalopie u. s. w., sowie durch die eigentlichen Myotica (Calabar, Morphium, Nicotin u. s. w.) veranlasst. Wichtig ist in diagnostischer Hinsicht die Unterscheidung von Myosis paralytica, welcher Affectionen zu Grunde liegen, die lähmend auf die im Hals-Sympathicus verlaufenden Pupillarnerven oder das medulläre Centrum derselben einwirken (vgl. §. 198). Die Behandlung der Myosis spastica ist gegen das Grundleiden gerichtet. Symptomatisch sind die Mydriatica (namentlich Atropin) von vorübergehendem Erfolge.

Endlich ist der sogenannte Accommodationskrampf zu erwähnen, welcher sich durch eine gesteigerte Accommodation für nahe Gegenstände manifestirt. Dieser Zustand scheint häufig durch eine excessive Action des Tensor chorioideae in Folge von Oculomotorius-Reizung bedingt zu sein; er ist daher öfters mit anderweitigen Reizerscheinungen im Gebiete des Oculomotorius (z. B. Myosis, Hippus) verbunden. So entsteht z. B. Accommodations-Krampf vorübergehend nach subcutanen Morphium-Injectionen — wie zuerst v. Graefe gezeigt hat — gleichzeitig mit der dadurch herbeigeführten Myosis. Die Behandlung ist auch hier wesentlich auf Bekämpfung der Ursachen gerichtet; symptomatisch ist Atropin ebenfalls erfolgreich, welches (nach v. Graefe) wahrscheinlich in entgegengesetzter Weise wie das Morphium auf den Accommodationsapparat einwirkt, indem es die radiären Fasern des Tensor chorioideae zu erhöhter Contraction anreizt.

Krämpfe des N. trigeminus.

§. 372. Im Gebiete des Trigeminus kommen sowohl clonische als tonische Krämpfe vor, welche in der Regel bilateral und symmetrisch auftreten. Bei clonischem Krampfe der Kaumuskeln wird die untere Kinnlade vertical gegen die obere heraufgezogen und wieder herabgeschleudert, so dass das bekannte Klappern der Zähne entsteht; oder es wird der Unterkiefer in lateraler Richtung abwechselnd nach der einen und nach der anderen Seite hin gegen den Alveolarfortsatz des Oberkiefers verschoben. Bei den bilateralen tonischen Krämpfen, welche man insgemein als Trismus bezeichnet, wird durch die fortdauernde Contraction der Masseteren und Temporales der Unterkiefer gehoben und gleichzeitig etwas nach rückwärts gezogen, bei höheren Graden fest gegen den Oberkiefer gepresst; die Mundspalte ist somit verengt oder geschlossen, und kann activ und passiv entweder gar nicht oder nur in geringem Grade erweitert, resp. zum Oeffnen gebracht werden; die oben genannten Muskeln fühlen sich dabei hart und gespannt an.

Die bilateralen, clonischen und tonischen Trigeminuskrämpfe kommen verhältnissmässig selten als isolirte Affection vor; weit häufiger bilden sie ein Symptom cerebraler Heerderkrankungen (namentlich des Pons und der Medulla oblongata), oder treten, als Theilerscheinung allgemeiner centraler Krampfformen auf. Clonische Kaumuskelkrämpfe kommen bei Epilepsie, Eclampsie, Hysterie, bald als Theilerscheinungen allgemeiner convulsivischer Anfälle, bald in Form abortiver oder vicariirender Anfälle vor; sie bilden ferner ein integrirendes Symptom mancher Tremorformen, namentlich des Tremor febrilis. Auch Trismus kann bei epileptischen, cataleptischen und hysterischen Zuständen als Substitut grösserer Anfälle, oder als Residuum nach Unterdrückung der letzteren auftreten. In vielen Fällen von Trismus ist derselbe anscheinend durch atmosphärische Schädlichkeiten (Erkältung, Zugluft) bedingt. In anderen Fällen ist der Krampf reflectorischen Ursprungs; es lässt sich ein Zusammenhang mit Zahnaffectionen, schmerzhaften Narben u. s. w. nachweisen, oder es bestehen gleichzeitig Neuralgien im Gebiete des Trigeminus und der Cervicalnerven, wobei der Trismus dann oft mit anderweitigen Reflexen (Blepharospasmus, Strabismus, Halsmuskelkrämpfen u. s. w.) verbunden ist, vorzugsweise oder ausschliesslich zur Zeit der Schmerzparoxysmen auftritt, und von bestimmten Druckpunkten aus zuweilen

sistirt wird. Hierher gehören u. A. auch die Fälle von Trismus und
beschleunigter Pulsfrequenz nach voraufgegangenen Zahnschmerzen,
welche von Remak*) als „dentalo Neurosen des Herzens"
beschrieben und mit dem Ganglion cervicale superius des Sympathicus in Zusammenhang gebracht wurden.

Selten kommen bei Centralleiden einseitige und partielle Krämpfe der Kaumuskeln
vor. Als Beispiel diene ein Fall von Leube**), der ein 18jähriges, an schwerer
Chorea und Hysterie leidendes Mädchen betraf. Bei diesem zeigte sich ein auffälliger
Schiefstand des Kiefers, indem der linke Alveolarfortsatz und aufsteigende Ast des
Unterkiefers nach links hin den linken Oberkieferalveolarfortsatz erheblich überragten;
die Zähne dieser Oberkieferhälfte standen nach links hin ¼ Ctm. über die Zahnreihe
des Oberkiefers hinaus. Diese abnorme Kieferstellung hielt 3—4 Tage ganz gleichmässig an, und verschwand dann von selbst; sie musste, da Masseter und Temporalis nicht gespannt waren, auf einem tonischen Krampf der beiden Mm. pterygoidei
der rechten Seite beruhen.

Die Behandlung des Trismus ist, wo eine Nachweisung und
Beseitigung der Ursachen möglich ist, gegen die letztere gerichtet;
in den übrigen Fällen rein symptomatisch. Narcotica, namentlich die
Opiumpräparate, haben sich innerlich und hypodermatisch öfters
nützlich gezeigt; Cannabis indica soll in einem von Fraser***) mit-
getheilten Falle von Trismus rheumaticus Heilung bewirkt haben.
In den Fällen, wo gleichzeitige Neuralgien bestehen und der Krampf
sich von Druckpunkten aus sistiren lässt, sind hypodermatische
Morphium-Injectionen und die Galvanisation vorzugsweise indicirt.
Von letzterer habe ich auch bei rheumatischem und hysterischem
Trismus einigen Nutzen gesehen.

Krämpfe im Gebiete des N. facialis. Particller und diffuser
Gesichtsmuskelkrampf (Blepharospasmus, Spasmus nictitans, Tic convulsif u. s. w.).

§. 373. Krämpfe der vom Facialis innervirten Gesichtsmuskeln
können in Folge von Reizen vorkommen, welche direct auf den Facialis oder seiner peripherischen Aeste, oder auf die centralen Fort-

*) Berliner clinische Wochenschrift 1865, Nr. 25.
**) Archiv f. clin. Med. Bd. VI. H. 2. u. 3. p. 273.
***), Med. Times and Gaz. 7. Febr. 1864.

setzungen der Facialisfaserung im Gehirn einwirken; sie können ferner auch durch reflectorische Erregung des Facialis in Folge primärer Sensibilitätsstörungen herbeigeführt werden. Dabei kann entweder der Reflexreiz auf die gesammte Facialisfaserung, ja noch über dieselbe hinaus auf andere benachbarte Nervengebiete, oder nur auf einzelne Bündel von Facialisfasern einwirken. So können sehr verschiedene Formen particller und diffuser Gesichtsmuskelkrämpfe entstehen, von denen man die mehr diffusen Formen als mimischen Gesichtsmuskelkrampf, Tic convulsif, im engeren Sinne bezeichnet.

Unter den particllen Gesichtsmuskelkrämpfen sind bei Weitem am häufigsten die im Gebiete des Orbicularis palpebrarum auftretenden. Sie kommen bald in mehr tonischer, bald in clonischer Form zur Erscheinung, und werden danach entweder als tonischer Lidkrampf (Blepharospasmus) oder als clonischer Lidkrampf, als krampfhaftes Blinzeln (Nictitatio, Spasmus nictitans) bezeichnet.

§. 374. Blepharospasmus besteht in einer krampfhaften, continuirlichen, gleichmässigen oder remittirenden Zusammenziehung des Orbicularis palpebrarum, wodurch Verengerung, resp. Schluss der Lidspalte herbeigeführt wird.

Dieses Leiden scheint fast immer reflectorischen Ursprungs zu sein. In der weit überwiegenden Mehrzahl der Fälle wird es durch eine Reizung sensibler Trigeminusfasern, und zwar der im Auge selbst belegenen Ausbreitungen der sensibeln Ciliarnerven bedingt. Wir sehen den Blepharospasmus daher häufig als Begleiter und Folgezustand der verschiedensten Affectionen in den äusseren Augenhäuten, namentlich bei catarrhalischer und granulöser Conjunctivitis, bei scrofulösen Hornhautentzündungen, Verletzungen des Auges, eingedrungenen fremden Körpern etc., auftreten. Der Lidkrampf ist in diesen Fällen meist mit vermehrter Empfindlichkeit der Augenlider, mit Photophobie, Schmerzen im Auge selbst, in der Supraorbital- oder Schläfengegend verbunden. In anderen Fällen steht der Blepharospasmus mit Krankheitsprocessen entfernterer Theile im Zusammenhang, durch welche ein Reiz auf centripetal-leitende Fasern des Trigeminus oder anderer Empfindungsnerven geübt wird. Als pathognomonisches Criterium finden sich in den meisten derartigen Fällen Druckpunkte, von denen aus durch Compression der Krampf vermindert oder gänzlich sistirt wird. Diese Druckpunkte fallen zum Theil mit den früher erwähnten subcutanen Valleix-

schen Druckpunkten bei Neuralgien zusammen, entsprechen also
vielfach den oberflächlich gelegenen Stellen von Empfindungsnerven
— andererseits aber auch den verschiedensten Stellen der Haut und
der Schleimhäute, an welchen sich locale Krankheitsheerde, resp.
Reizungsheerde sensibler Nervenfasern befinden. Auf die grosse pathogenetische und therapeutische Bedeutung dieser Druckpunkte für
den Blepharospasmus hat besonders v. Graefe aufmerksam gemacht,
und überhaupt diese ganze Lehre mit so fruchtbaren neuen Anschauungen bereichert, dass man Remak nur beistimmen kann,
wenn er vorschlägt, die hierhergehörigen Reflexkrämpfe der Augenlider als Graefe'schen Krampf zu bezeichnen. Nicht selten sind
die betreffenden Druckpunkte schwerer und nur bei genauer allsei-
tiger Untersuchung zu entdecken, da sie sich häufig nicht an der
Oberfläche der Gesichtshaut, sondern an verborgenen Stellen der
Mund- und Nasenhöhle befinden. Ihre Entdeckung ist aber diagnostisch und therapeutisch von grösster Bedeutung. So erwähnt
v. Graefe einen Fall von doppelseitigem Blepharospasmus, welcher
durch einen Druck auf den linken Arcus glossopalatinus sofort coupirt werden konnte; hier bestand ein putrides Geschwür, nach dessen
Beseitigung der Blepharospasmus vollständig cessirte.

Das oft doppelseitige Auftreten des Blepharospasmus kann bei
der reflectorischen Natur desselben kein Befremden erregen, da nach
dem Gesetze der Reflexionssymmetrie bei stärkeren Reizen zunächst
die auf derselben Höhe entspringenden Fasern der gegenüberliegenden Seite in Mitleidenschaft gezogen werden. Ebenso entspricht es
den Gesetzen der Reflexirradiation vollständig, dass bei stärkerer
Reizung zum einfachen Blepharospasmus auch Zuckungen in anderen
Gesichtsmuskeln, fernerhin in den Halsmuskeln, Arm- und Thorax-
muskeln u. s. w. hinzutreten.

Die Therapie ist bei bestehenden Affectionen des Bulbus, der
Conjunctiva und Augenlider, oder bei entfernteren Localaffectionen
gegen das Grundleiden gerichtet; doch erfordern der Krampf und die
meist gleichzeitig bestehenden Schmerzen daneben in der Regel auch
eine selbständige, directe Behandlung. Hier sowohl als in den Fällen,
wo nach Beseitigung des Grundleidens der Blepharospasmus fortdauert,
oder wo veranlassende örtliche Reizzustände überhaupt nicht nachweisbar sind, stehen dieselben Mittel gegen den Blepharospasmus im
Vordergrunde, welche sich den Neuralgien des Trigeminus gegenüber als die wichtigsten erweisen, nämlich die subcutanen Morphium-
Injectionen, die Neurotomie und die Electricität. Auf die Leistungen

der Morphium-Injectionen beim reflectorischen Blepharospasmus hat besonders v. Graefe aufmerksam gemacht. Der Blepharospasmus, welcher Entzündungen der Bindehaut und Hornhaut begleitet, oder nach Ablauf derselben zurückbleibt, sowie der nach Verletzungen des Auges, eingedrungenen fremden Körpern etc. auftretende Lidkrampf können durch Injectionen in der Supraorbital- oder Schläfengegend erheblich gelindert und in vielen Fällen radical geheilt werden. Bei den mit Druckpunkten verbundenen Formen von Blepharospasmus nützen die Morphium-Injectionen meist nur palliativ. Solche Fälle erfordern zur radicalen Beseitigung häufig die Anwendung operativer Verfahren, der Neurotomie und Neurectomie, namentlich des N. supraorbitalis (vgl. §. 57).

Der Electricität in Form des constanten Stroms wurden von Remak ausserordentlich günstige Resultate nachgerühmt, auch in Fällen, welche durch Entzündung des Bulbus, der Conjunctiva und der Augenlider entstehen. Ich habe jedoch in solchen Fällen von der entsprechenden Localbehandlung in Verbindung mit subcutanen Morphium-Injectionen stets rascheren Erfolg und wesentlichere Erleichterungen der Kranken gesehen. Der constante Strom ist dagegen in anderen Fällen, wo krampfhafte Veränderungen am Auge oder in entfernteren Organen nicht nachweisbar sind, oft ein sehr schätzbares Mittel. Bei der localen Application desselben sind natürlich dieselben Cautelen geboten, welche für die Galvanisation im Gesichte überhaupt Gültigkeit haben; stabiler Strom von geringer Elementenzahl, nöthigenfalls mit Rheostat; der positive Pol ist auf die Augenlider oder auf vorhandene Druckpunkte, der negative an einer indifferenten Körperstelle zu localisiren.

§. 375. Nictitatio, Spasmus nictitans ist eine clonische Krampfform, welche in abwechselnden Contractionen und Erschlaffungen der Lidmuskeln, mit Verengerung und Erweiterung der Lidspalte besteht. Geringere Grade davon (das sogenannte Blinzeln) werden auch als „üble Gewohnheit" bei sonst ganz gesunden Personen beobachtet, in Form eines leichten Zuckens der Augenlider, das selten länger als eine halbe Minute andauert, und oft anscheinend spontan entsteht, oft aber durch einen leichten, auf das Auge selbst einwirkenden Reiz hervorgebracht wird. Der eigentliche Spasmus nictitans ist, gleich dem Blepharospasmus, fast immer reflectorischen Ursprungs, und wird am häufigsten bei und nach catarrhalischen oder anderweitigen Entzündungen der Augenlider und der Conjunctiva beobachtet. Zuweilen scheinen auch Zahnleiden die Veranlassung zu bilden; in anderen Fällen werden Druckpunkte im Gesicht, am Halse und selbst im Gebiete des Brachialplexus (Remak) gefunden. Von den Aelteren wurden vielfach Reizzustände der Digestionsorgane (z. B. Wurmleiden), des Uterus, Erkältungen u. s. w. als Ursachen beschuldigt. Man muss annehmen, dass der Reflexreiz beim Spasmus nictitans schwächer und intermittirender ist, oder dass sich die Reflexcentren dabei in einem Zustande rascherer Erschöpfbarkeit befinden, so dass nicht continuirliche, sondern unterbrochene Contractionen des Orbicularis entstehen. Der reflectorische Character dieser Krampfform wird übrigens auch durch die häufige und dem Gesetze der Reflex-Irradiation entsprechende Propagation auf andere Nervengebiete bestätigt. Man sieht nämlich bei höheren Graden des Uebels den Krampf sich zunächst, auch bei einseitigem Sitze der Ursache, auf den Orbicularis der anderen Seite, ferner auch auf die übrigen Gesichtsmuskeln, endlich selbst auf die Muskeln des Halses, des Rumpfes und der oberen Extremitäten verbreiten. Auch hier treten die Krämpfe in clonischer Form auf; so habe ich z. B. wiederholt Spasmus nictitans mit clonischem Krampfe der Halsmuskeln (Torticollis spastica) gleichzeitig beobachtet.

Die Therapie des Spasmus nictitans wurde ehedem mit Derivantien, Gegenreizen u. s. w. meist nutzlos versucht. Auch die von Dieffenbach vollführte Myotomie des Orbicularis und die Durchschneidung motorischer Facialis-Aeste zeigten sich erfolglos. Die wirksamsten Mittel sind auch hier, neben einer entsprechenden causalen Behandlung, dieselben wie beim Blepharospasmus, also subcutane Morphium-Injectionen, Neurotomie der sensibeln Trigeminus-Aeste, und der constante Strom, dessen Erfolge mit Recht von Remak gerühmt wurden, obwohl seine Angaben über vorhandene Schwellungen an den Cervical- und Brachialnerven und deren galvanische Beseitigung zum Theil etwas bedenklicher Art sind.

§. 376. Weit seltener als die Muskeln der Augenlider werden andere Gesichtsmuskeln von isolirten, clonischen oder tonischen Krämpfen befallen; am häufigsten noch die Lippenmuskeln, und zwar sowohl die Muskeln der Oberlippe (Levatores labii superioris, buccinator etc.), wie auch die der Unterlippe. Oft handelt es sich dabei um Folgezustände einer durch Gemüthsrichtung, Affecte u. s. w. bestimmten, vorwaltenden physiognomischen Action einzelner Muskeln, um angenommene üble Gewohnheiten, die auch wohl von Anderen willkürlich nachgeahmt oder durch „psychisches Contagium" übertragen werden. Ich erinnere nur an Byron's „böses" Zucken der

Oberlippe, welches Heine (wie sein Biograph Strodtmann berichtet) mit weniger Glück zu copiren bemüht war. Oft ist das clonische Zucken in den Lippenmuskeln anscheinend ebenfalls reflectorischen Ursprungs, z. B. durch Reize in der entsprechenden Zahnreihe (des Ober- oder Unterkiefers) veranlasst; in anderen Fällen dagegen ist es Symptom einer directen, peripherischen oder centralen Reizung. So scheinen z. B. atmosphärische, rheumatische Noxen zuweilen zu Gesichtskrämpfen — obwohl relativ weit seltener als zu Faciallähmungen — durch Affection der peripherischen Facialis-Faserung Gelegenheit zu geben. Hierher gehören ferner die clonischen und tonischen Krämpfe einzelner Gesichtsmuskeln, welche secundär im Gefolge peripherischer Facialislähmungen auftreten können, und zwar sowohl bei traumatischen wie bei den sogenannten rheumatischen und bei den durch Otitis interna bedingten Faciallähmungen. Wie bereits in §. 274 u. ff. bemerkt wurde, kommt es in solchen Fällen erst zur Ausbildung von Contracturen und sodann auch zum Auftreten clonischer und tonischer Zuckungen in einzelnen der gelähmten Muskeln, namentlich im Orbicularis palpebrarum, in den Zygomatici, im Quadratus menti und anderen. Die Ursache dieser Contracturen und Krämpfe ist wahrscheinlich in einer durch den Degenerationsprocess bedingten excessiven Reizbarkeit der peripherischen Faserung, resp. der intramusculären Nervenenden zu suchen; sie sind daher nicht selten mit excessiver galvanischer und mechanischer Erregbarkeit in den gelähmten Muskeln verbunden. Partielle Krämpfe treten merkwürdigerweise zuweilen auch in der gesunden Gesichtshälfte auf, sogar stärker als auf der gelähmten. Nach Remak haben diese Krämpfe der gesunden Gesichtsmuskeln einen centripetalen Ursprung. Als Beweis dafür erwähnt er einen Fall, wo bei linksseitiger peripherischer Facialislähmung die Krämpfe vorzüglich auf der rechten, schwächer auf der linken Gesichtshälfte auftraten, und durch Galvanisation der rechten Seite gar nicht verändert, durch Galvanisation der linksseitigen Nerven und Muskeln dagegen sistirt und in 4 Wochen vollständig geheilt wurden.

Gesichtskrämpfe intracraniellen und zum Theil entschieden centralen Ursprungs können unter sehr verschiedenen Verhältnissen auftreten, zunächst bei Reizung des Facialis an der Schädelbasis durch Tumoren (Exostosen, syphilitische Gummata) und durch basilare Meningitis. Zu den centralen Formen gehören u. A. die Gesichtskrämpfe, welche man als Theilerscheinung anderweitiger convulsivischer Neurosen — bei Chorea, Epilepsie, Hysterie — sowie zuweilen im Prodromalstadium des Irreseins beobachtet. Diese Gesichtskrämpfe sind theils partiell, theils diffus; so befallen z. B. die hysterischen Krämpfe vorzugsweise das Platysma, seltener den Orbicularis und die Zygomatici; die meningitischen Gesichtskrämpfe sind gewöhnlich mit Krämpfen in den Extremitäten verbunden. Aehnlich bei Chorea und Epilepsie. — Ausserdem giebt es aber zahlreiche Fälle von diffusem Krampf der Gesichtsmuskeln (eigentlichem Tic convulsif), die sich ohne nachweisbare Veranlassung, ohne wesentliche Complicationen ganz allmälig entwickeln, oft schon in sehr frühem Lebensalter beginnen, sich in längeren oder kürzeren, regelmässigen oder unregelmässigen Abständen wiederholen und allmälig zu- oder abnehmend bis in das höhere Lebensalter hineindauern. Es ist sehr wahrscheinlich, dass diese Gesichtskrämpfe, gleich so vielen Neuralgien und verschiedenen Krampf- und Lähmungsformen, auf congenitalen, constitutionellen Ursachen, auf Organisationsfehlern in einzelnen Abschnitten des centralen und peripherischen Nervenapparats beruhen. Obwohl Heredität dabei nur selten nachweisbar ist, so habe ich doch eine ganze Anzahl hierher gehöriger Fälle beobachtet, in denen das Vorhandensein einer constitutionell-neuropathischen Anlage nicht zu verkennen war; sei es, dass die befallenen Personen gleichzeitig an Neurosen der verschiedensten Art, namentlich an oberflächlichen oder visceralen Neuralgien (Hemicranie, Cardialgie, Colik), an psychischen Verstimmungen u. s. w. litten; sei es, dass Geschwister oder entferntere Familienmitglieder mit den verschiedensten Neuropathien, mit Neuralgie, Epilepsie, Hysterie u. s. w. behaftet waren. Die Gesichtskrämpfe waren in diesen Fällen meist bilaterale, doch wurde zuweilen auch die eine Seite stärker als die andere oder ausschliesslich befallen.

Von Remak werden als eine besondere Form auch sympathische Gesichtskrämpfe angeführt: „wo offenbar bei einer zweifellosen Erkrankung des Cervicaltheils des Sympathicus eine eigenthümliche Art von Lähmung, mit Contracturen verbunden, auf der betreffenden Seite des Gesichts sich einstellt." Abgesehen von der unbestimmten Characteristik dieser Fälle fehlt es jedoch gänzlich an Stützen für die Annahme eines primären Ergriffenseins des Hals-Sympathicus bei Tic convulsif, wenn man nicht die äusserst zweideutigen Ergebnisse, welche Remak durch angebliche Galvanisation der Cervicalganglien erzielte, als Beweise betrachtet. Auch die in einem Falle von Remak beobachtete Complication mit Morbus Basedowii ist nach dieser Richtung hin schwerlich verwerthbar.

Auch der diffuse Gesichtsmuskelkrampf kann endlich reflectorischen Ursprungs sein, z. B. bei Zahnleiden, oder sich zu Neuralgien, namentlich im Gebiete des Trigeminus, seltener zu Cervical- und Brachial-Neuralgien, secundär hinzugesellen.

Ein Bild der Anfälle zu geben, ist sehr schwierig, fast unmöglich, da die einzelnen Formen in zu hohem Grade variiren; die gewöhnlichen Schilderungen passen höchstens auf einzelne Paroxysmen von diffusem, idiopathischem oder reflectorischem Gesichtskrampf. Hier werden die Anfälle, wie bei den neuralgischen, durch leichte Gelegenheitsursachen (Essen, Kauen, Sprechen u. s. w.) hervorgerufen, und beginnen oft mit ganz leichten, ziehenden und spannenden ruckweisen Bewegungen, die sich allmälig zu grösster Heftigkeit steigern. Wenn alle oder die meisten vom Facialis innervirten Muskeln sich betheiligen, so entstehen successiv die verschiedensten Verzerrungen des Gesichts, namentlich Auf- und Abwärtsverschiebungen der Galea (durch den Frontalis und Occipitalis), Schliessen und Oeffnen der Augenlider, Runzeln der Stirn, Zuckungen in den Nasenflügeln, Verziehung des Mundwinkels bald nach oben und bald nach unten durch abwechselnde Präponderanz der Oberlippen- und Kinnmuskeln. Nach einigen Minuten erfolgt meistens ein Nachlass, seltener ein völliges Cessiren des Anfalls; mit wechselnden Remissionen und Exacerbationen kann letzterer Stunden lang anhalten. Bei den reflectorischen Formen irradiirt der Krampf nicht selten auch über andere Muskelgebiete, namentlich des motorischen Trigeminus, Hypoglossus, Accessorius, und der motorischen Cervicalnerven, so dass Krämpfe in den Kaumuskeln, Zungenmuskeln, den Hals-, Schulter- und Armmuskeln, zuweilen auch in den eigentlichen Athemmuskeln hinzutreten. Gewöhnlich lassen sich in derartigen Fällen Druckpunkte im Gesichte, am Kopfe, Halse u. s. w. in der Ausbreitung der sensibeln Gesichts- oder Cervico-Brachialnerven auffinden, von welchen aus der Anfall vermindert oder sistirt wird; auch der Willenseinfluss der Kranken selbst hat zuweilen einen ähnlichen Einfluss.

Die Prognose ist nur in den Fällen, wo bestimmte und sicher zu beseitigende Localursachen vorliegen, entschieden günstig, in allen anderen Fällen dagegen zweifelhaft; namentlich bei den auf constitutioneller Grundlage beruhenden Fällen ist das Leiden meist sehr hartnäckig und die Neigung zu Recidiven sehr gross.

§. 377. Die Therapie der diffusen Gesichtsmuskelkrämpfe ist, wo dieselben nachweisbaren directen oder reflectorischen Reizen ihren Ursprung verdanken, zunächst auf die Beseitigung der letzteren gerichtet. So erwähnt z. B. Mitchell[*]) einen Fall, in welchem nach Extraction cariöser Zähne die Heilung erfolgte. In ganz frischen, anscheinend rheumatischen Fällen nützen zuweilen locale Blutentziehungen, Diaphoretica und Vesicantien. In der Mehrzahl der Fälle sind wir jedoch vorzugsweise auf eine mehr symptomatische Behandlung angewiesen. Die innerliche und epidermatische Anwendung der Narcotica, die Darreichung der sogenannten Nervina und Antispasmodica, sowie des Arsenik, der Zinkpräparate, des Argentum nitricum u. s. w. bleiben meistens erfolglos. Subcutane Injectionen von Morphium, auch von Atropin können beim neuralgischen oder mit Druckpunkten verbundenen Gesichtskrampf nicht nur Linderung, sondern auch, bei entsprechender Wiederholung, definitive Heilungen bewirken. Von der Wichtigkeit einer localen Vornahme der Injectionen konnte ich mich in mehreren derartigen Fällen sehr evident überzeugen. — Bei dem uncomplicirten, idiopathischen Tic convulsif dagegen bewirken diese Einspritzungen höchstens eine Abkürzung der Anfälle, zuweilen aber sogar eine vorübergehende Verschlimmerung. Sander will einen Fall von Tic convulsif, in welchem Morphium- und Atropin-Injectionen ohne Erfolg blieben, durch subcutane Strychnin-Injectionen geheilt haben; Gualla[**]) heilte einen Fall nach erfolgloser Anwendung der verschiedensten Mittel durch endermatische und hypodermatische Application von Curare. —

Wohl das werthvollste und wichtigste Mittel bildet aber gerade in derartigen Fällen der constante Strom, sowohl zur Erzielung längerer Pausen, wie auch in nicht seltenen Fällen zur völligen Heilung. Das Wie? der Einwirkung ist uns freilich dabei noch in hohem Grade dunkel. Sicher ist es, worauf schon Remak aufmerksam machte, dass der constante Strom in derartigen Fällen seine Heilwirkung nicht blos bei directer örtlicher Application entfaltet, sondern auch von entfernteren Körperstellen aus, z. B. vom Halstheil der Wirbelsäule. So beschrieb Remak einen Fall, welcher durch Ansetzen der positiven Elektrode in der Höhe des 5. Processus transversus cervicalis gebessert wurde. Ich habe einen ganz analogen Fall vor Kurzem in der hiesigen Universitäts-Poliklinik beobachtet, in welchem der linksseitige Gesichtskrampf bei einer 50jährigen Frau unmittelbar nach einer heftigen Gemüthsbewegung aufgetreten war, und durch Druck in der Gegend des 4—5. Pro-

[*]) Med. chir. transact. vol. IV. p. 25.
[**]) Gazz. Lomb. 5. 1861.

cessus transversus sistirt, durch die Galvanisation an dieser Stelle auf längere Zeit zum Verschwinden gebracht wurde. Ich kann jedoch Remak's Annahme, dass es sich hier um catalytische Einwirkung auf das Ganglion cervicale medium handle, nicht unbedingt anerkennen, und noch weniger seiner Hypothese, dass der specielle Vermittler dieser Einwirkung ein Verbindungsast zwischen dem Ganglion medium und thoracicum superius sei, der mit der Art. vertebralis im Canalis vertebralis verlaufe und somit auf die Regulirung der Blutzufuhr zur Basis cerebri einen Einfluss ausübe. Dass es sich wesentlich um Einwirkungen auf die Circulation handelt, ist allerdings in hohem Grade wahrscheinlich; diese Einwirkungen sind aber, wie die bereits öfters erwähnten Versuche von mir und Schmidt zeigen, sehr gemischter und complicirter Natur, und können theils direct auf das Gefässgebiet der Carotis, theils reflectorisch auf den Vagus und das vasomotorische Nervencentrum ausgeübt werden.

Die Anwendung des Inductionsstromes (sowohl der electrocutanen als der electromusculären Faradisation) ist in den meisten Fällen erfolglos; höchstens erzielen die ersten Sitzungen eine ganz flüchtige Besserung. Jedoch kommen auffallenderweise auch einzelne Fälle vor, die durch Einwirkung inducirter Ströme gebessert werden, nachdem der constante Strom versagte: Fälle, deren Eigenthümlichkeit zur Zeit nicht zu bestimmen ist.

Krämpfe im Gebiete der Nn. laryngei. Spasmus glottidis. — Tussis convulsiva.

§. 378. Auf Reizzustände im Gebiete der Rami laryngei des N. vagus lassen sich gewisse Symptomencomplexe zurückführen, welche man als Spasmus glottidis oder Laryngismus stridulus und als Krampfhusten, Keuchhusten (Pertussis, Tussis convulsiva) bezeichnet.

Spasmus glottidis ist eine vorzugsweise dem kindlichen Alter eigene und hier auch als Laryngismus stridulus, Asthma Koppii bezeichnete Affection, welche in Form suffocatorischer, meist plötzlich, ohne voraufgegangenes Unwohlsein ausbrechender Aufälle auftritt. Die so eben noch dem Anscheine nach ganz gesunden Kinder werden mit einem Male bleich oder livid, werfen den Kopf zurück; dann tritt die eigenthümliche, pfeifende (stridulöse) Inspiration ein, welcher die Krankheit ihren Namen verdankt, die sich mehrfach wiederholt und zuweilen mit einem heftigen Schrei endet. Die Anfälle treten mit Vorliebe in der Nacht auf, und sind nicht selten mit allgemeinen Convulsionen (eclamptischen Anfällen) verbunden. Der Laryngismus geht dabei voraus, und erst dann entwickelt sich der allgemeine Anfall, indem nach und nach Zuckungen in den Augenmuskeln, in Fingern und Zehen, in den Kaumuskeln und anderen willkürlichen Muskelgebieten hinzutreten.

Das Leiden kommt fast ausschliesslich bei Kindern innerhalb der drei ersten Lebensjahre vor; und zwar werden in der Regel schlechtgenährte, schwächliche, besonders rachitische, auch an Digestions- oder Dentitionsstörungen leidende Kinder von der Krankheit betroffen. Im Winter ist letztere weit häufiger als im Sommer. So wurden in der hiesigen Universitäts-Poliklinik im letzten Wintersemester 15, im Sommersemester nur 2 Fälle von Laryngismus stridulus beobachtet. Unter den 17 Kindern waren 9 Mädchen, 8 Knaben; dem Alter nach waren darunter 2 von 1 Monat, 2 von 6 Monaten, 3 von 9 Monaten, 3 von 1 Jahr, 1 von 13 Monaten, 1 von 15 Monaten, 2 von 18 Monaten, 3 von 2 Jahren. Ueber letzteres Alter hinaus wurde die Krankheit nicht angetroffen. — Einzelne Autoren wollen jedoch auch bei Erwachsenen Zustände, welche völlig dem Bilde des Laryngismus stridulus entsprechen, beobachtet haben[*]. Allerdings kann Aehnliches neben und mit anderen respiratorischen Krampfformen auch bei Hysterie vorkommen.

Als Ursache der plötzlich eintretenden Dyspnoe beim Laryngismus stridulus wird gewöhnlich eine krampfhafte Verengerung der Glottis betrachtet, als deren Quelle ein Reizzustand im Gebiete der die Stimmritze verengernden Fasern angesehen wird, die in der Bahn des Ramus recurrens N. vagi zu den Mm. thyreo-arytaenoidei verlaufen. Ein thatsächlicher Beweis für die Annahme einer krampfhaften Verengerung der Stimmritze liegt streng genommen nicht vor, da die laryngoscopische Untersuchung während der Anfälle nicht ausgeführt werden kann. Nur wenige Autoren haben abweichende und zum Theil sehr unglückliche Erklärungen versucht. So betrachtet z. B. Krahmer[**] den Spasmus glottidis nicht als einen

[*] Vgl. Capmar, essai sur le spasme de la glotte dans l'âge adulte, thèse 1868.
[**] Berl. clin. Wochenschrift 1868, No. 35.

Krampf, sondern als eine mechanische Verschliessung des Kehlkopf-
einganges in Folge einer ungeschickten Stellung der Zunge zum
Larynx, welche durch die schlaffere Beschaffenheit der Epiglottis bei
schlecht genährten Kindern unterstützt wird. Bouchut[*]) dagegen
sucht die Ursache vorzugsweise in einem Krampfe des Zwerchfells.
Nach Henoch[**]) ist der Ausgangspunkt, besonders in den mit
Eclampsie verbundenen Fällen, vorzugsweise in dem Wurzelgebiete
der respiratorischen Nerven in der Medulla oblongata zu suchen.
Eine abnorme Erregung dieses Nervengebietes kann durch eine
abnorme Ernährung der Nervensubstanz in Folge fehlerhafter Blutmischung begünstigt werden, woraus sich das überwiegende Vorkommen der Krankheit bei schlecht genährten und rachitischen Kindern erklärt. Ferner kann die Erregung der Medulla oblongata reflectorisch durch die von Zahn- oder Darmnerven ausgehenden Reize
eingeleitet werden. Hierher gehört wahrscheinlich auch die Wirkung
der Kälte, welche von den sensibeln Nerven der Haut oder des
Respirationsapparates aus den Krampf auf reflectorischem Wege hervorruft. In der rauhen Jahreszeit ist die Affection desshalb häufiger. Eine Ueberanstrengung der betreffenden Muskeln durch starkes
Schreien scheint in einzelnen Fällen die Krankheit direct zu veranlassen.

Der Verlauf ist in der Mehrzahl der Fälle ein chronischer. Die
Anfälle wiederholen sich in unregelmässigen Abständen, zuweilen
durch Gelegenheitsursachen (Diätfehler, Erkältung, Ueberanstrengung
durch starkes Schreien) begünstigt. Nur selten erfolgt der Tod, entweder asphyctisch, oder unter den Erscheinungen eines eclamptischen
Anfalls. Die Section hat bisher keine characteristischen Veränderungen nachgewiesen. In der grossen Mehrzahl der Fälle erfolgt
unter geeigneter Behandlung ein Verschwinden des Leidens, oft jedoch erst nach längerer, selbst mehrmonatlicher Dauer; oft wird
bei vermeintlicher Heilung später eine Wiederkehr der Anfälle
beobachtet.

Der Spasmus glottidis bei Erwachsenen verläuft gewöhnlich
ebenfalls günstig; doch haben Einzelne (Dubois, L. Meyer,
Guison) bei Hysterischen den Tod dadurch eintreten sehen.

§. 379. Therapeutisch müssen wir die Behandlung des Anfalls
und die Allgemeinbehandlung während der anfallsfreien Zeit unter-

---

[*]) Presse méd. belge 1867, No. 22.
[**]) Berl. clin. Wochenschrift 1867, No. 19.

scheiden. Im Aufalle selbst haben sich kalte Bespritzungen, Einathmungen von Aether, Chloroform (Will), Campher (A. Vogel,
Waldenburg). Ammoniak, Essig; ferner Hautreize (Frictionen,
Sinapismen), die Application von trockenen Schröpfköpfen oder Blutegeln (bei sehr kleinen Kindern ein Blutegel auf dem Handrücken)
und das Andrücken eines in heisses Wasser getauchten Schwammes
gegen den Hals in manchen Fällen als nützlich bewährt. Die Anwendung von Brechmitteln, welche Manche beim Nachlass des
Krampfes anempfehlen, ist meist überflüssig. Krahmer will, der
oben erwähnten Theorie entsprechend, durch Drängen der Zungenwurzel nach vorn und oben, mittelst des eingeführten Fingers, und
Erhebung der Epiglottis den Anfall jedesmal schnell coupirt haben
— während Bouchut bei drohender Erstickung von der künstlichen
Respiration mittelst rhythmischer Compression des Diaphragma gegen
die Bauchwand Erfolg hofft. Die Faradisation der Nn. phrenici
dürfte in solchem Falle ein noch kräftigeres und zuverlässigeres
Mittel darbieten.

In der anfallsfreien Zeit hat man namentlich die causalen Indicationen zu berücksichtigen. Bei schlechtgenährten, schwächlichen
Kindern ist daher eine allgemeine Tonisirung durch kräftige Ernährung, gute Luft, Eisen, Leberthran, Sool- und Malzbäder u. s. w.
entschieden die Hauptsache, wozu bei rachitischen Kindern noch der
(allerdings sehr problematische) Gebrauch der Calcaria phosphorica
hinzugesellt werden mag. Ebenso sind Zahnleiden und Digestionsstörungen in entsprechender Weise zu berücksichtigen. Unter den
als specifisch angerühmten Mitteln hat sich in der hiesigen Poliklinik
das von Palmer und Anderen empfohlene Bromkalium in hohem
Grade nützlich gezeigt. (Bei 1—2jährigen Kindern, Kalii bromati
2—3,0 auf Aq. dest. 100: 3 Mal täglich ein Kinderlöffel). Ueber
das von einzelnen englischen Autoren [Morley Rooke*), Chea-
dle**)] bevorzugte Bromammonium fehlt es mir an Erfahrungen.
Die sogenannten Nervina und Antispasmodica (Valeriana, Moschus, Asa
foetida, Benzoe), sowie auch das Zincum oxydatum sind von höchst
unsicherer Wirkung. Ebenso zweifelhaft ist der Nutzen der Narcotica,
unter denen von Einzelnen (Paget, Jones u. s. w.) das Opium
besonders gerühmt wird, während Andere von der Belladonna und
der Blausäure günstige Resultate gehabt haben wollen. Das von

---

*) British med. journal, 1868. vol. I. p. 370
**) Ibid. 13. Juni 1868.

Robertson*) als höchst wirksam empfohlene Verfahren, die Kinder,
welche an Laryngismus stridulus leiden, bei kaltem und windigem
Wetter recht lange (6—7 Stunden täglich!) an die Luft zu schicken,
dürfte, obwohl es in fünf Fällen Erfolg gehabt haben soll, wohl
schwerlich auf allgemeinere Nachahmung rechnen.

§. 380. Unter der gemeinschaftlichen Bezeichnung von Hustenkrämpfen können wir die, theils bei Erwachsenen theils bei Kindern
vorkommenden Zustände zusammenfassen, welche sich durch paroxysmatisch auftretende, meist sehr heftige, trockene, oft mit pfeifen-
dem oder bellendem Geräusch oder lautem Schrei verbundene
Hustenanfälle characterisiren. Es handelt sich dabei um krampfhafte
Contractionen der Exspirationsmuskeln bei stark verengter Glottis
und zeitweiser Unterbrechung der rhythmischen Inspiration. Hierher
gehört der hysterische Krampfhusten, und eine infantile, wahrscheinlich durch ein specifisches Contagium vermittelte Affection: der
Keuchhusten (Pertussis, Tussis convulsiva). Indem ich die
Symptomatologie dieser Zustände als bekannt voraussetze, beschränke
ich mich darauf, den neuropathischen Ursprung der Hustenkrämpfe,
soweit er aus physiologischen Thatsachen dargethan werden kann,
kurz zu erörtern.

Wie ich bereits in einer früheren Abhandlung**) zu zeigen versucht habe, müssen die Hustenkrämpfe, welchen wir beim Keuchhusten, wie auch beim hysterischen Krampfhusten u. s. w. begegnen,
auf eine Reizung der im N. laryngeus superior verlaufenden Hemmungsfasern zurückgeführt, somit als respiratorische
Hemmungsneurosen aufgefasst werden.

Die physiologische Grundlage für die respiratorischen Hemmungsneurosen geben
die Versuche Rosenthal's über die Wirkung der Reizung des N. laryngeus superior, wonach bei schwacher Reizung des N. laryngeus zunächst eine Verminderung
der Athemzüge stattfindet; ist die Reizung stärker, so steht die Athmung bei völlig
erschlafftem Zwerchfell still, die Stimmritze schliesst sich, und bei den stärksten
Reizen entsteht eine Contraction der Exspiratoren. Die Erschlaffung des Zwerchfells,
und somit die Unterdrückung der rhythmischen Athembewegungen sieht man selbst
über ½ Minute anhalten. Rosenthal hebt hervor, dass sich aus diesen Versuchen
ergebe, wie durch Reizung des N. laryngeus der Husten entstehe. Der Husten ist

——— — —

*) Med. Times and Gaz. 1865. vol. 1. p. 32.
**) Die Hemmungsneurosen, Wiener med. Wochenschrift 1866.

characterisirt durch die wiederholt erfolgenden, stossweisen Exspirationen bei verengter Glottis und völliger Erschlaffung des Zwerchfelles. So verhält es sich bei den durch relativ schwachen Hustenreiz hervorgerufenen Hustenstössen. Erreicht dieser Reiz eine excessive Höhe, so entsteht der Hustenkrampf, characterisirt durch krampfhafte Contractionen der Exspirationsmuskeln bei stark verengter Glottis und völliger Erschlaffung des Zwerchfells, so dass die Inspirationen bei den Hustenkrämpfen längere Zeit aussetzen, „gehemmt" werden.

Der Hustenanfall bei der Tussis convulsiva zeigt sich unzweifelhaft im Bilde einer hochgradigen Laryngensreizung. Die zahlreichen, äusserst schnellen, kurzen Exspirationsstösse, die zusammen längere Zeit anhalten, bei stark verengter Glottis, so dass der Kranke nur zeitweise langgezogene, pfeifende Inspirationen durch die krampfhaft verengte Stimmritze zu machen im Stande ist, kurz, das ganze Erscheinungsbild des Keuchhustens liefern hierfür die sprechendsten Belege.

Die neuropathische Auffassung des Keuchhustens hat sich nach sehr verschiedenen Richtungen hin entwickelt. Webster und Desruelles halten eine Gehirnreizung für die Ursache des Keuchhustens, Copland, Sanders und Pidduck nehmen eine Affection der Medulla oder ihrer Häute an; eine Reizung der Athmungsnerven durch Hyperämie und Entzündung beschuldigen als Ursache Autenrieth, Hufeland, Kilian, Albers und Andere; Romberg, Friedleben und Duncan sind endlich der Ansicht, dass beim Keuchhusten der N. vagus oder der recurrens durch vergrösserte oder entzündete Lymphdrüsen gereizt werde. Griepenkerl war der erste, welcher die Rosenthal'schen Versuche für die Theorie der Tussis convulsiva verwerthet hat, aber er irrt offenbar darin, dass er den Laryngeus in seinem Centrum, der Medulla oblongata, afficirt sein lässt. Biermer ist der neurotischen Theorie des Keuchhustens nicht zugethan. Er hält die Ansicht, „dass der Keuchhusten als ein Catarrh der Respirationsschleimhaut zu betrachten sei, für die allein richtige," glaubt aber, dass man zu weit geht, wenn man die specifische Natur des Keuchhustencatarrhes läugnet. „Im Keuchhusten," sagt er weiter, „scheint es übrigens in der That der Laryngeus superior zu sein, der meistens den krampfhaften Hustenreiz vermittelt. Es ist aber nur auffallend, dass so sehr geringfügige Veranlassungen, wie ein Bischen angesammelter Schleim etc. genügen, um bei Keuchhustenkranken einen Effect zu bewirken, welcher experimentell selbst durch starke electrische Reizung des Nerven kaum zu erzielen ist." — Für einen neurotischen

Ursprung des Keuchhustens spricht jedenfalls nicht allein das paroxysmenartige Auftreten der Anfälle, sondern vor Allem die schon oben besprochene, völlige Analogie des Anfalles mit der Laryngeusreizung im Experimente. Fragen wir nun weiter nach der Ursache dieser Neurose, nach dem die Paroxysmen erregenden Reize, so finden wir denselben in einer specifischen, mit Catarrhalerscheinungen verbundenen Affection der Kehlkopfschleimhaut begründet. Bei diesem Processe bildet sich auf der Kehlkopfschleimhaut ein specifisches Secret aus, welches nach zwei Richtungen hin sich als besonders bemerkenswerth zeigt: es ist contagiös und ruft auf der Schleimhaut eines anderen Kehlkopfes eine Infection mit denselben Folgen hervor. Das Secret ist weiterhin dadurch eigenthümlich, dass es auf die in der Kehlkopfsschleimhaut liegenden Nervenenden des Laryngeus als besonders intensiver Reiz wirkt, so dass die Endausbreitungen unter dem Einfluss dieses die Schleimhaut durchfeuchtenden Secretes sich fortwährend im Zustande gesteigerter Erregung befinden, in Folge derer nunmehr selbst geringfügige Impulse die Erregung zum Ausbruche der characteristischen Paroxysmen steigern.

§. 381. Die Zahl der beim Keuchhusten angepriesenen Mittel ist Legion. Doch lehrt die Erfahrung, dass unter denselben fast immer die zur Klasse der Narcotica gehörigen Mittel in den Vordergrund treten und sowohl die meisten Anhänger wie auch die entschiedensten und zahlreichsten Erfolge zählen, was mit der obigen pathogenetischen Auffassung des Keuchhustens durchaus übereinstimmt. Handelt es sich um abnorme excessive Erregungen der Laryngeusenden durch ein specifisches, contagiöses Secret, so müssen wir — gegenüber der Unmöglichkeit, das seiner Natur nach unbekannte Contagium selbst zu beseitigen — in der Verminderung der Erregbarkeit der Laryngusschleimhaut eine der wichtigsten therapeutischen Aufgaben erblicken.

Dieser Anschauung entspricht besonders der Gebrauch der Narcotica, unter denen die Belladonnapräparate (sowohl Extr. Bellad. wie auch Atropin) sich der allgemeinsten Beliebtheit erfreuen. Von Bretonneau zuerst empfohlen, von Trousseau, Vollant und Anderen lebhaft befürwortet, hat sich die Belladonna seither in ziemlich ungeschwächter Anerkennung behauptet. In der hiesigen UniversitätsPoliklinik, wo die Keuchhustenfälle in jedem Winter nach Hunderten zählen, hat dieses Mittel verhältnissmässig von allen die günstigsten Resultate ergeben. — Von einigen Autoren wurden die

Opiumpräparate bevorzugt; namentlich empfahlen Smith und Brunriche[*]) die innere Anwendung von Morphium; noch glänzendere Resultate hat zuweilen die subcutane Injection der letzteren geliefert[**]. Blausäure wird von Hamilton Koe und auch von West lebhaft empfohlen; Letzterer constatirte in einigen Fällen die „fast magische" Wirkung des Mittels, während dasselbe in anderen Fällen im Stich liess, einmal sogar toxische Erscheinungen hervorbrachte.

In diese Klasse dürfte seiner Wirkung nach auch das Ergotin gehören, welches von Hampel und Anderen empfohlen wurde. Ich habe dasselbe sowohl innerlich als subcutan häufig bei Keuchhusten angewandt und im Ganzen nur geringen Nutzen davon gesehen. Ich bezweifle jedoch nicht, dass das Mittel in denjenigen Fällen, wo sich mit dem Keuchhusten eine Neigung zu Nasal- oder Bruchialblutungen verbindet, sich nützlich erweisen wird, nach den Erfahrungen, welche ich sonst über die hämostatischen Wirkungen dieses Mittels bei Blutungen des Respirationsapparates gemacht habe.

Auch das Bromkalium, welches Beaufort und Andere rühmen, und das in England bevorzugte Bromammonium gehören hierher, da sie ihren Ruf wahrscheinlich ihrer sensibilitätsvermindernden Wirkung auf die Larynxschleimhaut verdanken. — Weit unzuverlässiger ist die Wirkung der meisten, anderweitig empfohlenen Specifica, wie z. B. des Antimon, des Plumbum necticum (Rees), des Moschus (Brunn), der Valeriana (Hill), der Abkochungen von Castanea vesca (Unzicker), der Tonkabohne (Cooper) und noch vieler anderen.

Natürlich musste in neuerer Zeit, den Fortschritten der Localbehandlung überhaupt und auf dem Gebiete der Larynxkrankheiten speciell entsprechend, auch der Gedanke einer mehr örtlichen Arznei-Application beim Keuchhusten Platz greifen. Zuerst hatten Magistel und Fuster Dämpfe von Inf. Belladonnae, Brofferio Dämpfe von Aqua laurocerasi einathmen lassen; später wurden Terpentin-Inhalationen von Little, Guersent, Wiederhofer und Anderen theils zur Milderung der Anfälle, theils zur Abkürzung der Krankheit empfohlen. Neuerdings sind die Inhalationen zerstäubter Flüssigkeit auch hier mehr in den Vordergrund getreten. Rehn benutzte als Zerstäubungsflüssigkeit eine Lösung von Arg.

---

[*]) Journal f. Kinderkrankh. Nov. u. Dec. 1859.
[**]) Bull. gén. de thér. 30. Nov. 1866.

nitr. (gr.ß—j. auf ʒj.), und wandte dieselben sogar bei Kindern unter zwei Jahren mit Erfolg an. Zu Inhalationen in Staubform wurde ausserdem Extr. sem. Hyoscyami spirit. (in einer verdünnten Emulsio oleosa) von Fieber, Eisenchloridlösung von Gerhardt, Bromkalium (grj.—jj. auf ʒj.) von Helmke mit Nutzen verwerthet. — Eine ziemlich ausgebreitete Anwendung fanden die Chloroform-Inhalationen (Carrière, Churchill, Jaksch, Sanrel, Pape und Andere), besonders bei älteren Kindern: vereinzelte Empfehlung auch die Einathmungen von Schwefelwasserstoff (Grandidier) und von comprimirter Luft (Sandahl). Die von Frankreich aus sehr gepriesenen Inhalationen von Leuchtgas — zu deren Vornahme die Kinder täglich 1—2 Stunden in den Gasanstalten zubringen sollten — haben sich im Allgemeinen nicht bewährt, und sind besonders bei Neigung zu bronchitischen Zuständen entschieden verwerflich. Die von Watson vorgeschlagene örtliche Application einer starken Höllenstein-lösung (ʒj. auf ʒj.) auf die Kehlkopfschleimhaut hat sich zwar in manchen Fällen nützlich gezeigt, ist aber bei kleinen Kindern zu schwer ausführbar. — Als Curiosum sei bemerkt, dass englische Autoren dem Reiten eine besonders vortheilhafte Einwirkung zuschreiben.

Krampf der Rami bronchiales. Asthma bronchiale seu nervosum.

§. 382. Als reines oder nervöses Asthma, Asthma bronchiale, bezeichnet man eine ebenfalls in Anfällen auftretende Neurose des Respirationsapparates, welche keinen so ganz constanten und typischen Symptomencomplex darbietet, wie die im Vorhergehenden besprochenen Zustände. Im Allgemeinen handelt es sich dabei um eine neu auftretende Dyspnoe, für welche die physicalische Untersuchung des Respirationsapparates keinen genügenden Grund nachweist, und zu deren Ueberwindung äusserst heftige Anstrengungen von Seiten der Inspirationsmuskeln in Scene gesetzt werden. Die krampfhafte Anstrengung der Inspirationsmuskeln bekundet sich durch die maximale Ausdehnung der Lungen und die Erweiterung des Thorax, in Folge deren das Zwerchfell nach abwärts steigt, die benachbarten Organe (Leber, Herz) eine Dislocation erfahren, welche durch die Percussion nachweisbar ist. Die Auscultation ergiebt dabei trockene catarrhalische Rasselgeräusche (Rhonchus sibilans und sonorus) im ganzen Umfange des Thorax. In Folge der starken Zusammenziehung des Diaphragma wird zuweilen das untere Ende des Sternum nach rückwärts gezogen. Die accessorischen Inspirationsmuskeln des Halses und der Brust sind ebenfalls in energischer Contraction; dennoch aber empfindet der Kranke ein unsägliches Angst- und Beklemmungsgefühl, wie es nur bei den schwersten Hindernissen der Luftzufuhr obwalten kann. Die Herzaction ist dabei vermehrt, häufig unregelmässig, der Puls klein und schwach, die Temperatur vermindert, die Haut blass, kalt und mit starkem Schweisse bedeckt. — In anderen Fällen von Asthma findet man den Thorax nicht in Inspirations-, sondern in Exspirationsstellung, das Epigastrium eingesunken, die untere Lungengränze nach oben verschoben. Es ist sehr wahrscheinlich, dass es sich hier nicht, wie Einige wollen, um active Anstrengungen der Exspirationsmuskeln, sondern um eine passive Retraction des Lungengewebes in Folge des verminderten Luftgehalts der Alveolen handelt.

Die Aufälle können eine Viertelstunde, eine halbe Stunde und selbst mehrere Stunden hindurch anhalten, und enden bald plötzlich, indem die Luft mit hörbarem Geräusch einströmt, unter lebhaftem Befreiungsgefühle von Seiten der Kranken — bald mehr allmälig unter Expectoration eines zähen, klebrigen Schleimes. Sie wiederholen sich in sehr verschiedener Häufigkeit, bald Tag für Tag, bald in längeren, selbst jahrelangen Intervallen. Eigenthümlich ist, dass sie fast immer bei Nachtzeit auftreten, und zwar scheint darauf nicht sowohl die Bettlage, als vielmehr die Dunkelheit einen begünstigenden Einfluss zu üben. Trousseau berichtet von einem Asthmatiker, der, so oft der Anfall kam, 5 oder 6 Moderator-Lampen in seinem Zimmer anzündete, und davon sofortige Erleichterung verspürte.

§. 383. Was die Pathogenese des Asthma betrifft, so hat man, namentlich seit Salter, als Ursache des intensiven Luftmangels einen Krampf der Bronchialmusculatur betrachtet, welcher durch eine periodische Erregung der dieselbe innervirenden Vagusfasern herbeigeführt werde. Diese Erregung der Bronchialäste des Vagus kann bald direct bedingt sein, durch einen auf den Ursprung oder Verlauf des Vagus einwirkenden Reiz — bald reflectorisch, z. B. von sensibeln Unterleibsnerven aus, wie bei dem Asthma der Hysterischen (dem sogenannten Asthma uterinum), von den sensibeln Nerven des Darmtractus aus, wie bei Digestionsstörungen, Wurmreiz (Asthma dyspepticum, verminosum): von den sensibeln Haut- und Lungennerven, wie bei Erkältungen und vielleicht bei manchen specifischen Catarrhen, wo Secrete von besonders reizender Beschaffenheit auf die Schleimhautnerven einwirken. — Aber auch centrale Erregungen können wahrscheinlich den asthmatischen Anfällen zu Grunde liegen. Dafür spricht nicht nur die Möglichkeit einer hereditären Uebertragung, sondern auch die zuweilen beobachtete Alternation von Asthma mit anderen Neurosen. So erzählt Salter einen Fall, in welchem asthmatische und epileptische Anfälle mit einander abwechselten. Ich habe Alternationen asthmatischer Anfälle mit Hemicranie und mit Angina pectoris bei mehreren Individuen beobachtet.

Sicher beschränkt sich beim Asthma der Krampf nicht auf die vom Vagus innervirten Bronchialmuskeln, sondern es gesellt sich dazu eine krampfhafte Contraction des Zwerchfells, und der übrigen, habituellen wie accessorischen Inspirationsmuskeln, vielleicht auch eine krampfhafte Verengerung der Glottis, die jedoch wahrscheinlich erst secundär durch die verminderte Luftzufuhr und den verminderten Sauerstoffgehalt des zur Medulla oblongata hingelangenden Blutes bedingt werden. Kidd[*] betrachtet als die Ursache des asthmatischen Anfalles einen tonischen Krampf der Inspirationsmuskeln; dieser allein würde jedoch das voraufgehende Oppressionsgefühl, das Gefühl des Luftmangels in keiner Weise erklären. Noch weniger hat die Annahme von Sanderson[**] für sich, dass es sich beim nervösen Asthma um eine Lähmung der die Glottis erweiternden Muskeln und der contractilen Fasern des Lungengewebes mit consecutiver Hemmung der Exspiration handle.

§. 384. Die Prognose des Asthma ist, abgesehen von den durch den Anfall herbeigeführten Beschwerden, in Beziehung auf das Leben und den gesammten Gesundheitszustand günstig; dagegen ist die Aussicht auf Heilung und auf Verminderung oder Milderung der Anfälle eine ziemlich unsichere, obwohl unläugbare Erfolge nach dieser Richtung hin vorliegen.

Die Therapie muss zunächst bei den zum Asthma disponirten Personen wesentlich eine prophylactische sein; dieselben müssen namentlich Erkältungen und Diätfehler auf das Strengste vermeiden. Wie wichtig dies ist, lehrt z. B. ein von Salter mitgetheilter Fall, wo der Kranke unfehlbar einen asthmatischen Anfall bekam, so oft

---

[*] Dubl. quart. journ. of med. 25. Mai 1861.
[**] Med. Times and Gaz. 16. Mai 1863.

er einmal einen Tag keine regelmässige Oeffnung gehabt hatte. Wo ausserdem bestimmte Localleiden zu Grunde liegen oder zu liegen scheinen — wie beim Asthma uterinum, verminosum u. s. w. — ist deren Beseitigung zunächst zu erstreben.

Im Anfalle selbst wurden die verschiedensten Narcotica empfohlen, insbesondere die Belladonnapräparate, von denen man sich eine Erschlaffung der contrahirten Bronchien versprach (Williams); ausserdem auch Opium, Morphium, Cannabis indica. Da es hier selbstverständlich auf eine möglichst prompte Wirkung ankommt, so verdient die subcutane Injection dieser Mittel (am Halse oder auf der Brust) entschieden den Vorzug. Subcutane Injectionen von Atropin fanden Courty und Hirtz, Injectionen von Morphium oder Liq. Opii Wolff und ich selbst in mehreren Fällen nützlich. Während des Anfalls zeigten sich ausserdem Eispillen (Romberg), Emetica, Inhalationen von Schwefeläther oder Chloroform, das Räuchern mit Salpeterpapier, das Rauchen von gewöhnlichen Cigarren oder von Strammonium- und Belladonna-Cigarren öfters von Vortheil. Ich erwähne ausserdem noch das von Ducros vorgeschlagene Bestreichen der hinteren Pharynxwand mit einer Mischung von Ammoniak und Aq. dest. ana., ein Verfahren, welches auch nach Trousseau zuweilen Erfolg haben soll. Faure rühmt dagegen die Inhalation der Ammoniakdämpfe; das Ammoniak wird in eine Schale gegossen, und etwa 15 Minuten lang bei geschlossenen Nasenlöchern eingeathmet. — Bei leichteren Anfällen haben die verschiedensten Stimulantien, namentlich Spirituosen, zuweilen eine günstige Wirkung.

Um die Wiederkehr der Anfälle zu verhüten, resp. zu vermindern, hat man die verschiedensten Mittel in Vorschlag gebracht. Eine Hauptrolle spielen natürlich auch hier die Narcotica, namentlich Opium und Morphium, Atropin, Cannabis indica. Andere empfahlen Arsenik in Form von Sol. Fowleri, ferner Jodkalium (Salter), Flores Sulphuris (Duclos), Bäder von Schwefelkalium (Beau) und vieles Andere. Trousseau ertheilte folgende für längeren Gebrauch berechnete Vorschrift: in den ersten 10 Tagen jedes Monats kleine Dosen Belladonna, in der folgenden Dekade Ol. Terebinthinae; in der dritten Arsenik-Cigaretten und kleine Dosen Chinarinde. — Natürlich fehlt es auch nicht an Geheimmitteln, unter denen das viel besprochene Aubrée'sche sich als ein Compositum von Lactuca gallinaria und Jodkalium herausstellte[*]). — Auch ein Theil der oben

---

[*]) Nach Anderen von Senega und Jodkalium.

erwähnten Palliativmittel soll zugleich der Wiederkehr der Anfälle
vorbeugen, z. B. die Ammoniak-Inhalationen. Für ihre Wirksamkeit
liesse sich allenfalls Trousseau's Erzählung anführen, dass ein
Schiffscapitain von seinen asthmatischen Anfällen befreit blieb, so
lange sein Schiff mit Guano befrachtet war. — Der Gebrauch der
comprimirten Luft, welcher bei Emphysem so wohlthätig wirkt, soll
auch bei nervösem Asthma Nutzen gewähren. Vielseitig erprobt ist
der Einfluss des Luftwechsels, namentlich der prolongirte Aufenthalt
in einem feuchteren und wärmeren Klima mit wenig schwankender
Lufttemperatur. Madeira, Palermo, Mentone, Pau u. s. w. bieten
zahlreiche Erfolge.

Krämpfe der Respirationsmuskeln. Singultus. Oscedo. Niesekrampf.

§. 385. Singultus (Schluchzen, Hiccup) ist eine anfallsweise
auftretende respiratorische Neurose, welche durch rasch auf einander
folgende Inspirationsstösse, die mit einem hörbaren, mehr oder minder lauten Geräusche einhergehen, characterisirt wird. Die einzelnen
Inspirationsstösse können dabei so rasch auf einander folgen, dass
sie fast unzählbar werden; alsdann sind die Inspirationen zugleich
sehr kurz und oberflächlich, und das damit verbundene Geräusch ein
schwächeres. In anderen Fällen ist jede einzelne Inspiration tiefer
und das Geräusch ein laut schallendes, von der bekannten eigenthümlichen, gluckenden Beschaffenheit. In ersteren Fällen ist der
Singultus meist mit erheblicher Dyspnoe verbunden; bei den kurzen
stossweisen Inspirationen und der gleichzeitig bestehenden Verengerung der Glottis kann die Luft nicht frei in die Lungen eindringen.
Das Gesicht und die Extremitäten sind kalt, livid; der Puls klein,
etwas beschleunigt. Zuweilen zeigt sich in solchen Fällen die Erscheinung, dass während der Inspiration der Thorax an einzelnen,
besonders nachgiebigen Stellen durch den Druck der äusseren Luft
eine Einziehung erleidet; so wird namentlich die Gegend des Proc.
xiphoides und der Intercostalräume bei jedem Inspirationsstosse nach
einwärts gezogen.

Gewöhnlich scheint vorzugsweise das Zwerchfell an den abnormen Respirationsbewegungen betheiligt zu sein, weit weniger die

, Intercostalmuskeln und die accessorischen Inspirationsmuskeln; doch sieht man in schwereren Fällen auch diese, und sogar die respiratorischen Gesichtsmuskeln (Dilatatores alae nasi) an dem Krampfe betheiligt.

Es ist unter diesen Umständen einleuchtend, dass es sich um abnorme Erregungen handelt, welche sich im Gebiete der inspiratorischen Nerven, besonders der Phrenici, geltend machen. Die Betheiligung der Glottis-Verengerer, sowie auch die — allerdings inconstante — Mitbetheiligung anderer Inspirationsmuskeln macht es unwahrscheinlich, dass der Singultus durch peripherische Erregung der das Zwerchfell bewegenden Nn. phrenici hervorgebracht wird. Vielmehr handelt es sich wahrscheinlich in den meisten Fällen um Erregungen der inspiratorischen Centra, welche auf reflectorische Weise von verschiedenen Körperstellen her ausgelöst werden können.

In ätiologischer Beziehung ist zunächst bemerkenswerth, dass Singultus oft in Verbindung mit Störungen verschiedener Abschnitte des Digestions- und des Urogenitalapparates beobachtet wird. So zunächst bei Verengerungen des Oesophagus, und zwar besonders dann, wenn sich der Sitz der Strictur unterhalb des Zwerchfells (in der Nähe der Cardia) befindet; ferner bei Leberleiden, Gallensteinen, Erkrankungen des Uterus, Amenorrhoe und eigenthümlicher Weise bei den verschiedensten Affectionen der Prostata (Abscesse, Tuberkel, Krebs), so dass Loquet Singultus als ein wichtiges und constantes Phänomen von Prostata-Affectionen betrachtet. — Häufig wird Singultus bei jugendlichen weiblichen Individuen, namentlich in Verbindung mit Anämie und Chlorose beobachtet; oft als Theilerscheinung von Hysterie. In anderen Fällen scheint es durch Malaria-Einfluss hervorgerufen zu werden. Ein heftiger Schreck, Gemüthsbewegung, alcoholische Excesse, Erschöpfung durch fieberhafte acute Krankheiten scheinen die Entstehung des Leidens öfters zu begünstigen oder unmittelbar zu bewirken.

Der Verlauf ist meist ein sehr chronischer; nur in seltenen Fällen verschwindet das Uebel, spontan oder unter geeigneter Behandlung, nach einigen Tagen und Wochen. Oefters macht es nur trügerische Pausen, oder besteht Jahre hindurch mit fast unveränderter Vehemenz fort. Auch die Zahl und Dauer der Anfälle ist sehr verschieden; zuweilen dauert jeder Anfall nur wenige Minuten und wiederholt sich im Laufe eines Tages ziemlich häufig und unregelmässig; in anderen Fällen hält der Singultus mit geringem

Nachlass ununterbrochen den ganzen Tag an. Die Nächte sind fast immer frei; aber gleich beim Erwachen ist das Leiden sofort aufs Neue vorhanden.

§. 386. Die Therapie ist in erster Instanz gegen die Ursachen gerichtet: Bekämpfung der vorhandenen Genitalaffectionen, der Amenorrhoe, der Stricturen des Oesophagus, der Anämie und Chlorose u. s. w. beseitigt zuweilen auch den Singultus. Bei Malaria bewirkte Chinin (in grösserer Dosis) Heilung. — Wo keine besonderen Causal-Indicationen vorliegen, sind zahlreiche specifische und symptomatische Mittel mit vereinzelten Erfolge versucht worden. Am wenigsten leisten die sogenannten Antispasmodica, z B. die von Einigen gerühmte Asa foetida; mehr die Narcotica, sowohl innerlich als subcutan. Opium in voller Dosis wurde schon von Sydenham empfohlen. Salmon beschreibt einen hartnäckigen Fall von Singultus, der durch Extr. Cannabis ind. geheilt wurde*). Von Hautreizen (Sinapismen, Vesicantien im Nacken) habe ich gar keine Wirkung gesehen. Eigenthümlich ist das von Cruveilhier in zwei Fällen mit angeblichem Erfolg angewandte Verfahren, den Kranken so lange Wasser in die Kehle zu giessen, bis sie halb erstickten.

Mehr verspricht die Anwendung der Electricität. Die Faradisation der Phrenici wandte Dumontpallier bei einem frisch (seit 5 Tagen) in Folge heftiger Gemüthsbewegung entstandenen Singultus eines 60jährigen Mannes mit Erfolg an. Ich habe von diesem Verfahren im Anfalle selbst palliativen Nutzen gesehen. Es gelang nämlich den Kranken, nach jeder kurzen Faradisation der Phrenici tiefe und langsame Inspirationen auszuführen, was sie vorher nicht im Stande waren. Diese Besserung dauerte stets einige Minuten oder auch länger; dann trat der Krampf zwar meistens wieder ein, aber nicht mehr in gleicher Intensität, und setzte nach einigen Wiederholungen der Faradisation auch für den Rest des Tages ganz aus. Ich muss jedoch hinzufügen, dass ich ähnliche, wenn auch schwächere Wirkung auch bei Faradisation anderer Körperstellen gesehen habe, und daher das Aussetzen des Krampfes nicht sowohl einer directen Einwirkung auf die Phrenici, als vielmehr einmal dem psychischen Effect des Faradisirens, andererseits einer reflectorischen Action auf das Inspirationscentrum zuschreibe.

Dagegen ist es mir gelungen, durch eine längere Anwendung

---

*) British med. journal, 27. Juli 1867.

**) Union médicale 1867, No. 50.

des constanten Stroms in einem sehr veralteten und schweren Falle
von isolirtem, uncomplicirtem Singultus einen eclatanten Erfolg zu
erzielen. Bei der grossen Seltenheit derartiger Fälle und der noch
grösseren Seltenheit ihrer erfolgreichen Behandlung scheint mir der
in Rede stehende eine kurze Mittheilung wohl zu verdienen.

Derselbe betraf eine 22jährige Näherin, welche früher an leichten Graden von
Chlorose mit Herzpalpationen und cardialgischen Beschwerden gelitten hatte, im
Uebrigen jedoch keine auffälligen Störungen und namentlich keinerlei Symptome
von Hysterie darbot. Das Leiden bestand seit drei Jahren, und war angeblich in
Folge heftiger Gemüthserschütterungen zum ersten Male aufgetreten. Die einzelnen,
ungefähr minutenlangen Anfälle von Singultus wiederholten sich, namentlich bei der
Arbeit, fast unaufhörlich, und waren so schwer, dass man das damit verbundene
Geräusch mehrere Zimmer weit hörte. Oft verstärkte sich das Schluchzen in den
Abendstunden und hielt mit kurzen Unterbrechungen die ganze Nacht hindurch an;
die Kranke hatte dabei im höchsten Grade das Gefühl des Zusammenpressens der
Brust und des Luftmangels, so dass sie durch die Anfälle ausserordentlich erschöpft
und heruntergebracht wurde. Nach gänzlich erfolgloser Anwendung von Eisenpräparaten, eisenhaltigen Mineralwässern und Bädern (Pyrmont), und Seebädern wurden
zunächst subcutane Injectionen von Morphium in Gebrauch gezogen, welche anfangs
auf zwei Tage, später nur auf einen Tag Besserung bewirkten und zuletzt ganz im
Stich liessen. Da die Anfälle sogar an Zahl und Heftigkeit noch stiegen, so wurde
zur Anwendung des constanten Stromes geschritten (stabiler Strom; positiver Pol
auf die Halswirbelsäule, negativer auf die Phrenici; 10 Elemente). Nach den ersten
Sitzungen blieben die Krämpfe zur grössten Ueberraschung der Patientin — und
zu meiner eigenen — 14 Tage hindurch ganz aus. Alsdann kehrte das Leiden allmälig, jedoch nur in viel schwächerem Grade, zurück und wurde durch fortgesetzte
Galvanisation (drei Sitzungen wöchentlich) von Neuem zum Verschwinden gebracht,
so dass die Patientin drei Monate lang ganz verschont blieb. Beim Aussetzen der
Behandlung traten die Krämpfe mehrere Tage lang heftiger auf, verschwanden bei
der Galvanisation aufs Neue, und sind bisher noch nicht wieder erschienen.

§. 387. Oscedo, Chasmus (Gähnkrampf, Yawning) beruht
ebenfalls, wie der Singultus auf einen Krampf der inspiratorischen
Muskeln, wobei jedoch nur einzelne tiefe, langsame, von einem
lauten Geräusche begleitete Inspirationen, bei verengter Glottis und
weit geöffnetem Munde, stattfinden, die mit lauter Exspiration abwechseln.

Das krampfhafte Gähnen bildet fast niemals eine isolirt vorkommende Neurose. Es beruht anscheinend meist auf centralen Erregungen der inspiratorischen Centra, und bildet daher ein Symptom
mannichfacher Gehirnaffectionen, namentlich wenn dieselben mit basalen Circulationsstörungen (arterieller Anämie der Medulla oblong.)
einhergehen. So nach apoplectischen Anfällen, in Folge von Hä-

morrhagia cerebri. In anderen Fällen scheint die Erregung eine reflectorische zu sein, z. B. bei Uterus-Affectionen. Das Leiden ist beim weiblichen Geschlecht häufiger; es bildet gewöhnlich eine Theilerscheinung der Hysterie, und wechselt dann nicht selten mit Singultus, Spasmus glottitis, Lach- und Niesekrämpfen, und allgemeinen Convulsionen; auch macht ein krampfhaftes Gähnen hier zuweilen den Schluss neuralgischer (hemicranischer, cardialgischer) oder allgemeiner convulsivischer Anfälle.

§. 388. Als eine aus In- und Exspiration gemischte respiratorische Neurose ist der Niesekrampf („sneezing", „coryza spasmodique") zu betrachten. Diese Affection charakterisirt sich durch eine anfallsweise, besonders in den Morgenstunden auftretende, unbezwingbare Neigung zum Niesen, wobei in der Regel auch eine vermehrte, schleimig-wässerige Secretion der Nasenschleimhaut vorhanden ist, die jedoch zur Häufigkeit des Niesens in gar keinem Verhältnisse zu stehen braucht.

Der Niesekrampf kommt selten für sich allein vor, häufiger in Verbindung mit anderen respiratorischen Krampfformen, namentlich mit Keuchhusten und Asthma bronchiale. Oefters findet sich Niesekrampf allein oder gleichzeitig mit Asthma bei Hysterischen, und ist dann nicht selten mit Erkrankungen der Genitalorgane, Menstruationsstörungen u. s. w. verbunden. Zuweilen wiederholen sich die Anfälle, wie bei Hemikranie, in einem mit der Menstruation übereinstimmenden Typus. Auch die Gravidität scheint von Einfluss zu sein. Young theilt einen Fall mit, wo eine Kranke während zweier auf einander folgender Schwangerschaften von heftigem Niesekrampf befallen wurde. Da das Auftreten desselben (im 4. Monat der Gravidität) mit den ersten Kindesbewegungen zusammenfiel, so war an einen Zusammenhang mit den letzteren zu denken.

Was die Pathogenese des Niesekrampfes betrifft, so handelt es sich beim Niesen bekanntlich um eine auf tiefe Inspiration folgende, intensive Exspiration, die in der Regel auf reflectorischem Wege ausgelöst wird. Gewöhnlich erfolgt der als Niesen bezeichnete Reflex von den sensibeln Nerven der Nasenschleimhaut. Diese werden gereizt, sei es durch ein einfaches catarrhalisches Secret — wie beim gewöhnlichen Schnupfen — oder durch ein specifisches Secret, wie z. B. beim Heufieber, wo die von Helmholtz im Nasenschleim aufgefundenen Vibrionen wahrscheinlich die Reizung vermitteln. Man hat nun angenommen, dass bei den Formen des Niesekrampfes, welche mit Genitalaffectionen, Hysterie, Gravidität u. s. w. im Zu-

sammenhang stehen, der Reflex von den sensibeln Unterleibsnerven
ausgeübt werden. Jedoch ist in manchen Fällen (z. B. bei Hysterie)
die Erregung auch vielleicht eine centrale. Andererseits scheint es
sich oft nicht bloss um einen Reflexkrampf von Seiten der Exspirationsmuskeln, sondern zugleich um einen Zustand von Congestion
und vermehrter Secretion der Nasal- und häufig auch der Bronchialschleimhaut zu handeln. Guéneau de Mussy*) bezeichnet den mit
Asthma verbundenen Niesekrampf geradezu als „Asthma périodique
avec congestion naso-bronchique". Es ist möglich, dass die Blutüberfüllung der Schleimhaut durch Reizung der sensibeln Nervenenden auf reflectorischem Wege den Niesekrampf auslöst und dass
diese Schleimhautcongestion selbst wiederum im Zusammenhang steht
mit den Circulations-Anomalien, welche durch Gravidität, Menstruationsstörungen u. s. w. herbeigeführt werden. Manche haben
diesen Zusammenhang im Sinne einer Reflexparalyse der Schleim-
hautgefässe, auf Reizung der sensibeln Unterleibsnerven, gedeutet.
Ferber**) dagegen nimmt an, dass zuerst eine anomale Dilatation
des Venensystems im kleinen Becken, namentlich in der Umgebung
des Mastdarms und der weiblichen Genitalien, bestehe, wodurch sich
allmälig eine verlangsamte Strömung und Ueberfüllung im Venensystem entwickele. In Folge dessen werden die Cutis und die peripherischen Schleimhäute mit Blut überfüllt, und durch Reizung ihrer
sensibeln Nerven ein Anlass zu Reflexerscheinungen im Gebiete des
Vagus gegeben. So erklärt sich namentlich auch die häufige Verbindung von Niesekrampf mit Asthma bronchiale; ferner die Linderung, welche in manchen Fällen angeblich durch Blutungen aus dem
After oder aus den Genitalien herbeigeführt wurde.

Die Therapie erfordert zunächst eine den Causal-Indicationen
entsprechende Behandlung, also Beseitigung von Circulationsstörungen
u. s. w. — Im Anfalle selbst haben sich zuweilen Brechmittel, Hautreize (Sinapismen), das Einathmen von Joddämpfen, das Eintauchen
des Kopfes in kaltes Wasser (Watson) nützlich erwiesen. — Eisenpräparate, Chinin, Arsenik sollen in einzelnen Fällen einen dauernden Erfolg gehabt haben.

*) Gaz. des hôp. 1868. No. 109, 111.
**) Der Niesekrampf, Hamburg 1870. — Archiv der Heilkunde. X.

Krampf des M. sternocleidomastoides und Cucullaris.

§. 389. Unter den Muskeln des Halses werden der M. sternocleidomastoides und Cucullaris verhältnissmässig am häufigsten von
isolirten, sowohl clonischen als tonischen Krämpfen befallen.
Clonische Krämpfe dieser Muskeln sind gewöhnlich einseitig und
characterisiren sich alsdann durch rotirende Bewegungen des Kopfes
im Sinne der Zugrichtung der afficirten Muskeln. Bei vorwaltendem
Ergriffensein des Sternocleidomastoides resultiren schleudernde, stossweise Bewegungen des Kopfes, wobei die Kinnspitze nach der gesunden Seite gedreht, das Hinterhaupt herabgezogen, Ohr und Proc.
mastoides dem Schlüsselbein der afficirten Seite genähert wird. Bei
clonischem Krampfe des M. cucullaris wird durch stossweise Contractionen der Kopf nach hinten und gleichzeitig nach die afficirten
Seite gezogen, die Scapula bald nur mit ihrem inneren Winkel nach
oben und innen gerissen, dem Hinterkopf genähert — bald ganz
und gar um ihre Axe nach hinten und innen gedreht, je nachdem
der Krampf in einzelnen Bündeln des Cucullaris mit grösserer Gewalt oder ausschliesslich stattfindet. Ist der Krampf bilateral, so finden die schleudernden Bewegungen des Kopfes und der Schulter
abwechselnd nach beiden Seiten hin statt. Weit seltener sind die
sogenannten Nickkrämpfe oder Salaamkrämpfe, wobei durch
synergische und synchronische Action beider Sternocleidomastoidei
der Kopf stossweise nach abwärts gebeugt, das Kinn dem Sternum
genähert und somit eine nickende Bewegung hervorgebracht wird.
Noch seltener sind isolirte clonische und synchronische Krämpfe beider Cucullares oder einzelner Bündelabschnitte derselben, wobei die
Scapulae symmetrisch in die entsprechenden Stellungen versetzt
werden (vgl. §. 391).

Die clonischen Krämpfe im Sternocleidomastoides und Cucullaris
treten in Paroxysmen auf, deren Dauer in hohem Grade variirt.
Zuweilen halten die Krämpfe nur einige Minuten, zuweilen mit fast
ununterbrochener Intensität den ganzen Tag über an. Während der
Nacht herrscht in der Regel völlige Ruhe, doch tritt Schlaf oft erst
spät und schwer ein. Die angestrengte Muskelcontraction und die
schleudernden Bewegungen des Kopfes sind mit einem äusserst quälenden Gefühle von Ermüdung und Schmerz verbunden. Zuweilen
treten, durch Druck, Zerrung oder Mitbetheiligung sensibler Cervicalnerven, auch excentrische Schmerzen im Hinterkopf, in Hals, Schulter

und Arm auf. Nicht selten bestehen andererseits Druckpunkte in der sensibeln Ausbreitung der Cervicalnerven, von denen aus der Krampf, wie beim reflectorischen Blepharospasmus und Tic convulsif, durch Druck gemildert oder sistirt wird.

Häufig sind die clonischen Krämpfe nicht auf die genannten Muskeln isolirt, sondern mit ähnlichen Zuständen anderer Hirnnerven (des Facialis, Trigeminus, der motorischen Augennerven u. s. w.), oder mit allgemeinen Convulsionen vergesellschaftet. Bei den isolirt vorkommenden Krämpfen wechseln nach längerem Bestehen zuweilen tonische Zuckungen mit clonischen, oder der Krampf geht in eine rein tonische Form, ja wohl schliesslich in spastische Contractur über.

Auch bei den (fast nur im kindlichen Alter vorkommenden) Nickkrämpfen ist nicht selten eine Complication mit Krämpfen der Augennerven (Strabismus, Nystagmus), des Facialis, oder mit allgemeinen Convulsionen vorhanden. Zuweilen ist auch das Bewusstsein während der Anfälle beeinträchtigt. Die Heftigkeit der letzteren ist sehr verschieden; bald folgen die einzelnen Stösse sehr langsam, bald mit grosser Rapidität auf einander (bis zu 100 in der Minute); die Anfälle dauern bald nur einige Minuten, bald mehrere Stunden hindurch, und können mehrmals am Tage recidiviren.

Beim tonischen Krampfe eines Sternocleidomastoides ist der Kopf um seine Axe gedreht, die Kinnspitze nach der gesunden Seite gerichtet, der Kopf zugleich nach vorn und nach der kranken Seite geneigt; der Muskelbauch des Sternocleidomastoides springt stark vor, und der Kopf kann activ und passiv nur mit Schwierigkeit in seine normale Stellung zurückgeführt werden. Entwickelt sich eine bleibende Difformität in der angedeuteten Richtung, so ist gewöhnlich auch die völlige passive Geradstellung des Kopfes unmöglich. Dieser Zustand wird als Caput obstipum spasticum, als Torticollis spasticus bezeichnet, im Gegensatz zu der ähnlichen Difformität, welche durch Paralyse oder Relaxation des symmetrischen Muskels der anderen Seite bedingt wird. Die tonischen Krämpfe und Contracturen des Sternocleidomastoides sind, namentlich im Anfange, meist mit Schmerz — sowohl spontan, wie bei Druck auf den Muskel selbst und die eintretenden Nervenäste — verbunden. Nach längerem Bestehen der Krämpfe verfallen die beständig gedehnten homologen Muskeln der anderen Seite in Atrophie, die sich durch Volumabnahme, Verminderung der electrischen Reaction und der willkürlichen Motilität kundgiebt. Die Retraction des ursprünglich afficirten Muskels und die davon abhängige Difformität wird durch diese secundäre Atrophie der Antagonisten noch erheblich gesteigert, auch die passive Geradrichtung des Kopfes zuletzt völlig unmöglich.

Bei den tonischen Krämpfen des M. trapezius kann, wenn dieselben auf die oberen Muskelbündel (die Clavicularportion des Muskels) beschränkt bleiben, eine etwas ähnliche Difformität entstehen, wobei der Kopf jedoch nicht nach vorn, sondern nach hinten und gleichzeitig nach der kranken Seite geneigt wird, und die obere Partie des Cucullaris stark vorspringt. Dasselbe Bild bieten die dauernden Contracturen dieses Muskelabschnitts. Bei den seltener isolirt vorkommenden Contracturen der mittleren Trapezius-Bündel steht die Spina scapulae etwas schräg nach innen und oben gezogen, der Halswirbelsäule genähert, während der untere Winkel sich etwas von der Wirbelsäule entfernt; bei den Contracturen der unteren Bündel endlich rückt der innere Rand der Scapula gegen die Wirbelsäule heran, und der untere Winkel der Scapula ist nach innen und gleichzeitig etwas nach unten disloirt. Die Difformität bei Contracturen des Cucullaris kann demnach ähnlich sein, wie bei Lähmungen des Serratus anticus magnus, von denen sie sich aber schon durch den Mangel passiver Beweglichkeit unterscheidet (vgl. §. 313).

§. 390. Aetiologie. Die clonischen Krämpfe im Sternocleidomastoides und Trapezius sind nicht selten Symptome von Erkrankungen des Rückenmarks und Gehirns (Pons, Medulla oblongata, Halsmark). So geben besonders häufig Traumen der Halswirbelsäule, Geschwülste, cariöse Zerstörungen der Halswirbelkörper, wie sie namentlich bei Kindern vorkommen, mit ihren Folgezuständen, zu Accessorius-Krämpfen Veranlassung. Einen äusserst heftigen, viele Jahre hindurch anhaltenden Krampf im Gebiete des rechten Accessorius habe ich u. A. bei einem Kunstreiter in Folge eines Sturzes vom Pferde beobachtet. — Ausserdem können clonische Krämpfe jedoch auch durch Reize, welche direct auf die peripherische Accessorius-Faserung einwirken, oder auf dem Wege des Reflexes hervorgebracht werden. In dieser Beziehung ist namentlich die Entstehung einseitiger, clonischer Accessorius-Krämpfe durch rheumatische, atmosphärische Schädlichkeiten unläugbar, obwohl es dabei im Ganzen häufiger zu tonischen Krämpfen und rheumatischen Contracturen oder Paralysen der Muskeln kommt. Auch die von Druckpunkten aus sistirbaren Formen scheinen meist auf einer peripherischen Reizung, zuweilen vielleicht auf einer Neuritis der Cervicalnerven (Remak) zu beruhen. Die oben geschilderten Nickkrämpfe werden fast ausschliesslich bei Kindern, von der Zeit der Dentition bis zur Pubertätsentwickelung, beobachtet. In Unkenntniss der wirklichen Ursachen hat man Zahnleiden, Digestionsstörungen, Wurmreiz u. dgl. als veranlassende Momente beschuldigt. Wahrscheinlich sind diese infantilen Krampfformen fast immer centralen Ursprungs, wie ihr symmetrisches Auftreten, die öftere Complication mit Bewusstseinsstörungen und mit allgemeinen Convulsionen, sowie namentlich der Umstand beweist, dass bei denselben Kindern später epileptische Anfälle zur Ausbildung gelangen. Die Krämpfe sowie die spätere Epilepsie sind hier Manifestationen einer meist congenitalen, neuropathischen Constitutions-Anomalie. Oft lassen sich auch hereditäre Momente, neuropathische Familien-Anlagen u. s. w. direct nachweisen. Das Gleiche gilt auch von manchen, bei Erwachsenen vorkommenden Accessoriuskrämpfen, ganz ebenso wie von den analogen Krampfformen im Gebiete des Facialis.

Die tonischen Krämpfe und spastischen Contracturen entwickeln sich theils secundär aus den clonischen Krampfzuständen heraus; theils treten sie primär in Folge directer, meist peripherischer Reize auf (besonders atmosphärischer Schädlichkeiten, Zug, Erkältung; seltener auch in Folge traumatischer Läsionen, z. B. nach einer forcirten Drehbewegung des Kopfes).

In diagnostischer Hinsicht können höchstens die tonischen Krämpfe und spastischen Contracturen zu Verwechslungen mit Paralyse der Antagonisten Gelegenheit geben, worüber bereits in §. 308 und 309 das Nöthige bemerkt ist.

Die Prognose ist am günstigsten bei den, durch rheumatische oder leichtere traumatische Noxen entstandenen tonischen Krämpfen und Contracturen. Auch die clonischen Krämpfe der Erwachsenen geben, wenn sie auf leichten peripherischen Reizen beruhen und frischeren Datums sind, meist eine gute Prognose. Ungünstiger ist dieselbe dagegen bei Erwachsenen in veralteten Fällen, sowie namentlich bei den centralen und auf Grund neuropathischer Constitutionsanomalien entstandenen Krampfformen. Heilungen sind hier selten, selbst längere Pausen nicht gerade häufig, Recidive beinahe constant. Auch die Nickkrämpfe der Kinder geben, mit Rücksicht auf die oben hervorgehobenen Umstände, eine ungünstige Prognose.

§. 391. Die Behandlung ist in einer Reihe von Fällen vorzugsweise eine causale: so bei chronischen Centralerkrankungen, Affectionen der Halswirbelsäule, peripherischen Reflexreizen u. s. w. —

Bei den frisch entstandenen rheumatischen Formen von tonischem Krampf und Contractur ist die Anwendung sogenannter antirheumatischer Verfahren überflüssig. Ich habe mehrere derartige Fälle unter Anwendung von Cataplasmen und mehrtägiger ruhiger Lage verschwinden sehen. Dies gilt auch von den leichteren traumatischen Fällen. Neben der Causalbehandlung ist jedoch in den meisten Fällen auch eine directe Bekämpfung des Leidens, schon mit Rücksicht auf die mögliche Entwickelung bleibender Difformitäten, von vorn herein indicirt, und in den veralteten sowie ätiologisch unsicheren Fällen fast ausschliesslich geboten.

Bei den clonischen Accessorius-Krämpfen ist die Therapie im Allgemeinen nicht sehr erfolgreich. Subcutane Morphium-Injectionen, in einzelnen Fällen auch Injectionen von Atropin, Strychnin, Curare, erzielen noch die sicherste, jedoch nur vorübergehende Wirkung. Die locale Anwendung stabiler constanter Ströme (der positive Pol auf den Accessorius oder auf vorhandene Druckpunkte — der negative an einer indifferenten Körperstelle) erzielt ebenfalls meist nur palliativen Erfolg: vorübergehenden Nachlass des Krampfes und Beseitigung der Schmerzen. Die Faradisation gewährt dagegen in solchen Fällen gar keinen Nutzen. Die Myotomie ist bei den clonischen Krampfformen nur selten erfolgreich: man sieht nach der Durchschneidung die Krämpfe zuweilen in benachbarten Muskeln, später auch im durchschnittenen Muskel selbst wieder auftreten. Auch die von Michel in einem Falle ausgeführte Resection des N. accessorius blieb ohne Erfolg. In einzelnen Fällen erweist sich die Anwendung von Derivantien auf die Wirbelsäule nützlich: namentlich bewirkt die Application des Ferrum candens zuweilen ein längeres Ausbleiben der Krämpfe.

In einem sehr schweren, veralteten Falle von isolirtem clonischen Krampfe beider Trapezii habe ich kürzlich die Galvanisation mit entschiedenem Nutzen angewandt. Es handelte sich um eine 54jährige, sonst gesunde Frau, welche viel mit Handarbeiten, namentlich Häkeln zu thun hatte. Seit 7 Jahren litt sie an stossweise, oft mehrmals in der Minute auftretenden Zuckungen, wobei die Schulterblätter beiderseits mit herabhängenden Armen vertical emporgehoben, die Acromialenden namentlich dem Occiput genähert wurden, und die oberen Bündel des Cucullaris stark gespannt hervortraten. Die ungemein lästigen Zuckungen waren im Liegen, Stehen und bei jeder Beschäftigung gleich stark, und cessirten auch während der Nacht nicht vollständig. Der längere Fortgebrauch grosser Dosen Bromkalium (täglich 3—4,0) bewirkte nur geringe Linderung, während die Galvanisation mit stabilen Strömen (der positive Pol theils auf der Wirbelsäule theils auf den Accessorii) die Krämpfe nun schon seit mehreren Wochen zum Verschwinden gebracht hat.

Günstiger ist im Allgemeinen die Behandlung der tonischen Krampfformen. In frischeren Fällen leistet die Electricität hier ausserordentliche Dienste. Ich muss vorzugsweise die örtliche Anwendung des constanten Stromes betonen, obwohl allerdings auch die Faradisation günstige Erfolge gewährt: letztere beziehen sich jedoch meist nur auf ganz frische rheumatische und traumatische Fälle der leichtesten Art, die auch unter einfachster Behandlung oder selbst ganz ohne dieselbe binnen Kurzem verschwinden. In etwas schwierigeren Fällen verbinde ich gewöhnlich die örtliche Anwendung des stabilen constanten Stromes (in der oben angegebenen Weise) mit der Faradisation der Antagonisten. Die letztere bewirkt eine ausgiebige, temporäre Geradrichtung des Kopfes und passive Dehnung der in Krampf oder permanenter Contractur befindlichen Muskeln, welche nicht nur von einem höchst wohlthuenden Nachlass der Spannung und der Schmerzen, sondern auch oft von dauernder günstiger Wirkung ist, zur Heilung allein jedoch kaum ausreichen dürfte. (Die angeblich in solcher Weise geheilten Fälle müssen den Verdacht erwecken, dass es sich dabei um primäre Lähmung der Antagonisten gehandelt habe). Dagegen sind passive und später active gymnastische Bewegungen neben der Electricität oder in Ermangelung derselben von sehr günstiger Wirkung. Sehr zweckmässig ist es, in der Zwischenzeit während der einzelnen Sitzungen die Geradhaltung des Kopfes durch einen einfachen Druckverband mit Watte und Pappschiene, nach Art der Dieffenbach'schen Cravatte, zu unterstützen.

Schwieriger ist die Behandlung bei veralteten tonischen Krämpfen und Contracturen, sowie auch bei denen, welche sich secundär aus der clonischen Krampfform entwickelt haben und nun als stationäres Leiden fortdauern. Die Behandlung ist hier besonders gegen die Difformität gerichtet, und mehr eine chirurgisch-orthopädische. Zuweilen gelingt es, in Chloroform-Narcose den verkürzten Muskel zu dehnen und die Geradstellung des Kopfes zu bewirken; in den meisten Fällen muss jedoch die subcutane Durchschneidung der verkürzten Muskeln voraufgehen. (Die Durchschneidung des N. accessorius, welche Einzelne, z. B. neuerdings Morgan[*]) ausgeführt haben, ist eine ganz überflüssige und, da sie zu dauernder Lähmung führen kann, verwerfliche Operation). — Nach der Geradrichtung ist durch angemessene Verbände und orthopädische Apparate die Re-

---

[*] Lancet, 3. August 1867.

tention des Kopfes in der normalen Stellung zu bewirken. Einer Wiederkehr der Difformität kann jedoch nur durch eine Herstellung der normalen Function in den primär afficirten Muskeln, sowie in den inzwischen durch Dehnung atrophirten Antagonisten derselben vorgebengt werden. Die wichtigsten Handhaben für diesen Zweck bieten die Electricität und die Gymnastik; am wirksamsten ist die combinirte Anwendung beider Mittel: Faradisation der gedehnten Antagonisten, passive Bewegungen des Kopfes und duplicirte Widerstandsbewegungen zur Kräftigung der atrophischen Muskeln. Häufig zeigt sich später, dass nach Beseitigung der Contractur auch die willkürliche Motilität in den primär afficirten Muskeln verringert ist, und sind dieselben alsdann durch Electricität und Gymnastik in ähnlicher Weise zu behandeln.

Krämpfe im M. obliquus capitis inferior.

§. 392. Im Obliquus capitis inferior kommen sowohl clonische als tonische, einseitige und bilaterale Krampfformen vor, die jedoch in der Regel verkannt und als Krämpfe im M. sternocleidomastoideus, splenius u. s. w. aufgefasst werden.

Da der M. obliquus capitis inferior es ist, welcher die horizontale seitliche Drehung des Kopfes bewirkt, so muss bei einseitigem Krampfe desselben das Gesicht nach der afficirten Seite gedreht sein. Diese Rotation findet bei clonischem einseitigem Krampfe stossweise statt, so dass der Kopf sich abwechselnd in normaler Stellung und in Rotation nach der kranken Seite befindet. Bei tonischem Krampfe ist die Deviation dagegen eine permanente, und eine active oder passive Zurückführung des Kopfes in die normale Stellung unmöglich.

Sowohl die clonischen als die tonischen Krämpfe sind wegen der damit verbundenen Rotation des Kopfes ein in hohem Grade belästigendes und qualvolles Leiden. Die clonischen Krämpfe cessiren gewöhnlich während des Schlafes, während sie bei Beschäftigungen, und namentlich beim Gehen, mit verstärkter Gewalt auftreten; der Kranke ist daher genöthigt, den Kopf durch Auflegen der Hand gegen die Wange der afficirten Seite möglichst zu fixiren. Allmälig können sich aus den clonischen Krämpfen tonische Contractionen, ja selbst dauernde undehnbare Contracturen des Muskels entwickeln.

Von dem Krampfe des Sternocleidomastoides unterscheidet sich
der des Obliquus capitis inferior dadurch, dass bei jenem das Kinn
nach aufwärts gerichtet, der Processus mastoides dem Schlüsselbein
genähert ist — während bei diesem die seitliche Neigung des Kopfes
vollständig fehlt. Dennoch sind Verwechslungen häufig begangen
worden.

So hat Debout einen Fall, in welchem es sich offenbar um
Krampf im rechten Obliquus inferior allein handelte, als Krampf des
linken Sternocleidomastoides und des rechten Splenius beschrieben,
indem er meint, dass diese beiden Muskeln gemeinschaftlich die horizontale Drehung des Kopfes nach der rechten Seite vermitteln.
Das Irrthümliche dieser Auffassung hat jedoch M. Eulenburg*) in
schlagender Weise hervorgehoben. Wenn Debout sich besonders
auf das Hervorspringen des linken Sternocleidomastoides stützt, so
ist dieses lediglich bedingt durch die passive Verkürzung des Muskels, indem bei der vom Obliquus inferior herrührenden Rotation des
Kopfes die Insertionspunkte desselben einander genähert werden
müssen. Wenn Debout ferner für die Mitbetheiligung des rechten
Splenius den Umstand anführt, dass durch Faradisation des anderen
(linken) Splenius der Kopf in die normale Stellung zurückgebracht
werden konnte: so geht aus seiner Beschreibung hervor, dass bei
dem von ihm geübten Verfahren eine Mitreizung oder vorzugsweise
Reizung des linken Obliquus inferior stattfinden konnte, zumal beide
Muskeln von demselben Nervenaste (Ramus posterior des zweiten
Cervicalnerven) versorgt werden. Die Faradisation des Splenius
allein würde den Kopf nicht, wie Debout angiebt, um das Viertel
eines Kreises, sondern nur wenig gedreht, und gleichzeitig nach hinten gezogen haben.

Die Therapie besteht bei den clonischen Krämpfen vorzugsweise
in localer Galvanisation des afficirten Muskels (mit dem positivem
Pole); bei den tonischen Krämpfen können ausserdem vorsichtige
passive und später active, gymnastische Bewegungen Anwendung
finden. Die Faradisation der Antagonisten ist nur dann von Nutzen,
wenn es sich um dauernde unfreiwillige Verkürzungen in Folge von
primärer Paralyse der letzteren handelt.

*) Medicinische Centralzeitung, 1856. No. 79.

Krämpfe der übrigen Hals- und Schultermuskeln.

§. 393. Nur sehr selten kommen in anderen Hals- und Schultermuskeln, als den bisher erwähnten, isolirte Krampfformen, vorzugsweise tonischer Art, vor.

Der Splenius colli wird zuweilen isolirt von tonischen Krämpfen oder Contracturen befallen. Die Symptome isolirter, einseitiger Contractur des Splenius hat zuerst Duchenne bezeichnet: sie bestehen in Neigung des Kopfes nach hinten und nach der contrahirten Seite, wobei zugleich der Splenius sich geschwollen und hart anfühlt. Von der Contractur der Clavicularportion des Trapezius unterscheidet sich die des Splenius dadurch, dass bei jener der Kopf nach der entgegengesetzten Seite gerichtet ist; von der des Sternocleidomastoides dadurch, dass letztere mit Neigung des Kopfes nach vorn verbunden ist.

Duchenne beobachtete nur einmal isolirte Contractur des Splenius; in anderen Fällen war dieselbe mit Contracturen im Angularis scapulae, Deltoides, Trapezius u. s. w. verbunden. Krampf des rechten Splenius und Angularis scapulae wurde von ihm in einem Falle gleichzeitig mit Schreibekrampf beobachtet. Die Faradisation des Splenius der anderen Seite bewirkte in diesem und noch in zwei anderen Fällen Heilung; der Schreibekrampf blieb unverändert.

Erb[*]) beobachtete einen isolirten Krampf im rechten Splenius, der bei einem 36jährigen Justizbeamten ohne bekannte Veranlassung allmälig entstanden war, und beim Gehen stärker wurde, während er in der Ruhe nachliess. Electricität. Jodkalium, subcutane Morphium-Injectionen hatten keinen Erfolg; dagegen wurde das Uebel unter dem Gebrauche von Zincum valerianicum (0,45 pro die) in zwei Wochen gebessert und endlich beseitigt.

§. 394. Der M. rhomboides und levator anguli scapulae werden zuweilen von Contracturen befallen, welche bald acut (unter Einwirkung rheumatischer Schädlichkeiten), bald dagegen ganz allmälig ohne nachweisbare Veranlassung auftreten. Zuweilen scheinen heftige Muskelanstrengungen (z. B. durch voraufgegangene Chorea) zu Grunde zu liegen.

Bei Contractur des Rhomboides ist der untere Winkel der Scapula gehoben und der Wirbelsäule genähert, der innere Rand der

---

*) Deutsches Archiv f. clin. Med. Bd. V. H. 5. u. 6. 1869.

Scapula schräg von unten und innen nach oben und aussen gerichtet: zwischen Scapula und Wirbelsäule fühlt man den contrahirten Rhomboides als eine harte, sich in die Fossa supraspinata hinein erstreckende Geschwulst, die bei Erhebung des Arms nach vorn verschwindet. Bei gleichzeitiger Contractur des Levator anguli scapulae ist zugleich eine seitliche Neigung des Kopfes nach der erkrankten Seite vorhanden.

Besteht dagegen neben der Contractur des Rhomboides eine gleichzeitige Contractur in den beiden oberen Dritteln des Cucullaris, so ist mit den Symptomen der ersteren eine Erhebung der Schulter und Rotation des Kopfes nach der entgegengesetzten Seite verbunden.

Die Contracturen sind fast immer einseitig. Ueber die möglichen Verwechslungen mit Lähmung des Serratus anticus magnus, vergl. §. 313.

Die Therapie besteht vorzugsweise in localer Galvanisation und passiven, später activen Bewegungen. Duchenne sowie auch Debout empfehlen als das wirksamste Mittel bei angeblichen Contracturen des Rhomboides und Angularis scapulae die Faradisation ihres Antagonisten, des M. serratus anticus magnus, wodurch die Normalstellung der Scapula oft in kürzester Zeit wiederhergestellt werden soll. Bei allem Respect vor Duchenne's Diagnosen möchte ich doch glauben, dass es sich in den so behandelten und geheilten Fällen öfters um primäre Paralysen des Serratus handelte.

§. 305. Aeusserst selten kommen isolirte tonische Krämpfe und Contracturen im M. deltoides, subscapularis und den übrigen Schultermuskeln zur Beobachtung. Bei Contractur des Deltoides ist dieser entweder in seiner ganzen Masse oder nur in seinem vorderen Drittel (das von den Aesten der Thoracici anteriores versorgt wird) betheiligt. Im ersteren Falle ist der Arm beständig vom Rumpfe nach aussen entfernt; bei Contractur der inneren Bündel dagegen ist der Arm nach vorn und aussen gerichtet und kann dem Rumpfe nicht genähert werden. Einen Fall der letzteren Art beobachtete Duchenne gleichzeitig mit Contractur des Subscapularis, wodurch der Humerus stark nach innen rotirt und der Ellbogen noch mehr vom Rumpfe abducirt wurde. Duchenne beschreibt ferner einen Fall, in welchem angeblich durch Contractur des Pectoralis major, Latissimus dorsi und Subscapularis der Arm gegen den Rumpf adducirt und nach innen rotirt war, und die Faradisation der Antagonisten (Deltoides und Infraspinatus) Heilung bewirkte. Wahrscheinlich handelte es sich hier auch um eine primäre Paralyse der Letzteren. Man kann sich leicht überzeugen, wie namentlich bei infantiler Paralyse und hochgradiger Atrophie des Deltoides und Infraspinatus der Arm durch secundäre antagonistische Verkürzung adducirt und nach innen rotirt wird. Jedoch mögen auch primäre Contracturen im Pectoralis major und anderen Brustmuskeln vorkommen, wohin vielleicht die durch Galvanisation geheilten Fälle (Remak, Aran) gehören.

Einen Fall von clonischen bilateralen Krämpfen der Mm. pectorales in Verbindung mit partiellen Krämpfen der Trapezii beobachtete ich kürzlich bei einem neunjährigen Mädchen von sehr anämischem Aussehen. Die ohne nachweisbare Veranlassung seit mehreren Tagen aufgetretenen Phänomene bestanden in stossweisen Bewegungen, wodurch unter sichtbarer Contraction der Pectorales die Oberarme gegen den Thorax adducirt, gleichzeitig aber durch Contractionen der oberen Cucullarisbündel die Schultern etwas gegen den Hinterkopf heraufgeführt wurden. Die Stösse wiederholten sich in unregelmässigen Pausen, zuweilen mehrmals in der Minute, zuweilen seltener, und setzten auch während der Nacht nicht ganz aus: Subcutane Injectionen von Morphium im Nacken und stabile galvanische Ströme bewirkten ein Seltenerwerden der Anfälle, die aber erst unter längerer tonisirender Behandlung gänzlich wegblieben.

Functionelle Krämpfe (coordinatorische Beschäftigungsneurosen). Schreibekrampf und verwandte Zustände.

§. 396. Als functionelle Krämpfe oder als coordinatorische Beschäftigungsneurosen lassen sich gewisse Affectionen zusammenfassen, welche sich durch Störungen bestimmter, durch einen complicirten Coordinations-Mechanismus vermittelter Bewegungen characterisiren. Die Störungen selbst tragen theils den Character des tonischen, theils des clonischen Krampfes (Tremor), theils auch den der Parese, so dass sie nur a potiori — nach Analogie der Paralysis agitans — den krampfhaften Affectionen zugezählt werden. Der bekannteste und häufigste der hierhergehörigen Zustände ist der sogenannte Schreibekrampf, dem sich als analoge Störungsformen ein Clavierspielerkrampf, Schneiderkrampf, Schusterkrampf, Schmiedekrampf u. s. w. anschliessen.

Was den Namen betrifft, so hat Duchenne zuerst für diese Zustände die Bezeichnung functioneller Krämpfe und Lähmungen

(Spasme fonctionnel et paralysie musculaire fonctionnelle) in Vorschlag gebracht, welcher eben andeuten soll, dass die betreffenden Affectionen nur bei Ausführung gewisser Functionen sich manifestiren. Benedikt hat — zunächst nur für den Schreibekrampf — die Bezeichnung: „coordinatorische Beschäftigungsneurosen" in Vorschlag gebracht, welche insofern noch glücklicher gewählt ist, als sie zugleich ausdrückt, dass es sich dabei vorzugsweise um Störungen gewisser coordinirter Muskelactionen (wie z. B. des Schreibens, Clavierspielens, Nähens und Strickens etc.) handelt. Dass diese Störungen nicht bloss krampfartige sind, hat Duchenne hervorgehoben, indem er dem Spasme fonctionnel eine Paralysie musculaire fonctionnelle zugesellte; und Benedikt hat in analoger Weise eine spastische, Tremor-artige und paralytische Form der Beschäftigungsneurose unterschieden.

§. 397. Schreibekrampf besteht in dem Eintreten anomaler, unzweckmässiger Bewegungserscheinungen beim Schreiben. Die anomalen Bewegungen können sehr verschiedenartiger Natur sein, bestehen jedoch anfangs in der Regel in tonischen Krämpfen, welche einzelne Muskeln der Hand und des Vorderarms — und zwar aus verschiedenen Nervengebieten — befallen.

In den meisten Fällen sind es entweder der Daumen, oder Zeige- und Mittelfinger, welche primär von dem Krampfe heimgesucht werden; also in denjenigen Fingern, welche bei der Führung der Feder vorzugsweise interessirt sind. Am gewöhnlichsten beobachtete ich zu Anfang folgende Symptome: entweder der Zeigefinger wird beim Halten und Führen der Feder in sämmtlichen Gelenken krampfhaft ausgestreckt, so dass er sich von der Feder abhebt und letztere der Führung entfällt (Krampf im Extensor indicis): oder es tritt eine krampfhafte Opposition des Daumens gegen die Vola manus, zuweilen auch mit Flexion im zweiten Phalangengelenk, ein, wodurch der Daumen seinen Platz an der Feder verlässt und letztere ebenfalls führungslos wird (Krampf im Opponens und Flexor pollicis). Seltener ist ein Krampf der ersten Interossei — externi und interni — wodurch der Zeigefinger allein, oder auch Zeige- und Mittelfinger, in der ersten Phalanx gebeugt, in den beiden folgenden Phalangen gestreckt werden. Seltener hat der Krampf seinen Sitz ursprünglich in den Vorderarmmuskeln, namentlich in den Supinatoren, so dass der Kranke bei jedem Schreibeversuche eine Supinationsbewegung ausführt; oder im Pronator teres, wodurch eine bruske Pronation der Hand herbeigeführt wird; noch seltener in den Schultermuskeln, z. B. im Infraspinatus.

Nach längerem Bestehen des tonischen Muskelkrampfes gesellt sich häufig ein Zittern der Hand und des Vorderarms, zuweilen selbst des ganzen Arms, beim Schreiben hinzu. In manchen Fällen zeigt sich die Bewegungsstörung auch von vornherein als Tremor, der beim Schreiben auftritt, während bei anderweitigen Bewegungen, die eine viel grössere Kraftleistung verlangen, die Hand nicht zittert. Der Tremor beginnt meist in den Fingern, und zwar nicht bloss in den die Feder führenden, sondern auch im Ring- und kleinen Finger; er besteht besonders in oscillirenden Beugebewegungen, in den Fingergelenken und im Handgelenk, wozu sich später öfters auch pendelartige Ab- und Adductionen des ganzen Arms bei gebeugtem Ellbogen gesellen. Der Tremor ist bald stärker, bald schwächer, kann anfangs noch durch Willenseinfluss wenigstens zeitweise überwunden werden, wird später aber ganz unwiderstehlich, und kommt allmälig bei den ersten Schreibeversuchen, ja sogar bei dem blossen Gedanken daran bereits zur Erscheinung. — Solange überhaupt noch geschrieben werden kann, markirt sich die Art und Intensität der Innervationsstörung auch in der veränderten Beschaffenheit der Handschrift. Häufig versucht der Kranke anfangs mit möglichster Vermeidung aller Fingerbewegung, bei steif gehaltenen Fingern, zu schreiben, indem er die Bewegungen der Feder vorzugsweise mit dem Hand- und Ellbogengelenke macht; die Schrift wird in Folge dessen steif, langgezogen, dabei blass, weil das durch Flexion der Finger vermittelte Aufdrücken der Feder wegfällt — oder klexig, indem die Feder gewaltsam und mit gestreckten Fingern auf die Unterlage gepresst wird. Allmälig werden bei zunehmender Ermüdung der Hand die Schriftzüge undeutlich, klein und zitternd; sie bewegen sich nicht mehr auf demselben Niveau, sondern machen in Folge unwillkürlicher und plötzlicher Verschiebungen der Hand weite Excursionen nach oben und unten. Endlich stellt sich ein ziehender Schmerz längs des Vorderarms nach dem Ellbogen und selbst nach der Schulter herauf, oder ein clonisches Muskelspiel, ein förmlicher Tremor der Hand und des Vorderarms ein. Dem Kranken entschwindet allmälig jede Herrschaft über die Feder; die noch ausgeführten Bewegungen bilden keine erkennbaren Buchstaben mehr, sondern nur noch groteske und verzerrte Züge von oft wellenartig zitternder Beschaffenheit; die Feder entsinkt, oder der Kranke wird durch den

gesteigerten Schmerz und das Schwächegefühl zu ihrer Niederlegung
genöthigt.

Nach längerem Bestehen des Leidens durchläuft dasselbe nicht
mehr bei jedem Schreibversuche die hier geschilderten Stadien; vielmehr erfolgt oft schon beim ersten Schreibversuche oder nach wenigen Zeilen und Buchstaben das Schwächegefühl, der Schmerz oder
das Zittern der Hand, welches den Kranken zum Aufgeben des Versuchs nöthigt. Keineswegs constant dagegen ist es, dass (wie von
manchen Autoren behauptet wird) schon der blosse Gedanke aus
Schreiben oder der Versuch, den Fingern die dabei übliche Stellung
zu geben, die abnormen Bewegungserscheinungen hervorrufe. Uebrigens haben auch nach sehr langem Bestehen des Leidens die Kranken oft ihre relativ guten Tage, an welchen sie ziemlich lange und
anhaltend schreiben können, während ihnen dies zu anderen Zeiten
nicht möglich ist, oder das Leiden sogar schlimmer als durchschnittlich auftritt. Namentlich ist der verschlimmernde Einfluss von körperlichen und geistigen Anstrengungen und deprimirenden Gemüthsbewegungen durchaus unverkennbar.

Die grobe Kraftleistung der betheiligten Muskeln ist beim
Schreibekrampf meist unverändert; dagegen kommt es nicht selten
vor, dass Kranke, welche am Schreibekrampf leiden, die Hand auch
zu anderen feineren und complicirten Verrichtungen nicht zu benutzen vermögen. Aehnliche Störungen können z. B. auch beim Cla-
vierspielen, beim Nähen, Stricken u. s. w. eintreten. Zuweilen ist
der Schreibekrampf auch mit Sensibilitätsstörungen, mit neuralgischen
Schmerzen, Hyperalgesien und Anästhesien im Gebiete einzelner Armnerven (Radialis, Medianus) verbunden. In einzelnen Fällen werden ziehende Schmerzen längs der Nervenstämme, Empfindlichkeit der letzteren
auf Druck, und sogar Anschwellung — also Symptome einer Neuritis — beobachtet. In anderen Fällen hat man empfindliche Stellen
an der Wirbelsäule und Symptome anderweitiger Coordinationsstörung, z. B. Zittern der Beine, ja selbst leichte Paraplegie neben dem
Schreibekrampf beobachtet. Diese, allerdings nur seltenen Complicationen verdienen in Hinsicht auf die noch so dunkle Pathogenese
des Schreibekrampfs besondere Beachtung.

§. 398. Gegenüber den bisher geschilderten Formen des Schreib-
krampfes, welche mit tonischem Krampf oder Tremor beginnen,
kommt beim Schreiben eine Störung vor, welche von Duchenne
als „Paralysie fonctionnelle", von Benedikt als paralytische Form der coordinatorischen Beschäftigungsneurose

aufgeführt wird. Hier sind keine motorischen Reizerscheinungen vorhanden; es tritt vielmehr nur beim Schreiben eine Ermüdung ein, die allmälig wächst; Hand und Vorderarm sind wie erstarrt, unfähig sich zu bewegen. Sobald der Kranke die Feder weglegt, schwindet der Zustand, kehrt aber bei Wiederaufnahme des Schreibens sofort wieder. Manchmal können die Kranken nicht die Drehung des Arms von innen nach aussen vollführen, welche zum Schreiben von links nach rechts nöthig ist; sie müssen daher mit der linken Hand das Papier nach rechts hinüber schieben. (Duchenne glaubt, dass es sich in solchen Fällen um eine Paralyse des Infraspinatus handle). In anderen Fällen tritt während des Schreibens eine Lähmung des Adductor pollicis ein, wodurch den Kranken die Feder aus der Hand fällt; sie vermögen sich dann zuweilen zu helfen, indem sie die Feder zwischen Zeige- und Mittelfinger fassen. Man würde derartige Fälle correcter als „Schreibelähmung" bezeichnen.

§. 399. Die electrische Exploration ergiebt häufig ein normales Verhalten. In einzelnen Fällen lassen sich dagegen bei galvanischer Untersuchung an den Nervenstämmen des Vorderarms auffallende Abweichungen vom normalen Zuckungsmodus nachweisen. Dieselben bestehen darin, dass die Zuckung bei Anodenschliessung (A Sz) gleich stark oder selbst stärker ist als bei Kathodenschliessung (Ka Sz), und dass ferner ein Wachsthum der Zuckung bei Anodenöffnung und Kathodenöffnung (AOz und Ka Oz) stattfindet. Ich habe diese Abnormitäten in zwei Fällen von Oppositionskrampf des Daumens in exquisiter Weise ausschliesslich am N. medianus angetroffen, während die Radialis und Ulnaris das normale Zuckungsgesetz erkennen liessen. Die Reaction der Nerven und Muskeln auf Inductionsströme ist gewöhnlich unverändert; selten ist eine leichte Verminderung der faradomusculären Contractilität in einzelnen Fingermuskeln (namentlich den Extensoren und Abductoren des Daumens) zu constatiren.

§. 400. Der Schreibekrampf ist ein ziemlich häufiges Leiden. Man hat behauptet, dass er in neuerer Zeit viel verbreiteter geworden sei, als früher, und hat diese grössere Verbreitung mit dem verallgemeinerten Gebrauche der Stahlfedern in Verbindung gebracht, aber wohl mit Unrecht, da das Leiden längst existirte, bevor man sich der Stahlfedern bediente, beim ausschliesslichen Gebrauch der Gänsefedern gleichfalls eintritt, und da auch der Ersatz der Stahlfedern durch Gänsefedern bei den davon Betroffenen meist keine Veränderung hervorbringt. Der Schreibekrampf kommt fast ausschliesslich bei Erwachsenen, und zwar der Natur der Sache nach vorzugsweise bei Männern vor; die seltenen Fälle von Schreibekrampf beim weiblichen Geschlechte betreffen zum Theil auch mit anderweitigen Krampfformen behaftete Hysterische. Gewöhnlich werden Personen befallen, welche professionell sehr viel und andauernd schreiben, wie z. B. Bureauarbeiter, Abschreiber, Comptoiristen. Doch muss man keineswegs glauben, dass etwa nur Personen, welche 5, 6 oder mehr Stunden täglich anhaltend schreiben, vom Schreibekrampf betroffen werden. So habe ich z. B. auch einen sehr hochgradigen Schreibekrampf bei dem Chef eines Handlungshauses beobachtet, dessen schriftstellerische Leistungen sich wesentlich nur auf die Abgabe seiner Unterschrift und zuweilen auf die eigenhändige Abfassung eines Briefes erstreckten. In Hammernik's Klinik wurde der Krampf bei einem Polizeisoldaten beobachtet. – Hubert-Valleroux sah den Krampf (bei einem Buchhalter) in Folge einer Zündhütchen-Verletzung an der inneren Seite des Mittelfingers auftreten. Wie hier eine traumatische Entstehungsursache, so scheint in anderen Fällen eine Neuritis einzelner Armnerven, besonders des Radialis oder Medianus, voraufzugehen; endlich wurde das Leiden bei Potatoren oder zu „Rheuma" disponirten Individuen beobachtet.

Die pathologische Anatomie schweigt über den Schreibekrampf, und die Symptome am Lebenden geben keinen bestimmten Aufschluss darüber, ob die Ursache der Störung, wie Viele annehmen, im Rückenmark, oder in den peripherischen Nervenstämmen und Zweigen, ja vielleicht in den Muskeln gesucht werden müsse. Wahrscheinlich ist das Leiden in manchen Fällen peripherischen, neuropathischen — in anderen Fällen dagegen centralen Ursprungs. Zur ersteren Categorie dürften namentlich die Fälle zu rechnen sein, in welchen unzweifelhafte Symptome einer Neuritis sowie auch die oben geschilderten Abnormitäten der electrischen Exploration nachweisbar sind; ein centraler Ursprung ist dagegen in anderen Fällen auf Grund der begleitenden Symptome (namentlich paraplegischer Störungen) in hohem Grade wahrscheinlich. Der Ausgangspunkt des eigentlichen Schreibekrampfes muss in beiden Fällen wohl in die Zellen des centralen Coordinationsapparates verlegt werden, die aber bald in Folge abnormer peripherischer Erregung in abnormer Weise fungiren — bald direct durch Krankheitsprocesse in veränderte Thätigkeit versetzt werden können.

Wie aus der obigen Schilderung ersichtlich, besteht bei dem

gewöhnlichen Gange des Leidens die Coordinationsstörung zu Anfang wesentlich in einer excessiven Erregung (tonischem Krampf) einzelner, bei der Federführung betheiligter Muskeln, wozu sich später die Symptome rascher Erschöpfung in denselben und anderen Handmuskeln gesellen, wodurch das Schwächegefühl, der Tremor, das Entsinken der Feder hervorgebracht wird. Da eine Einwirkung abnormer Reize nicht nachweisbar ist, so muss man annehmen, dass ein Zustand excessiver Erregbarkeit an irgend einer Stelle der motorischen Faserung derjenigen Muskeln besteht, welche primär in den tonischen Krampfzustand gerathen; und da diese Muskeln einzeln sowohl auf den centralen Willensreiz, wie auch auf den peripheren electrischen Reiz meist in normaler Weise ansprechen, da der Krampf nur bei der zum Schreiben erforderlichen Coordination eintritt: so liegt es nahe, eine excessive Erregbarkeit und in der Folge eine rasche Erschöpfbarkeit der entsprechenden Theile (Zellen und Zellengruppen) des coordinatorischen Apparates — in der grauen Substanz des Rücken-. marks? — zu statuiren. Ist eine solche excessive Erregbarkeit einmal vorhanden, so kann die Action der betreffenden Muskeln excessiv ausfallen, mag nun der Coordinationsapparat durch den cerebralen Willensreiz oder durch peripherische, centripetal fortgepflanzte Reize (u. A. auch von den Bahnen der sensibeln Muskelnerven) in Thätigkeit gesetzt werden. In beiden Fällen kann die gewöhnliche mittlere Contraction in tonischen Krampf umschlagen. Kommt eine rasche Erschöpfbarkeit derselben oder anderer Abschnitte des Coordinationsapparates hinzu, so können daraus die oben geschilderten Symptome, die Schwäche der Hand, das Zittern, das Entsinken der Feder u. s. w. hervorgehen. In denjenigen Fällen, die wir oben als „Schreibelähmung" bezeichneten, ist die Erregbarkeit einzelner coordinatorischer Zellen und Zellengruppen vielleicht primär vermindert. — Natürlich sind bei einer so interessanten und anatomisch so unklaren Affection zahlreiche, mehr oder minder geistvolle Erklärungsversuche und Hypothesen aufgestellt worden. Einzelne haben geglaubt, dass es sich um primäre Störungen des Muskelgefühls handle, in Folge deren die Coordination der Schreibebewegungen mangelhaft erfolge. Derartige Störungen des Muskelgefühls sind jedoch beim Schreibekrampf in keiner Weise nachweisbar. Andere betrachten den Schreibekrampf als einen Reflexkrampf, der von einer beim Schreiben stattfindenden Erregung der sensibeln Muskelnerven ausgelöst werde. Eine eingehendere Erörterung dieser und sonstiger Erklärungsversuche — die man auch wohl euphemistisch

als Theorien bezeichnet — scheint mir auf dem jetzigen Standpunkte
der Lehre vom Schreibekrampf wenig erspriesslich.

§. 401. Der Verlauf des Schreibekrampfes ist ein äusserst chronischer. In der Regel findet, wie schon aus der obigen Beschreibung
hervorgeht, ein allmäliges Fortschreiten der Affection, ein Uebergang
in das mit Tremor und Paralyse verbundene Stadium derselben statt.
Ob dieser üble Ausgang rascher oder langsamer eintritt, richtet sich
allerdings vorzugsweise danach, ob die Kranken viel oder wenig
schreiben, ob sie (wozu freilich nur die Wenigsten geneigt und in
der Lage sind) dem Schreiben für längere Zeit — eventuell Jahre
hindurch — völlig entsagen. Sobald die Kranken jedoch nach solcher
Pause wieder zu schreiben anfangen, ist meist auch der Krampf —
wiewohl mit etwas verminderter Heftigkeit — wieder vorhanden.
(Es spricht dies, beiläufig bemerkt, auch gegen die Ansicht, dass
dem Schreibekrampf eine „Ueberanstrengung" zu Grunde liege).
Nicht richtig ist es dagegen, dass, wie oft behauptet wird, der
Krampf constant in der linken Hand auftrete, wenn die Kranken
auch mit der letzteren zu schreiben erlernen. Dies ist keineswegs
immer der Fall, gehört vielmehr entschieden zu den Ausnahmen.

Die Diagnose des Schreibekrampfes — welche allerdings eigentlich keine Diagnose, sondern nur eine symptomatische Bezeichnung
ist — kann keine wesentlichen Schwierigkeiten bereiten; nur darf
man natürlich nicht Alles, was die Laien als Schreibekrampf bezeichnen, dahin subsumiren, da von dieser Seite her z. B. auch ein
das Schreiben erschwerender seniler Tremor der Hand oder eine mit
passiver Immobilität verbundene Arthritis deformans der Fingerge-
lenke häufig dem Arzte als Schreibekrampf vorgeführt wird. An
Verwechslungen mit Neuritis, im Gebiete des N. radialis oder medianus, ist bei dem gänzlichen Mangel an örtlichen Entzündungs-
symptomen und an Sensibilitätsstörungen, sowie bei dem nur occasionellen Auftreten der Motilitätsstörung wohl schwerlich zu
denken.

Die Prognose des Schreibekrampfes ist im Ganzen ungünstig.
Sich selbst überlassen, schreitet das Uebel unaufhaltsam vorwärts;
und auch die geeignetste Behandlung vermag zwar häufig vorübergehenden Stillstand, selbst erhebliche Besserung, aber nur in den
seltensten Fällen dauernde Heilung zu bewirken. Ja, man kann nicht
umhin, nach den bisherigen Erfahrungen die Möglichkeit einer dauernden Heilung überhaupt — wenn nicht ganz zu längnen — so
doch jedenfalls stark zu bezweifeln, da in den angeblich geheilten

Fällen die Beobachtung meist nicht lange genug fortgesetzt wurde. Es verhält sich in dieser Beziehung hier ganz ähnlich, wie mit vielen chronischen Neuralgien, mit der Epilepsie und anderen Neurosen, wobei ebenfalls ausgedehnte Pausen und Remissionen vorkommen können. Die anders lautenden Angaben enragirter Electrotherapeuten verdienen nur geringe Beachtung.

§. 402. Therapie. Von einer Prophylaxe des Schreibekrampfes kann nur auf dem Papiere, nicht aber in Wirklichkeit die Rede sein. Dass das Schreiben mit Gänsefedern kein Präservativ ist, wurde bereits oben erwähnt. — Einzelne Autoren wollen durch innere Mittel (Tonica, Antispasmodica, Narcotica), namentlich durch innere Darreichung von Strychnin, Heilungen oder Besserungen erzielt haben; Andere durch Einreibungen von Terpentinöl, durch kalte Douchen, Dampfbäder, fortgesetzte Compression der Hand und des Vorderarms (van Roggen), und vieles Andere. Das Wesentliche bei den meisten dieser Curen war wohl die damit verbundene längere Abstinenz vom Schreiben, welche natürlich die Basis einer jeden Behandlung des Schreibekrampfs bilden muss. Dasjenige Agens, welches ausserdem unstreitig die sichersten, vielleicht die einzigen reellen Erfolge aufzuweisen hat, ist die Electricität, und man darf wohl sagen, dass die Behandlung des Schreibekrampfes, gleich der der Faciallähmungen, fast ganz auf die zweckentsprechende Application der Electricität reducirt ist. Jedoch ist nicht zu verkennen, dass auch die Leistungen der Electrotherapie von manchen Seiten sehr überschätzt oder — übertrieben wurden. Was den inducirten Strom betrifft, so hat sich Duchenne über die Wirkungslosigkeit desselben sowohl bei der spastischen als bei der paralytischen Form der Affection, mit anerkennenswerther Offenheit ausgesprochen. Heilung wurde von ihm nur in einem einzigen Falle erzielt, dessen Verlauf jedoch ein von dem gewöhnlichen sehr abweichender war (es bestand zuerst verminderte Hautsensibilität an der Hand und am Vorderarm, dann Krampf des Pronator teres und Infraspinatus). M. Meyer heilte zwei Fälle von Schreibkrampf mit dem inducirten Strom: den ersten durch Faradisation einiger Fingerstreckmuskeln — den zweiten, in welchem Neuralgie und Anästhesie im Gebiete des Radialis bestand, durch den electrischen Pinsel. Ich habe von der Anwendung inducirter Ströme sowohl bei der spastischen als bei der paralytischen Form des Schreibekrampfs stets nur untergeordneten und vorübergehenden Nutzen gesehen; die Anwendung starker und von kräftigen Zuckungen begleiteter Inductionsströme ist sogar nicht selten von nachtheiligen Folgen. Wichtiger ist unstreitig der constante Strom, namentlich bei tonischen Krämpfen und Tremor. Die Methode der Galvanisation richtet sich eventuell nach dem Sitze des tonischen Krampfes in einzelnen Muskeln; hier ist die locale Galvanisation der letzteren und des betreffenden Nervenstammes (mit dem positiven Pole) besonders von Nutzen. In dem mit Tremor und rascher Erschöpfbarkeit verbundenen Stadium ist der negative Pol auf die Wirbelsäule, der positive an der Peripherie auf die betheiligten Nervenstämme und Muskeln zu appliciren; stabile, mässig starke Ströme von 15—30 Elementen, 5—10 Minuten hindurch, einen Tag um den anderen. Hiermit kann man die locale Faradisation der vorzugsweise afficirten Muskeln (nicht aber der Nervenstämme!) verbinden. — Die momentanen Erfolge der galvanischen Behandlung sind unläugbar; um sie in schlagendster Weise zu constatiren, braucht man nur die Schriftproben vieler Kranken unmittelbar vor und nach der Galvanisation mit einander zu vergleichen. Auch Stunden oder den ganzen Tag nach der Sitzung schreiben die Kranken zuweilen besser und regelmässiger als sonst; Krampf, Schmerz, Zittern und Ermüdung stellen sich gar nicht oder erst später als gewöhnlich ein. Eine mehrmonatliche electrische Behandlung hat — namentlich wenn die Kranken gleichzeitig das Schreiben während der Behandlungszeit ausgesetzt haben — öfters auch eine länger anhaltende Besserung zur Folge. In Bezug auf definitive Heilung muss ich jedoch, den gegentheiligen Behauptungen einzelner Galvanotherapeuten gegenüber, bei den obigen prognostischen Angaben stehen bleiben. Auch giebt es Fälle genug, welche durch die galvanische Behandlung gar nicht oder nur ganz vorübergehend gebessert werden, und welche nur oleum et operam damit nutzlos verlieren: derartige Fälle sind freilich in den Lehrbüchern der Electrotherapie nicht zu finden, dürften aber unbefangenen Beobachtern schwerlich entgehen, ohne dass man zu sagen vermöchte, worin das Characteristische und das besonders Gravirende dieser Fälle bestehe.

Eine müssige Spielerei ist die mechanische Behandlung des Schreibekrampfes mittelst der dazu angegebenen, zahlreichen, mehr oder minder complicirten Apparate; die angeblichen Leistungen derselben gehören nur in das Gebiet der Reclame. Die von Einigen vorgeschlagene und versuchte Tenotomie blieb vollkommen erfolglos.

§. 403. Dem Schreibekrampf sehr ähnliche Zustände können bei den verschiedensten Professionen und in sehr verschiedenen Muskeln der Hand, des Vorderarms, des Oberarms und selbst der Schulter-

region beobachtet werden. Man hat danach einen Clavierspielerkrampf, einen Schneiderkrampf, Schusterkrampf, Schmiedekrampf
u. s. w. unterschieden; man könnte aber die Zahl dieser Krampfformen noch auf sehr viele anderweitige Gewerbe und Thätigkeiten
ausdehnen. Hier mögen zunächst einige der häufigsten Formen Berücksichtigung finden.

Zu diesen gehört der sogenannte Clavierspielerkrampf, der,
wie schon erwähnt, zuweilen mit dem Schreibekrampf verbunden, zuweilen aber auch allein vorkommt. Letzteres beobachtet man fast
nur bei Clavierspielern von Profession, und zwar, wie es scheint,
vorzugsweise bei jugendlichen Clavierspielerinnen. Einen eigentlichen
Spasmus einzelner Muskeln, wie im Beginne des Schreibekrampfs,
habe ich beim Clavierspielerkrampf nicht bemerken können; vielmehr
nur ein Schwächerwerden der Hand, welches sich mit einem, im Arm
und nach der Schulter aufsteigenden Schmerz verbindet und zum
Aussetzen des Spiels nöthigt. Das Leiden kann bilateral oder auch
vorzugsweise auf der rechten Seite vorkommen: ausschliesslich auf
der letzteren beobachtete ich es einmal bei einer 19jährigen Clavier-
spielerin, die beim Etudenspielen die rechte Hand vorzugsweise angestrengt hatte. Die Prognose ist zweifelhaft. Längere Enthaltung
des Spiels, galvanische Behandlung der Armnerven und Plexus bewirken in manchen Fällen nachhaltige Besserung, während sie in anderen ohne Erfolg bleiben.

§. 404. Noch häufiger ist der Schneiderkrampf, der in sehr
verschiedenen Formen auftreten kann. Gewöhnlich fand ich denselben
dadurch characterisirt, dass jedesmal beim Nähen, schon nach den
ersten Stichen, ja schon beim blossen Einfädeln eine krampfhafte
Adduction, oder Opposition und Flexion des Daumens eintrat, wodurch nicht nur das sichere Einstechen und Durchführen der Nadel
unmöglich gemacht, sondern auch eine beständige Verletzung des
Daumens durch die Nadel herbeigeführt wurde. Es handelt sich demnach primär um einen tonischen Krampf einzelner Daumenmuskeln,
im Gebiete des Ulnaris und Medianus. Jedoch können auch andere
Formen von Schneiderkrampf vorkommen, indem z. B. der Arm beim
Nähen durch Contraction des Subscapularis gewaltsam nach innen
rotirt wird (Duchenne), oder indem die Führung der Scheere beim
Zuschneiden den Krampf hervorruft (Delthil).

Die electrische Exploration ergiebt beim Schneiderkrampf zuweilen analoge Veränderungen der galvanischen Reaction wie beim
Schreibekrampf. In einem Falle, bei einem 30jährigen Schneider,

fand ich im Medianus und Ulnaris stark vermehrte Erregbarkeit für
Anodenschliessung (so dass ASz früher erfolgte als Ka Sz); im Medianus ausserdem abnorm starke Erregbarkeit für Kathodenöffnung.
Bei „aufsteigender" Stromrichtung erfolgte mit 8 Elementen im Medianus bereits kräftige Oeffnungszuckung ohne Schliessungszuckung;
bei absteigender Stromrichtung war das Umgekehrte der Fall. Im
Radialis war die Reaction eine normale.

Der Schneiderkrampf ist, wie der Schreibekrampf, nicht zu allen
Zeiten gleich heftig; die Befallenen können zuweilen eine Viertel-,
eine halbe Stunde, ja mehrere Stunden ungestört fortnähen, während
sie zu anderer Zeit gleich nach den ersten Stichen, oder beim
blossen Einfädeln, von dem Krampf des Daumens ergriffen worden.
Auch psychische Einflüsse üben (zumal bei dem hitzigen Tempera-
ment der Schneider) einen unverkennbaren Einfluss. — Die Prognose
ist sehr ungünstig; die Therapie erzielt bestenfalls längere Intervalle
und Pausen, aber keine Heilungen. Dies gilt speciell vom constanten Strome; alle sonstigen Mittel, Einreibungen, Bäder, auch die
Faradisation sind ganz wirkungslos. Das längere Aussetzen des Nähens führt nicht zur Beseitigung des Krampfes. Ein Schneider, den
ich ein ganzes Jahr hindurch galvanisch behandelt und der während
dieser ganzen Zeit das Nähen ausgesetzt hatte, bekam dennoch den
Krampf von Neuem, und entschloss sich auf meinen Rath, Dienst-
mann zu werden.

§. 405. Der sogenannte Schusterkrampf besteht in einer,
dem Schneiderkrampf ähnlichen, tonischen Contraction, die namentlich in den Flexoren der Hand und des Vorderarms ihren Sitz hat.
Beim Schmiedekrampf dagegen handelt es sich um tonische Contractionen in den Oberarm- und Schultermuskeln (Biceps, Deltoides),
welche namentlich beim Heben des Hammers und beim kräftigen
Zuschlagen auftreten, und mit heftigen Schmerzen in den fest contrahirten, hart anzufühlenden Muskeln verbunden sind. Die beobachteten Fälle waren meist leichterer Art und von günstigem Verlaufe.

Ferner ist der sogenannte Melkerkrampf zu erwähnen, welchen Basedow[*]) zuerst beschrieben zu haben scheint. Er wird bei
Viehmägden beobachtet und als eine, bei jedem Melkversuch eintretende schmerzhafte Erstarrung in den Beugemuskeln der Finger und
der Hand sowie auch in den Streckmuskeln geschildert, während
dieselben Mägde andere und viel anstrengendere Feldarbeiten gut

---

[*]) Casper's Wochenschrift 1850. No. 32.

und mit Ausdauer verrichten. Therapeutisch scheint man sich mit dieser Krampfform noch nicht beschäftigt zu haben.

Für die anderweitigen, seltener beobachteten functionellen Krampfformen mag die Anführung einzelner Beispiele genügen. Delthil beobachtete einen Arbeiter, welcher Zeichnungen auf emaillirte Uhrzifferblätter auftrug und jedesmal bei Führung des Pinsels von Krampf befallen wurde. Duchenne erwähnt einen Fechtlehrer, bei dem, wenn er sich decken wollte, der Humerus eine krampfhafte Drehung nach innen ausführte; sowie eine Blumenmacherin, bei der, wenn sie eine Blume zwischen den Fingern machen wollte, eine Erhebung des Zeigefingers mit Annäherung desselben gegen den kleinen Finger (durch Krampf des Extensor indicis) eintrat. In letzterem Falle, in welchem zugleich die Sensibilität der Hand vermindert war, bewirkte die Faradisation dauernde Heilung.

§. 406. Analoge functionelle Krämpfe können auch in den Muskeln des Halses, des Gesichts, des Rumpfes und der Unterextremitäten vorkommen, in Folge von Beschäftigungen, welche die Theilnahme der genannten Muskeln beanspruchen. Es gehören hierher manche respiratorische Krampfformen, sowie diejenigen, welche wir im folgenden Abschnitte als statische Krämpfe erörtern werden. Den eigentlichen Beschäftigungskrämpfen nähern sich Fälle wie die folgenden: Duchenne sah bei einem Schleifer eine krampfhafte Zusammenziehung der Fussbeuger eintreten, sobald derselbe das Bein auf das Trittbrett setzte, um das Rad gehen zu lassen. Andral kannte einen Herrn, der zugleich am Schreibekrampf litt, und bei dem, so oft er lesen wollte, eine krampfhafte Drehung des Kopfes nach rechts eintrat, bis er das Buch wegwarf. Eine andere Form von „Lesekrampf" (wenn man so sagen will) beobachtete Duchenne bei einem Studenten: der Krampf befiel hier die Mm. frontales und Orbiculares, so dass die Augenbrauen erhoben, die Lider geschlossen wurden; gleichzeitig trat Injection des Gesichts und Anschwellung der Temporalvenen ein. Der Zustand blieb ungeheilt, und der junge Mann tödtete sich zuletzt aus Verzweiflung.

Statische Krämpfe.

§. 407. Die Neurosen des Bewegungsapparates, welche man als statische Krämpfe zu bezeichnen pflegt, characterisiren sich durch abnorme Bewegungserscheinungen, in Form von clonischen oder tonischen Krämpfen, welche wesentlich beim Stehen und Gehen in den Muskeln der Unterextremitäten und des Rumpfes auftreten. Sie schliessen sich daher unmittelbar an die in vorigem Abschnitte besprochenen Beschäftigungskrämpfe der oberen Extremität an, indem sie sich ebenfalls als functionelle (beim Aufrechtstehen und der Locomotion eintretende) Krämpfe gewisser willkürlicher Muskelgruppen kennzeichnen.

Wie aus dem Gesagten hervorgeht, glaube ich den Begriff statischer Krämpfe in einem etwas anderen Sinne fassen zu müssen, als es von den meisten früheren Autoren, namentlich von Romberg geschehen ist. Romberg identificirt statische Krämpfe und Schwindelbewegungen (Motus vertiginosi), wobei er Schwindelbewegungen mit Impuls nach der Längenaxe und nach der Queraxe unterscheidet; zu ersteren gehören die Zwangsbewegungen nach vorn und hinten, welche bei Gehirnkrankheiten, besonders nach apoplectischen Hemiplegien sowie auch bei Epileptikern, vorkommen. (Ich habe Anfälle von Rückwärtsgehen u. A kürzlich bei einer nach Scarlatina aufgetretenen und in der Besserung befindlichen Hemiplegie beobachtet). Zu den Schwindelbewegungen mit Impuls nach der Queraxe werden die rotatorischen Zwangsbewegungen bei Hirnkrankheiten gerechnet.

Reine Formen statischer Krämpfe in dem obigen Sinne sind verhältnissmässig sehr selten. Abstrahiren wir von denjenigen Fällen, welche den bestimmt characterisirten Symptombildern der Chorea, der Epilepsie, der Catalepsie, des Tremor, der Paralysis agitans angehören, so bleibt noch eine geringe Anzahl überdies ziemlich heterogener Fälle übrig, welche die Bezeichnung statischer Krämpfe verdienen. Dieselben können in sehr verschiedener Form auftreten. Eine bestimmt ausgeprägte Form statischer Krämpfe besteht bald in einem Vornüberfallen des Rumpfes, bald in einem Rückwärts- oder Seitwärtsfallen desselben, welche namentlich auftreten, wenn die Kranken sich vom Sitzen aufrichten und zu gehen versuchen, oder sobald sie einige Schritte gegangen sind. Ein Schwindelgefühl ist dabei nicht vorhanden, und das Bewusstsein überhaupt völlig intact.

Einen sehr exquisiten Krampf dieser Art beobachtete ich kürzlich bei einem 19jährigen Mädchen. Das Leiden bestand seit einem Jahre und war nach einem heftigen Schreck (durch ein contra pudicitiam begangenes Attentat) zuerst aufgetreten. Die Kranke klappte, wenn sie einige Zeit gesessen hatte und sich erheben wollte, mit vorübergebeugtem Oberkörper förmlich zusammen; beim Gange durch's Zimmer stürzte sie und musste aufgefangen werden; auf der Strasse dagegen vermochte sie, indem sie sich an den Häusern festhielt, eine Strecke weit fortzukommen. In sitzender Stellung, bei nicht angelehntem Oberkörper, traten die Krämpfe niemals spontan auf, liessen sich aber durch Druck auf die Dornfortsätze der unteren Hals- und oberen Brustwirbel zuweilen hervorrufen. Anderweitige, namentlich auch hysterische Erscheinungen waren bei der Kranken nicht vorhanden. Galvanisation, subcutane Morphium- und Curare-Injectionen blieben erfolglos, während der längere Gebrauch von Bromkalium in grossen Dosen (bis zu 4,0 täglich) Besserung und zuletzt völliges Verschwinden des Krampfes herbeiführte.

Ein anderer Fall von diffusem statischem Krampfe in clonischer Form wurde vor längerer Zeit in der hiesigen Poliklinik beobachtet, und verdanke ich darüber meinem Collegen P. Guttmann folgende Mittheilung:

Der 17jährige Patient, früher gesund, war vor fünf Wochen während der Beschäftigung von Schwindel befallen worden; acht Tage darauf hatte sich vorübergehend Ohrensausen auf der rechten Seite eingestellt. Später hatte sich der Schwindelanfall noch einmal wiederholt; Patient klagte zeitweilig über Kopfschmerz und Herzklopfen, sowie über Schmerzen in den Waden und Kniegelenken beim Gehen; die Dornfortsätze des 6—8. Brustwirbels waren auf Druck schmerzhaft. Der Gang wurde schlaff, unsicher, wie bei alten Leuten; die Füsse wurden in den Kniegelenken nicht völlig gestreckt; bei geschlossenen Augen wurden die Zehen vom Fussboden gehoben. Patient kam auf die Ferse zu stehen und drohte nach hinten zu fallen. Fünf Wochen nach den ersten Symptomen zeigten sich folgende Erscheinungen:

Sobald der Kranke zu stehen versuchte, traten zuerst clonische Krämpfe in den unteren Extremitäten, dann Krämpfe fast der gesammten Körpermusculatur auf, so dass der Kranke nach wenigen Minuten in der grössten Erschöpfung umsank, wenn man ihn nicht sofort hinsetzte. In sitzender Stellung sowie in horizontaler Lage blieb Patient von spontanen Krämpfen vollständig frei. Dagegen liessen sich dieselben von der Fusssohle aus reflectorisch hervorrufen. Kitzelte man die eine Fusssohle, so trat sofort ein Krampf zunächst in der Unter- und Oberschenkelmusculatur derselben Seite ein, der ungefähr eine halbe Minute — bei stärkerem Reize auch länger — anhielt; das Gleiche geschah auch beim Klopfen gegen die Fusssohle und beim Anstemmen derselben an das Fussende des Bettes. Reizte man in gleicher Weise beide Fusssohlen, so traten die Krämpfe bilateral auf: reizte man eine Fusssohle sehr stark, so trat der Krampf zuerst im Bein der gereizten, alsdann auch im Bein der nicht gereizten Seite auf, in ersterem jedoch stärker. Reizung anderer Körperstellen war gänzlich erfolglos. (Patient wurde in der Folge in einem Militärlazareth behandelt, und dem Vernehmen nach ungeheilt nach mehreren Monaten entlassen).

Fälle, wie die beiden eben geschilderten, machen die Annahme eines reflectorischen Zustandekommens der Krämpfe in hohem Grade wahrscheinlich. Im ersten Falle handelte es sich um einen tonischen Reflexkrampf in den Rumpfmuskeln, wobei bald, durch Prävalenz der Bauchmuskeln und Ileopsoae, Emprosthotonus — bald durch Prävalenz der Rückenmuskeln Opisthotonus, oder bei mehr einseitiger Action derselben Pleurotonus eintrat. Im zweiten Falle ging der Anstoss offenbar von den sensibeln Nerven der Fusssohle aus, und wurde der reflectorische Character durch die Art der Irradiation der Reflexe — wie sie aus der Beschreibung hervorgeht — besonders ersichtlich.

§ 408. Eine eigenthümliche und sehr interessante clonische Form statischen Krampfes in den Unterextremitäten ist diejenige, welche man als „saltatorischen Krampf" beschrieben hat. Diese Form characterisirt sich dadurch, dass bei jedem Aufsetzen des Fusses der Körper sofort in die Höhe geschnellt und dieser Act bei aufrechtem Stehen des Kranken unaufhörlich wiederholt wird, so dass der Kranke unwillkürliche Springbewegungen ausführt. Zwei derartige Fälle hat zuerst v. Bamberger (1859) beschrieben. Ein ganz ähnlicher Fall wurde in der hiesigen medicinischen Policlinik unter Griesinger beobachtet und von Guttmann veröffentlicht.

Derselbe betraf einen 46jährigen Tischler, der seit 16 Jahren zeitweise an Kopfschmerzen und Gliederschmerzen gelitten hatte. Im November 1863 bemerkte Patient zuerst, dass beim Sitzen plötzlich der linke Fuss zu zittern anfing, indem er fortwährend vom Boden erhoben wurde; dies Zittern wurde immer heftiger, trat fast zu allen Tageszeiten auf, sobald Patient gehen wollte, und cessirte sofort im Liegen. Vierzehn Tage später zitterte auch der rechte Fuss, sobald er den Boden berührte; sowie Patient zu gehen versuchte, wurden nun die Füsse einen Zoll und mehr vom Boden erhoben, so dass der Kranke unwillkürlich springen musste. Zuweilen ermässigten sich diese saltatorischen Krämpfe zu einem leisen Zittern, zuweilen cessirten sie 8—14 Tage gänzlich. Allmälig nahm die Intensität der Sprungbewegungen zu, so dass Patient, wenn er die Füsse ohne anderweitige Stütze mit den Händen auf den Boden setzte, $\frac{1}{2}$—1 Fuss hoch mit Vehemenz emporgeworfen wurde; das Leiden verschlimmerte sich so noch continuirlich bis Ende 1866. Die Krämpfe waren zuweilen so heftig, dass Patient den ganzen Vormittag im Bett zubringen musste; gewöhnlich konnte er seinen Beschäftigungen nachgehen, musste sich jedoch auf einen Stock stützen, oder auf der Strasse an den Häusermauern halten. Dem Anfalle ging eine Art Aura voraus, ein nicht ganz schmerzloses Ziehen, das von den Beinen durch den Rücken bis zum Hinterkopf ausstrahlte. Die Dornfortsätze des 7. Halswirbels, sowie des 4. und 6. Brustwirbels waren auf Druck empfindlich; auch konnte man durch Druck auf die letzteren zuweilen beim Sitzen die sonst nur beim Stehen eintretenden Sprungkrämpfe in rudimentärer Form hervorrufen. Die Behandlung mit Derivantien, lauen Bädern, Atropin, Curare-Injectionen, sowie auch die mehrmonatliche Anwendung der Electricität führten zu keinem Resultate.

Die Pathogenese dieser Krampfformen ist in eine ähnliche Dunkelheit gehüllt, wie die des Schreibekrampfes und der übrigen Beschäftigungsneurosen. Wenn v. Bamberger den saltatorischen Krampf als Reflexkrampf bezeichnet, so ist das wie beim Schreibekrampf nur eine der vorliegenden Möglichkeiten. Wahrscheinlich müssen wir auch hier primäre Störungen in den centralen Coordinationsapparaten (anastomosirenden Zellensystemen) voraussetzen, deren schematisch ineinandergreifende Thätigkeit, sobald sie durch centrifugale oder durch centripetale, reflectorische Impulse angeregt wird, das aufrechte Stehen und die Locomotionsbewegungen vermittelt. Wie beim Schreibekrampf besteht vielleicht neben abnormer Erregbarkeit eine abnorme Erschöpfbarkeit dieser Centra, welche die Veränderlichkeit der Symptome, die Abwechselung heftiger Paroxysmen mit Tremor und Schwächezuständen vermittelt.

§. 409. Ausser diesen saltatorischen Krämpfen habe ich u. A. in folgendem Falle eine circumscripte, auf einzelne Muskeln des Beins localisirte Form statischen Krampfes beobachtet.

Der Kranke, ein 37jähriger Neusilberarbeiter, der den ganzen Tag an der Walze stehend arbeiten musste, wurde, sobald er den rechten Fuss zum Gehen oder Stehen ansetzte, von einem clonischen Krampfe im Extensor cruris quadriceps ergriffen, wodurch das Knie abwechselnd heftig gestreckt und wieder gebeugt wurde. Dem eigentlichen Krampfe ging ein leichtes, bis zur Hüfte hinauf reichendes Zittern im Unter- und Oberschenkel vorher; während des Krampfes selbst fühlte sich der Quadriceps, namentlich seine äussere Portion (Vastus externus) hart und fest an, seine Contouren traten deutlich hervor. Im Sitzen und Liegen trat der Krampf niemals spontan ein; dagegen liess sich derselbe durch starkes Klopfen auf die Infrapatellargegend, zuweilen auch durch Klopfen auf die Fusssohle in demselben Weise reflectorisch hervorrufen. Bei Faradisation des Muskels (oder des Vastus externus allein) hörte die Möglichkeit, den Krampf auf reflectorischem Wege hervorzurufen, vollständig auf. Abwechselnde Faradisation und Galvanisation bewirkte in einigen Sitzungen Besserung und in Zeit von 4 Wochen völliges Ausbleiben des Krampfes.

Paralysis agitans und verwandte Zustände von paralytischem Tremor.

§. 410. Unter Paralysis agitans versteht man einen Symptomcomplex, als dessen Hauptelemente, wie schon der Name besagt, zwei Erscheinungen anzusehen sind: eine allmälig fortschreitende Bewegungsschwäche, und ein Zittern in den willkürlichen Muskeln des

Körpers, welches letztere jedoch den paralytischen Symptomen oder wenigstens den höheren Graden derselben fast immer voraufgeht.

Das initiale und wesentliche Symptom der Krankheit, der Tremor, erscheint bald als wirkliches einfaches Zittern in Form von schwachen, oscillirenden, schnell auf einander folgenden Contractionen; bald auch in stärkeren clonischen Convulsionen, die aus ruck- und stossweise ausgeführten Contractionen hervorgehen. Diese Bewegungen beginnen meist an den oberen Extremitäten, besonders an Händen und Armen, und greifen allmälig auch auf die unteren Extremitäten, sowie auf die Gesichtsmuskeln über. In letzterem Falle ist zuweilen auch Stottern vorhanden. Seltener werden die Rumpfmuskeln betheiligt, insbesondere die Nackenmuskeln, so dass Schüttel- oder Pendelbewegungen des Kopfes dadurch hervorgebracht werden. In einzelnen Fällen bleibt der Tremor auf eine Körperhälfte des Kranken, oder selbst auf eine Extremität (besonders die obere) beschränkt; gewöhnlich jedoch werden beide Körperhälften, wenn auch nicht in gleichem Maasse, betheiligt. Das Zittern ist der In- und Extensität nach in demselben Falle nicht immer gleich; es besteht zuweilen mit unverändert er Kraft Tage lang fort, macht in anderen Fällen mehrtägige Pausen, oder lässt in einem Gliede oder einer Muskelgruppe vorübergehend nach, während es in anderen mit verstärkter Kraft auftritt. Bei horizontaler Bettlage lässt es in der Regel nach oder hört ganz auf. In anderen Fällen ist das Zittern zwar niemals ganz unterbrochen, steigert sich aber nur paroxysmenweise zu erhöhter Heftigkeit, und zwar wird das Zustandekommen derartiger Paroxysmen durch körperliche oder geistige Anstrengungen, Gemüthsaffecte u. s. w. sichtbar begünstigt. Im Allgemeinen aber ist das Zittern sowohl von willkürlichen Bewegungsimpulsen wie auch von passiven Bewegungen vollkommen unabhängig, und ist gerade dieses Verhalten zur Unterscheidung sowohl von manchen Choreaformen, wie auch von dem Zittern bei der heerdweisen Sclerose der Nervencentra (vgl. unten) diagnostisch verwerthbar.

Die Paralyse gesellt sich erst secundär, nach längerem oder kürzerem Bestehen des Tremor, hinzu, und wächst allmälig an In- und Extensität; sie bleibt jedoch meist incomplet, und ist nicht selten mehr circumscript, oder in einzelnen Muskeln und Muskelgruppen ungleich entwickelt. Namentlich werden, wie bei anderen Lähmungen, die Streckmuskeln der Hand mit einer gewissen Vorliebe befallen. Hieraus erklärt sich u. A. die von einzelnen Autoren (Charcot, Ordonstein) als characteristisch hervorgehobene Difformität der

Hand mit Beugung in den ersten und Hyperextension in den zweiten Phalangen; eine Stellung, welche einfach durch Lähmung der Extensores digitorum und Contractur der antagonistischen Muskeln (namentlich der Interossei) bedingt, übrigens keineswegs constant ist. Die electrische Reaction, sowohl für inducirte wie für galvanische Ströme, bleibt in den afficirten Muskeln völlig unverändert, wie ich mich in einzelnen sehr veralteten Fällen überzeugt habe. Das Zittern lässt in allen oder in den vorzugsweise betheiligten Muskeln öfters nach, während die Paralyse weitere Fortschritte macht. Nur ausnahmsweise werden ausser den Skeletmuskeln auch die willkürlichen Muskeln der Blase und des Mastdarms an der Lähmung betheiligt.

Die Temperatur ist trotz der unaufhörlichen Muskelthätigkeit nicht erhöht, wie sowohl ältere Untersuchungen (Charcot und Bouchard, Ordenstein), wie auch meine eigene Beobachtungen ergaben.

Sensibilitätsstörungen zeigen sich bald in Form paralgischer Sensationen (Kribbeln und Prickeln in Händen und Füssen), bald in Form partieller, meist incompleter Anästhesien — können jedoch selbst in vorgerückten Fällen von Paralysis agitans vollständig fehlen. Functionsstörungen der Sinuesnerven (Opticus, Acusticus) werden nur selten beobachtet. Dagegen sind anderweitige Centralsymptome der verschiedensten Art ziemlich häufig vorhanden: Kopfschmerz, Schwindel, Schlaflosigkeit, psychische Verstimmung der Kranken, Hypochondrie. In einzelnen Fällen kommt es zu ausgebildeter Melancholie; in anderen Fällen wurden Hallucinationen und maniacalische Anfälle beobachtet. Nicht selten wird nach längerem Bestehen des Leidens eine Schwäche des Gedächtnisses und der Urtheilskraft, überhaupt eine Abstumpfung der gesammten geistigen Thätigkeit bei den Kranken gefunden.

§. 411. Paralysis agitans ist eine seltene Affection. Sie wird meistens bei Personen in höherem Lebensalter, selten unter dem 40., am häufigsten nach dem 60. Lebensjahre beobachtet. Männer werden entschieden häufiger ergriffen als Frauen. Besondere prädisponirende Momente sind kaum nachzuweisen; man müsste denn eben das Alter und die damit verbundenen senilen Zustände des Herzens und der Gefässe als solche betrachten. Doch sind organische Erkrankungen des Herzens, sowie auch Arteriosclerose keineswegs in allen Fällen von Paralysis agitans bei Lebzeiten oder auch durch die Section, wo solche stattfand, nachgewiesen worden.

Das Leiden scheint am häufigsten bei Leuten aus den unteren

Ständen vorzukommen, die sich in schlechten Verhältnissen befinden, angestrengt gearbeitet haben, dabei von Hause aus keine robuste Constitution besitzen, und auch wohl von schweren Gemüthsbewegungen beimgesucht wurden. Bemerkenswerth ist die Verwandtschaft mit gewissen toxischen Neurosen, namentlich mit dem Tremor bei chronischem Mercurialismus, Saturnismus und Alcoholismus.

§. 412. Die mercuriellen Neurosen, welche man als Tremor mercurialis bezeichnet, haben die entschiedenste Aehnlichkeit mit der Paralysis agitans, und werden von manchen, namentlich englischen Autoren (z. B. Copland) vollständig damit identificirt. Auch hier finden wir das primäre Auftreten des Tremor, dieselben Variationen in der In- und Extensität desselben, dasselbe Hinzugesellen serundärer Parese, dieselben begleitenden cerebralen, namentlich psychischen Symptome. Kussmaul, dem wir eine meisterhafte Schilderung der mercuriellen Neurosen verdanken, hat aus den obigen Erscheinungen, sowie aus dem Intactbleiben der electromusculären Contractilität und der Reflexerregbarkeit mit Recht auf den cerebralen Ursprung des Tremor mercurialis geschlossen. Dass es sich hier in der That um eine dem Quecksilber eigenthümliche Wirkung und nicht etwa, wie Overbeck annahm, um blosse Folgezustände der Anämie handelt, hat ebenfalls Kussmaul ausführlich erwiesen. Welcher Art aber die durch Quecksilber in den Centraltheilen hervorgerufenen Veränderungen sind, die zum Tremor führen, darüber befinden wir uns bei dem Mangel pathologisch-anatomischer Befunde vollständig im Unklaren. — In ätiologischer Beziehung ist übrigens hervorzuheben, dass die Erscheinungen des Tremor mercurialis vorzugsweise bei der gewerblich-technischen chronischen Quecksilbervergiftung, zuweilen jedoch auch auf Grund mediciualer Vergiftungen beobachtet werden.

Weit seltener als bei chronischer Quecksilbervergiftung kommen ähnliche Symptome oscillirender spasmodischer Zuckungen bei chronischer Bleiintoxication vor (Tremor saturninus). Dieselben sind überdies weit seltener auf die gesammte Musculatur ausgebreitet, vielmehr in der Regel auf die oberen Extremitäten und auf einzelne Gesichtsmuskeln (Orbicularis und Levator anguli oris) beschränkt; sie werden meist bei Hüttenarbeitern und anderen, den Bleidämpfen ausgesetzten Individuen beobachtet, wobei anderweitige Erscheinungen chronischer Bleiintoxication (Bleicolik und die charakteristische Paralysis saturnina, oft auch Arthralgie u. s. w.) gewöhnlich lange voraufgehen. Der Verlauf bietet daher im Ganzen nur geringe

Aehnlichkeit mit dem der Paralysis agitans. Mit dem Tremor saturninus können sich allerdings anderweitige Innervationsstörungen — Paralysen, Anästhesien, Amaurosen und die Erscheinungen der sogenannten Encephalopathia saturnina: Delirien, Coma, epileptiforme Convulsionen u. s. w. verbinden. Das Krankheitsbild kann daher mit dem der Paralysis agitans eine vorübergehende Aehnlichkeit darbieten, obwohl es sich durch das constante Voraufgehen anderer Symptome chronischer Bleiintoxication (Colik, Extensorenlähmung, Arthralgie u. n. w.) anamnestisch unterscheidet.

Bei chronischem Alcoholismus ist bekanntlich das Zittern (Tremor potatorum) eines der häufigsten Symptome. Auch hier beginnt dasselbe meist an den Händen, verbreitet sich allmälig auf Arme, Beine, Rumpf, selbst auf Lippen und Zunge, und kann auch der Intensität nach bis zu einem förmlichen Beben und Schütteln des Körpers, wodurch Gehen und Stehen gehindert wird, anwachsen. Der Tremor potatorum ist bekanntlich im nüchternen Zustande, namentlich des Morgens, am stärksten, während er nach dem Genusse von Spirituosen gemildert wird. Auch hier können allmälig fortschreitende Muskelschwäche und Lähmungen sich hinzugesellen, sowie überdies die mannichfachsten anderweitigen Innervationsstörungen (Kribbeln, Arthralgien, Anästhesien, clonische und epileptiforme Convulsionen, und die bekannten Erscheinungen des Delirium tremens). Ausserdem sind meist die durch chronischen Alcoholismus bedingten Veränderungen in anderen, namentlich den digestiven Organen nachweisbar.

Es geht hieraus hervor, dass die Erscheinungen und der Verlauf mancher Fälle von chronischem Mercurialismus, Saturnismus und Alcoholismus mit dem Krankheitsbilde der Paralysis agitans eine unverkennbare Analogie darbieten. Andererseits hat jedoch jede dieser Toxoneurosen ein so bestimmtes, individuelles Gepräge, und zeigt in ihren Erscheinungen und ihrem Verlaufe soviel Abweichendes und Specifisches, dass es kaum möglich ist, die ihnen zu Grunde liegenden Läsionen im Centralnervensystem unter einander und mit den bei Paralysis agitans vorhandenen unmittelbar zu identificiren. Ausserdem kommt Paralysis agitans entschieden bei Personen vor, welche weder Potatoren sind, noch auch den Gefahren des chronischen Mercurialismus und Saturnismus vermöge ihrer Beschäftigung etc. ausgesetzt waren, und noch sonst unanmnestisch keine Anhaltspunkte für irgend eine dieser Toxonosen darbieten.

§. 413. Pathologische Anatomie. Obductionsbefunde liegen nur in verhältnissmässig spärlicher Zahl vor, und die meisten davon mit entschieden negativem Ergebnisse hinsichtlich der Centraltheile und des Nervensystems überhaupt. Zu den wenigen positiven Befunden gehören die von Stoffella, Cohn, Skoda beobachteten. Stoffella fand bei einem 79jährigen Manne, dessen Leiden seit 5 Jahren bestand, Atrophie des Gehirns mit secundärem Hydrops in den Ventrikeln und Gehirnhäuten und eine erbsengrosse apoplectische Cyste im rechten Thalamus opticus; Pons und Medulla oblongata waren stark indurirt, die Arterien an der Basis verkalkt, und die Seitenstränge des Rückenmarks, besonders in der Lumbargegend, von grauen opaken Streifen durchzogen, die (gleich den Indurationen in Pons und Medulla) aus embryonalem Bindegewebe bestanden. Cohn fand in einem Falle (49jähriger Mann) ausgesprochene Gehirnatrophie, und in einem anderen (bei einem 74jährigen Manne) Atrophie des Rückenmarks in der Höhe des zweiten Halswirbels. Skoda') constatirte bei einer 34jährigen Frau, die seit 2 Jahren krank war und schliesslich an Variola starb, eine ausgedehnte Sclerose der Centraltheile: die Ventrikelwände, Fornix, Pons, Medulla oblongata und Rückenmark waren auffallend derb, beide Nervi optici abgeflacht und sclerotisch. In einigen opaken röthlichen Flecken der Gehirnsubstanz war das Nervengewebe untergegangen und durch embryonales Bindegewebe ersetzt, welches ebenso auch die Sclerose des Pons und der Medulla oblongata hervorbrachte. Ausserdem bestand Oedem der Pia; das Neurilem der Nerven an den oberen Extremitäten war verdickt, die Muskeln fettig entartet.

Dagegen fand Petraeus (im Copenhagener Hospital) nur eine fettige Entartung des Herzens und pneumonische Induration der rechten Lunge. Eine Section von Ollivier fiel negativ aus. Ordenstein'') theilt in seiner Monographie der Paralysis agitans drei Sectionen mit, denen er selbst beiwohnte. In einem Falle, wo das Leiden 30 Jahre gedauert hatte, fand man nur eine Rarefaction der Nervenröhren; in einem anderen eine Erweichung der beiden Pedunculi cerebri und einige Substanzverluste in der Brücke; in einem dritten war das Ergebniss ein negatives. Ebenso negativ war der Befund in 4 Fällen, welche von meinem Freunde Th. Simon im Hamburger allgemeinen Krankenhause obducirt wurden. (Auch die Untersuchung des Sympathicus lieferte ein negatives Ergebniss).

Wir können also nur sagen, dass die pathologische Anatomie

') Wiener Medicinal-Halle 1862, No. 13.
'') Sur la paralysie agitante et la sclérose en plaques, thèse, Paris 1867.

der Paralysis agitans noch kaum begonnen ist, und dass wir weder
von dem Sitze noch von der Natur der veranlassenden Läsion eine
bestimmte Kenntniss besitzen. In ersterer Beziehung sprechen allerdings die Verbreitung der Zitterlähmung und die früher erwähnten
experimentellen Versuche, sowie auch einzelne positive Befunde dafür, namentlich den Pons und den oberen Theil der Medulla oblongata als Ausgangspunkt der Hauptsymptome der Paralysis agitans
zu betrachten. In Betreff der Natur der veranlassenden Läsion ist
von einzelnen Seiten vorzugsweise an einen heerdweise auftretenden
sclerotischen Process in den Centraltheilen (namentlich also im Pons
und der Medulla oblongata) gedacht werden. Obwohl einzelne Befunde diese Ansicht zu bestätigen scheinen, so sind doch wieder andere Sectionsergebnisse damit im Widerspruche. Ich werde sogleich
zeigen, dass die heerdweise diffuse Sclerose der Nervencentra sich
symptomatisch in sehr wesentlichen Punkten von dem Krankheitsbilde der Paralysis agitans unterscheidet, und als ein Leiden sui
genesis characterisirt. Hier sei noch erwähnt, dass auch bei der
(selten beobachteten) isolirten Sclerose der Brücke die Symptome
wesentlich von denen der Paralysis agitans differiren, wie u. A. aus
einem von Larcher in einer interessanten Monographie über die
Krankheiten der Brücke mitgetheilten Falle hervorgeht.

In diesem Falle (bei einem 13jährigen Italiäner) bestand kein Zittern, dagegen
allmälig zunehmende Schwäche der Extremitäten, Behinderung der Sprache, leichter
Strabismus des linken Auges und zunehmende Amaurose, sowie erschwertes Schlucken
durch lähmungsartige Schwäche des Gaumensegels; geistige Abstumpfung und Som-
nolenz; in den letzten Wochen Erbrechen und heftiger Kopfschmerz in der Scheitelgegend. Die Section ergab eine allgemeine Sclerose der Brücke mit beträchtlicher
Vergrösserung, namentlich in ihrer linken Hälfte. Im vorderen und unteren Theile
der Brücke war fast jede Spur ihrer Textur verwischt und nur in der Nähe der
Oberfläche sah man noch Spuren von Nervenröhren. Ueberall eine amorphe, dichte
Substanz mit zahlreichen rundlichen, auch einzelnen sehr verlängerten Kerngebilden
mit 1—3 Kernkörperchen. Die Nervenröhren in dem kranken Gewebe waren meist
nur atrophisch, wenige körnig entartet. Im oberen und hinteren Theile der Brücke
war die Sclerose weniger entwickelt; die nervösen Elemente, zumal die Ganglienzellen, wenig verändert.

Larcher erwähnt ausserdem noch einige andere Fälle von Sclerose der Brücke, theils mit Umfangzunahme, theils mit consecutiver
Atrophie (jene bei jüngeren, diese bei älteren Individuen). Nur einmal war dabei allgemeines Zittern vorhanden; immer dagegen zunehmende Bewegungsschwäche ohne vollständige Lähmung; bei den mei-

sten Kranken trat eine, bis zum Blödsinn fortschreitende Abstumpfung der Intelligenz ein.

Es geht hieraus hervor, dass das Krankheitsbild der isolirten Sclerose der Brücke ein anderes ist, als das der Paralysis agitans; überdies ist nicht zu vergessen, dass Sclerose der Brücke auch bei jugendlichen Individuen vorkommt, während Paralysis agitans, wie wir sahen, vor dem 70. Jahre überhaupt kaum beobachtet wird.

§. 414 Für die differentielle Diagnose zwischen Paralysis agitans und dem Tremor mercurialis, saturninus, alcoholicus sind natürlich in erster Instanz die anamnestischen Momento massgebend. Ausserdem aber liefern bereits die obigen Andeutungen den Beweis, wie auch das clinische Krankheitsbild, namentlich des Tremor saturninus und potatorum, sich in wesentlichen Zügen von dem der Paralysis agitans unterscheidet, während dagegen das Bild des Tremor mercurialis im Ganzen und Grossen völlig damit übereinstimmt.

Vom senilen Zittern unterscheidet sich die Paralysis agitans schon durch die grössere Intensität des Tremor, durch die hinzutretende Lähmung und die anderweitigen Innervationsstörungen, überdies auch durch ihr Vorkommen vor der eigentlichen Senescenz.

Von grosser Wichtigkeit ist dagegen die differentielle Diagnose zwischen Paralysis agitans und der zerstreuten, heerdweisen Sclerose der Nervencentra. Auch bei letzterer wird gewöhnlich Zittern und allmälig fortschreitende Lähmung gefunden. Auch hier können ferner Sprachstörungen, Contracturen, Paralgien und partielle Anästhesien, in seltenen Fällen auch psychische Störungen hinzutreten. Der Verlauf ist bei beiden Krankheiten ein mehrjähriger und die Prognose gleich ungünstig. — Bei Sclerose ist aber das erste Symptom eine bis zur Lähmung fortschreitende Bewegungsschwäche, während bei Paralysis agitans das Zittern stets längere oder kürzere Zeit voraufgeht: und zwar beginnt die Lähmung bei Sclerose ausnahmslos an den unteren Extremitäten, während die Symptome der Paralysis agitans in der Regel an der oberen Extremität zuerst auftreten. Das Zittern der Sclerotischen bietet zwar grosse Aehnlichkeit mit dem Zittern bei Paralysis agitans, unterscheidet sich aber dadurch, dass es nicht spontan, sondern nur bei Willensintention oder passiven Bewegungen auftritt. Weniger durchgreifende Unterschiede liegen darin, dass bei Sclerose zuweilen auch Kopfschmerzen und Schwindelanfälle den übrigen Krankheitssymptomen längere Zeit voraufgehen; dass unregelmässige apoplectiforme und cataleptische Anfälle öfters den Krankheitsverlauf unterbrechen; dass die Reflexerregbarkeit zuweilen (namentlich bei gleichzeitiger Sclerose des Rückenmarks) beträchtlich erhöht ist, und dass endlich Sclerose auch schon bei jüngeren Individuen (jenseits des 20. Lebensjahres) zuweilen angetroffen wird. Ueber die Ursachen der Sclerose sind wir bekanntlich, ebenso wie über die der Paralysis agitans, vollständig im Unklaren*).

Endlich ist Paralysis agitans auch noch von einem Zustande zu unterscheiden, den wir einstweilen nur als einfachen Tremor aus unbekannter Ursache bezeichnen können. Derselbe manifestirt sich nur durch ein mehr oder minder heftiges Zittern, welches zuweilen alle willkürlichen Muskeln des Körpers mit Ausnahme der Gesichtsmuskeln ergreift, bei vollkommener Ruhe nachlässt oder gänzlich pausirt, bei Bewegungen oder Aufregung sich dagegen zu erhöhter Heftigkeit steigert — ohne dass Lähmungserscheinungen, Abnahme der Muskelkraft oder anderweitige Innervationsstörungen allmälig hinzutreten. Dieser Tremor kann auch bei jüngeren Individuen, zuweilen, wie es scheint, nach einem heftigen Schrecken, oder einem stattgehabten Trauma (Fall auf die Wirbelsäule) vorkommen. Sunders hat für diese Zustände die Bezeichnung „Dysteria agitans" vorgeschlagen, und glaubt dieselbe auf eine erhöhte Reizbarkeit der motorischen Centra des Rückenmarks, in Folge von Anämie der grauen Substanz, zurückführen zu müssen. Auch Remak spricht von einer Paralysis agitans spinalis im Gegensatz zur cerebralis. Wenn er jedoch behauptet, dass die letztere sich durch Neigung zum Fallen characterisire, während bei der spinalen Form dieses Symptom fehle, so ist diese Unterscheidung im höchsten Grade willkürlich. Der von ihm citirte Fall, in welchem Neigung zum Ueberfallen nach vorn bestand**), ist bei dem gänzlichen Mangel paralytischer Erscheinungen kaum mit Sicherheit überhaupt als Paralysis agitans zu betrachten.

§. 415. Die Prognose der Paralysis agitans ist eine durchaus

---

*) Vergl. von neueren Arbeiten über heerdweise Sclerose besonders: Ordenstein, sur la paralysie agitante et la sclérose en plaques généralisée, thèse, Paris 1867; Charcot, des scléroses de la moëlle épinière, gaz. des hôp. 1868. No. 102 und 103; Bourneville, de la sclérose en plaques généralisée, mouvement médical 1868. No. 13 ff.; Leo, Beitrag zur Erkennung der Sclerose des Gehirns und Rückenmarks, deutsches Archiv für clin. Med. Bd. IV. H. 2. p. 151; Bärwinkel, zur Lehre von der heerdweisen Sclerose der Nervencentren, Archiv d. Heilk. X. p. 590; Schüle, Beitrag zur multiplen Sclerose des Gehirns und Rückenmarks, Archiv für clin. Med. 1870. VII. H. 3 u. 4.

**) Galvanotherapie, p. 447.

ungünstige. Das Leiden führt fast immer zum Tode und zwar unter allmäliger Steigerung der Hirnsymptome, nach mindestens mehrjährigem Bestehen des Leidens; in der Regel um so rascher, je früher die Lähmung und anderweitige Innervationsstörungen sich zu dem Zittern hinzugesellten. Allerdings sind auch Besserungen und selbst Heilungen berichtet. Es liegt jedoch der Verdacht vor, dass es sich in den angeblich geheilten Fällen nicht um Paralysis agitans gehandelt habe. Dieser Verdacht wird noch bestärkt, wenn man sieht, wie manche, namentlich englische Autoren die Erscheinungen der Paralysis agitans mit choreatischen Zuständen vielfach confundiren. Jones[*]) glaubt sogar eine doppelte Form von Paralysis agitans annehmen zu müssen: die eine gänzlich unheilbar, bei alten Personen vorkommend, und mit organischen Veränderungen in den Nervencentren verbunden; die andere bei jüngeren Personen, heilbar, und wahrscheinlich nicht von organischen Veränderungen abhängig. Es liegt auf der Hand, wie haltlos eine solche Differenzirung ist und dass nur die Fälle der ersteren Form wahrhaft den Namen der Paralysis agitans verdienen. Zum Ueberfluss liefern die von Jones mitgetheilten Krankengeschichten von Reynolds, Graves, Sanders und aus eigener Beobachtung, den Beweis, in wie oberflächlicher, höchst uncritischer Weise Zustände der verschiedensten Art — von Chorea infantilis, einfachem Tremor ohne Paralyse u. s. w. — unter jene heilbare Form der Paralysis agitans subsumirt worden.

Wie die Prognose der Paralysis agitans, so ist auch die der verwandten Krankheitszustände, namentlich der heerdweisen Sclerose der Nervencentra, durchaus ungünstig. Die letztere führt, wenn auch zuweilen unter Stillständen und Unterbrechungen, nach mehrjährigem (durchschnittlich 7 — 8jährigem) Bestehen unausbleiblich zum Tode, der zuweilen durch intercurrente Erkrankungen (Pneumonie, Pleuritis, Phtisis pulmonum, Decubitus u. s. w.) beschleunigt wird.

§. 416. Therapie. Bei der völligen Dunkelheit der pathogenetischen und ätiologischen Bedingungen der Paralysis agitans sind wir natürlich auf eine rein empirische und zum Theil symptomatische Behandlung angewiesen, die jedoch bisher nur zu sehr dürftigen Resultaten geführt hat.

Einzelne Erfolge werden allerdings, und zwar von Anwendung sehr verschiedenartiger Heilverfahren, berichtet. Elliotson will solche durch Eisen, Reynolds durch Application einer Pulver-

---

[*]) Studies on functional nervous diseases, London 1870, p. 382 ff.

macher'schen Kette, Remak durch den constanten Strom, Jones
durch Hyoscyamus erzielt haben. Sehen wir uns die geheilten Fälle
näher an, so ist zum Theil die Identität derselben mit der eigentlichen Paralysis agitans sehr zweifelhaft; zum Theil ist die Dauer der
Heilung in keiner Weise bewiesen, sondern höchstens ein vorübergehender Erfolg — zeitweises Verschwinden des Muskelzitterns — constatirt, was freilich auch schon immer als ein relativ ermuthigendes
Resultat gelten darf.

Der Fall von Reynolds*) z. B. soll ein ganz frischer gewesen
sein, indem die Symptome erst 14 Tage vor der Behandlung auftraten. Es bestand Schwindel und grosse Benommenheit mit paralytischem Zittern der ganzen rechten oberen Extremität, deren Temperatur in der Gegend des Biceps um 4° F. erhöht war. Die 5ma-
lige, je einstündige Anwendung der Pulvermacher'schen Kette hob
das Zittern; fortgesetzte Behandlung stellte in einem Monat die Muskelkraft des Arms beinahe vollständig her. — In dem (ebenfalls
diagnostisch sehr zweifelhaften) Falle von Jones waren zuerst
Strychnin, Eisen und Aether, sowie auch die Faradisation des Arms
gänzlich erfolglos, eher verschlimmernd, während Hyoscyamus eine
rapide, übrigens nicht näher characterisirte Besserung bewirkte. Jones
erklärt die Unwirksamkeit der ersteren Mittel und die Wirksamkeit
des Hyoscyamus in naiver Weise daraus, dass in seinem Falle —
wie im Allgemeinen bei Chorea und Epilepsie — erhöhte Erregbarkeit der Nervencentra bestanden habe, welche daher nicht tonische,
sondern calmirende Mittel verlangte. Uebrigens will auch Charcot
durch Hyoscyamus eine (freilich nur vorübergehende) Beruhigung
des Kranken erzielt haben. Ich selbst habe von der längeren Darreichung des Extr Hyoscyami einen irgend ersichtlichen Effect nicht
beobachtet.

Der von Remak als Paralysis agitans cerebralis in seiner Galvanotherapie aufgeführte Fall characterisirte sich, abgesehen von dem
besonders linksseitigen Tremor, in Form von heftigem Wackeln und
Schlagen der Glieder, auch durch Neigung zum Ueberfallen nach
vorn, Schmerzen in der rechten Schläfe und Stirn, und eine Conjunctivitis des rechten Auges. Remak nahm eine Stase im Vorder-
lappen der rechten Grosshirnhemisphäre an und applicirte einen stabilen Strom auf die Schläfengegend. Nach achttägiger Behandlung
verschwanden die Schmerzen in Schläfen und Augen, die Neigung

---

*) Lancet, 3. December 1859.

zum Fallen und die Paralysis agitans der rechten Seite; das Wackeln der linken Seite blieb jedoch unverändert. — Von Lähmungserscheinungen ist in dem Remak'schen Falle gar nicht die Rede — die Identität mit Paralysis agitans daher sehr zu bezweifeln.

Ich habe von der Anwendung des constanten Stroms (Galvanisation durch den Kopf und an den Sympathici) bisher keine günstigen Resultate gesehen. Nicht einmal Erfolge palliativer Art konnten durch diese Methode erzielt werden; es gelang nicht, selbst durch die stärksten überhaupt anwendbaren Ströme auch nur einen Nachlass oder eine vorübergehende Unterbrechung des continuirlichen Zitterns dabei zu erzielen. In einem Falle konnte ich einen Strom von 50 Elementen quer durch den Kopf (Application beider Electroden auf die Processus mastoidei) anwenden, ohne dass Schwindelerscheinungen etc. eintraten; auch hier war eine Verminderung des Tremor nicht zu bemerken. Die peripherische Faradisation der paretischen Muskeln und Nerven ist natürlich auf den Gang der Affection ohne jedweden Einfluss.

Die Mittel, welche ich ausserdem bei Paralysis agitans, in der Hoffnung eines wenigstens palliativen Erfolges, angewandt habe, sind: subcutane Injectionen von Morphium und von Curare, Calabar, Bromkalium, Sol. Fowleri und Chloralhydrat. Die Injectionen von Morphium und von Curare bewirkten dann und wann einen vorübergehenden Nachlass des Zitterns; die übrigen genannten Mittel hingegen — auch das in zwei Fällen (zu 5 Grmm. täglich) längere Zeit verabreichte Chloralhydrat — zeigten sich sowohl auf das Zittern wie überhaupt auf den gesammten Krankheitsprocess ohne merklichen Einfluss.

Jones räth (jedoch ohne eigene Erfahrung) zum Gebrauche des Sublimat. Dieser Vorschlag könnte einen Anhänger der Homöopathie vielleicht begeistern, indem er an die starke Analogie in den Symptomen der Paralysis agitans und des Tremor mercurialis zurückdenkt.

§. 417. Bei Behandlung des Tremor mercurialis und saturninus ist natürlich die causale, antitoxische Behandlung die Hauptsache, d. h. möglichste Elimination der Gifte, wozu Jodkalium, Schwefelbäder und andere Schwefelmittel in besonderem Credit stehen. Demnächst wollen Einzelne bei Tremor mercurialis von der Electricität (Lafon, Gardonne), Andere von narcotischen Mitteln, Opium etc. Nutzen gesehen haben. Bei Tremor mercurialis fand Brockmann die Electricität erfolglos, dagegen werden von ihm ausser Schwefelbädern auch die Kaltwasserdouche auf den Rücken, innerlich Nervina, in der Reconvalescenz Eisenpräparate und Kräuterbäder — von Melsens das Jodkalium besonders empfohlen.

Der Tremor potatorum erfordert, gleich den übrigen Symptomen des chronischen Alcoholismus, eine Beschränkung und allmälige Entziehung der Spirituosen. Gegen den Tremor und das begleitende Schwächegefühl will Huss das Fuselöl (Amylalcohol) in Pillenform, bei intensiveren Nervenerscheinungen Opium und Morphium in starken Dosen als nützlich erprobt haben. Auf die Behandlung der schwereren episodischen Formen des chronischen Alcoholismus, wobei die Störungen des psychischen Verhaltens in den Vordergrund treten und das Krankheitsbild des Delirium alcoholicum constituiren, können wir hier selbstverständlich nicht eingehen.

Die Behandlung der heerdweisen Sclerose war, wo erstere bei Lebzeiten diagnosticirt wurde, bisher nicht glücklicher als die der Paralysis agitans. Nach Ordenstein soll Argentum nitricum in einzelnen Fällen Besserung bewirkt haben. In dem Falle von Bärwinkel wurde die Lähmung vorübergehend durch eine Badekur in Teplitz etwas beschränkt. Die Electricität zeigte sich dagegen gänzlich erfolglos.

Anhang.

Hemiatrophia facialis progressiva.

§. 418. Die Bezeichnung: Hemiatrophia facialis progressiva entspricht jener ebenso seltenen als merkwürdigen Affection, welche sich durch einen stetig fortschreitenden, gewöhnlich in den äusseren Weichtheilen beginnenden und successiv auf die tieferen Gewebe übergreifenden Schwund einer Gesichtshälfte characterisirt, und deren neurotischer Ursprung zwar nicht durch pathologisch-anatomische Thatsachen erwiesen, aber durch innere und äussere Gründe sehr wahrscheinlich gemacht wird.

Obwohl schon Parry (1825) einen entschieden hierher gehörigen Fall mitgetheilt hat, so gebührt doch Romberg das Verdienst, die Krankheit sowohl genauer beschrieben, wie auch als primäre Trophoneurose aufgefasst, und somit ein pathogenetisches Verständniss derselben angebahnt zu haben. Bergson, Stilling, Hueter, Schott, Moore, Guttmann, M. Meyer, Lande und Andere

haben die Kenntniss der Krankheit durch einzelne Beobachtnngen
bereichert, deren Gesammtzahl jedoch noch äusserst gering ist.

Die Bezeichnnng der Krankheit hat seit den ersten Publicationen
häufig gewechselt. Bergson wählte den Ausdruck: „Prosopodys-
morphie"; von Anderen wnrde das Leiden als partielle, einseitige oder neurotische Gesichtsatrophie beschrieben.
Neuerdings hat Lande den Namen: „Aplasie lamineuse progressive" oder „Atrophie du tissu connectif" vorgeschlagen,
wobei jedoch eine Begrenzung der Atrophie auf einzelne Gewebe (vgl.
nnten) vorausgesetzt ist, welche keineswegs durch den Befund in
allen, namentlich den vorgerückteren Fällen gerechtfertigt wird. Ich
halte daher die Bezeichnung „Hemiatrophia facialis" oder „einseitige
Gesichtsatrophie" für die einfachste und passendste, zumal da ein
bilaterales Auftreten bisher niemals beobachtet wurde. Diese Bezeichnung scheint mir auch vor dem Namen „neurotische Gesichtsatrophie" den Vorzug zu verdienen, da Letzterem eine immerhin erst
zu beweisende Hypothese über den Ursprung der Krankheit zu
Grunde gelegt ist.

§. 419. Was die prädisponirenden und ätiologischen Momente
der Krankheit betrifft, so ist ein hereditäres Auftreten derselben bisher nicht beobachtet worden. Dagegen scheint eine grössere Disposition von Seiten des weiblichen Geschlechts und des jugendlichen
Alters ganz unverkennbar. Unter 13 in der Literatur enthaltenen
Fällen wurden 4 bei Männern, 9 bei Frauen beobachtet. In sämmtlichen Fällen begann das Leiden noch vor dem 25. Lebensjahre, und
zwar je einmal im Alter von 3, 6, 7, 10 Jahren; zweimal zu 11,
einmal zu 12, einmal zu 13, zweimal zu 15, je einmal zu 18, 22
und 24 Jahren.

In einzelnen Fällen wurden Scarlatina (Bergson), Masern
(Hueter), Keuchhusten und ein örtliches Herpes-Exanthem (Schuchardt) vor Ausbruch des Leidens beobachtet. Als Gelegenheitsur-
sache wird bald eine schwere Erkältung durch Zugluft u. s. w., bald
ein Trauma hervorgehoben: bei Schuchardt z. B. ein Fall auf den
Kopf, der eine Narbe am rechten Scheitelbein, unter der Sutura
coronaria, zurückliess. In mehreren Fällen gingen bemerkenswerthe
Innervationsstörungen, namentlich sensible oder motorische Reizerscheinungen, dem Beginne der Atrophie längere oder kürzere Zeit
voraus. Besonders werden reissende Kopfschmerzen und Schmerzen
in der entsprechenden Stirnhälfte oder Oberkiefergegend hervorgehoben. In einem Falle (M. Meyer) litt die Kranke mehrere Jahre

vorher an epileptischen Anfällen, und zwar traten ausser den grossen, mehrstündigen, durch lange Pausen getrennten Insulten auch häufiger kleine Anfälle auf, wobei nur die später atrophirende Kopfhälfte in hohem Masse „benommen" war. In Parry's Falle bestand vorher eine linksseitige (hysterische?) Hemiplegie mit vorübergehender Störung der Intelligenz, die jedoch bereits zwei Jahre vor Beginn der Krankheit verschwunden war. In einem von Axmann und Hueter berichteten Falle litt der Kranke, ein 32jähriger Webergeselle, seit dem siebenten Jahre an unregelmässig auftretenden spastischen Contractionen der Kaumuskeln der linken Seite, die vom 14. Jahre an allmälig seltener wurden, ohne ganz aufzuhören. Diese Krämpfe waren mit einem verfeinerten Gefühl im Gebiete des linken Trigeminus, namentlich des 1. und 2. Astes, verbunden, indem besonders Temperaturdifferenzen viel schärfer und deutlicher als rechts wahrgenommen wurden. Nicht lange nach dem Eintritt dieser Erscheinungen entwickelte sich die Atrophie, welche auffallenderweise wesentlich auf die vom Ramus III. versorgte Gesichtspartie (Schläfen- und Unterkiefergegend) beschränkt blieb. — Merkwürdig ist, dass die linke Gesichtshälfte mit ganz besonderer Vorliebe ergriffen wird. Unter 13 Fällen wurden 11 auf der linken und nur 2 auf der rechten Seite beobachtet.

§. 420. Als erstes und besonders auffälliges Symptom zeigte sich in einer Reihe von Fällen eine eigenthümliche, fleckweise auftretende Entfärbung der Haut, womit sich zugleich eine Abmagerung und Verdünnung derselben verbindet. Es bildet sich ein weisser Fleck im Gesichte, der allmälig um sich greift; die blasse oder ganz weisse Stelle kann später einen gelblichen oder bräunlichen Farbenton annehmen, ähnlich wie man es an Verbrennungsnarben öfters beobachtet. Zuweilen bilden sich mehrere solche weisse Flecke gleichzeitig oder successiv, und verschmelzen in der Folge zu einem einzigen Fleck von beträchtlicher Ausdehnung. Die entfärbten Stellen werden bald der Sitz einer deutlich ausgesprochenen Atrophie, die entweder fast gleichzeitig mit der Entfärbung oder erst einige Zeit nach derselben erkennbar hervortritt. Die Haut an diesen Stellen erscheint eingesunken, und bildet im weiteren Verlaufe mehr oder minder tiefe und umfangreiche, difformirende Gruben. Diese entstehen offenbar wesentlich durch den Schwund des subcutanen Fettgewebes, so dass an Stellen, wo solches vorher in reichlicherem Masse vorhanden war, die Haut nunmehr dem Knochen unmittelbar anliegt, sich schwer von demselben abheben lässt, und die

aufziehbare Hautfalte erheblich, oft bis zu einer Breite von 2 Mmtr.,
verdünnt ist. Offenbar nehmen aber auch die eigentlichen Gewebs-
elemente der Cutis und selbst die Epidermoidalgebilde an der Erkrankung Theil, wie aus den häufig vorhandenen Ernährungsstörungen der Haare, den Veränderungen der Hautsecretion und anderweitigen Anomalien hervorgeht. Die veränderte Beschaffenheit der
Haare, und zwar sowohl der Barthaare, Cilien und Supercilien, wie auch selbst der Kopfhaare derselben Seite kann, allein
oder in Verbindung mit neuralgischen Sensationen, sogar der Bildung
der oben geschilderten Flecke und grubenförmigen Vertiefungen voraufgehen. Die Erkrankung der Haare besteht bald in Decolorirung
und vollständigem Weisswerden derselben; bald auch fallen die vorhandenen Haare aus, oder das Wachsthum derselben wird in mehr
oder minder hohem Grade beeinträchtigt. Zuweilen werden nur einzelne Streifen des Kopfhaars oder der Lider und Supercilien von der
Entfärbung befallen, wovon wir Analogien bereits bei den Neuralgien
des Trigeminus (§. 47) kennen gelernt haben.

Die Hautsecretion ist in der Mehrzahl der Fälle auf der
atrophischen Seite erheblich vermindert oder ganz aufgehoben. Namentlich gilt dies von der Secretion der Hauttalgdrüsen, während
dagegen die Schweissdrüsen öfters in normaler Weise absondern. Die
Contractilität der glatten Muskelfasern der Haut (z. B. für electrische
Reizung) ist dabei unverändert. In höheren Stadien bietet die atrophische Haut oft ein raubes oder selbst narbenartiges Gefühl dar,
und schilfert zuweilen stark ab. — Die Sensibilität der Haut wurde
bisher niemals vermindert gefunden. Im Gegentheil soll sich in einzelnen Fällen eine erhöhte Empfindlichkeit für äussere Reize, z. B.
auch für den electrischen Hautreiz, in den afficirten Hautstellen bemerkbar gemacht haben. Oefters waren dagegen mit der Entfärbung
und dem Schwunde subjective Sensationen, paralgische oder neuralgische Erscheinungen in den entsprechenden Hautregionen verbunden.
Abgesehen von dem Vorausgehen neuralgischer Affectionen im Gebiete
des Trigeminus, namentlich des Ramus supraorbitalis, wurden auch
in mehreren Fällen während der Entwickelung und Dauer der Atrophie neuralgische Schmerzanfälle beobachtet. In anderen Fällen fehlte
vor und während der Dauer des Leidens jede schmerzhafte Sensation
in der betreffenden Gesichtshälfte gänzlich, so dass dieselbe also
jedenfalls kein nothwendiges und pathognomonisches Symptom des
Krankheitsprocesses darstellt. In zwei Fällen, welche Lande auf
Bilot's Abtheilung beobachtete, klagten die Kranken über ein be-

ständiges Gefühl von Hautjucken und von Zusammenschnürung, als
wenn eine Kautschukmaske auf die atrophische Hautregion aufgelegt
wäre. —

§. 421. Die tieferen Gewebe zeigen sich in verschiedener und
sehr ungleicher Weise an der Ernährungsstörung betheiligt, wobei
übrigens zu bedenken ist, dass der Grad der Störung in denselben
immer nur einer sehr unsicheren und unvollständigen, höchstens ap-
proximativen Beurtheilung unterliegt.

Die Muskeln der befallenen Gesichtshälfte waren in den meisten Fällen, selbst nach langjähriger Dauer des Processes, grösstentheils anscheinend ganz unbetheiligt. Eine Verminderung ihres Volumens war nicht nachweisbar; sie zogen sich mit normaler Euergie
zusammen, reagirten auf den electrischen Reiz in derselben Weise
wie die Muskeln der gesunden Gesichtshälfte. In anderen Fällen war
dagegen das Volumen vermindert; auch wurden zuweilen fibrilläre
Zuckungen beobachtet. Das Gesicht erscheint öfters etwas nach der
atrophischen Seite verzogen. In dem von Gottmann und mir untersuchten Falle liess sich eine deutliche Abmagerung und Atrophie
in den vom N. trigeminus innervirten Kaumuskeln (Masseter, Temporalis) nachweisen. Auch fanden die Kaubewegungen auf der atrophischen Seite schwächer statt, und zogen sich die genannten Muskeln auf den electrischen Reiz weniger energisch zusammen. Dagegen liess sich an den sämmtlichen vom Facialis innervirten Gesichtsmuskeln keine Asymmetrie nachweisen. In mehreren Fällen zeigte
sich dagegen auch eine deutliche Asymmetrie in der Musculatur der
Oberlippe; nicht bloss die Haut, sondern auch der von Schleimhaut
bedeckte Theil der Oberlippe war auf der atrophischen Seite beträchtlich dünner als auf der gesunden, so dass man nur einen
schmalen Streifen Lippenroth sah und bei halbgeöffnetem Munde hier
eine ovale Oeffnung blieb, während die Lippen der anderen Seite
sich berührten (Hueter, Bilot-Lande, Hitzig). Da der entsprechende Theil der Oberlippe wesentlich von Fasern des Orbicularis
oris gebildet wird, so muss also eine partielle Atrophie dieses Muskels angenommen werden.

Die grösseren Blutgefässe, soweit dieselben einer directen
Untersuchung zugänglich waren, liessen meist keine deutliche Abweichung erkennen. Namentlich erschienen die grösseren Gesichtsarterien (Maxillaris externa, Temporalis u. s. w.) dem Caliber nach
in der Regel unverändert. In einzelnen Fällen sollen dieselben dagegen enger als auf der gesunden Seite gewesen sein. Wegen der

Atrophie sind die grösseren Arterien und Venen der Inspection und Palpation zugänglicher als auf der gesunden Seite, was leicht zu Täuschungen über das Lumen derselben Veranlassung geben kann. Der Tonus der kleineren Arterien scheint in der Regel erhalten oder vielleicht sogar gesteigert zu sein. Während nämlich die atrophischen Theile für gewöhnlich blass oder ganz weiss sind, besitzen sie doch meist die Fähigkeit des Erröthens auf psychische Veranlassung, bei Aufregung oder Anstrengung, gleichzeitig mit der gesunden Seite. Es muss also hier doch die plötzliche Aufhebung oder Verminderung eines bestehenden tonischen Contractionszustandes vorausgesetzt werden. Auch örtliche electrische Reize (cutane Faradisation und Galvanisation) bewirkt oft Röthung der vorher blassen Hautstelle. In einzelnen Fällen ist dagegen die Fähigkeit zum Erröthen auf psychische Veranlassung verloren gegangen, so dass beim Erröthen der gesunden Gesichtshälfte die atrophische weiss bleibt; auch electrische Hautreizung hat in solchen Fällen keinen Erfolg. Doch kann die Fähigkeit zum Erröthen sich wiederherstellen, ohne dass Volumen und Normalfärbung der Theile sich bessern. Man sieht hieraus wenigstens, dass bestimmte Veränderungen des Gefässtonus mit der Atrophie nicht nothwendig verbunden sind. Auch ist die Temperatur der Haut in beiden Gesichtshälften dem Gefühle nach dieselbe: ebenso werden durch die thermometrische Messung, sowohl aussen wie auch in der Mundhöhle und im äusseren Gehörgang, keine Differenzen ermittelt.

Die Gesichtsknochen waren in einzelnen Fällen, wie genaue Messungen ergeben haben, entschieden atrophisch und zum Theil sogar in ziemlich erheblichem Grade. Es gilt dies sowohl vom Unterkiefer, wie auch vom Oberkiefer und den mit ihm zusammenhängenden kleineren Gesichtsknochen (Jochbein). Auch die Knorpel, z. B. die knorpligen Theile der Nase, erfuhren im Laufe der Zeit eine Volumsverminderung. In einem Falle soll eine abnorme Schlaffheit und Trockenheit im Kiefergelenk der afficirten Seite bestanden haben — Auch die Zähne können in Folge der Atrophie des Ober- und Unterkiefers consecutive Veränderungen erfahren, indem sich wegen des Zurückweichens des Kiefers die einzelnen Zähne und Zahnreihen gegen einander verschieben. In einem Falle fehlte bei einem Kinde ein Schneidezahn auf der atrophischen Seite und war der Nachbarzahn ebenfalls in hohem Grade verkümmert.

Von den inneren Mundtheilen kann die Zunge ebenfalls auf der ergriffenen Seite eine Verminderung des Volums zeigen; in Folge

dessen soll sie auch beim Herausstrecken nach der atrophischen
Seite hin abweichen, was jedoch vielleicht mehr durch die Atrophie
der äusseren Theile und der Oberlippe bedingt wird. Auch das
Gaumengewölbe, der weiche Gaumen und das Zäpfchen
können an der Atrophie theilnehmen. Die Speichelsecretion sowie
auch die Schluck- und Schlingbewegungen gingen in allen Fällen
ungehindert von statten; dagegen war in einem Falle, wo die Atrophie in den äusseren Theilen sich bis auf die Kehlkopfgegend herab erstreckte, das Aussprechen des Buchstabens R etwas behindert.

Die Functionen des Geschmacks, Geruchs, Gehörs und Gesichts
waren in allen bisher untersuchten Fällen durch das Leiden nicht
beeinträchtigt: in einem Falle (Bitot), wo Störungen des Gehörs
bestanden, waren dieselben durch zufällige und unwesentliche Complicationen veranlasst. — Die Thränensecretion bleibt normal. Das
orbitale, retrobulbäre Fettgewebe schwindet häufig mit dem Fettgewebe des Gesichts gleichzeitig; das Auge erscheint daher auf der
atrophischen Seite tiefer eingesunken, kleiner, und die Lidspalte verengert.   .

§. 422.   Der Gang der Krankheit ist stets ein sehr langsamer,
ihr Verlauf ein sehr protrahirter; in den bisher bekannt gewordenen
Fällen erstreckt sich die Beobachtungsdauer von 3 bis zu 23 Jahren.   Das Leiden schreitet in der Mehrzahl der Fälle regelmässig
und stetig fort; in anderen Fällen scheint zwar ein kurzer Stillstand
einzutreten, der aber sehr bald wieder von neuen Fortschritten des
Uebels abgelöst wird. Ob das Leiden, bis zu einem gewissen Grade
gelangt, eine dauernde Begränzung erfährt, kann noch nicht als festgestellt gelten, da einzelne von den Kranken selbst herrührende Angaben in dieser Beziehung nicht zuverlässig genug sind.   Eine Ausdehnung über die befallene Kopfhälfte hinaus wurde bisher niemals
beobachtet.   Auch wird das Allgemeinbefinden durch die Krankheit
selbst in keiner Weise beeinträchtigt: die daran leidenden Individuen
erfreuen sich vielmehr oft im übrigen einer robusten, vollkommen
ungetrübten Gesundheit

§. 423.   Theorie der Krankheit.   Bereits Bergson hatte
in seiner 1837 erschienenen Dissertation einen neuropathischen Ursprung der Atrophie als wahrscheinlich hingestellt, indem er sich besonders darauf stützte, dass in seinem Falle die Carotis der atrophischen (linken) Seite schwächer pulsirte als die der gesunden, und
diesen Unterschied von einer primären Affection der Gefässnerven

herleitete. Eine etwas abweichende Erklärung der Krankheitserscheinungen wurde von Stilling versucht, und zwar mit Rücksicht auf
den schon oben erwähnten Fall von Schuchardt. Derselbe betraf
ein 26jähriges Mädchen, bei dem seit dem 3. Jahre eine äusserst
hochgradige Atrophie der rechten Gesichtshälfte allmälig entstanden
war; als Ursache wurde ein Fall vom Arm der Wärterin betrachtet,
der als Residuum eine Narbe am rechten Scheitelbein, unter der
sutura coronalis, zurückgelassen hatte. Stilling erklärt die Atrophie
durch eine „verminderte Reflexion der sensibeln Gefässnerven auf
die entsprechenden vasomotorischen", und zwar der vom Ramus II.
trigemini stammenden Nervenzweige, welche sich an den Gesichtsarterien verästeln: möglicherweise bedingt durch eine circumscripte
Läsion jener Fasern (Erschütterung, Zerreissung, Extravasat u. dgl.)
bei dem als Causalmoment angenommenen Trauma. Es ist aber kaum
abzusehen, warum wir eine verminderte Reflexaction von sensibeln
auf vasomotorische Fasern, und nicht vielmehr eine directe Läsion
der letzteren als Ursache der Atrophie anschuldigen sollen, zumal
da die sensitiven und Sinnesfunctionen im Gebiete des N. trigeminus
durchaus keine Alteration zeigten.

In pathognostischer Hinsicht äusserst lehrreich ist der von Axmann und Hueter beobachtete Fall, in welchem spastische Contractionen der Kaumuskeln und eine Hyperästhesie (Verschärfung
des Temperatursinns) auf der entsprechenden Seite vorangingen.

Die Atrophie blieb hier ganz auf die vom Ramus III. versorgten Gesichtspartien
(Schläfen- und Unterkiefergegend) beschränkt, in diesem Umfange aber sehr hochgradig. Die linke Schläfen- und Wangengegend erschienen abgeplattet, die Kaumuskeln von viel geringerem Umfange, die Schläfengrube fast doppelt so tief, das
Fettpolster geschwunden, die linke Hälfte des Unterkiefers bedeutend kürzer und
dünner; die Haare der Schläfengegend sowie auch der Backenbart fehlten links,
während sie rechts ziemlich stark waren. Der letzte Backzahn der linken unteren
Zahnreihe fehlte ebenfalls; die Zunge wurde nach links herausgestreckt, ihre linke
Hälfte war nur halb so breit und dick wie die rechte. Die rechte Backe 6‴, die
linke nur 3‴ dick.

In diesem Falle liegt es gewiss äusserst nahe, einen Zusammen-
hang der Atrophie mit einem Leiden des Trigeminus, namentlich des
Ramus III., anzunehmen. Es scheinen hier die musculomotorischen
Fasern dieses Astes zuerst häufigen, allmälig seltener werdenden
Reizungszuständen unterworfen gewesen zu sein, die sich wahrschein-
lich in ähnlicher Weise auch auf die anliegenden vasomotorisch-tro-

phischen Nervenröhren erstreckten, und ebenso auch die sensibeln
Quintusfasern zum Theil in ihr Bereich zogen.

Bereits bei Besprechung der Trigeminus-Neuralgien haben wir
auf Fälle aufmerksam gemacht, wie sie namentlich im Gebiete des
ersten Trigeminusastes vorkommen, wo sich mit einer Neuralgia supraorbitalis Ernährungsstörungen der Haut und der Haare in dem
entsprechenden Nervenbezirke verbinden. Der Uebergang zwischen
den dort geschilderten Fällen, wie sie von Anstie, mir und Anderen beobachtet wurden, und einzelnen Fällen circumscripter Atrophie
ist ein ganz allmäliger; und es hängt bei der Verbindung neuralgischer und trophischer Störungen oft nur von der zeitweisen Präponderanz dieser oder jener Symptomreihe und dem subjectiven Er-
messen des Autors ab, einen Fall als Supraorbital-Neuralgie mit
trophischen Störungen, oder als circumscripte Atrophie mit neuralgischen Erscheinungen zu bezeichnen. Man erinnere sich der in
§§. 46 und 47 besprochenen Fälle, und vergleiche damit z. B. einen
Fall, der von Romberg als Trophoneurose mit aufgeführt wird.

Ein 22 jähriges Mädchen war nach einer am Scheitel erlittenen Verletzung von
Schmerzanfällen in der linken Scheitelgegend befallen worden, welche von einer,
allmälig an Tiefe zunehmenden Depression der linken Stirnhälfte und einem Ausfallen der Haare in diesem Bereich begleitet waren. Bei der Untersuchung zeigte
sich eine 6''' breite Furche, welche etwa 1'' von der Mittellinie längs des N. supraorbitalis in gerader Richtung vom Orbitalrande aufwärts stieg und in der linken
Hälfte der Lambdanaht endete. In dem das Scheitelbein durchziehenden Theile der
Furche fehlten sämmtliche Haare, auch an der Augenbraue dicht neben dem For.
supraorbitale waren dieselben ungewöhnlich dünn. Atypische Schmerzanfälle im hinteren Theile der Furche (mit Umnebelung der Sinne und grossem Angstgefühl) bestanden noch fort.

Romberg hatte, wie schon erwähnt, die Krankheit als Trophoneurose bezeichnet, ohne sich jedoch über die Entstehung derselben
eingehender zu erklären. Die Beziehung der Krankheit zum trophischen Nervensystem wurde dagegen von Samuel ausführlicher entwickelt. Mit Recht hebt Samuel hervor, dass eine Läsion der Gefässnerven und daraus hervorgehende Verminderung oder Abschneidung der Blutcirculation nicht als Ursache des Leidens aufgefasst
werden könne. Denn alsdann würde wohl Entzündung, Erweichung,
Gangrän, aber niemals einfache Atrophie entstehen können; oder es
würde sich ein Collateralkreislauf und damit auch eine Rückkehr
zum normalen Ernährungszustande entwickeln. Weder Reizung noch
Lähmung der vasomotorischen Nerven ruft experimentell die Erschei-

nungen einer einfachen, progressiven Atrophie aller oder der meisten Gewebe hervor, wie sie die in Rede stehende Krankheit darbietet. Samuel glaubt daher auf die Existenz besonderer trophischer Nervenfasern schliessen zu müssen, durch deren Lähmung unter Anderem das Ausfallen der Haare (sowie auch der Nägel an den Extremitäten) bedingt wird, welches man in analoger Weise experimentell bei completen Nervendurchschneidungen beobachtet.

Die interessanten Untersuchungen von Mantegazza*), welcher die histologischen Veränderungen der einzelnen Gewebe nach Nervendurchschneidungen genauer verfolgte, haben ergeben, dass auch die verschiedensten tiefern Gewebe (Muskeln, Knochen, Periost, Bindegewebe, Lymphdrüsen u. s. w.) an den consecutiven Veränderungen theilnehmen; u. A. entwickelt sich Atrophie der Muskeln und hochgradige Ernährungsstörung der Knochen, die constant mit einer Gewichtsverminderung derselben verbunden ist. Zum Theil können aber nach Nervendurchschneidungen nicht bloss atrophische, sondern auch hypertrophische und hyperplastische Veränderungen auftreten. Von Mantegazza wurden nach Nervendurchschneidung u. A. Hyperplasie des Bindegewebes und Periosts, Hypertrophie der Marksubstanz, Osteophytbildung, Hypertrophie der Lymphdrüsen wie bei Scrofulose (bis zum Sechsfachen ihres Volumens!) beobachtet.

Man könnte hiermit Fälle parallelisiren, wie die von Stilling beschriebenen, wo in Folge einer wahrscheinlichen Nervenverletzung nicht Atrophie, sondern Hypertrophie einer ganzen Gesichtshälfte in Verbindung mit Sensibilitäts- und Motilitätsstörungen im Gebiete des Trigeminus beobachtet wurde.

§. 424. Endlich existirt eine Reihe von Fällen, in welchen keine Sensibilitäts- und Motilitätsstörungen neben der trophischen Störung bestehen, und welche der mehr diffusen Form der Atrophie angehören. Die Annahme eines neurotischen Ursprungs ist in diesen Fällen unstreitig mit weit grösseren Schwierigkeiten verbunden. — Neuerdings hat nun Lande den neurotischen Character der Krankheit überhaupt vollständig geläugnet. Er behauptet, dass es sich dabei um eine genuine und primäre Atrophie des Fettzellgewebes handle; und zwar nimmt er an, dass dabei das Fettgewebe vollständig verschwinde, von dem eigentlichen Bindegewebe aber nur die Zellen und Fibrillen zu Grunde gehen, das elastische Gewebe dage-

---

*) Giornale Veneto di scienze mediche ser. 3. tom. 6. 1867.

gen zurückbleibe. Als Beweis für den Bestand des letzteren betrachtet er die angebliche Retraction aller Gewebe, wodurch die Haut
energisch gegen die unterliegenden Theile ungedrückt, die Reizung
der sensibeln Nervenfasern und die blasse Färbung der Haut herbeigeführt werde. Die Erscheinungen der cutanen Anämie und die neuralgischen oder paralgischen Sensationen (z. B. das Hautjucken)
glaubt Lande also durch diese Retraction der elastischen Fasern
bei Schwund der übrigen Bindegewebselemente zu erklären. Die an-
scheinende Atrophie der Muskeln würde nach ihm nicht auf einem
Schwunde der eigentlichen Muskelsubstanz, sondern nur des umgebenden und interstitiellen Bindegewebes beruhen. Die in einigen
Fällen bemerkte Atrophie der Knorpel (an Augenlidern und Nasenflügel) sowie selbst der Knochen sei als Folge der Veränderungen in
den übrigen Geweben, namentlich in den Blutgefässen zu deuten.
Wie die Blutgefässe der Haut in Folge des Unterganges des Bindegewebes comprimirt und in ihrem Caliber vermindert werden, so sei
dies auch bei den Blutgefässen im Perichondrium und Periost der
Fall. Diese Membranen retrahiren sich ebenfalls in Folge der alleinigen Persistenz ihres elastischen Gewebes und bewirken dadurch
nicht nur eine verminderte arterielle Blutzufuhr zu Knorpel und
Knochen, sondern steigern auch durch Compression die Atrophie
dieser Organe, welche ausserdem durch den Schwund der in ihre
Zusammensetzung eingehenden bindegewebigen Elemente direct unterstützt wird.

Wie die Blässe der Integumente, so erklärt Lande auch die
Trockenheit der Haut, das rauhe oder narbenartige Gefühl, welches
dieselbe darbietet, und die Ernährungsstörungen der Haare aus der
Compression, welche die Haarfollikel und die damit zusammenhängenden Follikel der Talgdrüsen erfahren. Die Schweisssecretion
bleibe desshalb gewöhnlich intact, weil die unter der Haut gelegenen
Schweissdrüsen der Compression längere Zeit entgehen. —

Die Lande'sche Theorie fusst auf der Voraussetzung, dass der
Schwund des Zellgewebes den zuerst bemerkbaren Symptomen, dem
Erblassen der Haut, der Entfärbung der Haare oder der abnormen
Pigmentirung der befallenen Hautgegend bereits voraufgehe, da
letztere Symptome erst aus der Retraction des persistirenden elastischen Gewebes und der dadurch bedingten Verengerung der Capillaren hergeleitet werden. Lande glaubt daher auch einen neurotischen Ursprung der Krankheit vollständig ausschliessen zu können,

und stellt, eben weil es sich nach ihm um eine genuine Affection des Zellgewebes (Tissu lamineux) handelt, die Bezeichnung „aplasie lamineuse progressive" oder „Atrophie du tissu connectif" auf.

Auch diese Auffassung Lande's hat selbstverständlich nur die Bedeutung einer Hypothese, da der anatomische Beweis für den primären und ausschliesslichen Schwund des Zellgewebes, sowohl in der Cutis und im subcutanen Gewebe, wie in Muskel, Knorpel, Knochen u. s. w. in keiner Weise geführt ist. Vom clinischen Standpunkte aus liessen sich unstreitig zahlreiche Bedenken gegen die Landesche Auffassung erheben. Das in einzelnen Fällen beobachtete Eintreten nach einem localisirten Trauma, das Vorausgehen sensibler und motorischer Reizerscheinungen im Gebiete des Trigeminus oder schwerer centraler Innervationsstörungen (Epilepsie, Hemiplegie), das Beschränktbleiben auf einzelne Nervengebiete, überhaupt schon das halbseitige Auftreten der Atrophie, ihre scharfe Begränzung in der Mittellinie sprechen im Allgemeinen weit mehr zu Gunsten eines neurotischen Ursprungs. Wenn vollends Lande behauptet, die Existenz trophischer Nerven sei „nichts weniger als bewiesen", und wenn andere Autoren die in Rede stehende Krankheit als den „einzigen Beweis" für das Vorhandensein besonderer trophischer Nervenröhren betrachten, so sind dergleichen Ansichten doch den vorliegenden histologischen und physiologischen Thatsachen gegenüber schwerlich gerechtfertigt. Abgesehen von den experimentellen Ergebnissen von Waller, Schiff, Meissner, Brown-Séquard, Samuel und Anderen haben wir bereits in §. 46. darauf aufmerksam gemacht, dass gerade im Gebiete des Trigeminus das Vorhandensein von Nerven, welche direct mit den Zellen in Verbindung stehen, und höchst wahrscheinlich Ernährungsvorgänge in den letzteren vermitteln, durch histologische Untersuchungen sicher gestellt ist. Wir brauchen hier nur nochmals der Untersuchungen von Pflüger über die Nervenendigungen in den Zellen der Speicheldrüsen, von Lipmann über die Nerven des hinteren Hornhautepithels zu gedenken. — Beiläufig sei auch an die von Hensen in den Epithelzellen, von Eberth in den Bindegewebskörperchen des Schwanzes der Froschlarve nachgewiesenen Nervenendigungen erinnert.

Ganz irrthümlich und wohl kaum einer Widerlegung bedürftig ist die Ansicht von Moore, welcher die in Rede stehende Affection für eine besondere Form der progressiven Muskelatrophie, die sich auf die Muskeln des 7. Nervenpaares beschränkt, hält. Es genügt hiergegen schon, daran zu erinnern, dass die Atrophie

der Muskeln in manchen Fällen ganz zu fehlen scheint, jedenfalls gegen die Ernährungsstörung in den Integumenten vollständig zurücktritt, und da, wo sie vorhanden
ist, weit mehr das motorische Gebiet des Quintus (die Kaumuskeln) als des Facialis
betheiligt. Moore giebt selbst an, dass in seinem Falle die Energie der Gesichtsmuskeln durchaus nicht vermindert schien, meint aber, dies liege daran, dass die
genannten Muskeln überhaupt keine grosse Kraftaustrengung zu entwickeln brauchten, und eine Abschwächung ihrer Leistungsfähigkeit daher nicht leicht entdeckt
werde

§. 425. In diagnostischer Beziehung sind zunächst Verwechslungen mit congenitaler Asymmetrie beider Gesichtshälften
leicht zu vermeiden. Solche congenitalen Asymmetrien können zuweilen in ziemlich hohem Grade entwickelt sein, und es erscheint
in Folge dessen die eine Gesichtshälfte beträchtlich kleiner als die
andere; allein abgesehen von dem Volumsunterschiede sind niemals
anderweitige Ernährungsstörungen vorhanden: die Hautfarbe ist dieselbe, das Haarwachsthum ungestört u. s. w. — Auch giebt die
Anamnese über das congenitale Bestehen der Asymmetrie Aufschluss.
Ausser diesen congenitalen können aber auch acquisite Asymmetrien
beider Gesichtshälften vorkommen, und zwar entwickeln sich dieselben secundär in Folge von Deviationen der Wirbelsäule, sowohl bei
Caput obstipum, wie auch bei der Scoliose. Namentlich findet man
bei der gewöhnlichen, sogenannten habituellen Scoliose, welche eine
im Dorsaltheil mit der Convexität nach rechts gerichtete Krümmung
und zuweilen eine compensirende Krümmung der Halswirbelsäule in
entgegengesetzter Richtung bildet, sehr gewöhnlich die Gesichtshälfte
die rechten Seite kleiner. Es ist hier nicht der Ort, auf den noch
zweifelhaften Entstehungsmodus dieser Asymmetrie einzugehen, welche man namentlich auf die Compression der Gefässe und Nervenwurzeln an der Concavität der Halskrümmung zurückzuführen gesucht
hat. Diagnostische Verwechslungen mit der Hemiatrophia faciei werden aber, abgesehen von dem Nachweise der Deviation, auch schon
durch die mangelnden Störungen der Hautfärbung, des Haarwachsthums u. s. w. vermieden.

Diagnostische Irrthümer können möglicherweise entstehen bei
Entwickelungshemmungen einer Gesichtshälfte, die im jugendlichen
Alter durch eine traumatische Veranlassung herbeigeführt wurden.
Panas*) hat einen sehr interessanten Fall mitgetheilt, von einem

---

*) Sitzung der soc. de chir., 5. Mai 1869. Vgl. Lande, l. c. p. 84—86.

25jährigen Menschen, der als 10jähriger Knabe eine Fractur der linken Unterkieferhälfte erlitt und bei dem in Folge dessen nicht bloss diese Unterkieferhälfte, sondern auch das Os zygomaticum und der Oberkiefer derselben Seite in ihrer Entwickelung zurückblieben; die ganze Gesichtshälfte erschien daher abgeplattet, die Nase in derselben Richtung verschoben. Doch war die Farbe und Consistenz der Gewebe auch hier normal, das Haarwachsthum ebenfalls ganz unverändert. Man kann also derartige Fälle wohl kaum als wirkliche Atrophien einer Gesichtshälfte bezeichnen.

Verwechslungen mit Hypertrophie der gegenüberliegenden Gesichtshälfte sind selbst bei oberflächlicher Betrachtung leicht zu vermeiden. Dagegen könnte noch an eine Verwechslung mit gewissen Hautaffectionen (Vitiligo und Porrigo decalvans) gedacht werden. Bei Vitiligo finden wir zwar ebenfalls die weisse Färbung der Haut, das narbenähnliche Gefühl derselben, auch das Ergrauen und Ausfallen der Haare, aber nicht die Volumsverminderung, welche gerade das characteristische Symptom der in Rede stehenden Affection bildet. Bei Porrigo decalvans sind Anfangs entzündliche Erscheinungen und Oedeme der Haut vorhanden; ferner geschieht das Auftreten in regelmässigen (circulären) Flecken; die Haare fallen aus ohne vorherige Entfärbung; endlich ist das Leiden contagiös und es lassen sich Pilze (microsporon Audouini) nachweisen.

§. 426. Die Prognose der Krankheit ist insofern sehr ungünstig, als ein natürlicher Stillstand derselben höchstens nach Entwickelung hochgradiger (sei es circumscripter oder diffuser) Ernährungsstörung einer Gesichtshälfte zu erwarten ist. Die damit verbundene Deformation fällt um so mehr ins Gewicht, als das Leiden, wie wir gesehen haben, ausschliesslich in der Jugend und vorzugsweise bei Personen weiblichen Geschlechts auftritt. Dagegen wird das Allgemeinbefinden durch das Leiden als solches in keiner Weise gefährdet.

Die Therapie hat bisher nichts zu erreichen vermocht. Die innere Darreichung der verschiedensten Mittel, die äussere Anwendung von Bädern, reizenden Einreibungen u. s. w. blieben selbstverständlich ganz nutzlos. Vor den Einreibungen muss sogar besonders gewarnt werden, da sie auf den atrophischen Theilen leicht Excoriationen hervorrufen. Fast alle Fälle sind längere oder kürzere Zeit electrisch behandelt worden: die älteren noch mit den damals gebräuchlichen Rotationsapparaten, die jüngeren theils mit den voltaelectrischen Inductionsapparaten, theils mit dem galvanischen Strom. Durch letzteren soll in einzelnen Fällen eine Verbesserung des Volumens und der Hautfärbung (so dass u. A. die Fähigkeit zu erröthen sich wiederherstellte) erreicht worden sein. In dem von Guttmann und mir beobachteten Falle blieb die örtliche Anwendung faradischer und galvanischer Ströme, sowie auch die Galvanisation am Sympathicus ohne Erfolg.

www.ingramcontent.com/pod-product-compliance
Lightning Source LLC
Chambersburg PA
CBHW020849210326
41598CB00018B/1615